Notfallchirurgie des Abdomens

Danny Rosin · Paul N. Rogers · Mark Cheetham · Moshe Schein
(Hrsg.)

Notfallchirurgie des Abdomens

Schein's Common Sense Emergency Abdominal Surgery

Übersetzer und Herausgeber der deutschen Ausgabe:
Mathias Kalkum und Alexander Schoucair

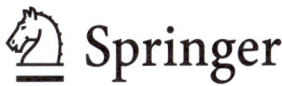

Hrsg.
Danny Rosin
Abteilung für Allgemeine Chirurgie und
Transplantation
Sheba Medical Center, Universität Tel Aviv
Tel Aviv, Israel

Paul N. Rogers
Abteilung für Chirurgie
Queen Elizabeth University Hospital
Glasgow, Großbritannien

Mark Cheetham
Abteilung für Chirurgie
Royal Shrewsbury Hospital
Shrewsbury, Großbritannien

Moshe Schein
Abteilung für Chirurgie
Marshfield Klinik
Ladysmith und Rice Lake, Wisconsin, USA

Übersetzung von
Mathias Kalkum
Tirschenreuth, Deutschland

Alexander Schoucair
Frankfurt, Deutschland

ISBN 978-3-662-66408-7   ISBN 978-3-662-66409-4   (eBook)
https://doi.org/10.1007/978-3-662-66409-4

Die Deutsche Nationalbibliothek verzeichnet diese Publikation in der Deutschen Nationalbibliografie; detaillierte bibliografische Daten sind im Internet über ▶ http://dnb.d-nb.de abrufbar.

© Der/die Herausgeber bzw. der/die Autor(en), exklusiv lizenziert an Springer-Verlag GmbH, DE, ein Teil von Springer Nature 2023
Übersetzung der englischen Ausgabe: „Schein's Common Sense Emergency Abdominal Surgery, 5th edition" von Danny Rosin et al., ISBN 978-1-910079-87-4 © tfm Publishing Limited 2021. Veröffentlicht durch tfm Publishing Limited. Alle Rechte vorbehalten.
Das Werk einschließlich aller seiner Teile ist urheberrechtlich geschützt. Jede Verwertung, die nicht ausdrücklich vom Urheberrechtsgesetz zugelassen ist, bedarf der vorherigen Zustimmung des Verlags. Das gilt insbesondere für Vervielfältigungen, Bearbeitungen, Mikroverfilmungen und die Einspeicherung und Verarbeitung in elektronischen Systemen.
Die Wiedergabe von allgemein beschreibenden Bezeichnungen, Marken, Unternehmensnamen etc. in diesem Werk bedeutet nicht, dass diese frei durch jedermann benutzt werden dürfen. Die Berechtigung zur Benutzung unterliegt, auch ohne gesonderten Hinweis hierzu, den Regeln des Markenrechts. Die Rechte des jeweiligen Zeicheninhabers sind zu beachten.
Der Verlag, die Autoren und die Herausgeber gehen davon aus, dass die Angaben und Informationen in diesem Werk zum Zeitpunkt der Veröffentlichung vollständig und korrekt sind. Weder der Verlag, noch die Autoren oder die Herausgeber übernehmen, ausdrücklich oder implizit, Gewähr für den Inhalt des Werkes, etwaige Fehler oder Äußerungen. Der Verlag bleibt im Hinblick auf geografische Zuordnungen und Gebietsbezeichnungen in veröffentlichten Karten und Institutionsadressen neutral.

Einbandabbildung: © 2020 Dan Schein

Planung/Lektorat: Fritz Kraemer
Springer ist ein Imprint der eingetragenen Gesellschaft Springer-Verlag GmbH, DE und ist ein Teil von Springer Nature.
Die Anschrift der Gesellschaft ist: Heidelberger Platz 3, 14197 Berlin, Germany

Vorbemerkung der Herausgeber

Dieses Buch wurde – Stück für Stück – in langen Jahren intensiver persönlicher Beschäftigung mit Notfalleingriffen im Abdomen, klinisch und akademisch, in der Stadt und auf dem Land, in vielen Ländern über Kontinente hinweg zusammengestellt.

Eine lange Reihe guter alter Freunde aus der ganzen Welt haben bei der Erstellung dieses Buches und seiner vier vorausgegangenen Auflagen geholfen. Für die Grundlagen in diesem noblen chirurgischen Gebiet ist Moshe dem verstorbenen **George G. Decker** aus Johannesburg zu Dank verpflichtet. Dr. **Asher Hirshberg** und Dr. **Adam Kipfel** haben zu der *ersten Auflage* beigetragen. Dr. **Robert Lane,** Ontario, Kanada, hat uns bei den ersten drei Auflagen geholfen. Professor **Ahmed Assalia** war von Anfang an Teil dieses Buches; er hat die *dritte Auflage* mit herausgegeben und teilt sein Wissen weiterhin mit uns. Dank geht auch an **Roger Saadia, Wojciech Górecki, Jim Rucinski, Jack Baniel, Ari Leppäniemi, Roland Andersson** und **Erik Schadde,** die dieses Projekt weiter unterstützen.

Dr. **Alfredo Sepulveda** aus Santiago, Chile, hat die spanische Übersetzung *(der ersten Auflage)* herausgegeben; Dr. **Francesco Vittorio Gammarota** aus Rom, Italien, hat die italienische Übersetzung herausgegeben *(zweite Auflage);* Professor **Wen-hao Tang** aus China hat die Übersetzung in Mandarin herausgegeben *(dritte und vierte Auflage);* Drs. **Alexander Ferko, Leo Klein, Eduard Havel, Dušan Šimkovic** und **Karel Šmejkal,** Tschechische Republik, haben die tschechische Übersetzung *(zweite Auflage)* herausgegeben; Dr. **Wojciech Górecki**, Polen, hat die polnische Übersetzung *(dritte Auflage)* herausgegeben; Dr. **Teimuraz Kemoklidze**, Georgien, hat die georgische Übersetzung herausgegeben *(dritte Auflage);* Dr. **Slava Ryndine**, Südafrika, hat bei der Organisation der russischen Übersetzung geholfen *(dritte Auflage);* Dr. **Bogibek Rakhimov** hat eine usbekische online-Ausgabe produziert. Und wir werden uns immer mit Zuneigung an den verstorbenen Professor **Boris Savchuk** aus Moskau erinnern, der die erste russische Auflage *(erste Auflage)* herausgegeben hat.

Wir sind den vielen Mitgliedern von **SURGINET** dankbar, die mit ihrem konstanten internationalen Feedback über Jahre unsere Hirne stimuliert haben. Danke an Dr. **Evgeny (Periya) Perelygin,** der für diese Auflage viele neue Karikaturen gezeichnet hat und an **Dan Schein,** der das Bild auf der vorderen Umschlagseite gemalt hat.

Ein besonderer Dank geht an **Nikki Bramhill,** die dieses Buch weiterhin im Alleingang auflegt (die ersten drei Auflagen sind bei Springer erschienen) – keiner macht das besser als Nikki!

Viele der Aphorismen und Zitate, die verwendet wurden, um dieses Buch zu verzieren, stammen aus *Aphorisms & Quotations for the Surgeon* (2002) und *A Companion to Aphorisms & Quotations for the Surgeon* (2008), herausgegeben von Moshe Schein und aufgelegt bei Nikki Bramhill's tfm Publishing Ltd, Shrewsbury, UK.

Der Leser wird bemerken, dass sich nicht wenige Überschneidungen quer über das Buch verstreut finden. Das haben wir absichtlich getan, weil die Wiederholung wichtiger Punkte in der Erwachsenenbildung von entscheidender Bedeutung ist.

Jeder Leser, der eine Frage oder einen Kommentar zu irgendetwas hat, das mit diesem Buch zusammenhängt, ist eingeladen, jedem von uns direkt eine E-Mail zu senden:

- ▶ drosin@mac.com;
- ▶ Pn.rogers@btinternet.com;
- ▶ markcheets@aol.com;
- ▶ mosheschein@gmail.com.

Wir werden antworten!
Schließlich sind wir unseren liebevollen Ehefrauen für ihre Geduld und ihr Opfer zu Dank verpflichtet, Gilly, Jackie, Julia and Heidi.

Die Herausgeber

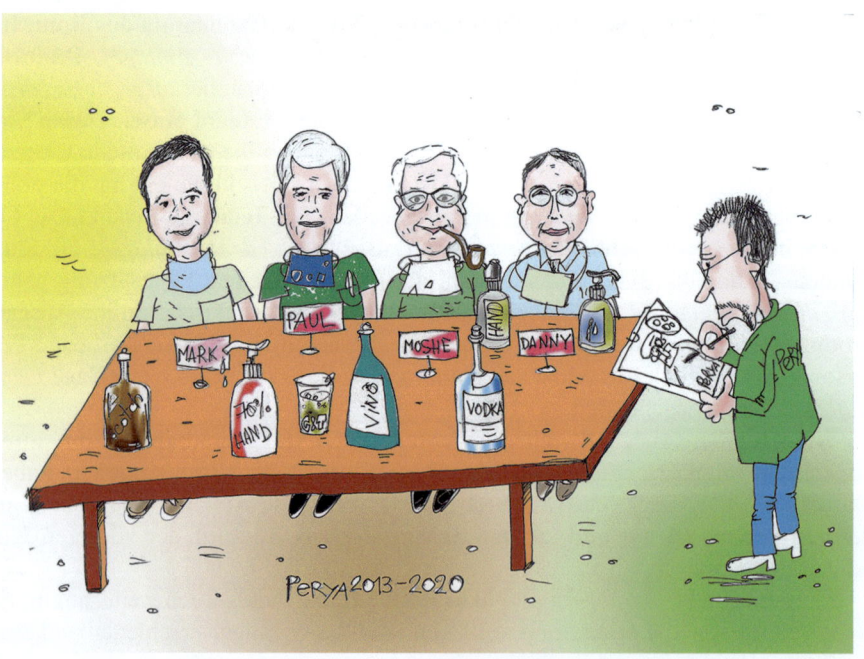

Vorwort

» *Häufiges ist häufig, nur der gesunde Menschenverstand nicht.*

Yasser Mohsen

Glückwunsch! Du hast ein Buch gekauft! Das ist eine bemerkenswerte Leistung!

Die pure Tatsache, dass Du grade diese Seite liest, nein, dass Du überhaupt dieses Buch in die Hand genommen hast… bedeutet, dass Du zu einer gefährdeten – und immer seltener werdenden – Art junger Chirurgen gehörst, die tatsächlich echte Bücher liest. Und nicht nur Notizen aus Vorlesungen oder YouTube-Clips – sondern Bücher!

Wir freuen uns, die *fünfte Ausgabe* dieses Buches vorzustellen, das sich seit es vor 20 Jahren erstmals erschienen ist, unter jungen Chirurgen, die sich mit abdominellen Notfalleingriffen abgeben müssen, einer großen Beliebtheit erfreut.

Gibt es auf diesem Gebiet irgendetwas Neues, das die Durchsicht und ein Update alle 4–5 Jahre rechtfertigt? Ja. Die Art, wie wir Akutchirurgie ausüben, entwickelt sich ständig weiter. Dank des nahezu unbeschränkten Zugangs zu bildgebenden Verfahren im Bauchraum können wir rasch die Diagnose stellen und eine unnötige Operation vermeiden, oder eine indizierte Operation durchführen, anstatt uns auf eine längere Periode der Ungewissheit einzulassen. Wir werden schrittweise selektiver und zurückhaltender – im Wissen, dass **wir ein zweischneidiges Schwert schwingen und es in der Notfallchirurgie in der Regel besser ist, weniger als mehr zu tun. Aber manchmal kann es lebensrettend sein, mehr zu tun. Wenigstens möchten wir, dass Du das glaubst, nachdem Du dieses Buch gelesen hast.**

Gleichzeitig bringen die Veränderung in der Ausbildung zum Chirurgen, kombiniert mit der übertriebenen Besessenheit von moderner Technologie, eine neue Generation von Allgemeinchirurgen hervor. **In dieser neuen Ära wird die Super-Spezialisierung zum Facharzt für ‚spezielle laparoskopische Chirurgie' als profitabel und ‚sexy' angesehen, aber die allgemeinchirurgischen Notfälle werden den jüngeren oder den angeblich weniger talentierten Chirurgen überlassen.** So wird die Akutchirurgie vielerorts als ‚Bastard' Gebiet gesehen, das jeder ausüben kann. Gewöhnlich zu später Stunde, wenn die ‚Roboter' schlafen gehen.

> In dieser schönen neuen Welt müssen wir uns ständig auf den neuesten Stand bringen. Wir müssen wieder neu lernen, mit dem alten Sch**ß umzugehen – der immer seltener wird – selbst, wenn sein Geruch durch das Parfum der moderner Praxis überdeckt wird. Und exakt das ist es, was wir auch mit dieser Neuauflage tun – die in Stein gemeißelten, heiligen alten Basics rezitieren, aber auch zeigen, wie man sie in die sich entwickelnde moderne Welt integriert.

Was ist in der fünften Auflage neu?

Ari Leppäniemi (Universität Helsinki) ist damit beschäftigt in Rente zu gehen und hat daher seine Funktion als Mitherausgeber aufgegeben, steuert aber weiter ein paar exzellente Kapitel bei. **Mark Cheetham** (Shrewsbury, Shropshire, UK) hat sich uns angeschlossen und einen komplett neuen Bereich über kolorektale Notfällen verfasst.

Alle Co-Autoren sind uns persönlich als Experten auf ihrem Gebiet gut bekannt. Alle bisherigen Kapitel wurden überarbeitet, ausgeweitet oder von den alten bzw. neuen Autoren und/oder den Herausgebern neu geschrieben. Jedes Kapitel wurde von uns sorgfältig kritisch durchgegangen, sein Stil und sein Ton dem allgemeinen ‚Jargon' des Buches angepasst. Wir haben für diese Ausgabe einige der alten Kapitel gestrichen oder zusammengefasst, um einen etwas kompakteren Umfang zu erreichen.

> Wir wussten von Anfang an, dass ein Buch wie dieses – in einem praktischen, umgangssprachlichen Stil und in deutlichen Worten geschrieben – entweder gehasst oder geliebt wird. Und tatsächlich haben es einige Rezensenten (der ersten Auflage) – entsetzt über Dogmen, die mit ihren eigenen kollidierten und von einer Sprache, die nicht wirklich exakt mit Strunk und White's *The Elements of Style* übereinstimmt – fast umgebracht. Aber viel mehr haben es geliebt. Früher haben wir aus den vielen zustimmenden Rezensionen und dem enthusiastischen Feedback, das wir von zahlreichen Lesern aus der ganzen Welt erhalten haben – und immer noch erhalten – zitiert; das werden wir an dieser Stelle nicht tun.

Motiviert durch den Enthusiasmus, mit dem das Buch rund um die Welt aufgenommen wird – ganz besonders von denen, die ‚echte Chirurgie' in ‚der wirklichen Welt' betreiben – haben wir uns daran gemacht es so zu verbessern, dass der Text für alle von Euch genießbar sein sollte – egal wo Ihr versucht Leben zu retten – sei es in Mumbai, Karachi, Kairo, Belgrad, Soweto, Mexiko City, Kiew, Kopenhagen, Philadelphia, Glasgow, Krakau und ja, sogar in Paris (wir hoffen, dass es ein paar französische Chirurgen gibt, die Englisch lesen können und wollen...).

Dr. Anton Tschechow hat gesagt: „Ärzte sind genau wie Anwälte; mit dem einzigen Unterschied, dass Anwälte Dich lediglich ausrauben, wohingegen Ärzte Dich ausrauben und auch noch umbringen". **Unser hauptsächliches Ziel beim Schreiben dieses Buchs war ‚Dir zu helfen' Deine Patienten nicht umzubringen.** Dieses unorthodoxe Buch ist nicht noch ein weiteres langweiliges Lehrbuch voller Details. Davon brauchen wir nicht noch mehr. Es richtet sich an Dich, den jungen praktizierenden Chirurgen (mit jung meinen wir jemanden, der nicht in seinen eigenen Dogmen gefangen ist), der einen fokussierten und freundlichen Zugang zu abdominellen Notfalleingriffen sucht. Wir hoffen und glauben, dass dieses bescheidene Buch Dir dabei nützen kann.

Vorwort

André Maurois hat gesagt: „In der Literatur und in der Liebe staunen wir, was andere auswählen". Wir hoffen, Du hast dieses Buch gewählt.

Prost! (siehe Fotos auf der folgenden Seite)

Die Herausgeber
Tel Aviv, Glasgow, Shrewsbury, Nördliches Wisconsin

PS: Bitte beachte, dass Danny von Moshe die Rolle als federführender Herausgeber übernommen hat. Da Moshe und Paul altern, ist dies sicher ihre letzte Ausgabe. Sie hoffen, dass Danny und Mark die Fackel für die nächsten Ausgaben weitertragen werden!

PPS: So wie diese Auflage in den beispiellosen Tagen der Corona Pandemie geschrieben wurde, während denen elektive Eingriffe eingeschränkt waren und die ‚Roboter' schliefen, so ist klar, dass Notfalleingriffe immer notwendig bleiben werden.

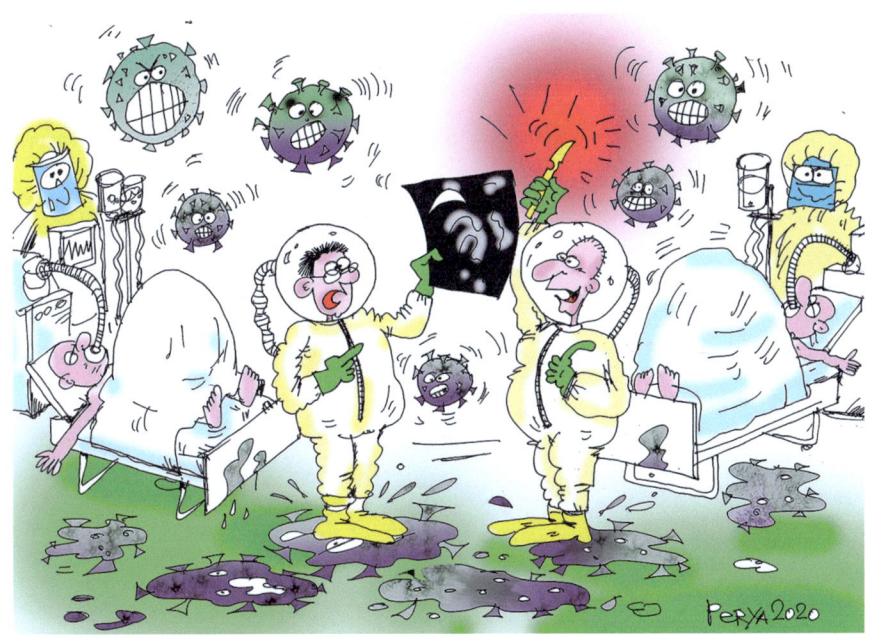

Das Coronavirus ist in der Luft – aber Notfallchirurgie geht nirgendwo hin

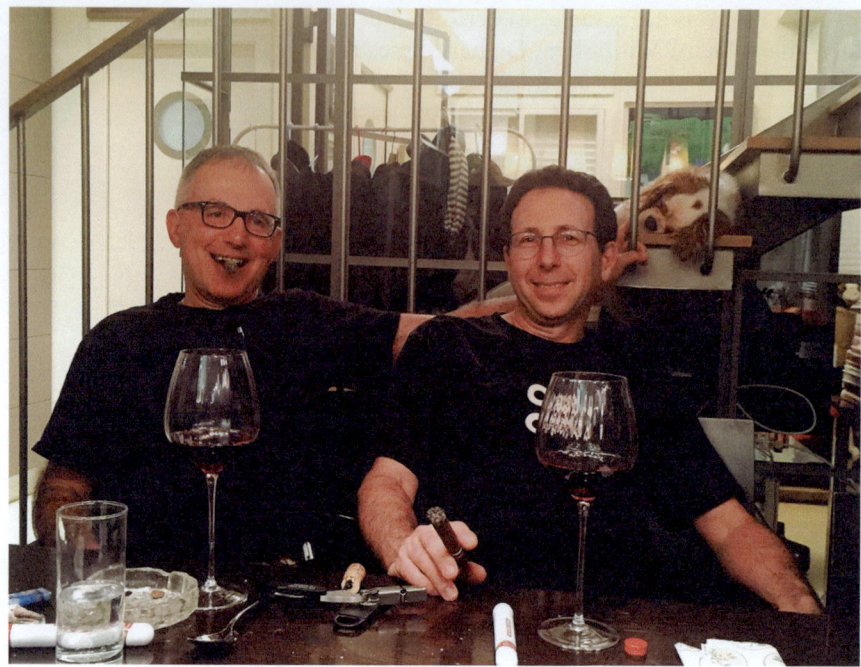

Danny und Moshe während einer typischen Gallenwegsdebatte, während der verstorbene Pushkin (2006–2019) auf der Treppe schlummert

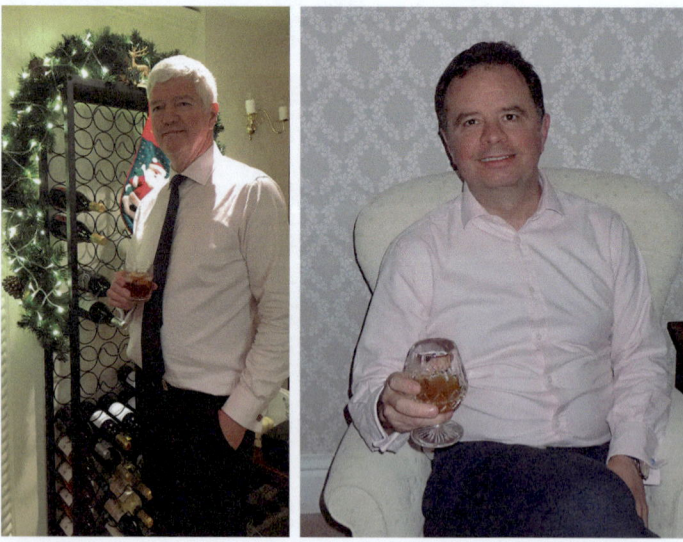

Paul und Mark während ihrer bevorzugten After-Work Tätigkeit – Mark (rechts) schlürft einen Armagnac, während unser Schotte Paul seine Herkunft betrügt... mit einem Negroni

Vorwort der Herausgeber der deutschen Ausgabe

Fünf Auflagen in 20 Jahren, Übersetzungen in 9 Sprachen – was macht dieses Buch so besonders und so erfolgreich?

Die erfahrenen Autoren.
Die Qualität der Antworten.
Der Ton, der den Leser ernst nimmt und von Kollege zu Kollege ist.
Das Konzept, das davon ausgeht, dass der Leser (also Du) in einer Situation ist, in der er keinen BS und kein Geschwurbel, sondern den ernsthaften Rat von jemandem braucht, der bereits in derselben Situation gesteckt hat, und der ihm dabei hilft, dass der Patient heil und Du mit Anstand aus dieser Situation wieder herauskommen.

Du suchst also nach einer ‚vernünftigen' Antwort – und genau das will dieses Büchlein Dir bieten: gesunden Menschenverstand – common sense – in der Notfallchirurgie des akuten Abdomens.

Der Erfolg von *Schein's Common Sense Emergency Abdominal Surgery*, wie es im Original heißt, gibt diesem Konzept recht. Stell Dir einfach vor, Du bist der junge (oder manchmal auch der nicht mehr ganz so junge) Facharzt, der am Wochenende oder in der Nacht vor einem Notfall steht – was erwartet mich in diesem Bauch? Werde ich in der Lage sein, dieses Problem zu lösen? Mit diesem Team habe ich noch nicht oft gearbeitet – können sie mir helfen? Neben Dir sitzt der Kollege aus Saal B, müde nach einem langen Tag, aber erfahren – war ja auch viel in verschiedenen Kliniken unterwegs. Und Du fragst ihn.

Dieses Buch ist ähnlich aufgebaut: kein Verweis auf irgendwelche Leitlinien (na gut, manchmal schon. Aber dann stammen die vielleicht aus einem anderen Gesundheitssystem – hast Du jetzt die Zeit, um auf Deinem Handy zu spielen?). Stattdessen findest Du hier klare Ansage und keinen ‚S****ß', der Dir nicht weiterhilft.

In enger Absprache mit den Herausgebern der 5. Auflage haben wir deshalb versucht, nicht nur den Inhalt zu übersetzen, sondern auch die Sprache dem Stil des Originals anzupassen. Alle dabei gemachten Fehler stammen von uns.

Wir wünschen Dir, lieber Leser, dass Du genauso viel Nutzen und Freude aus diesem Buch ziehst, wie wir sie gefunden haben.

Wir haben uns immer gefragt, warum am Ende eines Vorworts so oft der ‚Dank an meine liebe Frau XYZ' steht. Jetzt wissen wir es: liebe Dace (Ehefrau von Alexander), liebe Kathrin (Ehefrau von Mathias), Ihr wisst schon…

Mathias Kalkum
Tirschenreuth
Alexander Schoucair
Frankfurt

Inhaltsverzeichnis

Teil I Allgemeine Überlegungen

1 **Unsere Philosophie im Allgemeinen**... 3
   Danny Rosin, Paul N. Rogers, Mark Cheetham und Moshe Schein

2 **Eine kurze Geschichte der Notfallchirurgie des akuten Abdomens**...... 13
   Harold Ellis

Teil II Vor der Operation

3 **Das akute Abdomen**... 23
   Danny Rosin, Paul N. Rogers, Mark Cheetham und Moshe Schein

4 **Rationales Vorgehen in der Diagnostik**..................................... 35
   Danny Rosin, Paul N. Rogers, Mark Cheetham und Moshe Schein

5 **Abdominelle Bildgebung**... 45
   Danny Rosin, Paul N. Rogers, Mark Cheetham und Moshe Schein

6 **Optimale Vorbereitung des Patienten**....................................... 57
   James C. Rucinski, Danny Rosin, Paul N. Rogers, Mark Cheetham und Moshe Schein

7 **Präoperative Antibiotikagabe**... 69
   Danny Rosin, Paul N. Rogers, Mark Cheetham und Moshe Schein

8 **Familie, Ethik, Einverständniserklärung und medikolegale Aspekte betreffende Fragen**... 75
   James C. Rucinski

9 **Vor dem Start: präoperative Checkliste**.................................... 83
   Danny Rosin, Paul N. Rogers, Mark Cheetham und Moshe Schein

Teil III Die Operation

10 **Der Schnitt**.. 93
    Danny Rosin, Paul N. Rogers, Mark Cheetham und Moshe Schein

11 **Die Erkundung der Bauchhöhle: finde den Fehler**........................ 101
    Danny Rosin, Paul N. Rogers, Mark Cheetham und Moshe Schein

12 **Der laparoskopische Zugang in der abdominellen Notfallchirurgie**.. 113
    Danny Rosin, Paul N. Rogers, Mark Cheetham und Moshe Schein

13	**Peritonitis: Einteilung und Grundsätze der Behandlung** 123
	Danny Rosin, Paul N. Rogers, Mark Cheetham und Moshe Schein
14	**Die Darmanastomose (sowie Stomaanlage)** 135
	Danny Rosin, Paul N. Rogers, Mark Cheetham und Moshe Schein
15	**Das Zwerchfell betreffende Notfälle** 157
	Danny Rosin
16	**Notfälle des oberen Gastrointestinaltraktes** 167
	Danny Rosin, Paul N. Rogers, Mark Cheetham und Moshe Schein
17	**Akute Pankreatitis** 193
	Ari Leppäniemi
18	**Notfalleingriffe an Gallenblase und Gallenwegen** 213
	Danny Rosin, Paul N. Rogers, Mark Cheetham und Moshe Schein
19	**Dünndarmverschluss** 237
	Danny Rosin, Paul N. Rogers, Mark Cheetham und Moshe Schein
20	**Akut symptomatische Bauchwandhernien** 265
	Danny Rosin, Paul N. Rogers, Mark Cheetham und Moshe Schein
21	**Akute Appendizitis** 275
	Roland E. Andersson und Danny Rosin
22	**Akute Mesenterialischämie** 303
	Paul N. Rogers und Wesley P. Stuart
23	**Hepatische Notfälle** 315
	Erik Schadde
24	**Entzündliche Darmerkrankungen und andere Formen der Kolitis** 335
	Mark Cheetham und Simon Shaw
25	**Dickdarmverschluss** 351
	Adam L. Farquharson, Simon Shaw und Mark Cheetham
26	**Akute Divertikulitis** 369
	Simon Shaw und Mark Cheetham
27	**Die massive untere gastrointestinale Blutung** 385
	Ghaleb Goussous und Mark Cheetham
28	**Anorektale Notfälle** 399
	Mark Cheetham und Simon Shaw
29	**Chirurgische Komplikationen der Endoskopie** 417
	Ahmad Assalia und Anat Ilivitzki
30	**Bauchtrauma** 433
	Roger Saadia

31	**Das abdominelle Kompartmentsyndrom** 463
	Ari Leppäniemi und Rifat Latifi
32	**Die Bauchaorta betreffende Notfälle** 475
	Paul N. Rogers
33	**Gynäkologische Notfälle** 487
	Danny Rosin, Paul N. Rogers, Mark Cheetham und Moshe Schein
34	**Abdominelle Notfälle im Säuglings- und Kindesalter** 501
	Wojciech J. Górecki
35	**Urologische Notfälle** 515
	Jack Baniel
36	**Drainage der Bauchhöhle** 529
	Danny Rosin, Paul N. Rogers, Mark Cheetham und Moshe Schein
37	**Bauchdeckenverschluss** 541
	Danny Rosin, Paul N. Rogers, Mark Cheetham und Moshe Schein
38	**Vor der Landung** 553
	Danny Rosin, Paul N. Rogers, Mark Cheetham und Moshe Schein

Teil IV   Nach der Operation

39	**Postoperative Nachsorge** 559
	Danny Rosin, Paul N. Rogers, Mark Cheetham und Moshe Schein
40	**Postoperative Antibiotikagabe** 577
	Danny Rosin, Paul N. Rogers, Mark Cheetham und Moshe Schein
41	**Postoperativer Ileus vs. mechanische Obstruktion** 583
	Danny Rosin, Paul N. Rogers, Mark Cheetham und Moshe Schein
42	**Intraabdominelle Abszesse** 595
	Danny Rosin, Paul N. Rogers, Mark Cheetham und Moshe Schein
43	**Anastomoseninsuffizienz und Fisteln** 607
	Danny Rosin, Paul N. Rogers, Mark Cheetham und Moshe Schein
44	**Relaparotomie und Laparostoma aufgrund intraabdominaler Infektionen** 619
	Danny Rosin, Paul N. Rogers, Mark Cheetham und Moshe Schein
45	**Bauchwanddehiszenz** 637
	Danny Rosin, Paul N. Rogers, Mark Cheetham und Moshe Schein
46	**Wundbehandlung** 645
	Danny Rosin, Paul N. Rogers, Mark Cheetham und Moshe Schein

47 **Die Zeit danach** 655
Danny Rosin, Paul N. Rogers, Mark Cheetham und Moshe Schein

Serviceteil 665

Stichwortverzeichnis 667

Herausgeber- und Autorenverzeichnis

Roland E. Andersson MD PhD
Associate Professor, Abteilung für klinische und experimentelle Medizin, Universität Linköping, Linköping, Schweden; Consultant, Chirurgische Klinik, Kreiskrankenhaus Ryhov, Jönköping, Schweden (▶ Kap. 21)
rolandersson@gmail.com

Ahmad Assalia MD
Associate Professor of Surgery, Leiter der Abteilung für fortgeschrittene laparoskopische und bariatrische Chirurgie, Rambam Health Care Campus, Haifa, Israel (▶ Kap. 29)
assaliaa@gmail.com

Jack Baniel MD
Head, Institut für Urologie, Rabin Medical Center, Petach Tikva, Israel (▶ Kap. 35)
baniel@netvision.net.il

Mark Cheetham MB BS BSc MSC MD FRCS (Gen)
Consultant für allgemeine und kolorektale Chirurgie, Royal Shrewsbury Hospital, Shrewsbury, Shropshire, UK (▶ Kap. 1, 3–7, 9–14, 16, 18–20, 24–28, 33, 36–47)
markcheets@aol.com

Harold Ellis CBE MCh FRCS
Professor, Gruppe für angewandte klinische Forschung, Hodgkin Building, Guy's Campus, King's College London, London, UK (▶ Kap. 2)
harold.ellis@kcl.ac.uk

Adam L. Farquharson MB ChB MEd MFSTEd FRCS (Gen Surg)
Consultant für allgemeine und kolorektale Chirurgie, Leiter Trainings Programm, Berufliche Weiterbildung HEE (WM), Ausbildungsleiter Allgemeinchirurgie HEE (WM), Abteilung für Chirurgie, Royal Shrewsbury Hospital, Shrewsbury, Shropshire, UK (▶ Kap. 25)
adam.farquharson@nhs.net

Wojciech J. Górecki MD PhD
Associate Professor, Jagiellonian University Medical College; Chefarzt, Abteilung für pädiatrische Chirurgie, Universitäts Kinderklinik, Krakau, Polen (▶ Kap. 34)
migoreck@cyf-kr.edu.pl

Ghaleb Goussous MB BS MSC FRCS
Senior Colorectal Surgery Fellow, Royal Derby Hospital, Derby, Derbyshire, UK (▶ Kap. 27)
ghaleb.goussous@nhs.uk

Anat Ilivitzki MD
Abteilung für Radiologie, Rambam Medical Center, Haifa, Israel (▶ Kap. 29)
a_ilivitzki@rambam.health.gov.il

Rifat Latifi MD FACS FICS
Professor und Direktor der Abteilung für Chirurgie, New York Medical College, School of Medicine; Direktor, Abteilung für Chirurgie; Chefarzt Allgemeinchirurgie, Westchester Medical Center Health, Valhalla, New York (▶ Kap. 31)
rifat.latifi@wmchealth.org

Ari Leppäniemi MD
Leiter der Notfallchirurgie, Bauchzentrum, University Helsinki, Finnland (▶ Kap. 17 and 31)
ari.leppaniemi@hus.fi

Evgeniy E. Perelygin MD
Attending Surgeon, Abteilung für Urologie, Klinikum Perm, Perm, Russland (Alle Kapitel)
perya70@gmail.com

Paul N. Rogers MB ChB MBA MD FRCS (Glasgow)
Consultant für Allgemein- und Gefäßchirurgie, Abteilung für Chirurgie, Queen Elizabeth University Hospital, Glasgow, UK (▶ Kap. 1, 3–7, 9–14, 16, 18–20, 22, 33, 33, 36–47)
pn.rogers@btinternet.com

Danny Rosin MD FACS
Attending Surgeon allgemeine und fortgeschrittene laparoskopische Chirurgie, Abteilung für Allgemeine Chirurgie und Transplantation, Sheba Medical Center, Tel Hashomer; Medizinische Fakultät der Universität Tel Aviv, Israel (▶ Kap. 1, 3–7, 9–14, 16, 18–20, 33, 36–47)
drosin@mac.com

James C. Rucinski MD FACS
Attending Surgeon, Direktor chirurgisches Ausbildungsprogramm, New York Methodist Hospital, Brooklyn, New York, USA (▶ Kap. 6 and 8)
jcrucinski@gmail.com

Roger Saadia MD FRCS(Ed)
Professor für Chirurgie (emeritus), University of Manitoba and Health Sciences Centre, Winnipeg, Kanada (▶ Kap. 30)
rsaadia@shaw.ca

Erik Schadde MD FACS
Direktor HPB Fellowship, Swiss HPB Center, Klinik für Viszeral- und Transplantationschirurgie, UniversitätsSpital Zürich, Zürich, Schweiz (▶ Kap. 23)
erik.schadde@uzh.ch

Moshe Schein MD FACS FCS (SA)
Attending Surgeon, Marshfield Clinic, Ladysmith und Rice Lake, Wisconsin, USA (▶ Kap. 1, 3–7, 9–14, 16, 18–20, 33, 36–I, 3–7, 9–14, 16, 18–20, 33, 36–47)
moshesche in@gmail.com

Simon Shaw BSc (Hons) MB BS FRCS
Consultant allgemeine und kolorektale Chirurgie, Abteilung für Chirurgie, Conquest Hospital, East Sussex, UK (▶ Kap. 24–26, 28)
simon.shaw7@nhs.net

Wesley P. Stuart MB ChB MD FRCS (Ed)
Chief of Medicine, Consultant Gefäßchirurgie, Queen Elizabeth University Hospital, Glasgow, UK (▶ Kap. 22)

Allgemeine Überlegungen

Inhaltsverzeichnis

Kapitel 1 Unsere Philosophie im Allgemeinen – 3
Danny Rosin, Paul N. Rogers, Mark Cheetham und Moshe Schein

Kapitel 2 Eine kurze Geschichte der Notfallchirurgie des akuten Abdomens – 13
Harold Ellis

Unsere Philosophie im Allgemeinen

Danny Rosin, Paul N. Rogers, Mark Cheetham und Moshe Schein

> *Gutes Urteilsvermögen kommt mit der Erfahrung, Erfahrung kommt von schlechtem Urteilsvermögen.*
>
> **Rita Mae Brown**

> *Weisheit kommt allein durch Leiden.*
>
> **Aischylos, Agamemnon**

> *Dummköpfe sagen, sie lernen durch Erfahrung. Ich ziehe es vor, von den Erfahrungen anderer zu profitieren.*
>
> **Otto von Bismarck**

> *Chirurgen sind Internisten, die operieren...*

In diesem Augenblick – grade jetzt, wo Du dieses Buch öffnest und anfängst, durch die Seiten zu blättern – stehen rund um die Welt viele tausend Chirurgen einem Patienten mit einer chirurgischen Katastrophe gegenüber. Die Bühne, auf der sich diese Begegnungen abspielen, variiert von Land zu Land – eine moderne Notaufnahme in London, ein lärmender und überfüllter Schockraum in der Bronx oder das Zelt eines Arztes im afrikanischen Busch. Aber die Szenerie ist erstaunlich einheitlich. Sie ist immer gleich – Du stehst dem Patienten gegenüber; der leidet, hat Schmerzen und Angst. Und Du hast auch Angst: Du bist besorgt über die Diagnose, unsicher über die Wahl der besten Behandlung, in Sorge um Deine eigene Fähigkeit, das Richtige zu tun.

Wir befinden uns zwar im 21sten Jahrhundert, aber dieses Szenario ist nicht neu. Es ist so alt wie die Chirurgie selbst. **Du bist wahrscheinlich zu jung, um zu wissen, wie wenig sich manche Dinge über die Jahre verändert haben – oder auch wie sich anderes nicht immer zum Besseren verändert hat.** Es mag ja sein, dass Dein Krankenhaus sich an vorderster Front der modernen Medizin befindet; es beschäftigt im Hintergrund ein Team von Subspezialisten, die Dir Ratschläge geben sollen (es beschäftigt sogar eine noch größere Zahl an Funktionären, die Dich beaufsichtigen sollen...), seine Notaufnahme ist mit rund um die Uhr verfügbaren Spiral-Computertomografen und Magnetresonanz Apparaten auf dem letzten Stand der Technik, aber eins hat sich praktisch nicht geändert: **Das sind der Patient und Du (oft mit dem gesamten ‚System' gegen Dich) – Du mit der Pflicht einen korrekten Behandlungsplan zu erstellen und ihn auch umzusetzen.** Und oft fühlt es sich sehr einsam an da draußen; sogar wir erfahrenen alten Säcke spüren diese Einsamkeit.

Das ‚beste' Management eines akuten abdominellen Notfalls

Dabei hilft es, wenn man den Chirurgen mit einem Infanterieoffizier vergleicht (❒ Abb. 1.1). Abseits von Ruhm und Rampenlicht, die Herzchirurgen und Neurochirurgen umgeben, stehen Allgemeinchirurgen im Notfall den Bodentruppen näher als der Luftwaffe. **Nur mit Marschflugkörpern und Robotern allein kannst Du keinen Krieg gewinnen; Du brauchst auch Infanterie auf dem Boden.**

1 Unsere Philosophie im Allgemeinen

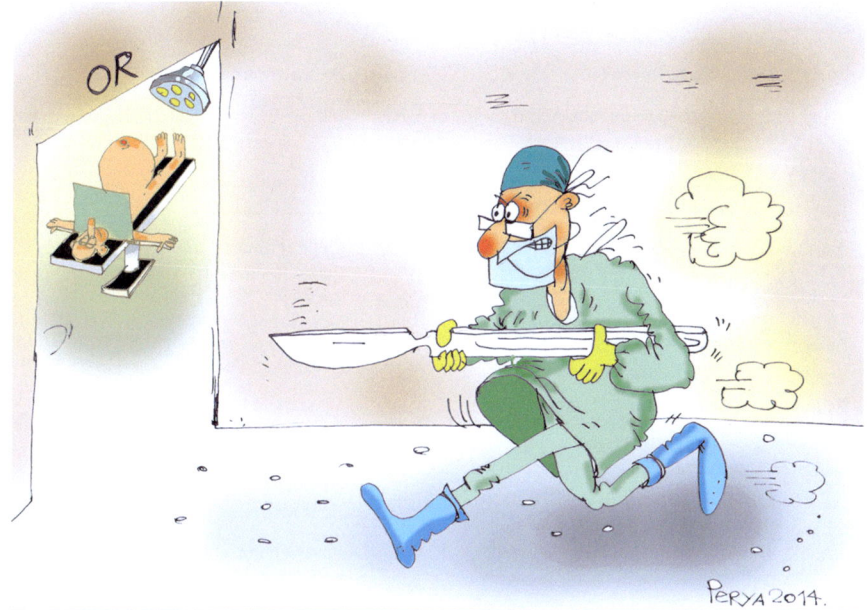

Abb. 1.1 „Denke wie ein Infanterist…"

In gleicher Weise spielen technologische Gimmicks in der Bauchchirurgie im Notfall nur eine begrenzte Rolle, denn das ist grundsätzlich die Domäne von Hirn und Hand des Chirurgen. **Für den endgültigen ‚Sieg' muss man sich das Hirn zermartern, Blut und Wasser schwitzen und sich die Hände schmutzig machen – erinnerst Du Dich an den schlechten Geruch Deiner Hände, nachdem Du das erste perforierte Kolon operiert hast?** Mancher Leser mag sich an dieser militärischen Metapher stören, aber die Wahrheit ist, dass die abdominelle Notfallchirurgie mit militärischem Handeln – im Schützengraben und während Offensiven entwickelt – einige Regeln gemeinsam hat, die für Überleben und Sieg entscheidend sind (Tab. 1.1). Diese Regeln der Kriegsführung finden ihre Entsprechung im ‚bestmöglichen Behandlungsplan' des akuten Abdomens.

Viele Wege führen nach Rom, und Du weißt durch Deine verschiedenen chirurgischen Mentoren, dass unterschiedliche klinische Behandlungspfade zu einem vergleichbaren Behandlungsergebnis führen können. Aber einer dieser diversen Wege ist ‚der beste' – also ‚der richtige'. **Um als solcher zu gelten, muss dieser bevorzugte Behandlungsweg auf effizienteste Art und Weise Leben retten und die Morbidität senken.**

Tab. 1.1 Der Chirurg als Infanterist

Regel	Handeln des Infanteristen	Bauchchirurgie im Notfall
Regel 1	Vernichte Deinen Feind, bevor er Dich vernichtet	Überliste den Tod (rette Leben)
Regel 2	Achte auf Deine eigenen Leute	Achte auf geringe Morbidität (behandle Gewebe schonend)
Regel 3	Spare Munition	Gehe schonend mit Ressourcen um (jeder Stich zählt), vermeide unnötige Tests
Regel 4	Kenne Deinen Feind	Bedenke die Schwere der Erkrankung (wie geht's den Organen und Zellen?)
Regel 5	Kenne Deine Leute	Verstehe das Verhältnis von Nutzen und Risiko Deiner Behandlung (versuche während einer Operation nicht zu viel auf einmal, wenn es der Patient nicht aushält)
Regel 6	Ziele auf die Schwachstellen	Passe Deine Therapie an Erkrankung und Patient an (leichte Erkrankung, definitive Operation; schwere Erkrankung, damage control)
Regel 7	Schrei im Zweikampf nicht nach Luftunterstützung	Denk gar nicht erst an sinnlose Gimmicks – benutze Hirn und Hände (und Nähte)
Regel 8	Führe den Kampf an der Front – nicht im Hinterland	Entscheide nicht am Telefon und akzeptiere auch keine Entscheidungen am Telefon – (wenn Du Dienst hast, hast Du Dienst)
Regel 9	Lass Dich von den Generälen beraten. Aber die Entscheidung liegt bei Dir	Hole und nutze gezielt den Rat ‚anderer Fachgebiete' (wenn Du falsch beraten wirst, dann wechsle den Berater)
Regel 10	Vermeide ‚Friendly Fire'	Halte iatrogene Schäden im Rahmen (übertreibe es nicht!)
Regel 11	Erwäge den Einsatz von Drohnen	Vermeide selbstmörderische Einsätze (z. B. wenn Dir in anatomisch schwierigen Lagen die interventionelle Radiologie helfen kann)
Regel 12	Halte die Moral Deiner Truppe hoch	Sei stolz drauf, die ‚beste' Behandlung zu bieten (aber anerkenne die Leistung von Anästhesisten und Pflegepersonal)
Regel 13	Ruf ‚mir nach!'	Führe durch Vorbild

Dieses ‚beste' Management basiert in jedem Abschnitt dieses Buches auf den folgenden Elementen:

— Alte, bewährte Prinzipien (erfinde das Rad nicht neu).
— Ein auf moderner Wissenschaft basierendes Verständnis von Entzündung und Infektion.
— Evidenzbasierte Chirurgie (siehe unten).
— Persönlicher Erfahrung.

Heutzutage gibt es für fast alles mehrere Optionen. Jede Suche auf Google oder PubMed wird Dich mit Artikeln zuschütten, mit denen man nahezu jede Behandlungsmethode rechtfertigen kann; von Leuten, die jede Art *chirurgischer Akrobatik* nur um der Akrobatik willen betreiben. Daten und Theorien sind allgegenwärtig, Quellenangaben im Überfluss vorhanden, aber was Du wirklich brauchst ist *Weisheit* – die Dich in die Lage versetzt, das Wissen, über das Du bereits verfügst und das Du konstant erweiterst, korrekt anzuwenden. **Und Wissen ist das, was wir versuchen zu bieten. Also sei bitte unvoreingenommen.**

Faktoren, die die Entscheidungsfindung beeinflussen (◘ Abb. 1.2)

‚An der Geschichte ist nichts neu…' hat Winston Churchill gesagt, ‚mangelnde Weitsicht, Unwillen zu handeln, solange Handeln einfach und effektive gewesen wäre, Fehlen von klarem Denken, verwirrende Ratschläge, bis der Ernstfall eintritt, bis die Selbsterhaltung ihren misstönenden Gong schlägt…' Wie Recht Churchill doch mit dieser Einsicht hat, wenn man sie auf die Notfallchirurgie anwendet. Wie oft vergessen wir alte, in Stein gemeißelte Prinzipien, während wir das Rad neu erfinden?

Der inflammatorische Patient

Stelle Dir vor, dass Dein Patient durch Myriaden von durch den primären Krankheitsprozess hervorgerufenen Entzündungsmediatoren IN FLAMMEN STEHT, sei dieser nun entzündlich, infektiös oder traumatisch – wenn Du also bei diesen Patienten das C-reaktive Protein (CRP) misst, wird es bei der Mehrzahl erhöht sein! Lokale Entzündungen (zum Beispiel eine Peritonitis) und die systemische Antwort darauf können zu Einschränkungen der Organfunktion oder Organversagen und schließlich zum Ableben Deines Patienten führen. **Je stärker die Entzündung, desto kränker der Patient und umso höher sind die zu erwartende Morbidität und Mortalität. Bedenke auch, dass alles, was Du unternimmst, um die inflammatorische Reaktion zu stoppen, tatsächlich dazu beitragen kann, sie zu verstärken – und so Öl ins Feuer der Entzündung schütten. Exzessive chirurgische**

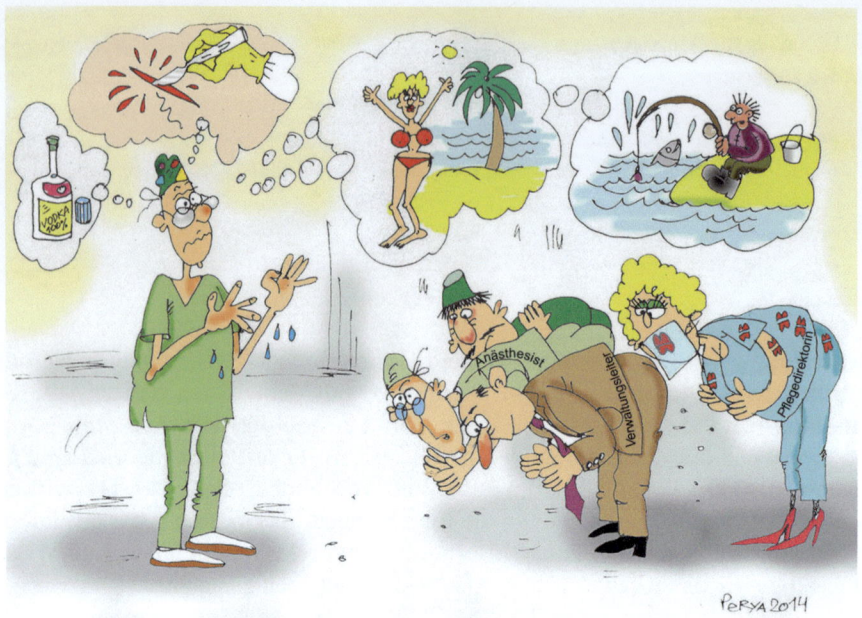

■ Abb. 1.2 „Jeder von uns hat seine eigene ‚allgemeine Philosophie'…"

Maßnahmen, nicht angemessen und zu spät durchgeführt, schlagen nur einen weiteren Nagel in den Sarg Deines Patienten.

Um die inflammatorischen Prozesse und die anti-inflammatorische Antwort zu heilen oder abzumildern **soll die Behandlung für die Erkrankung des Patienten akkurat maßgeschneidert sein,** das ist die Behandlungsphilosophie, die wir hier vorschlagen. **So wie die Strafe dem Verbrechen, so soll auch die Arznei der Krankheit angemessen sein.** Ein gut ausgebildeter Fußsoldat feuert nicht ungehemmt in alle Richtungen. Heutzutage kann er die Drohnen für einen chirurgischen Schlag zu Hilfe rufen!

Das bedeutet, dass Du während einer Notfalloperation so viele unnötige Schritte vermeiden solltest, wie Du kannst. Das impliziert, den Eingriff nicht zu eskalieren und nichts ‚Nebensächliches' hinzuzufügen. Wenn Du also ein perforiertes Kolon resezierst, dann solltest Du die Gallenblase nicht entfernen, bloß weil das präoperative CT Gallensteine gezeigt hat; und am Ende einer quälend langen Adhäsiolyse wegen einer Dünndarmobstruktion willst Du nicht auch noch den Blinddarm entfernen, bloß weil er grade im Operationsfeld liegt.

- Wenn Du **zu viel** tust, werden immer einige Leute sagen, dass man den Patienten mit weniger hätte retten können.
- Wenn Du **zu wenig** tust, werden immer einige Leute sagen, dass man den Patienten mit mehr hätte retten können.
- Wie viel man in einer Notfallsituation tun sollte, dafür braucht es gesunden Menschenverstand.
- Gesunder Menschenverstand erfordert Wissen und Erfahrung und… gesunden Menschenverstand.

Evidenz

» *Manchmal motivieren wirtschaftliche Überlegungen den Arzt dazu, den Teil der wissenschaftlichen Evidenz zu akzeptieren, welcher die Methode am besten unterstützt, die ihm das meiste Geld einbringt.*

George Crile

Ein paar Worte über das, was wir meinen, wenn wir über ‚Evidenz' sprechen. Es sind einige formale Klassifikationen wissenschaftlicher Evidenz im Umlauf. Hier ist eine Version, zusammen mit dem, was einige Leute darüber denken (Tab. 1.2).

Tab. 1.2 Beispiel einer formalen Klassifikation wissenschaftlicher Evidenz

Evidenzlevel	Beschreibung	Kommentare
Ia	Evidenz aus Metaanalysen randomisierter Studien	Metaanalysen verhalten sich zu Analysen wie Metaphysik zur Physik. **H. Harlan Stone**
Ib	Evidenz aus wenigstens einer randomisierten kontrollierten Studie	Ist das wirklich randomisiert? Manchmal kann man das kaum glauben…
IIa	Evidenz aus wenigstens einer gut-gemachten kontrollierten, nicht randomisierten Studie	Zahlen in der Statistik sind wie Kriegsgefangene – wenn Du sie nur genügend folterst, geben sie alles zu. **Basil Pruitt**
IIb	Evidenz aus wenigstens einer gut gemachten experimentellen Untersuchung	Kaum zu glauben, aber Menschen unterscheiden sich ein wenig von Ratten!
III	Evidenz aus Fall-, Korrelations- und Vergleichsstudien	Beobachtungsstudien sollte man generell immer mit einer Prise Misstrauen betrachten. Andernfalls könnte man denken, dass graue Haare Herzattacken auslösen können. **Edward H. Livingstone**
IV	Evidenz einer Expertengruppe	Ein chirurgischer Experte: Jemand mehr als 50 Meilen von zu Hause entfernt und mit einer Powerpoint Präsentation

Der obigen ‚offiziellen' Klassifikation würden wir gerne noch ein paar weitere Kategorien hinzufügen, die von Chirurgen auf der ganzen Welt häufig benutzt werden.

- V – „In meiner persönlichen Serie von X Patienten (nie veröffentlicht) gab es keinerlei Komplikationen."
- VI – „Ich erinnere mich an diesen Fall… von vor 40 Jahren"
- VII – „Ich mache das so und so ist es am besten."
- VIII – „Meine Oma denkt das ist eine gute Idee."

Beachte, dass Level III retrospektive Fallserien den Hauptteil der chirurgischen Literatur bilden, die sich mit abdominellen Notfällen befasst, wohingegen Level V-VII (also das, was manche ‚Anekdata' nennen) die Art von Evidenz ist, die Chirurgen hauptsächlich verwenden – denk bloß an Deine Abteilungsbesprechungen! Und Level VIII Evidenz könnte Dich an Deinen Chefarzt erinnern! Um ein Zitat aus *Ich zähmte die Wölfin: Die Erinnerungen Hadrians* von Marguerite Yourcenar zu paraphrasieren: „**In einem Kampf zwischen Fanatismus (Dogmatismus) und gesundem Menschenverstand behält letzterer selten die Oberhand**".

Wir wollen Dir zeigen, dass das nicht so sein sollte! Du solltest Dich selbst dazu erziehen, in Evidenzleveln zu denken und den örtlichen Dogmen zu widerstehen. Wir glauben, dass viel von dem, was wir hier schreiben, durch die veröffentlichte Literatur gestützt wird (der wirklichen, nicht der ‚Fake'), aber wir haben beschlossen nicht zu zitieren, weil das hier einfach nicht so eine Art Buch ist. Wenn es keine hochwertige Evidenz gibt, sind wir zu einem individuellen Vorgehen und zu gesundem Menschenverstand gezwungen, und genau darum geht es in diesem Buch.

> *Evidenz ist die Grundlage der Medizin, aber gesunder Menschenverstand ist das Salz darin.*
>
> **Slava Ryndine**

> *Mangel an Evidenz ist keine Evidenz dafür, dass es keine gibt.*
>
> **Henry Black**

> *Was die chirurgische Literatur anbelangt, mach es wie die texanische Spottdrossel: friss alles und erbreche, was Dir nicht von Nutzen ist.*
>
> **Lew Flint**

1 Unsere Philosophie im Allgemeinen

Bedenke: Du kannst mit vielem davonkommen... aber nicht immer. Die folgenden Seiten werden Dir helfen, Dein eigenes Urteilsvermögen zu entwickeln – den richtigen/zu bevorzugenden Behandlungspfad in jeder Situation zu finden. Dies ist offensichtlich keine Bibel, aber es basiert auf einer gründlichen Kenntnis der Literatur und ausgedehnter persönlicher Erfahrung. Wo immer Du also bist – in Indien, Pakistan, Norwegen, Chile, Botswana, Kanada oder Palästina, und welche Ressourcen Dir auch immer zur Verfügung stehen – der Zugang zur chirurgischen Behandlung des akuten Bauches sollte derselbe sein. **Also komm, schließ Dich uns an: um es gut zu machen, die Morbidität zu senken, Leben zu retten, Spaß zu haben – und Ruhm zu erreichen!**

„Der Ruhm der Chirurgen gleicht dem der Schauspieler, er währt nur, solange sie leben und kann nicht länger gewürdigt werden, sobald sie verstorben sind. Schauspieler und Chirurgen... sie alle sind Helden des Augenblicks."

Honoré de Balzac

„Die Operation ist ein stilles Eingeständnis der Unzulänglichkeit des Chirurgen."

John Hunter

Eine kurze Geschichte der Notfallchirurgie des akuten Abdomens

Harold Ellis

Wir sind stolz, dass wir dieses von Professor Ellis, London, einem anerkannten Chirurgen, Lehrer, Autor, Herausgeber, Anatom und Historiker der Chirurgie, geschriebene Kapitel anbieten können. Von seinen zahlreichen Büchern möchten wir *Operations That Made History* und *A Brief History of Surgery* empfehlen. Die Herausgeber.

> » *Beim Studium anscheinend neuer Probleme kommen wir oft durch das Lesen der Werke großer Männer der Vergangenheit weiter.*
>
> **Charles H. Mayo**

Seit den ersten Tagen bis zur vergleichsweise modernen Neuzeit war Chirurgen die Ursache der überwiegenden Mehrheit abdominaler Notfälle nicht bekannt, und sie waren gleichermaßen ineffektiv in deren Behandlung. Sie waren natürlich mit Bauchtraumata und den düsteren Folgen perforierender Verletzungen des Bauches gut vertraut, deren überwiegende Mehrheit tödlich endete. Daher lesen wir bereits in der Bibel im Buch der Richter:

> Da machte sich Ehud einen zweischneidigen ellenlangen Dolch, den er unter seinem Gewand an den rechten Oberschenkel gürtete. Und er überbrachte Eglon, König von Moab, den Tribut. Eglon war aber ein sehr fetter Mann... Und Ehud streckte seine linke Hand aus, nahm den Dolch von seinem rechten Oberschenkel und stieß ihn in seinen Bauch. Und der Griff drang nach der Klinge ein und das Fett schloss sich so um die Klinge, dass er diese nicht herausziehen konnte; und das Eingeweide trat aus... und siehe da, ihr König lag tot auf dem Boden.

Gelegentlich entwickelte sich eine Stuhlfistel, und die Patienten überlebten. Ambroise Paré, der große französische Militärchirurg aus dem 16. Jahrhundert, schrieb in seinen *Case Reports and Autopsy Records:*

> Mit der Zeit habe ich viele Patienten behandelt, die sich von penetrierenden Verletzungen durch Schwert oder Pistole erholt haben. Einer aus der Stadt Melun war der Verwalter des Botschafters des Königs von Portugal. Bei den Verbandswechseln der Wunde nach einem Schwertstoß, der seinen Darm verletzt hatte, entleerte sich eine große Menge an Stuhl. Er konnte jedoch geheilt werden.

Gelegentlich konnte eine durch eine aufgerissene Wunde der Bauchdecke prolabierte Darmschlinge erfolgreich reponiert werden. In noch selteneren Fällen konnte ein kühner Chirurg die Verletzung solch einer Darmschlinge übernähen und damit das Leben des Patienten retten.

1676 dokumentierte Timothy Clark den Fall eines Metzgers aus dem Dorf Wayford in der Grafschaft Somerset im Südwesten Englands, der versucht hatte, sich mit seinem Messer das Leben zu nehmen. Drei Tage danach reponierte ein

Chirurg, dessen Name Clark nicht erwähnt, den vorgefallenen Darm, entfernte das ausgetretene Netz und die prolabierte Milz, und der Patient erholte sich. Clark selbst hatte 1633 einem Hund, der den Eingriff überlebte, die Milz entfernt und damit gezeigt, dass dieses Organ nicht lebensnotwendig ist und damit die Beobachtung von Vesalius aus dem Jahrhundert zuvor bestätigt.

Den Altvorderen waren auch *strangulierte Hernien* gut bekannt. Die Behandlung bestand üblicherweise in einer gewaltsamen manipulierenden Reposition, die durch heiße Bäder, Umschläge und Kopftieflagerung unterstützt wurde. Manchmal waren ihre Bemühungen erfolgreich, aber natürlich bestand, besonders in fortgeschrittenen Fällen, das schlimme Risiko der Darmruptur. William Cheselden berichtete 1723 den Fall einer 73-jährigen Frau mit einer strangulierten Nabelhernie. Bei der Operation resezierte er etwa 66 cm gangränösen Darm. Sie erholte sich natürlich mit einer persistierenden Stuhlfistel. Die extreme Gefahr einer strangulierten Hernie wird durch den Tod von Königin Caroline, der Ehefrau Georg II von England, deutlich unterstrichen, die 1736 im Alter von 55 Jahren an einer strangulierten Nabelhernie verstarb.

Zweifellos betrafen *akute abdominale Notfälle* die Menschheit seit ihrer frühesten Existenz und erst in vergleichsweise jüngerer Zeit – in den letzten paar Jahrhunderten – konnte die Pathologie und dann die Behandlung dieser Notfälle geklärt werden. Dies lag daran, dass in den meisten Gesellschaften postmortale Untersuchungen über viele Jahrhunderte entweder verboten waren oder missbilligt wurden. Bis Anfang des 19. Jahrhunderts wurde das Abdomen selten, wenn überhaupt, operiert. So wartete, was Berkeley Moynihan die „Pathologie der Lebenden" nennt, die Pathologie des Abdomens, wie sie sich im Operationssaal zeigte, im Wesentlichen auf die Entwicklung der Anästhesie in den 1840er und der antiseptischen Chirurgie in den 1870er Jahren.

In den 2000 Jahren seit den Zeiten von Hippokrates im 5. Jahrhundert v. Chr. hat sich das Wissen über die Ursachen des akuten Abdomens wenig weiterentwickelt. Die griechischen und römischen Ärzte waren allerdings scharfe Beobachter. Sie erkannten, dass sich gelegentlich ein tief gelegener Abszess im Bauchraum spontan entleeren konnte oder einer chirurgischen Drainage zugänglich war und sich der Patient in der Folge erholte. Jeder andere ernste abdominale Notfall wurde als ‚Ileus' oder ‚Beckenleiden' bezeichnet und wurde auf eine Obstruktion der Därme zurückgeführt. Natürlich waren die tödlichen abdominalen Notfälle, denen sie begegneten, entweder durch eine mechanische Obstruktion oder durch einen paralytischen Ileus bei generalisierter Peritonitis bedingt. Bei Hippokrates lesen wir daher:

> Beim Ileus wird der Bauch hart, und es sind keine Bewegungen zu sehen. Der ganze Bauch wird schmerzhaft. Es tritt Fieber und Durst auf und manchmal ist der Patient so gepeinigt, dass er Galle erbricht. Medikamente werden nicht einbehalten und Klistiere bleiben wirkungslos. Es ist eine akute und gefährliche Erkrankung.

Appendizitis

Lorenz Heister aus Helmstedt in der Nähe von Braunschweig muss dafür gewürdigt werden, dass er 1755 als Erster über die Appendix als Sitz einer akuten Entzündung bei einer Autopsie berichtet hat. Noch ein Jahrhundert lang danach wurden in den meisten Autopsieberichten diese Fälle nicht erkannt oder mit ‚Typhlitis', ‚Perityphlitis' oder ‚Beckenleiden' bezeichnet.

1848 berichtete Henry Hancock, Charing Cross Krankenhaus London, über die Drainage eines Appendixabszesses bei einer im 8. Monat schwangeren jungen Frau. Sie erholte sich. Dennoch wurde Hancocks Vorschlag aufgrund der fixen Idee, dass eine Operation bei bestehender Peritonitis nichts nützt, für weitere 40 Jahre ignoriert. Tatsächlich war es ein Arzt und kein Chirurg der die Appendektomie und eine frühe Diagnose vorschlug. Dieser Arzt war Reginald Fitz, Professor für Medizin in Harvard, der 1886 eine Übersicht über 257 Fälle veröffentlichte, in der er die Pathologie und die klinischen Merkmale klar beschreibt und die Entfernung des akut entzündeten Organs oder, bei Vorhandensein eines Abszesses, die chirurgische Drainage empfiehlt. In den USA wurde Fitz' Empfehlung schnell umgesetzt. 1887 berichtete Thomas Morton aus Philadelphia als Erster über die korrekte Diagnose und die erfolgreiche Resektion einer perforierten Appendix (obwohl Robert Lawson Tait bereits 1880 einen ähnlichen Fall hatte, berichtete er erst 1890 darüber). Charles McBurney, Roosevelt Krankenhaus New York, der den ‚McBurney-Punkt' und den Wechselschnitt, und J.B. Murphy, Chicago, der die Verlagerung des Schmerzes in ‚Murphys Sequenz' beschrieb, trugen besonders zum schnellen Anstieg der frühen Diagnose und operativen Behandlung bei. 2 Tage vor der Krönung 1902 drainierte Frederick Treves im London Krankenhaus bei König Edward VII einen Appendixabszess und rückte damit diese Krankheit in das Bewusstsein der Allgemeinheit.

Milzruptur

Bei stumpfen Bauchtraumata wird die Milz am häufigsten verletzt, dennoch zögerten überraschenderweise die Pioniere der Abdominalchirurgie verblutende Patienten zu splenektomieren – obwohl Jules Péan aus Paris 1867 ein Mädchen mit einer großen Milzzyste erfolgreich splenektomiert hatte. Sir Arbuthnot Lane, Guy's Krankenhaus London, berichtete über zwei misslungene Versuche, Patienten mit einer Milzruptur zu retten, und Friedrich Trendelenburg aus Leipzig verzeichnete ein Jahr später 3 weitere Fälle mit tödlichem Ausgang. Die Darstellung in diesen Berichten legt nahe, dass die Patienten durch Bluttransfusionen überlebt hätten.

1893 gelang es Oskar Riegner in Breslau als Erstem, eine verletzte Milz erfolgreich zu entfernen. Der Patient, ein 14 Jahre alter Jugendlicher, hatte eine komplette Milzruptur mit 1,5 l Blut in der Bauchhöhle. In allen 4 Extremitäten wurde ihm Kochsalzlösung subkutan infundiert. Postoperativ musste der linke Fuß wegen einer Gangrän zwar amputiert werden, aber er konnte 5 Monate nach der Splenektomie mit einer Prothese entlassen werden.

Darmverschluss

Es überrascht nicht, dass frühe Versuche einen Dickdarmileus (meistens aufgrund eines linksseitigen Karzinoms) zu behandeln, in der Anlage eines Kolostomas bestanden. Pillore aus Rouen versuchte dies 1776 als Erster. Tatsächlich legte er bei einem Weinhändler mit einem aufgrund einer rektosigmoidalen Raumforderung stark geblähten Abdomen eine Zökostomie an. Der Eingriff führte zu einer großen Erleichterung, aber der Patient verstarb am 28. Tag an der Gangrän einer Jejunumschlinge aufgrund der präoperativen Versuche, den Dickdarmileus mit großen Mengen an Quecksilber zu behandeln. Pierre Fine in Genf konnte 1797 ein Transversostoma erfolgreich anlegen. Die Patientin, eine 63jährige Frau mit einer obstruierenden Raumforderung im Sigma, verstarb 14 Wochen nach dem Eingriff an Aszites.

Erst nach Einführung von Anästhesie und Antisepsis konnten Darmtumore routinemäßig reseziert werden. In dieser Ära berichtete Vincent Czerny aus Heidelberg 1879 über den ersten Erfolg. Bald erkannte man, dass die Resektion des obstruierten Dickdarms sehr wahrscheinlich zu einer tödlichen Anastomoseninsuffizienz führen würde. Die Exteriorisation der Raumforderung mit Anlage eines doppelläufigen Kolostomas und nachfolgendem Verschluss wurde durch Frank Thomas Paul in Liverpool 1895 und etwas später durch Johannes von Mikulicz-Radecki in Breslau eingeführt. Dieses Vorgehen, die Paul-Mikulicz Operation, senkte bei Mikulicz die Mortalität von 43 % nach einzeitigem Vorgehen auf 12,5 % bei zweizeitigem Vorgehen.

Mit ihren anschaulichen klinischen Merkmalen eines Darmverschlusses bei einem Säugling, dem Absetzen von blutig-schleimigen Stuhl („Himbeergelee"), einer tastbaren abdominalen Raumforderung und einer gelegentlich rektal tastbaren, prolabierenden oder sogar anal vorfallenden Masse überrascht es nicht, dass die Invagination bei Kindern eine der frühesten Ursachen des akuten Abdomens war, die erkannt wurde. Die Behandlung bestand aus Zuwarten sowie dem Einsatz von Klistieren oder rektal eingeführten Bougies, um die Invagination zu beheben. Durch die seltenen Erfolgsmeldungen und die noch selteneren Berichte über die transrektale Passage eines abgestoßenen, gangränösen Darmabschnittes wurden Chirurgen hierzu ermutigt. 1871 berichtete Sir Jonathan Hutchinson, London Krankenhaus, über die erste erfolgreiche Operation. Durch einen kurzen Mittellinienschnitt behob er bei einem 2 Jahre alten Mädchen in wenigen Minuten die Invagination. Hutchinsons minutiöser Bericht tabellierte 131 vorhergehende Versuche, die eine wirklich traurige Lektüre sind.

Diese neue Chirurgie des Abdomens hatte jedoch eine Kehrseite. Nicht lange nach Beginn dieser neuen Ära tauchten erste Berichte über Dünndarmverschlüsse aufgrund postoperativer Adhäsionen auf. 1872 berichtete Thomas Bryant, Guy's Krankenhaus, über den ersten Fall mit tödlichem Ausgang nach einer Ovariotomie. Ein weiterer Todesfall wurde 1883, 4 Jahre nach der Exstirpation einer ovariellen Raumforderung, von William Battle aus London berichtet. Heute sind in der westlichen Hemisphäre etwa dreiviertel der Dünndarmverschlüsse auf postoperative Adhäsionen und Briden zurückzuführen.

Perforierte peptische Ulzera

Perforierte peptische Ulzera führen unbehandelt nahezu immer zu einer tödlichen Peritonitis. Die Versuche von Mikulicz-Radecki 1884 und von Czerny 1885 sowie nachfolgend von weiteren Chirurgen die Perforation zu verschließen, blieben ohne Erfolg. Unter äußerst schwierigen Umständen endete diese niederschlagende Serie. 1892 verschloss Ludwig Heusner, Wuppertal, Deutschland, ein hoch in der kleinen Kurvatur gelegenes, perforiertes Magenulkus bei einem 41 Jahre alten Geschäftsmann mit einer 16-stündigen Vorgeschichte; die Operation wurde mitten in der Nacht bei Kerzenlicht durchgeführt. Die Rekonvaleszenz wurde durch ein linksseitiges Empyem kompliziert, das drainiert werden musste. 2 Jahre später veröffentlichte Thomas Morse aus Norwegen den erfolgreichen Verschluss einer cardianahen Perforation bei einer 20 Jahre alten Frau. Nach diesen 2 Erfolgen wurde die Operation dieser Erkrankung zur Routine. Interessanterweise waren Magenulzera am Ende des 20. Jahrhunderts deutlich häufiger als Duodenalulzera und traten überwiegend bei jungen Frauen auf.

Rupturierte ektopische Schwangerschaft

Bis 1883 kam eine rupturierte ektopische Schwangerschaft einem Todesurteil gleich. Dies überrascht, da die frühen Pioniere der Abdominalchirurgie aus der Zeit vor der Anästhesie sich hauptsächlich mit der Entfernung von ovariellen Raumforderungen befassten. Bereits 1809 exstirpierte Ephraim McDowell in Darville, Kentucky, als erste elektive abdominale Operation eine massive Ovarialzyste. Aus unerklärlichen Gründen standen Chirurgen jedoch hilflos am Bett junger Frauen, die in ihrer Blütezeit aus rupturierten Eileitern verbluteten. Robert Lawson Tait aus Birmingham, den wir schon in Zusammenhang mit der erfolgreichen Appendektomie 1880 erwähnten, war der erste Chirurg, der diese Erkrankung erfolgreich operierte. Tait wurde von dem Allgemeinarzt Dr. Hallwright gebeten, sich eine junge Frau mit rupturierter ektopischer Schwangerschaft anzuschauen. Hallwright schlug Tait vor, den rupturierten Eileiter zu entfernen. Tait berichtet Folgendes:

> Der Vorschlag erstaunte mich, und ich fürchte, ich nahm ihn nicht positiv auf. Ich lehnte es ab, zu handeln und eine weitere Blutung tötete die Patientin. Eine postmortale Untersuchung bestätigte die perfekt zutreffende Diagnose. Ich untersuchte das entnommene Organ genau und musste feststellen, dass, wenn ich das Ligamentum latum uteri unterbunden und den Eileiter entfernt hätte, ich die Blutung vollständig gestillt hätte, und ich glaube jetzt, dass, wenn ich dies getan hätte, die Patientin gerettet worden wäre.

18 Monate später operierte Tait eine offensichtlich im Sterben liegende Patientin, das erste Mal, dass so eine Prozedur durchgeführt wurde. In der damaligen Zeit ohne Transfusionen verblutete die Patientin. März 1888 gelang es Tait endlich eine Salpingektomie bei solch einem Fall erfolgreich durchzuführen, obwohl das

Abdomen bei der Operation voller Blutkoagel war. Jahre später konnte er über 39 Fälle mit lediglich 2 Todesfällen, einschließlich des ersten Falles, berichten.

Schlusswort

Sogar zur heutigen Zeit fordert das akute Abdomen den Chirurgen sowohl in diagnostischer als auch therapeutischer Sicht heraus. Dies trifft zu, obwohl uns durch die Radiologie und anderen bildgebenden Verfahren und durch biochemische und hämatologische Untersuchungen bei der Diagnosefindung geholfen wird und wir mit Bluttransfusionen, Volumensubstitution, nasogastraler Absaugung und fähigen Anästhesisten bei der Therapie unterstützt werden.

Das Studium der Geschichte der Chirurgie zeigt, dass wir gelegentlich, ähnlich einem Frosch, einen Schritt vorwärts, dann zwei Schritte rückwärts gehen… (Abb. 2.1.)

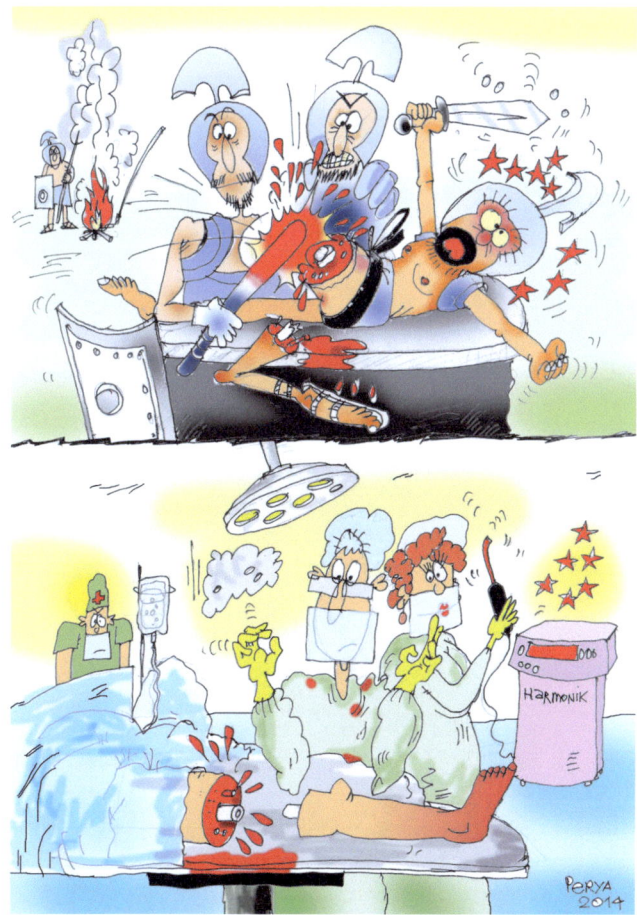

Abb. 2.1 Große Fortschritte in der Chirurgie!

„Lasst uns deswegen mit einer Mischung aus Staunen, Stolz und Bescheidenheit auf die Bemühungen unserer chirurgischen Vorfahren zurückblicken, da sie uns den Weg für die Behandlung dieser faszinierenden Gruppe von Krankheiten geebnet haben."
Harold Ellis

Vor der Operation

Inhaltsverzeichnis

Kapitel 3 Das akute Abdomen – 23
Danny Rosin, Paul N. Rogers, Mark Cheetham und Moshe Schein

Kapitel 4 Rationales Vorgehen in der Diagnostik – 35
Danny Rosin, Paul N. Rogers, Mark Cheetham und Moshe Schein

Kapitel 5 Abdominelle Bildgebung – 45
Danny Rosin, Paul N. Rogers, Mark Cheetham und Moshe Schein

Kapitel 6 Optimale Vorbereitung des Patienten – 57
James C. Rucinski, Danny Rosin, Paul N. Rogers, Mark Cheetham und Moshe Schein

Kapitel 7 Präoperative Antibiotikagabe – 69
Danny Rosin, Paul N. Rogers, Mark Cheetham und Moshe Schein

Kapitel 8 Familie, Ethik, Einverständniserklärung und medikolegale Aspekte betreffende Fragen – 75
James C. Rucinski

Kapitel 9 Vor dem Start: präoperative Checkliste – 83
Danny Rosin, Paul N. Rogers, Mark Cheetham und Moshe Schein

Das akute Abdomen

Danny Rosin, Paul N. Rogers, Mark Cheetham und Moshe Schein

Asher Hirshberg, MD, hat in der ersten Auflage dieses Buches zu diesem Kapitel beigetragen.

© Der/die Autor(en), exklusiv lizenziert an Springer-Verlag GmbH, DE, ein Teil von Springer Nature 2023
D. Rosin et al. (Hrsg.), *Notfallchirurgie des Abdomens*,
https://doi.org/10.1007/978-3-662-66409-4_3

> *Für den Bauchchirurgen ist es ein vertrautes Gefühl, fertig gewaschen und eingekleidet in einer Ecke des ruhigen Operationssaals zu sitzen, während der Uhrzeiger gen Mitternacht zeigt. ...In wenigen Minuten wird der Patient hineingerollt werden und eine weitere Notfalllaparotomie beginnt. Dies ist der Höhepunkt eines Prozesses, der vor ein paar Stunden begonnen hat, als der Chirurg den Patienten traf und untersuchte, eine Diagnose stellte und einen Behandlungsplan aufgestellt hat.*
>
> Peter F. Jones

> *Als allgemeine Regel kann man festhalten, dass die Mehrzahl schwerer abdomineller Schmerzen, die bei vorher einigermaßen gesunden Patienten auftreten, und die bis zu sechs Stunden anhalten, eine chirurgisch bedingte Ursache haben.*
>
> Zachary Cope

Vereinfacht gesagt, bezieht sich der Ausdruck ‚akutes Abdomen' auf Leibschmerzen von kurzer Dauer, bei denen entschieden werden muss, ob eine dringende Intervention notwendig ist. Es ist *das* klinische Problem, dessentwegen man Dich als chirurgischen Experten am häufigsten in die Notaufnahme ruft und dient als guter Einstieg in die Diskussion über die Behandlung von bauchchirurgischen Notfällen.

> *Es ist eine ebenso intellektuelle Übung, das Problem des Bauchschmerzes anzugehen, wie es die Arbeit am menschlichen Genom ist.*
>
> Hugh Dudley

Das Problem

Die meisten großen Lehrbücher enthalten lange Listen möglicher Ursachen für akute Bauchschmerzen. Diese ‚dicken Listen' reichen üblicherweise vom perforierten peptischen Ulkus bis runter zu exotischen Ursachen wie Porphyrien und dem Biss der Schwarzen Witwe. Diese Listen sind bei Medizinstudenten und internistischen Assistenzärzten beliebt, aber für praktisch veranlagte Menschen wie Dich sind sie ungeeignet.

Ein erfahrener Chirurg, der mitten in der Nacht in die Notaufnahme zu einem Patienten mit akuten Bauchschmerzen gerufen wird, funktioniert einfach nicht so. Er oder sie denkt nicht über die 50 oder so ‚wahrscheinlichsten Ursachen' auf dieser Liste nach und versucht dann, sie der Reihe nach auszuschließen. **Stattdessen versucht der intelligente Chirurg ein klinisches Bild zu identifizieren und entscheidet anhand einer begrenzten Auswahl an Handlungsoptionen über die weitere Richtung seines Vorgehens.** Unten werden wir zeigen, wie die multiplen Ursachen akuter Leibschmerzen tatsächlich auf eine kleine Zahl leicht erkennbarer klinischer Bilder hinauslaufen. Einmal erkannt, gibt jedes dieser Bilder einen spezifischen Behandlungspfad vor.

Das akute Abdomen: Wahl der Behandlung und klinische Bilder

Die Behandlungsoptionen

Siehst Du in der Notaufnahme (Abb. 3.1.) einen Patienten mit akutem Abdomen, dann bleiben Dir nur einige wenige **Behandlungsoptionen** aus dem folgenden Menü zur Auswahl:

- **Sofortige Operation** („Eingriff jetzt... jetzt... mit jetzt meine ich jetzt sofort!"), z. B. Schusswunde, instabiler Patient
- **Notfalloperation** („Eingriff innerhalb von 2–3 h... tut keine Not zu rennen!"), z. B. perforierte Appendizitis.
- **Dringliche Operation** („nehmen wir uns etwas Zeit, optimieren den Patienten und operieren ihn morgen früh"), z. B. akute kalkulöse Cholezystitis.
- **Invasive nicht-chirurgische Maßnahmen** („lasst uns die Blutungsquelle embolisieren").
- **Konservative Behandlung** – falls nötig auf der Intensivstation („wir planen die stationäre Aufnahme und behandeln mit intravenösem Flüssigkeitsausgleich, Antibiotika, wiederholen vielleicht die Bildgebung. Wir können uns später immer noch für eine Operation entscheiden").
- **Beobachten** („wir sind uns noch nicht sicher, was da los ist, könnte internistisch sein. Lass uns abwarten").
- **Nachhause entlassen**.

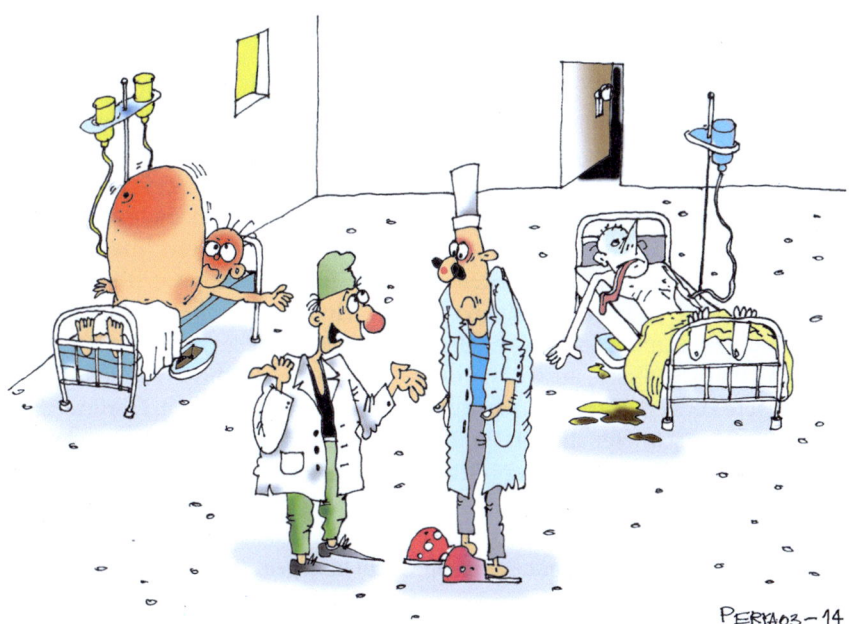

Abb. 3.1   „Wer von denen hat ein ‚akutes Abdomen'?"

Die klinischen Bilder

Gewöhnlich zeigt sich das akute Abdomen als eines der unten aufgeführten klar definierten klinischen Bilder:

- Bauchschmerzen und Schock
- Generalisierte Peritonitis
- Lokalisierte Peritonitis (auf einen Quadranten des Abdomens beschränkt).
- Darmverschluss
- Mülleimer („unspezifischer Bauchschmerz' oder ‚internistische Ursache').
- Gynäkologisch.
- Trauma.

Die letzten beiden Bilder (gynäkologisch und Trauma) werden an anderer Stelle in diesem Buch angesprochen. Gelegentlich findet man ein **gemischtes Bild aus Obstruktion und Peritonitis**. Für jedes dieser klinischen Muster musst Du eine Behandlungsoption aus dem vorhin erwähnten Menü wählen – **aber Deine erste Aufgabe ist, ein spezifisches Bild zu identifizieren, damit Du weißt, wie Du vorgehen musst!**

Bauchschmerzen und Schock

Hier handelt es sich um das dramatischste und seltenste klinische Bild des akuten Abdomens. Typischerweise präsentiert sich der Patient blass und kaltschweißig, hypotensiv und mit schweren Bauchschmerzen: eine massive spontane intraabdominale Blutung, im englischen Sprachraum auch **abdominal apoplexy** genannt. Die beiden häufigsten Ursachen dieses klinischen Bildes sind ein **rupturiertes Bauchaortenaneurysma** und eine **rupturierte ektopische Schwangerschaft** (▶ Kap. 32 und 33). **Die einzige Behandlungsoption ist für beide Erkrankungen die sofortige Operation (oder im Fall eines rupturierten Aneurysmas eine endovaskuläre Intervention) JETZT!** Auf die ‚Vorbereitung' oder für weitere Untersuchungen sollte keine Zeit verschwendet werden. Einen Patienten mit einer Blutung in die Bauchhöhle im CT zu verlieren ist eine, leider nicht allzu seltene, Todsünde.

Bedenke trotzdem, dass sich auch andere abdominelle Notfälle als Bauchschmerzen und Schock, ausgelöst durch Flüssigkeitsverlust in den ‚dritten Raum' zeigen können. Das kann beispielsweise bei Patienten mit **Darmverschluss** (▶ Kap. 19) oder **schwerer akuter Pankreatitis** (▶ Kap. 17) geschehen – ganz besonders, wenn zu spät erkannt oder durch ein vorgeschädigtes Herz-Kreislaufsystem überlagert. Viele dieser Situationen erfordern keinen Notfalleingriff und – womit wir Dich wieder und wieder nerven werden – **einen unzureichend vorbereiteten Patienten zu operieren bedeutet, sich auf ganz dünnem Eis zu bewegen.**

Generalisierte Peritonitis

Klinisch besteht das Bild der generalisierten Peritonitis aus diffusen schweren Bauchschmerzen bei einem krank und ‚toxisch' aussehenden Patienten. Typischerweise liegt der Patient bewegungslos und hat ein extrem empfindliches Abdomen mit ‚Peritonealzeichen', bestehend aus bretthartem Bauch, Abwehrspannung und willkürlichen Abwehrbewegungen. **Erstaunlicherweise übersehen weniger erfahrene Kliniker die Diagnose gelegentlich vollkommen.** Bei geriatrischen Patienten passiert das besonders häufig, die mögen eine schwächere Bauchmuskulatur haben oder die klassischen Peritonealzeichen vermissen lassen. Auch beim stark adipösen Patienten, bei dem sich Schichten von Fett zwischen Deinen Händen und dem intraabdominellen Krankheitsgeschehen befinden, sind Peritonealzeichen schwer zu erkennen.

Häufigster Fehler bei der körperlichen Untersuchung des akuten Abdomens ist die grobe und ‚tiefe' Palpation des Bauches, die bereits bei Patienten ohne jedes intraabdominelle Krankheitsgeschehen ein starkes Gegenspannen auslösen kann. Das Abtasten des Patienten soll nur sehr behutsam erfolgen und dem Patienten keine Schmerzen bereiten. Wir erkennen an, dass Du an diesem Punkt Deiner chirurgischen Karriere keine ausführliche Vorlesung über die Untersuchung des akuten Abdomens mehr brauchst. Vergib uns trotzdem, wenn wir betonen, dass das Fehlen von Abwehrspannung gar nichts bedeutet, und dass man einen peritonealen Reiz gut auslösen kann, wenn man den Patienten bittet zu husten, sein Bett (vorsichtig) schüttelt oder durch sehr vorsichtige Perkussion des Abdomens – man beginnt entfernt von der schmerzhaften Region und bewegt sich langsam darauf zu. **Eine absichtliche Demonstration des klinischen Zeichens Abwehrspannung ist grausam, unnötig und zu unterlassen.**

Die drei häufigsten Ursachen der generalisierten Peritonitis sind beim Erwachsenen das perforierte Ulkus (▶ Abschn. 16.2), **die Dickdarmperforation (▶** Kap. 26) **und die perforierte** Appendizitis (▶ Kap. 21). Klassischerweise, und mit den unten sowie in den jeweiligen Kapiteln aufgelisteten Ausnahmen, besteht die Behandlung von Patienten mit diffuser Peritonitis in einer Notfalloperation innerhalb von wenigen Stunden *(Operation heute Nacht),* nach einer kurzen präoperativen Vorbereitung, wie in ▶ Kap. 6 dargestellt.

Eine wichtige Ausnahme von dieser Regel ist der Patient mit einer akuten Pankreatitis. Während die meisten Patienten mit akuter Pankreatitis nur ein mildes epigastrisches Gegenspannen zeigen, mag sich gelegentlich ein Patient mit einem klinischen Bild vorstellen, das eine diffuse Peritonitis imitiert (▶ Kap. 17). **Um Fehldiagnosen bei diesen Patienten zu vermeiden, ist die Bestimmung der Serumamylase (oder der Lipase) bei allen Patienten, die mit signifikanten Bauchsymptomen kommen, unverzichtbar** (▶ Kap. 4). Beachte dennoch, dass Amylase/Lipase nicht immer verlässlich sind und ein CT des Abdomens die Diagnose in Zweifelsfällen sichern kann. **Eine explorative Laparotomie kann bei einem Patienten mit schwerer akuter Pankreatitis verheerend sein; vertrau uns – wir haben das in den Zeiten vor der Bildgebung entdeckt, als wir noch jung und aggressiv waren. Erinnere Dich: Gott hat das Pankreas deshalb so weit hinten platziert, weil er nicht wollte, dass Chirurgen daran herumpfuschen.**

Lokalisierte Peritonitis

Bei Patienten mit lokalisierter Peritonitis sind die klinischen Symptome auf einen Quadranten begrenzt. Wenn Du Dich einmal entschieden hast, in welchem Quadranten das Problem liegt, dann bleiben nur noch einige wenige mögliche Diagnosen zur Auswahl übrig. Wie schon der französische Polizeichef im Film *Casablanca* sagte: „Finden Sie die üblichen Verdächtigen."

Im **rechten unteren Quadranten (RUQ)** ist die akute Appendizitis häufigste Ursache einer lokalisierten Peritonitis (▶ Kap. 21). Im **rechten oberen Quadranten (ROQ)** ist es die akute Gallenblasenentzündung (▶ Abschn. 18.1). Im **linken unteren Quadranten (LUQ)** ist es die akute Divertikulitis (▶ Kap. 26). Wie steht es mit dem **linken oberen Quadranten (LOQ)**? Eine auf diesen Quadranten beschränkte Peritonitis kommt eher selten vor, das macht ihn zum ‚stillen Quadranten'. Na ja, nicht immer *so* still: gelegentlich siehst Du eine Dickdarmdivertikulitis oder Tumorperforation mit einem Abszess hoch oben am Kolon descendens, oder auch ‚lustige' Probleme an der Milz, wie etwa einen Milzinfarkt, gewöhnlich werden die aber erst im CT entdeckt.

Im Allgemeinen gilt die Regel: Eine lokalisierte Peritonitis ist selten eine Indikation für einen Notfalleingriff – ‚noch heute Nacht'! Wie Du in den relevanten Kapiteln lernen wirst, können die meisten Episoden einer **akuten Divertikulitis** ohne Operation gemanagt werden (▶ Kap. 26). Den meisten Patienten mit **akuter Galle** wird eine Operation ‚am nächsten Morgen' oder in den nächsten 72 h helfen, auch wenn das ‚runterkühlen' der Gallenblase, gefolgt von einer verzögerten Operation, weithin praktiziert wird (▶ Abschn. 18.1). Selbst die akute Appendizitis wird nicht mehr länger als schrecklicher Notfall angesehen – in den meisten Fällen kann die Operation auf den nächsten Morgen verschoben werden (▶ Kap. 21). Kauf den Ärzten in Deiner Notaufnahme dieses Buch als Geschenk, dann werden sie das auch verstehen…

Was tun, wenn die Diagnose unklar ist? Ja, das kann selbst in diesen Zeiten von sofortiger Bildgebung durch Ultraschall oder CT passieren! Und wenn Du weitab von moderner Bildgebung praktizierst, ist das auch offensichtlich gar nicht so selten. Dann solltest Du den Patienten zur Überwachung aufnehmen, ihn mit i. v. Flüssigkeit hydrieren, Antibiotika geben (etwa, wenn die Diagnosen einer akute Cholezystitis oder Divertikulitis erwogen werden), und ihn regelmäßig untersuchen. **Verzichte nicht auf Schmerzmittel!** Den Patienten zum Ertragen langanhaltender, unbehandelter Schmerzen zu verdammen, „um keine Zeichen oder Symptome einer unerkannten abdominellen Katastrophe zu maskieren" ist ein überholtes **Konzept.** Gib stattdessen kleine Dosen gutes, altes (und billiges) Morphin.

MERK DIR: Unpässlichkeiten verschwinden mit der Zeit, wahre chirurgische Probleme verschlimmern sich mit der Zeit. Deshalb ist die Zeit ein ausgezeichneter Diagnostiker; wenn Du nach ein paar Stunden an das Bett des Patienten zurückkehrst, findest Du vielleicht alle fehlenden Hinweise. Selbstverständlich, nachdem Du die relevanten Kapitel in diesem Buch zu Rat gezogen hast…

Eine Peritonitis im kleinen Becken bei **Frauen im gebärfähigen Alter,** gleich welche Seite, hat tendenziell eine gynäkologische Ursache und wird üblicherweise konservativ behandelt (▶ Kap. 33).

Darmverschluss

Das klinische Bild eines Darmverschlusses besteht aus zentralen, kolikartigen Bauchschmerzen, einem geblähten Bauch, Erbrechen und Verstopfung (▶ Kap. 19 und 25).

Ganz allgemein gilt, dass je früher und ausgeprägter das Erbrechen auftritt, desto höher liegt der wahrscheinliche Ort der Obstruktion; andererseits, je ausgeprägter der geblähte Bauch ist, umso distaler ist die Obstruktion. Deshalb sind Erbrechen und kolikartige Schmerzen charakteristischer für einen Dünndarmverschluss, wogegen Verstopfung und ein stark aufgetriebener Bauch typisch für einen Dickdarmverschluss sind. Dennoch hängt die Unterscheidung dieser beiden Arten von Darmverschluss an der einfachen Abdomenübersicht – wenn sich Dein Kollege in der Notaufnahme überhaupt noch darum schert, ein Röntgenbild vor dem ‚obligatorischen CT' anzufordern.

Es gibt zwei Behandlungsoptionen für diese Patienten: ein konservativer Behandlungsversuch oder eine operative Behandlung nach angemessener Vorbereitung. Das Hauptproblem liegt beim Darmverschluss nicht in der Diagnose, sondern in der Entscheidung, welche Richtung man einschlägt. Hat der Patient vorher schon Operationen im Bauch gehabt und zeigt einen Dünndarmverschluss, aber keine Peritonitis, lautet die Arbeitsdiagnose ‚einfacher' Adhäsionsileus des Dünndarms. Diese Patienten werden anfangs konservativ mit intravenöser Flüssigkeit und Entlastung durch eine Nasensonde behandelt. Sind Zeichen einer **Darmschädigung** vorhanden – Fieber, Peritonitis, richtungsweisende Laborbefunde – ist die Indikation für eine Operation schon überzeugender. Aber wie immer sind die Dinge im wirklichen Leben viel komplizierter, also lies bitte ▶ Kap. 19.

Zum Dünndarmverschluss gehören ein paar klassische Fallen:
- Das ‚**jungfräuliche**' **Abdomen** (ohne vorausgegangenen Eingriff). Typischerweise ist eine Adhäsion hier nicht die zugrunde liegende Ursache. **Mach ein CT.** In diesen Fällen liegt der Obstruktion oft eine behandelbare Ursache zugrunde, und es gibt Dir während der Operation ein gutes Gefühl, dass Du sie gefunden hast.
- Die **übersehene Leistenhernie.** Die ältere Dame ohne chirurgische Vorgeschichte, die sich mit einem Dünndarmverschluss aufgrund einer *eingeklemmten Femoralhernie* vorstellt. **Untersuche die Leisten immer!** Bestehe darauf, dass die Patienten ihre Hosen und Unterhosen ausziehen. Die Tatsache, dass Ärzte in modernen Notaufnahmen dazu neigen, eingeklemmte Leistenbrüche nur noch im CT zu diagnostizieren ist traurig. Aber wir wollen, dass Du solche Leistenbrüche während der körperlichen Untersuchung entdeckst, vor dem dann überflüssigen CT.

- **Das stille Zökumkarzinom.** Der Patient mit der angeblichen ‚simplen' Dünndarmadhäsion, der sich unter konservativer Behandlung bessert und entlassen wird, nur um später mit einem großen Tumor im rechten Kolon wiederzukommen. **Diese Karzinome können sich wie ein Ventil verhalten und eine intermittierende Obstruktion der Ileozökalklappe verursachen.**
- **Der Gallensteinileus.** Die ältere Dame, deren partieller Dünndarmileus sich auflöst, intermittierend wiederkehrt und die am Ende mit einem *Gallensteinileus* diagnostiziert wird. **Suche auf den einfachen Abdomenübersichtsaufnahmen immer nach Luft in den Gallenwegen. Wenn Du nicht daran denkst, wirst Du sie übersehen.**
- Der **Patient nach Magenoperation**, der sich mit intermittierenden Episoden einer Obstruktion vorstellt, die von einem *Bezoar* im terminalen Ileum ausgehen.

Im Gegensatz zum Dünndarmverschluss besteht beim Dickdarmverschluss fast immer eine Indikation zur Operation – ‚heute Nacht' oder ‚morgen', aber in aller Regel ‚morgen'. Eine einfache Abdomenübersichtsaufnahme reicht zur Diagnose nicht aus, weil die funktionelle **Pseudo-obstruktion des Dickdarms** (Ogilvie Syndrom) oder ein chronisches Megakolon nicht verlässlich von einer mechanischen Obstruktion unterschieden werden kann. Deshalb benötigen diese Patienten weitere bildgebende Untersuchungen (Kontrasteinlauf, CT) oder eine fiberoptische Koloskopie, um die Diagnose zu bestätigen (▶ Kap. 25).

Der abdominelle Mülleimer

- **Unspezifische Bauchschmerzen (non-specific abdominal pain, NSAP).** Viele Patienten mit akuten Leibschmerzen unterziehen sich einer klinischen Untersuchung und einem begrenzten ‚negativen' Work-up – was heutzutage in vielen Zentren ein CT einschließen mag – nur um das Etikett „unspezifische Bauchschmerzen" (NSAP) verpasst zu bekommen und dann entlassen zu werden. **Es ist wichtig im Hinterkopf zu behalten, dass unter den Bedingungen einer Notaufnahme die Hälfte aller Patienten, die sich mit akuten Bauchschmerzen vorstellen, NSAP haben und bei der Mehrzahl der übrigen Patienten die akute Appendizitis, die akute Galle und ‚gynäkologische Ursachen' die häufigsten ‚spezifischen' Erkrankungen sind.** Aber natürlich hängen die genauen Erkrankungen, die Du zu sehen bekommst von Deinem geografischen Ort und den Umständen, unter denen Du praktizierst, ab. Denk einfach daran, dass die mit der Diagnose NSAP entlassenen Patienten eine erhöhte Wahrscheinlichkeit haben, in der Folge mit einem Karzinom oder einer anderen schleichenden Erkrankung diagnostiziert zu werden. Versuche deshalb, diese Patienten nachzuverfolgen und sie, falls erforderlich, erneut zu untersuchen.
- **Erkrankungen außerhalb des Bauchraumes können akute Bauchschmerzen verursachen.** Auch wenn wahrscheinlich in den meisten Fällen Hinterwandinfarkte, Unterlappenpneumonien, Ketoazidosen und sogar die berühmt-berüchtigte Porphyrie bereits durch den Arzt in der Notaufnahme diagnostiziert worden sind, bevor er Dich ‚zur chirurgischen Abklärung' ruft; pass auf, dass Du nicht in diese gefährliche Falle tappst.

Explorative Laparotomie oder Laparoskopie für das akute Abdomen?

Viele von uns alten Säcken wurden unter dem Diktum großgezogen, dass eine klinische Peritonitis eine Indikation zur Exploration des Abdomens ist. Viele von Euch, vielversprechende aufgehende Sterne, die Ihr seid, werden mit dem Konzept ‚lass uns eine Kamera reinschieben und schauen, was da los ist' gefüttert.

Die Vorstellungen „Peritonitis ist eine Indikation zur Operation" und „nur die Haut trennt uns von der Diagnose" wurden vor den Tagen der modernen Bildgebung entwickelt; aber stimmt das heute noch, rechtfertigt es, das Abdomen zu eröffnen oder ein Laparoskop einzuführen, ohne vernünftigen Grund für die Annahme, dass eine operationsbedürftige chirurgische Erkrankung vorliegt?

Wir denken nicht. **Wir glauben, dass die moderne Bildgebung des Abdomens die Chirurgie des akuten Bauchs revolutioniert hat, und dass, wenn Du Zugang zu Abdomen CT und/oder Ultraschall hast, sie auch benutzen musst. Das wird, wie in vielen der folgenden Kapitel diskutiert werden wird, bei vielen Patienten eine Operation vermeiden oder die operative Behandlung weniger invasiv oder gezielter machen. Dank der CT ist das Abdomen nicht mehr länger eine Black Box.** Nutze die Bildgebung für das Abdomen großzügig zum Nutzen Deiner Patienten – besonders, wenn die Diagnose nicht klar und eindeutig ist. Es ist in Ordnung, einen jungen Mann mit den klassischen Zeichen der akuten Appendizitis ohne vorheriges CT zu operieren, aber eine Frau im gebärfähigen Alter benötigt eine abdominelle Bildgebung (vorzugsweise Ultraschall), um eine gynäkologische Ursache auszuschließen; und so ist das auch mit älteren Patienten, bei denen andere Erkrankungen wahrscheinlicher sind. **Das ist wirklich alles nur gesunder Menschenverstand.**

> *The surgeon who strives for perfection*
> *Needs some basis for patient selection*
> *He would like to be sure*
> *Thee's a good chance for cure*
> *Before he begins the resection.*
>
> *Der Chirurg, der nach Perfektion strebt,*
> *braucht eine Grundlage für die Auswahl seiner Patienten*
> *Er möchte gerne sicher sein,*
> *dass es eine gute Chance auf Heilung gibt,*
> *Bevor er mit der Resektion beginnt.*
>
> Elwood G. Jensen

Ja, Häufiges ist häufig und Seltenes ist selten, aber seltene Sachen können tödlich sein – denk immer daran!

Wer soll sich um das ‚akute Abdomen' kümmern und wo?

> *Jeder ist verantwortlich heißt, keiner ist verantwortlich.*

Viele der Patienten mit vermutetem akutem Abdomen oder mit einem anderen abdominellen Notfall benötigen keine Operation. **Nichtsdestoweniger, Du – der Chirurg – bist es, der die Federführung bei der Beurteilung, dem Ausschluss oder der Behandlung dieses Krankheitsbildes übernehmen oder übertragen bekommen sollte, oder der wenigstens eine führende Rolle im Behandlungsteam spielen sollte.** Um zu unterstreichen, wie entscheidend diese Frage ist, widmen wir ihr einen ganzen Abschnitt dieses Kapitels – obwohl ihr Umfang in einen Absatz passen würde.

Unglücklicherweise wird den Chirurgen im richtigen Leben oft die primäre Verantwortung verweigert. Allzu oft sehen wir Patienten mit einer **Mesenterialischämie** auf internen Stationen verrotten, der Chirurg wird erst hinzugezogen „um den Bauch zu beurteilen", wenn der Darm schon tot ist, und der Patient bald auch. Ein charakteristisches Szenario ist, dass ein Patient unter dem Bild eines bauchchirurgischen Notfalls unter der Obhut von Nicht-Chirurgen aufgenommen, und dann einer Vielzahl unnötiger, möglicherweise gefährlicher und teurer diagnostischer und therapeutischer Prozeduren unterzogen wird. Typischerweise sind Internisten, Gastroenterologen, Infektiologen und Radiologen beteiligt, von denen jeder isoliert seine eigene Weisheit verschreibt (viele behandeln den Patienten wegen einer **„CRPitis"** oder **ECUU** – erhöhtes CRP unbekannten Ursprungs) (◘ Abb. 3.2). Wenn der Chirurg dann, endlich, hinzu-

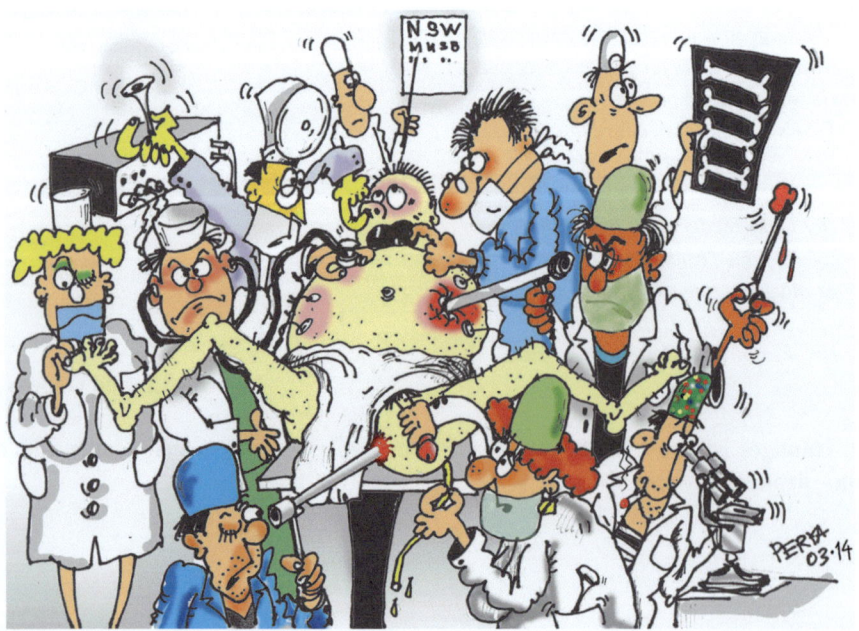

◘ Abb. 3.2   „Wer ist verantwortlich?"

gezogen wird, findet er die Erkrankung schwierig zu diagnostizieren, anbehandelt oder falsch behandelt vor. Am Ende wird die indizierte Operation durchgeführt, aber zu spät und mit einer daraus resultierend höheren Morbidität und Mortalität. Die Ätiologie dieses Chaos ist nicht vollständig klar. **Macht, Ego und die Gelegenheit, einen schnellen Euro zu machen, sind als Motiv gewiss beteiligt; dies ein ‚Systemversagen' zu nennen ist politisch korrekt.**

Der Teamansatz für den akut kranken chirurgischen Patienten soll nicht aufgegeben werden. Allerdings sollte das Team von einem Allgemeinchirurgen geführt und koordiniert werden. Er ist derjenige, der das Abdomen in- und auswendig kennt. Er ist die geeignete Person, um Spezialisten anderer Fachgebiete hinzuzuziehen, sinnvolle Untersuchungen anzuordnen und sein Veto gegen überflüssige und verschwenderische Untersuchungen einzulegen. Und vor allem ist er derjenige, der am Ende entscheidet, dass genug genug ist und der Patient in den Operationssaal muss.

Als Du beschlossen hast Allgemeinchirurg zu werden, wurdest Du zum Kapitän des Schiffs, der es durch den tiefen Ozean des Abdomens segelt. Verlass Dein Schiff nicht, während der Sturm wütet!

Durchgängige Betreuung ist ein *sine qua non* **bei der optimalen Behandlung des akuten Abdomens,** weil das sich manchmal rasant ändernde klinische Bild eine wesentliche Determinante bei der Wahl und dem Zeitpunkt der Behandlung ist. Solche Patienten benötigen die häufig wiederholte Beurteilung durch denselben Kliniker, und der sollte ein Chirurg sein. Jedes Abweichen davon kann den Patienten gefährden; das ist unsere persönliche Erfahrung und das wird *bis zum Erbrechen* in der Literatur wiederholt. Warum lernen wir nicht? Der Platz des Patienten mit einem akuten abdominellen Geschehen ist auf der chirurgischen Station, der Intensivstation (ICU) oder im OP und unter der Verantwortung eines Chirurgen – Deiner Verantwortung. Duck Dich nicht vor Deiner Verantwortung weg!

Der Schlüssel zum ‚besten' Ergebnis beim akuten Abdomen ist:
— Operiere nur, wenn nötig und tue nur das Notwendigste.
— Verzögere eine notwendige Operation nicht und tu das Maximum, wenn indiziert.

„Das Konzept, dass sich ein Bürger horizontal hinlegt und einem anderen erlaubt, ein Messer in ihm zu versenken, Blut zu nehmen und Blut zu geben, die inneren Strukturen nach Belieben neu zu ordnen, über die letztendliche Funktion, manchmal gar über das Leben selbst zu bestimmen – diese Verantwortung ist sowohl im wahren wie auch im derzeit entwerteten Sinne des Wortes ungeheuerlich."

Alexander J. Walt

Rationales Vorgehen in der Diagnostik

Danny Rosin, Paul N. Rogers, Mark Cheetham und Moshe Schein

Asher Hirshberg, MD, hat in der ersten Auflage dieses Buches zu diesem Kapitel beigetragen.

© Der/die Autor(en), exklusiv lizenziert an Springer-Verlag GmbH, DE, ein Teil von Springer Nature 2023
D. Rosin et al. (Hrsg.), *Notfallchirurgie des Abdomens*,
https://doi.org/10.1007/978-3-662-66409-4_4

> Die Bauchhöhle zu öffnen und mit der Lässigkeit, mit der nach Wäsche in einer Schublade gesucht wird, nach einer Verletzung zu suchen, könnte ein Mangel an mentaler Herausforderung für den Chirurgen bedeuten, aber zum Horror für den Patienten werden.

J. Chalmers Da Costa

> Zu sehen, was sich vor der eigenen Nase befindet, bedarf ständiger Anstrengung.

George Orwell

Das 21ste Jahrhundert überbrachte den chirurgischen Cowboys schlechte Nachrichten. In den guten alten Zeiten hast Du den Patienten untersucht, auf systemische Zeichen einer Infektion oder Entzündung geachtet, mit Deinen zarten Händen die Bauchdecke befummelt, „Peritonitis" notiert und Hurra! – „Bringt ihn in den OP" gejubelt, Du hast mit Schmackes untersucht, Dich in der Bewunderung der Krankenschwestern und dem Neid der Nicht-Chirurgen gebadet – *Wow, was für ein Kliniker!* Aber heutzutage müssen selbst geborene Cowboys vortäuschen, zahme Farmer zu sein: In fast allen Fällen kann man heute nur mit einer erhärteten, zumindest gut begründeten Verdachtsdiagnose Richtung OP gehen!

Bei der Behandlung eines Patienten mit akuten Bauchschmerzen ist es verlockend, unterstützende Untersuchungen ausgiebig zu nutzen. Dies führt zum Entstehen von ‚Routinen' in der Notaufnahme, wo jeder Patient mit akuten Bauchschmerzen einer Serie von Untersuchungen unterzogen wird, die typischerweise aus einem großen Blutbild, der Blutchemie, der Serumamylase und/oder -lipase bestehen, plus/minus was gerade in Mode ist, eine Art *Tagessuppe*, wenn es Dir beliebt; und solche Suppen scheinen so dick wie eine Minestrone zu werden, wenn eifrige, junge Ärzte bizarre Zutaten, wie D-Dimere, Calcitonin und eine einfache Abdomenübersicht (AXR[1]), hinzufügen. Wie Du weißt, wurde Letzteres in vielen Zentren durch den Kniereflex eines CTs ersetzt. Viele dieser Untersuchungen haben eine sehr geringe diagnostische Ausbeute und sind nicht kostengünstig. **Sie sind jedoch unvermeidlicher Teil des Alltags in der Notaufnahme geworden und werden häufig, wenn nicht routinemäßig, vor dem chirurgischen Konsil durchgeführt.**

Für manche Chirurgen stellt die klinisch eindeutige *diffuse Peritonitis* noch immer die Indikation zur Laparotomie oder Laparoskopie ohne weitere Bildgebung dar. Was aber für einen erfahrenen Chirurgen eindeutig scheinen mag – bedenke, auch er kann sich irren – könnte weniger klar für Dich sein. **Und bitte beachte folgende Punkte:**
- **Erweiterte Darmschlingen** können in Zusammenhang mit einer Obstruktion oder Entzündung (z. B. Enteritis oder Kolitis) zu diffusen Druckschmerzen führen – und damit eine ‚Peritonitis' imitieren. Das *gesamte* klinische Bild, einschließlich einer Abdomenübersicht, wird Dich zur richtigen Diagnose leiten (▶ Kap. 19 und 25).

---

1 Anmerkung des Übersetzers: Gebräuchliche Abkürzung für ‚abdominal x-ray.'

- Eine **akute Pankreatitis** kann die klinischen Zeichen einer akuten Peritonitis zeigen. Du solltest immer bei allen Patienten mit starken Bauchschmerzen die Serum-*Amylase* und -*Lipase* bestimmen lassen, um nicht in die **keineswegs seltene Falle einer unnötigen und gefährlichen Operation** (▶ Kap. 17) zu tappen.
- Eine *Clostridium difficile* **Enterokolitis** sollte bei jedem Patienten in Erwägung gezogen werden, der aktuell oder kürzlich ein Antibiotikum erhalten hat. Diese kann sich – von Anfang an – als akutes Abdomen **ohne Durchfälle** präsentieren. Hier ist primär die medizinische Behandlung und nicht die Laparotomie optimal. Eine Sigmoidoskopie und/oder Computertomographie (CT) können diagnostisch sein (▶ Kap. 24).

Blutuntersuchungen

Wie bereits oben angeführt, hat das ‚Routine-Labor' einen geringen Stellenwert. Zusätzlich zum Amylasespiegel sind ein weißes Blutbild, der Hämatokrit und die Bestimmung der initialen Nierenfunktion sinnvoll. Eine *Leukozytose* weist auf eine Entzündung hin. Beachte jedoch, dass eine akute Cholezystitis oder eine akute Appendizitis auch ohne Leukozytose auftreten können. Wenn aber vorhanden, dann stützt eine Leukozytose diese beiden Diagnosen. Viele Chirurgen sind heutzutage davon überzeugt, dass das *C-reaktive Protein* (CPR) eine höhere Sensitivität für die Diagnose einer Entzündung hat. Es wurde Bestandteil der meisten ‚Laborroutinen', eine Erhöhung kann jedoch verspätet auftreten und die Spezifität ist niedrig. Ein niedriger *Hämatokrit* weist bei einem Notfall auf eine chronische oder subakute Anämie hin: Er spiegelt nur unzureichend das Ausmaß einer akuten Blutung wider. **Bei Patienten, die intravenös mit Volumen substituiert werden, weist ein niedriger Hämatokrit auf eine Hämodilution hin.** *Leberwerte* sind sinnvoll bei Patientin mit rechtsseitigen Oberbauchschmerzen, bei denen eine akute Cholezystitis (beachte: die Leberwerte können bei einer akuten Cholezystitis normal oder fast normal sein, verlasse Dich auf die klinische Untersuchung oder auf den Ultraschall) oder eine akute Cholangitis diagnostiziert wurden (▶ Kap. 18). **Ein bei Aufnahme niedriges Serum-*Albumin* ist ein wertvoller Indikator für die Schwere der akuten oder akut-auf-chronischen Erkrankung und hat einen nachgewiesenen prognostischen Wert.** Wenn Du, zum Beispiel, einen Patienten mit einem Albuminspiegel von 1,5 g/dl operierst, dann weißt Du, dass Du nur das Nötigste tun musst und dass Du mit postoperativem Ärger rechnen solltest; und Du wirst nachfolgend wiederholt lesen, dass Du eine intestinale Anastomose vermeiden solltest.

> **Merke: Egal welche Laboruntersuchungen entweder durch Dich oder durch jemand anderem in Deinem Namen (üblicherweise der Arzt in der Notaufnahme) angeordnet wurden, bewerte die Ergebnisse nicht isoliert für sich, sondern als Teil des gesamten klinischen Bildes.**

Radiologische Untersuchungen

Röntgen-Thoraxaufnahme (CXR[2])

Eine Röntgen-Thoraxaufnahme im Stehen ist bei der Suche nach **freier Luft unter dem Zwerchfell,** die bei der Mehrzahl der Patienten mit perforiertem peptischen Ulkus vorliegt, Routine (▶ Kap. 16). Bei einer Perforation **des Kolons** kann die Menge an freier Luft auf einer Röntgen-Thoraxaufnahme von gar keine bis riesig, von wenigen Bläschen bei einer lokalisierten perforierten Divertikulitis bis zur Aufblähung des gesamten Abdomens nach einer Verletzung bei einer Koloskopie reichen – ▶ Kap. 26 und 29. Merke Dir, dass freie Luft auf einer Röntgen-Thoraxaufnahme besser zu erkennen ist, als auf einer Abdomenübersicht. **Freie intraperitoneale Luft wird nicht immer durch ein perforiertes Hohlorgan verursacht und stellt nicht immer eine Operationsindikation dar.** So können viele ‚nicht-operative' Ursachen für freie intraperitoneale Luft aufgezählt werden, wie z. B. ein Spannungspneumothorax und sogar lebhafter *Cunnilingus* (oraler Sex). Also, stelle eine Diagnose nicht überhastet und schau Dir das gesamte klinische Bild an.

Jedes Lehrbuch sagt Dir, dass eine Unterlappenpneumonie ein akutes Abdomen imitieren kann, also denke daran. Offensichtlich können Lungenmetastasen oder ein Pleuraerguss auf eine mögliche Ursache des abdominalen Beschwerdebildes hinweisen und die Behandlung und Prognose beeinflussen. Pneumothorax, Pneumomediastinum oder Pleuraerguss können Folge einer spontanen Ösophagusperforation sein – ein Boerhaave-Syndrom kann auch als akutes Abdomen auftreten. **Der Vorteil einer Röntgen-Thoraxaufnahme bei stumpfem oder penetrierendem Bauchtrauma ist offensichtlich – so verhindert eine präoperativ eingebrachte Bülau-Drainage bei einem kleinen Pneumothorax einen intraoperativ lebensbedrohlichen Spannungspneumothorax; Du verstehst sicherlich wieso (ja, wir haben von den Mythenjägern gehört, die sogar dies bestreiten…).** Anästhesisten können eine präoperative Röntgen-Thoraxaufnahme verlangen, insbesondere nachdem Du einen zentral-venösen Zugang gelegt hast, manches Mal aber auch ohne jeglichen Grund.

Schlussendlich, wenn auch selten, behalte im Hinterkopf, dass, was auf der Röntgen-Thoraxaufnahme wie freie Luft unter dem rechten Zwerchfell erscheinen mag, keine freie Luft, sondern zwischen Leber und Zwerchfell verlagerter Darm (normalerweise die rechte Flexur des Dickdarms) ist. Diese Entität wurde nach dem australischen Radiologen, Dr. Chilaiditi, benannt, der es beschrieben hat. Ohne Symptome wird es als **„Chilaiditi-Zeichen"** bezeichnet Bei darauf zurückzuführenden Beschwerden (rechtsseitige Oberbauchschmerzen, Obstipation, Luftnot) wird es **„Chilaiditi Syndrom"** genannt. Wir sind solch einem ‚Syndrom' nie begegnet, aber Andere meinen (bitte glaube ihnen nicht), es gelegentlich operativ mittels einer ‚Kolopexie' oder einer Kolektomie behandeln

---

2 Anmerkung des Übersetzers: Gebräuchliche Abkürzung für ‚chest x-ray'.

zu müssen. Bei unklaren Fällen zeigt ein abdominales CT, dass sich die ‚freie Luft' im Dickdarm befindet.

Abdomenübersicht (AXR)

Dies ist die klassische Röntgenaufnahme des Chirurgen, da nur Chirurgen den wahren Wert dieser einfachen und billigen Röntgenbilder kennen. Radiologen können sich Abdomenübersichten anschauen und ewig über sie sprechen, auf der Suche nach Befunden, die eine weitere bildgebende Verfahren rechtfertigen könnten. Wir Chirurgen benötigen nur wenige Sekunden, um zu entscheiden, ob eine Abdomenübersicht ‚unspezifisch' ist, also keine offensichtlichen Auffälligkeiten zeigt, oder **eine abnormale Gasverteilung** oder **verdächtige Verschattungen** aufweist. Bedauerlicherweise wird in vielen ‚modernen' Notaufnahmen die bescheidene Abdomenübersicht zugunsten eines CT übergangen. Tatsächlich ersetzt für Viele (aber wir hoffen nicht für Dich) das CT nicht nur die Abdomenübersicht, sondern auch die sorgfältige Anamneseerhebung und die körperliche Untersuchung. **Vergiss nicht, dass wir Patienten und nicht CT-Auffälligkeiten operieren.** Gehe zu ▶ Kap. 5, um über Abdomenübersichten in allen Einzelheiten zu lesen.

Abdominaler Ultraschall (US)

An den meisten Orten steht die Ultraschalluntersuchung des Abdomens als einfache diagnostische Methode zur Verfügung. Ihre Zuverlässigkeit hängt vom Untersucher ab: Ideal ist es, wenn in den USA diese Methode von einem erfahrenen Kliniker durchgeführt und interpretiert wird – einem Chirurgen. Tatsächlich werden viele Chirurgen in den USA darin trainiert, den Ultraschall als Teil der körperlichen Untersuchung zu nutzen (Point-of-care US, POCUS). Wir empfehlen Dir, durch die Teilnahme an einem (Hokus-)Pocus-Kurs ein (Zauber-)Meister zu werden. Ultraschall ist bei der Erfassung einer akuten Cholezystitis (▶ Kap. 18) sehr genau; er wird auch von Gynäkologen eingesetzt, um bei Frauen eine akute Erkrankung im kleinen Becken auszuschließen (▶ Kap. 33), und um urologische Krankheiten, wie z. B. eine Hydronephrose (▶ Kap. 35), darzustellen. Eine nicht kompressible tubuläre Struktur (ein ‚Würstchen') im rechten Unterbauch kann wegweisend für eine akute Appendizitis sein, aber dies diskutieren wir in ▶ Kap. 21, auch wenn es genauere Methoden gibt, um zur Diagnose zu gelangen. Ultraschall ist nützlich, um lokalisierte oder diffus verteilte, freie Flüssigkeit in der Bauchhöhle, zu zeigen – sei es Aszites, Eiter oder Blut. FAST (fokussierte abdominale Sonographie bei Trauma) hat beim stumpfen Bauchtrauma den Einsatz einer diagnostischen peritonealen Lavage nahezu vollständig ersetzt. Eine Ultraschall-gesteuerte Aspiration unbekannter intraperitonealer Flüssigkeit kann die Frage klären, ob es sich um Galle, Eiter oder Stuhl handelt. Wie hoch ist der Amylase-, Bilirubin- und Kreatinin-Spiegel im Aspirat? Das gibt Dir einen Hinweis, was los ist (siehe ▶ Kap. 30).

Computertomographie des Abdomens

Der Einsatz einer Computertomographie beim akuten Abdomen wird noch immer kontrovers diskutiert. Obwohl es zutrifft, dass ein CT nicht Teil des Untersuchungsalgorithmus *aller* Patienten mit akuten Bauchschmerzen sein sollte, **stellt die existierende Spiral-Computertomographie eine sehr mächtige und sofort verfügbare Technologie dar.** Die Versuchung, sie einzusetzen, ist besonders groß bei Klinikern mit wenig Erfahrung, aber sie wird auch von Klinikern mit mehr Erfahrung genutzt, die zu einer frühen und genauen Diagnose gelangen und unnötige Untersuchungen vermeiden möchten.

Die Hauptrolle des CT, bei der es einen entscheidenden Unterschied machen kann, besteht in der Klärung ‚klinischer Rätsel'. Nicht selten trifft der Chirurg auf Patienten mit akuten Bauchschmerzen, die zu keinem der in ▶ Kap. 3 beschriebenen klinischen Bildern passen. Unter diesen Umständen kann das CT sehr hilfreich sein, um ein signifikantes intraabdominales Problem zu erkennen. **Es ist sogar von noch größerem Nutzen, wenn es bei völlig unauffälligem Befund solch ein Problem *ausschließt*** – sodass Du nach Hause gehen kannst und Dir zwei Fingerbreit, oder so in etwa, auf Eis einschenken kannst. Kennst Du dieses Gefühl? Letztendlich wird die unverzichtbare Rolle des CT bei Bauchtrauma später besprochen (▶ Kap. 30).

Der Einsatz eines CT kann dabei helfen, eine Operation gänzlich zu vermeiden – wo früher ‚negative', ‚explorative' oder ‚nicht-therapeutische' Operationen durchgeführt worden wären. Es kann Hinweise geben, ob alternative perkutane Behandlungen möglich sind und, wenn eine Operation noch nötig ist, den besten Zugang zeigen (▶ Kap. 10). Das CT hat eine klare Rolle bei bereits operierten Patienten, wie dies in Teil IV – „Nach der Operation" – besprochen wird. Für eine detaillierte Erörterung, wie ein abdominales CT zu interpretieren ist, gehe zu ▶ Kap. 5.

Kontrastmittelstudien: Barium versus wasserlösliches Kontrastmittel

In den früheren Ausgaben haben wir uns ausführlich über Barium und seine Risiken als Kontrastmittel in Notfällen ausgelassen, aber glücklicherweise ist es jetzt kaum mehr verfügbar, und Radiologen hassen sowieso schmuddelige Durchleuchtungen und bevorzugen ein CT, bei dem sie sich etwas weiter weg vom Patienten befinden.

Eine Kontrastmitteluntersuchung des Gastrointestinaltraktes soll beim Notfall nur zwei Fragestellungen vorbehalten sein:
- **Besteht ein Leck und wenn ja, wo?** (Merke Dir, dass das Fehlen eines Kontrastmittelaustrittes eine Darmperforation nicht vollständig ausschließt.)
- **Besteht ein Verschluss und wenn, dann wo?** (Mache Dir klar, dass ein CT mit Kontrastmittel die Höhe jeden Verschlusses und dessen Ursache viel genauer zeigen kann und Dir zusätzlich wertvolle Auskunft über den Zustand des Darmes gibt.)

Für diese Zwecke ist **Gastrografin**® (oder jedes andere wasserlösliche Kontrastmittel) adäquat. Setze Gastrografin® ein, um eine Magenausgangsstenose nachzuweisen oder auszuschließen, und um einen Dünndarmverschluss oder einen postoperativen Ileus zu behandeln (▶ Kap. 19 und 41), oder wende es als Klistier an, um einen Dickdarmverschluss oder eine Dickdarmperforation zu erkennen. Im Gegensatz zu Barium ist wasserlösliches Kontrastmittel, sollte es in die Bauchhöhle gelangen, harmlos.

Ein allgemeiner Rat: Setze Dich mit den Radiologen in Verbindung. Wie Leo Gordon sagte: „**Die Qualität der angeforderten Röntgenuntersuchung ist direkt proportional zur Genauigkeit der dem Radiologen zur Verfügung gestellten klinischen Information.**" Sprich mit Deinem Radiologen, ob in Person oder telefonisch; häufig wird er oder sie, nachdem Du Deine Fragen gestellt und Sorgen mitgeteilt hast, plötzlich etwas sehen, was zuvor nicht erkannt wurde.

Wir missbilligen (das Wort ‚verachten' käme auch in Betracht) Assistenzärzte oder Ärzte im Allgemeinen, die radiologischen Berichte zitieren, ohne die Röntgenbilder je gesehen zu haben. **Unser Vorgehen: Schau Dir zuerst die Röntgenbilder an, bilde Dir eine Meinung und überprüfe erst dann, ob der Radiologe in seinem Bericht mit Dir übereinstimmt.** Sich gemeinsam mit dem Radiologen die Bilder anzuschauen, ist eine häufig überraschend produktive Erfahrung, – sogar wenn dies telefonisch mit einem in Mumbai oder Hawaii sitzenden Radiologen geschieht.

Unnötige Untersuchungen

Dr. Lope Estevez-Schwarz aus Berlin teilte uns diesen reizvollen deutschen Spruch mit: „Wer viel misst, misst viel Mist." – frei übersetzt: **People who test too much tend to get bullshit**[3]… Amen!

> Unnötige Untersuchungen sind eine Plage der modernen Medizin (◘ Abb. 4.1). Schau Dich um und Du wirst feststellen, dass die Mehrzahl an angeforderten Untersuchungen wenig zur Qualität der Behandlung beitragen. Diese unnötigen Untersuchungen sind teuer und potenziell schädigend. Zusätzlich zur Verzögerung der Behandlung beherzige folgendes Paradigma: **Je mehr nicht indizierte Untersuchungen Du anforderst, desto mehr falsch positive Ergebnisse erhältst Du, die Dich wiederum veranlassen, noch mehr Untersuchungen anzufordern, was zu zusätzlichen, potenziell schädigenden, diagnostischen und therapeutischen Interventionen führt. Schließlich verlierst Du die Kontrolle… und leider schaffst Du VOMIT**[4] **(victims of modern imaging technology).**

---

3 Anmerkung des Übersetzers: Im Original wird der Spruch zunächst auf Deutsch zitiert, dann frei ins Englische übersetzt.
4 Anmerkung des Übersetzers: Das Akronym VOMIT bedeutet auch Erbrechen/Erbrochenes.

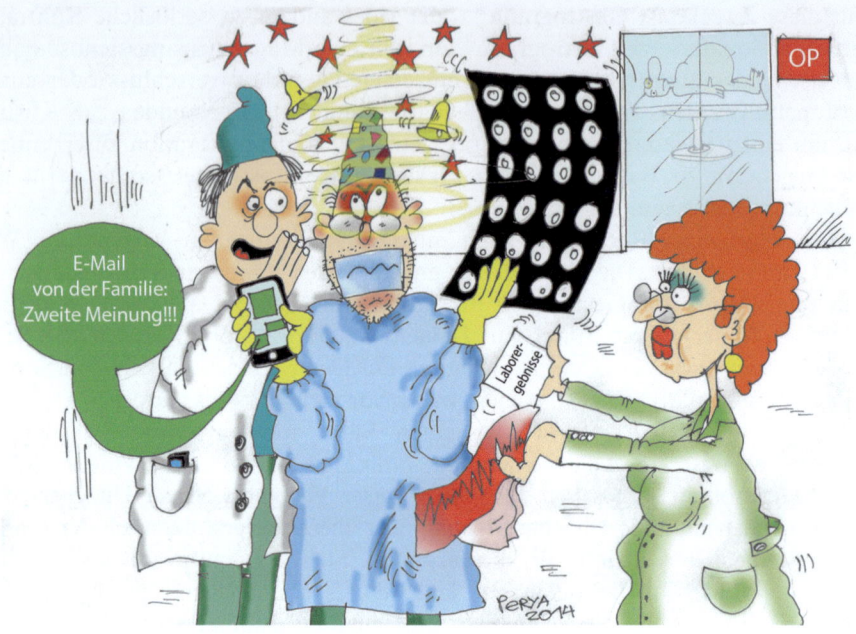

◘ **Abb. 4.1** Rationale diagnostische Verfahren. „Chef, lass uns ein MRT machen!"

Was führt zu unnötigen Untersuchungen? Das liegt an einer Kombination von Unwissenheit, mangelndem Selbstvertrauen und Faulheit. Wenn abdominale Notfälle initial von einem Nicht-Chirurgen, der das Abdomen nicht ‚versteht', beurteilt wird, werden unnötige bildgebende Verfahren angefordert, um die Unwissenheit zu kompensieren. Junge Kliniker mit mangelndem Selbstvertrauen neigen dazu, Untersuchungen anzufordern, „nur, um sicher zu sein – oder, um keine seltene Erkrankung zu übersehen". Und erfahrene Kliniker fordern gelegentlich telefonisch ein Abdomen-CT, um Zeit zu schinden. Ist es nicht einfacher, ein CT anzufordern, als mitten in der Nacht ins Krankenhaus zu fahren oder ein Golfspiel zu unterbrechen, um einen Patienten zu untersuchen? („Lass uns ein CT machen und dann morgen entscheiden…").

Gelegentlich versteht ein Arzt in der chirurgischen Weiterbildung nicht so recht „was an übermäßigen Untersuchungen falsch sein soll?". „Nun," erklären wir, „weshalb brauchen wir Untersuchungen überhaupt? Lass uns nach Hause gehen und beauftragen wir die Krankenschwestern in der Notaufnahme, bei allen Patienten mit Bauchschmerzen vorbestimmte Untersuchungen und bildgebende Verfahren durchzuführen". Aber Patienten sind keine Autos in einer Produktionslinie. Es sind Individuen, die unsere ununterbrochene Beurteilung und eine Auswahl von Untersuchungen benötigen.

Vielleicht ist der Tag nicht mehr fern, wenn alle Patienten auf ihrem Weg vom Rettungswagen zur Notaufnahme durch ein Ganzkörper-CT gefahren werden – und ein Computer die Bilder befundet. Aber glücklicherweise werden wir dann nicht mehr als Chirurgen tätig sein, und dieses Buch wird dann schon lange vergriffen sein. Wir glauben aber nicht, dass es den Patienten in solch einem System besser geht.

» *Glaube Niemandem – hinterfrage alles… je mehr Lärm – desto weniger Fakten.*

Diagnostische Laparoskopie

Dies ist eine invasive Untersuchungsmethode (manche nennen es eine „kontrollierte, penetrierende Verletzung des Abdomens") die, nachdem die Entscheidung zu intervenieren bereits getroffen wurde, eine Anästhesie in einem Operationssaal benötigt. Sie spielt eine ausgewählte Rolle, die in ▶ Kap. 12 erläutert wird. Ja, häufig ist die Versuchung groß, „einfach einen Blick zu werfen" und damit die diagnostischen Dilemmata zwar mit einigen kleinen Narben, aber mit dem Vorteil, die mit einer CT verbundenen Strahlung gemieden zu haben, zu lösen. Manche sehen die diagnostische Laparoskopie als Fortsetzung der bildgebenden Verfahren und nicht als ‚wirkliche' Operation an.

> **Merke:** Wir sollten nicht vergessen, dass dies tatsächlich ein chirurgisches Verfahren ist, das einer soliden Indikation bedarf. Komplikationen sowie unnötige Interventionen (wie das Entfernen einer gesunden Appendix) sind Teil dieses Pauschalangebotes.

Am Ende möchten wir erneut Leo Gordon zitieren: „Die Notaufnahme ist der beste Ort, um einen Notfall zu beurteilen." Überlege Dir, welche Untersuchungen Du anfordern möchtest, während der Patient sich noch in der Notaufnahme befindet; nach der stationären Aufnahme ist es in den meisten Krankenhäuser aus logistischer Sicht schwieriger, all diese Untersuchungen durchzuführen.

> „Gott gab Dir Ohren, Augen und Hände; nutze sie in dieser Reihenfolge beim Patienten".
>
> **William Kelsey Fry**

Abdominelle Bildgebung

Danny Rosin, Paul N. Rogers, Mark Cheetham und Moshe Schein

Hans Ulrich Elben, MD, hat in der vorhergehenden Ausgabe dieses Buches an diesem Kapitel mitgearbeitet.

© Der/die Autor(en), exklusiv lizenziert an Springer-Verlag GmbH, DE, ein Teil von Springer Nature 2023
D. Rosin et al. (Hrsg.), *Notfallchirurgie des Abdomens*,
https://doi.org/10.1007/978-3-662-66409-4_5

> *Das diagnostische Problem unserer Zeit*
> *hat sich sehr verändert – und diese Änderung bleibt;*
> *Wir müssen gestehen, obgleich mit Bedauern,*
> *Wir verlassen uns sehr auf komplizierte Tests*
> *Und nutzen Hand, Ohr und Augen zu wenig.*
> **Zachary Cope, Das akute Abdomen in Reimform**

Ausgestattet mit einem guten Verständnis für den natürlichen Krankheitsverlauf und in der Lage, radiologische Befunde mit dem klinischen Bild oder früheren operativen Beobachtungen zu verbinden, sollten wir Chirurgen zur Interpretation abdomineller bildgebender Verfahren gut in der Lage sein – mindestens ebenso gut wie der Radiologe. Wir haben die Rolle der abdominellen Bildgebung bei der Evaluation des akuten Abdomens bereits diskutiert (▶ Kap. 4). **In diesem Kapitel werden wir versuchen, Dir praktische Tipps zu geben, wie man Bilder betrachtet und wonach man suchen muss.**

Um Platz zu sparen (wir haben uns bemüht, den Umfang dieses Buches zu reduzieren) haben wir uns dafür entschieden, ein paar radiologische Aufnahmen aus dieser Ausgabe zu entfernen. **Stattdessen schlagen wir vor, dass Du zur Google Bildersuche gehst, die Art der Untersuchung und die vermutete Diagnose eingibst und Dir die zahlreichen Beispiele für das, was Du suchst, anschaust.**

Die einfache Abdomenübersichtsaufnahme (AXR)

Tragischerweise wird diese einfache, billige und sichere Röntgenaufnahme zusehends zugunsten der sofortigen Computertomografie (CT) umgangen – die zu einer weit höheren Strahlenbelastung führt. Das ist schade, denn es gibt so viel, was Du von einem schnellen Blick auf das Röntgenbild lernen kannst.

Achte auf ungewöhnliche Gasverteilung

Gas außerhalb des Darmlumens:
— ,**Freie Luft**' (Pneumoperitoneum) erkennt man am besten auf einer Thoraxaufnahme im Stehen (CXR, ▶ Kap. 4), kann aber auch auf einer Abdomenübersicht erkennbar sein. Wenn Thorax- und Abdomenübersicht ,normal' sind und Du die Perforation eines Hohlorgans vermutest, mag auch eine Aufnahme in **Linksseitenlage** freie Luft in der Bauchhöhle zeigen.
— Gewöhne Dir an, immer nach **atypischen Gasmustern** zu suchen – manchmal wirst Du dafür mit erstaunlichen Diagnosen belohnt: **Luft in den Gallenwegen** (Aerobilie) bedeutet entweder eine cholezystoenterische Fistel (siehe Gallensteinileus, ▶ Kap. 19), einen vorausgegangenen enterobiliären Bypass oder, häufiger, eine stattgehabte Sphinkterotomie des Sphinkter Oddi im Rahmen einer endoskopisch retrograden Cholangiopankreatikographie [ERCP]. Beachte, dass man Gas in den intrahepatischen Gallenwegen *zentral* in der

Leber sieht, während Gas *in der Peripherie* der Leber für **Gas in der Pfortader** spricht. Das Gas findet durch ein Leck in der Darmwand seinen Weg in die Pfortader, für gewöhnlich im Rahmen einer **Mesenterialischämie** oder einer **schweren Kolitis** und – selten – einer *Pylephlebitis*. Häufig geht aus einer Ischämie der Dünn- oder Dickdarmwand stammendes Gas in den Pfortaderwegen mit einer **Pneumatosis intestinalis**, also der Anwesenheit von Gas in der Darmwand, einher.
— **Gas in der Gallenblasenwand** bedeutet eine nekrotisierende Infektion (▶ Kap. 18). Eine **schaumartige Gasverteilung** bedeutet freie Luft im *Retroperitoneum*; im Epigastrium ist die *infizierte Pankreasnekrose* damit assoziiert (▶ Kap. 17), im rechten oberen Quadranten eine *retroperitoneale Perforation des Duodenums* und in den beiden parakolischen Rinnen eine *retroperitoneale Kolonperforation*.

Beachte, dass all diese Formen pathologischer Gasverteilung viel einfacher auf CT-Aufnahmen zu erkennen sind.

Gasverteilung innerhalb des Darmlumens:
— Eine abnormale gasförmige Überblähung/Erweiterung von **Dünndarmschlingen,** mit oder ohne Flüssigkeitsspiegel, bedeutet einen Prozess im Dünndarm – gleich, ob *obstruktiv* (Dünndarmverschluss, ▶ Kap. 19), *paralytisch* (Ileus, ▶ Kap. 41) oder *entzündlich* (z. B. Morbus Crohn, ▶ Kap. 24). **Denk dran – eine *akute Gastroenteritis* kann Dünndarmspiegel verursachen; der Durchfall weist auf die Diagnose hin.**
— Eine abnormale gasförmige Überblähung/Erweiterung des **Kolons** kennzeichnet einen *Dickdarmverschluss* oder einen *Volvulus* (▶ Kap. 25), eine *Dickdarmentzündung* (chronisch entzündliche Darmerkrankung, ▶ Kap. 24) oder einen *Dickdarmileus* (Pseudobstruktion, ▶ Kap. 25).

Dünn- und Dickdarm sind auf der Abdomenübersichtsaufnahme einfach zu unterscheiden: die ‚queren Linien' verlaufen über den gesamten Durchmesser des Dünndarms (die Ringfalten, *valvulae conniventes*), kreuzen das Kolon aber nur zum Teil (die *Haustren*). Gewöhnlich liegen Dünndarmschlingen zentral, während der Dickdarm die Peripherie belegt. Gut, zeigen wir Dir diese Bilder hier – ◘ Abb. 5.1.

Nützliche Hinweise:
— Gasförmige Überblähung des Dünndarms+kein Gas im Kolon=**kompletter Dünndarmileus.**
— Gasförmige Überblähung des Dünndarms+minimale Menge Gas im Dickdarm=**inkompletter Dünndarmverschluss.**
— Signifikante Überblähung von Dick- und Dünndarm mit Darmgas=**paralytischer Ileus.**

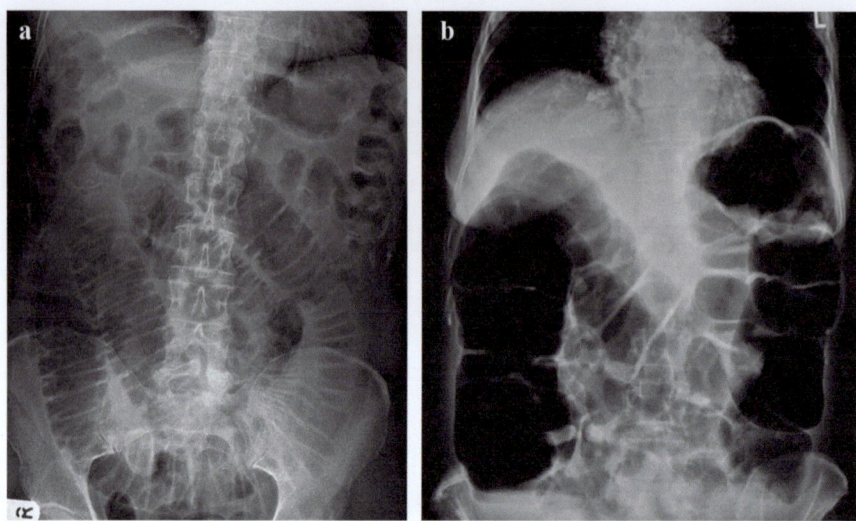

Abb. 5.1 Abdomenübersichtsaufnahme: Dünndarm vs. Dickdarm. **a** Dünndarmverschluss. Beachte, dass die Ringfalten (Valvulae conniventes) die gesamte Breite des Dünndarms durchziehen. **b** Distaler Dickdarmverschluss. Beachte, dass die Haustren nur einen Teil der Breite des Darms queren

- Signifikante gasförmige Überblähung des Kolons + minimale Erweiterung des Dünndarms = **Kolonobstruktion oder Pseudoobstruktion.** (Das Ausmaß der proximalen Distension ist abhängig von der Kompetenz oder Inkompetenz der Ileozökalklappe.)

Abnormale Verschattungen

Die von Dir auf der Abdomenübersicht erkennbaren Verschattungen sind die **verkalkten:** *Steine in der Gallenblase* (bei einem Fünftel der Patienten mit Gallensteinen sichtbar), *Harnleitersteine* (bei manchen Patienten mit Ureterkolik sichtbar), *Verkalkungen im Pankreas* (bei einigen Patienten mit chronischer Pankreatitis zu sehen) und *Fäkolithen der Appendix* (gelegentlich bei Patienten mit akuter Appendizitis erkennbar). Klinisch *irrelevante* Verkalkungen sind häufig und schließen Phlebolithen im Becken und kalzifizierte Lymphknoten in der rechten Fossa iliaca ein, für gewöhnlich assoziiert mit einer vorausgegangenen Tuberkulose. *Stuhl* vermag Rektum und Kolon bis zu einem gewissen Grad zu verschatten und kann bei Patienten mit impaktiertem Kot extreme Ausmaße erreichen. Beachte, dass eine geringe Menge an Stuhl im rechten Kolon normal ist, wohingegen eine linksseitige Stuhlsäule auf eine Anomalie hinweist, die von einer einfachen Verstopfung bis zur frühen malignen Obstruktion reichen kann. Eine weitere, für Dich möglicherweise überraschende, Anomalie ist ein vergessenes chirurgisches Instrument oder ein Tupfer. Auch **massiver Aszites** zeigt in der Abdomenübersicht ein typisches Bild (Abb. 5.2).

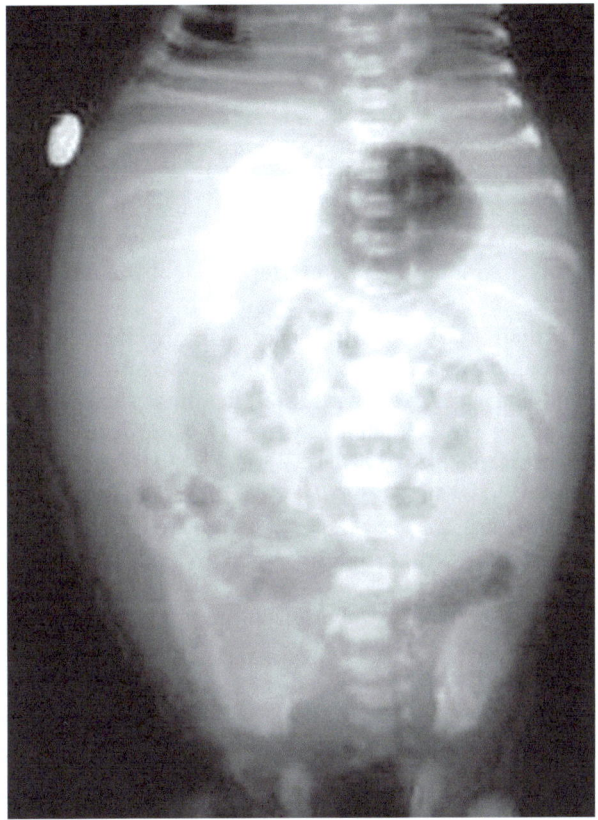

Abb. 5.2 Abdomenübersicht bei massivem Aszites. In Rückenlage sammelt sich das Darmgas zentral und peripher ist nichts. Die leichten Darmschlingen schwimmen in der Bauchhöhle praktisch auf einem See von Aszites

Die einfache Abdomenübersichtsaufnahme ist eine Erweiterung Deiner klinischen Untersuchung, welche ohne sie unvollständig bleibt.

Computertomografie bei abdominellen Notfällen

Der Weg in den Operationssaal muss nicht immer durch den Computertomografen führen, aber ein korrekt indiziertes CT kann einen chirurgischen Eingriff überflüssig machen.

Die Überlegenheit der CT in der Bildgebung des Abdomens ist unbestritten. Die CT zeigt Details, wie es keine andere diagnostische Untersuchung tut: freie Luft, Flüssigkeit, Raumforderungen, Gewebeschichten, entzündliche Veränderungen, Verschattungen, Blutgefäße und Organperfusion. **Warum sollten wir also dem wahllosen Einsatz der CT, wie er heute in vielen Ländern rund um die Welt praktiziert wird, widersprechen?**

Wir widersprechen aus dem einfachen Grund, weil bei vielen Patienten die Diagnose auch ohne CT gestellt werden kann – eines zu bekommen kann die Behandlung verzögern und das klinische Bild verdrehen, indem es bedeutungslose Befunde zeigt (siehe ▶ Kap. 4).

Wann immer Radiologen Studien über den Nutzen der CT bei verschiedenen abdominellen Notfällen veröffentlichen, behaupten sie typischerweise, die Sensitivität und Spezifität näherten sich 100 %. Wenn Chirurgen allerdings objektiv den Einfluss, den die CT insgesamt auf die Diagnose und Therapie bestimmter Erkrankungen hat, betrachten, scheint der tatsächliche Einfluss weniger eindrucksvoll zu sein.

Bedenke außerdem, dass die Strahlenexposition einer einzigen CT Untersuchung das Vielhundertfache einer Röntgenthoraxaufnahme betragen kann. **Laut der US Food and Drug Administration, der Lebensmittelüberwachungs- und Arzneimittelbehörde der USA, kann das Ausmaß dieser Strahlenbelastung zu einem geringen Anstieg an strahlenassoziierten Krebserkrankungen eines Individuums führen.** Das ist besonders relevant, wenn Personen diese Untersuchung schon in jungem Alter wiederholt erhalten – wie bei der jungen Dame, die sich mit Unterbauchschmerzen in einer Notaufnahme in Brooklyn vorstellt, wo die CT eine Ovarialzyste zeigt. Zwei Wochen später taucht sie in einer weiteren Notaufnahme in der Bronx auf, wo eine weitere CT (Überraschung!) dieselbe Zyste zeigt. Und natürlich muss irgendwer für die CTs bezahlen…

> **Das Zauberwort für die effektive Nutzung der CT lautet ‚gezielt'.** Statt die Notwendigkeit für einen Eingriff zu indizieren, hilft die CT eher bei der Entscheidung, wann es NICHT zu operieren gilt – und unnötige ‚explorative' Laparotomien oder ‚diagnostische' Laparoskopien zu vermeiden. Außerdem kann ein ‚normales CT' eine chirurgische Erkrankung im Abdomen ausschließen – und so die frühe Entlassung ohne weitere Notwendigkeit einer stationären Beobachtung ermöglichen.

Die Einführung schneller Scanner, die innerhalb eines Atemzugs das Abdomen vom Zwerchfell bis zur Scham abbilden, hat die Bildqualität stark verbessert und die erforderliche Zeit bis zum Erhalt der Bilder verringert. Dennoch müssen die Patienten dazu zum Computertomografen transportiert werden und sie werden dem Risiko der Aspiration von oralem Kontrastmittel sowie den Nebenwirkungen der intravenösen (i. v.) Gabe von Kontrastmittel, wie Anaphylaxie und **Nephrotoxizität,** ausgesetzt. Während zunehmend *native* (ohne i. v. Kontrast) Helix- oder Spiral-CT-Scans zur Diagnose einer vermuteten Appendizitis eingesetzt werden, sind CTs ohne orale Kontrastmittel bei Patienten mit stumpfem Bauchtrauma als präzise beschrieben worden. **Welche Art von CT auch immer in Deinem Krankenhaus verwendet wird, Du – der den Bauchraum in- und auswendig kennt und den natürlichen Verlauf abdomineller Erkrankungen versteht – musst besser dazu in der Lage sein, CT Aufnahmen zu lesen als der Radiologe.**

So wie bei allen bildgebenden Verfahren, erfordert auch die Interpretation von CT-Bildern ein systematisches Vorgehen, und es braucht jede Menge Übung, bis man Vertrauen in die eigenen Fähigkeiten gewinnt. Man muss auch Zeit investieren, je mehr Zeit Du investierst, umso mehr Befunde wirst Du sammeln – positive wie negative. Wir beschreiben jetzt, wie wir ein Abdomen-CT betrachten; es ist weder ‚ideal' noch ‚perfekt', aber es funktioniert für uns, besonders in der Nacht, wenn es schwierig ist, erfahrene Radiologen zu finden. Morgens diktieren sie dann, mit einem Latte in der Hand, detaillierte Berichte. **Das ist der Moment, in dem Du mit ihnen zusammen die Bilder durchgehen musst – Du wirst staunen, wie häufig sie jetzt, ausgestattet mit den von Dir gelieferten genauen klinischen Symptomen, etwas sehen, das in der Nacht übersehen worden ist.** Achte einmal darauf, wie häufig sich der finale, am Morgen diktierte Bericht, sich von dem in der Nacht verfassten unterscheidet…

Verbring ein paar Stunden auf YouTube, dort wirst Du exzellente Clips darüber finden, wie man CT Untersuchungen des Abdomens befundet.

Es ist wichtig, ein paar technische Aspekte der Untersuchung zu beachten, bevor man mit der Befundung beginnt. Auch wenn es reichlich Literatur gibt, die die Auffassung orale oder i. v. Kontrastmittelgabe seien nicht nötig stützt, so erhöht die Gabe von Kontrastmitteln doch *Deine* diagnostische Ausbeute. Davon ausgenommen sind *Harnleitersteine,* falls die ganz oben auf Deiner Liste der Differenzialdiagnosen stehen, dann liefert eine Untersuchung ohne Kontrastmittel nahezu alle nötigen Informationen.

Kontraindikationen für intravenöse Kontrastmittel
- **Eingeschränkte Nierenfunktion** (schau dazu in das Protokoll Deines Krankenhauses, denk daran, wie wichtig die Hydrierung vor einer CT ist).
- **Vorausgegangene allergische Reaktion** auf jodierte Kontrastmittel.
- **Schweres Asthma** oder kardiale Stauungsinsuffizienz.
- **Diabetische Patienten** unter Metformin (bei normaler Nierenfunktion kannst Du intravenöses Kontrastmittel geben, aber anschließend sollte Metformin für zwei Tage weggelassen werden).
- **Multiples Myelom** oder **Sichelzellanämie**.
- **Phäochromozytom** – i. v. Kontrastmittel können eine hypertensive Krise auslösen.

Die kritische Befundung des Abdomen-CT
- Es ist wichtig, die **Distanz zwischen zwei CT ‚Schnitten'** zu beachten. Normalerweise wählen Röntgenassistenten 5 mm Abstände zwischen den Schnitten, bei einem klinisch schwierigen Fall ist es aber manchmal hilfreich, um 3 mm Schnitte in der Appendixregion zu bitten. Heutzutage haben die meisten Kliniken entwickelte Aufnahmen abgeschafft und stattdessen Bildverwaltungssysteme (PACS, Picture Archiving and Communication Systems) eingeführt, die den Zugriff auf die Bilder erleichtern. In dem Fall macht das

Blättern durch den Film die Interpretation eines Befundes wesentlich einfacher als die Durchsicht einzelner Bilder.
- Wir fangen immer mit einer sorgfältigen Betrachtung des ‚**Scout Film**' an; er liefert ähnliche Informationen wie eine Abdomenübersicht und gibt einen ‚allgemeinen Überblick'.
- Die erfassten Anteile der **Lungenunterfelder** sollten ebenfalls sowohl im *Lungen-* als auch im *Weichteilfenster* betrachtet werden. Pulmonale Infiltrate und Pleuraergüsse können leicht erkannt werden und sind gelegentlich Ausdruck eines akuten subdiaphragmatischen Geschehens. Ein unerwarteter Pneumothorax beim Traumapatienten wird ebenfalls im Lungenfenster erkennbar.
- Auch wenn es einfacher ist, sich auf den vermuteten **Ort des Geschehens** zu konzentrieren (zum Beispiel den rechten unteren Quadranten bei einer vermuteten Appendizitis) und dort nach Befunden zu suchen, welche die Diagnose stützen oder widerlegen, **ist es essenziell auch das übrige Abdomen zu betrachten.** Insbesondere muss man nach dem Vorhandensein von freier Luft und freier Flüssigkeit suchen, alle parenchymatösen Organe (Leber, Milz, Nieren, Pankreas), Hohlorgane (Magen, Dünn- und Dickdarm) und Blutgefäße anschauen. **Ein wesentlicher Punkt ist, den betreffenden Strukturen über mehrere Schnitte zu folgen, um so viel Information wie möglich zu gewinnen.**
- Es ist wichtig, sich den Bauchinhalt sowohl in der **Transversalebene** (von oben nach unten) als auch in der **Frontalebene** (von vorne nach hinten) anzusehen, da die Bilder sich ergänzen. Die sagittalen Schnitte (von links nach rechts) sind ebenfalls nützlich – sie helfen zum Beispiel bei der Lokalisierung von Bauchwandhernien oder bei der Visualisierung der von der Aorta entspringenden Mesenterialgefäße.
- Betrachtest Du die Bilder im PACS, kannst Du die **Houndsfield Einheiten (HU)** der verschiedenen sichtbaren Strukturen berechnen. Schau Dir die umseitige ◘ Tab. 5.1 zur Erinnerung an.

◘ **Tab. 5.1** CT Houndsfield Einheiten verschiedener Strukturen

Struktur	HU
Knochen	1000
Leber	40–60
Blut#	40
Muskel	10–40
Niere	30
Wasser	0
Fett	−50–100
Luft	−1000

ein frisches Gerinnsel kann über 70 Houndsfield Einheiten messen; frisches Blut misst um die 40 HU, aber wenn Du nach ein oder zwei Tagen noch mal nachschaust, nur noch um die 20 HU

Ein paar zusätzliche Tipps:
- **Pneumoperitoneum.** Auch wenn man auf einer im Stehen angefertigten Thoraxübersichtsaufnahme ein eindeutiges Pneumoperitoneum erkennen kann, ist die CT die empfindlichste verfügbare Methode zur Erkennung. Auf einer CT sammelt sich Gas unterhalb der beiden Rektusmuskeln um das Ligamentum falciforme. Es sammelt sich ebenfalls zwischen Leber und Bauchwand sowie innerhalb der mesenterialen ‚Blätter'. Diese Befunde sind bisweilen sehr subtil und es braucht nur einige wenige kleine extraluminäre Gasbläschen, um ein Pneumoperitoneum zu diagnostizieren. **Der Schlüssel zur Identifikation von extraluminärem Gas ist die sorgfältige Inspektion aller Scans des Abdomens im *Lungenfenster*.** Im PACS ist das einfacher, weil wir die Einstellungen im Betrachtungsfenster bearbeiten können. Selbst wenn sich Dein Krankenhaus noch im finstern Mittelalter befindet und kein PACS besitzt, wird das am CT Arbeitsplatz möglich sein.
- **Freie Flüssigkeit.** Freie Flüssigkeit jeder Ursache neigt dazu, sich in den tiefsten Stellen der Bauchhöhle zu sammeln – dem hepatorenalen Morrison-Pouch und dem Becken. Bei größeren Flüssigkeitsmengen schwimmen die Darmschlingen in der Mitte. Neben der Erkennung von freier Flüssigkeit können anhand ihrer Dichte auch Rückschlüsse auf ihre Herkunft gezogen werden: weniger als 15 HU bei transsudativem Aszites und mehr als 30 HU bei exsudativem Aszites oder Blut.
- **Parenchymatöse Organe.** Während parenchymatöse Organe selten Ursache eines nicht-traumatischen akuten Krankheitsbildes sind, ist die CT das diagnostische Mittel der Wahl beim hämodynamisch stabilen Opfer eines stumpfen Bauchtraumas. *Einrisse* in parenchymatösen Organen stellen sich als lineare oder sich verzweigende Areale niedriger Dichte dar. *Subkapsuläre Hämatome* erscheinen als halbmondförmige Areale niedriger Dichte an der Peripherie. *Intraparenchymale Hämatome* erscheinen als runde oder ovale Blutansammlung innerhalb des Gewebes.
- **Hohlorgane.** Der gesamte Darmtrakt kann vom Magen bis zum Rektum verfolgt werden und es sollte nach Anomalien gesucht werden. Im Fall einer Dünndarmobstruktion können Ursache (z. B. Invagination, Tumor oder entzündlicher Prozess) und Ort der Obstruktion (der *Kalibersprung*) identifiziert werden. Das Vorliegen einer *Pneumatose* kann in einer CT einfacher als auf einer Abdomenübersicht erkannt werden und weist, falls vorhanden, auf eine intestinale Ischämie hin. (Bedenke trotzdem, dass es auch gutartige Ursachen für eine Pneumatose gibt und die Korrelation zum klinischen Bild wie immer unverzichtbar ist). Auch Entzündungen zeigt eine CT sehr sensibel an, das Auftreten einer Gewebeinfiltration oder *Stranding* gilt hier als Hinweis. Wurde ein i. v. Kontrastmittel gegeben, kann eine verminderte Kontrastfärbung des Darms eine Ischämie signalisieren. In gleicher Weise können – am besten in sagittalen Schnitten der Aorta – die Abgänge der *Mesenterialgefäße* inspiziert werden, um eine Vorstellung ihrer Durchgängigkeit zu bekommen. Gerinnsel in der Pfortader oder den Mesenterialvenen würden den Nachweis einer venösen mesenterialen Ischämie belegen.

- **Akute Appendizitis** (▶ Kap. 21). Die verschiedenen, in der CT erkennbaren, mit einer akuten Appendizitis verbundenen Zeichen sind:
  - **Zeichen an der Appendix:**
    - Durchmesser der Appendix >6 mm;
    - fehlende Füllung der Appendix mit Gas oder Kontrastmittel bis zu ihrer Spitze;
    - vermehrte Anfärbung der Appendix durch i. v. Kontrastmittel;
    - Appendikolith.
  - **Zeichen um die Appendix:**
    - vermehrt betonte Fettzeichnung (Stranding) im rechten unteren Quadranten;
    - Verdickung der Zökumwand;
    - Phlegmone im rechten unteren Quadranten;
    - Abszess oder extraluminales Gas;
    - Flüssigkeit im rechten unteren Quadranten oder im Becken.

> Merke: wenn die Appendix in der CT nicht erkennbar ist und keine sekundären entzündlichen Veränderungen sichtbar sind, wird die Diagnose einer akuten Appendizitis extrem unwahrscheinlich!

- **Kolon.** Vorhandene Divertikel plus Stranding im *linken unteren Quadranten* plus eine Verdickung des Sigmas legen eine *akute Divertikulitis* nahe (▶ Kap. 26). Eine diffuse Verdickung des Kolons spricht für einen entzündlichen Prozess wie der *Kolitis,* gleich, ob infektiös oder ischämisch.
- Das **Retroperitoneum** sollte einschließlich des *Pankreas* betrachtet werden; die Anwesenheit von Stranding und Flüssigkeitsansammlungen um das Pankreas sprechen für eine *akute Pankreatitis* (▶ Kap. 17). Ein retroperitoneales Hämatom in der Nähe eines Bauchaortenaneurysmas spricht für eine Ruptur des Aneurysmas.
- **Beckenorgane.** Es ist ebenfalls wichtig, bei weiblichen Patienten die Beckenorgane zu betrachten. Besonderer Aufmerksamkeit bedarf jede größere zystische Raumforderung, was an eine komplizierte Zyste, eine Torsion des Ovars oder einen Tuboovarialabszess denken lässt.

Dein Patient braucht kein CT-Ticket, um in den OP zu dürfen (◘ Abb. 5.3), aber häufig wird ein CT Deine Planung für die Operation ändern oder sogar die Notwendigkeit einer Operation ausschließen.

> Unglücklicherweise oder – je nach Standpunkt – glücklicherweise liegt in den USA, wo ich praktiziere, die Entscheidung, wer und wann in den Scanner kommt, nicht länger in chirurgischer Hand. Verlieren wir nicht die Kontrolle? **Tatsache ist, dass die meisten (wenn nicht alle) Patienten bereits einem CT-Scan unterzogen wurden,**

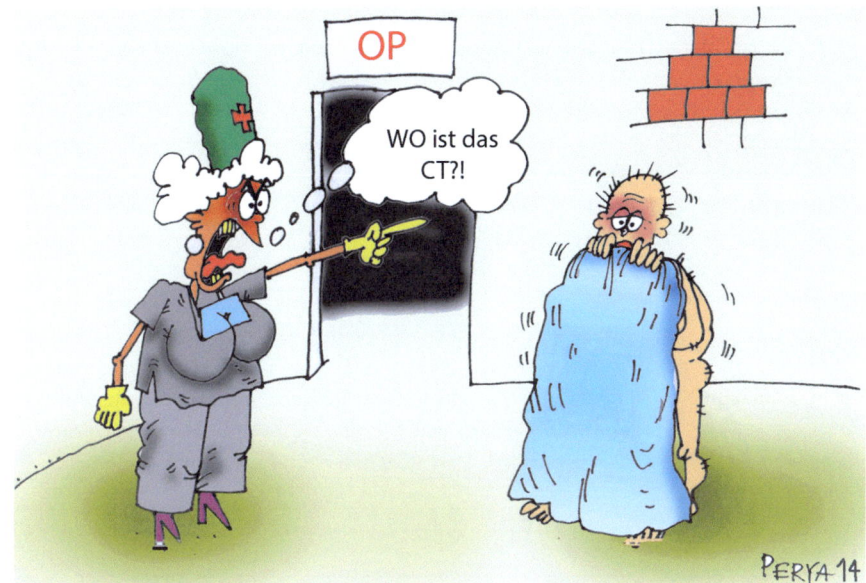

Abb. 5.3 Du brauchst kein CT-Ticket, um in den OP zu dürfen!

bevor wir Chirurgen zu ihrer Beurteilung hinzugezogen werden. Typischerweise veranlassen Notfallmediziner oder andere Spezialisten solche Untersuchungen, bevor sie den Chirurgen um Rat fragen. In den meisten Krankenhäusern der USA, sogar den winzigen ländlichen, ist es einfacher CT-Bilder zu bekommen, als ein Gourmet Menü oder auch nur eine Tasse *richtigen* Kaffee. Mehr noch, Radiologen sind jederzeit problemlos verfügbar, um die Bilder im Krankenhaus oder online zu befunden. Kein Wunder, dass sich Ärzte und medizinische Fachkräfte, die mit einem vermeintlich akuten Abdomen konfrontiert sind, verpflichtet fühlen ein CT zu veranlassen. **Ist diese uns von anderen auferlegte, und unmöglich durch uns zu verändernde oder umzukehrende Praxis (fast) alle Patienten routinemäßig durch ein CT zu schieben ‚gut' oder ‚schlecht' für unsere Patienten?** Es ist sehr schwirig, wenn nicht gar unmöglich, wissenschaftlichen zu belegen, ob diese vermehrte Nutzung des CT insgesamt segensreich ist. **Aber wie verhält es sich mit dem einzelnen Patienten?**

Glücklicherweise ist die Zeit, in der das akute Abdomen vollkommen unerforschtes Gelände darstellte, vorbei – Zeiten, an die ich mich aus meiner Ausbildung gut erinnere – als Zeichen einer Peritonitis bei der körperlichen Untersuchung eine Laparotomie bedeutet haben – die oft ‚negativ' oder ‚nicht therapeutisch' und deshalb unnötig war. Die schrittweise Einführung der CT (und der Sonografie) hat diese Black Box viel durchsichtiger und weniger mysteriös werden lassen. **Sie hilft uns, beim individuellen Patienten selektiver und konservativer vorzugehen; hilft uns bei der Entscheidung, wann *nicht* zu operieren, wann es gilt andere Mittel zu wählen** (etwa die perkutane Drainage) und leitet uns bei der Wahl der Inzision. Ebenso wichtig – für die von uns, die Rufdienste machen und noch nicht im Schichtdienst der uns übergestülpten Medizinfabriken arbeiten – die CT lässt uns in der Nacht besser schlafen.

Ich glaube also, dass aus der Sicht des einzelnen Patienten wie auch des Chirurgen der großzügige Gebrauch der Abdomen-CT beim akuten Bauch einen positiven Trend signalisiert. Es gibt zwei Vorbehalte: erstens müssen wir versuchen, wiederholte Strahlenbelastung durch die CT zu vermeiden – besonders bei jungen Patienten; zweitens, und am wichtigsten, muss ein erfahrener Bauchchirurg derjenige sein, der (gemeinsam mit dem Radiologen) die CT Bilder interpretiert und entscheidet, wie es weitergeht. Abdominelle Bildgebung ohne einen Bauchchirurg liefert nur ein Bild – aber gemeinsam repräsentieren Chirurg und CT das Beste der modernen chirurgischen Urteilsfindung – der menschliche Part wird unterstützt und genauer gemacht. Moshe

„Du sollst nicht das Bild, sondern den Patienten behandeln. Ein Klischee? Ja. Aber ein wichtiges."

Optimale Vorbereitung des Patienten

James C. Rucinski, Danny Rosin, Paul N. Rogers, Mark Cheetham und Moshe Schein

» *Bei gestörter Physiologie sind Versuche, die Anatomie wiederherzustellen, vergeblich.*

» *Die Vorbereitung des Patienten auf eine Operation kann so entscheidend wie die Operation selbst sein.*

Es ist 4 Uhr morgens und Du hast bei einem Patienten ein ‚akutes Abdomen' festgestellt – wahrscheinlich aufgrund eines perforierten Hohlorgans. **Offensichtlich benötigt Dein Patient eine Notfalllaparotomie oder -laparoskopie. Was zu entscheiden bleibt: Wieviel Aufwand und wieviel Zeit sollte in die Vorbereitung auf eine Operation investiert werden?**

Die Vorbereitung ist ein zweischneidiges Schwert: Es ist ein sinnloses Unterfangen, Zeit für die ‚Stabilisierung' eines ausblutenden Patienten zu verschwenden, weil er sterben wird. Umgekehrt ist es eine Vorlage zur Katastrophe mit einem hypovolämischen Patienten mit Darmverschluss in den Operationssaal zu eilen.

Die zu diskutierenden Fragen werden nachfolgend hervorgehoben.

— Warum überhaupt eine präoperative Vorbereitung?
— Was sind die Ziele einer Vorbereitung?
— Wer benötigt eine Vorbereitung?
— Wie bereite ich vor?

Warum ist eine präoperative Vorbereitung nötig?

Schlicht deswegen, weil ein hypovolämischer Patient eine Narkose und eine Operation schlecht verträgt. Die Einleitung einer Allgemeinanästhesie sowie die Muskelrelaxation führen zu einer systemischen Vasodilatation und hemmen die physiologischen Regelmechanismen, die einem Schock entgegenwirken. Mit Eröffnung der Bauchhöhle fällt der intraperitoneale Druck plötzlich ab, sodass sich die Venen mehr füllen, was wiederum den venösen Rückstrom vermindert und das Herzzeitvolumen senkt. (Auch wenn Du Dich entscheidest, mit einer Laparoskopie zu beginnen, kann dies einen ungünstigen Verlauf nehmen, da hypovolämische Patienten den durch das Pneumoperitoneum erhöhten intraperitonealen Druck [IAP[1]] nicht tolerieren. Sogar ein niedriger IAP von 12–15 mmHg kann zum Herzversagen führen.

Eine Notfalllaparotomie/-laparoskopie kann daher beim mit Volumen unzureichend substituierten Patienten noch vor Beginn der Operation zu einem Herzstillstand führen. Zusätzlich sind intraoperative Volumenverluste nicht vorhersehbar: Möchtest Du mit einem hypovolämischen Patienten beginnen, um dann den Ereignissen hinterherzulaufen?

---

1 Anmerkung des Übersetzers: IAP wird als Abkürzung für intraabdominal pressure benutzt.

> **Merke:** Einen unzureichend mit Volumen substituierten Patienten zu operieren kommt dem Fahren eines Schneemobils (unter Alkoholeinfluss) auf dünnem Eis gleich!

Was sind die Ziele der Vorbereitung?

Patienten, die für einen Notfalleingriff am Abdomen vorgesehen sind, sollten aus 2 Gründen vorbereitet werden: *Hypovolämie* und *Sepsis*. Beides führt zur Gewebeminderperfusion und beides wird initial durch Volumengabe, falls nötig gestützt durch Vasopressoren, behandelt. **Das Hauptziel einer präoperativen Vorbereitung ist die Verbesserung der Sauerstoffzufuhr zu den Zellen.** Es besteht ein direkter Zusammenhang zwischen einer Zellhypoxie und der nachfolgenden Zelldysfunktion, einem Organversagen und einem ungünstigen Ausgang.

Wer benötigt eine Vorbereitung?

Chirurgische Patienten sehen oft ‚krank' aus. Das Aussehen eines Patienten ergibt meistens einen wichtigen ersten Eindruck, sogar bevor Tachykardie, Tachypnoe, Hypotension, geistige Verwirrung und niedrige periphere Perfusion berücksichtigt werden. **Schau Dir also Deinen Patienten an – und nicht nur auf den Serumlaktatspiegel!**

Nur grundlegende Laboruntersuchungen sind nötig. Eine *Hämokonzentration*, die durch abnorm erhöhtes Hämoglobin und abnorm erhöhtem Hämatokrit auffällt, weist entweder auf eine massive Dehydratation oder auf eine Flüssigkeitssequestration im extrazellulären ‚dritten' Raum hin. *Urin* mit hohem spezifischen Gewicht (>1039) weist in die gleiche Richtung hin. Eine *Elektrolytstörung* und eine damit verbundene *prärenale Azotämie* (mit einem **Verhältnis Blut-Harnstoff-Stickstoff** [BUN[2]] zu Kreatinin > 20:1) impliziert ebenfalls einen Volumenmangel. Eine *arterielle Blutgas*-Analyse liefert Dir wichtige Informationen über die respiratorische Funktion und über die Gewebeperfusion. **Beachte, dass bei einem chirurgischen Notfallpatienten eine metabolische Azidose in der Regel eine Laktatazidose bedeutet – assoziiert mit unzureichender Versorgung des Gewebes mit Sauerstoff und einem anaeroben Zellstoffwechsel.** Andere Ursachen einer metabolischen Azidose, wie z. B. Nierenversagen, diabetische Ketoazidose oder Vergiftung, sind zwar möglich aber höchst unwahrscheinlich. Ein Basendefizit von mehr als 6 (BE[3] kleiner als −6) ist Indikator einer schweren metabolischen Azidose, hat eine ungünstige Prognose und benötigt einen aggressiven Ausgleich. Natürlich haben der Arzt oder die Fachkrankenschwester in der Notaufnahme den Serumlaktatspiegel bereits bestimmt.

---

2 Anmerkung des Übersetzers: Abkürzung für blood urea nitrogen (Blut-Harnstoff-Stickstoff).
3 Anmerkung des Übersetzers: Abkürzung für base excess (Basenüberschuss).

Alle Patienten mit den oben angeführten Pathophysiologien müssen vorbereitet werden. Natürlich sollte das Ausmaß Deiner Bemühungen dem Schweregrad der Störungen entsprechen.

Messen des Schweregrades der Erkrankung

Mit einem flüchtigen Blick auf seinen Patienten kann ein erfahrener Chirurg anhand des „Glanzes in den Augen und der Stärke des Handgriffes..." abschätzen, wie schwer erkrankt diese sind. Aber Begriffe wie ‚sehr krank', ‚kritisch krank', ‚muy enfermo[4]' oder ‚sehr krank[5]' haben unterschiedliche Bedeutungen für unterschiedliche Menschen. Wir empfehlen Dir daher, dass Du Dich mit einem universellen physiologischen Score befasst, der Dir einen objektiven Schweregrad für ‚Krankheit' gibt. Ein solches Messverfahren, das für die meisten chirurgischen Notfallsituationen validiert wurde, ist der APACHE II-Score (Acute Physiological And Chronic Health Evaluation) – nutze einen der online Rechner, z. B. ▶ http://clincalc.com/icumortality/apacheii.aspx#Mortality. Er misst die physiologischen Auswirkungen einer akuten Erkrankung und berücksichtigt dabei Alter und Vorerkrankungen des Patienten. Der Score wird aus leicht verfügbaren, einfachen klinischen Parametern und Laborwerten ermittelt und korreliert mit der Morbidität und Mortalität.

Die Amerikanische Gesellschaft für Chirurgie bietet nun eine ergänzende Methode, das präoperative Risiko abzuschätzen, an, der NSQIP (National Surgical Quality Improvement Program) Risiko Rechner. Der Rechner ist online verfügbar und kann eingesetzt werden, um das individuelle Risikoprofil Deines Patienten zu ermitteln. Der Rechner nutzt dabei die Ergebnisdaten aller am Programm teilnehmenden Krankenhäuser, sodass eine statistische Vorhersage verschiedener Folgen (wie chirurgische Wundinfektion, Ileus, respiratorische Infektion, Verweildauer oder Tod), die mit der spezifischen Befundkonstellation Deines Patienten assoziiert sind, ermöglicht wird. **Dieser Rechner ist unter** ▶ https://riskcalculator.facs.org/RiskCalculator/ **verfügbar**. Füge den Link zum Bildschirm Deines Smartphones – und berechne das Ergebnis an der Bettseite Deines Patienten...

Wie bereite ich vor? (◘ Abb. 6.1)

» *Grundsätze der Vorbereitung: Luft geht rein und raus; Blut kreist und kreist; Sauerstoff ist gut.*

Trotz der komplexen Technik einer Intensivstation, die Dir möglicherweise nicht zur Verfügung steht, ist die Vorbereitung eines Patienten einfach. Sie kann überall durchgeführt werden und benötigt eine minimale Ausstattung. **Du möchtest die Versorgung mit Sauerstoff verbessern, d. h. den Sauerstoffgehalt des arteriellen**

---

4   Anmerkung des Übersetzers: Spanisch für ‚sehr krank'.
5   Anmerkung des Übersetzers: Im Original in deutscher Sprache.

6 Optimale Vorbereitung des Patienten

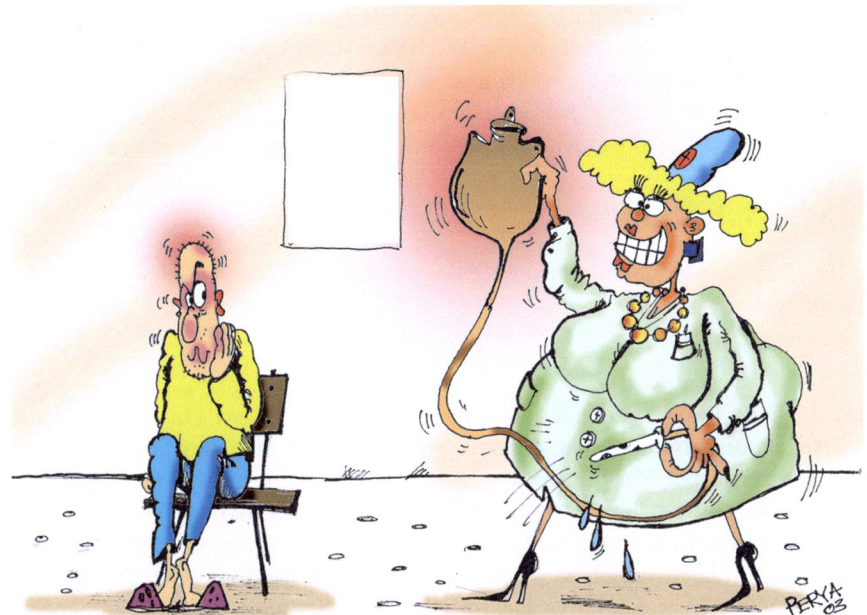

Abb. 6.1 „Lass mich Dich vorbereiten…"

Blutes zu erhöhen und die Gewebeperfusion zu verbessern. **Du brauchst keine 5-Sterne-Intensivstation, aber Du solltest beim Patienten bleiben!** Anordnungen schreiben und sich dann (bis zur Operation) ins Bett zu legen, verlängert unnötigerweise die Vorbereitung und verzögert den Operationsbeginn. (Sich darauf zu verlassen, dass ‚Krankenhausärzte' den Patienten zu Deiner Operation vorbereiten, ist so, wie wenn Erwachsene sich darauf verlassen, dass ihre Kinder das Haus putzen, wenn sie einmal weg sind.)

Bleibe also bei Deinem Patienten, überwache seinen Fortschritt und sei anwesend, um zu entscheiden, wann es ausreicht.

Oxygenierung

» *Hypoxie hält nicht nur den Motor an, es kommt gleich zum Kolbenfresser!*

Jeder **Patient, der vorbereitet werden muss, sollte wenigstens Sauerstoff über eine Maske erhalten.** Schau Dir den Patienten und seine Pulsoxymetrie oder arterielle Blutgasanalyse an; Bei einer schweren Hypoventilation oder einer mangelnden Sauerstoffversorgung sind endotracheale Intubation und mechanische Beatmung angezeigt. **Warte nicht ab, der Patient wird ja eh intubiert werden, warum nicht jetzt?** Bedenke, dass die bei jeder abdominalen Katastrophe ausgelösten Schmerzen und Überblähung das Atmen erschweren. Eine wirksame Analgesie dämpft das Atmen zusätzlich. Wenn eine nasogastrale Sonde nicht bereits *liegt,* dann wäre es an der Zeit, eine zu legen. Die Vorteile, eine nasogastrale Sonde vor der Intubation zu legen, bestehen in der Dekompression des geblähten Magens und dem verminderten Risiko einer Aspiration während der Intubation. Der Nachteil einer den Cricopharyngeus passierenden nasogastralen Sonde besteht darin, dass sie während einer rapid sequence induction[6] zu einer Regurgitation führen kann.

Volumensubstitution

> *Die Hauptursache eines Schocks ist Volumenmangel. Volumensubstitution ist da das einfachste Mittel.*

Alfred Blalock

Nun, da Dein Patient gut mit Sauerstoff versorgt ist, musst Du durch Volumensubstitution auch dafür sorgen, dass der Sauerstoff dort ankommt, wo er gebraucht wird. Dies erreichst Du durch die intravenöse Infusion kristalloider Lösungen, wie z. B. isotone Kochsalzlösung oder Ringer-Laktat-Lösung. Vergiss die sehr viel teureren Kolloidlösungen, wie z. B. gefrorenes Frischplasma, Albumin oder Lösungen mit synthetischen organischen Makromolekülen wie Hydoxyethylstärke oder niedermolekulares Dextran; – deren theoretischen Vorteile konnten nie durch bessere Ergebnisse gestützt werden – das Gegenteil trifft zu! Die Therapie mit hypertoner Kochsalzlösung könnte theoretisch Vorteile haben, aber sie bleibt gegenwärtig eine experimentelle Methode. (Sie ist experimentell, seit wir anfingen zu studieren…). Blut und Blutprodukte werden gegeben, falls nötig, wie untenstehend erörtert wird.

Wie viel kristalloide Lösung infundiere ich? Eine alte Faustregel besagt, dass hypovolämische chirurgische Patienten mehr Volumen benötigen, als Du denkst, und weitaus mehr, als das Krankenpflegepersonal glaubt, dass sie brauchen. Aber diese Regel ist überholt… **Obwohl das Wiederherstellen des Blutvolumens ein entscheidender Schritt vor jeder Notfalloperation ist, müssen wir es vermeiden, die Patienten in zu viel Flüssigkeit zu ertränken.** Ausgestattet mit großlumigen peripheren Venenverweilkathetern und schicken Monitoren fluten begeisterte Chirurgen und Anästhesisten gewöhnlich ihre Patienten mit zu viel Wasser und Salz. Wir neigen dazu, die durch die aggressive Volumensubstitution bedingte ‚zwangsläufige' postoperative Gewichtszunahme mit einem Achselzucken abzutun: „Nun," sagen wir, „der Patient ist gut durchblutet und seine Urinausscheidung ist ausgezeichnet – er wird überschüssiges Volumen ausscheiden, sobald er sich bessert." Aber wir irren uns!

Zunehmende Evidenz zeigt, dass die abträgliche Wirkung einer Volumenüberlastung nicht nur auf blutende Patienten beschränkt ist (durch Zunahme der Blutungsintensität und Erhöhung des Risikos einer Rezidivblutung), sondern tatsächlich bei allen unseren Patienten gezeigt werden kann.

---

6 Anmerkung des Übersetzers: Ehemals die sogenannte Ileuseinleitung.

> Geschwollene, ödematöse Zellen sind Hiobsbotschaften für jedes einzelne System. Ödeme tragen zu Atem- und Herzinsuffizienz bei. Sie stören die Wundheilung – und wirken nachteilig auf intestinale Anastomosen und Bauchdeckenverschluss. Das Eingeweide schwillt an und führt zu erhöhtem Kompartmentdruck.

Dies ist kein Handbuch der Intensivmedizin. Was wir Dir nachstehend sagen, trifft auf den ‚normalen' Patienten in der Notaufnahme oder im Gang[7] (auf der Station für unsere nicht-amerikanischen Chirurgen) zu. Deine ausgebildeten Intensivmediziner können aggressiver sein…da Vasopressoren genaues Titrieren und Monitoring voraussetzen.

Ok, nehmen wir an, dass Deinem Patienten bereits ein großlumiger Venenverweilkatheter gelegt wurde – verbinde ihn mit einem Infusionssystem, drehe das Rädchen auf und lass es laufen! Du lässt einen Liter einlaufen und hängst einen weiteren an. **Aber wie viel ist genug? Zu diesem Zeitpunkt musst Du die Wirkung Deiner Maßnahmen abschätzen.**

Messen der Wirksamkeit meiner Maßnahmen

Nochmal, das Hauptziel der nicht-operativen Behandlung beim chirurgischen Notfallpatienten ist das Wiederherstellen einer *adäquaten Gewebeoxygenierung!* Du hast dieses Ziel erreicht, wenn *körperliche Untersuchung* und Messen der *Urinausscheidung* zusammen mit *invasivem Monitoring* und Laboruntersuchungen Dir das sagen.

Durch die Volumensubstitution erhofft man sich die Verbesserung der Gewebeoxygenierung, die man anhand der Normalisierung der Vitalzeichen und der Verbesserung der sichtbaren peripheren Durchblutung erkennen kann. Die Verbesserung der Hypotension, der geistigen Verwirrung, der Tachypnoe und der Tachykardie kann teilweise oder vollständig festgestellt werden.

Volumensubstitution kann die fleckenhafte Verfärbung der Haut verringern und die fühlbare Temperatur der Finger und Zehen erhöhen. Die *Rekapillarisierungszeit* ist ein klinischer Test, der sich an der peripheren Durchblutung im Nagelbett orientiert. Das Nagelbett verblasst unter Druck und sollte nach Entlastung seine normale rosa Farbe in weniger als 2 s wiedererlangen.

Urinausscheidung

> *Beatme, halte den Kreislauf aufrecht und pisse, darum geht es!*

Matt Oliver

---

7 Anmerkung des Übersetzers: Im Original floor (wörtlich Gang), die in den USA gebräuchliche Bezeichnung für eine Krankenstation.

> Bei jedem Patienten, der vorbereitet werden soll, ist ein **Harnblasenkatheter unverzichtbar.** Er ermöglicht eine genaue, wenn auch indirekte, Messung der Gewebedurchblutung und einer *adäquaten* Volumensubstitution, die sich in der Urinausscheidung widerspiegelt.
>
> Du solltest mindestens 0,5 bis 1 ml Urin/kg (Körpergewicht des Patienten) stündlich anstreben. Dies entspricht bei einem 70 kg oder 155 Pfund schweren Patienten (oh, wie selten in unserer aktuellen Praxis…) ungefähr 50 ml Urin pro Stunde. **Eine adäquate Urinausscheidung ist das beste Zeichen einer adäquaten Gewebeperfusion nach erfolgreicher Volumensubstitution.**

Invasives Monitoring

Ein **zentralvenöser Katheter** und ein **Swan-Ganz Pulmonalarterienkatheter** ermöglichen ‚spezielle Untersuchungen', die wiederholt und schnell durchgeführt werden können. Die Nachteile dieser Katheter sind, dass sie invasiv, teuer und oft ungenau sind und potenziell lebensgefährliche Komplikationen haben können. Durch den technischen Fortschritt hat sich nicht-invasives Monitoring erheblich weiterentwickelt und ermöglicht die Berechnung komplexer physiologischer Parameter durch ‚einfacher' Messungen, wie z. B. die Wellenform der Pulsoxymetrie.

Heutzutage nutzen wir diese Untersuchungsmethoden selten außerhalb einer engagierten Intensivstation. Daher haben wir uns entschlossen, diese Messmethoden in dieser Ausgabe nicht weiter zu erörtern. (Schaue die Erläuterungen Deiner Intensivstation oder „Up-To-Date" (► https://www.uptodate.com/contents/search)☺.)

Laboruntersuchungen

Die Ergebnisse der Laboruntersuchungen sind einfach auszuwerten. Versuche, die Hämokonzentration zu beheben und die Elektrolyte, den BUN, das Kreatinin und eine metabolische Azidose in Ordnung zu bringen. Wie bereits zuvor erwähnt, schau Dir den *Base Excess* (BE) an – bei anhaltend negativen Werten ist der Sauerstoffmangel auf zellulärer Ebene nicht behoben.

Blut und Blutprodukte

Blutprodukte, wie z. B. Vollblut, Erythrozytenkonzentrate, gefrorenes Frischplasma, Kryopräzipitat oder Thrombozytenkonzentrate, sind selektiv angezeigt, um die Sauerstoffkapazität bei blutenden oder chronisch anämischen Patienten zu erhöhen und um Gerinnungsstörungen, falls vorhanden, zu beheben. **Vergiss jedoch nicht, dass das Blut aus der Blutbank ein zweischneidiges Schwert ist. Abgesehen von den üblichen und gut bekannten Komplikationen einer Transfusion, ist Blut immunsuppressiv und mit einer höheren Rate an postoperativen Infektionen** assoziiert. Hinzu kommt, dass je mehr Blut Du gibst, desto höher sowohl das Risiko einer postoperativen Organsystemdysfunktion, einschließlich dem Risiko einer transfusionsassoziierten akuten Lungeninsuffizienz (TRALI), als auch die Mortalität werden.

Vergiss nicht, dass die Rehydratation mit kristalloiden Lösungen eine chronische Anämie entlarven kann, wenn durch die Volumenexpansion der Hämatokrit gesenkt wird.

Vorgeschlagene Schritte zur Optimierung des Volumens

— Beginne mit einer intravenösen Flüssigkeitszufuhr und lasse den Patienten bei Zeichen einer intestinalen Dysfunktion, wie z. B. Übelkeit, Erbrechen oder geblähtem Abdomen, nüchtern. Falls erforderlich, sauge nasogastral ab. Fange mit der intravenösen Gabe einer kristalloiden Lösung mit einer basalen Flussrate von 100 bis 200 ml/h sowie Boli von 250 bis 500 ml über einen Zeitraum von 15 bis 30 min an. Wir raten Dir aber, dass Du Dich neben Deinen Patienten setzt…
— Leite Maßnahmen ein, um die Wirksamkeit Deiner Behandlung abzuschätzen. Dies schließt wiederholte körperliche Untersuchungen, Messungen der Vitalparameter sowie der Urinausscheidung ein. **Ein kranker chirurgischer Patient braucht einen Blasenverweilkatheter. Ende der Diskussion**.
— Wenn das zugrunde liegende Problem eine Blutung ist, dann fange mit der Transfusion eines Erythrozytenkonzentrates an – typisiert und gekreuzt, falls genügend Zeit, nur typisiert, wenn nicht. (Füge Blutkomponenten hinzu, falls nötig.)
— Titriere die Flüssigkeitszufuhr anhand der Messergebnisse. Erhöhe oder erniedrige die basale Flussrate dementsprechend und gebe zusätzliche Boli, falls nötig.
— Bei Patienten im septischen Schock sollte frühzeitig mit Vasopressoren begonnen werden. Solche Patienten gehören jedoch auf eine Intensivstation.
— Fahre den Patienten selbst mit dem Rollstuhl direkt in den OP. Warte nicht auf den Transportdienst – verspäten die sich nicht normalerweise?
— **Wenn das zugrunde liegende Problem eine Blutung ist, dann vergiss diese Liste und begib Dich direkt in den OP** (oder, falls angemessen, in die Abteilung für interventionelle Radiologie). Die beste Resuszitation bei einem akut blutenden Patienten ist die chirurgische Kontrolle der Blutung. Darüber hinaus **führen überschüssige präoperative Volumenbelastung und Transfusion zu einem erhöhten Blutverlust**.

Im OP…

Gib soviel Flüssigkeit wie nötig und behalte darüber hinaus den Anästhesisten im Auge. Die altmodischen Formeln zum Berechnen der intraoperativ benötigten Flüssigkeitsmenge werden übertrieben und sind überholt. Blutverluste müssen ersetzt werden, und die Urinausscheidung sollte bei 0,5 ml/kg/h liegen, was praktisch 30 ml/h bedeutet – nichts mehr. **Je mehr unnötige Flüssigkeit prä- und intraoperativ gegeben wird – desto mehr Probleme wird der Patient auf der Intensiv- und Normalstation haben.**

Wann reicht es?

Die oben angeführten Schritte zur Vorbereitung werden gemacht, um physiologische Abweichungen so weit wie möglich auszugleichen, ohne die operative Intervention unnötig zu verzögern. **Es gibt keine Zauberformel, um dieses Ziel zu erreichen. Die Erkrankung selbst wird die Dauer der präoperativen Vorbereitung bestimmen.** An einem Ende des Spektrums wird die unkontrollierte Blutung eine sofortige operative Intervention nach nur teilweiser oder gar keiner Volumensubstitution erfordern. Am anderen Ende des Spektrums benötigt ein sich über mehrere Tage entwickelnder Darmverschluss eine fast vollständige präoperative Volumensubstitution. Wie im Leben allgemein, liegen die meisten Fälle irgendwo dazwischen – was eine Vorbereitungszeit von etwa 3 h bedeutet. Sture Versuche, 'Non-Responder' länger als 6 h zu 'verbessern', sind in der Regel kontraproduktiv. Dass Du oder Dein Chef um 03:00 das warme Bett nicht gerne verlassen, begründet keine „aggressive präoperative Vorbereitung" bis zum Sonnenaufgang.

Zur 'Klassifikation' der Dringlichkeit eines Falles siehe ◘ Tab. 6.1.

Aber halt! Vielleicht muss Dein Patient gar nicht operiert werden? Einer der klügsten Aphorismen wurde vom verstorbenen Francis D. Moore geprägt: „Operiere nie einen Patienten, der sich schnell bessert oder verschlechtert."

◘ **Tab. 6.1** Wie dringlich ist dringlich?

Dringlichkeit	Beispiel(e)	Konsequenz
Sofort	Unkontrollierte innere Blutung, Nabelschnurprolaps	Renne in den OP
Lebensbedrohliche Situationen	Gedeckt rupturiertes Aortenaneurysma	Gehe in den OP jetzt
Potenziell lebensbedrohlich	Perforiertes Hohlorgan, Hodentorsion	Innerhalb von 2–3 h in den OP
Sollte nicht verzögert werden	Akute Appendizitis, Darmverschluss	Kann normalerweise 6 h bis zum Morgen warten
Kann warten	Akute Cholezystitis	Die meisten Fälle können das Ende des Wochenendes abwarten

Um am Schluss zusammenzufassen...

Der Schlüssel einer präoperativen Vorbereitung chirurgischer Notfälle besteht in der Oxygenierung des Blutes und der intravenösen Volumengabe mittels kristalloider Lösungen. Das einzige Ziel einer Resuszitation ist die Wiederherstellung einer adäquaten Gewebeperfusion, um die erstickenden Mitochondrien mit Sauerstoff zu versorgen. Erreiche dies zügig, um intra- und postoperative Komplikationen zu verringern.

Die alten Leute halten ihr fragiles System ganz ordentlich aufrecht... bis es gestört wird – wie ein Kartenhaus.

Bevor wir es vergessen... Resuszitation beim verunfallten oder blutenden Patienten

Wir sollten die früheren Lehren der ATLS[8] Kurse (und Bücher) vergessen – nämlich, den Patienten mit kristalloiden Lösungen zu fluten. Heute wissen wir, dass eine übermäßig aggressive Volumengabe Gerinnsel ‚wegschwemmt‘, die Hämostase stört, Blutungen verstärkt und das Überleben verringert. **Folglich lautet das aktuelle Paradigma ‚hypotensive Resuszitation‘ – halte den Blutdruck gerade hoch genug, um die Perfusion vitaler Organe aufrechtzuerhalten.** Praktisch ausgedrückt – versuche nicht einen ‚normalen‘ Blutdruck zu erreichen, aber strebe systolische Werte um 90 mmHg an.

Fange bei aktiv blutenden Patienten langsam mit Ringer-Laktat-Lösung an (‚pumpe‘ es nicht hinein) und wechsle dann auf Vollblut. Jüngere Studien weisen darauf hin, dass frisches Vollblut einer Substitution mit Komponenten vorzuziehen ist. **Wenn Du aber mehr als ein paar Erythrozytenkonzentrate geben musst, weist eine zunehmende Evidenz darauf hin, dass sich die Mortalität und Morbidität durch die Gabe von gefrorenem Frischplasma und von Thrombozyten verringern.** (Mache Dich mit dem **Massivtransfusionsprotokoll** an Deinem Arbeitsplatz vertraut.)

Dies trifft sowohl für den verunfallten Patienten, den Patienten mit einem blutenden Ulkus als auch einem Patienten mit einem rupturierten Aortenaneurysma zu!

> „Jede Operation ist ein physiologisches Experiment."
>
> Tid Kommer

---

8 Anmerkung des Übersetzers: ATLS: Advanced Trauma Life Support, fortgeschrittener Traumakurs der Amerikanischen Gesellschaft für Chirurgie (American College of Surgeons, ACS).

Präoperative Antibiotikagabe

Danny Rosin, Paul N. Rogers, Mark Cheetham und Moshe Schein

> Die meisten Menschen sterben an ihren Arzneien und nicht an ihren Krankheiten.

Molière[1]

> Ein Nörgler ist ein Kerl, der in der M&M Konferenz aufsteht, nachdem Du Deine brillante Rettung durch eine Thorakotomie in der Notaufnahme wegen einer thorakoabdominalen Schusswunde beschrieben hast, und Dich fragt, warum Du keine prophylaktischen Antibiotika gegeben hast.

Albert I. Alexander

Bei jedem chirurgischen Notfall ist die Gabe von Breitspektrumantibiotika vor einer Laparotomie gängige Praxis. In dieser Situation sind Antibiotika entweder **therapeutisch** oder **prophylaktisch**.

Therapeutische Antibiotika: werden bei bereits etablierter, Gewebe infiltrierender Infektion gegeben (zum Beispiel bei der perforierten Appendizitis). Sie helfen dem Chirurgen und den natürlichen Abwehrkräften des Bauchfells bei der Beseitigung einer etablierten Infektion.

Prophylaktische Antibiotika: werden bei Abwesenheit einer Infektion verabreicht, mit dem Ziel, die angenommene Inzidenz von Infektionen durch *bestehende* (etwa einer penetrierenden Verletzung des Kolons) oder *potenzielle* (etwa einer Gastrotomie zur Übernähung eines blutenden Ulkus) Kontamination während eines operativen Eingriffs zu reduzieren. Beachte, dass *prophylaktisch* gegebene Antibiotika vorwiegend postoperative Infektionen der Laparotomiewunde verhindern (oberflächliche Wundinfektion), sie verhindern keine intraabdominalen (z. B. tiefe Wundinfektionen), pulmonalen oder Harnwegsinfekte.

Es ist sehr wichtig, zwischen *Kontamination* und *Infektion* (▶ Kap. 13) zu unterscheiden, denn nur letztere erfordert eine postoperative Antibiotikagabe, ein Thema, das im postoperativen Teil diskutiert werden wird (▶ Kap. 40).

Die übermäßige Verordnung von Antibiotika ist ein Fluch unserer Zeit, für den unsere Patienten den Preis in Form von Morbidität und Mortalität durch Antibiotika-assoziierte Kolitis und das Auftreten resistenter Keime bezahlen. Setze sie also mit Bedacht und so kurz wie möglich ein.

Wann soll mit der Antibiose begonnen werden?

— Wenn eine intraabdominelle Infektion vorliegt oder vermutet wird, solltest Du unverzüglich therapeutisch Antibiotika geben – je früher, desto besser. Im Fall einer Verzögerung der Operation kann es notwendig werden, die

---

1 Zitiert nach ▶ https://www.aphorismen.de/zitat/110307.

Antibiotikagabe im Operationssaal zu wiederholen, da *zum Zeitpunkt des Hautschnitts* eine adäquate Sättigung des Gewebes durch das Medikament vorhanden sein soll. Das liegt daran, dass es am Ort des Hautschnitts zur sofortigen Vasokonstriktion kommt, die das Antibiotikum bei späterer Gabe daran hindert, zur Wunde zu gelangen.
— Falls Du keine intraabdominelle Infektion erwartest, die Antibiose also rein *prophylaktisch* wäre, dann gib sie vor dem Hautschnitt – auf dem Weg in den oder im OP.

> Bedenke: das Schicksal der Operationswunde wird durch perioperative Ereignisse besiegelt, einschließlich der zeitgerechten Antibiotikagabe. Von dem, was nach der Operation unternommen wird, kann nahezu gar nichts das Ergebnis der Wunde ändern (▶ Kap. 46).

Und bei der Gelegenheit, vielleicht empfiehlt das Pflegepersonal Deinem Patienten in den ersten 48 h nicht zu Duschen und Dein Infektiologe wird Studien zitieren, dass Wasser die Rate an oberflächlichen Wundinfektionen erhöhe. Das ist Blödsinn; eine ordentlich vernähte Wunde sollte am nächsten Morgen wasserdicht sein (eine Schicht Gewebekleber hilft…). Lass sie duschen, soviel sie wollen. Ein öffentlicher Whirlpool ist eine andere Geschichte…

Welche Antibiotika wählen?

Im Gegensatz zu dem, was Pharmahersteller (◘ Abb. 7.1) und deren diverse Nutznießer oder Vertreter – eingeschlossen gewisse als ‚medizinische Berater' dienende Kliniker (wir nennen sie anders…) – predigen, ist die Wahl des Medikaments sehr einfach. **Viele Einzelsubstanzen oder Kombinationsregime sind verfügbar und vergleichbar wirksam; das allerneueste und teuerste ist nicht notwendigerweise besser.**

Das genaue Antibiotikaregime hängt von der Krankheit ab, mit der Du es zu tun hast. Wenn Du mit unterschiedlichen Organen und Krankheitsprozessen umgehst, wirst Du auch unterschiedlichen Keimen begegnen. Darum solltest Du Folgendes bei der Wahl des zu verabreichenden *empirischen* antimikrobiellen Wirkstoffs berücksichtigen:
— **Das spezifische Krankheitsgeschehen** (etwa eine Kolonperforation vs. einer eingeklemmten Leistenhernie).
— **Die Schwere der Erkrankung** (etwa eine milde Form der akuten Cholezystitis vs. der emphysematösen Cholezystitis mit schwerer Sepsis).
— **Weitere Faktoren:** hat sich die Krankheit zu Hause *(ambulant erworben)* oder während des Klinikaufenthalts entwickelt *(im Krankenhaus erworben)*? Vorbestehende Antibiose? Ist der Patient abwehrgeschwächt? Jeder dieser Faktoren könnte auf die Beteiligung ungewöhnlicher, opportunistischer Mikroorganismen (z. B. Pilze) am Infektionsgeschehen hinweisen.

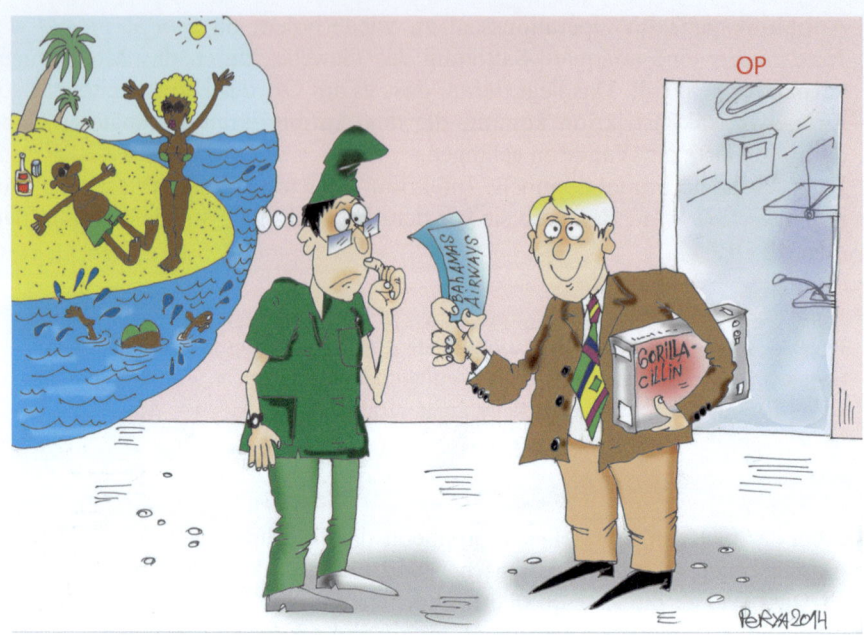

Abb. 7.1 „Doktor, probieren Sie unser neues Gorillacillin. Hier ist ein neues Paper aus dem ‚Zimbabwian Journal of Surgery'… es hat sich in einer Studie an 75 Patienten… als wirksam und sicher erwiesen!"

Auf dem Markt befinden sich viele Wirkstoffe, aus denen Du zur empirischen präoperativen Gabe wählen kannst. Die „Zusammenfassung" der von der Surgical Infection Society empfohlenen Leitlinien kannst Du hier online einsehen: ▶ https://www.ncbi.nlm.nih.gov/pubmed/28085573[2]. Dort findest Du, welche Wirkstoffe bei Patienten mit niedrigem vs. hohem Risiko anzuwenden sind und welche bei den zu erwartenden Bakterien wegen der Entwicklung von Resistenzen nicht mehr benutzt werden sollten.

Noch ein paar allgemeine Punkte:
- **Mach Dir Gedanken über die Dosierung.** Im Verlauf der Korrektur des Flüssigkeitsdefizits hypovolämischer Patienten können antimikrobielle Substanzen ‚verdünnt' werden, sodass ihre Wirksamkeit am Ort der Kontamination oder Infektion verringert wird. In diesem Fall sollten besonders beim Traumapatienten initial höhere Dosen verwendet werden: **„Früher und mehr ist besser als weniger und länger."** Vergiss nicht, dass adipöse Menschen höhere Dosen benötigen!
- **Man könnte erwarten, dass die Bakteriologie postoperativer Infektionen an spezifischen Stellen vorhersagbar sein könnte.** Das ist aber oft nicht so. Die Gallenwege sind zum Beispiel typischerweise mit gramnegativen Bakterien

---

[2] Mazuski JE, et al. The Surgical Infection Society Revised Guidelines on the Management of Intra-Abdominal Infection. Surg Infect 2017; 18: 1–76.

kontaminiert, aber die Wundinfektion nach Cholezystektomie wird im Allgemeinen durch typische Hautkeime verursacht – *Staphylokokkus aureus* oder sogar *Methicillin resistenter Staphylokokkus aureus* (MRSA).

Vielleicht schreist Du jetzt: ‚halt mal die Luft an, was ist jetzt mit den Ergebnissen der intraoperativen Abstriche?' **Tja, nachdem Du dieses Buch zu Ende gelesen hast, wirst Du verstanden haben, dass mikrobiologische Routinekulturen oft keine praktische klinische Bedeutung haben** – wenn die Daten über die angezüchteten Bakterien und ihre Empfindlichkeit auf Antibiotika vorliegen, ist der Patient oft schon entlassen und die Antibiose abgesetzt. Aber auch wenn Abstriche in ‚Routinefällen' (z. B. bei der akuten Appendizitis) nutzlos sind, so sollten in **ausgewählten Fällen** welche entnommen werden, wie in ▶ Kap. 13 diskutiert.

Um es zusammenzufassen...

> **Merke: Beginne vor jeder Notfall-Laparotomie/Laparoskopie mit einer *empirischen* Antibiose; ob Du sie nach der Operation fortführst, hängt von den intraoperativen Befunden ab (Kap. 40). Kenne die zu erwartende Flora, verstehe den Wirt, hüte Dich vor Ausnahmen und wähle das simpelste Therapieschema.**

> „Patienten können auch ohne Antibiotika genesen."
>
> Mark M. Ravitch

Familie, Ethik, Einverständniserklärung und medikolegale Aspekte betreffende Fragen

James C. Rucinski

» *Doktor, oh mein Doktor, was sagst Du da…?*

Philip Roth

» *Hör auf zu lügen! Du und ich wissen, dass ich im Sterben liege. So höre wenigstens mit dem Lügen auf!*

Lew Tolstoi

(Um den ‚im Sterben liegenden' Mann zu verstehen, solltest Du Tolstois *Der Tod des Iwan Iljitsch* lesen.)

Der Wind pfeift durch die Ritzen des Fensters in Deinem Bereitschaftszimmer, als die Notaufnahme Dich anruft und Du findest Dich auf einmal mitten in einem Strudel und sprichst mit einer kleinen Gruppe sehr angespannter Fremder – denen Du erklären musst, dass nur eine sofortige Operation ihren Liebsten retten wird. Der Operationssaal steht bereit.

Eine informierte Einwilligung herbeiführen bedeutet, Verkaufskunst, das Lösen ethischer Probleme und psychologische Unterstützung pragmatisch zu kombinieren. Es beinhaltet die schnelle Vermarktung der eigenen Fähigkeiten und des Behandlungsplanes. Zudem benötigt es das Anwerben des Patienten und seiner Familie als Verbündete im Entscheidungsfindungsprozess. Eine informierte Einwilligung bedeutet jedoch mehr als nur eine juristische Notwendigkeit und umfasst eine ethische Verpflichtung gegenüber Deinem Patienten, Deinen Kollegen und Dir selbst.

Vermarktung

Umschreibe das vorliegende Problem und die von Dir vorgeschlagene Behandlung mit der Sprache und den Worten, die Du im Umgang mit den Verwandten von Dir, die nichts mit Medizin am Hut haben, nutzen würdest. **Beschreibe die zu erwartenden Vorteile der Operation und was die Folgen alternativer Behandlungsmöglichkeiten wären.** (Was passieren würde, wenn wir nichts tun…).

Biete unterschiedliche Szenarien an; nehmen wir zum Beispiel ein stenosierendes Sigmakarzinom. An einem Ende des Spektrums steht die konservative Behandlung, die mit an Sicherheit grenzender Wahrscheinlichkeit zu einem langsamen und schweren Tod führen wird. Am anderen Ende des Spektrums steht die schnelle Erholung von der Operation mit langfristiger Heilung. Dazwischen liegen die möglichen Folgen perioperativer Komplikationen bis hin zum Tod, die Erholung mit einer Behinderung oder ein Rezidiv. Ein anderes häufiges und ‚problematisches' Szenario ist die akute Cholezystitis. Auch wenn die Literatur eine frühzeitige Operation stützt, so ist eine ‚konservative' Behandlung akzeptabel und wird oft durchgeführt. Wenn Du die Optionen besprichst, musst Du die Alternativen erwähnen, aber bleibe ehrlich, was die Möglichkeiten an Deinem Krankenhaus und Deine eigenen betrifft.

Es ist von entscheidender Bedeutung, dass Du an den Behandlungsplan, den Du vorschlägst, selbst glaubst. Sollte das nicht der Fall sein und Du mit dem Behandlungsplan nicht einverstanden sein, sondern Dir von höherer Stelle vorgeschrieben worden sein, dann lass den verantwortlichen Chirurgen (Dein Chef) seine eigenen präoperativen ‚Verhandlungen' mit dem Patienten und/oder der Familie führen.

‚Verkaufe' Dich dem Patienten und seiner Familie als wissenschaftlichen Experten, der die Bedürfnisse seines Gegenübers erkennt und sich mit ihm an der Lösung eines schwierigen Problems beteiligt. Beschreibe das Verfahren, das Du Deinem Patienten vorschlägst und gib die ungefähren Wahrscheinlichkeiten der häufigsten ‚Probleme' (Komplikationen) an. Du wirst aufgrund allgemeiner und spezifischer Informationen Schätzungen machen müssen. Zum Beispiel kann das Risiko, an einer elektiven Kolonresektion zu versterben, im Allgemeinen vernachlässigt werden, aber bei einem älteren Patienten mit akutem Dickdarmverschluss und einer Hypoalbuminämie auf 25 % steigen (▶ Kap. 6). Führe **mögliche allgemeine postoperative Komplikationen,** wie z. B. Entzündung, Blutung (und dem Risiko einer Transfusion), Wundheilungsstörung und Tod, an. Dann gehe auf **die besonderen Komplikationen, die für das von Dir geplante Verfahren spezifisch sind,** ein, wie z. B. eine Gallengangsverletzung oder eine Galleleckage bei laparoskopischer Cholezystektomie.

Der online-Risikorechner (ACS-NSQIP) der Amerikanischen Gesellschaft für Chirurgie wurde bereits in ▶ Kap. 6 (siehe Abschnitt *Messung des Schweregrades der Erkrankung*) erwähnt und wird weit verbreitet genutzt. Er ist einfach und schnell zu nutzen und kann unter ▶ https://riskcalculator.facs.org/RiskCalculator/ aufgerufen werden. Speichere diesen Link auf Deinem Smartphone und gewöhne Dich daran (gute Angewohnheit), ihn zu nutzen – womit Du dem Patienten und der Familie eine zuverlässige Risikoabschätzung als Teil der informierten Einwilligung gibst.

Es ist von entscheidender Bedeutung, dass Du vor jeder größeren abdominalen Notfalloperation hervorhebst, dass eine Reoperation aufgrund des intraoperativen Befundes oder einem postoperativ auftretenden Problem möglicherweise notwendig sein wird. Das wird im Falle einer tatsächlich notwendigen Reoperation die ‚Konfrontation' mit der Familie drastisch erleichtern; **sie werden verstehen, dass die Reoperation eher ein ‚Fortführen des Behandlungsplanes' als eine ‚Komplikation ist'.** Kleinere Komplikationen, wie z. B. einer Phlebitis nach einer perioperativen intravenösen Infusionsbehandlung, könnten zu einer Überlastung mit Informationen führen und sollten wahrscheinlich unterlassen werden.

Folge dem oben dargestellten ‚Drehbuch' in einer relativ ruhigen Umgebung – weg vom üblichen Chaos einer Notaufnahme, einer chirurgischen Intensivstation oder einem OP; finde ein ruhiges Plätzchen und setze Dich gemeinsam mit allen hin! Benutze eine einfache Sprache und **wiederhole** *ohne Ende***,** da die unter Stress stehenden Familienmitglieder möglicherweise Schwierigkeiten haben, Dich zu verstehen. Biete ihnen die Möglichkeit, Fragen zu stellen, und schätze ab, ob sie Deine Ausführungen verstehen. Je mehr sie initial verstehen, desto weniger ‚Probleme' wirst Du haben, wenn im weiteren Verlauf Komplikationen auftreten sollten.

Sei ‚menschlich', freundlich, mitfühlend, aber bleibe professionell. **Ein guter Trick ist es, Dich von Zeit zu Zeit daran zu erinnern, dass die Familie, zu der Du sprichst, auch Deine eigene sein könnte.** Schlussendlich, lasse die Möglichkeit offen, dass das, was Du als vorliegendes Problem ansiehst, nicht richtig sein könnte. Lasse ebenso, wenn Du nach einer Prognose gefragt wirst, das

Unerwartete, egal ob gut oder nicht, zu, sodass, wenn eine Katastrophe oder ein Wunder eintreten sollte, dies nicht außerhalb der Möglichkeiten, die Du zuvor umrissen hast, zu liegen kommt. **Erwähne nie *genaue* Zeiten; wenn Du zum Beispiel „3 bis 6 Monate oder so" sagst, dann wird man sich nur daran erinnern, dass Du „6 Monate" gesagt hast. Dies trifft sowohl dann zu, wenn der Patient am folgenden Tag an einem Herzinfarkt verstirbt… oder ein Jahr später noch lebt.**

Umschreibe das Problem

Wenn Du eine mögliche Operation mit einem Patienten oder einer Familie besprichst, finden wir, dass das Zeichnen des Problems und des geplanten Verfahrens auf einem Stück Papier die Kommunikation erheblich erleichtert. Zeichne den Dickdarmverschluss: „Hier ist der Dickdarm, da ist der Stopp und das ist der Anteil, den wir entfernen wollen; wir hoffen, dass wir dieses Darmende mit diesem hier verbinden können; ein künstlicher Darmausgang könnte jedoch notwendig werden; das ist dann die Stelle, an der wir es legen würden." Schreibe unterhalb der Zeichnung die Diagnose auf und die Bezeichnung der geplanten Operation. Am Ende der Beratung wirst Du erstaunt feststellen, wie akribisch die Familienmitglieder das Stück Papier, das Du ihnen gelassen hast, erneut studieren werden und sich gegenseitig Diagnose und geplante Operation erklären werden. Patienten und ihre Angehörigen sind sehr häufig sehr begeistert, wenn sie jegliche Zeichnungen, die Du gemacht hast, behalten dürfen.

Die Familie

» *Wenn es zu einer Operation kommt, berätst Du den Patienten und seine Familie und dann entscheiden Letztere…*

Die Familie Deines Patienten ist Dein größter Verbündeter, um Deinen vorgesehenen Behandlungsplan zu stützen. Wenn Du sie frühzeitig in den Entscheidungsprozess miteinbindest, dann wirst Du sie zu Partner in Deiner Beziehung zum Patienten machen. Wenn Du die Familie meidest, könntest Du potenzielle Verbündete gegen Dich aufbringen oder die Beziehungen zu einer ‚schwierigen' Gruppe belasten.

> **Eine ‚schwierige' Familie ist nicht selten.** Wenn ein Familienmitglied erkrankt, dann neigen unterdrückte Konflikte und Schuldgefühle dazu aufzutauchen. Rekrutiere die Familie als Verbündete, indem Du ihnen die Möglichkeit gibst, durch das Lesen der ‚Nuancen' ihrer Beziehungen und durch Deine zuversichtliche und beständige Darstellung als kompetenten und mitfühlenden Berater teilzunehmen. Nutze Dein erstes Treffen mit der Familie, um einen guten Eindruck zu machen und ihr Vertrauen zu gewinnen, damit Du weiterhin ihr Vertrauen genießt, wenn eine Komplikation auftritt oder eine weitere Behandlung notwendig wird. Bedenke, dass, wenn ein unerwarteter Verlauf auftritt, die Familienmitglieder wissen werden wollen, „was schiefgelaufen ist?"

Das Lösen ethischer Probleme

Um ein bestimmtes Produkt oder eine bestimmte Idee zu verkaufen, musst Du daran glauben. Mit anderen Worten sollte die Operation, die Du vorschlägst, aufgrund Deines Wissens und Deiner Erfahrung aus ethischer Sicht einwandfrei sein. **Eine Operation ist ethisch vertretbar, wenn angenommen werden kann, dass sie das Leben eines Patienten rettet oder verlängert oder seine Symptome lindert und dieses Ziel durch ein akzeptables Risiko-Nutzen-Verhältnis erreicht wird. Gleichzeitig musst Du davon überzeugt sein, dass keine nichtoperative Behandlungsmodalitäten bestehen, die sicherer oder so wirksam, wie die von Dir vorgeschlagene Operation, sind!**

Medikolegale Aspekte

» *Chirurgie ist die gefährlichste legale Tätigkeit in einer Gesellschaft.*

P. O. Nyström

Medizinrechtliche Gefahren im Zusammenhang mit abdominalen chirurgischen Notfalleingriffen hängen in großem Maße davon ab, wo Du praktizierst. In manchen Ländern kommen Chirurgen mit fast allem davon, in anderen Ländern ist Notfallchirurgie ein Minenfeld. **Ein paar einfache, aber erprobte Vorgehensweisen können Dir helfen, Gerichtsverfahren zu vermeiden.**

— **Ziehe den Patienten und dessen Familie** durch empathisches, besorgtes, ehrliches, offenes, informatives und gleichzeitig professionelles Verhalten ‚auf Deine Seite' (wie oben ausgeführt). Jüngere Chirurgen neigen dazu, beim Versuch die Familie aufzumuntern, viel zu optimistisch zu sein. Häufig verlässt ein Chirurg den OP, nimmt die Pose eines ‚ermüdeten Helden' ein und sagt: „Die Operation ist einfach und glatt verlaufen. Ich habe den Dickdarmtumor entfernt und den Darmverschluss aufgehoben. Ich konnte beide Darmenden miteinander verbinden und einen künstlichen Darmausgang vermeiden. Ja, ihr Vater ist stabil und hat die Operation sehr gut überstanden. Lasst uns hoffen, dass er nächste Woche rechtzeitig zu Ostern zu Hause sein wird… (oder Passahfest oder Ramadan)." Solch ein Skript kann irreführend sein, da es große Hoffnungen und Erwartungen wecken kann, die beim Auftreten von Komplikationen in Verärgerung und Abneigung umschlagen können. Das bessere Skript könnte sein: „Die Operation war schwierig, aber wie konnten das erreichen, was wir uns vorgenommen haben. Der Tumor ist entfernt, und wir konnten einen künstlichen Darmausgang vermeiden. In Anbetracht des Alters ihres Vaters und seiner Nebenerkrankungen hat er den Eingriff gut überstanden. Lasst uns das Beste hoffen, aber bedenken Sie, dass der Weg zur vollständigen Erholung noch lange ist und, wie ich vor der Operation angeführt hatte, noch viele Komplikationen möglich sind."

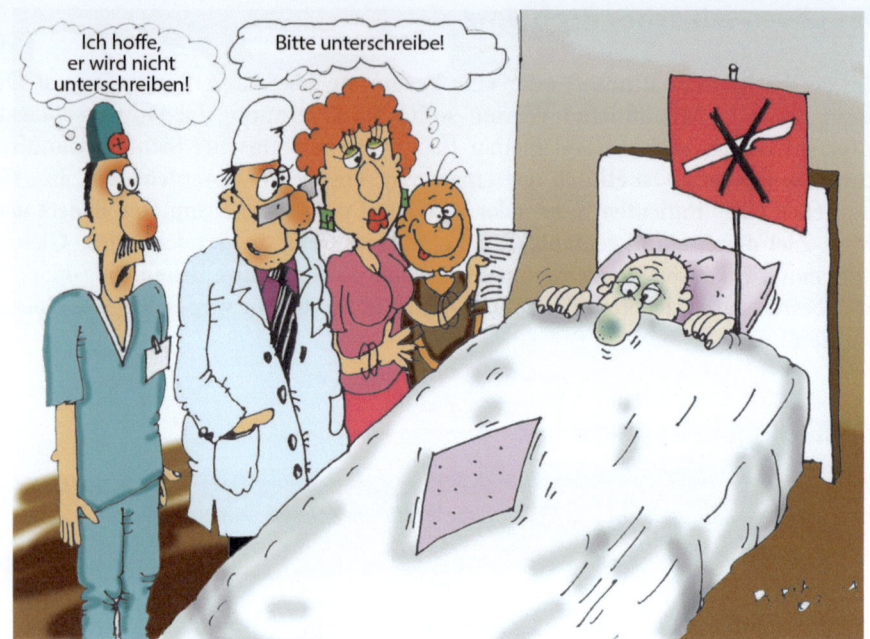

Abb. 8.1 „Wird er unterschreiben?"

- **Detaillierte informierte Einwilligung** (Abb. 8.1). Diese sollte viel mehr als der Standardbogen – mit Angabe aller jemals in der Abdominalchirurgie beschriebenen Komplikationen im Kleingedruckten – sein. **Aus der Krankenakte muss hervorgehen, dass Du den Patienten vor der Operation getroffen, mit ihm das geplante Verfahren mit den typischen Risiken besprochen hast – und auf Behandlungsalternativen eingegangen bist.**
- **Dokumentation.** Dies ist ausschlaggebend, da, was nicht dokumentiert wurde, nicht stattgefunden hat. Deine Notizen können kurz sein, müssen aber das Wesentliche enthalten. Vor einer Notfalllaparotomie bei Dickdarmverschluss würden wir schreiben: „78 J. männlicher Patient mit Hypertonie, Diabetes und COPD. Seit 3 Tagen Bauchschmerzen und aufgetriebenem Bauch. Die Abdomenübersicht weist auf einen distalen Dickdarmverschluss hin, was durch Gastrografin® bestätigt wurde. Therapeutische Optionen, die Risiken und möglichen Komplikationen, einschließlich einer Anastomoseninsuffizienz, Wundinfektion und Atemversagen, wurden ausführlich dem Patienten und seiner Familie erläutert, welche die Notwendigkeit einer Notfalllaparotomie bestätigen. Sie verstehen, dass ein künstlicher Darmausgang und weitere Operationen möglicherweise nötig sein werden." **Wie oben ausgeführt, kannst Du die speziell für Deinen Patienten ermittelte Ergebnisvorhersage des NSQIP-Risikorechners miteinbeziehen. Ein Jahr später oder so, wenn Du Dich in einem Gerichtsverfahren verteidigen musst, wird solch eine kurze Notiz von unschätzbarem Wert sein!**

Vermeide Autopsien mit Anästhesie (AMA[1])

Wir haben Dich oben mit einem cleveren Verkäufer, der mit dem Patienten und dessen Familie umgehen kann, verglichen. In dieser Eigenschaft kannst Du als respektierter Kliniker Deiner Dir vertrauenden Kunden leicht alles Mögliche verkaufen. Aber bleibe ehrlich zu Dir selbst und wäge die möglichen Risiken und den Nutzen des Verfahrens, das Du zu ‚verkaufen' versuchst, ab. Es ist einfach, eine besorgte Familie von der Notwendigkeit einer (vergeblichen) Operation zu überzeugen und dann in der M & M (Morbidität und Mortalität) Konferenz (▶ Kap. 47) zu behaupten, die Familie hätte Dir die AMA aufgezwungen. Einfach und ethisch koexistieren nicht immer!

» *Schlage eine Operation nur dann vor, wenn begründete Aussichten auf Erfolg bestehen. Ohne Erfolgschance zu operieren, prostituiert die schöne Kunst und Wissenschaft der Chirurgie.*

Theodor Billroth

Abschließende Anmerkungen

Nicht nur was Du sagst, sondern auch die Art und Weise, wie Du es sagst, ist wichtig. Stelle Dich und alle anwesenden Teammitglieder vor. Gib *allen* Familienmitgliedern die Hand. Halte das ‚Treffen' sitzend ab – Du begibst Dich dann auf gleiche oder niedrigere Augenhöhe mit dem Patienten und dessen Familie. Halte Blickkontakt mit jedem von ihnen – ignoriere nicht den in einer Ecke sich verkriechenden mürrischen Sohn – er könnte derjenige sein, der zu Deinem Erzfeind wird. Sei ‚nett' aber nicht ‚zu nett' – es ist nicht die Zeit, um zu lächeln oder Witze zu reißen. Verhalte Dich wie ein ernsthafter Chirurg, der dem Wohl des Patienten verpflichtet ist. Du bist so ein Chirurg, also verhalte Dich dementsprechend!

> **Nichts trifft mehr als das Klischee, das Du ständig vor Augen haben solltest, zu – würdest Du die gleiche Behandlung Deinem Vater, Deiner Mutter, Deiner Frau oder Deinem Sohn vorschlagen?** Studien zeigen, dass Chirurgen in weitaus geringerem Maße die gleiche Behandlung sich selbst zumuten oder ihren Angehörigen vorschlagen würden. **Die goldene Regel lautet: Behandle andere so, wie Du von ihnen behandelt werden willst. Auch wenn Deine Hände scharf aufs Operieren sind…**

Als mich die Herausgeber baten, dieses Kapitel für die aktuelle Ausgabe zu überarbeiten/aktualisieren, habe ich es mir angeschaut und feststellen müssen, dass nichts geändert werden muss: Was oben geschrieben wurde, traf schon immer zu

---

1 Anmerkung des Übersetzers: Im Original AUA (autopsies under anesthesia).

und dies wird so lange, bis Roboter menschliche Chirurgen vollständig ersetzen, auch bleiben. Dann erinnerte ich mich, was mein verstorbener alter Mentor, Dr. Leslie Wise (1932–2016) – er war auch irgendwann Moshes Chef – sagen würde: **„Wenn Du glaubst, wirklich etwas machen zu müssen, dann gehe raus und trinke eine Tasse Kaffee."**

[Mehr über „Den Umgang mit Patienten, Familien, Rechtsanwälten und Dir selbst" im gleichnamigen ▶ Kap. 10 in *Schein's Common Sense Prevention and Management of Surgical Complications.* Shrewsbury, UK: tfm publishing, 2013.]

> „Die Familie des Patienten wird Dir nie eine versprochene, aber nicht eingetretene Heilung verzeihen, und der Patient wird einen Arzt, der ihm die Unheilbarkeit seines Leidens mitgeteilt hat, stets daran erinnern, wenn er das Glück hatte zu überleben."
>
> George T. Pack

Vor dem Start: präoperative Checkliste

Danny Rosin, Paul N. Rogers, Mark Cheetham und Moshe Schein

> *Dem Piloten ist unter Umständen nur ein einziger schwerer Fehler erlaubt, wohingegen der Chirurg viele begehen kann und seine eigenen Fehler noch nicht einmal als solche erkennt.*

John S. Lockwood

Haben wir es nicht alle satt, mit Piloten verglichen zu werden? Richard C. Karl, ein Chirurg und Pilot, hat hervorgehoben, dass die beiden Berufe nicht exakt gleich sind:

> *Piloten füllen kein Formular aus, um zu dokumentieren, dass sie das Fahrwerk ausgefahren haben. Das ist ein weiterer fundamentaler Unterschied zwischen den beiden Berufen. Wir (Chirurgen) machen uns Sorgen um die Dokumentation, die Luftfahrt macht sich Gedanken, wie man das Fahrwerk ausfährt.*

> *Ich weiß, dass es schwieriger ist eine Blutung aus der Rückseite der Pfortader zu kontrollieren, als eine 737 mit einem brennenden Triebwerk zu landen.*

Trotzdem musst Du wie jeder Militär- oder Verkehrspilot vor jedem Flug eine ‚Checkliste' durchgehen (Abb. 9.1). In der Tat ist die Notwendigkeit, alles wie besessen zu überprüfen, für Dich mehr entscheidend als für den Piloten. Denn während ein Pilot von einem Team engagierter und gut ausgebildeter Wartungstechniker umgeben ist – bist Du manchmal nur von Deppen umgeben. Wir wollen weder ausfällig oder rüde noch politisch inkorrekt sein, aber seien wir realistisch: um 2 Uhr in der Nacht ist Dein Assistent oder angehender Facharzt viel mehr

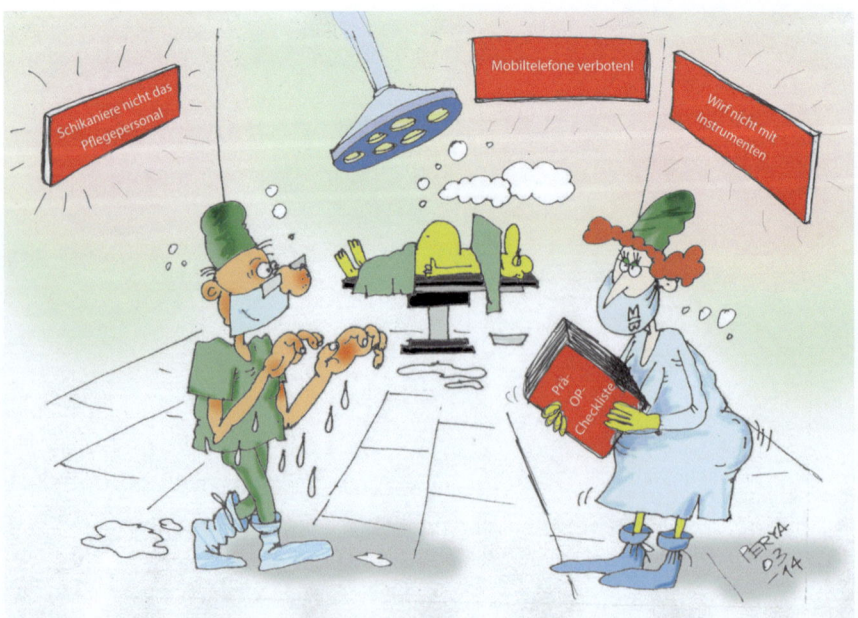

Abb. 9.1 „Doktor, zeig mir Deinen Pilotenschein und Fortbildungsnachweise!"

an seinem verlorenen Schlaf als an Deiner bevorstehenden Operation interessiert. Und der Anästhesist? Dein Notfall geht ihm bloß auf die Nerven. Je früher er oder sie seine Gase verabreichen kann, umso früher kann er Deinen ‚Fall' im Aufwachraum oder auf der Intensivstation abladen und umso früher kann er wieder unter seine warme Decke krabbeln. Und das Pflegepersonal? Nicht umsonst werden sie heute als Operations*technische* Assistenten bezeichnet. (Bevor man uns nachsagt, dass wir hier alles über einen Kamm scheren, es gibt immer wunderbare Ausnahmen – manche assistieren uns besser als jeder Assistenzarzt… lass sie in diesem auch Fall spüren, dass Du sie schätzt!).

Sieh der Sache ins Gesicht – geh davon aus, dass Du auf Dich selbst gestellt bist; oft ist das ein Alleinflug und Du kannst nur auf Dich selbst zählen. Du bist verantwortlich für den Erfolg, für Fehler, Mortalität, Morbidität und ein eventuelles Gerichtsverfahren. Sein oder ihr Schicksal liegt in Deinen Händen. Dieser Patient ist Deiner, egal wie viele Menschen um Dich herumschwirren. Also wach auf und geh die Checkliste durch.

Dieses formale ‚Time out', diktiert von ‚Big Brother' – diese angeordnete letzte Kontrolle von Seite, Ort und Art des Eingriffs durch das Pflegeteam – kann nicht und soll nicht an Stelle Deiner eigenen Checkliste stehen.

Die Checkliste des Chirurgen

- **Muss der Patient *wirklich* operiert werden?** Das Klischee, dass die Entscheidung *nicht* zu operieren schwieriger zu treffen ist, als die zu operieren, ist anderswo in diesem Buch erwähnt worden. Aber es ist noch schwieriger sich gegen eine Operation zu entscheiden, *nachdem* die Operation eingeplant wurde. Du hast also aufgrund dessen, was der Stationsarzt Dir am Telefon gesagt hat – dass „das CT vereinbar mit einer akuten Appendizitis" ist – entschieden, den Patienten für eine Appendektomie anzumelden, und jetzt, wenn Du im OP eintriffst, findest Du den Patienten grinsend und mit einem weichen Bauch ohne Abwehr vor. Willst Du das CT oder den Patienten operieren? **Du brauchst keine dicken Eier (oder Eierstöcke), um einen Patienten auf den OP-Plan zu setzen, aber Du brauchst sie, um die Operation wieder *abzusetzen*.**
- **Untersuche den Patienten, bevor er narkotisiert wird.** Operiere niemals – wir wiederholen – niemals, niemals, niemals einen Patienten, den Du nicht selbst untersucht hast; falls Du das tust, bist Du ein verdammter Schlächter! Dass der Endoskopiker ein ‚blutendes Ulkus' gesehen hat und der Patient weiterhin Blut erbricht, mag eine Indikation für eine Operation sein, aber das ist Deine Chance eine vergrößerte Milz und Aszites zu diagnostizieren, die bis jetzt von anderen übersehen worden sind. Du möchtest doch keinen Patienten im Stadium Child C mit einer portalen Hypertension operieren, oder doch? (Siehe auch ▶ Kap. 23.)
- **Sieh Dir die Röntgenbilder und bildgebenden Untersuchungen an.** Begutachte alle Röntgenbilder und bildgebenden Untersuchungen selbst. Verlass Dich nicht darauf, was der Radiologe geschrieben oder gesagt hat. Du könntest Befunde entdecken, die Dich dazu bringen, die Operation abzusagen oder einen

anderen Hautschnitt zu wählen. Feine Details im CT können Dir helfen, die Operation zu planen. Es kann Dir zum Beispiel zeigen, welches die sicherste Stelle für den Zugang ins Abdomen ist und wie Du an der vorderen Bauchwand adhärente Darmschlingen vermeidest.

– **Lagere den Patienten.** Schon bevor Du beginnst, musst Du eine Vorstellung davon haben, was Du tun wirst oder was Du möglicherweise tun musst. Das beeinflusst die Lagerung Deines Patienten. Muss er etwa in Lloyd-Davis Position, die Zugang zu Anus und Rektum bietet, gelagert werden? Das kann während kolorektaler Operationen nötig werden – um ein Endoskop einzuführen, das Kolon zu entlasten oder einen Stapler einzuführen. Du möchtest doch den Patienten nicht während der Operation umlagern oder den Assistenten unter durchweichte Tücher kriechen lassen, um „Kuck-kuck" mit dem Anus zu spielen. Unabhängig von der Lagerung: kontrolliere, ob alle Extremitäten gut gepolstert und gegen mögliche Druckstellen geschützt sind. **Eine schlechte Lagerung auf dem OP-Tisch kann zu Nervenschäden, Druckulzera und einem Kompartmentsyndrom der Extremitäten führen – und zu einem Gerichtsverfahren.**

– **Halte Deinen Patienten warm.** Sieh zu, dass der Patient gut abgedeckt ist und erwärmt wird. **Hypothermie** steigert die Wahrscheinlichkeit einer postoperativen Infektion und trägt zur intraoperativen Koagulopathie bei.

– **Denk an die Vorbeugung einer tiefen Venenthrombose (TVT).** Mit der Thromboseprophylaxe sollte bereits begonnen werden, bevor der Patient in Schlaf versetzt wird – nicht erst nach der Operation. Jede länger als 30 min dauernde Bauchoperation ist mit einem moderat erhöhten Thromboserisiko verbunden; dazu kannst Du spezifische Risikofaktoren wie Rauchen, die Einnahme oraler Kontrazeptiva, vorausgegangene TVT, Alter, Adipositas, eine Krebserkrankung und so weiter addieren. **Aber statt weiter darüber zu grübeln – warum machst Du nicht bei all Deinen Patienten, die sich einem abdominellen Notfalleingriff unterziehen müssen, eine Thromboseprophylaxe?** Ob als subkutane Heparininjektion oder intermittierende pneumatische Kompression hängt davon ab, was Dein OP Dir bietet. Denk daran, dass eine Antikoagulation nicht gut für einen verblutenden Patienten ist! Wir haben junge Patienten gesehen, die wenige Tage nach einer Appendektomie wegen einer Lungenembolie tot umgefallen sind und junge Frauen, die nach einer Appendektomie wegen einer Beckenentzündung (pelvic inflammatory disease – PID) ein unbehandelbares post-thrombotisches Syndrom entwickelt haben. Behalte das immer im Hinterkopf.

– **Ist die Blase leer?** Viele Notfallpatienten kommen vor einem größeren Baucheingriff bereits mit liegendem Blasenkatheter im OP an; den Verbleibenden wirst Du auf dem OP-Tisch einen Katheter legen. Aber wenn Du einen Unterbaucheingriff erwägst (oder Trokare im Unterbauch einführst) musst Du Dich beim nicht katheterisierten Patienten vergewissern, dass die Blase leer ist. Ist die Blase voll, kann sie für Dich wie das Peritoneum aussehen – wir haben angehende Fachärzte gesehen, die auf der Suche nach der Appendix die Blase eröffnet haben ☺. Eine übervolle Blase kann auch eine intraabdominelle Erkrankung imitieren, was bei geistig behinderten Patienten keine Seltenheit ist. Es ist Deine Aufgabe darauf zu achten, dass Schwester oder Pfleger den

Katheter richtig legen. Auch ein erfahrener OP-Pfleger ist in der Lage den Ballon in der Urethra zu blocken und so eine massive Hämaturie zu verursachen. Wir haben alles schon gesehen.
- **Denk an die Antibiotikaprophylaxe** (Siehe auch ▶ Kap. 7).
- **Dokumentiere alles** (Siehe auch ▶ Kap. 8).

Und jetzt kannst Du Dich waschen gehen. Denk, während Du das tust, weiter nach und überlege, was Du vorhast. Gehe die erwarteten Phasen der Operation im Geiste durch, frisch die verschiedenen Strategien und die zur Verfügung stehenden Optionen wieder auf, überlege, welche zusätzlichen Instrumente Du benötigen könntest und, schlussendlich, schau in den Spiegel und wirf Dir selbst einen anerkennenden Blick zu – was für ein großartiger Beruf! Sehe ich mit der Maske vor dem Gesicht nicht großartig aus?!

Nur benimm Dich nicht so, wie Tolstois Chirurg aus *Krieg und Frieden*: „Er scherzte… und plauderte sorglos, wie ein berühmter Chirurg, im Vertrauen darauf, dass er seinen Beruf beherrscht, oft plaudern wird, während er seine Ärmel hochkrempelt und die Schürze umbindet und während der Patient auf den Operationstisch geschnallt wird. ‚Das ganze Geschäft ist mir gewärtig, und alles ist klar und geordnet in meinem Kopf. Wenn es an der Zeit ist, zur Tat zu schreiten, werde ich es tun, wie niemand anderes es tun könnte, doch jetzt kann ich scherzen, und je mehr ich scherze und umso kaltblütiger ich bin, umso hoffnungsvoller und beruhigter sollt Ihr Euch fühlen, und umso mehr mögt Ihr Euch über mein Genie wundern.'"

> **Merke:** *Viele Leben wurden durch einen Augenblick der Reflexion am Waschbecken gerettet.*
>
> Neal R. Reisman

Du bist der Kapitän des Schiffs – verhaltet Dich wie einer; der Anblick eines euphorischen Chirurgen, der mit gewaschenen und hocherhobenen Händen dramatisch den Raum betritt, ist jämmerlich.

> „Schlechtes Urteilsvermögen ist für viel schlechte Chirurgie verantwortlich, eingeschlossen das Vorenthalten notwendiger oder empfehlenswerter Operationen, die Durchführung unnötiger und überflüssiger Operationen und die Durchführung ineffizienter, unvollkommener und falsch gewählter Operationen."
>
> Charles F. M. Saint
>
> „Der Chirurg ist, wie der Kapitän eines Schiffes oder der Pilot eines Flugzeugs, verantwortlich für alles, was geschehen ist. Sein Wort ist das einzige, dem nicht widersprochen werden kann."
>
> Francis D. Moore

Die Operation

Inhaltsverzeichnis

Kapitel 10 Der Schnitt – 91
Danny Rosin, Paul N. Rogers, Mark Cheetham und Moshe Schein

Kapitel 11 Die Erkundung der Bauchhöhle: finde den Fehler – 99
Danny Rosin, Paul N. Rogers, Mark Cheetham und Moshe Schein

Kapitel 12 Der laparoskopische Zugang in der abdominellen Notfallchirurgie – 111
Danny Rosin, Paul N. Rogers, Mark Cheetham und Moshe Schein

Kapitel 13 Peritonitis: Einteilung und Grundsätze der Behandlung – 123
Danny Rosin, Paul N. Rogers, Mark Cheetham und Moshe Schein

Kapitel 14 Die Darmanastomose (sowie Stomaanlage) – 135
Danny Rosin, Paul N. Rogers, Mark Cheetham und Moshe Schein

Kapitel 15 Das Zwerchfell betreffende Notfälle – 157
Danny Rosin

Kapitel 16 Notfälle des oberen Gastrointestinaltraktes – 167
Danny Rosin, Paul N. Rogers, Mark Cheetham und Moshe Schein

Kapitel 17 Akute Pankreatitis – 193
Ari Leppäniemi

Kapitel 18 Notfalleingriffe an Gallenblase und Gallenwegen – 213
Danny Rosin, Paul N. Rogers, Mark Cheetham und Moshe Schein

Kapitel 19 Dünndarmverschluss – 237
Danny Rosin, Paul N. Rogers, Mark Cheetham und Moshe Schein

Kapitel 20 Akut symptomatische Bauchwandhernien – 265
Danny Rosin, Paul N. Rogers, Mark Cheetham und Moshe Schein

Kapitel 21 Akute Appendizitis – 275
Roland E. Andersson

Kapitel 22 Akute Mesenterialischämie – 303
Paul N. Rogers und Wesley P. Stuart

Kapitel 23 Hepatische Notfälle – 315
Erik Schadde

Kapitel 24 Entzündliche Darmerkrankungen und andere Formen der Kolitis – 335
Mark Cheetham und Simon Shaw

Kapitel 25 Dickdarmverschluss – 351
Adam L. Farquharson, Simon Shaw und Mark Cheetham

Kapitel 26 Akute Divertikulitis – 369
Simon Shaw und Mark Cheetham

Kapitel 27 Die massive untere gastrointestinale Blutung – 385
Ghaleb Goussous und Mark Cheetham

Kapitel 28 Anorektale Notfälle – 399
Mark Cheetham und Simon Shaw

Kapitel 29 Chirurgische Komplikationen der Endoskopie – 417
Ahmad Assalia und Anat Ilivitzki

Kapitel 30 Bauchtrauma – 433
Roger Saadia

Kapitel 31 Das abdominelle Kompartmentsyndrom – 463
Ari Leppäniemi und Rifat Latifi

Kapitel 32 Die Bauchaorta betreffende Notfälle – 475
Paul N. Rogers

Kapitel 33 Gynäkologische Notfälle – 487
Danny Rosin, Paul N. Rogers, Mark Cheetham und Moshe Schein

Kapitel 34 Abdominelle Notfälle im Säuglings- und Kindesalter – 501
Wojciech J. Górecki

Kapitel 35 Urologische Notfälle – 515
Jack Baniel

Kapitel 36 Drainage der Bauchhöhle – 529
Danny Rosin, Paul N. Rogers, Mark Cheetham und Moshe Schein

Kapitel 37 Bauchdeckenverschluss – 541
Danny Rosin, Paul N. Rogers, Mark Cheetham und Moshe Schein

Kapitel 38 Vor der Landung – 553
Danny Rosin, Paul N. Rogers, Mark Cheetham und Moshe Schein

Der Schnitt

Danny Rosin, Paul N. Rogers, Mark Cheetham und Moshe Schein

Asher Hirshberg, Dr. med., trug in der ersten Ausgabe dieses Buches zu diesem Kapitel bei.

© Der/die Autor(en), exklusiv lizenziert an Springer-Verlag GmbH, DE, ein Teil von Springer Nature 2023
D. Rosin et al. (Hrsg.), *Notfallchirurgie des Abdomens*,
https://doi.org/10.1007/978-3-662-66409-4_10

> Schnitte heilen von Seite zu Seite und nicht von einem Ende zum anderen, aber die **Länge** *(wie Du wahrscheinlich weißt)* macht doch einen Unterschied.

> Dein Finger ist das beste und sicherste Instrument, um in die Bauchhöhle zu gelangen.

Hast Du jemals von dem neuen Konzept der ‚Makrolaparotomie' gehört, das besagt, dass es möglich und manchmal ratsam ist, durch direktes Einschneiden in die Bauchhöhle zu gelangen? Ja, mit einem Messer, ohne Laparoskop oder Trokare! Wusstest Du, dass diese bahnbrechende[1] Methode (ja, wir sind ein bisschen sarkastisch) nützlich sein kann – besonders in der Notfallchirurgie? Dieses Kapitel ist diesem kühnen Zugang der offenen Abdominalchirurgie gewidmet – lies in ▶ Kap. 12 über den laparoskopischen Zugang.

Der Patient liegt nun auf dem Tisch, hat Narkose und wartet auf Dein Messer. Bevor Du Dich wäschst, untersuche den entspannten Bauch. Jetzt kannst Du Dinge tasten, die nie im gespannten und druckschmerzhaften Bauch zu tasten waren. Vielleicht kannst Du dann bei einem Patienten mit einer diagnostizierten akuten Appendizitis den Gallenblasenhydrops oder den perityphlitischen Abszess in einem zur Cholezystektomie vorgesehenen Patienten tasten. Ja, das kann noch immer in den Zeiten des Ultraschalls und des CT passieren, insbesondere dann, wenn bildgebende Verfahren nicht durchgeführt wurden oder nicht zur Verfügung stehen.

Traditionell wurde in Notfallsituationen oder bei explorativer Absicht ein großzügiger und leicht zu verlängernder Längsschnitt, häufig in der Mittellinie, gewählt. Im Allgemeinen kann der Mittellinienschnitt durch die *Linea alba* schnell und relativ blutsparend gemacht werden. Auf der anderen Seite **benötigen quere Schnitte ein bisschen mehr Zeit und haben einen etwas höheren Blutverlust, weisen dafür eine geringere Rate an Wundheilungsstörungen und Narbenhernien auf.** Zusätzlich bereiten quere Schnitte weniger Schmerzen und sind daher ‚leichter' für den Patienten zu ertragen und beeinträchtigen postoperativ seine Lungenfunktion in geringerem Maße. Sie bieten eine bessere Exposition bei Patienten, deren queres Bauchmaß länger als das Längsmaß ist, so wie bei Kleinkindern oder kurzen, dicken Patienten. **Paramediane Längsschnitte gehören überwiegend der Vergangenheit an.**

Mit diesen Überlegungen im Hinterkopf sollten wir uns **eher pragmatisch als dogmatisch verhalten** und den Schnitt dem einzelnen Patienten und seiner Krankheit anpassen. **Wir sollten die Dringlichkeit der Situation, die Lokalisation und die Art der Erkrankung, das Vertrauen (oder die Unsicherheit) in die präoperativ gestellte Diagnose und den Körperbau des Patienten in diesen Überlegungen miteinbeziehen.**

Der gesunde Menschenverstand schreibt uns vor, dass der direkteste Zugang zum vorliegenden Leiden vorzuziehen ist. So kann das Gallengangssystem am besten durch einen rechtsseitigen Rippenbogenrandschnitt (‚Kocher') oder einem Oberbauchquerschnitt erreicht werden; ein rechter Rippenbogenrandschnitt

---

1 Anmerkung des Übersetzers: Im Original ‚cutting-edge', eine in Anbetracht des Themas hier sehr zutreffende Anspielung.

kann einfach nach links verlängert werden (als ‚Chevron' bekannt) und damit einen ausgezeichneten Blick auf das gesamte Abdomen bieten. Wenn durch einen begrenzten, muskelspreizenden Wechselschnitt im rechten Unterbauch eine unauffällige Appendix entdeckt wird, so kann dieser Schnitt mühelos durch Durchtrennen der Muskulatur über die Mittellinie hinaus verlängert werden, um intestinale Prozesse oder Prozesse im kleinen Becken zu erreichen. Auf der anderen Seite ist es vernünftig, wenn ein Prozess im Oberbauch entdeckt wird, den kleinen Schnitt im rechten Unterbauch zu verschließen und einen neuen, angemesseneren Schnitt zu machen. **Zwei gute Schnitte sind besser als ein schlecht platzierter.**

Der Mittellinienschnitt ist blutsparend, schnell und kann einfach verlängert werden und bietet daher eine überragende und vielseitige Übersicht; er bleibt der klassische **‚Schnitt der Ungewissheit'** – wenn der Ort der abdominalen Katastrophe nicht bekannt ist – und ist der sicherste Zugang beim Unfallpatienten. Manchmal reicht sogar ein Mittellinienschnitt nicht aus, und Du brauchst dann einen zusätzlichen Querschnitt, um weit seitliche oder im Becken liegende Bereiche zu erreichen. Wenn nötig, dann zögere nicht, es zu tun. Umgekehrt kann ein ‚Chevron'-Schnitt durch einen oberen Mittellinienschnitt verlängert werden und zu einem ‚Mercedes'-Schnitt führen. (Frage Deine Leberchirurgen, welchen Schnitt und welches Auto[2] sie bevorzugen.)

Dies ist der richtige Zeitpunkt um anzuführen, dass eine Notfalllaparotomie ohne Diagnose keine Sünde ist! Ja, ein Patient *kann* auch ohne Eintrittskarte der Computertomographie in den OP gefahren werden. Ein klinisch akutes Abdomen bleibt – wenn andere Diagnosen ausgeschlossen wurden – eine Indikation zur Laparotomie, wenn die Bauchdecke die einzige Struktur ist, die den Chirurgen von einer korrekten Diagnose trennt. Wir sagen dies hauptsächlich, um diejenigen unter Euch, die unter widrigen Umständen arbeiten, zu befriedigen und zu beruhigen (z. B. haben wir ein Stadtkrankenhaus in Osteuropa besucht, zu dem Patienten mit Krankenwagen gefahren wurden, um ein CT zu bekommen!) – **wir müssen betonen, dass eine präoperative abdominale Bildgebung nicht nur die Diagnose genau erkennen lässt, sondern auch eine große Hilfe bei der Auswahl des geeigneten Schnittes ist.** Zum Beispiel können wir bei einem Patienten, der eine Splenektomie bei sekundärer Milzruptur benötigt, einen linken Rippenbogenrandschnitt statt einem Mittellinienschnitt wählen. Das CT zeigt uns die isolierte Milzverletzung und eine Exploration des restlichen Abdomens wird nicht erforderlich sein.

Wo muss ein Mittellinienschnitt beginnen und wie lang sollte er sein? (◘ Abb. 10.1)

Die Macho-Chirurgen früherer Generationen schrien oft: „Mach den Schnitt lang. Schnitte heilen von Seite zu Seite und nicht von einem Ende zum anderen." Heutzutage, in der Ära der minimal-invasiven Chirurgie, sind wir mit den Vorteilen kürzerer Schnitte vertraut. **Bei fehlender offensichtlicher Dringlichkeit**

---

[2] Anmerkung des Übersetzers: Chevron war ein britischer Hersteller von Sportwagen und Rennfahrzeugen.

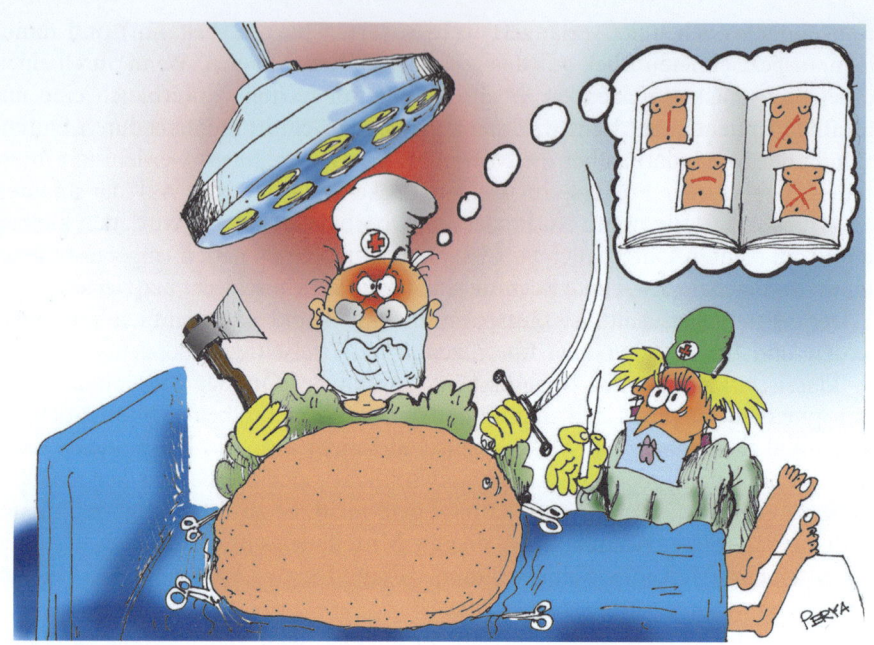

 Abb. 10.1   „Wo soll ich beginnen?"

mache erst einen kleinen Schnitt und verlängere ihn dann so, wie es nötig ist; aber akzeptiere nie eine unzureichende Exposition – Halte nie stur an einer Schlüssellochchirurgie fest. Fange aufgrund Deiner klinischen Einschätzung und der bildgebenden Verfahren mit einem oberen oder unteren Mittellinienschnitt an; wenn im Zweifel, dann beginne in Nähe des Nabels und ‚schnüffele' von dort herum, um dann in die richtige Richtung zu erweitern. Erinnere Dich an den berühmten Chirurgen aus der Schweiz, der vor mehr als 100 Jahren gesagt hat: **„Der Schnitt muss so lang wie nötig und so kurz wie möglich sein."** Schlau, eh? Bevor Du weiterliest, möchten wir, dass Du etwas mehr über Herrn Kocher erfährst (siehe ▶ https://www.nobelprize.org/prizes/medicine/1909/kocher/biographical/).

Wann solltest Du den Schnitt in den Thorax hinein verlängern?

In sehr seltenen Fällen! In der überwiegenden Mehrzahl der Fälle können Prozesse unterhalb des Zwerchfells mittels eines abdominalen Zuganges erreicht werden Die Kombination eines Rippenbogenrandschnittes mit einem oberen Mittellinienschnitt bietet eine ausgezeichnete Sicht für beinahe alle notfallmäßigen Lebereingriffen mit Ausnahme der Verletzungen der Lebervenen, die für das Einbringen eines Vena cava-Shunts über den Vorhof eine mediane Sternotomie erfordern – häufig ein sowieso vergebliches Unterfangen. **Thorakoabdominale**

Zugänge sind hauptsächlich für kombinierte thorakoabdominale Verletzungen vorgesehen (und in Ausnahmefällen für Tumore des ösophagogastralen Überganges, die die Speiseröhre ‚hochklettern'). Wenn nicht absolut notwendig, dann vermeide die Verlängerung des Laparotomieschnittes durch den Rippenknorpel – dieser heilt sehr schlecht! **In den meisten Fällen reicht eine getrennte, anterolaterale Thorakotomie.** Diese kann einfach im Sinne ‚Clamshell'-Thorakotomie zur anderen Seite verlängert werden und ermöglicht damit eine ausgezeichnete Sicht aller im vorderen Brustkorb gelegenen Strukturen. **Solltest Du das Zwerchfell durchtrennen müssen, dann tue dies mit einem seitlichen, bogenförmigen Schnitt, um die Verletzung proximaler Äste des N. phrenicus zu vermeiden.** In manchen Fällen kann während einer Laparotomie das Perikard (bei zum Beispiel Verdacht auf eine Herzbeuteltamponade) einfach durch das Centrum tendineum des Zwerchfells mit einer Kocherklemme gefasst und inzidiert werden. Wenn sich Blut entleert, dann ist es am besten, den Laparotomieschnitt mittels einer medianen Sternotomie zu verlängern.

Messer oder Diathermie?

Ein paar Studien zeigen, dass Diathermie ein paar Minuten länger braucht, während mit dem Messer etwas mehr Blut verloren wird; ansonsten sind die Ergebnisse vergleichbar. Wir nutzen beides. Bei höchster Dringlichkeit reichen wenige, schnell geführte Schnitte mit dem Messer zum sofortigen Zugang; auf der anderen Seite eignet sich die Diathermie bei queren, muskeldurchtrennenden Schnitten. **Eine angemessene Blutstillung ist ein ausschlaggebendes chirurgisches Prinzip, aber übertreibe es nicht mit der Jagd einzelner Erythrozyten und vermeide es, das subkutane Fett oder die Haut in Kohle zu verwandeln.** Die Hypothese, dass „Du kannst anhand des durch den Bovie (Elektrokauter) ausgelösten Gestankes in einem Saal abschätzen, wie schlecht ein Chirurg ist" wurde bislang nicht durch eine randomisierte Doppelblindstudie bestätigt, macht aber dennoch Sinn.

In der Praxis hören die meisten schnittbedingten ‚Bluter' spontan nach wenigen Minuten Druck mit einem feuchten Bauchtuch oder dem kurzfristigen Setzen einer Klemme auf. Falls nötig, nutze gezielte Diathermie um den lästigen Bluter an der Stelle, an der im Unterhautfettgewebe auftaucht, loszuwerden und vermeide es, blindlings in einer Blutpfütze zu brennen. Es ist auch völlig unnötig, die Faszie durch das seitliche Abschieben des Fettes zu ‚säubern'; **je mehr Du präparierst und ‚brennst', desto mehr durch Entzündungen und Infektionen[3] bedingtes nekrotisches Gewebe entsteht.**

Behalte spezielle Umstände im Auge:
- **Wenn mit einem Stoma zu rechnen ist,** dann führe den Schnitt weit weg von der geplanten Stelle aus. Du möchtest keine Toilette in der Küche!

---

3 Anmerkung des Übersetzers: Unterscheidung einer durch den Körper ausgelösten Entzündungsreaktion (inflammation) von einer bakteriellen Infektion (infection) im Englischen.

– **Das erneute Eingehen in die Bauchhöhle bei ‚kompliziertem'[4] Abdomen eines zuvor operierten Patienten** kann schwierig sein. Es kann Dir viel Zeit, Schweiß und Blut kosten, aber die wirkliche Gefahr besteht in unbeabsichtigten Enterotomien des an der Narbe adhärenten Darmes. Dies ist eine häufige Ursache für postoperative externe Darmfisteln (▶ Kap. 43)! **Die vorherrschende Meinung besagt, die Narbe für ein erneutes Eingehen zu nutzen, *falls möglich*.** Wenn Du dies tust, dann fange ein paar Zentimeter ober- oder unterhalb der Narbe an und erreiche die Bauchhöhle durch jungfräuliches Gewebe. Führe dann Deinen Finger ein und setze Dein Eingehen durch das Lösen der Verwachsungen mit der Bauchdecke sicher fort. Im Grunde bist Du ‚drin', sobald Du einen Selbsthalter einbringen und das Abdomen weit öffnen kannst. Bei einem dringenden Notfall oder wenn Du erhebliche Verwachsungen erwartest, kann es klug sein, den Schwierigkeiten aus dem Wege zu gehen und einen frischen Schnitt zu wählen. Bei dieser Konstellation vermeide es, einen *parallelen Schnitt* in Nähe des alten zu setzen, da insbesondere bei noch frischen Schnitten es zur Nekrose der dazwischen liegenden Haut kommen kann.

> **Bedenke: Die gelegentlich benötigte Stunde, um ‚ins Abdomen reinzukommen' und etwas in 5 min zu erledigen (z. B. das Lösen einer Bride beim Ileus), weist nicht auf einen ängstlichen, sondern weisen Chirurgen hin!** Du könntest Dir für das Eingehen ins Abdomen und der Exposition die Eselsbrücke der ‚4 P' merken: patience, preservation, persistence and prudence (Geduld, Schonung, Beharrlichkeit und Besonnenheit). (Manche Chirurgen könnten noch ein 5. P gebrauchen – Prozac®[5].)

Fallgruben

– Wenn Du in Eile bist, dann vergiss nicht, dass die *Leber* am obersten und die *Blase* am untersten Ende eines langen Mittellinienschnittes liegen. Verletze keines dieser Organe!
– Wenn Du in den Oberbauch eingehst, dann durchtrenne und ligiere das Ligamentum *teres* hepatis. Lass es ruhig lang: Du könntest damit die Leber anheben und hochhalten, oder es bei aufgebrauchtem Omentum als Zipfel zum Decken eines perforierten Duodenalulkus nutzen. Nutze die Gelegenheit, um das blutarme Ligamentum *falciforme,* das sich von der vorderen Bauchdecke und dem Zwerchfell bis zur Leber erstreckt, zu durchtrennen. Wenn es belassen wird, kann es von der Leber ‚abreißen' und zu lästigen Blutungen führen.
– Führst Du einen queren Schnitt über die Mittellinie hinaus, dann vergiss nicht, die direkt hinter dem M. rectus abdominis gelegenen *epigastrischen*

---

4 Anmerkung des Übersetzers: Im Original ‚hostile abdomen'. Wörtlich feindseliges Abdomen.
5 Anmerkung des Übersetzers: Internationaler Freiname Fluoxetin.

Gefäße zu ligieren oder zu umstechen. Diese können sich retrahieren, sind schwer zu kontrollieren und können zu einem sekundären Bauchdeckenhämatom führen.

- **Bei sehr adipösen Patienten** erreicht der Nabel in aufrechter Stellung das Schambein. Nach Anheben der Fettschürze kannst Du zwar einen unteren Mittellinienschnitt zwischen Nabel und Schambein setzen, aber postoperativ wird dieser durch die schwitzige (und übelriechende) Fettschürze mazerieren. Bei Superadipösen wird daher ein oberhalb des Nabels gesetzter Mittellinienschnitt einen besseren Zugang zum Unterbauch bieten. (Gehe übrigens behutsam mit fettem Omentum um, da es bei Zug leicht reißt und Blutungen des verletzten Omentums, wenn man diesen Teil nicht resezieret, schwer zu stillen sind.)

„Bete vor einer Operation, aber bedenke, dass auch Gott einen falschen Schnitt nicht ändern kann."

Arthur H. Keeney

„Entscheidend ist es, einen Schnitt zu machen. Wenn es der falsche Schnitt ist, dann mache einen anderen Schnitt."

Matthew Reeds

Die Erkundung der Bauchhöhle: finde den Fehler

Danny Rosin, Paul N. Rogers, Mark Cheetham und Moshe Schein

Asher Hirshberg, MD, hat in der ersten Auflage dieses Buches an diesem Kapitel mitgearbeitet.

© Der/die Autor(en), exklusiv lizenziert an Springer-Verlag GmbH, DE, ein Teil von Springer Nature 2023
D. Rosin et al. (Hrsg.), *Notfallchirurgie des Abdomens*,
https://doi.org/10.1007/978-3-662-66409-4_11

> *In der Chirurgie gilt, zuerst und am meisten die Augen, danach und weniger die Finger, zuletzt und am wenigsten die Zunge.*
>
> **Sir George Murray Humphry**

> *Lass niemals die Haut zwischen Dir und der Diagnose stehen.*
> (Ein in unserer modernen Welt der Bildgebung etwas veralteter und überholter Aphorismus – aber in einer Notfallsituation gelegentlich immer noch hilfreich…).

Heutzutage weiß der Chirurg normalerweise, was ihn erwartet, wenn er die Bauchhöhle eröffnet – vor allem aufgrund der verbreiteten Anwendung bildgebender diagnostischer Verfahren; das klinische Bild und/oder ergänzende Tests führen ihn zum Krankheitsgeschehen. In manchen Fällen leiten ihn allerdings nur die peritonealen Reizzeichen und er erforscht das Unbekannte in der Annahme, dass die Bauchhöhle voller Blut oder Eiter ist. Für gewöhnlich spekuliert der Chirurg über die voraussichtliche Diagnose, bleibt aber immer offen für das Unerwartete (mancherorts vergleicht ‚Big Brother' unsere prä- und postoperativen Diagnosen – von uns erwartet man, dass wir immer richtig liegen, während sie das Budget verbocken dürfen…). **Das macht die Chirurgie beim akuten Bauch so spannend und herausfordernd – die immer lauernde Katastrophe und die Sorge, ob Du in der Lage bist, sie vollständig zu bewältigen oder nicht.** Ja, selbst in den Tagen von CT und MRT kann der Bauch voller Überraschungen sein! Wenn Du keine Überraschungen magst, geh hin und werde Dermatologe.

11 Die Exploration der Bauchhöhle (◘ Abb. 11.1)

Während die genaue Reihenfolge und das Ausmaß der abdominellen Exploration an die klinischen Umstände angepasst werden müssen, sind die beiden grundsätzlichen Stadien jeder Erkundung:
- Identifizierung des spezifischen Krankheitsgeschehens, das zur Laparotomie geführt hat
- Routineexploration der Bauchhöhle.

Es gibt einen deutlichen Unterschied zwischen einer Laparotomie aufgrund einer nicht-traumatischen Ursache, wie Darmverschluss, Entzündung oder Peritonitis, und einer Laparotomie aufgrund eines Traumas mit intraabdominaler Blutung.
  So, Du hast das Peritoneum eröffnet, was nun? Dein Vorgehen hängt davon ab, wie dringlich die Situation ist (dem Zustand des Patienten), dem Mechanismus der Erkrankung (spontan versus Trauma) und den ersten Befunden (Blut, Darminhalt, Galle, Eiter). Was auch immer Du findest, halte Dich an die wesentlichen **Prioritäten:**
- Identifiziere und stoppe aktive Blutungen.
- Identifiziere und kontrolliere eine anhaltende Kontamination.

Lass Dich dabei nicht von Banalitäten ablenken. Jage nicht jedem roten Blutkörperchen oder Bakterium nach, derweil der Patient verblutet. Während ein Patient aus

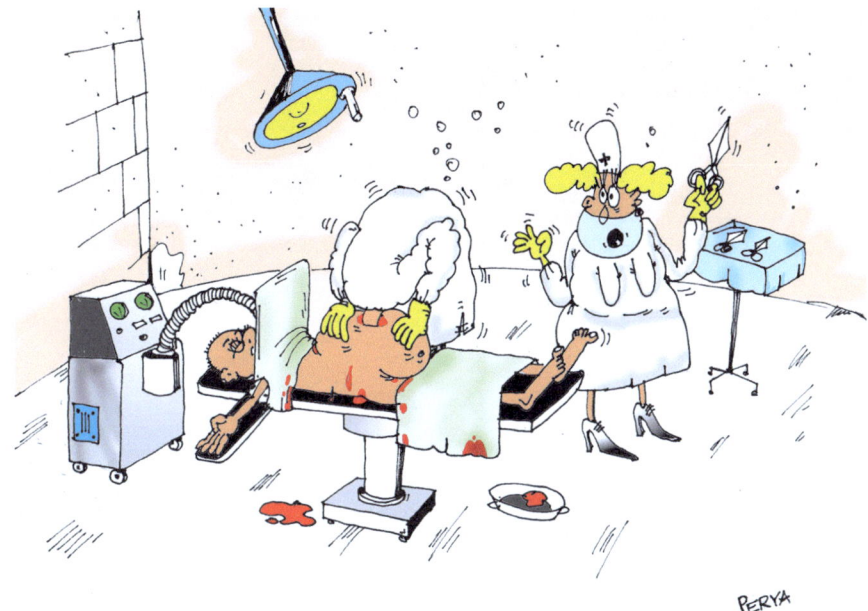

Abb. 11.1 „Hey Doktor, haben Sie irgendwas gefunden?"

einer eingerissenen Vena cava inferior verblutet, solltest Du beispielsweise keine kleinen Einrisse im Mesenterium übernähen. Das ist kein Scherz – Chirurgen lassen sich leicht ablenken.

Blut in der Bauchhöhle

Der Patient mag ein stumpfes oder penetrierendes Trauma oder auch gar kein Trauma erlitten haben; im letzteren Fall leidet er an einer **idiopathischen spontanen intraabdominellen Blutung** (im Englischen **abdominal apoplexy**), einer seltenen Entität, deren Ätiologie in ▪ Tab. 11.1. zusammengefasst ist.

Vielleicht hast Du anhand der klinischen Zeichen eines hypovolämischen Schocks oder der Befunde in CT oder Ultraschall freies intraperitoneales Blut erwartet. Dein Vorgehen hängt vom Ausmaß der Blutung und dem Grad der resultierenden hämodynamischen Beeinträchtigung ab. **Wenn das Abdomen voller Blut und der Patient instabil ist, solltest Du schnell handeln.**

Beherrsche die Situation
– Erweitere Deinen anfänglichen Zugang großzügig (vermeide Leber und Blase).
– Verlagere den kompletten Dünndarm vor das Abdomen (schnell, aber sanft – vermeide Einrisse ins Mesenterium).

◘ **Tab. 11.1** CT Ursachen einer spontanen intraabdominalen Blutung („abdominal apoplexy")

Vaskulär

✓	Rupturiertes Bauchaortenaneurysma
✓	Rupturiertes Aneurysma einer Viszeralarterie (hepatica, gastroduodenalis, splenica, pankreatiko-duodenalis, renalis, gastroepiploica, colica media, mesenterica inferior, gastrica sinistra, iliocolica) – kann mit einem Ehlers-Danlos-Syndrom oder einer anderen Erkrankung des Bindegewebes assoziiert sein
✓	Intraperitoneal rupturierte Varizen bei Pfortaderhochdruck
✓	Spontanruptur der Vena iliaca

Gynäkologisch

✓	Ruptur bei extrauteriner Schwangerschaft
✓	Spontanruptur des schwangeren Uterus bei Placenta percreta
✓	Postpartale Ruptur einer Ovarialarterie
✓	Spontanblutung aus dem Ovar (idiopathisch, rupturierte Follikelzyste oder *corpus luteum*, Ovarialkarzinom)

Pankreatitis

✓	Erosion umliegender, in das Entzündungsgeschehen einbezogener Gefäße bei akuter Pankreatitis, chronischer Pankreatitis oder einer Pankreaspseudozyste

Leber

✓	Ruptur eines gutartigen (typischerweise ein Adenom) oder bösartigen Lebertumors

Milz

✓	Spontane Ruptur (infektiöse Mononukleose)

Nebenniere

✓	Spontanblutung: normale Drüse (bei Meningokokkenbakteriämie) oder im Rahmen eines Tumors

Niere

✓	Spontanruptur: normale Niere oder im Rahmen eines Tumors (Angiomyoplipom)

Antikoagulation

✓	Antikoagulierte Patienten neigen zu spontanen retroperitonealen, intraperitonealen oder Bauchwandblutungen (Rektusscheidenhämatom) – oft aufgrund eines nicht beachteten Bagatelltraumas

Unerkanntes oder verdrängtes Trauma

✓	Der Patient hat den Tritt in den oberen linken Quadranten, der seine Milz zerrissen hat, ‚vergessen'

Verschiedenes

✓	Rupturierte akute Cholezystitis
✓	Mediolytische Arteriopathie einer Omentalarterie
✓	Polyarteriitis nodosa

> - Entferne das Blut so schnell wie möglich – halte immer zwei große Sauger bereit.
> **Bei einem massiven Hämoperitoneum ist es allerdings besser, das Blut mit der Hand/Tüchern/einer Nierenschale herauszulöffeln, weil Sauger schnell verstopfen.**
> - Tamponiere alle vier Quadranten fest mit Bauchtüchern.

Das Ausräumen eines massiven Hämoperitoneums verschlimmert die Hypovolämie vorübergehend. Es hebt den Tamponadeeffekt auf und vermindert die intraabdominelle Hypertension (▶ Kap. 31), was dazu führt, dass sich das Blut kurzzeitig im venösen Kreislauf sammelt. Komprimiere in diesem Stadium die Aorta an ihrem Durchtritt durch das Zwerchfell, oder durch das kleine Netz, und gib dem Anästhesisten Zeit, mit dem Blut- und Flüssigkeitsbedarf mitzuhalten.

Sei geduldig, hetze Dich nicht; mit Deiner Hand oder einem großen Wundhaken (vorsichtig!) an der Aorta, das Abdomen tamponiert und die Durchblutung der lebenswichtigen Durchblutung der Organe des Patienten sich erholend, hast Du fast alle Zeit der Welt. Lass Dich in diesem Stadium nicht in Versuchung führen weiter zu operieren, das kann in einer erfolgreichen Blutstillung bei einem toten Patienten enden. Entspann Dich, plane den nächsten Schritt, bedenke, dass Du Dir ab jetzt nur noch einen begrenzten Blutverlust erlauben kannst, bevor die Abwärtsspirale aus Hypothermie, Azidose und Koagulopathie – ‚das Dreieck des Todes' – Dein Bemühen um Blutstillung weiter erschwert.

Erster Überblick (Primary survey, siehe auch ▶ Kap. 30)

Jetzt bist Du bereit, lebensbedrohliche Verletzungen zu erkennen und zu behandeln. Anfänglich wird sich Deine Suche am zugrunde liegenden Mechanismus orientieren. **Bei einer penetrierenden Verletzung sollte die Blutungsquelle nahe dem Schuss- oder Stichkanal liegen; bei einem stumpfen Trauma stammt die Blutung wahrscheinlich aus einem rupturierten parenchymatösen Organ – Leber oder Milz, dem pelvinen Retroperitoneum oder einem Riss im Mesenterium.**

Entferne nacheinander in jedem Quadranten die Tamponade, sauge, tamponiere erneut und achte darauf, wo sich erneut Blut sammelt (aktive Blutung) oder ein Hämatom findet. Beginn mit der Hämostase, nachdem Du die Blutungsquelle(n) korrekt identifiziert hast, das restliche Abdomen bleibt tamponiert. Falls es die Verhältnisse erlauben, **kontrolliere die von eröffnetem Darm ausgehende Kontamination** durch Klemmen, Stapler oder Abbinden; oder in verzweifelten Situationen durch erneutes Tamponieren.

Bleibe dauernd auf Empfang für Dinge, die hinter der Blut-Hirn-Schranke passieren (BHS) – das ist der grüne Vorhang zwischen Dir und den Anästhesisten. Weck sie ab und zu auf und erkundige Dich, wie es dem Patienten geht. Erkläre bei dieser Gelegenheit auch, wie es Dir geht und was Du tust. In dieser Situation ist die Kommunikation zwischen den Mitgliedern des Teams unverzichtbar. **Während Du damit beschäftigt bist, die Vena iliaca zu flicken, mag der Patient eine

Perikardtamponade oder einen Pneumothorax entwickeln. Vermeide also einen Tunnelblick und lass Deine Antennen immer auf Empfang!

Zweite Untersuchung (Secondary survey)

Jetzt ist die Quelle der Massenblutung dauerhaft oder temporär unter Kontrolle und die Hämodynamik des Patienten ist stabilisiert. Jetzt, da Du und der Patient nicht mehr so in Adrenalin schwimmen, kannst Du Deine Aufmerksamkeit dem ganzen Rest zuwenden und Dich genauer umsehen. Mit wachsender Erfahrung solltest Du bei der Untersuchung der Bauchhöhle effizienter, aber niemals weniger sorgfältig werden, **denn ‚übersehene' abdominelle Verletzungen sind weiterhin häufig Ursache einer vermeidbaren Morbidität.** Die praktische Durchführung einer systematischen Untersuchung des Abdomens ist unten dargestellt.

Intraperitoneale Kontamination oder Infektion

– Zuerst registrierst Du den abstoßenden **fäkulenten Geruch** oder **fäkulent aussehende** Flüssigkeit, die anaerobe Bakterien in Hülle und Fülle sowie in der Regel eine Infektionsquelle im Darm ankündigen. Beachte trotzdem, dass nicht beachtete Infektionen jeder Ursache durch das Überwiegen von Anaerobiern *pseudofäkulent* wirken können.
– Sei Dir bewusst, dass ein Hohlorgan perforiert ist, wenn beim Eröffnen des Abdomens mit einem Zischen **Gas entweicht.** Wenn kein Trauma vorliegt, bedeutet das meistens ein perforiertes peptisches Ulkus oder eine Sigmadivertkulitis.
– **Gallige Verfärbung** des Exsudats weist auf eine Erkrankung der Gallenwege, von Magen, Duodenum oder proximalem Dünndarm hin.
– **Dunkle Flüssigkeit (wie Stout Bier)** und **Fettnekrosen** weisen auf eine Pankreasnekrose oder eine Infektion in der Bursa omentalis hin. Der große John Hunter (lies über ihn nach: ▶ https://www.rcseng.ac.uk/museums-and-archives/hunterian-museum/about-us/john-hunter/) beobachtete, dass „Magensaft eine etwas transparente Flüssigkeit ist, die ein wenig salzig oder brackig schmeckt", aber wir erwarten von Dir nicht, dass Du so weit gehst! **Was auch immer die Quelle von Kontamination oder Eiter ist, sauge und wische sie so schnell wie möglich weg.**

Ganz allgemein führt Dich Galle nach oben und Stuhl nach unten, nur ‚simpler' Eiter kann von überall her kommen. Beginne bei weiter unklarem Ursprung mit einer systematischen Suche, dabei solltest Du alle potenziellen intraperitonealen und retroperitonealen Quellen ‚von der Speiseröhre bis zum Rektum' im Kopf haben. Bleibe bei Deiner Suche hartnäckig. Wir erinnern uns an den Fall einer Spontanperforation des Rektums bei einem jungen Mann, der zweimal von erfahrenen Chirurgen exploriert wurde und bei dem beide Male das winzige Loch im rektovesikalen Pouch übersehen wurde. Es wurde (von einem einfachen Assistenzarzt) bei der dritten Operation gefunden.

Trotzdem findet man gelegentlich den Ursprung der Kontamination oder der sekundären Peritonitis nicht. Findet sich in der Gram-Färbung ein *einziges* Bakterium – im Gegensatz zu einigen wenigen – liegt die Diagnose einer **primären Peritonitis** nahe, da die *sekundäre Peritonitis* (im Sinne von sekundärer Folge einer viszeralen Erkrankung) immer polymikrobiell ist. Mehr darüber in ▶ Kap. 13.

Richtung und praktisches Vorgehen der Exploration

Das hängt vom Anlass der Laparotomie ab; fangen wir mit einem allgemeinen Plan an.

Die Bauchhöhle umfasst **zwei Kompartimente: das suprakolische und das infrakolische Kompartiment.** Das (Meso-) Kolon transversum bildet die Trennlinie und liegt bei einer Inzision zwischen Xyphoid und Pubis in der Mitte des Schnittes (ein wenig oberhalb des Bauchnabels oder *belly button*).

Wir fangen bevorzugt im infrakolischen Kompartiment an: das Querkolon wird nach oben gehalten, der Dünndarm (mit feuchten, warmen Bauchtüchern geschützt) vor verlagert und das Rektosigmoid identifiziert. Die Exploration beginnt bei Frauen mit den Reproduktionsorganen, danach richtet sich die Aufmerksamkeit auf die Inspektion und Palpation des Rektosigmoid, wandert zum linken, queren, dann rechten Kolon und zum Zäkum, die Inspektion des Mesokolons eingeschlossen. Der Assistent folgt der Untersuchung mit sukzessiven Bewegungen des Hakens in seiner Hand und retrahiert die Enden der Inzision so, dass er Dir eine gute Sicht ermöglicht, auf welche Struktur im Bauch auch immer sich Deine Aufmerksamkeit richtet. Die Exploration des Dünndarms geht dann von der Ileozäkalklappe retrograd bis zum Treitzschen Band weiter, wobei besonders darauf geachtet wird, sowohl den ‚anterioren' als auch den ‚posterioren' Aspekt jeder Darmschlinge als auch deren Mesenterium zu inspizieren.

Danach wendet sich die Aufmerksamkeit dem **suprakolischen Kompartiment** zu. Das Querkolon wird nach unten verlagert und der Chirurg besichtigt und palpiert Leber, Gallenblase, Magen (einschließlich der korrekten Lage einer Magensonde) und Milz. **Mit besonderer Sorgfalt muss eine iatrogene Verletzung der Milz, verursacht durch zu starken Zug an Magen oder großem Netz, vermieden werden.**

Eine vollständige Exploration des Bauchraums schließt die **Bursa omentalis** ein, am besten durch das **gastrokolische Omentum.** Auf der linken Seite besteht das Omentum für gewöhnlich nur aus **einer dünnen avaskulären Membran,** deshalb sollte das der bevorzugte Zugang zur Bursa omentalis sein. Achte darauf, das Querkolon nicht zu verletzen, das zum gastrokolischen Omentum adhärent sein kann. Ein verirrter Chirurg kann überzeugt sein, die Bursa omentalis zu öffnen, während er ein Loch ins Querkolon schneidet. Falls ‚vaskulär', wird das Omentum zwischen Ligaturen (oder mit einem Deiner modernen Energie abgebenden Apparate) durchtrennt und ermöglicht so den freien Blick auf Pankreaskorpus und -schwanz. **Solltest Du die Bursa (oberhalb des Magens) durch das Omentum minus eröffnen, achte darauf keinerlei pulsierende im Oberrand des Netzes verlaufende Gefäße zu durchtrennen, da es sich um eine aus der Arteria gastrica sinistra entspringende aberrierende Arteria hepatica sinistra handeln kann!**

Zwei entscheidende Manöver sind die Schlüssel zur **Exploration retroperitonealer Strukturen,** sie sollten genutzt werden, wann immer ein Zugang zum Retroperitoneum notwendig erscheint.

— Das ‚Kocher-Manöver' mobilisiert das duodenale C und den Pankreaskopf, indem die dünne Membran (das posteriore Peritoneum) über dem lateralen Teil des Duodenums inzidiert und schrittweise Duodenum und Pankreaskopf nach medial angehoben werden. Dieses Manöver ist ebenso der Schlüssel zur Darstellung der rechten Niere und deren Hilus sowie der rechten Nebenniere. Das Kocher-Manöver kann nach lateral und caudal, um die rechte Kolonflexur sowie entlang der ‚weißen Linie' am lateralen Aspekt des Kolons bis ganz hinunter zum Zäkum erweitert werden. Das erlaubt die **Rotation des rechten Kolons nach medial** und ermöglicht eine gute Darstellung der rechtsseitigen retroperitonealen Strukturen wie der inferioren Vena cava, den Iliakalgefäßen und des rechten Ureters. Diese Inzision lässt sich weiter um das Zäkum und in supero-medialer Richtung entlang der Linie, an der sich Dünndarmmesenterium und hintere Bauchwand vereinen, verlängern. Dadurch wird es möglich, den mobilisierten Dünndarm nach oben zu schwenken – das sogenannte *Cattell-Braasch-Manöver*. Dadurch erreicht man eine optimale Darstellung des gesamten inframesokolischen Retroperitoneums, einschließlich der Aorta und ihrer infrarenalen Abgänge.

— Das zweite Schlüsselmanöver wird ‚**linksseitiger Kocher'**, ‚**Medialrotation der Eingeweide'** oder von manchen auch ‚**Mattox-Manöver'** genannt und wird besonders dafür genutzt, um Zugang zur Bauchaorta in voller Länge sowie zu den linksseitigen retroperitonealen Organen zu erreichen. Abhängig von den darzustellenden Strukturen beginnt man dieses Manöver entweder lateral der Milz (splenophrenisches und splenorenales Ligament) und arbeitet sich nach kaudal oder entlang der weißen ‚Toldt-Linie' lateral der Verbindung von Kolon deszendens und Sigma und arbeitet sich nach cranial vor. Das Peritoneum wird inzidiert und die Eingeweide, linkes Kolon, Milz und Pankreasschwanz eingeschlossen, schrittweise nach medial mobilisiert. Abhängig vom Ziel der chirurgischen Exploration kann die linke Niere entweder mobilisiert oder *in situ* belassen werden.

Bei einem **spontanen (nicht traumatischen) Hämoperitoneum** musst Du nach einem rupturierten Aneurysma von Aorta, Iliakal- oder Viszeralarterien, einer ektopischen Schwangerschaft, einem blutenden Lebertumor, der Spontanruptur einer vergrößerten Milz oder einer der anderen in ◘ Tab. 11.1. aufgezählten Ursachen suchen.

Bei einer **penetrierenden Verletzung** folgst Du unter Beachtung von Energie, Geschwindigkeit und möglicher Fragmentierung des Projektils der Bahn zwischen Ein- und Austrittswunde. **Suche bei jeder Eintrittswunde in ein Organ oder Blutgefäß nach der Austrittswunde!** Letztere mag in der zur Bursa omentalis gerichteten Magenhinterwand, dem zum Retroperitoneum gerichteten Teil des Duodenums oder dem mesenterialen Teil der Dünndarmwand verborgen sein. **Eine Austrittswunde zu übersehen, bedeutet oftmals das Todesurteil für Deinen Patienten!**

Es ist allerdings die **stumpfe Bauchverletzung,** die die am weitesten ausgedehnte und die am wenigsten gerichtet Suche erfordert: von der Oberfläche beider Zwerchfellkuppeln zum Becken, von parakolischer Rinne zu parakolischer Rinne, an allen soliden Organen, entlang der vollen Länge des Gastrointestinaltrakts und im Retroperitoneum (das Retroperitoneum selektiv, wie in ▶ Kap. 30 erörtert). **Die exakte Reihenfolge der Exploration ist weniger wichtig als deren Sorgfalt.**

Benutze Deinen gesunden Menschenverstand…

Schnarchst Du schon? Bisschen langweilig, nicht? Also, ‚wach auf und hör' zu: weil sich dieses Buch auch an angehende Fachärzte richtet, mussten wir die vollständige ‚klassische Exploration des Abdomens' beschreiben. Aber offen gesagt, wenn der Patient aus einer Leberruptur blutet, würden wir den Oberbauch explorieren, und falls das infrakolische Kompartiment makellos und trocken aussieht, würden wir es in Ruhe lassen. **Benutze also Deinen gesunden Menschenverstand:** suche bei einem Patienten mit einer blutenden Milz nicht nach einer Ovarialzyste. Wie Dr. Leo Gordon sagte: **„Wenn der gesunde Menschenverstand gegen das Protokoll steht, richte Dich nach dem gesunden Menschenverstand."**

Und welche Retraktoren?

Benutze, was immer in Deiner Einrichtung verfügbar ist. In den meisten Situationen bevorzugen wir einen der **von Hand** durch den Assistenten **gehaltenen Rektraktoren.** Aber nicht jeder Assistent ist so aktiv oder so passiv, wie Du es Dir wünschst. Wie Arthur E. Hetzler schrieb: „Falls ich jemals vorsätzlich einen Mord begehe, werde ich mir einen unaufmerksamen und bockigen Assistenten als mein Opfer wählen. Ich werde jemanden auswählen, der oft genug assistiert hat und verblendet genug ist zu denken, er könne die Arbeit besser als der operierende Chirurg tun. Für gewöhnlich wird dieser Höhepunkt um die dritte Woche der Assistenzzeit erreicht."

In manchen Situationen empfiehlt sich ein ‚passiver', fixierter Retraktor (auch bekannt als ‚stiller Assistent') – besonders bei Operationen im Becken oder Oberbauch. Macht man eine mediane Laparotomie ist der gute alte Balfour Retraktor hilfreich. Natürlich mag Dein Krankenhaus auch einen dieser schicken multiarm Retraktoren (egal ob Omni-Tract® oder wie auch immer genannt) oder den genialen Bookwalter® Ring Retraktor besitzen; manche Chirurgen benutzen sie gerne – ganz besonders diejenigen, die keine Assistenzärzte haben und sich auf verschlafene OP-Schwestern verlassen müssen. Wir versuchen diese Art mechanischer Retraktoren gezielt einzusetzen: oft dauert es länger sie zu platzieren, als die eigentliche Operation und wir hassen es, wenn ein scharfkantiges Stück Metall unseren Wanst punktiert. Aber wenn Du eine tiefe und langwierige Dissektion erwartest – ein fixierter, eleganter Retraktor kann aus einem Kampf eine reine Freude machen.

Weitere Punkte: die Schwere der Verletzung beurteilen

Die Exploration nach einem Trauma endet mit der strategischen Entscheidung über die nachfolgenden Schritte. Vergiss in diesem Augenblick die vielen verfügbaren Scores, mit denen man die Verletzungsschwere einzelner Organe einteilen kann, sie sind nur von akademischem Wert; **aus Sicht des Operateurs existieren bei Bauchorganen genau zwei Verletzungsmuster: ‚kleines Problem' und ‚großes Problem':**

– ‚**Kleines Problem'** bezieht sich auf Verletzungen, die aufgrund der leichten Zugänglichkeit des verletzten Organs oder der einfachen chirurgischen Durchführbarkeit gut beherrschbar sind (z. B. Splenektomie, Umstechung mesenterialer Blutungen oder Resektion einer Kolonperforation). Verbluten oder Verlust der chirurgischen Kontrolle stellen keine unmittelbare Bedrohung dar. Unter diesen Umständen kannst Du direkt mit der definitiven Behandlung oder der Bekämpfung des ursächlichen Problems weiter machen.
– ‚**Großes Problem'** meint, dass die Verletzung oder akute Erkrankung sich aufgrund ihrer Komplexität oder schlechten Zugänglichkeit nicht einfach beheben lässt (etwa eine höhergradige Leberverletzung, eine schwere retroperitoneale Gefäßverletzung im suprakolischen Kompartiment oder ein zerstörter pankreatiko-duodenaler Komplex). **Hier lautet das Geheimnis des Erfolgs, die Operation ZUNÄCHST ZU STOPPEN,** sobald eine temporäre Blutstillung (für gewöhnlich durch Finger oder Hand) erreicht ist. Informiere alle Mitglieder von OP- und Anästhesieteam über den aktuellen Stand Deines Plans. Lass Deinem Anästhesisten die Zeit, die er benötigt, um den Patienten hämodynamisch zu stabilisieren und noch mehr Blutprodukte zu besorgen. Außerdem ist das jetzt der richtige Zeitpunkt, um kompetentere Hilfe zu suchen und das operative Vorgehen zu planen, weitere Darstellung und Mobilisation eingeschlossen. Die Vorbereitung ist für das Überleben Deines Patienten entscheidend.

> **Merke:** Beim Traumapatienten ist die erste Exploration des Bauchraums sehr oft unvollständig, weil aufgrund des kritischen Zustands des Patienten jede Minute zählt und Verletzungen ganz einfach in der Reihenfolge ihrer Entdeckung versorgt werden. **In diesem Fall musst Du die Exploration vollständig zu Ende bringen, bevor der Eingriff beendet wird.**

Zu guter Letzt: *primum non nocere* **(Zuerst einmal nicht schaden).** Das gilt zwar überall in der Medizin, ist bei der Exploration des Bauchraums aber von größter Bedeutung. Der verletzte oder infizierte Inhalt der Bauchhöhle kann entzündet, geschwollen, adhärent, brüchig und spröde sein. Unvorsichtige und schlampige Manipulation und Separation der Eingeweide kann während der Exploration zusätzliche Blutungen induzieren, zu weiteren Darmwanddefekten führen oder existierende vergrößern. Und wie immer bedeuten zusätzliche Probleme auch zusätzliche Therapien und Morbidität.

11 Die Erkundung der Bauchhöhle: finde den Fehler

Als Chirurg, der sich um akute Notfälle im Abdomen kümmert, hast Du die Chance Glück und große Erfüllung zu finden. Versuche, Dir das nicht dadurch kaputtzumachen, in dem Du Deine Patienten gefährdest; der Sturz vom Adrenalin induzierten ‚Hoch' zum Fehler induzierten ‚Tief' kann sehr schmerzhaft sein.

> „Wenn der Doktor Zweifel hat und der Patient in Gefahr ist, mach einen explorativen Schnitt und kümmere Dich so gut Du kannst um das, was Du findest."
>
> Robert Lawson Tait

Der laparoskopische Zugang in der abdominellen Notfallchirurgie

Danny Rosin, Paul N. Rogers, Mark Cheetham und Moshe Schein

> *Die Laparoskopie hat Ähnlichkeit mit des Kaisers neuen Kleidern. Wenn Du Dich dem Chor der Begeisterung nicht anschließt, dann hält man Dich entweder für dumm oder ungeeignet. Aber es muss jemand die Wahrheit sagen.*
> Roland Andersson

Allgemeine Prinzipien

Die Laparoskopie wurde schon seit Längerem Teil unserer täglichen Routine und, auch wenn wir noch immer über ihren Stellenwert bei bestimmten Verfahren diskutieren, kannst Du damit nach einiger Übung und Erfahrung zuversichtlich und mit Selbstvertrauen in die Bauchhöhle gelangen und die entsprechenden Instrumente nutzen. **Was ist also im Vergleich zur normalen laparoskopischen Cholezystektomie so besonders und anders in der Notfalllaparoskopie?**
Nun, ziemlich viel...

- Die Diagnose mag schwer zu fassen sein.
- Die Physiologie des Patienten kann gestört werden.
- Die in der Bauchhöhle vorliegenden Bedingungen können ungünstig sein.
- Die Geschwindigkeit könnte von entscheidender Bedeutung sein.
- Der Operationszeitpunkt kann ungünstig sein: kein erfahrenes OP-Personal, das vorhandene OP-Personal ermüdet, Du mit nicht vertrauten Bedingungen mit wenig Assistenz konfrontiert.

Ganz allgemein können sowohl der Entscheidungsprozess als auch die OP-Technik bei einem chirurgischen Notfall komplizierter sein. Sogar Verfahren, mit denen Du vertraut bist (laparoskopische Cholezystektomie) können zu einer Herausforderung werden – zum Beispiel bei einer akuten gangränösen Cholezystitis. Aber, wie Du aus der elektiven Chirurgie weißt, ist das verminderte chirurgische Trauma der Bauchdecke von Vorteil, vielleicht um so mehr bei einem Patienten mit einer akuten Erkrankung, der seine ‚Heilkräfte' dafür braucht. Die üblichen, potenziellen Vorteile der Laparoskopie – weniger Schmerzen, kürzere Darmatonie und schnellere Mobilisierung – sind unter Notfallbedingungen relevant. Auf der anderen Seite zeigt die obige Liste, dass eine Notfalllaparoskopie kein Spaziergang im Park ist, und das Risiko eines komplizierten Verlaufes erhöht ist.
Aber bevor Du Dich entscheidest, diese ausgezeichnete Methode anzuwenden, musst Du ihre Grenzen kennen und, noch wichtiger – **Du musst Dir DEINER Grenzen bewusst sein.** Auswahl, Fingerfertigkeit und klinische Bewertung müssen Deine Entscheidungen leiten, wann und ob Du laparoskopisch vorgehst, wie Du sie sicher ausführst, wann Du umsteigst und wann Du auf sie vollständig verzichtest.

Mögliche Vorteile

- **Diagnose.** Auch mit den modernen Bildgebungsverfahren operieren wir noch immer Patienten, die uns überraschen können. Das CT hat die Chirurgie der unauffälligen Appendix nicht unterbunden. Freie Luft kann aus einem Hohlorgan stammen, das wir nicht im Visier hatten. Der Darmverschluss in einem metastasierten Patienten könnte durch eine einzige Bride bedingt sein. **Diese und andere Konstellationen können natürlich durch eine durch eine große, ‚formale' Laparotomie entdeckt und behandelt werden, aber was, wenn wir auf Kosten der Exploration das Trauma der Bauchdecke reduzieren können?** Die Laparoskopie kann die Diagnose stellen und uns zur erforderlichen Intervention führen. **Auch wenn dann ein offener Zugang doch nötig wird, so kann dieser dann zielgerichtet, durch einen kleineren Schnitt dort ausgeführt werden, wo sich das Problem befindet.**
- **Chirurgisches Trauma.** Bei einem Patienten, der an einer akuten abdominalen Erkrankung leidet, ist es wünschenswert, die zusätzliche physiologische Belastung durch einen großen Bauchschnitt zu vermeiden. Schmerzen, Darmatonie, Immobilität, respiratorische Insuffizienz – alle können bei einem Patienten mit einem entzündlichen abdominalen Geschehen oder einem Darmverschluss auftreten – warum dann noch einen langen Schnitt hinzufügen, um das entzündliche Feuer anzuheizen? **Eine geringere Gewebeschädigung beschleunigt die Erholung.**
- **Wundheilungsstörungen.** Bei Notfällen sind das Risiko einer Wundinfektion, einer Wundheilungsstörung, einer Wunddehiszenz und einer eventuellen Narbenhernie erhöht. **Die Laparoskopie kann diese Komplikationen durch das Setzen kleiner, gezielter Schnitte vermeiden oder zumindest das Risiko reduzieren.**

Mögliche Schwächen

Die oben angeführten Vorteile sollten den vielen möglichen Schwierigkeiten und Risiken, die bei einem Patienten mit einem akuten Abdomen zu erwarten sind, entgegengesetzt werden. Diese beziehen sich sowohl auf den Allgemeinzustand des Patienten als auch auf die besonderen, in der Bauchhöhle vorgefundenen Befunde. **Die sich entwickelnden Komplikationen oder gar das Versterben des Patienten könnten durch einen offenen Zugang oder ein rechtzeitiges Umsteigen vermieden werden.**

Nachfolgend einige Nachteile der Laparoskopie:
- **Hämodynamische Instabilität.** Trotz der bekannten Auswirkungen auf das kardiovaskuläre und respiratorische System werden die Auswirkungen der Insufflation der Bauchhöhle mit CO_2 unter elektiven Bedingungen gut vertragen. Bei einem hypovolämischen oder septischen Patienten mit geblähtem Abdomen und respiratorischer Insuffizienz muss dies jedoch nicht der Fall sein. **Die durch den erhöhten intraabdominalen Druck und der verminderten Perfusion ausgelöste zusätzliche Belastung kann das präoperativ empfindliche**

physiologische Gleichgewicht ohne Weiteres stören. Ein offener Bauch könnte sogar Teil der Behandlung sein…
- **Zeitdruck.** Blutende Patienten können Verzögerungen sicherlich nicht gebrauchen. Ein Traumapatient im Schock ist nicht der geeignete Patient, um Deine Hand-Augen-Koordination zu üben. **Laparotomiere und stoppe die Blutung!**
- **Platzmangel.** Sicheres und erfolgreiches Laparoskopieren braucht Platz. Ein Dickdarmileus wird Dir nicht genügend Raum lassen und schließt eine Laparoskopie nahezu aus. Eine dicke, ödematöse Bauchdecke (häufig nach aggressivem Volumenausgleich) mit eingeschränkter Compliance wird Dir kaum genügend Raum zum Arbeiten lassen oder einen hohen (und gefährlichen) Insufflationsdruck benötigen. Ein Dünndarmverschluss lässt Dir vielleicht genügend Raum, wird Dir aber das Leben nicht leicht machen – **extreme Vorsicht und eine hohe Expertise sind nötig, um katastrophale Verletzungen wie das Ergießen des aufgestauten Darminhaltes in den Bauch zu vermeiden; wir kennen dementsprechende Fälle mit tödlichem Ausgang.**
- **Technische Grenzen.** Die bei akutem Abdomen vorgefundenen Befunde können die Möglichkeiten, das Problem laparoskopisch zu lösen, einschränken. Adhäsionen, Ödem, überblähter Darm – **all dies kann das für eine schnelle und sichere Operation notwendige Handling, Weghalten, Manipulieren und Mobilisieren behindern.**
- **Übersehene Ursachen.** Der eingeschränkte Tastsinn, der eingeschränkte Zugang zu retroperitonealen Strukturen und die gelegentlich eingeschränkte Sicht können dazu führen, dass die eigentliche Ursache nicht erkannt wird. **Das Umsteigen löst dies jedoch nur, wenn der Chirurg merkt, dass er etwas übersieht…**

> **Bedenke:** Ich habe nie einen Patienten sterben sehen, weil umgestiegen wurde; ich habe sie sterben sehen, weil nicht rechtzeitig umgestiegen wurde. **Moshe**

Vorbereitung

Noch mehr als die offene Chirurgie bedarf die Laparoskopie der Teamarbeit. Du verlässt Dich auf Geräte und eine Technologie, mit denen das OP-Personal vertraut sein sollte, damit es Dir bei der Bedienung und Fehlersuche helfen kann. Du musst Dich auch auf eine gute Assistenz verlassen, die die Kamera führen und zusätzliche Instrumente halten kann.

Es ist keine leichte Aufgabe, ungewöhnliche Fälle außerhalb der regulären Dienstzeit bei Patienten ohne optimale Voraussetzungen reibungslos laparoskopisch zu operieren. Der müde Anästhesist und die durstige OP-Schwester werden nicht begeistert sein, Dich bei einem längeren und schwierigeren Unterfangen zu unterstützen. **Um Notfälle laparoskopisch zu operieren, solltest Du Dein OP-Team auf diese Bedingungen vorbereiten und dies beginnt damit, dass eingesehen** wird, dass eine Laparoskopie nicht nur möglich ist, sondern dem Wohl des Patienten dient, sogar um 02:00 morgens.

Du solltest mit einfachen Verfahren, wie eine Appendektomie oder nach entsprechender Übung vielleicht eine Cholezystektomie bei akuter Cholezystitis, anfangen und Dich überzeugen, dass das *System* gut funktioniert. Nur dann kannst Du größere Herausforderungen, wie eine Duodenalperforation oder einen Dünndarmverschluss, anpacken.

> Und glaube nicht alles, was in der Literatur beschrieben wird – wir nehmen es Dir nicht übel, wenn Du weiterhin eine zerschmetterte Milz über einen Mittellinienschnitt entfernst.

Du solltest Dir also sicher sein, dass Du für die Aufgabe gut ausgerüstet bist. Auch wenn Du laparoskopisch nähen kannst (das solltest Du!), brauchst Du trotzdem einen laparoskopischen Nadelhalter. Vielleicht musst Du in mehr als einem Quadranten operieren, also sollte ein weiterer Monitor bereitstehen. Um infizierte Flüssigkeit aspirieren zu können, muss der Sauger angeschlossen und funktionsfähig sein. Energiequellen, Klammergeräte – überlege Dir im Voraus, was Du möglicherweise für die beabsichtigte Operation brauchen wirst und vergewissere Dich, dass Dir alles zur Verfügung steht, was für einen sicheren und erfolgreichen Eingriff notwendig sein wird – **Deine eleganten Hände sind wichtig, aber alleine reichen sie nicht.**

Technik

Planung

Der Charme der Notfallchirurgie liegt in den Überraschungen, die auf Dich warten. Versuche trotzdem, diese Überraschungen zu minimieren und sei vorbereitet. Wenn Du die laparoskopische Versorgung einer *inkarzerierten Hernie* beabsichtigt, dann stelle Dir mögliche Szenarien vor und frage Dich: Was wirst Du mit nekrotischem Darm machen? Wenn Du einen *Dünndarmverschluss* angehst, versuche die Höhe des Stopps im präoperativen CT zu lokalisieren: Dies wird Dir helfen, die Trokare für die Kamera und die Instrumente sowie den Monitor an geeigneter Stelle zu platzieren.

Zugang

Wir beabsichtigen hier nicht, die ewige Debatte – Veress oder Hasson? – aufzulösen. Du magst Deine eigenen Präferenzen für elektive Eingriffe haben, und das ist völlig ok für uns. **Aber wir erwarten, dass Du beide Techniken beherrschst, weil unter Notfallbedingungen die Auswahl eine entscheidende Rolle spielt und der geschlossene, blinde Zugang in bestimmten Fällen gefährlicher sein kann.** Zum Beispiel zwingen Dich beim Darmverschluss sowohl der geblähte Darm als auch mögliche Verwachsungen nach früheren Eingriffen einen offenen Zugang zu wählen, um den Darm nicht unbeabsichtigt zu verletzen.

Auswahl der Kamera

Wie Du sicherlich schon selbst erkannt hast, vergrößert eine 30°-Optik Dein Blickfeld, erweitert Deine Möglichkeiten und wird daher als Standard empfohlen. Bei Notfalleingriffen mag sie von noch größerem Wert sein, wo es notwendig sein kann, einen ‚Blick dahinter' werfen zu können. Ein gutes optisches System und eine gute Lichtquelle ermöglichen Dir, mit einer 5 mm Optik zwischen den verschiedenen Trokare zu wechseln und unterschiedliche Blickwinkel zu nutzen. Ein zweiter Monitor auf der anderen Seite des OP-Tisches kann eine sinnvolle Ergänzung in dieser Situation sein. Wenn Du aber keine hochwertige 5 mm Optik besitzt und insbesondere, wenn Du weißt, dass sich Deine Arbeit auf einen Quadranten *(Appendektomie, Cholezystektomie)* beschränken wird, **dann gehe keine Kompromisse ein und nutze die bestmögliche Sicht einer 10 mm Optik. Diese wird Dir die besten Lichtverhältnisse bieten, wenn Dein Operationsfeld von Blut überflutet wird.**

Platzieren der Arbeitstrokare

Um die Dir gestellte chirurgische Aufgabe zu lösen, solltest Du einen allgemeinen Behandlungsplan haben. Einige chirurgische Notfälle sind ‚geradlinig' und folgen einem standardisierten Vorgehen: laparoskopische Cholezystektomien oder Appendektomien werden üblicherweise (mit geringen Abänderungen) in gleicher Weise durchgeführt und beschränken sich auf einen Quadranten. **Auf der anderen Seite kann beim Darmverschluss der ‚Übergangspunkt'[1] an unerwarteter Stelle liegen.** Die Analyse der CT-Bilder und die Erkenntnis, wo der Verschluss ungefähr liegt, helfen Dir, die Trokare bestmöglich zu platzieren (Abb. 12.1).

Handling des Gewebes

Das Umgehen mit geschwollenem, ödematösem und entzündetem Gewebe oder mit dem überblähten Anteil eines Darmes bei Darmverschluss fordert den Chirurgen heraus und benötigt wohldosiertes Feingefühl und angepasste Festigkeit. Zu zögerliches oder zu aggressives Packen des Gewebes – und Du reißt das verletzliche Gewebe auf. Manipulationen am überblähten Darm – und Du perforierst ihn. Übermäßige Präparation von entzündetem Gewebe – und es blutet übermäßig.

Viel Erfahrung ist nötig, aber ein paar Regeln und Ratschläge können Dir helfen, die stürmischen Zeiten der Notfälle zu überstehen, bis Du diese Erfahrung sammelst.

- ‚Große Stiche' reißen bei leicht verletzlichem Gewebe weniger ein.
- Der Sauger ist ein wunderbares Instrument, um entzündetes Gewebe zu präparieren.
- Stumpfe Dissektion hilft Dir entlang anatomischer Schichten, insbesondere wenn Du relativ frische Adhäsionen löst.

---

1 Anmerkung des Übersetzers: Im Original ‚transition point'.

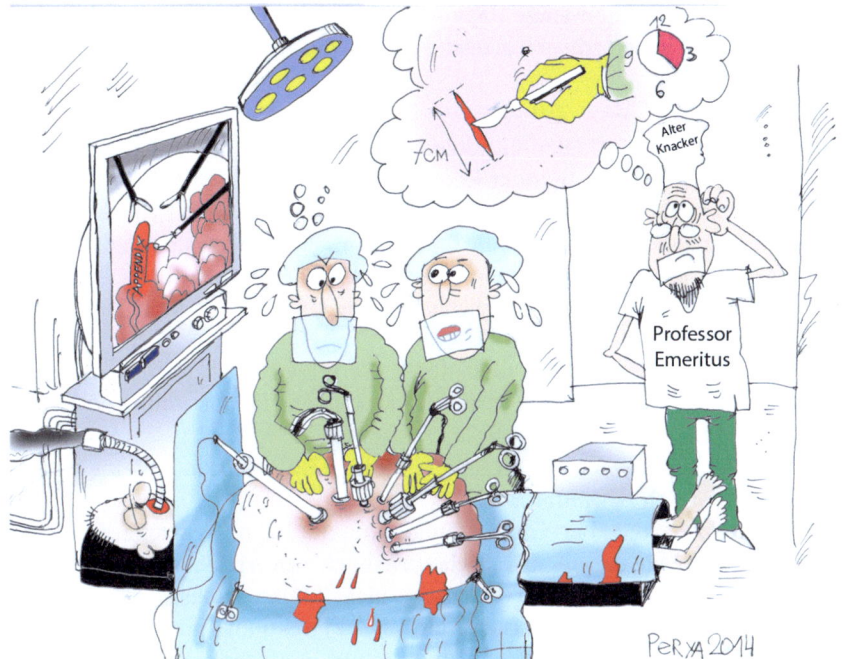

Abb. 12.1 Chirurg: „Ich musste für die Übersicht ein paar Trokare mehr setzen." Assistent: „Sie hätten doch den Roboter einsetzen sollen…"

- Kollabierter Hungerdarm ist der geeignete Ausgangspunkt, um zur Stelle des Verschlusses zu gelangen.
- Bei der Revision des Darmes vermindert das Halten des darmnahen Mesenteriums das Risiko einer unbeabsichtigten Verletzung des Darmes.

Verfahren

Nicht immer ist es einfach zu entscheiden, welchen Notfalleingriff man auf laparoskopischem Wege angeht. Für manche Verfahren besteht Konsens – eine ‚heiße' Gallenblase wird man selten offen chirurgisch angehen. Andere Verfahren werden selten laparoskopisch versucht – zum Beispiel beim Bauchtrauma. In den meisten Fällen wird die Entscheidung von vielen komplexen Faktoren abhängen, aber selbst wenn die notwendigen Bedingungen (Ausstattung, Erfahrung) erfüllt sein mögen, sollten wir uns fragen: **Lohnt es sich? Was profitieren wir von einer Laparoskopie und was für ein Risiko gehen wir ein?**

Für Notfälle sind nur die laparoskopischen Verfahren der offenen Chirurgie vorzuziehen, bei denen die Vorteile die Nachteile deutlich überwiegen.

Nachfolgend nur einige wenige ‚laparoskopische' Anmerkungen zu jedem dieser Verfahren, da diese in den entsprechenden Kapiteln ausführlich besprochen werden.

Laparoskopische Cholezystektomie (siehe ▶ Abschn. 18.1)

Abhängig von Deinen örtlichen Gegebenheiten können akute Entzündungen der Gallenblase entweder operativ oder konservativ behandelt werden. **Im Gegensatz zur offenen Chirurgie bei akuter Cholezystitis, die früher täglich Brot für chirurgische Facharztkandidaten war, stellt die laparoskopische Cholezystektomie hohe Ansprüche und erfordert die Anwesenheit eines erfahrenen laparoskopischen Operateurs, der mit den verschiedenen Möglichkeiten, die Gallenblase sicher zu entfernen, vertraut ist.**

- Das **Fassen** der vergrößerten Gallenblase ist schwierig. Nach Aspiration der Galle (Du kannst hierfür die Veress-Nadel nutzen) ist das dann jedoch möglich.
- Die **stumpfe Dissektion** mit dem Sauger kann in ödematösen, entzündeten Gewebsschichten sich bewähren.
- Die **Anatomie** kann bei Entzündungen unklar sein – **nehme keine ‚Abkürzungen'; beharre darauf, den ‚Sicherheitsblick'[2] zu erreichen.**
- **Wenn Du die anatomischen Verhältnisse nicht klären kannst – erwäge Alternativen, wie zum Beispiel eine subtotale Cholezystektomie.** Eröffne die Gallenblase unmittelbar oberhalb des Infundibulums, entferne vorsichtig die Steine und sammle sie in einem zuvor eingebrachten Bergebeutel ein. Der dann mögliche Blick von innen in den Gallenblasenhals wird Dir helfen, die anatomischen Verhältnisse zu klären und den Ductus cysticus zu finden. Falls dies noch immer nicht klar ist – vergewissere Dich, dass Du alle Steine entfernt hast, und übernähe den Ductus cysticus von innen oder verschließe das Infundibulum mit Nähten oder einem Endoloop®. Erscheint Dir dies ‚unmöglich', dann bringe einfach eine Drainage ein und ziehe Dich zurück.
- **Vergiss nicht, dass Du umsteigen kannst!** Sich daran im *Rückblick* ‚zu erinnern', *nachdem* Du den Gallengang verletzt hast oder nachdem Du verklagt worden bist, hilft Dir dann nicht mehr. Umsteigen sollte nicht als ‚Versagen' aufgefasst werden.

Laparoskopische Appendektomie (siehe ▶ Kap. 21)

Die Vorteile der laparoskopischen Appendektomie sind im Vergleich zum offenen Verfahren nicht ausgeprägt, und daher ist die Diskussion, welches Verfahren vorzuziehen ist, nicht abgeschlossen. Wie dem auch sei, im Alltag sehen wir einen deutlichen Anstieg der laparoskopischen Appendektomie, und sie wird weiterbestehen. **Deren Vorteile sind deutlicher bei adipösen Patienten, bei Frauen und dort, wo bildgebende Verfahren nicht leicht verfügbar sind.**

Wir werden uns an dieser Stelle nicht mit der Technik (siehe ▶ Abschn. 21.1) befassen, und das Platzieren der Trokare ist nicht von so großer Bedeutung – gehe

---

2 Anmerkung des Übersetzers: Im Original ‚critical view of safety'.

so vor, wie Du es gelernt hast und was Dir vertraut ist. **Wenn Du aber den am häufigsten angegebenen Nachteil – postoperative Flüssigkeitsansammlung im kleinen Becken – vermindern möchtest, solltest Du die entzündete Appendix behutsam manipulieren und übereifriges Spülen vermeiden.**

Perforationen und Peritonitis (siehe ▶ Kap. 13 und 16)

Du wirst einem älteren, instabilen, septischen Patienten die Bauchhöhle nicht mit CO_2 vollpumpen (Du solltest ihn eh lieber stabilisieren und vorbereiten, bevor er bei der Narkoseeinleitung völlig dekompensiert), aber in vielen Fällen kann es von Vorteil sein, die Peritonitis mit einer Laparoskopie anzugehen. **Wenn Du bereits die Diagnose gestellt hast,** wie zum Beispiel ein *perforiertes peptisches Ulkus,* dann brauchst Du nur die Bauchhöhle zu spülen und ein paar Nähte, um einen *Graham patch*[3] (siehe ▶ Abschn. 16.1) zu fixieren, und dafür ist die Laparoskopie ideal: Sie wird die Rate an Wundinfekten und anderen Wundproblemen sicherlich senken. Nur übe und meistere das laparoskopische Nähen.

Wenn die Diagnose nicht gestellt werden konnte – bietet sich die Laparoskopie, nachdem die Entscheidung zur Operation gefallen ist, als ausgezeichnetes diagnostisches Mittel an. Auch wenn ein Umsteigen dann nötig sein wird, brauchst Du nur einen kleineren, ideal gelegenen Schnitt. Eine durch eine Fischgräte verursachte *Dünndarmperforation* kann ohne großen Mittellinienschnitt vor die Bauchdecke luxiert und übernäht (oder reseziert) werden. Eine *perforierte Divertikulitis* kannst Du auch laparoskopisch angehen, falls Du die moderne ‚Lavage und Drainage'-Behandlung bei Fällen im Hinchey Stadium 3 (generalisierte eitrige Peritonitis) (siehe ▶ Kap. 26) vorziehst. Wenn reseziert werden muss, möglicherweise eine Operation nach Hartmann nötig sein wird und Du laparoskopische Dickdarmeingriffe beherrschst, dann kannst Du jetzt Deine Fertigkeiten einsetzen. Ansonsten wird für das Umsteigen in den meisten Fällen ein unterer Mittellinienschnitt ausreichen. **Wiederum – diese Verfahren sind Experten vorbehalten – solltest Du Deine laparoskopischen Fertigkeiten unter elektiven Bedingungen aufbessern, bevor Du diese potenziellen Minenfelder betrittst.**

Dünndarmverschluss (siehe ▶ Kap. 19)

Auch wenn dies einer der anspruchsvolleren laparoskopischen Notfalleingriffe ist, so kann es sich auch am meisten lohnen: Das schnelle Durchtrennen einer einzelnen Bride kann die drohende Nekrose einer strangulierten Dünndarmschlinge verhindern. Wenn aber der Darmverschluss durch Adhäsionen bedingt ist und eine ausgedehnte Adhäsiolyse notwendig sein wird, dann ist das für laparoskopisch junge Hüpfer keine geeignete Aufgabe. Wenn aber die laparoskopische Adhäsiolyse erfolgreich ist, dann sind die Vorteile für den Patienten erheblich: schnelle Erholung des Darmes und vermindertes Risiko erneuter Adhäsionen und wundbedingter Komplikationen (nach einer Laparotomie bei Darmverschluss ist aufgrund des überblähten Darmes und dem erhöhten intraabdominalen Druck die Wunddehiszenz ein reales Risiko).

---

3 Anmerkung des Übersetzers: Netzzipfel.

Damit Du diese Vorteile jedoch nutzen kannst, muss Deine Technik fehlerfrei sein. Das Risiko, bei einem Darmverschluss den Darm zu perforieren, ist reell, und der Austritt des unter hohem Druck stehenden Darminhaltes kann in eine unkontrollierbare und irreversible Sepsis münden. **Die vom Hungerdarm ausgehende oralwärts gerichtete Revision mit nur absolut notwendigem Fassen des Darmes und ohne die Anwendung hochenergetischer Quellen wird Dir bei der Vermeidung von Katastrophen helfen.**

Inkarzerierte Hernie (siehe ▶ Kap. 20)

Obwohl üblicherweise einem offenen Verfahren vorbehalten, können inkarzerierte Narben- und Leistenhernien laparoskopisch angegangen werden. Das (sanfte) *Ziehen* am inkarzerierten Bruchinhalt ist aufgrund der Relaxierung der Bauchdecke in der Regel einfacher als das *Hineindrücken*. Die Bruchlücke kann auch laparoskopisch verschlossen werden, wenn Du aber nekrotischen Darm vorfindest, dann sind Umsteigen, Resektion und primäre Hernienreparation die beste Lösung. **Wenn Deine Fertigkeiten in der offenen Hernienchirurgie unter elektiven Bedingungen den laparoskopischen überlegen sind, dann solltest Du diese auch im Notfall nutzen.**

Trauma (siehe ▶ Kap. 30)

Wie bereits mehrfach zuvor angeführt, sind Bauchtraumata keine Indikation zum laparoskopischen Vorgehen, aber bei einigen wenigen spezifischen Situationen hat die Laparoskopie ihren Reiz.

Zwerchfellrisse entziehen sich gelegentlich der Diagnostik. Bei hochgradigem Verdacht und wenn keine weitere Indikation zur Exploration der Bauchhöhle besteht, stellt die Laparoskopie bei einem stabilen Patienten eine gute Alternative dar. Die Diagnose und der Verschluss mit nichtresorbierbaren Nähten sind relativ einfach. Bei einem hämodynamisch stabilen Patienten kann es sich lohnen, mit dem Eingriff bis zum nächsten Morgen zu warten – und sich damit zu vergewissern, dass der Patient keine zusätzlichen Verletzungen erlitten hat, und den Eingriff dem erfahrensten laparoskopischen Experten zu überlassen, der in der Nacht sein Bett nur ungern verlässt.

> „Die Laparoskopie ist ein Weg, nicht ein Ziel. Das Ziel ist ein sicheres Ergebnis!"
> Vinay Mehendale

Peritonitis: Einteilung und Grundsätze der Behandlung

Danny Rosin, Paul N. Rogers, Mark Cheetham und Moshe Schein

Roger Saadia, MD FRCS (Ed), hat zu früheren Versionen dieses Kapitels beigetragen.

© Der/die Autor(en), exklusiv lizenziert an Springer-Verlag GmbH, DE, ein Teil von Springer Nature 2023
D. Rosin et al. (Hrsg.), *Notfallchirurgie des Abdomens*,
https://doi.org/10.1007/978-3-662-66409-4_13

> *Die mechanische Beherrschung der Infektionsquelle ist zwar als solche nicht biologisch, sie bestimmt aber das Ausmaß der biologischen Antwort des Wirts auf die Krankheit.*
>
> Ronald V. Maier

> *Bei der Peritonitis gilt – source control über alles.*

Bei einem Notfalleingriff findet man häufig lokalisiert oder über die Bauchhöhle verteilt entzündliche Veränderungen, Darminhalt oder Eiter. Wie gehst Du am besten mit dieser Situation um? In diesem Kapitel werden die *allgemeinen chirurgischen Behandlungsgrundsätze* diskutiert. Schlag für die Behandlung der individuellen Ursachen der Peritonitis in den speziellen Kapiteln nach.

Nomenklatur

Eine Entzündung des Bauchfells nennt man **Peritonitis.** Sie wird im Allgemeinen durch bakterielle Besiedlung hervorgerufen. Das erklärt, warum die Begriffe Peritonitis und **intraabdominelle Infektion (IAI)** gleichermaßen benutzt werden. Dennoch ist es wichtig zu beachten, dass die beiden Begriffe nicht gleichbedeutend sind, weil die **Peritonitis auch steril sein kann,** etwa bei der chemischen Peritonitis kurz nach der Perforation eines peptischen Ulkus oder der unbeabsichtigten Infusion von Sondenkost durch einen schlecht platzierten Jejunumkatheter. Um Dich zusätzlich zu verwirren hier noch ein paar weitere Definitionen:

— **Intraabdominelle Infektion.** Um einen Zustand als IAI bezeichnen zu können, sind sowohl die Anwesenheit von Mikroorganismen (oder deren Toxinen) in der Bauchhöhle, als auch die Entzündungsantwort des Peritoneums erforderlich. Findet sich bei einer Laparotomie eitriges Exsudat, wird das manchmal als ‚voll ausgebildete Peritonitis' bezeichnet.
— **Peritoneale Kontamination ist etwas anderes.** Sie besteht lediglich in einer Verunreinigung der Bauchhöhle durch an Mikroorganismen reiche Flüssigkeit, noch bevor die Entzündungsantwort beginnt, etwa kurz nach einer penetrierenden Darmverletzung.
— **IAI kann wie bei der generalisierten Peritonitis diffus oder wie bei intraabdominalen Abszessen lokalisiert sein.** Letztere entwickeln sich als Resultat einer effektiven Körperabwehr und stellen den relativ erfolgreichen Outcome einer Peritonitis dar. Die wichtigste Behandlungsmethode ist die Drainage (siehe ▶ Kap. 42).
— Manche verwenden immer noch den Ausdruck **abdominelle Sepsis**, aber wir, semantische *Quälgeister,* die wir sind, mögen ihn nicht. **Gemäß modernem Konsensus meint ‚Sepsis' das Zusammenspiel sowohl der Entzündungsreaktion des Wirts auf eine Infektion und einer Infektionsquelle.** Streng genommen **beziehen sich lokale Kontamination, Infektion und Sepsis auf verschiedene Prozesse.** Dennoch können sie nebeneinander im selben Patienten koexistieren, sich gleichzeitig oder nacheinander entwickeln – ein *Kontinuum.* Eine Kontamination des Abdomens kann zu einer Infektion führen, die ausnahmslos mit einer systemischen Entzündungsreaktion einhergeht – Sepsis. **Bezeichnenderweise**

kann eine abdominelle Entzündungsreaktion oder sogar eine systemische Antwort (Fieber, Leukozytose) auch dann noch andauern, nachdem die intraperitoneale Infektion verschwunden ist. Einmal in Gang gesetzt kann die Entzündungskaskade nicht mehr einfach gestoppt werden, indem man den Auslöser beseitigt.

Klassifikation der Peritonitis

Sekundäre Peritonitis

In Deinem Alltag werden 95 oder mehr Prozent aller Fälle von Peritonitis ‚sekundär' sein.

> **Ursache ist eine Verletzung der anatomischen Integrität eines Hohlorgans (zum Beispiel eine Perforation oder eine transmurale Nekrose).** Für gewöhnlich zeigt sich das in einer polymikrobiellen aeroben und anaeroben Beimpfung, die die Flora des Gastrointestinaltrakts widerspiegelt. Beispiele schließen die perforierte Appendizitis, die perforierte Divertikelkrankheit des Kolons, die Strangulation des Dünndarms und einen (nicht gastrointestinalen) rupturierten Tuboovarialabszess ein. **Vor allem wegen dieser sekundären Peritonitiden solltest Du Dich zu einem Experten für chirurgische Infektionen und dem Einsatz von Antibiotika entwickeln.** (Versuche wenigstens so fachkundig zu sein, wie Dein örtlicher Guru für Infektionskrankheiten...).

Primäre Peritonitis

Im Gegensatz zur sekundären Peritonitis wird sie nicht durch einen Verlust der Darmwandintegrität verursacht und ist auch nicht mit einer Leckage von Darminhalt in die Bauchhöhle verbunden. **Der verantwortliche Mikroorganismus, typischerweise (und im Gegensatz zur komplexen Flora bei der sekundären Peritonitis) ein einzelner, stammt von einer Quelle außerhalb des Abdomens.** Bei **jungen Mädchen** handelt es sich in der Regel um einen *Streptokokkus*, der über den Genitaltrakt Eingang gefunden hat. Bei Patienten mit einer Zirrhose nimmt man an, dass *Escherichia coli* auf dem Blutweg vorbestehenden Aszites infizieren kann – ein Zustand, der *spontane bakterielle Peritonitis* genannt wird. Bei Patienten, die eine **Peritonealdialyse** erhalten, wandern *Staphylokokken* von der Haut entlang des Dialysekatheters.

Bei Patienten mit einem bekannten prädisponierenden Risikofaktor (etwa Aszites bei chronischer Lebererkrankung) kann eine vermutete primäre Peritonitis **durch Parazentese diagnostiziert werden** (Anzahl polymorphkerniger Granulozyten im Aszites über 250/mm^3); eine positive Kultur bestätigt die Diagnose, eine antibiotische Behandlung sollte allerdings auch bei negativer Kultur durchgeführt werden. **Aufgrund ihrer unvertretbar hohen Mortalität soll eine diagnostische**

Laparoskopie oder Laparotomie, wenn immer möglich, vermieden werden. Die initiale Antibiose ist bis zum Vorliegen der Ergebnisse der Resistenzprüfung empirisch.

Bei Patienten ohne bekannten prädisponierenden Faktor ist eine primäre Peritonitis extrem selten. Gewöhnlich wird sie im Rahmen einer diagnostischen Laparotomie/Laparoskopie wegen eines ‚akuten Abdomens' diagnostiziert, bei der sich ein geruchloses Exsudat ohne offensichtliche Quelle findet. Die Diagnose wird nach einer sorgfältigen Exploration des Abdomens durch Ausschluss einer anderen Ursache gestellt und durch Gramfärbung und Kultur bestätigt, wo üblicherweise ein einzelner aerober Organismus isoliert wird – **es ist eine Erkrankung durch nur einen einzigen Erreger.**

Dass wir diese Entität heute so selten sehen, liegt am immer häufigeren Gebrauch der CT. Bei der primären Peritonitis würde sie freie intraperitoneale Flüssigkeit ohne erkennbaren Ursprung zeigen. Statt in den OP zu hetzen, wird perkutan eine Probe der Flüssigkeit entnommen. Die Diagnose wird gestellt und mit Antibiotika behandelt.

Risikoeinstufung

Um die Auswahl der passenden Behandlung zu erleichtern und um die Prognose abzuschätzen, solltest Du Patienten mit IAI in zwei Hauptgruppen unterteilen: geringes Risiko und hohes Risiko.

Gruppe mit geringem Risiko

Die meisten Deiner Patienten werden zu dieser Gruppe gehören:
- Sie leiden an einer ‚**community-aquired IAI**', **haben sich ihre Erkrankung also ambulant zugezogen:** Der Patient kommt mit Bauchschmerzen aufgrund einer perforierten Appendizitis, stranguliertem Darm oder einer perforierten Divertikulitis in die Notaufnahme.
- Sie sind physiologisch nicht eingeschränkt: hämodynamisch stabil, ohne nennenswertes Versagen eines Organsystems.
- Sie sind relativ gesund: keine fortgeschrittenen Begleiterkrankungen, keine Immunsuppression.

Gruppe mit hohem Risiko

- In diese Gruppe gehören **Patienten, die im Krankenhaus erkrankt sind, also ‚hospital-aquired'.** Dabei handelt es sich um ein Ereignis mit einer wesentlich höheren Morbidität bei einem bereits hospitalisierten Patienten; zum Beispiel eine ischämische Kolonperforation bei einem aufgrund einer schweren Pneumonie beatmeten Patienten.
- Offensichtlich gehört auch der Patient mit einer sogenannten ‚**postoperativen Peritonitis**' in diese Gruppe; etwa eine insuffiziente Kolonanastomose an Tag 6 nach der OP.
- Alle kritisch kranken und/oder stark immunsupprimierten Patienten fallen in diese Gruppe (Steroide, Krebsmedikamente, nach Transplantation).

Die beiden Gruppen unterscheiden sich signifikant:
- Die **Diagnose** einer Peritonitis lässt sich in der Notaufnahme viel leichter stellen als bei einem Patienten auf der Intensivstation mit vielen Begleiterkrankungen.
- Bei einer ambulant erworbenen Peritonitis wird mit einem Standard Breitspektrum-Antibiotikum behandelt, während die **Antibiose** bei einem Patienten mit nosokomialer Peritonitis aufgrund der im Krankenhaus erworbenen, pathogeneren und oft unerwarteten, Flora maßgeschneidert sein muss.
- Die **Sanierung der ursächlichen Quelle** der IAI kann schwieriger zu erreichen sein (und erfordert häufig wiederholte Maßnahmen).
- Und schließlich ist die **Prognose** in der Hochrisikogruppe weit weniger günstig.

Wir haben beschlossen, die Erörterung der **tertiären Peritonitis** in dieser Ausgabe wegzulassen. Sie hat als Entität nie wirklich breite Anerkennung gefunden und ist deshalb aus der neueren Literatur verschwunden. **Dennoch glauben wir, dass sie existiert. Sie entspricht dem Endstadium der ‚hochrisiko IAI'.** Das typische Szenario geht so: Der Patient liegt mit Multiorganversagen auf der Intensivstation; nach multiplen Operationen ist es *gelungen, die Ursache zu beherrschen;* das Abdomen wurde offengelassen, in der Bauchhöhle zeigt sich dünnes, trübes, schlecht abgegrenztes Exsudat, aus dem sich opportunistische Mikroorganismen anzüchten lassen (z. B. *Staphylokokkus epidermidis, Enterokokkus* und *Candida albicans*).

Dieses Syndrom verdeutlicht das Paradoxon der modernen Medizin. Auf der einen Seite ist es das Ergebnis einer erfolglosen Behandlung einer ‚hochrisiko IAI'. Auf der anderen Seite haben hochtechnologische Interventionen das Auftreten dieser Kategorie von Patienten erst ermöglicht, die noch vor zwei oder drei Dekaden viel früher an ihrer Erkrankung verstorben wären (und, ja, ein Erfolg). **Der oft fatale Ausgang dieser tertiären Peritonitis ist ein Zeichen, dass die derzeitigen Antibiotika gestützten, aggressiv mechanischen Antworten auf eine fortgeschrittene IAI an ihre Grenzen stoßen.** (Upps, wir wollten das Thema doch komplett weglassen… Wie bei jedem Buch ist es schwieriger zu entscheiden, was weggelassen/gelöscht werden kann, als worüber zu schreiben).

Management

> Der Ausgang einer IAI hängt von der Höhe der Reserven des Patienten vor der Erkrankung, seiner derzeitigen physiologischen Beeinträchtigung und der Virulenz des Erregers ab. Dein Ziel ist, die eigene lokale und systemische Abwehr des Patienten zu unterstützen…

Die Behandlungsphilosophie besteht für einen typischen Patienten mit IAI anfänglich aus unterstützenden Maßnahmen, der Bekämpfung der Krankheitsursache, gefolgt von einer Peritonealtoilette.

Unterstützende Maßnahmen

Dies bezieht sich auf die Stabilisierung des kranken Patienten durch angemessenen Flüssigkeitsgabe und Elektrolytkorrektur. Der Einsatz von invasivem Monitoring sollte sich am physiologischen Status des Patienten orientieren. **Bei der Peritonitis gilt: operiert man einen unzureichend vorbereiteten Patienten ist das, als ob man einem Ertrinkenden beide Enden des rettenden Seils zuwerfen würde.**

Antibiotika

Wie in ▶ Kap. 7 besprochen sollte früh mit der empirischen Gabe von Antibiotika begonnen werden, die ein breites Spektrum der aeroben und anaeroben Darmflora abdecken. Um es noch einmal zu sagen, wir werden Dir nicht vorschreiben, welches Antibiotikum Du nehmen sollst – Dein Krankenhaus sollte sein eigenes, auf lokale Verfügbarkeit sowie bekannte Sensibilität und Resistenzen gestütztes Protokoll haben. Ganz allgemein sollte bei der Gruppe mit ‚geringem Risiko' ein ‚simples' Regime gewählt und die ‚schweren Kanonen' für die ‚hochrisiko' Fälle reserviert werden. Schlag die *Dauer* der Antibiotikagabe in ▶ Kap. 40 nach.

Sind Kulturen aus dem Peritoneum notwendig?

Nein, bei Patienten mit ambulant erworbener IAI mit geringem Risiko musst Du keine Kulturen aus der infizierten Peritonealflüssigkeit abnehmen. Bei dieser Art von IAI ist die Mikrobiologie vorhersehbar (Sch***e brauchst Du nicht anzüchten!) und spricht gut auf die empirische, bereits präoperativ begonnene, Anaerobier einschließende Gabe von Breitspektrum-Antibiotika an. In den meisten Fällen wird das Ergebnis der Kulturen erst deutlich nach Beendigung der Antibiotikagabe vorliegen. Solch (teure) Kulturen werden Dein Vorgehen nicht ändern – sie können lediglich ein paar ignorante Mitglieder Deines Teams verwirren.

Allerdings sind Kulturen aus dem Peritoneum in den folgenden Szenarien indiziert und möglicherweise hilfreich:

- **Im Krankenhaus erworbene Peritonitis;** bestes Beispiel ist die postoperative Peritonitis.
- Peritonitis beim **immunkompromittierten Patienten** (beispielsweise AIDS, während einer Chemotherapie).
- Patienten, die aus irgendeinem Grund bereits Antibiotika erhalten oder vor kurzem erhalten haben.
- Patienten mit einer Vorgeschichte von Methicillin-resistentem *Staphylokokkus aureus* (MRSA).
- Patienten mit vermuteter **primärer Peritonitis** ohne intraabdominelle Infektionsquelle.
- **Tertiäre Peritonitis,** die (siehe oben) für gewöhnlich mit einer ganz eigenen Mikrobiologie assoziiert ist.

Beherrschen der Krankheitsursache

> **Quellenkontrolle** (oder *source control*, wie der Anglizismus lautet) ist die Intervention zur Unterbindung des Zuflusses von Bakterien und den Entzündungsvorgang unterstützendem Material (Galle, Blut, Stuhl, Barium) in die Bauchhöhle. Sie ist der Schlüssel zu Erfolg und Überleben. Gelingt es durch den Eingriff nicht, die Ursache erfolgreich zu beheben und das Inokulum auf ein Ausmaß zu verringern, das von der Körperabwehr des Patienten, unterstützt durch Antibiotika, wirksam bekämpft werden kann, sind alle anderen Maßnahmen vergebens.

Beherrschen der Krankheitsursache bedeutet nicht in jedem Fall, dass Du Dich sofort mit einer Operation auf einen Patienten mit IAI stürzen sollst. Stattdessen musst Du selektiv vorgehen und das Ausmaß der Strafe/der Behandlung dem Verbrechen – dem individuellen Patienten und seinem Krankheitsverlauf – anpassen. Hier sind ein paar Nuancen, die es zu bedenken gilt:

- **Konservative Behandlung:** in manchen Fällen (beispielsweise einer akuten, unkomplizierten Divertikulitis oder akuten Cholezystitis) reicht eine i. v. Antibiose aus, um ‚source control' zu erreichen.
- **Invasivität:** wähle das *am wenigsten invasive* Vorgehen, um das Krankheitsgeschehen zu beherrschen (z. B. die perkutane Drainage eines perikolischen Abszesses).
- **Überbrückende Maßnahme:** Erwäge bei Patienten mit massiver physiologischer Einschränkung überbrückende Maßnahmen, um bis zur definitiven Attacke eine Besserung des Allgemeinzustands zu erreichen: *Diversion* (zum Beispiel ein proximales Stoma, wenn der Patient für eine Kolonresektion zu instabil ist) oder *Drainage* (etwa bei einer Leckage im Duodenum).
- **Timing:** Die Krankheitsursache sollte nach der Diagnosestellung baldmöglichst behoben werden, selbstverständlich nach der angemessenen präoperativen Optimierung des Patienten. Je kränker der Patient, umso dringlicher ist die Sanierung der Ursache. Eine simple Appendizitis kann daher bis zum nächsten Morgen warten. Eine perforierte Appendizitis sollte allerdings so bald wie möglich behandelt werden. **Merke: Eine unbeabsichtigte Verzögerung der Fokussanierung bedeute eine erhöhte Morbidität und Mortalität.**

Die meisten Auslöser einer sekundären Peritonitis erfordern lediglich eine simple Prozedur zur Fokussanierung, etwa eine Appendektomie oder eine Patch-Plastik des perforierten Ulkus. Gelegentlich ist eine größere Resektion erforderlich, um einen Infektionsherd zu entfernen, so etwa eine Gastrektomie bei einem perforierten Magenkarzinom oder eine Kolektomie aufgrund einer perforierten Divertikulitis.

Ganz allgemein hängt die Wahl des Verfahrens (etwa Stoma versus primäre Anastomose) von der anatomischen Infektionsquelle, dem Ausmaß der peritonealen Inflammation, den beim Patienten vor der Erkrankung bestehenden Reserven und dem Grad der systemischen Sepsis ab, so wie in den einzelnen Kapiteln besprochen.

Aggressivere Behandlungsmethoden?

> *Wart' im Zweifel nicht zu lang*
> *Bevor Du nachschaust, denn es ist ganz falsch*
> *á la ‚Wait and See' zu handeln,*
> *Wenn Nachschauen Abhilfe schaffen kann.*
> *In doubtful cases do not wait too long*
> *Before exploring, for it is quite wrong*
> *To act upon the slogan Wait and See,*
> *When looking may provide the remedy.*
>
> Zachary Cope

Die meisten Patienten mit IAI sprechen auf die Kombination angemessene Fokussanierung, geeignete Antibiose und kompetente Begleitmaßnahmen gut an. Manche Patienten brauchen aber mehr:

— Kann der Fokus bei der Indexoperation nicht angemessen saniert werden, sei es wegen technischer Schwierigkeiten und/oder weil der kritische Zustand des Patienten zu einer ‚kurz gefassten Laparotomie' zwingt, sei es aufgrund der speziellen Pathologie (zum Beispiel bei einer infizierten Pankreasnekrose), so ist eine **geplante Relaparotomie** ein oder zwei Tage später erforderlich.

— **Das Abdomen wird** zur Prävention oder Behandlung eines abdominellen Kompartmentsyndroms **offengelassen** (Laparostomie). Außerdem erleichtert ein Laparostoma die erneute Exploration – warum die Bauchdecke verschließen, wenn Du sowieso wieder nachschauen musst? **Deswegen werden beide Methoden gewöhnlich kombiniert.**

In den ▶ Kap. 31 und 44 findest Du eine detaillierte Diskussion von Laparostoma und Reoperationen. Bis dahin findest Du in ◘ Tab. 13.1 unsere Indikationen zur Anwendung dieser Verfahren.

◘ Tab. 13.1 Indikationen für eine ‚verkürzte Laparotomie'/Laparostomie/geplante Relaparotomie.*

— Der **kritische Zustand des Patienten** (hämodynamisch instabil) schließt eine angemessene Fokussanierung bei der ersten Operation aus und schreit daher nach einer ‚verkürzten Laparotomie' oder ‚Damage control' Strategie

— **Abdominelles Kompartmentsyndrom** aufgrund exzessiver Schwellung des Peritoneums (Viszeral), das den spannungsfreien Verschluss der Bauchdecke verhindert

— **Massiver Verlust von Bauchwand** (etwa posttraumatisch, wegen nekrotisierender Fasziitis)

— **Fehlende Möglichkeit, den Infektionsherd zu beseitigen oder zu kontrollieren**

— **Unvollständiges Debridement** von nekrotischem Gewebe (z. B. infizierte Pankreasnekrose)

— Der verbliebener **Darm ist nicht sicher ausreichend durchblutet** (z. B. akute Mesenterialischämie)

— **Unkontrollierte Blutung** (Zwang zum ‚Packing')

* Merke: Es gibt keinen Grund für eine geplante Relaparotomie, wenn der Fokus sicher beherrscht ist

Peritonealtoilette (‚den Sumpf trockenlegen' ☺)

Ist die Infektionsquelle einmal eliminiert, zielt die Säuberung der Peritonealhöhle auf die Minimierung der intraperitonealen Bakterienlast. Einige Manöver verdienen eine Diskussion:

— Flüssige Verunreinigungen und infizierte Exsudate sollten abgesaugt und feste Partikel mit einem feuchten Bauchtuch abgetupft oder gewischt werden (vorsichtig, die peritoneale Oberfläche ist Dein Freund!).

— **Es gibt keinen wissenschaftlichen Nachweis, dass die intraoperative Peritoneallavage, so kosmetisch ansprechend und unter Chirurgen beliebt sie auch ist, die Sterblichkeit oder infektiöse Komplikationen bei Patienten unter adäquater Antibiose reduziert.** Die *Spülung des Bauchraums mit Antibiotika* bringt ebenfalls keinen Vorteil und die Zugabe von Antiseptika kann zu lokal toxischen Effekten führen.

— Spüle wenn Du willst (◘ Abb. 13.1) mit *warmen* Kristalloiden, aber versuche, die Spülung auf den kontaminierten Bereich zu begrenzen – um zu vermeiden, dass die Sch***e überall verteilt wird – und vergiss nicht, all die Spülflüssigkeit vor dem Bauchdeckenverschluss wieder abzusaugen; es gibt Hinweise, dass das Hinterlassen von Spülflüssigkeit durch das ‚Verdünnen von Makrophagen' die peritoneale Abwehr beeinträchtigt. **Vielleicht schwimmen Bakterien besser als Makrophagen!**

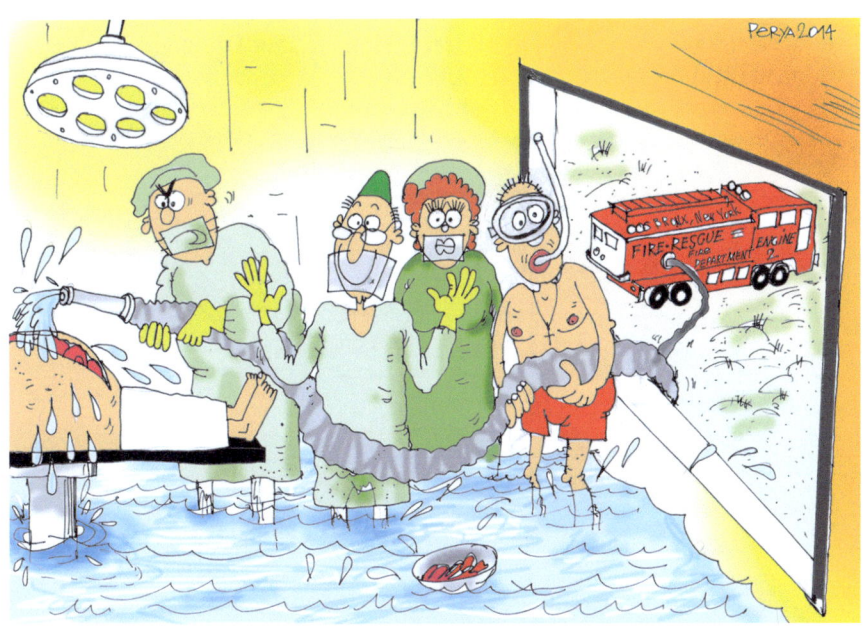

◘ Abb. 13.1 „Alles klar Leute, ich denke, die Bauchhöhle ist sauber…"

Und wie ist das mit Drainagen?

- Trotz des Diktums, **dass es unmöglich ist, die freie Bauchhöhle wirksam zu drainieren,** werden Drainagen immer noch missbräuchlich eingesetzt. Notwendig sind sie nur selten. Sie müssen auf folgende Ziele beschränkt werden: Entleeren eines etablierten Abszesses (wenn die verbleibende Höhle nicht zusammenfallen oder von Omentum bzw. umgebenden Strukturen gefüllt werden kann), den Abfluss möglicher Sekrete (wie Galle oder Pankreassaft) zu erlauben oder, selten, um eine kontrollierte Fistel zu erreichen, wenn die Resektion oder die Vorverlagerung des intestinalen Ursprungs nicht möglich ist.
- Um der Erosion von Intestinum vorzubeugen, sollten weiche Drainagen für die kürzest mögliche Dauer und in sicherer Entfernung von der Darmwand belassen werden. Ganz allgemein kann eine *aktive Saugdrainage* effektiver sein als eine *passive,* und infektiöse Komplikationen können durch die Wahl eines ‚geschlossenen' Systems verringert werden.
- **Drainagen geben oft fälschlich das Gefühl von Sicherheit und Beruhigung** (❏ Abb. 13.2). Wir alle haben postoperativ moribunde Patienten gesehen, mit einem ‚operiere mich' schreienden Abdomen, und einem alles abstreitenden Chirurgen, da seine kleinen vier-Quadranten Drainagen ja trocken sind und nichts fördern. (Bei der Gelegenheit, das gilt besonders für nutzlose wegen einer postoperativen Blutung platzierte Drainagen; ein winziges Rinnsal Blut aus einem Drain kann ein riesiges intraabdominelles Gerinnsel verbergen). **‚Nur zur Vorsicht, falls sie undicht wird' in der Nähe einer Anastomose gelegte Drainagen verursachen mit größerer Wahrscheinlichkeit eine Dehiszenz, als dass sie zu einer kontrollierten Fistel führen.** Lies mehr über Drainagen im ihnen gewidmeten Kapitel (▶ Kap. 36).

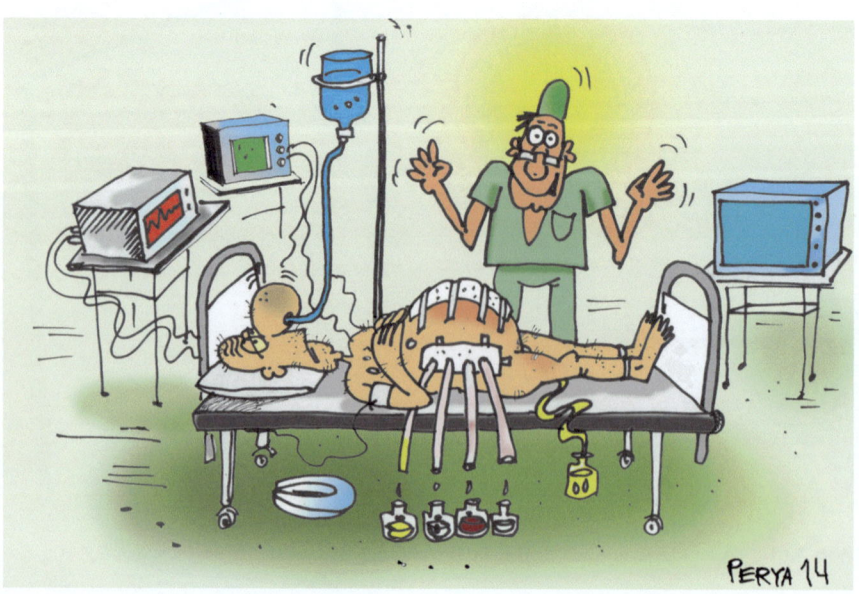

❏ Abb. 13.2 „Welche der Drainagen drainiert?"

Therapieversagen

Therapieversagen muss Dir auffallen! Weiter bestehende oder zunehmende Sepsis (plus Ausfall systemischer Organfunktionen) über mehr als 24–48 h legen nahe, dass Deine initiale Fokussanierung möglicherweise nicht ausgereicht hat – dass möglicherweise mehr unternommen werden muss.

Wiederholte Bildgebung, gepaart mit *klinischem Urteilsvermögen* (das Du sicher beherrschen wirst, nachdem Du dieses Buch bis zum Ende gelesen hast…) wird Dir bei der Entscheidung über das weitere Vorgehen helfen: operieren oder nicht? Eine perkutane Drainage legen? Oder ‚aktiv abwarten'? Initial ist die Behandlung der IAI verhältnismäßig unproblematisch. **Ein Therapieversagen zu beheben ist komplexer.** Daher kann man die Qualität eines Chirurgen oder einer Klinik oft am besten anhand ihres ‚Rettungsindex' messen.

Merke: die Ursache, warum Dein Patient anhaltend krank bleibt, findet sich bis zum Beweis des Gegenteils am ursprünglichen Ort der Operation. Benimm Dich nicht wie ein ‚chirurgischer Vogel Strauß', der das eigentliche Problem ignoriert!

> „Eine zittrige Hand mag ein Hindernis für eine erfolgreiche Operation sein, aber jemand mit einem zittrigen Verstand ist hoffnungslos."
>
> Sir William MacEwen

Die Darmanastomose (sowie Stomaanlage)

Danny Rosin, Paul N. Rogers, Mark Cheetham und Moshe Schein

> **Dieses Kapitel wurde in die folgenden 2 Abschnitte unterteilt**
>
> 1. Darmanastomosen
> 2. Intestinale Stomata

1 Darmanastomosen

» *Das Bessere ist der Feind des Guten: Die erste Schicht ist die beste – warum willst Du sie ruinieren?*

Die ideale Anastomose

Die ideale Anastomose wird nicht insuffizient[1]**. Leckagen, obwohl relativ selten, sind eine gefürchtete und potenziell tödliche Katastrophe** (▶ Kap. 43). Zusätzlich, sollte eine Anastomose nicht zu einer Stenose führen und die Funktion des Gastrointestinaltraktes wenige Tage nach Anlage wieder in Gang kommen.

Jeder Chirurg glaubt, dass seine eigene Anastomosentechnik, die er von seinen Lehrern übernommen und mit einem Hauch persönlicher Virtuosität versehen hat, die ‚beste' ist. Viele Methoden werden eingesetzt: End-zu-End, End-zu-Seit oder Seit-zu-Seit; ein- versus zweireihig, Einzelknopfnähte versus fortlaufende Naht, resorbierbares versus nicht-resorbierbares und geflochtenes versus monofiles Nahtmaterial. Wir kennen auch zwangsneurotische Chirurgen (kennst Du welche?), die sorgfältig dreireihige Anastomosen mit Einzelknopfnähten anlegen. Füge zu diesen Möglichkeiten nun noch Stapler hinzu. **Wo stehen wir jetzt da? Welche Variante ist vorzuziehen?** (◘ Abb. 14.1).

Pro und Kontra

Zahlreiche experimentelle und klinische Studien stützen nachfolgende Behauptungen:
— **Insuffizienz:** Die Rate an Anastomoseninsuffizienzen wird, **vorausgesetzt, dass die Anastomose technisch einwandfrei, spannungsfrei, wasser- und luftdicht, an gut durchblutetem Darm angelegt wird,** nicht durch die angewendete Methode beeinflusst.
— **Stenose:** Einreihige Anastomosen haben eine niedrigere Rate an Stenosen als mehrreihige. Stenosen treten auch häufiger nach End-zu-End-Anastomosen, die mit Zirkularstapler angelegt wurden (insbesondere, wenn kleinere Größen benutzt werden), auf.

---

1 Für eine ausführliche Abhandlung über Anastomoseninsuffizienzen siehe ▶ Kap. 6 *Schein's Common Sense Prevention and Management of Surgical Complications*. Shrewsbury, UK: tfm publishing, 2013.

14 Die Darmanastomose (sowie Stomaanlage)

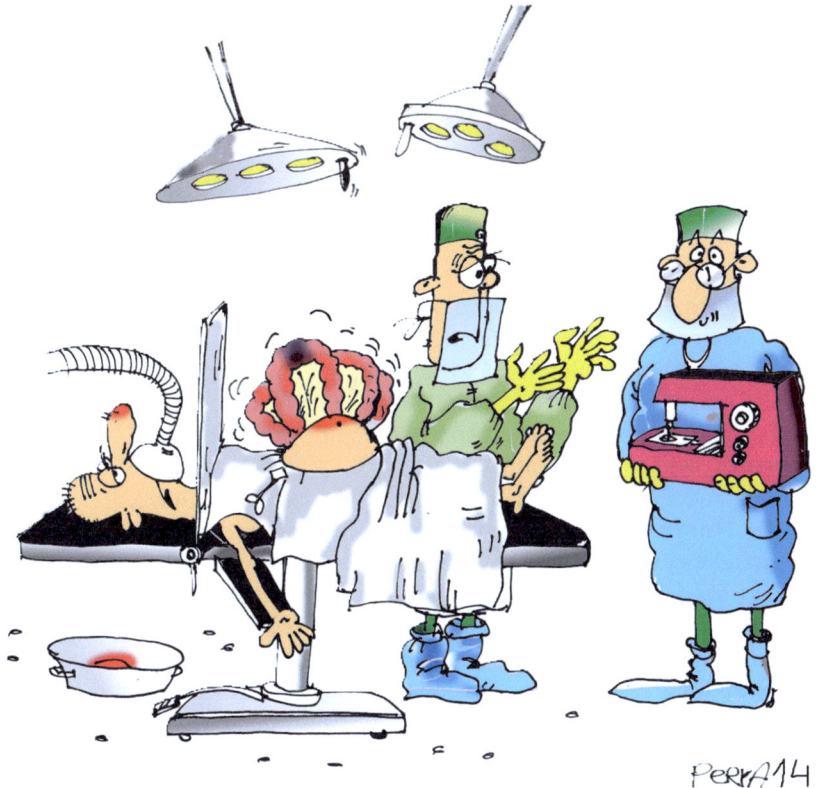

Abb. 14.1 „Her damit, Schwester… Das wird eine perfekte Anastomose!"

- **Missgeschicke:** Intraoperatives technisches Versagen eines Staplers ist häufig bedingt durch ‚Fehlauslösungen'. Und Du kennst die Regel: **„Werkzeuge in den Händen eines Narren führen zu Katastrophen."**
- **Geschwindigkeit:** Mit Stapler können Anastomosen üblicherweise etwas schneller angelegt werden als durch Handnaht. Je weniger Nahtreihen desto schneller, und eine fortlaufende Naht benötigt weniger Zeit als eine Reihe Einzelknopfnähte. In der Praxis unterscheidet sich die Zeit für das Platzieren der für die zirkulären Stapleranastomosen benötigten zwei Tabaksbeutelnähten nicht wesentlich von der Zeit einer handgenähten, einreihigen, fortlaufenden Anastomose.
- **Nahtmaterial:** Geflochtenes Nahtmaterial (z. B. Seide oder Vicryl®) ‚sägt' durch das Gewebe und führt zumindest experimentell im Vergleich zu monofilem Nahtmaterial (z. B. PDS®, Monocryl®, Prolene®) zu einer stärkeren Entzündungsreaktion und Aktivierung von Kollagenasen. Monofile Fäden gleiten geschmeidiger durch das Gewebe und verteilen die Spannung einer fortlaufenden Naht gleichmäßig über den ganzen Umfang einer zirkulären Anastomose.

- **Kosten:** Stapler kosten weitaus mehr als Nahtmaterial und sind im Allgemeinen nicht kostengünstig. Eine einreihige fortlaufende Naht benötigt für eine Anastomose weniger Nahtmaterial als Einzelknopfnähte und ist daher kostengünstiger.

Die Wahl der Anastomosentechnik aus internationaler Sicht

Um die gegenwärtige ‚Anastomosenphilosophie' weltweit abzuschätzen, haben wir die Mitglieder eines internationalen Online-Forums befragt – SURGINET. Nachfolgend eine Zusammenfassung der aktuellen Trends:
- **Stapler versus Handnaht:** Eine Minderheit der Chirurgen vertritt eine ‚nur Stapler'- oder ‚nur Handnaht'-Einstellung. Die meisten wählen eine der beiden Techniken in Abhängigkeit von der jeweilig vorliegenden Situation. **Stapler werden bei ‚ungesundem Darm' – z. B. ödematös geschwollen oder vorbestrahlt – oder bei als ‚schwierig' eingestuften Umstände gemieden.**
- **Ort der Anwendung:** Die meisten setzen Stapler dort ein, wo der Zugang ‚schwierig' erscheint – zum Beispiel bei **Ösophagus-** und **rektalen** Anastomosen. Das Modellieren der großen Kurvatur am Magen oder der Verschluss des Duodenalstumpfes bei einer Gastrektomie sind beliebte Beispiele für den Einsatz von Staplern. **Bei allen anderen Anastomosen wird die Handnaht bevorzugt.**
- **Laparoskopisch versus offen:** Bei laparoskopischen Operationen werden aus naheliegenden Gründen Stapler eingesetzt, es sei denn, dass die Anastomose extrakorporal angelegt wird. Die Roboterchirurgie hat zu einem Wiederaufleben der handgenähten Anastomosen geführt.
- **Nahtmaterial:** Die überwiegende Mehrheit benutzt resorbierbares Nahtmaterial. Das geflochtene Vicryl® wird gerne benutzt, aber diejenigen, die eine fortlaufende Technik (siehe unten) anwenden, ziehen monofiles Nahtmaterial, wie z. B. PDS®, Maxon™ oder Monocryl®, vor.
- **Einreihige versus mehrreihige Anastomose/Einzelknopf versus fortlaufend:** Interessanterweise neigen europäische Chirurgen zur fortlaufenden einreihigen Anastomose mit monofilem Nahtmaterial. Bei ‚schwierigen Verhältnissen' oder im Sigma und Rektum setzen Viele einreihige Einzelknopfnähte ein. Wo noch mancherorts alte chirurgische Schulen vorherrschen, werden zweireihige Anastomosen bevorzugt – sowohl zwei fortlaufende Reihen, als auch häufiger die erste Reihe fortlaufend (resorbierbar) und die äußere Reihe Einzelknopfnähte (resorbierbar und nichtresorbierbar). Einige US-Chirurgen nehmen für die zweite Reihe noch Seide – die Macht alter Dogmen!

Unsere Empfehlungen

Nun, jeder von uns hat seine eigenen Ansichten, und wir können aufgrund der einzelnen Dogmen nicht vier verschiedene Kapitel schreiben, nicht wahr? (Danny, zum Beispiel, zieht Stapler vom Mund bis zum Anus vor…).

Wenden wir den **WDLS**[2] **(was die Literatur sagt)** -Test an, dann sind alle korrekt durchgeführten Methoden sicher, und niemand kann Dir etwas vorwerfen, wenn Du die Methode anwendest, mit der Du am besten vertraut bist und Dich am wohlsten fühlst. Wenn wir uns jedoch nach dem **WWWI (was wäre, wenn ich (betroffen bin)**[3] – Konzept richten, dann ist dies unser (MS[4]) Vorurteil:

Wir vertreten die Ansicht, dass ein ‚moderner Chirurg' eine einreihige fortlaufende Naht mit monofilem Faden einsetzen sollte, da sie schnell, billig und sicher ist. Was sich bei einer unter hohem Druck stehenden Gefäßanastomose bewährt hat, sollte für eine unter niedrigem Druck stehenden Darmanastomose ausreichen. Wenn die erste Reihe ausreicht, warum sie mit eingestülptem und stranguliertem Gewebe einengen und verletzen? Würdest Du einen gut zubereiteten Hamburger auf den Grill zurücklegen? **Wie bei jedem schönen Kunstwerk ist weniger mehr.**

Wir geben zu, dass Stapler elegant sind, vom OP-Personal bewundert werden, es ‚Spaß' macht, sie einzusetzen und sie für den Hersteller von großem finanziellen Nutzen sind. Sicherlich haben Stapler in schwer zugänglichen Bereichen, tief im kleinen Becken oder hoch oben unter dem Zwerchfell, also bei Rektum- oder Ösophagusanastomosen ihre Vorteile. **Aber beide Anastomosen werden selten in einer Notfallsituation angelegt. Weiterhin solltest Du in der chirurgischen Weiterbildung Stapler erst dann einsetzen, wenn Du handgenähte Anastomosen perfekt und unter schwierigen Bedingungen anlegen kannst.** Auch der Stapler-Liebhaber muss seine Hände einsetzen, wenn der Stapler nicht funktioniert oder aufgrund spezifischer anatomischer Umstände, wie zum Beispiel beim retroperitoneal gelegenen Duodenum, nicht eingesetzt werden kann. Sowohl der moderne Chirurg als auch der Arzt in der chirurgischen Facharztweiterbildung sollten handgenähte als auch Stapleranastomosen mit der gleichen Fertigkeit anlegen können; wir schlagen nur vor, dass Du erst lernst, ein Auto zu fahren, bevor Du Dich in einen LKW setzt.

Der ödematöse Darm

Gewisse Evidenz (nicht Evidenzgrad I) weist darauf hin, dass bei **Traumapatienten Stapleranastomosen am Darm häufiger zur Insuffizienz neigen als handgenähte.** Dies wurde auf das durch die Volumengabe ausgelöste Ödem des Darmes, welches sich nach schweren Verletzungen entwickelt, zurückgeführt (ein Stapler kann sich der Schwellung des Darmes nicht ‚anpassen' – die Hände eines Chirurgen jedoch schon). Wir haben auch den Eindruck, dass **eine fortlaufende, einreihige Anastomose gelegentlich beim ödematösen Darm versagt** (z. B. nach massiver Volumengabe oder bei schwerer Peritonitis). Wir haben bei Reoperationen gesehen, dass sich, nachdem der Darm abgeschwollen ist, die

---

2 Anmerkung des Übersetzers: Im Original ‚WTLS' (what the literature says).
3 Anmerkung des Übersetzers: Im Original ‚IIWM' (if it were me).
4 Anmerkung des Übersetzers: Abkürzung für Moshe Schein.

fortlaufende Naht lockert und zu einer Wunddehiszenz führt. Die gleichen Argumente gelten, wenn bei einem Darmverschluss reseziert wird; der proximal gelegene, erweiterte und geschwollene Darm wird von den Staplerklammern nicht in gleicher Weise gefasst, wie der distal des Verschlusses gelegene.

> Wenn wir also beabsichtigen, eine Anastomose an einem ödematösen Darm anzulegen (häufig in Notfällen), ziehen wir es vor, keinen Stapler einsetzen oder eine fortlaufende Naht zu nutzen. Stattdessen legen wir eine einreihige, engmaschige Einzelknopfnaht – jeweils „nicht zu fest und nicht zu locker" geknüpft – um, auf der einen Seite, das Durchschneiden an den Darmenden zu vermeiden, und auf der anderen Seite, der Lockerung nach Abklingen des Ödems vorzubeugen. Wir nehmen große Stiche außen und nur sehr kleine innen mit Einstülpen der Mukosa. Alle Nähte, außer einige wenige Nähte an der Vorderseite, die zuletzt verknüpft werden, werden versenkt
>
> Und bedenke: Wenn sich die Darmenden nicht perfekt aneinanderlegen, nimm größere Stiche! Nimm mehr Gewebe! Ja – bis zu einen cm! Wenn wir jüngeren Ärzten assistieren, hören wir, wie wir sie ständig anflehen: Nimm größere Stiche!
>
> Hebe jetzt Deine rechte Hand und wiederhole: GROSSE STICHE, GROSSE STICHE, GROSSE STICHE, GROSSE S…

Noch ein paar Anmerkungen zu Staplern

Ja, Du wirst den richtigen Einsatz von Staplern von Deinen Lehrern lernen. Trotz des Eindruckes, sind wir nicht streng *staplerphob*. Wir nutzen bei Notfalleingriffen großzügig Stapler, um zu *verschliessen* und nicht um zu *anastomosieren;* ein klassisches Beispiel wäre der Verschluss des Rektums bei einer Diskontinuitätsresektion nach Hartmann oder die Durchtrennung des Dünndarmes bei Trauma oder Ischämie. Beim Anlegen einer *funktionellen End-zu-End* Dünndarm- oder ileokolischen Anastomose nach Dünndarmresektion oder einer rechtsseitigen Hemikolektomie – machen lineare, schneidende (GIA^{TM}) und lineare, verschließende (TA) Stapler für uns Sinn (wenn der Darm ‚gesund' erscheint). Wenn Du aber eine Seit-zu-Seit Gastrojejunostomie mit einem durch zwei Öffnungen eingebrachten GIA^{TM} anlegst und Du die Öffnungen dann mit Nähten verschließen musst, dann macht das für uns keinen Sinn, da die Gesamtlänge der gastrischen und jejunalen Enterotomien fast der Länge der Gastrojejunostomie entspricht, welche Du handgenäht gleich hättest anlegen können. Zudem die für das Einbringen der Branchen des Linearstaplers notwendigen Enterotomien, die handgenäht verschlossen werden, anscheinend die *Achillesferse* der Anastomose sind – diese verschlossenen Enterotomien werden häufiger insuffizient als die eigentlichen Staplerreihen.

So sehr wir, die Autoren, eine einheitliche, ‚konzertierte' Einstellung auch anstreben, manchmal unterscheiden sich unsere Ansichten etwas.

So möchte Danny an dieser Stelle hinzufügen: Wie für alles in der Chirurgie gilt auch hier – auf das Endergebnis kommt es an. Das Schicksal einer Anastomose wird hauptsächlich durch den Zustand des Darmes, der Umgebung und des Patienten bestimmt. Technische Varianten haben geringe Auswirkungen, so lange sie akkurat und sorgfältig durchgeführt werden. Daher haben für mich all diese numerischen Angaben über die Länge der Enterotomien oder der für die Anastomosenanlage benötigten Zeit keine Bedeutung. Wir haben die Anlage handgenähter laparoskopischer Anastomosen in kürzerer Zeit als die Anlage offen chirurgischer Stapleranastomosen gesehen… wir kennen auch Orte, wo die Kosten, einen OP-Saal 15 min zu nutzen, höher als die Staplerkosten sind… Somit wird die Wahl von vielen Faktoren, wie Kosten, Zeit und hauptsächlich persönliche Präferenzen, bestimmt. **Ist Deine Insuffizienzrate nicht außergewöhnlich hoch und bist Du mit allen Varianten vertraut – steht es Dir frei zu wählen. Danny.**

Darauf würde Moshe entgegnen: Dannys oben ausgeführte Ansicht ist die eines meisterlichen, fortgeschrittenen laparoskopischen Chirurgen. Meine Ansicht trifft auf Otto Normalverbraucher zu – so wie ich es bin. **Moshe.**

Wann auf eine Anastomose verzichten?

Wir wünschten, wir hätten eine präzise Antwort! Allgemein gesprochen, vermeiden wir es, eine Anastomose anzulegen, wenn eine Insuffizienz wahrscheinlich ist, da jede Anastomoseninsuffizienz katastrophale Folgen haben kann (▶ Kap. 43). **Wie kannst Du nun aber eine Anastomoseninsuffizienz präzise vorhersagen?**

Es war üblich, bei Trauma, Verschluss oder Perforation auf eine Dickdarmnaht zu verzichten. Aber die Zeiten ändern sich; während des Zweiten Weltkrieges wurde noch bei jeder Kolonverletzung zwangsläufig ein Stoma angelegt, aber heutzutage verschließen wir erfolgreich die meisten dieser Verletzungen (▶ Kap. 30). Im Übrigen, wurden drei- oder zweizeitige Verfahren bei Dickdarmverschliss in ausgewählten Fällen durch die einzeitige Resektion mit einer Anastomose ersetzt (▶ Kap. 25). Und, wie Du in den ▶ Kap. 25 und 28 lesen wirst, stellt sich uns die Frage, ob der Dickdarm ‚vorbereitet' wurde (zumindest für die meisten von uns), nicht mehr. Mehrere Studien haben gezeigt, dass eine Dickdarmanastomose bei unvorbereitetem Darm angelegt werden kann (obwohl, wie in so vielen chirurgischen ‚Pendelbewegungen', die Darmvorbereitung wieder an Beliebtheit gewinnt).

Es ist schwierig, präzise Leitlinien zu erstellen, wann auf eine Darmanastomose verzichtet werden soll. Du solltest die Entscheidung unter sorgfältiger Berücksichtigung des Zustandes des Patienten, des Darmes und der Bauchhöhle treffen. Allgemein würden wir bei einer etablierten und diffusen intraabdominalen Infektion (im Gegensatz zu einer Kontamination) und bei den in ◘ Tab. 14.1 aufgeführten Faktoren auf eine Dickdarmanastomose verzichten. Beim *Dünndarm*

◘ **Tab. 14.1** Faktoren, bei denen wir auf eine Anastomose verzichten

— Diffuse, etablierte Peritonitis

— Postoperative Peritonitis

— Anastomoseninsuffizienz

— Mesenterialischämie

— Extremes Darmödem oder extreme Überblähung des Darmes

— Extreme Malnutrition mit niedrigem Serumalbumin

— Chronische Einnahme von Steroiden

— Instabiler Patient (Schadensbegrenzung)

— Vorbestrahlter Darm

ist jedoch in den meisten Fällen eine Anastomose angezeigt; wobei, **wenn mehrere in der Tabelle angeführten Faktoren vorliegen, wir uns lieber konservativ verhalten und je nach den technischen Umständen den Darm ausleiten oder umgehen.**

Da es keine Formel und keinen Algorithmus gibt, nutze Dein Urteilsvermögen und halte nicht unter allen Umständen zwanghaft an einer Anastomose fest – schau Dir die ◘ Abb. 14.2 an – ist das Dein Chef? Ja, wir wissen, dass Du Deinen Patienten beeindrucken willst, in dem Du ihm ein Stoma ersparst, aber er wird nicht beeindruckt sein, wenn er tot ist! Du solltest keine Scheu vor einem Dünndarmstoma haben. Früher wurde es als unkontrollierbar angesehen, aber mit parenteraler Ernährung, der Technik der distalen enteralen Ernährung und Reinfusion, Somatostatin und Stomapflege, können diese vorübergehenden proximalen Ableitungen[5] Leben retten (siehe auch ▶ Kap. 43 und 44). **Auf der anderen Seite, sei kein *wussy*[6] (schlage es im Urban Dictionary nach) und trau Dich, eine Anastomose anzulegen, wenn dies möglich und angezeigt ist.**

Was immer Du auch machst, es werden nicht alle damit einverstanden sein. Du kannst es nicht jedem recht machen, kannst Du? Wenn Du ein Kolostoma anlegst, wird Dich immer jemand fragen, warum Du keine Anastomose angelegt hast. Wenn Du eine primäre Anastomose angelegt hast, wird Dich immer jemand fragen, warum Du kein Kolostoma angelegt hast. In dieser Hinsicht hat es nur ein Fußballtrainer schwerer.

---

5 Anmerkung des Übersetzers: Im Original Entlüftungen ('vents').
6 Anmerkung des Übersetzers: Wussy wird aus wimp (Feigling) und pussy (Waschlappen) zusammengesetzt.

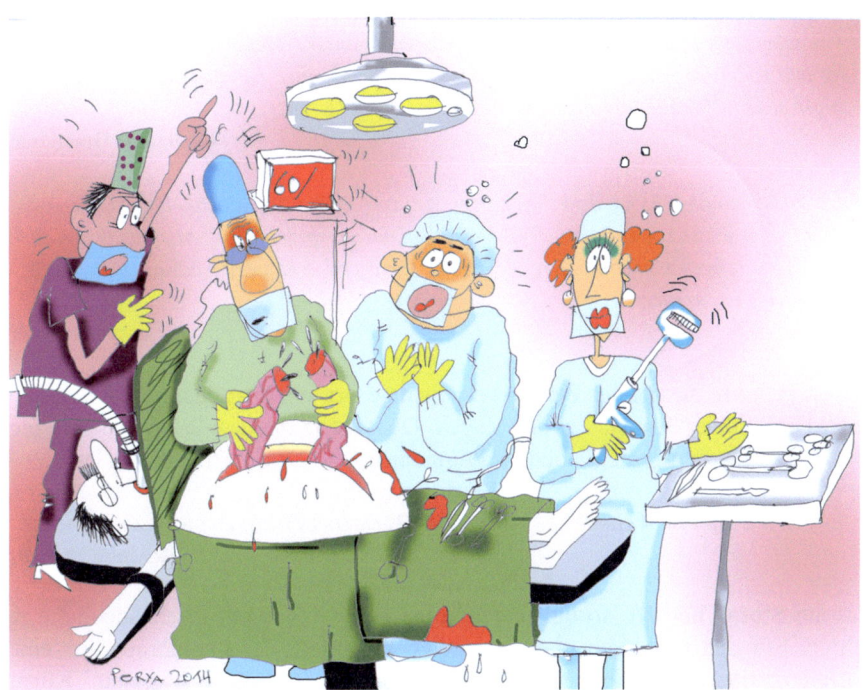

Abb. 14.2 Anästhesist: „Systolischer Blutdruck 60… Hämoglobin 5…" Assistent zum Chirurgen: „Chef, das präoperative Albumin lag bei 1,5…" Chirurg zur OP-Schwester: „Gib mir einen TA und einen GIA™. Lass mich das Ileum mit dem Kolon verbinden. Brauche nur 3 min…"

Wir lassen Dir also dies…

Die intestinale Anastomose ist der ‚elektive' Teil eines Notfalleingriffes. Bedenke – Dein Ziel ist es, Leben zu retten und die Morbidität zu minimieren; lege eine Anastomose dann an, wenn die Chancen auf Erfolg ganz ordentlich sind. **Viele Wege führen nach Rom, und es bestehen viele Möglichkeiten, eine Anastomose anzulegen. Meistere ein paar Methoden und wende sie selektiv an.**

2 Intestinale Stomata[7]

Seit jeher haben Chirurgen auf das Anlegen eines Stomas herabgeblickt, aber im Laufe der Zeit haben sie erkannt, dass ein Stoma potenziell Leben retten kann – wie es in den zwei nachfolgenden Zitaten großer Chirurgen ausgedrückt wird:

---

[7] Professor Luis Carriquiry, MD, hat in der vorhergehenden Ausgabe zu diesem Abschnitt beigetragen.

> Von allen Erkrankungen, denen sich die Menschen unterwerfen müssen, ist keine so lästig und widerlich wie ein künstlicher Anus. Wie erbärmlich ist ein Patient, der ständig gegen seinen Willen Nahrungsreste, Galle und Stuhl verliert.
>
> **Guillaume Dupuytren**

> Über Kolostomas: Es ist sicherlich besser, sich von einer Bequemlichkeit des Lebens als vom Leben selbst zu verabschieden. Abgesehen davon, sind die Exkremente, die auf diesem Wege ausgeschieden werden, nicht so ekelerregend, wie die auf natürlichem Wege ausgeschieden werden.
>
> **Lorenz Heister**

Dies ist vielleicht die richtige Zeit und der richtige Ort, um das allgemeine Konzept der Anlage intestinaler Stomata zu diskutieren. Du wirst in den jeweiligen Kapiteln mehr über die spezifischen Indikationen für Dünndarm- und Dockdarmstomata lesen.

> Es gibt nur zwei Indikationen für ein Stoma: Wenn Du es willst und wenn es nötig ist.
>
> **R. John Nicholls**

Was ein Stoma betrifft, so haben Patienten und Chirurgen unterschiedliche Ansichten. Für den psychisch unvorbereiteten Patienten, der sich gerade von einem Notfalleingriff erholt, hat das Stoma verheerende Folgen für sein Körperempfinden und seine Sexualität. Der Chirurg wiederum könnte ein Stoma als Beleidigung seines beruflichen Stolzes ansehen: Ein angelegtes Stoma impliziert, dass er nicht einmal zwei Darmenden ordentlich verbinden kann. Besuche irgendeine chirurgische Tagung, und Du wirst Vorträge cleverer Chirurgen hören, die Stomata mit ihren Robotern/SILS[8]/bla, bla, bla vollständig vermeiden…

> Aber vernünftige Chirurgen wissen, dass ein korrekt angelegtes Stoma unter Umständen Leben retten kann (und bei manchen Patienten die Lebensqualität verbessern kann – aber das steht auf einem anderen Blatt). In diesem Kapitel werden wir das Warum und Wofür der häufigsten Stomata besprechen und ein paar Ratschläge für ungewöhnliche Situationen geben.

Das im Notfall angelegte Stoma: Warum und wann

Der häufigste Grund im Notfall ein Stoma anzulegen ist, wenn ein hohes Risiko für eine Anastomoseninsuffizienz besteht. Zum Beispiel, ist es bei der Revision einer Anastomoseninsuffizienz im Bereich des linken Hemikolons klug, entweder die Anastomose auszuleiten, oder, falls dies nicht möglich ist, die Anastomose zu resezieren, das distale Ende zu verschließen und das proximale Ende als Stoma auszuleiten (à la Hartmann).

---

8 Anmerkung des Übersetzers: Single incision laparoscopic surgery (Einzelschnitt-Laparoskopie).

14 Die Darmanastomose (sowie Stomaanlage)

Die häufigsten Indikationen im Notfall ein Stoma anzulegen, kann man wie nachfolgend zusammenfassen:
- Operation einer Anastomoseninsuffizienz.
- Operation bei kotiger Peritonitis.
- Darmresektion bei einem Patienten mit hohem Risiko für eine Anastomoseninsuffizienz.
- Operation bei fulminanter Kolitis.
- Bei einer perinealen Wunde oder bei Sepsis.
- Ausschaltung einer Fistel (z. B. einer rektovaginalen Fistel).

Für diese Indikationen kann man aus der nachfolgenden Liste ein Stoma auswählen:
- Endständiges Kolostoma
- Doppelläufiges Kolostoma (Sigma oder Kolon transversum)
- Schlingenkolostomie mit Hautbrücke (Doppelflinten-Stoma[9])
- Stoma als Überdruckventil[10]
- Zökostoma
- Endständiges Ileostoma
- Doppelläufiges Ileostoma
- Jejunostoma
- Ileokolostoma (Doppelflinte)

Wie lege ich ein Stoma im Notfall an?

Wo platziere ich ein Stoma?

Typischerweise haben Patienten, denen unter elektiven Bedingungen ein Stoma angelegt werden soll, Kontakt mit einer ‚Beutel-Frau' (einer Stomaschwester oder einem Stomatherpeuten). Diese Beratung hilft dem Patienten, sich psychisch und praktisch auf seine Operation vorzubereiten. Das Markieren der für das Stoma vorgesehene Stelle spielt dabei eine wichtige Rolle. Der Patient wird üblicherweise im Liegen und im Stehen untersucht und seine Bekleidungsvorlieben werden berücksichtigt. **Ein Chirurg hat vor einer dringlichen Bauchoperation nicht den Luxus, auf eine Stomaschwester um 02:00 Uhr morgens zurückgreifen zu können, wenn ein Patient mit perforiertem Dickdarm vor ihm liegt** (auch wenn Du eine Stomaschwester finden würdest, so wird sie Dir häufig sagen, dass sie bei einem Patienten mit geblähtem und druckschmerzhaftem Abdomen kein Stoma markieren kann). Also solltest Du eine klare Vorstellung davon haben, wo Du ein Stoma platzierst.

Dein Ziel ist, das Stoma durch eine flache Stelle, weit weg von Narben, darunter liegenden Knochenvorsprüngen und Hautfalten anzulegen. In der Praxis stellst Du Dir ein Dreieck mit dem Nabel, der Crista iliaca anterior superior und dem Mittelpunkt des Rippenbogens als Ecken vor und legst das Stoma innerhalb

---

9 Ergänzumg des Übersetzers.
10 Anmerkung des Übersetzers: Im Original. ‚blow holes'.

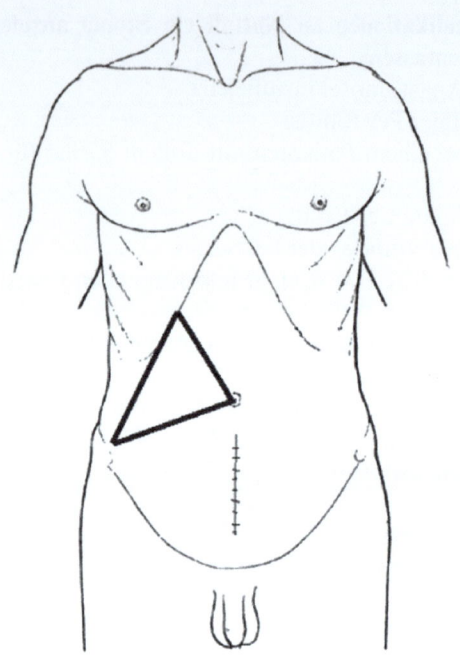

Abb. 14.3 ‚Das Dreieck der Stomata'

dieses Dreieckes an (auf einer der beiden Seiten) – **das Dreieck der Stomata** (Abb. 14.3).

Für eine etwas differenziertere Behandlung kannst Du, abhängig von der klinischen Situation, das Stoma etwas höher oder tiefer innerhalb des Dreieckes anlegen. Schlanke junge Crohn Patientinnen ziehen aufgrund ihrer Bekleidungsvorlieben es häufig vor, dass ein Stoma tiefer angelegt wird. Die gleiche Stelle wäre für einen 125 kg schweren Biertrinker, der eine Hartmann Operation braucht, eine Katastrophe; lege bei solch einem Patienten das Stoma oberhalb seines Bierbauches an, damit er den Stomabeutel selbst wird wechseln können. **Im Alltag wirst Du bei dem Ödem und der Überblähung des Darmes das Stoma dort anlegen, wo es das Hautniveau spannungsfrei erreicht, auch wenn es nicht die optimale Stelle ist.** Wofür Du Dich auch entscheiden magst, so raten wir Dir davon ab, das Stoma oder auch nur eine Schleimhautfistel über die Laparotomiewunde auszuleiten (siehe Abb. 14.4).

Allgemeine Prinzipien beim Anlegen eines Stomas

Fasse ein Stoma als Anastomose des Darmes mit der Haut auf; es sollte Dein Ziel sein, gut durchblutetes Gewebe spannungsfrei in makelloser chirurgischer Technik miteinander zu verbinden.

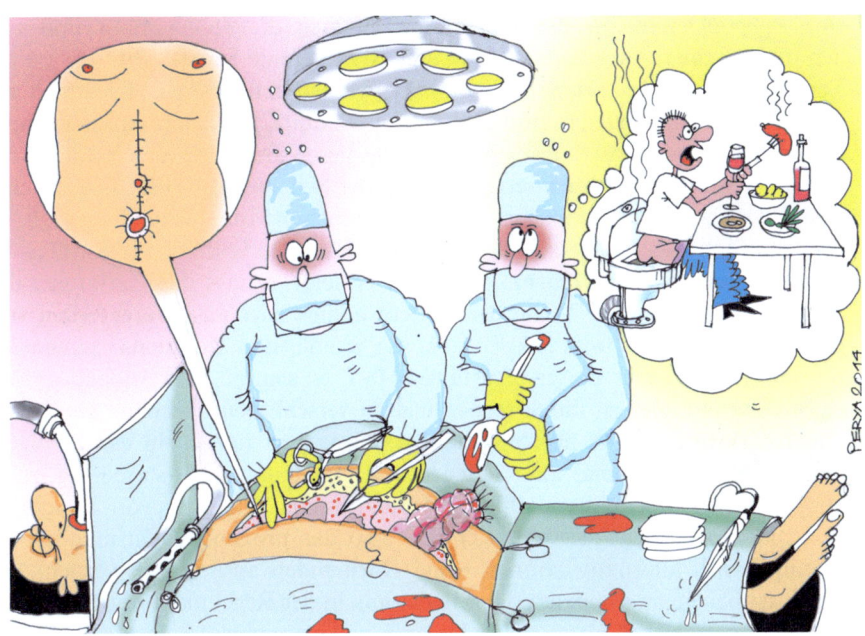

◘ **Abb. 14.4** Ein Kolostoma über die Laparotomiewunde auszuleiten ist so, als ob Du in der Küche eine Toilette aufstellst

Du solltest die *Durchtrittsstelle* des Stomas so klein (oder so groß) wie möglich machen, um den Darm ohne eingeschränkte Durchblutung ausleiten zu können. Für die Durchtrittsstelle kannst Du die Haut mit einer chirurgischen Pinzette anheben und mit einem Skalpell die Haut kreisförmig ausschneiden. Manche finden, dass das Ergebnis ein zu großer, unregelmäßig begrenzter Hautdefekt ist. **Alternativ kannst Du einen kreuzförmigen Schnitt machen und dann die Ecken ausschneiden, um eine kreisförmige Durchtrittstelle zu erhalten.** Üblicherweise wird die Aponeurose des M. obliquus externus abdominis kreuzförmig eingeschnitten und der darunter liegende M. rectus abdominis in Faserrichtung gespalten. Die hintere Rektusscheide und das Peritoneum werden mit zwei chirurgischen Klemmen angehoben und dazwischen inzidiert, um in die Bauchhöhle zu gelangen. **Sei dabei vorsichtig und verletze nicht die A. epigastrica inferior** – es nervt ungemein, gegen Ende einer langen Operation in den Tiefen eines kleinen Stomaschnittes nach der Blutungsquelle zu suchen.

Wir fassen das für das Stoma bestimmte Darmende mit einer atraumatischen Klemme und leiten es durch die Durchtrittsstelle nach außen. Wenn wir ein doppelläufiges Stoma anlegen, dann ziehen wir ein Nylonband durch das Mesenterium und können den angezügelten Darm entwickeln.

Wir eröffnen das Stoma erst nachdem alle anderen Wunden verschlossen und verbunden worden sind, wie nachfolgend beschrieben:
– **Ein Ileostoma sollte prominent sein** (als Brooke's Ileostoma bekannt), um das Sammeln des dünnflüssigen Darminhaltes zu erleichtern. Wir führen dazu

eine Babcockklemme in das Darmlumen, fassen die Schleimhaut und ziehen diese heraus. Alternativ kann man 3 ausstülpende Serosanähte etwa 4 bis 5 cm vom Darmende setzen. Diese Nähte werden zunächst mit Klemmen gesichert bis sie alle platziert sind und dann verknüpft, um das prominente Ausstülpen des Ileostomas zu erreichen. Sei mit diesen ausstülpenden Nähten vorsichtig; wenn Du sie zu tief setzt, kann an der Schleimhaut-Haut-Grenze eine problematische Fistel entstehen. Durch entsprechend unterschiedliches Setzen der ausstülpenden Nähte kannst Du das prominente Ende des Ileostomas so gestalten, dass sich die Darmöffnung etwas neigt, sodass das Auffangen des Stuhles einfacher wird. **Wenn der Patient adipös oder das Mesenterium verkürzt ist, kann es extrem schwer sein, ein prominentes Ileostoma spannungsfrei anzulegen. Unter diesen Umständen IST es sinnvoll, den Dünndarm mit einem Linearstapler zu durchtrennen und zu verschließen, um dann einen proximalen Darmabschnitt als doppelläufiges Ileostoma (quasi ein endständiges-doppelläufiges Ileostoma) auszuleiten.** Ein doppelläufiges Ileostoma legen wir mit einem prominenten proximalen Anteil ähnlich an. Es ist von ausschlaggebender Bedeutung, dass das richtige (also das proximale) Darmende ausgestülpt wird; alternativ können beide Darmenden ausgestülpt werden. Ein Reiter ist bei einem doppelläufigen Ileostoma in der Regel nicht nötig.
 – **Im Gegensatz hierzu muss ein Kolostoma nicht prominent sein.** Obwohl früher ein Kolostoma in Hautniveau angelegt wurde, bietet ein ‚geringfügig erhabenes' Stoma Vorteile, da dann weniger Leckagen auftreten und die Basisplatte nicht mit dünnflüssigem Stuhl unterwühlt wird. Auch hier sollte, nachdem die Laparotomiewunde verschlossen wurde, die gesamte Dickdarmwand einschließlich der Schleimhaut mit resorbierbaren Nähten gefasst werden und an die Haut genäht werden.

Endständiges Kolostoma

Üblicherweise wird ein endständiges Kolostoma bei Notfalloperationen im Rahmen einer Hartmann-Operation bei einer Sigmaperforation oder (vielleicht heutzutage etwas seltener) bei einem Dickdarmileus angelegt. Das Stoma wird in der Regel im linken Unterbauch angelegt. Die Herausforderung besteht darin, ausreichend Dickdarm zu mobilisieren, um ein spannungsfreies Kolostoma anlegen zu können. Dafür kann die Mobilisation der linken Flexur und **der A. colica media nötig sein.** Vergewissere Dich vor Verschluss der Laparotomiewunde, dass das für das Stoma vorgesehene Darmende ‚bequem' in Hautniveau zu liegen kommt. **Wenn Du besorgt bist, dass es unter zu viel Spannung steht, dann wird es auch wahrscheinlich sein; mobilisiere erneut den Dickdarm bevor Du die Laparotomie verschließt.**

Doppelläufiges Kolostoma

Zwei unterschiedliche doppelläufige Kolostomata sind bei Notfalloperationen möglich – ein doppelläufiges Transversostoma und ein doppelläufiges Sigmoideostoma:
- **Ein doppelläufiges Transversostoma** bietet sich bei einem Patienten, dem eine größere Resektion nicht zugemutet wird, oder seltener im Rahmen eines mehrzeitigen Vorgehens (Du willst die Resektion zu einem späteren Zeitpunkt durchführen) an, um einen Dickdarmverschluss zu entlasten. Ein doppelläufiges Transversostoma kann auch ohne Laparotomie durch eine Inzision im rechten Oberbauch angelegt werden; tatsächlich haben wir dies in Ausnahmefällen in Lokalanästhesie und mit Sedierung gemacht (wobei das weder für den Chirurgen noch für den Patienten ein Vergnügen war!). Der Prolaps des aboralen Schenkels des Transversostomas tritt relativ häufig auf, aber das ist ein Problem, mit dem wir uns später befassen werden.
- **Ein doppelläufiges Sigmoideostoma** kann vom Patienten einfacher versorgt werden; sicherlich treten Prolapse seltener auf. Es eignet sich zum ‚Ausschalten' bei einem Patienten mit einer großen perinealen Wunde (typische Beispiele für die notfallmäßige Anlage sind eine Fournier-Gangrän oder eine offenen Beckenfraktur).

Endständiges Ileostoma

Beim Notfall wird ein endständiges Ileostoma üblicherweise im Rahmen einer subtotalen Kolektomie bei Kolitis angelegt. Typischerweise wird es im rechten Unterbauch angelegt, obwohl das Dünndarmmesenterium es ermöglicht, es an nahezu beliebiger Stelle zu platzieren. Achte beim Durchtrennen des Mesenteriums darauf, die Durchblutung des Dünndarmendes nicht zu kompromittieren. Führe diese Präparation besonders sorgfältig durch, da Du ansonsten die Nekrose des Stomas riskierst. Sei auch beim Durchzug des Darmes durch die Durchtrittsstelle vorsichtig; wenn die Öffnung zu schmal ist oder Du zu grob mit dem Darm umgehst, kannst Du dabei das Mesenterium abstreifen (eine weitere Möglichkeit, das Stoma zu devitalisieren). Die gute Durchblutung des Darmendes spielt auch für eine spätere Pouchbildung eine wichtige Rolle – da der Pouch den Beckenboden in intaktem Zustand erreichen soll.

Doppelläufiges Ileostoma

Ein doppelläufiges Ileostoma wird notfallmäßig selten angelegt. Ein Beispiel wäre aber bei einem morbid adipösen Patienten mit einer perforierten Divertikulitis. Eine notfallmäßige Sigmaresektion ist bei diesen Patienten eine besondere Herausforderung; gelegentlich ist das mehrzeitige Vorgehen mit Anlage eines aboralen Stomas und der späteren, elektiven Resektion vorzuziehen. **Bei einem morbid**

adipösen Patienten mit einer dicken Bauchwand und kurzem Mesokolon kann ein doppelläufiges Ileostoma die einzige Möglichkeit sein.

Weitere Indikationen für ein doppelläufiges Ileostoma können bei einer ‚Hochrisiko'-kolorektalen Anastomose oder bei der Behandlung einer ‚kleinen' Anastomoseninsuffizienz im Bereich des linken Hemikolons, die *in situ* belassen wurde, bestehen.

Schleimhautfistel

Eine Schleimhautfistel wird am proximalen Ende des ausgeschalteten, distalen Darmes angelegt. Typisches Beispiel ist eine Notfallkolektomie bei Kolitis, wo das proximale Ende des Rektumstumpfes als zweites Stoma ausgeleitet wird. Patienten und Stomaschwestern hassen Schleimhautfisteln; sie riechen und brauchen einen zweiten Stomabeutel. Es gibt gute Evidenz, dass in den meisten Fällen mit ulzeröser Kolitis der Rektumstumpf sicher verschlossen und intraperitoneal belassen werden kann. In sehr seltenen Fällen ist der Darm so vulnerabel, dass der Stumpf weder mit Nähten noch mit Staplern sicher verschlossen werden kann. Wenn dies der Fall sein sollte, dann belassen wir einen langen Stumpf und leiten ihn im linken Unterbauch aus. Da der Darm vulnerabel ist, werden Nähte nicht gut fassen und wir haben ihn dann mit einer Nabelklemme über Hautniveau verschlossen (in wenigen Wochen löst sich das verschlossene Ende und es verbleibt eine saubere und sichere Schleimhautfistel).

Ileokolostoma (Doppelflinte)

Wenn Du nach Resektion des rechten Hemikolons eine Anastomoseninsuffizienz erwartest, dann lege ein Doppelflinten-Ileokolostoma an. Dabei werden beide Darmenden (terminales Ileum und Kolon) durch eine Durchtrittsstelle ausgeleitet – Du kannst auch die Hinterwand der Darmenden miteinander vernähen. Die Vorteile der Ileokolostomie sind, dass der Patient nur einen Stomabeutel benötigen wird und dass der Chirurg das Stoma später ohne wirkliche Laparotomie verschließen kann. **Ein Ileokolostoma bietet sich in folgenden zwei Situationen an: Bei der Revision einer insuffizienten ileokolischen Anastomose oder wenn bereits beim Ersteingriff das Risiko einer Insuffizienz als hoch eingeschätzt wird** (typische Beispiele sind ausgezehrte, steroidabhängige Crohn-Patienten oder Patienten mit einer kotigen Peritonitis bei perforiertem Zökum).

Jejunostoma

In seltenen Fällen wirst Du ein Jejunostoma anlegen müssen. Aufgrund des Risikos eines High-Output-Stomas besteht eine gewisse Zurückhaltung, ein Jejunostoma anzulegen; in einigen Situationen wirst Du aber dieses Risiko gegen das Risiko einer Anastomoseninsuffizienz oder einer unkontrollierten abdominellen Sepsis abwägen müssen. Du wirst ein Jejunostoma bei einer unerkannten Enterotomie des proximalen Darmes oder für das Ausschalten des Darmes bei einer komplexen enterokutanen Fistel brauchen. **Es ist die letzte Notfalllösung und weist häufig darauf hin, dass eine abdominelle Katastrophe vorlag oder der Chirurg etwas vermasselt hat.** Weil Du selten in diese Lage gerätst, wirst Du mit der Anlage eines Jejunostomas nicht vertraut sein. Nachfolgend ein paar Tipps:

- Platziere die Durchtrittstelle so, dass sie vom entsprechenden Jejunumsegment gut erreicht wird (üblicherweise im linken oberen Quadranten).
- Ziehe die Dünndarmschlinge wie gewohnt durch die Durchtrittsstelle.
- Du wirst feststellen, dass das Ausstülpen des Jejunums aufgrund der im Vergleich zum Ileum größeren Wanddicke und der Länge des Mesenteriums sehr viel schwieriger ist; mach Dir aber nicht zu viele Sorgen, es handelt sich hier um eine Notfalllösung!
- Die Gefäßversorgung des Jejunums verhindert eine Stielbildung, wie Du sie bei einem Ileostoma machen kannst. Versuche es also gar nicht, da Du ansonsten eine Minderdurchblutung des Jejunumsegmentes riskierst.
- Eröffne und vernähe den Darm wie gewohnt mit dünnen resorbierbaren Einzelknopfnähten.
- Es wird im Vergleich zu den üblichen Stomata schrecklich aussehen, *c'est la vie!*

‚Blow-hole' Kolostoma[11] und Zökostomie

Manche Chirurgen halten ein Blow-hole Stoma für obsolet und andere wissen nicht einmal, was es überhaupt ist. **Wie glauben aber, dass eine kurze Erwähnung für den seltenen Fall, wo es die bestmögliche Lösung sein kann, angebracht ist.**

Ein Blow-hole Stoma wird nur mit der Vorderwand des Darmes, die ohne Mobilisieren oder Ausleiten des Darmes über Hautniveau eröffnet und an die Haut genäht wird, angelegt. Der alleinige Zweck eines Blow-hole Stomas ist die Druckentlastung, da es den Darminhalt nicht vollständig ableitet. Es kann bei Dickdarmverschlüssen von Nutzen sein, wenn der Allgemeinzustand des Patienten kompliziertere Lösungen nicht erlaubt. **Natürlich bleibt es alten, geschwächten Hochrisikopatienten vorbehalten und sein größter Vorteil ist, dass es in Lokalanästhesie angelegt werden kann.**

Das klassische Blow-hole Stoma ist eine chirurgische Zökostomie – im Gegensatz zur Schlauch-Zökostomie, die aufgrund von Verstopfungen und Leckagen um den Schlauch herum selten wie erwartet funktioniert. Nimm das Beispiel eines 90jährigen Patienten mit schwerer Herzinsuffizienz und einem stenosierenden Tumor im Bereich der linken Flexur; seine beste Chance, das Krankenhaus zu verlassen, besteht darin, diesen minimalen Eingriff zur Entlastung des Darmes durchzuführen, bevor der Darm perforiert und nicht in einer in ‚kurativer' Absicht durchgeführten heroischen Kolektomie. Sogar ein doppelläufiges Transversostoma, das einer Allgemeinanästhesie bedarf, könnte ihn zu sehr belasten.

---

11 Anmerkung des Übersetzers: Stoma als Überdruckventil.

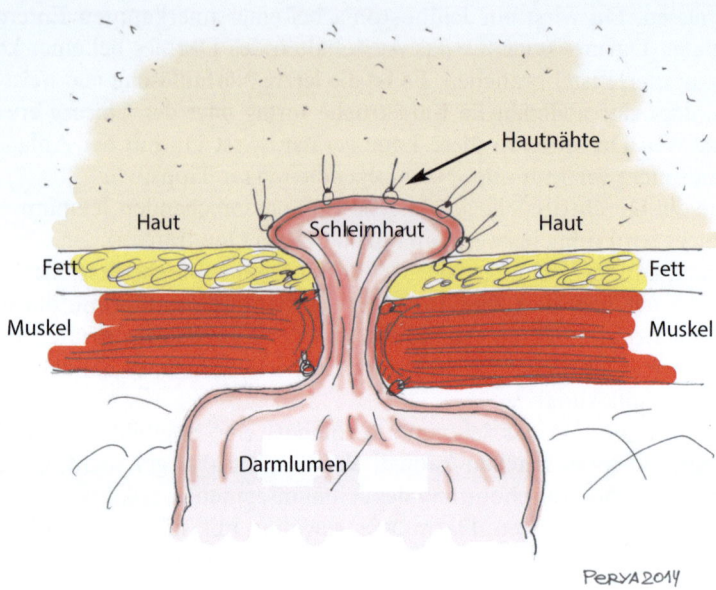

Abb. 14.5 Blow-hole Stoma

Du kannst das Zökum durch einen McBurney Schnitt (wie zur Appendektomie) entwickeln und das ausgeleitete Darmsegment mit der Bauchdecke rundherum vernähen. Dann eröffnest Du das Zökum, saugst den Scheißdreck ab und vernähst die Öffnung mit der Haut. Das Stoma kommt in Hautniveau zu Liegen und kann üblicherweise gut versorgt werden (Abb. 14.5).

Das Anlegen eines Stomas bei adipösen Patienten

Bei den viel zu häufigen morbid adipösen Patienten stellt die Anlage eines Stomas eine nicht zu unterschätzende Herausforderung dar. Nachfolgend ein paar Tipps, falls Du Dich in dieser bedauernswerten Situation (widergespiegelt durch die Anzahl des intraoperativ gemurmelten F-Wortes):
— Lege das Stoma höher als Du es sonst tun würdest (der Patient wird es nicht sehen, wenn es sich unterhalb der Fettschürze befindet).
— Mache die Durchtrittsstelle größer als sonst (das Mesokolon wird dick und verletzlich sein und nicht durch eine normal große Durchtrittsstelle passen).
— Vergewissere Dich, dass Du das Kolon ausreichend mobilisierst, bevor Du das Kolostoma anlegst (das Unterhautfettgewebe und das damit verbundene Kolostoma werden sich beim Stehen um mehrere Zentimeter senken).
— **Wenn Du Dich mit der Länge abmühst, ziehe ein endständiges Stoma in Betracht** (setze einen Stapler, durchtrenne den Dickdarm und leite das proximale Ende heraus).

— Gehe zurück in Dein Zimmer und öffne die wohlverdiente Flasche *Glenirgendetwas*.

Ein Tipp für die Wunde

Nach einer Operation bei der noch ein Stoma angelegt werden soll, versiegeln wir unter der Vorstellung, dass bei frühen Leckagen des Stomabeutels die Laparotomiewunde dann nicht kontaminiert und infiziert wird, die Wunde großzügig mit Hautkleber. Anekdoten zufolge scheint dies zu klappen, obwohl, wenn die Wunde zum Zeitpunkt der Notfalloperation massiv kontaminiert wird (z. B. bei einer kotigen Peritonitis), dies wahrscheinlich nutzlos ist (unter diesen Umständen lassen wir entweder die Haut offen oder adaptieren sie locker mit wenigen Einzelknopfnähten).

Postoperative Stomapflege

Obwohl kein eigentliches Fenster zur Seele, ermöglicht Dir ein Stoma den direkten Blick auf die Darmdurchblutung. **Du solltest daher gleich am ersten postoperativen Tag das Stoma inspizieren.** Häufig ermöglicht Dir das ein transparenter Stomabeutel, aber wenn Du es nicht richtig einsehen kannst, dann sei nicht faul; entferne den Stomabeutel und vergewissere Dich, dass Du das Stoma vollständig siehst; wenn die Lichtverhältnisse schlecht sind, nutze eine Taschenlampe[12] (US-Amerikaner würden es als Stab(taschen)lampe[13] bezeichnen).

Ischämie des Stomas

Eine Ischämie des Stomas zeigt sich üblicherweise bereits im frühen postoperativen Verlauf. Dies ist entweder durch allgemein niedrigen Blutdruck oder häufiger durch ein technisches Problem bei der Stomaanlage bedingt. Das Ausmaß der Ischämie kann von einer geringen Minderdurchblutung der Schleimhaut bis zu einem schwarzen, völlig nekrotischen Stoma reichen. **Wiederum sollte die Durchblutung eines Stomas am Tag nach der Anlage beurteilt werden.** Wenn das Stoma minderdurchblutet erscheint, kann die Untersuchung mit einem Proktoskop oder mit einem eingeführten Reagenzglas die Beurteilung der Durchblutung des Darmes unterhalb des Faszienniveaus ermöglichen. Benutze eine Stabtaschenlampe, um die Schleimhautdurchblutung zu beurteilen.

Wenn der zum Stoma reichende Darm nekrotisch ist, muss das Stoma dringlich reseziert und neu angelegt werden. Wenn der Darm unmittelbar unterhalb des Stomas jedoch rosafarben ist, kannst Du abwarten. Es ist wahrscheinlich, dass sich

---

12 Anmerkung des Übersetzers: Im Original ‚torch'.
13 Anmerkung des Übersetzers: Im Original ‚flashlight'.

die Schleimhaut abstoßen wird und später eine Stenose entsteht. Damit kannst Du Dich zu einem späteren Zeitpunkt gebührend auseinandersetzen und es ist einer schwierigen Relaparotomie in der frühen postoperativen Phase vorzuziehen. **Ein schwarzes Ileostoma sollte dringlich revidiert werden** (die Länge wird gewöhnlich kein Problem sein und häufig ist es möglich, ein endständiges Ileostoma ohne Laparotomie zu revidieren).

Wenn ein Ileostoma schwarz ist, dann ist es schwarz – glaube nicht der kleinen dummen Stimme in Deinem Hinterkopf, die behauptet, es sei nicht schwarz!

High-output Stoma

Ein ausgereiftes endständiges Ileostoma produziert täglich etwa 500 ml. In der unmittelbaren postoperativen Phase wird dies jedoch deutlich mehr sein (1000–1800 ml). Bei etwa 15 % der Patienten entwickelt sich ein High-output Stoma. Das große Volumen nimmt üblicherweise in den ersten postoperativen Tagen ab. **Die Ursachen für ein High-output Stoma (mehr als 2 l täglich) treten bei Patienten nach Notfalloperationen häufiger auf:**
- Proximales Stoma (z. B. Jejunostoma)
- Intraabdominale Sepsis
- Nach einem postoperativen Ileus oder nach einem Darmverschluss

Wenn ein Stoma mehr als 1000 ml täglich produziert, dann wird die intravenöse Gabe von Ringerlösung oder isotonischer Kochsalzlösung nötig. Die Produktion des Stomas wird sich durch Einschränken der oralen Aufnahme hypotonischer Flüssigkeiten auch vermindern. Engmaschiges Überwachen der Elektrolyte ist notwendig, da häufig ein Natrium-, Magnesium- und Kaliummangel auftritt. Weitere Maßnahmen, die Produktion eines High-output Stomas zu verringern, sind:
- Ballaststoffarme Kost.
- Protonenpumpeninhibitoren.
- Antidiarrhoika, wie zum Beispiel Loperamid (unter diesen Umständen wird eine hohe Dosis von bis zu 4 × täglich 8 mg notwendig sein) oder Codein Phosphat (60 mg 4 × täglich).

Ablösen der Schleimhaut

Nach der notfallmäßigen Anlage eines Stomas löst sich relativ häufig die Schleimhaut des Darmes von der Haut. Das Ausmaß der Ablösung ist üblicherweise gering, und die meisten Ablösungen werden mit sorgfältiger Stomapflege von alleine ausheilen. Versuche, die Schleimhaut erneut anzunähen, gelingen oft nicht; widerstehe der Versuchung, das Stoma früh zu revidieren, da dies schwierig sein wird und potenziell das Stoma gefährden kann.

Andere Stomakomplikationen

Wenn Du abdominale Notfalleingriffe vornimmst, dann wirst Du die vielen Spätkomplikationen nach Anlage eines Stomas kennen. Die weitere Diskussion der Behandlung dieser Spätkomplikationen würde den Rahmen dieses Buches sprengen. Für eine weitergehende Diskussion empfehlen wir dem interessierten Leser die Lektüre des Kapitels Nr. 14 in *Schein's Common Sense Prevention and Management of Surgical Complications.*

Abschließende Bemerkungen

> Ein ordentlich angelegtes Stoma kann den Unterschied zwischen Erfolg und Versagen einer abdominalen Notfalloperation ausmachen. Sehe das Stoma als Anastomose zwischen der Haut und dem Darm an und Du wirst nicht viel falsch machen können. Gehe nach Verschluss der Laparotomiewunde nicht einen Kaffee trinken und überlasse es nicht dem Assistenten, das Stoma unbeaufsichtigt anzulegen; ein kleiner Fehler kann einen großen Unterschied machen.

Dieses Buch befasst sich mit der *Notfall*-Behandlung, also werden wir uns nicht mit Spätkomplikationen oder der Rückverlagerung von Stomata befassen. Wir werden aber mit dem Spruch eines weisen Mannes enden.

> „Es gibt kein Gesetz, das besagt, dass ein Kolostoma zurückverlegt werden muss."
> Leo A. Gordon

Das Zwerchfell betreffende Notfälle

Danny Rosin

> *Das Zwerchfell ist eine muskuläre Unterteilung, die Erkrankungen des Brustraumes von denen des Darms trennt.*
>
> **Ambrose Bierce**

Normalerweise trennt das Zwerchfell die Bauchhöhle vom Brustraum. Für den Chirurgen wird es dann interessant, wenn es diese Funktion verliert. Ist seine Integrität, gleich, ob akut (Trauma), chronisch (Hernie) oder angeboren, gestört, führt der Druckunterschied zwischen den beiden Höhlen zu einer Aufwärtsverlagerung der Bauchorgane. Außerdem ist das Zwerchfell ein kräftiger Muskel, der es uns erlaubt zu atmen – aber das interessiert uns im Augenblick weniger.

Die meisten Operationen am Zwerchfell erfolgen elektiv, wenn wir also über das Zwerchfell betreffende Notfälle diskutieren, beschränken wir uns lediglich auf zwei Situationen:

– Einen **Riss im Zwerchfell,** der entweder aus einem penetrierenden Trauma (Messer, Kugel) oder einem stumpfen Trauma (Ruptur) resultiert.
– Die **akute Präsentation einer chronischen oder kongenitalen Zwerchfellhernie** aufgrund einer Inkarzeration oder Torsion des vorgefallenen Inhalts.

Obgleich dieses Kapitel kurz und simpel ist, brauchen wir dennoch etwas Hintergrundwissen, um die Behandlungsoptionen zu verstehen, wenn wir vor einem das Zwerchfell betreffenden Notfall stehen. Unser Ziel ist, den Inhalt zu versorgen; vorzugsweise, in dem wir die Organe einfach wieder dahin platzieren, wo sie hingehören (obwohl gelegentlich eine Resektion notwendig ist) und die Integrität des Zwerchfells durch einen hoffentlich dauerhaften Verschluss wieder herzustellen.

Fangen wir also mit ein paar Definitionen an, um uns mit den geläufigen Erkrankungen vertraut zu machen.

Zwerchfellhernie

Sie kann angeboren oder erworben sein. Da es sich um einen Defekt in der Integrität des Zwerchfells handelt, resultieren die angeborenen Hernien aus einem „Nicht-Verschluss", während erworbene Hernien aus der Erweiterung einer bestehenden Öffnung – dem Hiatus – entstehen.

Es gibt zwei Arten kongenitaler Hernien:

– Die häufigere **Bochdalek-Hernie** repräsentiert einen kongenitalen *posterolateralen* Defekt – gewöhnlich auf der linken Seite. Sie wirkt sich hauptsächlich auf die Atmung aus, da die Protrusion der Bauchorgane in den Brustkorb zu einer pulmonalen Hypoplasie führt: **die nach der Geburt auftretende lebensbedrohliche Atemnot macht sie zu einem neonatalen Notfall,** der den Rahmen dieses Buches sprengt.
– Die **Morgagni-Hernie** ist die weit seltenere Form der angeborenen Hernie, sie ist definiert als *anteriorer, retrosternaler* Defekt.

15 Das Zwerchfell betreffende Notfälle

Nur selten sind angeborene Hernien so klein, dass sie zunächst unbemerkt bleiben und erst später im Leben diagnostiziert werden, wo sie sich unter einem den erworbenen Hernien ähnlichen Bild zeigen.

Hiatushernie

Der Zwerchfellgleitbruch ist eine Aufwärtsverlagerung des Magens (der gastroösophageale Übergang wandert proximal des Hiatus) und daher anatomisch ein ‚Gleitbruch' ohne Bruchsack. Darum ist **diese Form der Hernie nicht mit dem Risiko einer akuten chirurgischen Komplikation (z. B. Inkarzeration, Strangulation, Obstruktion) verbunden.**

Andererseits sind paraösophageale Hernien durchaus für unser Thema relevant. Der Hiatus selbst stellt den eigentlichen Zwerchfelldefekt dar, er erweitert sich und erlaubt den Durchtritt von Magen (und, falls groß genug, auch weiterer Organe) entlang des Ösophagus. Diese Hernie ist potenziell höchst problematisch, da ihre Symptome aus der veränderten Lage des Magens resultieren und weil sie das Potenzial zur Inkarzeration hat.

Oft wird viel Hirnschmalz auf den Versuch verwendet, die verschiedenen Hernientypen anhand ihrer anatomischen Basis akkurat zu klassifizieren: reine Gleithernie, reine paraösophageale Hernie, Mischtypen. Wie Du später sehen wirst, hilft das bei der chirurgischen Entscheidungsfindung nicht.

Zwerchfelltrauma (siehe auch ▶ Kap. 30)

Zwerchfellrupturen oder **-durchtrennungen** sind Folge eines Traumas, im ersten Fall für gewöhnlich eines stumpfen, im letzteren im Rahmen eines penetrierenden Traumas. **Beim Zwerchfelltrauma geht der Riss auch durch das Peritoneum, es existiert also kein Bruchsack und die Bauchorgane verlagern sich direkt in den Pleuraraum.** Wie schon bei der angeborenen und der erworbenen Hernie wird die rechte Zwerchfellkuppel durch die Leber geschützt, weshalb Probleme auf der linken Seite etwas häufiger auftreten – das bedeutet aber nicht, dass das rechtsseitige Zwerchfell gegen Verletzungen immun wäre, wir haben eine Herniation der Leber selbst in den Brustkorb gesehen.

Die Zwerchfellruptur ist gewöhnlich mit weiteren Verletzungen assoziiert und wird zur gleichen Zeit versorgt (primäre Naht mit nicht-absorbierbarem Material). Sie kann zwar offensichtlich sein (Du siehst, wie die Magensonde im linken Hemithorax eine Schlaufe macht und weißt, das da oben ist der Magen), kann aber gelegentlich übersehen werden, sogar auf einem CT-Bild. Im Verdachtsfall, und falls es keine andere Indikation für eine Laparotomie gibt, ist das eine der wenigen Situationen, wo die Laparoskopie beim Bauchtrauma eine Rolle spielen mag (zumindest bei penetrierenden linksseitigen thorakoabdominalen Verletzungen): Stelle das Zwerchfell dar und versorge es, falls nötig.

Falls nicht vermutet, und folglich übersehen, kann sich ein Zwerchfellriss langsam erweitern und sich auch noch nach Jahren als Zwerchfellhernie präsentieren. Das Fehlen eines Bruchsacks und die daraus resultierenden Verwachsungen mit den im Brustkorb gelegenen Organen können den Eingriff erschweren; aus diesem Grund bevorzugen manche Chirurgen in diesen Fällen die Thorakotomie als Zugang.

Und jetzt kommen wir zum Hauptthema dieses Kapitels… dem Volvulus des Magens!

Magenvolvulus in einer paraösophagealen Hernie

Ein Magenvolvulus, die abnormale Rotation des Magens, ist gewöhnlich mit einer paraösophagealen Hernie verbunden, obwohl man ihn selten auch ohne jegliche Herniation sehen kann – verursacht durch etwas, das ich ‚die allgemeine Labbrigkeit' des Magens nenne.

Der Magen kann sich um zwei unterschiedliche (und senkrecht zueinander stehende) Achsen drehen. Beim **organoaxialen Volvulus** – der häufigeren Variante – rotiert der Magen um eine Achse, die den gastroösophagealen Übergang und den Pylorus verbindet. Die weniger häufige Variante, **der mesenteroaxiale Volvulus,** geschieht um die mehr horizontal verlaufende Achse, die vom Zentrum der großen Kurvatur des Magens zur kleinen Kurvatur verläuft und dreht sich um das Mesenterium, in dem die linke Magenarterie zu finden ist. (Online wirst Du haufenweise Bilder finden, die Dir beim Verständnis helfen…).

Diese Klassifikation ist ganz nett für die Radiologen, die das CT (oder den guten alten Bariumschluck) interpretieren, **aber was für Dich zählt ist, ob der Magen verlegt ist und ob in irgendeiner Weise die Möglichkeit einer Ischämie und Nekrose des Magens besteht, gleich in welcher genauen Achse.**

Klinisches Bild

> Vor vielen Jahren hat Moritz Borchard (1868–1948, ein Berliner Chirurg, der später gezwungen war, nach Argentinien zu emigrieren, wo er starb) die diagnostische Triade des Magenvolvulus beschrieben
>
> — **epigastrische/substernale Schmerzen.**
> — **Würgereiz ohne Erbrechen.**
> — **Es kann keine Magensonde platziert werden.**

Wegen unkomplizierten Hiatushernien wird man Deine Nachtruhe nicht stören, und selbst solche mit komplexen Refluxproblemen werden die Gastroenterologen mit ihren Medikamenten in den Griff bekommen. **Das Problem liegt in der paraösophagealen Hernie und ihren ‚Verwandten' – der übersehenen Zwerchfellverletzung und der erst spät symptomatisch werdenden angeborenen Hernie – die sich wie wirkliche Hernien verhalten und zur Inkarzeration oder sogar zur Strangulation führen können.** Interessanterweise galt aufgrund des empfundenen Risikos

15 Das Zwerchfell betreffende Notfälle

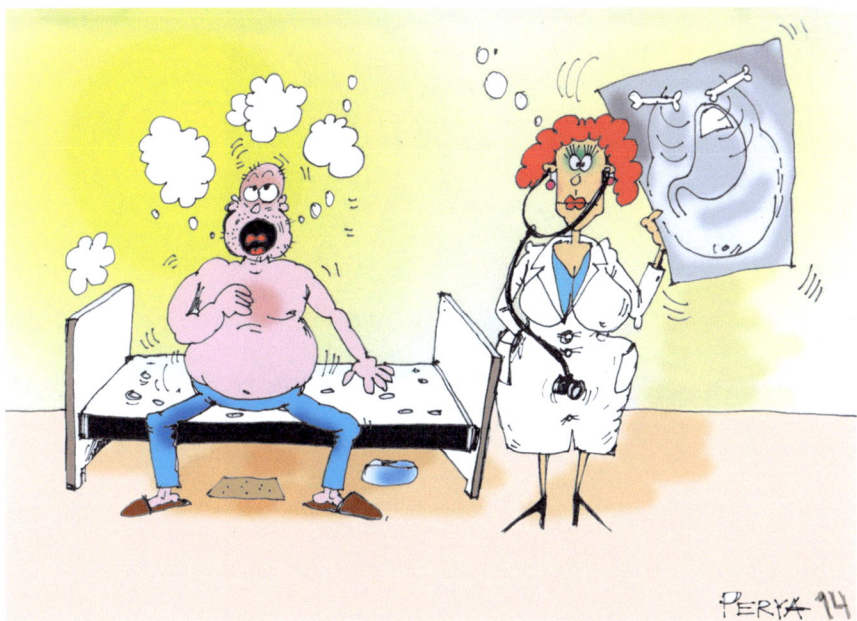

Abb. 15.1 Patient: „Bitte hilf mir zu speien". Doktor: „Dein Magen liegt im Brustkorb. Ich habe Angst vor einer Aspiration…"

einer Strangulation und der damit verbundenen Morbidität und Mortalität noch bis vor kurzem jede paraösophageale Hernie als klare OP-Indikation, sogar die asymptomatische. **Manche Chirurgen hängen heute noch an diesem Konzept… Weil aber der typische Patient alt und gebrechlich ist, bieten wir die Operation etwas zurückhaltender an – ausschließlich für symptomatischen Patienten.**

Die geschilderten Symptome betreffen Schwierigkeiten oder Schmerzen beim Schlucken, da der hernierte Magen gegen die Speiseröhre drückt, die am Bruchsackhals eingeengt sein kann. **Die akute Einklemmung** ist mit retrosternalen Schmerzen (der Bauch bleibt gewöhnlich weich und unempfindlich) und Würgereiz verbunden – der eingeklemmte Teil des Magens kann sich auch bei forcierten Versuchen zu erbrechen nicht entleeren (Abb. 15.1). Eine Magensonde kann schwer zu legen sein oder kann den eingeklemmten Magen nicht entlasten.

Da der Magen selten auf geradem Weg in die Brusthöhle wandert, ist damit fast immer eine teilweise Torsion verbunden, **ein richtiger Magenvolvulus kann allerdings sehr schnell zur Magennekrose führen.** Weil diese Patienten über retrosternale Schmerzen klagen und für gewöhnlich unter Atemnot leiden, kannst Du sicher sein, dass es bereits ein Röntgenbild gibt, wenn der Aufnahmearzt Dich anruft; aber die Magenblase oben im Mediastinum mag übersehen worden sein – schau Dir das Bild selbst an (Abb. 15.2).

Natürlich ist heutzutage die CT integraler Teil von Diagnose und Entscheidungsfindung in der Notaufnahme (Abb. 15.3 und 15.4). Sie zeigt Dir auch weitere möglicherweise betroffene Strukturen: Das Querkolon kann ebenfalls dort oben

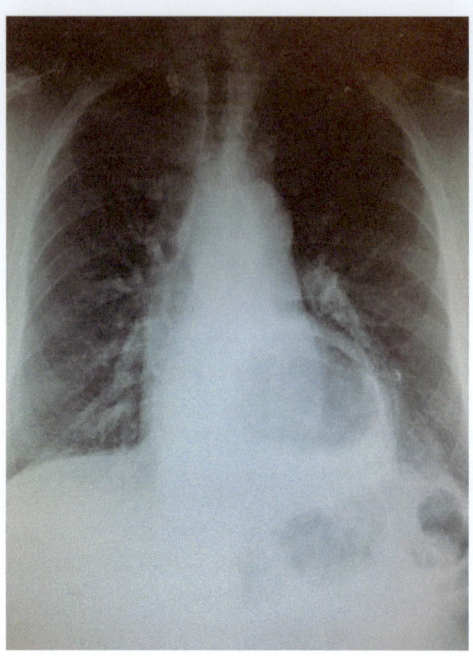

Abb. 15.2 Thoraxübersicht einer inkarzerierten paraösophagealen Hernie mit Magenblase im Mediastinum

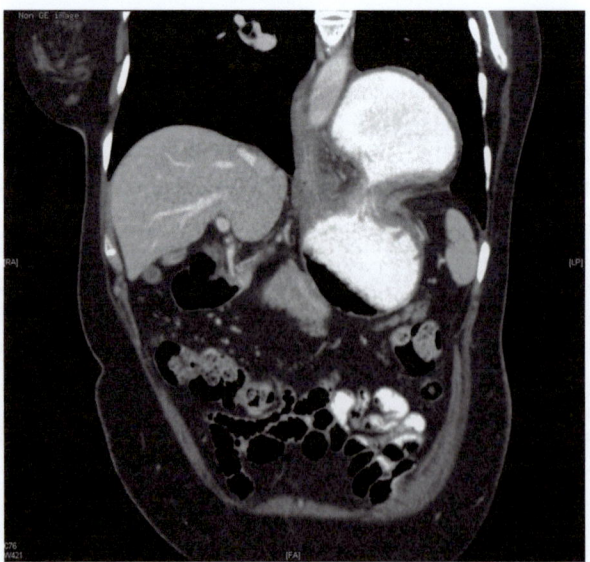

Abb. 15.3 CT eines Magenvolvulus. Bei dieser mesoaxialen Rotation findet sich der untere Anteil des Magens hoch im Brustkorb – nachdem er durch einen paraösophagealen Defekt herniert ist. Der eingeklemmte Teil des Magens hat weiterhin eine schmale Verbindung mit seinem intraabdominalen Anteil, durch die Kontrastmittel übertreten kann – aber er ist erweitert und drängt die Lunge nach oben und die Speiseröhre nach medial

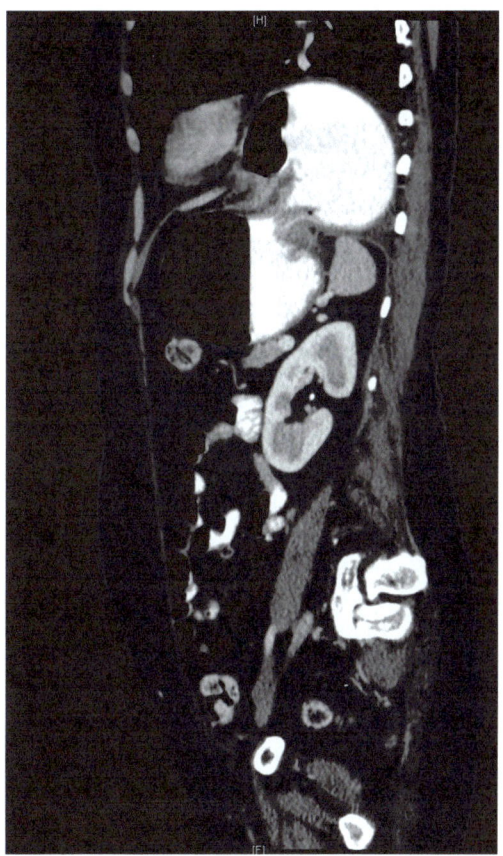

Abb. 15.4 CT eines Magenvolvulus in der Ansicht von lateral – die den Druck auf das Herz von hinten besser verdeutlicht

hängen, und wenn dem Kolon hoch oben im Brustkorb Ischämie und Perforation drohen, willst Du die Dinge nicht wirklich aufschieben.

Auch wenn die CT wegweisend ist, landen diese Patienten häufig in den Händen von Internisten oder Gastroenterologen, die sich verpflichtet fühlen, ein Endoskop einzuführen. Das **typische endoskopische Bild des** (organoaxialen) **Magenvolvulus** ist: ein verdrehter Magen, eine paraösophageale Hernie (durch das retroflexierte Endoskop betrachtet) und die Unmöglichkeit den Pylorus zu lokalisieren und zu passieren. Zeichen der Magenischämie können beobachtet werden. Erfolgreich endoskopisch assistiert gelegte Magensonden und Detorsionen wurden berichtet – was anschließend die elektive Operation erlaubt.

Behandlung

Das Legen einer Magensonde kann aus einem Notfall ein elektives Problem machen, denn falls Du den Magen erfolgreich dekomprimieren kannst und der

Magen noch nicht nekrotisiert ist, kannst Du unter besseren Bedingungen operieren:** Diese Patienten sind in der Regel alt und schwach; zusätzlich macht die eingeschränkte Atmung zusammen mit den lokalen Verhältnissen eines ödematösen, eingeklemmten Magens eine Notfalloperation weniger erfolgsversprechend. **Unglücklicherweise wirst Du bei einem echten und kompletten Magenvolvulus keine Sonde legen und den Magen entlasten können.**

Ist ein Eingriff unvermeidlich ist und das Risiko einer Magennekrose besteht, handelst Du besser schnell (natürlich, nachdem der Patient optimiert wurde und Breitspektrumantibiotika erhalten hat). Der Zugang erfolgt durch das Abdomen – um den Inhalt zu reponieren und gegebenenfalls, falls es zu spät ist, zu resezieren. Die mediane **Oberbauchlaparotomie** ist der klassische Zugang, aber vielleicht erlaubt Dir die **Laparoskopie** zu erreichen, was Du tun musst – falls Du mit diesem Zugangsweg bei dieser Erkrankung vertraut genug bist.

Die Reposition der vorgefallenen Eingeweide kann schwierig sein, sodass eine zusätzliche Thorakotomie manchmal unvermeidlich ist. **Die Reposition kann durch zwei Manöver unterstützt werden:** Das Einführen eines weiten Tubus durch den Zwerchfelldefekt hebt den negativen, ‚saugenden', intrathorakalen Druck auf; anschließend kann es gelingen, eine Sonde in den aufgeblähten Magen zu manövrieren, um dessen Durchmesser zu verkleinern. Bleibt das weiter ohne Erfolg, kannst Du Luft und Flüssigkeit auch über eine Punktionsnadel oder sogar über eine kleine Gastrotomie absaugen– aber vermeide sorgfältig jede Verunreinigung und bewahre Deinen Patienten vor einem Empyem.

Nach erfolgreicher Reposition des intakten Magens solltest Du mit der Rekonstruktion des Zwerchfells fortfahren und nacheinander all die vertrauten Schritte, so wie vom elektiven Vorgehen gewohnt, komplettieren: den Bruchsack exzidieren, den Defekt durch Naht der Zwerchfellschenkel verkleinern und eine Fundoplikation anschließen oder auch nicht – abhängig von Deiner Überzeugung (ich bin es). Manche Chirurgen empfehlen zur Prävention eines erneuten Volvulus eine Gastropexie oder sogar eine perkutane Gastrostomie sowohl zur Fixation als auch zur Drainage; wenn Du die Rekonstruktion vollständig durchführst, ist das allerdings selten notwendig. **Wenn der Patient allerdings ‚nicht sonderlich gut beieinander ist' und Du schnell fertig werden musst – vergiss den Zwerchfellverschluss und die Fundoplikation. Den reponierten Magen unter widrigen Bedingungen lediglich an der Bauchwand zu fixieren (mit ein paar Nähten, manche würden gleichzeitig eine perkutane Gastrostomie legen) ist eine gute Idee.**

Hat der Patient, der Arzt in der Notaufnahme oder Du zu lange gewartet – was im wirklichen Leben nicht selten vorkommt – und Du findest einen nekrotischen Magen vor, sind Deine Optionen limitierter. **Unter diesen verheerenden Umständen wird auch der kritische Allgemeinzustand des Patienten Deine Optionen weiter einschränken, und am Ende ist die Mortalität sehr hoch. Tu nur, was Du tun musst:** reseziere den gangränösen Teil des Magens, säubere das Mediastinum von verteiltem Mageninhalt, falls es bereits zur Perforation gekommen ist, und verschließe den Magen, wenn Du kannst. Ist eine totale Gastrektomie und Rekonstruktion erforderlich – vergewissere Dich, dass der Patient in einem Zustand ist, diesen langen und schwierigen Eingriff zu überstehen. **Falls nicht – erwäge ein stufenweises**

15 Das Zwerchfell betreffende Notfälle

Vorgehen: drainiere den distalen Ösophagus über einen Tubus, verschließ den Duodenalstumpf und lege eine perkutane Jejunostomie. Die Roux-Y Jejunoösophagostomie wird dann angeschlossen, wenn der Patient stabilisiert und bereit für einen großen Eingriff ist,

> Wir erinnern uns an einige in der M&M Konferenz vorgestellte Fälle, bei denen die Geschichte in etwa so ging: Dünne ältere Dame mit vagem Thoraxschmerz, Stunden in der Notaufnahme ‚zum Ausschluss eines Herzinfarktes', Aufnahme auf die Innere Station wegen Dyspepsie, PJler und sogar Pflegepersonal schaffen es nicht, eine Magensonde zu legen, Gastroenterologen endoskopieren, begreifen aber nicht, was sie sehen. Bei der Operation am nächsten, oder sogar noch späteren, Tag ist der gesamte Magen tot. Nur sehr wenige überleben! Wir hoffen, Du machst das besser. **Die Herausgeber.**

Merke: Das klinische Bild kann schwammig sein und das Hinauszögern der Behandlung ist desaströs. Denk darüber nach – vermute es – gehe zügig durch die diagnostischen Schritte und handle dementsprechend.

„Das Zwerchfell – der wichtigste und am meisten unterschätzte Muskel Deines Körpers."*[1]

---

[1] * Der zweite Teil des Aphorismus wurde durch die Herausgeber zensiert – wende Dich für weitere Details an mosheschein@gmail.com.

Notfälle des oberen Gastrointestinaltraktes

Danny Rosin, Paul N. Rogers, Mark Cheetham und Moshe Schein

© Der/die Autor(en), exklusiv lizenziert an Springer-Verlag GmbH, DE, ein Teil von Springer Nature 2023
D. Rosin et al. (Hrsg.), *Notfallchirurgie des Abdomens*,
https://doi.org/10.1007/978-3-662-66409-4_16

> **Dieses Kapitel wurde in die folgenden 2 Abschnitte unterteilt**
>
> 1. Perforierte peptische Ulzera
> 2. Obere gastrointestinale Blutung

> *For the times they are a-changin'*
>
> **Bob Dylan**

Seien wir ehrlich. Notfälle des oberen Gastrointestinaltraktes, die einer chirurgischen Intervention bedürfen, sind, zumindest in den Industrieländern, selten geworden. Dank moderner anti-ulzerativer Medikamente werden peptische Ulzera verhindert oder mit geringem Aufwand geheilt. Dadurch neigen sie, weniger zu perforieren und wenn sie bluten, kann die Blutung in den meisten Fällen endoskopisch durch unsere gastroenterologischen Kumpels gestillt werden. **Weiterhin ist eine eventuell nötige chirurgische Behandlung viel einfacher und weniger aggressiv geworden – sie kümmert sich um die Komplikation und überlässt das Abheilen des Ulkus der Inneren Medizin.**

Aus diesen Gründen haben wir uns entschlossen, die 2 Themen ‚Perforation' und ‚Blutung' in einem einzigen kurzen Kapitel abzuhandeln.

1 Perforierte peptische Ulzera

> *Jeder Arzt, der mit einem perforierten Ulkus des Magens oder des Darmes konfrontiert wird, muss die Eröffnung der Bauchhöhle, das Übernähen der Perforation und das Abwenden einer möglichen oder bestehenden Entzündung durch vorsichtiges Reinigen der Bauchhöhle in Betracht ziehen.*
>
> **Johan Mikulicz-Radecki**[1]

Obwohl in unserer eigenen Praxis selten geworden, treten perforierte Ulzera noch häufig in sozioökonomisch benachteiligten oder unter Stress stehenden Populationen weltweit auf. Üblicherweise entwickeln sich Perforationen auf dem Hintergrund eines chronischen, symptomatischen Ulkus, aber Patienten können sich auch mit einer Perforation ‚aus heiterem Himmel', ohne jegliche Vorgeschichte einer Ulkuskrankheit, vorstellen. In der westlichen Welt sind perforierte Duodenalulzera (DU) viel häufiger als Magenulzera (MU), welche in unteren sozioökonomischen Schichten vorherrschen – assoziiert mit der ‚heiligen' Kombination aus Stress, Drogen, Alkohol und Rauchen.

Beachte bitte, dass nicht alle Perforationen bei peptischen Ulzera auftreten: **in seltenen Fällen können Adenokarzinome des Magens oder Magenlymphome auch perforieren.**

---

1 Lies über diesen polnischen Chirurgen (die Deutschen behaupten, er sei Deutscher…):
▶ https://en.wikipedia.org/wiki/Jan_Mikulicz-Radecki

Natürlicher Verlauf

John Blair Denver aus Pennsylvania (1855–1931) – ja, derjenige der den gleichnamigen Wundspreizer erfunden hat – schrieb: „[Bei perforierten Ulzera] muss man bedenken, dass das Exsudat im Frühstadium steril oder fast steril ist, und die peritoneale Reaktion eher eine Antwort auf die chemische Irritation durch den Magen- und Duodenalinhalt, als das Ergebnis einer bakteriellen Invasion ist."

Klassischerweise entwickeln sich die durch eine peptische Perforation bedingten Bauchschmerzen sehr plötzlich im Oberbauch. Die meisten Patienten können den dramatischen Beginn der Symptome genau angeben. Der natürliche Verlauf solch einer Episode kann in drei Phasen unterteilt werden:

— **Chemische Peritonitis/Kontamination.** Initial führt die Perforation zu einer chemischen Peritonitis, mit oder ohne Kontamination durch Mikroorganismen (merke, dass Säure den gastroduodenalen Inhalt sterilisiert; wenn jedoch die Magensäure durch eine säurehemmende Medikation oder Erkrankung, wie z. B. Achlorhydrie bei Magenkarzinom, reduziert ist, dann enthalten Magen und Duodenum Bakterien und Pilze). Der ausgetretene gastroduodenale Inhalt verbreitet sich in der Regel diffus, kann aber auch durch Adhäsionen oder Omentum lokal auf den Oberbauch begrenzt sein. Die Ausbreitung entlang der rechten parakolischen Rinne in den rechten Unterbauch mit Vortäuschen einer akuten Appendizitis wird zwar in jedem Lehrbuch erwähnt, kommt aber in der klinischen Praxis fast nie vor (siehe ▶ Kap. 21 unter „Valentino Appendix").

— **Intermediärphase.** Nach 6 bis 12 h erleben viele Patienten eine spontane Linderung ihrer Schmerzen. Dies ist wahrscheinlich auf die Verdünnung des irritierenden gastroduodenalen Inhalts durch das auftretende peritoneale Exsudat zurückzuführen.

— **Intraabdominale Infektion.** Falls der Patient initial dem Skalpell entkommen ist, entwickelt sich 12 bis 24 h später eine intraabdominale Entzündung. Der genaue Zeitpunkt, zu dem der individuelle Patient mit kontaminierenden Mikroorganismen invasiv/infektiös wird, ist nicht bekannt. **Aus diesem Grunde sollte jede Perforation, die mit einer Verzögerung von mehr als 12 h operiert wird, als Entzündung statt Kontamination angesehen werden.** Dies hat Auswirkungen auf die postoperative antibiotische Therapie, wie weiter unten diskutiert wird. Verwahrloste Patienten stellen sich manchmal Tage nach der Perforation mit dem Bild eines septischen Schocks vor. Obwohl von Medizinstudenten häufig zitiert, ist ein Schock im Frühstadium sehr selten, aber **denke bei einer Kombination von *Schock* und *Bauchschmerzen* an ein rupturiertes Aortenaneurysma, eine Mesenterialischämie oder eine schwere, akute Pankreatitis.** Eine unbehandelte Perforation kann letztendlich zum frühen ‚septischen' Tod durch Peritonitis oder zur Entwicklung eines intraabdominalen Abszesses führen.

Diagnose

Die meisten Patienten stellen sich mit Zeichen einer diffusen oder lokalisierten peritonealen Reizung vor; sie liegen still, stöhnen, und haben einen bretthartharten Bauch wie in Lehrbüchern beschrieben (manche nennen das eine ‚Lehrbuch-Peritonitis'). Spontaner ‚Verschluss' der Perforation oder die örtliche Begrenzung des Austrittes oder der Leckage in die Bursa omentalis führen zu einer atypischen und verspäteten Vorstellung. Wir hatten einen Patienten, dessen Ulkus in das Retroperitoneum perforierte – hinter das Pankreas, dem linken Kolon und bis in das Skrotum – er hatte einen septischen Schock, obwohl der Bauch weich geblieben war.

Ca. 2/3 der Patienten mit einer Perforation haben freie Luft unter dem Zwerchfell. Diese freie Luft in der Bauchhöhle ist das Kennzeichen eines perforierten Ulkus und sogar Medizinstudenten bekannt. Vergiss jedoch nicht, dass freie Luft besser auf einer Röntgenaufnahme des Thorax im Stehen als auf einer Abdomenübersichtsaufnahme zu sehen ist (▶ Kap. 4 und 5). Falls Dein Patient nicht stehen oder aufsitzen kann, veranlasse eine Röntgenaufnahme in Linksseitenlage. **Behalte im Kopf, dass freie Luft ohne klinische Peritonitis KEINE Indikation für eine Notfall-Laparotomie ist.** Wie bereits im ▶ Kap. 4 erwähnt, gibt es eine lange Liste von ‚nicht-operativen' Zuständen, die zu freier intraabdominaler Luft führen können. **Freie Luft bei ‚weichem' Bauch kann auch bedeuten, dass die Perforation spontan abgedichtet worden ist, und dies kann man, wie weiter unten besprochen, konservativ behandeln.**

Mit solch einem Patienten heute konfrontiert, würden wir raten, ein CT des Abdomens anzufordern, nach freier Luft, extraluminärem oralen Kontrastmittel und freier abdominaler Flüssigkeit zu schauen. Die CT eignet sich vorzüglich, um geringe Mengen freier intraperitonealer Luft zu erkennen und kann Hinweise auf die Ursache geben; sie ist somit ein wertvolles Hilfsmittel, um die Diagnose bei Patienten mit einem unklaren klinischen Bild zu klären – **ist es eine akute Divertikulitis, die konservativ behandelt werden kann oder ein perforiertes Ulkus, das operiert werden sollte?** Diejenigen von Euch, die das Glück haben in den USA zu praktizieren, wissen, dass in den meisten dieser Fälle ein CT bereits vorliegt, bevor Du überhaupt eine Chance hattest, den Patienten zu sehen. Aus einem eigennützigen Blickwinkel aus betrachtet ist dies keine schlechte Idee. Stell Dir in der 13ten Ausgabe dieses Buches (2049?) vor – dieses ganze Kapitel wird dann nur aus einem Satz bestehen: „Veranlasse ein CT; verschließe die Perforation mit einer CT-gesteuerten Injektion von Kleber." Aber vielleicht werden perforierte peptische Ulzera bereits vorher vollständig verschwinden?

Vergiss nicht, dass bei Abwesenheit von freier Luft eine akute Pankreatitis – dem ‚großen Vortäuscher' – in Erwägung gezogen und ausgeschlossen werden sollte (▶ Kap. 17). Wiederum: erhöhte Pankreasenzyme und Bildgebung werden zur korrekten Diagnose führen.

Die Philosophie der Behandlung

Das primäre Ziel der Behandlung ist, das Leben des Patienten durch Beseitigung der Infektionsquelle und Reinigung der Bauchhöhle zu retten. Das sekundäre Ziel ist, falls möglich, die Ulkusdiathese zu heilen. Das erste Ziel wird durch den einfachen Verschluss des Ulkus erreicht. Das zweite Ziel – die definitive Heilung des Ulkus – wird bei den meisten Patienten durch moderne säurehemmende Medikamente und die Eradikation des ursächlichen *Helicobacter pylori* Keimes erreicht. Konsequenterweise sollte die notfallmäßige definitive Ulkuschirurgie den seltenen Fällen vorbehalten bleiben, bei denen die Perforationen zu ‚komplex' sind, um einfach verschlossen zu werden (siehe unten).

Vor einigen Jahren fragten wir die internationalen Mitglieder von SURGINET (eine online allgemeinchirurgische Diskussionsgruppe) zu ihren Erfahrungen mit perforierten Ulzera. Nachfolgend was wir feststellen konnten:

— **Wie häufig ist das Problem?** Es kommt in den Industrieländern sehr selten vor. Chirurgen in den USA, dem United Kingdom oder Australien behandeln nicht mehr als ein bis zwei Fälle jährlich. Wenn westlicher Lebensstil Entwicklungsländer erreicht und Medikamente verfügbar werden, werden perforierte Ulzera selten. **Andererseits treten perforierte Ulzera noch immer häufig in verarmten Bevölkerungsschichten, wie zum Beispiel in Südafrika, Indien oder sogar Russland,** auf, dort berichten manche Chirurgen von bis zu 25 Fälle im Monat!

— **An welcher Stelle perforieren Ulzera? Die überwiegende Mehrheit befindet sich im Duodenum.** Wenige treten präpylorisch oder im Magen (assoziiert mit dem Gebrauch von NSAR) auf. Weil Magenresektionen zur Behandlung von benignen Erkrankungen so selten durchgeführt werden, sind perforierte *Anastomosenulzera* fast verschwunden, obwohl sie nach **bariatrischen Eingriffen am Magen** wieder auftauchen. In dieser Gruppe wird auch von Perforationen im ausgeschlossenen Magenanteil berichtet.

— **Welche Operation?** Alle, die geantwortet haben, geben den einfachen Verschluss als bevorzugte operative Behandlung an. Manche würden, in sehr seltenen Fällen und unter besonderen Umständen – nur wenn sie ‚gezwungen werden' – ein definitives Anti-Ulkusverfahren, wie unten beschrieben, hinzufügen.

Management

Es ist überflüssig zu betonen, wie wichtig es ist, den Zustand der Patienten gemäß der im ▶ Kap. 6 besprochenen Prinzipien zu optimieren.

Antibiotika

Sobald eine Perforation diagnostiziert worden ist und der Patient für die Operation vorgesehen ist, verabreiche eine Dosis eines Breitbandantibiotikums. **Die meisten Patienten stellen sich innerhalb von 12 h nach der Perforation vor und haben** somit eher eine Kontamination als eine Entzündung der Bauchhöhle. Bei Vielen handelt es sich tatsächlich um eine rein chemische Peritonitis, die keine Mikroorganismen aufweist. Antibiotika dienen in dieser Gruppe zur Prophylaxe. Eine verlängerte postoperative therapeutische Antibiotikagabe wird nicht notwendig sein. Bei den Patienten, die sich nach 12 h vorstellen, kann bereits eine manifeste intraabdominale Entzündung bestehen; hier sollte die Antibiotikagabe in der postoperativen Phase fortgesetzt werden (▶ Kap. 40). Die verwendeten Antibiotika, entweder als Monotherapie oder in Kombination, sollten aus empirischer Sicht gramnegative und anaerobe Keime ‚abdecken'. Routinemäßiges Anlegen einer Kultur aus der peritonealen Flüssigkeit bei Patienten mit einer Perforation ist nicht angezeigt (▶ Kap. 13). (Aber rechne damit, dass der Spezialist für Infektionskrankheiten[2] und vielleicht auch Dein Chef Dich kreuzigen werden, wenn Du ihren Richtlinien nicht folgst.) **Candida, der in diesen Fällen oft aus dem Peritoneum gezüchtet werden kann, ist als Kontaminierung anzusehen und bedarf keiner spezifischen Behandlung.**

Operative Behandlung

Offene Chirurgie versus Laparoskopie?

Omentopexie und Lavage der Bauchhöhle können laparoskopisch durchgeführt werden. **Wir schlagen vor, dass das laparoskopische Vorgehen bei einem stabilen und gut vorbereiteten Patienten sich als vernünftige Option anbietet, falls die Perforation prompt und sicher verschlossen werden kann.** Umgekehrt wird ein länger andauerndes Pneumoperitoneum von Hochrisiko- oder schwer septischen Patienten schlecht vertragen. Und selbstverständlich musst Du ein geschickter laparoskopischer Chirurg sein (kennst Du irgendeinen Chirurgen, der nicht glaubt ‚in allem geschickt' zu sein?), um eine sichere, wasserdichte laparoskopische Omentopexie durchzuführen.

Übrigens muss die für eine Omentopexie nötige Laparotomie nicht immer eine *Makrolaparotomie* sein. Stattdessen kannst Du mit einer durch CT gestützten, genauen präoperativen Diagnose durch einen begrenzten rechten Rippenbogenrandschnitt oder einen kurzen Oberbauchmedianschnitt die Perforation verschließen und die Peritonealflüssigkeit absaugen; beide Zugänge sind für den Patienten schonender als der traditionelle große Medianschnitt (▶ Kap. 10).

Manche Chirurgen schlagen ein ‚**laparoskopisch assistiertes**' **Vorgehen** vor: Die Diagnose wird laparoskopisch bestätigt, die Bauchhöhle gesäubert, dann ein kleiner Schnitt direkt oberhalb der Perforation gemacht und das Loch verschlossen.

Zusammenfassend mache das, was in Deinen Händen sicher ist – selbst wenn offene Chirurgie Dir nicht ‚sexy' erscheint, wird sie noch immer als ‚ok' angesehen.

---

2 Anmerkung des Übersetzers: Im Original ‚infectious disease specialist'.

16 Notfälle des oberen Gastrointestinaltraktes

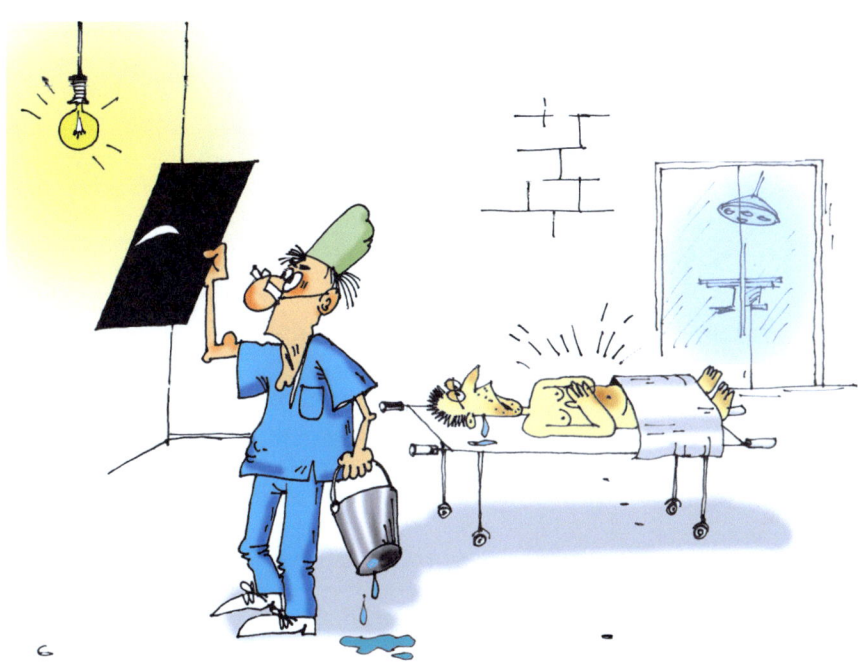

Abb. 16.1 „Wie soll ich das flicken?"

Einfacher Verschluss der Perforationsstelle (Abb. 16.1)

> **Das Schlüsselwort lautet Omentopexie**! Klassischerweise wird der einfache Verschluss eines Ulkus durch einen **Netzzipfel** (*Graham's* **patch** genannt, obwohl bereits 1929 durch Cellan-Jones beschrieben – gut, die Russen behaupten, dass es V. A. Oppel war, der diese Operation 1925 als Erster beschrieben hat), auch *Omentopexie* genannt, erreicht. Platziere einige ‚allschichtige' Einzelknopfnähte (wir nehmen 2–0 Vicryl®, aber ein monofiler Faden ist auch ok) durch beide Ränder der Perforationsstelle (so dass ein querer Verschluss erzielt wird, um das Lumen nicht einzuengen). Lege die Nähte vor. Präpariere einen Zipfel des großen Netzes und lege ihn auf die Perforationsstelle; dann verknüpfe die Nähte mit *Feingefühl* über dem Netz, so dass dieses *nicht stranguliert* wird (Abb. 16.2). Zu diesem Zeitpunkt bitte den Anästhesisten, gefärbte oder ungefärbte Kochsalzlösung durch die Magensonde zu spritzen, um sicherzugehen, dass der Zipfel wasserdicht ist. **Sollte dies nicht der Fall sein, dann wiederhole den Verschluss!** Sollte das Netz zu dünn sein oder aus irgendeinem Grund fehlen, kannst Du einen mobilisierten Teil des **Ligamentum falciforme** nehmen, den Du über die Perforationsstelle schlägst.

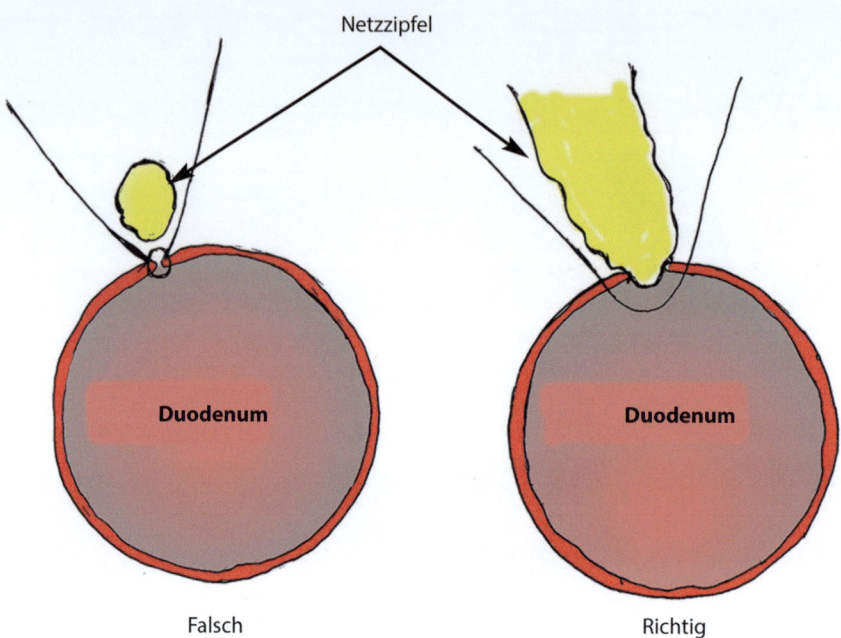

Abb. 16.2 Einfacher Verschluss. Merke: Der Netzzipfel sollte das Loch verschließen, und die Nähte darüber verknüpft werden. Das Loch erst zu verschließen und dann das Netz über den Verschluss zu fixieren, ist falsch

Mehr als ein Chirurg missversteht diese Operation; sie verschließen zunächst die Perforationsstelle und bedecken erst dann die Nahtreihe mit dem Netz. Manche, hauptsächlich unerfahrene laparoskopische Chirurgen, ‚nehmen Abkürzungen' und lassen den Zipfel ganz weg – in ihren Händen ist es einfacher, die Perforationsstelle durch Nähte zu verschließen. Oft kommen sie damit durch, aber nicht immer. **Das ist ein Rezept für ein Desaster! So kommt es zu postoperativen Leckagen!** Die Approximation ödematöser, leicht verletzlicher Ränder der Perforationsstelle kann schwierig sein. Es mag bei kleinen Perforationen, deren Rand frisch ist, erfolgreich sein, aber alle Fälle mit **postoperativer Duodenalfistel**, die wir gesehen haben, waren durch den einfachen Verschluss eines perforierten Duodenalulkus mittels Naht bedingt. **Sei clever, übernähe die Perforationsstelle nicht, sondern verschließe sie mit vitalem Netz.**

Solltest Du eine Drainage legen? Manche Chirurgen (Danny) tun dies. Manche (Moshe, Paul) nicht. Tue das, womit Du Dich sicher und glücklich fühlst. Es scheint, dass Drainagen häufiger nach laparoskopischen Verschlüssen eingesetzt werden – dies ergibt Sinn: laparoskopische Chirurgen hegen den Verdacht, dass ihr Verschluss nicht immer fantastisch ist… aber es kann auch sein, dass Chirurgen, die alles selbst operieren, mehr Selbstvertrauen haben, als solche, die Assistenzärzte anleiten.

Einfache chirurgische Drainage (bei ‚schwierigen' Verhältnissen)
Fehlen grundlegende anästhesiologische Möglichkeiten (z. B. irgendwo im Busch oder in entlegenen Gegenden Indiens) und bist Du mit einem Patienten konfrontiert, der eindeutig einer Operation bedarf, gibt es eine zulässige (und gut beschriebene) Option. Zugang in den Oberbauch durch einen begrenzten Schnitt in Lokalanästhesie und, nach Absaugen von so viel Schmodder und Eiter wie möglich, Belassen einer dicklumigen Drainage subhepatisch im Bereich des Duodenums. Wenn sich die Perforationsstelle spontan verschließt, hilft die Drainage den beteiligten Abszess zu kontrollieren; falls nicht, dann bildet sie eine lebensrettende Duodenalfistel, mit der man sich später und an einem anderen Ort (und nicht im Busch!) – konservativ oder operativ – auseinandersetzen kann. Unser Freund, Dr. Kuldip Pandey, ein Chirurg im ländlichen Indien, berichtete uns: „Bei moribunden Patienten, deren Zustand keine Laparotomie erlaubt, lege ich generell unter Sicht eine Drainage (in Lokalanästhesie). Oft mache ich dies bettseitig oder in einem kleineren Operationsraum mit Umkleide, der sich im Anschluss an meine Abteilung befindet. In einer beträchtlichen Anzahl von Fällen führte dies zu einer großen Verbesserung des Allgemeinzustandes des Patienten, der dann später operiert und erfolgreich entlassen werden konnte."

Operative Behandlung: definitive Operation und welches Verfahren?
Sicherlich möchtest Du Dich nicht auf ein länger andauerndes definitives Verfahren bei einem kritisch kranken und septischen Patienten einlassen. Aber bei welchem Patienten solltest Du es in Betracht ziehen?

Dr. Alex Bersoy aus Odessa, Ukraine, zufolge: „Bei dem Patienten, der sich statt eines Protonenpumpeninhibitor Vodka kauft." Und er hat recht! Die gleichen Patienten, die für eine Perforation anfällig sind, leiden an einem unterdurchschnittlichen Zugang zu medizinischer Versorgung und reduzierter Compliance, beides Faktoren, die eine erfolgreiche medikamentöse Ulkusbehandlung nachteilig beeinflussen. Dies kommt offensichtlich häufiger in den Entwicklungsländern vor. Konsequenterweise, wenn die Operation eines perforierten Ulkus mit einer Klappe zwei Fliegen schlagen kann (insbesondere in einer Umgebung, in der Du keine optimale medizinische Versorgung und Nachsorge Deines Patienten gewährleisten kannst), warum nicht ein definitives Verfahren hinzufügen? Dies setzt jedoch voraus, dass Du weißt, wie es geht. **Während *fehlende Compliance* als wirkliches Problem auf die Entwicklungsländer begrenzt zu sein scheint, können andere spezielle Probleme, die ein definitives Verfahren erfordern, überall existieren.**

Idealerweise solltest Du im Notfall ein säurereduzierendes Verfahren wählen, mit dem Du unter elektiven Bedingungen am meisten vertraut bist. **Was immer Du machst, behalte bitte im Auge, wenn der Patient krank ist und Du kein versierter gastroduodenaler Chirurg bist – vergiss ein definitives Verfahren. Verschließe einfach das Loch und ziehe Dich zurück!**

Spezielle Probleme

Es gibt Situationen, die mehr als einen einfachen Verschluss erfordern:

- **‚Kissing' ulcers:** Eine begleitende aktive obere Gastrointestinalblutung lässt ‚kissing' Ulzera vermuten – das anteriore Ulkus perforiert, das posteriore blutet. Der einfache Verschluss des Ersteren ohne Blutstillung am Zweiten könnte zu einer schweren postoperativen Blutung führen. In solchen Fällen erweitere die duodenale Perforationsstelle zu einer Duodenotomie und exploriere das Duodenum. Findest Du ein blutendes posteriores Ulkus, übernähe den Ulkusgrund wie im nächsten Abschnitt dieses Kapitels beschrieben.
- **Perforierte Riesenulzera:** Während zum Verschluss der meisten perforierten Duodenalulzera eine Omentopexie durchgeführt werden sollte, können perforierte Riesenduodenalulzera (> 2 cm) zu einem großen anterioren Bulbus-Pylorus-Defekt führen, der sich nicht sicher verschließen lässt und **zwingend eine Magenteilresektion erfordert**. Um einen ‚schwierigen' Duodenalstumpfverschluss zu vermeiden, wäre dies in unseren Händen eine Billroth I Gastroduodenostomie, wie in der ◘ Abb. 16.4 im nächsten Abschnitt beschrieben.
- **Perforierte Magenulzera:** Diese sind für gewöhnlich größer als die Duodenalulzera. Liegen sie an der großen Kurvatur des Magens kann eine Keilresektion des Ulkus, handgenäht oder mittels Stapler, einfacher und sicherer als eine Omentopexie sein. Bei chronischen und großen, im Bereich der kleinen Kurvatur gelegenen Ulzera kann die Omentopexie notorisch schwierig und unsicher sein; eine Magenteilresektion nützt dem Patienten womöglich mehr. Die Perforation **maligner Magenulzera** ist im Westen sehr selten (aber, zum Beispiel, sind in Indien viele Magenperforationen maligne). Wie es auch sein mag, wenn wir uns bei einer Magenperforation für die Omentopexie entschließen, würden wir vor dem Verschluss ein paar Biopsien vom Rand entnehmen. Falls ein Karzinom nachgewiesen wird, wird eine elektive Reoperation zur ‚onkologischen' Gastrektomie notwendig sein.
- **Pylorusstenose:** Perforierte Duodenalulzera sind selten mit einer chronischen Einengung des Magenausgangs assoziiert. Wenn der Patient allerdings eine Vorgeschichte von seit längerer Zeit bestehendem postprandialen Erbrechen angibt und/oder bei der Operation der Magen erweitert und verdickt erscheint, dann ziehe diese Möglichkeit in Betracht. Führe Deinen Zeigefinger durch die duodenale Perforationsstelle und durch den Pylorus ein, oder führe einen Blasenkatheter ein und überprüfe, ob ein insufflierter Ballon (5 ml) den Pylorus leicht passieren kann. **Eine nachgewiesene Pylorusstenose würde das Hinzufügen einer Drainageoperation** (Pyloroplastik oder Gastrojejunostomie) **erforderlich machen**. Ob Du noch eine trunkale Vagotomie hinzufügen möchtest, sei Dir überlassen.
- **Hartnäckige Fälle:** Ausgewählte Patienten mit klarer Chronizität oder hartnäckigem Verlauf (z. B. einer wiederholten Perforation) ohne einfachen Zugang zu medizinischer Versorgung und Medikation können von einem definitiven säurereduzierenden Verfahren profitieren. Dass Chirurgen in London oder Houston keine Indikation mehr für säurereduzierende Verfahren stellen bedeutet nicht, dass es keine Patienten in Tiflis gibt, die davon profitieren würden.

Nicht-operative Behandlung perforierter Ulzera

Die Wirksamkeit eines nicht operativen Ansatzes, bestehend aus Nulldiät, nasogastraler Absaugung, systemischer Antibiotikagabe und der Gabe von säurehemmenden Medikamenten, wurde durch einige enthusiastischen Gruppen belegt. *Sine qua non* für den Erfolg ist der spontane Verschluss der Perforationsstelle durch das Omentum oder andere benachbarte Strukturen; wenn dies eintritt, wäre ein nicht-operativer Ansatz erfolgreich.

Die nicht-operative Behandlung könnte für zwei Typen von Patienten von besonderem Wert sein: Die ‚Sich-spät-Vorstellenden' und die ‚Extremkranken'.

– Die ‚**Sich-spät-Vorstellenden**' kommen mit einem sich bereits bessernden klinischen Bild und minimalen abdominalen Befunden einen oder mehrere Tage nach dem Zeitpunkt der Perforation. Zusammen mit dem radiologischen Nachweis von freier Luft, lässt dies eine lokalisierte und spontan verschlossene Perforation vermuten. Eine nicht-operative Behandlung nach durch Gastrografin®-Schluckuntersuchung oder Kontrastmittel-CT nachgewiesenem Verschluss der Perforationsstelle sollte in den meisten Fällen erfolgreich sein.

– Die ‚**Extremkranken**' sind die anderen Kandidaten für eine konservative Behandlung; diejenigen, mit einem nicht vertretbaren Risiko für jegliche Operation, wie ein Patient kurz nach einem massiven Myokardinfarkt oder mit einer schweren COPD (chronisch obstruktive pulmonale Erkrankung). Aber auch in dieser Gruppe wird die konservative Behandlung nur dann erfolgreich sein, wenn die Perforationsstelle verschlossen ist und dies radiologisch nachgewiesen ist. Natürlich können lokalisierte Ansammlungen oder Abszesse, die sich im Bereich der verschlossenen Perforationsstelle bilden, CT-gesteuert perkutan drainiert werden (► Kap. 42).

Leckage nach der Operation?

Solltest Du eine ordentliche Omentopexie gemacht haben, dann musst Du Dich nicht damit abgeben, wie man mit Leckagen umgeht. Allerdings wird über eine Vielzahl von Patienten, die nach dem Verschluss einer Perforationsstelle Leckagen entwickeln, berichtet – was, wie oben aufgeführt, auf eine fehlerhafte operative Technik hinweist. Details, wie mit solchen Leckagen umzugehen ist, findest Du im ► Kap. 43.

Lass uns nicht vergessen:

…ein Zyklus Anti-*Helicobacter* Antibiotika nach der Operation, kombiniert mit adäquat säurehemmenden Mitteln. Patienten mit verschlossenen Magenulzera brauchen eine endoskopische Nachsorge zur Dokumentation des Abheilens der Ulzera. Ältere Hochrisikopatienten brauchen vielleicht eine Säurehemmung für ihr restliches Leben. Die Dauer einer solchen Behandlung bei jüngeren Patienten und ob sie mit ulzerogenen Bakterien reinfiziert werden, wird kontrovers diskutiert.

Zusammenfassend...

Verschließe ein perforiertes Ulkus mit einer Patchplastik, wenn Du kannst. Bei fast allen Patienten ist dies möglich, aber falls nicht, musst Du resezieren. Erwäge nach extremer Selektion (so gut wie nie) ein definitives säurereduzierendes Verfahren und vergiss nicht, dass ein nicht-operatives Vorgehen bei ausgewählten Patienten möglich, vorteilhaft und angezeigt ist. Was immer Du machst, große Studien zeigen, dass ein Drittel dieser Patienten innerhalb der nächsten 5 Jahre sterben wird – die gleichen Faktoren, die zur Perforation geführt haben, verkürzen ihr Leben.

> *Wir tragen keine Verantwortung gegenüber diesen Patienten, außer ihnen das Leben zu retten. Jedes Verfahren, welches mehr anstrebt, kann als aufdringliche Chirurgie angesehen werden. Wir sind während des Eingriffes nicht verpflichtet irgendein Verfahren durchzuführen, welches das Duodenalulkus des Patienten heilt.*
>
> **Roscoe R. Graham**

2 Obere gastrointestinale Blutung

> *Warum haben Gastroenterologen mehr Fantasie und sind mutiger als wir Chirurgen in der Einführung neuer und bizarrer invasiver therapeutischer Modalitäten? Weil sie Jemanden (uns) haben, der ihnen aus der Patsche helfen kann!*
>
> **Eli Mavor**

Das Problem

Eine obere gastrointestinale Blutung (OGIB) impliziert eine Blutungsquelle proximal des Treitz'schen Bandes. Was ist die Ätiologie einer Blutung, die Deiner chirurgischer Aufmerksamkeit bedarf?

- Obwohl **chronische Duodenal- (DU) oder Magenulzera (MU)** weitaus seltener als früher auftreten, stellen sie weiter den überwiegenden Anteil der Fälle, die Du wegen einer Blutung operieren sollst. Du wirst mehr DUs als MUs sehen.
- **Blutende gastrointestinale Stromatumore (GIST)**.
- **Dieulafoy-Ulkus**, die Manifestation einer submukösen Gefäßanomalie im Bereich des Magens, das sich zu einer relativ häufigen Indikation für eine Notfalloperation entwickelt hat.
- **Seltene Ursachen** tauchen von Zeit zu Zeit auf, z. B. ein nekrotisches Magenkarzinom nach Chemotherapie oder eine aortoenterische Fistel.
- **Akute Läsionen der Magenschleimhaut** (z. B. Stressulzera, erosive Gastritis und andere Bezeichnungen, die mehr oder weniger das Gleiche umschreiben) sind üblicherweise auf die Einnahme von Analgetika und/oder Alkohol (Aspirin bei einem Kater) zurückzuführen. Mit der routinemäßigen Anwendung

einer Stressulkusprophylaxe bei hospitalisierten Patienten sind signfikante OGIB aus Schleimhautläwsionen jetzt extrem selten geworden – glücklicherweise wirst Du nie gerufen werden, um solche Fälle zu operieren. Heutzutage bluten Patienten in Stresssituationen häufig aus reaktivierten chronischen peptischen Ulzera.

So hat sich das Muster der zugrunde liegenden Erkrankungen verschoben, und es kommt hinzu, dass **wiederholte, erfolglose nichtoperative Behandlungsversuche uns kränkere Patienten mit einer komplexeren chirurgischen Anatomie** (z. B. ist ein durch einen Endoskopeur mehrfach gequältes Duodenum nicht mehr makellos) hinterlassen. Das Ergebnis ist, dass die Fälle, die Du retten sollst, nachdem Andere versagt haben, anspruchsvoller werden, und Du aller Wahrscheinlichkeit nach immer weniger vertraut und erfahren im Umgang mit OGIB geworden bist. (Gib zu – wie viele Fälle mit blutendem Duodenalulkus hast Du während Deiner Facharztausbildung operiert? Wie viele Magenteilresektionen hast Du gemacht?). Also solltest Du auf uns hören…

Was tun bei blutenden Ösophagusvarizen?

Wir kennen weltweit keinen Chirurgen, der noch eine akute Varizenblutung bei Patienten mit portaler Hypertension operiert. Jeder, der sich an die blutig-morbiden notfallmäßig durchgeführten Devaskularisationsverfahren oder die nicht weniger leidigen portokavalen Shunts erinnert, muss erleichtert sein, dass moderne endoskopische und radiologische Verfahren die alte Schlachterei ersetzt haben. Folglich haben wir den Abschnitt über blutende Varizen von diesem Kapitel zu ▶ Kap. 23 verschoben.

Vorgehensweise

Wie bereits oben angeführt, werden in vielen Teilen der Welt Patienten, die sich mit OGIB vorstellen, initial durch Internisten und/oder Gastroenterologen gesehen. Wir Chirurgen werden normalerweise nur dann zur Behandlung hinzugezogen, wenn diese Spezialisten glauben, sie könnten die Blutung ohne unsere Hilfe nicht stillen – und dann kann es zu spät sein – was bedeutet, dass sie Dich rufen um ‚zu operieren', wenn der Patient bereits nicht mehr zu retten ist. **Oh ja, sogar in der heutigen Zeit mit ausgefeilter endoskopischer Blutstillung und Intensivstationen können Patienten an blutenden Ulzera sterben** – Moshe erinnert sich an einen jungen Mann, der in ein New Yorker Lehrkrankenhaus aufgenommen wurde und bei dem zweimal eine endoskopische Kontrolle seines blutenden Duodenalulkus versucht wurde – **der Patient verstarb, weil eine einfache blutstillende Umstechung zum Verschluss der spritzenden Arteria gastroduodenalis nicht rechtzeitig gesetzt wurde.** Wir sollten es besser wissen, wie man diese Patienten behandelt und auf eine frühe Beteiligung von Chirurgen in deren Management dringen.

Was machst Du, wenn Du Dich um einen blutenden Patienten kümmerst?

- **Überprüfe die Vitalzeichen. Aggressive Behandlung des hypovolämischen Schocks hat oberste Priorität. Gib nicht zu viele Transfusionen (!),** da es Belege dafür gibt, dass exzessive Gabe von Blutprodukten die Blutung verstärkt und zu einer höheren Inzidenz einer erneuten Blutung führt.
- **Erhebe die Vorgeschichte während der OP-Vorbereitung.** Frühere *peptische Ulzerationen?* Dyspepsie? Antiulzerative-Medikamente? (Behalte im Sinn, blutende Patienten haben keine Schmerzen, weil Blut alkalisch ist und der Säure entgegenwirkt.) Analgetika- oder Alkoholkonsum in letzter Zeit? Starkes Erbrechen oder Würgen *(Mallory-Weiss)?* Chronische Lebererkrankung und/oder *Varizen?* Nasenbluten (geschlucktes Blut)? Koagulopathie? Die Menge des erbrochenen oder rektal ausgeschiedenen Blutes (extrem ungenau)? Vollständige medizinische Vorgeschichte (operative Risikofaktoren)?
- **Lege eine großkalibrige nasogastrale Sonde,** spüle den Magen mit 50 ml Wasser und aspiriere: frisches Blut weist auf eine aktive oder sehr kurz zurückliegende Blutung hin; Kaffeesatz weist auf eine kürzlich gestoppte Blutung hin; klares Aspirat oder Galle bedeuten, es gab keine kürzliche Blutung. Merke: sehr selten ist ein blutendes Duodenalulkus mit einem Pylorusspasmus assoziiert und ohne Blutrückfluss in den Magen; gallig gefärbtes Aspirat schließt diese Möglichkeit aus.
- **Führe eine digital-rektale Untersuchung durch:** frisches Blut oder saftiger, weicher Teerstuhl weisen auf eine aktive oder sehr kurz zurückliegende Blutung hin, während trockener und fester Teerstuhl eine länger zurückliegende UGIB bedeuten (◘ Abb. 16.3).

Wie geht es weiter?

Schau Dir ◘ Tab. 16.1 an. Mit all dieser Basisinformation im Kopf kannst Du die Patienten in einer der drei Gruppen einordnen.

Die ‚nicht gravierenden Bluter'

Diese Patienten haben eine kleinere Blutung gehabt, die zum Stehen gekommen ist. **Eile nicht zur Endoskopie mitten in der Nacht.** Eine semi-elektive Untersuchung reicht aus und ist genauer und sicherer. **Beachte, dass die sehr niedrigen Hämatokrit-/Hämoglobinwerte dieser Patientengruppe aus einer chronischen oder intermittierenden Sickerblutung resultieren.** Der sehr anämische Patient wird die Endoskopie besser tolerieren, nachdem sich sein Allgemeinzustand gebessert hat. Diese Patienten benötigen keine Notfalloperation und werden daher nicht weiter besprochen.

16 Notfälle des oberen Gastrointestinaltraktes

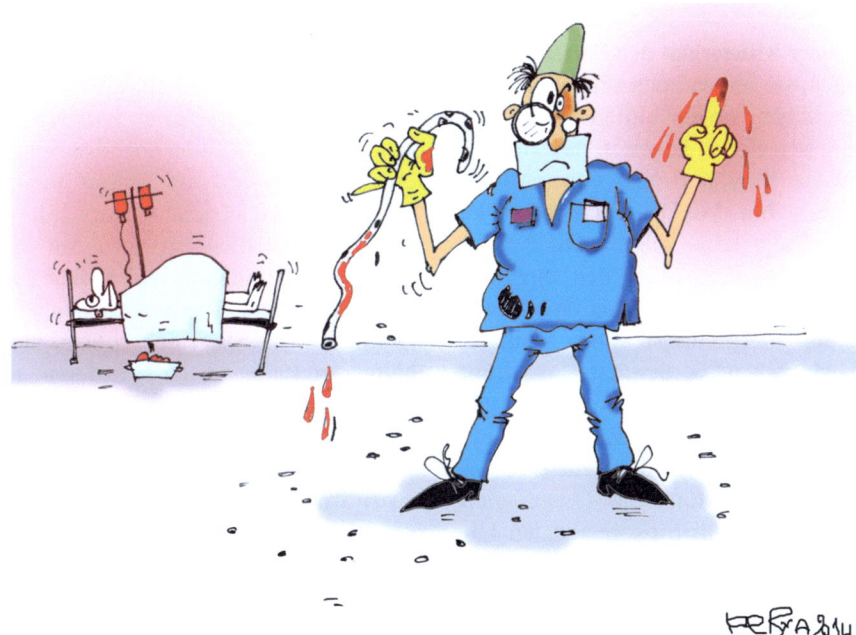

Abb. 16.3 „Das ist eine ‚ernste' UGI-Blutung."

Tab. 16.1 Gliederung und Management der Patienten mit oberer gastrointestinaler Blutung

	Gravierend	Potentiell gravierend	Nicht gravierend
Erbrochen oder in der Magensonde	Frisches Blut	Kaffeesatz/frisches Blut	Nichts/Kaffeesatz
Peranal	Frischer Teerstuhl/frisches Blut	Frischer Teerstuhl	Alter Teerstuhl
Hämodynamisch	Kompromittiert	Reagiert auf Volumengabe/stabil	Stabil
Hämoglobin/Hämatokrit	< 9/27	Gebrauche Deinen gesunden Menschenverstand ☺	> 9/27
Vorgehensweise	Endoskopie jetzt	Endoskopie bald	Endoskopie morgen
Prognose	Benötigt Blutstillung	Unterschiedlich	Heilt von selbst aus

Die ‚gravierenden Bluter'

Bei einer Minderheit der Patienten ergießt sich frisches Blut sturzflutartig aus dem Magen; sie bluten buchstäblich aus! Hier muss man schnell handeln. Ösophagus- oder Magenvarizen bluten häufig in dieser Weise – wie ein *offener Wasserhahn*. Bei diesen Fällen liegen in der Vorgeschichte häufig ein Pfortaderhochdruck oder klinische Stigmata einer chronischen Lebererkrankung vor und weisen auf die Diagnose hin. Merke – **Du möchtest keine Varizen operieren** (siehe ▶ Kap. 23).

Auf alle Fälle solltest Du einen ausblutenden Patienten entweder auf eine Intensivstation oder in den Operationssaal bringen. **Intubiere und sediere ihn/sie, um eine Magenspülung und die sich anschließende Endoskopie zu ermöglichen und, am allerwichtigsten, das Risiko einer Aspiration von Mageninhalt beim unter Schock stehenden, bewusstseinsgetrübten, blutenden Patienten zu reduzieren.** Du solltest eine Endoskopie versuchen (benutze ein Endoskop mit großlumiger Spülung, das Gerinnsel schnell abzusaugen und kraftvoll spülen kann), weil, selbst bei eingeschränkter Beurteilbarkeit des blutgefüllten Magens und Duodenums, eine frische Blutung aus Ösophagusvarizen (normalerweise bei 40 cm von der Zahnreihe im gastroösophagealen Übergang) immer entdeckt werden kann, was eine nicht operative Herangehensweise erfordert. **In Abwesenheit von Varizen solltest du schnell DHB[3]: zur Operation oder Angiographie.**

Die ‚potentiell gravierenden' Bluter

Diese, ebenso wie die ‚gravierenden' Bluter, die nicht ausbluten, sollten einer Notfallendoskopie unterzogen werden.

Notfallendoskopie für OGIB

Diese sollte nur nach Stabilisierung des Patienten und in einer kontrollierten Umgebung durchgeführt werden. Eine Endoskopie induziert eine Hypoxämie und Vagusstimulation; wir haben gesehen, dass sie bei einem instabilen und schlecht oxygenierten Patienten einen Herzstillstand auslösen kann (zusätzlich kann eine geschlossene Herzdruckmassage bei einem Patienten mit einem blutgefüllten Magen zur Magenruptur führen).

Um die diagnostische Ausbeute zu erhöhen, sollte der Magen für die Endoskopie vorbereitet werden. Lege die größte nasogastrale Sonde, die Du finden kannst, und spüle den Magen schnell und wiederholt (Trinkwasser reicht aus), und sauge dabei so viele Gerinnsel wie möglich ab.

Achte bei der Endoskopie zusätzlich zur Visualisierung der oben erwähnten möglichen Blutungsquellen auf folgende **prognostische Zeichen:**
- Aktive Blutung aus einer Läsion
- ein ‚sichtbares Gefäß' im Ulkusgrund, als Hinweis darauf, dass die Blutung aus einem großen Gefäß stammt und dass eine große Wahrscheinlichkeit für eine weitere Blutung besteht.

---

3 Anmerkung des Übersetzers: Deinen Hintern bewegen. Im Original ‚MYA (Move your ass)'.

- Ein am Ulkusgrund anhaftendes Gerinnsel, das auf eine kürzlich stattgehabte Blutung hinweist.

Endoskopisches Management

Wenn Du die Läsion gesehen hast, solltest Du sie jetzt endoskopisch behandeln, um Blutstillung zu erreichen und das Risiko einer weiteren Blutung zu reduzieren. Allgemein gesprochen, hat die endoskopische Therapie bei flachen Läsionen größere Aussichten auf Erfolg, da sie kleinere Gefäße aufweisen. Du solltest jedoch auch bei tiefen Läsionen mit großen Blutgefäßen eine endoskopische Blutstillung mit dem Ziel einer zumindest vorübergehenden Blutstillung versuchen. Dies wird Dir ermöglichen, eine sicherere, semi-elektive, definitive Operation bei einem besser vorbereiteten Patienten durchzuführen. Die spezifische Methode der endoskopischen Blutstillung, sei es eine Hitzesonde, Clips, Gummibänder, Injektionen mit Adrenalin oder einem sklerosierenden Mittel, oder sogar einem Kleber (offen gesagt, könnte sogar eine Injektion von *Coca Cola* eine Blutung, welche in den alten Tagen spontan aufgehört hätte, wirksam stoppen…), hängt von den örtlichen Fertigkeiten und Einrichtungen ab. Tatsächlich behaupten manche Experten, dass eine einfache, einmalige endoskopische Behandlung nicht mehr gerechtfertigt ist und befürworten eine ‚dreifach Endo-Behandlung'. Da es an den meisten Orten durch Gastroenterologen durchgeführt wird, werden wir uns hier nicht weiter mit der Technik befassen.

Wie weiter nach der Endoskopie?

Letzten Endes kannst Du (oder der ‚andere Endoskopeur') die Patienten wie folgt einteilen:
- **Aktive Blutung: fehlgeschlagene endoskopische Blutstillung!** Blutungsquelle ist üblicherweise ein chronisches Ulkus und ein Notfalleingriff ist angezeigt. Solltest Du aber einen leicht erreichbaren und versierten, interventionellen Radiologen haben, könntest Du Dich mit ihm beraten…
- **Blutung (anscheinend) gestoppt:** zum Beispiel ein chronisches Ulkus mit ‚sichtbarem Gefäßstumpf' oder adhärentem Gerinnsel. **Das Risiko einer erneuten Blutung innerhalb von 48–72 h ist erheblich.** Behandle konservativ aber beobachte engmaschig – Du möchtest am nächsten Tag vielleicht erneut endoskopieren, da Du auf einer Zeitbombe sitzt!
- **Blutung steht:** zum Beispiel eine frische flache Läsion oder ein chronisches Ulkus ohne die zuvor erwähnten Stigmata. Bei diesen Patienten ist eine weitere Blutung unwahrscheinlich; behandle konservativ und *entspanne Dich*.

Konservative Behandlung

Hauptbestandteil der konservativen Behandlung ist das Wiederherstellen und die Erhaltung physiologischer Verhältnisse und die Ausschau nach einer weiteren Blutung. Es gibt inzwischen gute Evidenz, dass die Gabe hochdosierter PPIs bei Patienten mit peptischen Ulzera die Häufigkeit einer erneuten Blutung und die Notwendigkeit einer Operation nach endoskopischer Blutstillung reduziert. Offensichtlich solltest Du eine Koagulopathie korrigieren. **Du brauchst nur die Organsysteme des Patienten zu stützen und auf eine erneute Blutung zu achten, die üblicherweise innerhalb von 48–72 h auftritt und massiv und tödlich sein kann. Sorgfältiges Monitoring der Vitalzeichen, Überwachung von Anzahl und Art der Teerstühle und serielle Messungen des Hämatokrit werden Episoden einer erneuten Blutung entdecken**. Lege einen nasogastralen Schlauch zur Früherkennung. Nach unserer Erfahrung wird dieser jedoch oft durch Gerinnsel blockiert, ist für den Patienten sehr unangenehm und ist somit schlimmer als nutzlos. Wenn Du Dich trotzdem dafür entscheidest, dann spüle ihn häufig.

Das Management einer Rezidivblutung

Der Patient hat erneut geblutet! Was nun? Erneute endoskopische Behandlung? Ab in den OP-Saal? Ab zur Angiographie? Nun, es kommt ganz darauf an...

Wir schlagen nicht vor, dass Du Kochbuchrezepte oder Formeln benutzt, da diese im Einzelfall wenig hilfreich sind. Stütze Dich stattdessen auf Dein klinisches Urteil. Dass ein ausblutender Patient und derjenige, der nach fehlgeschlagener endoskopischer Blutstillung weiterblutet, eine Notfalloperation benötigen, ist klar und wurde oben diskutiert. Aber was tun mit *einer erneuten Blutung?*

Faktoren, die einen möglichen Einfluß auf Deine Entscheidung zu operieren haben, umfassen die Stärke der Rezidivblutung, ihren Ort sowie Alter und Allgemeinzustand des Patienten.

Allgemein gesprochen **ist eine Rezidivblutung ein unheilvolles Zeichen** und bedeutet, dass die Blutung weiter anhält oder, falls erneut gestillt, wieder auftreten kann!

Unser Ratschlag ist deshalb:
- **Bei einer hämodynamisch wirksamen Blutung musst du operieren!**
- **Wenn die Rezidivblutung von geringer oder mittlerer Stärke ist**, kannst Du die konservative Behandlung fortsetzen oder erneut endoskopieren.
- **Die Blutungsquelle** kann Deine Entscheidung beeinflussen: Bei einem chronischen, großen Ulkus neigt sich die Waage eher in Richtung Operation; eine oberflächliche, akute Quelle kann Dich dazu verleiten, eine Operation zu vermeiden.

Gastroenterologen sind heutzutage sehr erpicht darauf, bei erneut blutenden Patienten die endoskopische Behandlung zu wiederholen – auch die, bei denen es in Strömen blutet – und tun dies sogar mehrfach. Gewöhnlich ‚gehören' diese Patienten ihnen und Du kannst Dich nicht einmischen, aber Du solltest sie ‚nebenbei' im Auge behalten und bereit sein zu handeln. (Nach wiederholten endoskopischen Eingriffen ist bei der anschließenden Operation manchmal nicht viel vom ersten Teil des Duodenums übriggeblieben.)

> Aber, egal was Du tust, bedenke, dass alte und chronisch kranke Patienten wiederholte Blutungsepisoden schlecht tolerieren; erwäge als grobe Faustregel eine Operation (oder Angiographie), wenn der Transfusionsbedarf bei einem über 65 Jahren alten Patienten mehr als 4 Blutkonserven beträgt. Ja, wir wissen, es ist eine grobe Faustregel, aber chirurgische Entscheidungen sind grob.

Angiographisch-transarterielle Blutstillung

Wie bereits oben erwähnt, werden in einigen Zentren Patienten nach fehlgeschlagener endoskopischer Blutstillung einer therapeutischen Angiographie zugeführt. Es überrascht nicht, dass die Bewertung und der Vergleich der Ergebnisse der verschiedenen Behandlungsoptionen dieser Patienten so schwierig sind, da so viele Faktoren beteiligt sind. Wie alles im Leben, hängt es natürlich auch in diesem Fall von der lokal verfügbaren Expertise ab. Unter bestimmten Umständen würden wir diese Option als Alternative zur Operation in Erwägung ziehen – zum Beispiel bei einem blutenden Duodenalulkus, wenn das Risiko einer operativen Intervention (z. B. nach einem Myokardinfarkt) untragbar ist, oder etwa auch bei einer oberen gastrointestinalen Blutung durch ein Pseudoaneurysma der Milzarterie bei einer chronischen oder akuten Pankreatitis. In vielen ‚High Tech' -Zentren ist die Angioembolisation allerdings zum Standard geworden – und nicht länger die Behandlungsalternative.

Operatives Management

> Was generell in der Akutchirurgie gilt, gilt auch für die obere gastrointestinale Blutung: das Ausmaß der Blutung, der Grad der physiologischen Beeinträchtigung, die Anzahl der transfundierten Einheiten – alle korrelieren mit der Morbidität, dem Risiko einer Rezidivblutung, der Notwendigkeit einer Operation und den Mortalitätsraten.

Endlich hast Du Dich also entschlossen, den (wir hoffen optimal vorbereiteten) Patienten in den OP-Saal zu bringen.

Exploration

Und zwar durch einen Oberbauchmedianschnitt! Außer in besonderen Situationen (z. B. ein blutender GIST im Magen) ist ein laparoskopisches Vorgehen bei diesen Patienten nicht ratsam. Eine paraxyphoidale Erweiterung und die kraftvolle Retraktion des Sternums nach oben bieten Zugang zu allen Erkrankungen im gesamten oberen Gastrointestinaltrakt. Allerdings kann bei adipösen Patienten mit einem breiten Rippenwinkel ein gebogener Oberbauchquerschnitt (Chevron-Typ) zwar ein paar Minuten mehr in Anspruch nehmen, bietet aber eine bessere Exposition. Zusätzlich **rutscht Dir der obere Anteil des Magens durch eine steile Anti-Trendelenburg Lagerung direkt vor die Nase.**

Beginne mit der Suche nach äußerlich sichtbaren oder tastbaren Anzeichen einer chronischen Ulzeration. Letztere gehen ausnahmslos mit entzündlichen Veränderungen der Serosa einher. Achte vom Duodenum bis zur Kardia auf Zeichen chronischer Ulzera. Um zu den mittlerweile fast ausgestorbenen **postbulbären Ulzera** im deszendierenden Teil des Duodenums zu gelangen, musst Du ‚Kochern' (Theodor Kocher ist wahrscheinlich der einzige Chirurg der Geschichte, dessen Name als Verb benutzt wird). Gelegentlich kann man ein **posteriores oder im Bereich der kleinen Kurvatur gelegenes Magenulkus** nur durch die Bursa tasten. **Akute oberflächliche Schleimhautläsionen** kann man unglücklicherweise nicht von außen erkennen, obwohl eine **Mallory-Weiss**-Läsion durch eine bläuiche Verfärbung der Serosa im Bereich des gastroösophagealen Überganges *tätowiert* sein kann.

Stimmen die Lage des gefundenen chronischen Ulkus und der Endoskopiebefund überein, hast Du das Problem gefunden; **aber was machst Du, wenn jeglicher äußerlicher Hinweis auf die Erkrankung fehlt?** Ja, eine seltene aber plausible Situation. Du hast mehrere Optionen:
− Orientiere Dich weiter an den Befunden der Endoskopie – falls Du ihnen vertraust...
− Chirurgische Exploration (Gastrotomie, Duodenotomie...)
− Intraoperative Endoskopie

Intraoperative Endoskopie

Hast Du bei der Endoskopie mit Deinen eigenen Augen ein aktiv blutendes Duodenalulkus gesehen, dann vergiß mögliche Zweifel. Ein dubioser Endoskopiebericht kann aber zu einer negativen Duodenotomie führen, die dann Schritt für Schritt nach proximal erweitert wird, bis hoch im Magen eine Läsion gefunden wird. **Es wäre nur eine Minigastrotomie und eine Umstechungsligatur der Läsion nötig gewesen; aber jetzt musst Du eine sehr lange, chaotische und unnötige Duodenogastrotomie verschließen.** Um so eine Mini-Katastrophe zu verhindern, würden wir uns für einen Moment unsteril machen und selbst ein Endoskop hineinschieben.

Besondere Blutungsquellen

Duodenalulkus (DU)

» *Sollte sich irgendjemand überlegen, mir die Hälfte meines gesunden Magens zu entfernen, um ein kleines Ulkus im Duodenum zu heilen, würde ich schneller rennen als er.*

Charles H. Mayo

» *Zur Gastrektomie wegen Duodenalulkus: Bei dieser Operation ... wird ein Segment des im Grunde normalen Magens entfernt, um die Erkrankung nebenan im Duodenum zu heilen. Dies ist so wie das Herausnehmen des Motors, um die Geräusche im Getriebe zu senken.*

Francis D. Moore

Die Blutungsquelle ist immer die *A. gastroduodenalis* im Grund eines Hinterwandulkus. Blutstillung wird durch eine längsverlaufende Duodenotomie der Vorderwand und 2 oder 3 Umstechungen (2–0 oder 0, *monofil* oder *Vicryl®*) des Ulkusgrundes (und des blutenden Gefäßes) – jeweils um 90° versetzt gestochen, erzielt. Bei einer aktiven Blutung erkennst Du den Erfolg Deiner Ligatur sofort, anderenfalls möchtest Du vielleicht einfach das Gerinnsel abschieben und eine Blutung induzieren. Ansonsten unterfahre einfach tief den Ulkusgrund in verschiedenen Richtungen. **Es wurde zwar über die theoretische Gefahr, den nahegelegenen D. choledochus mitzuerfassen, berichtet, uns ist aber kein einziger Fall bekannt** – jedoch, sage niemals nie; Mist kann passieren![4] Andere haben die Ligatur der A. gastroduodenalis ober- und unterhalb des Duodenums von außen beschrieben. Damit haben wir keine Erfahrung und wären unruhig, am Grund des möglicherweise durch den benachbarten ulzerierenden Prozess entzündlich veränderten Omentum minus nach der Arterie zu suchen. Verschließe nun sorgfältig die Duodenotomie, ohne das Lumen einzuengen, und ziehe Dich zurück. Auch bei großen Ulzera oder bei extrem entzündetem oder vernarbtem Duodenum kann eine lokale Blutstillung erreicht werden. **Droht der einfache Verschluss der Duodenotomie das Lumen einzuengen, verschließe das Duodenum einfach und lege eine hintere Gastroenterostomie (GE) an.** Natürlich ist dies eine ‚ulzerogene Anastomose'! Aber diese Patienten werden lebenslang Protonenpumpeninhibitoren einnehmen. **Die schlussendliche Heilung des Ulkus bleibt säurehemmenden und anti-*Helicobacter*-Mitteln überlassen.**

Wenn Du Dich ausnahmsweise für eine definitive Prozedur entscheidest, welche solltest Du dann wählen? Offensichtlich zunächst nur bei einem Patienten, der hämodynamisch stabil und ansonsten in gut vorbereitetem Zustand ist! **Wir würden eine trunkuläre Vagotomie (TV) hinzufügen, die Duodenotomie über den Pylorus hinaus erweitern und sie in Form einer Heineke-Mikulicz Pyloroplastik verschließen.** Wenn aber das Duodenum extrem vernarbt und leicht verletzlich ist,

---

4 Anmerkung des Übersetzers: Im Original: s**t can happen!

ziehen wir es vor, statt einer Pyloroplastik eine **Gastroenterostomie** anzulegen – verschließe die Duodenotomie so gut du kannst und hänge eine proximale Jejunalschlinge Seit-zu-Seit an das Antrum an.

Gibt es überhaupt eine Indikation für eine Antrumresektion? Die Befürworter einer Antrumresektion mit Vagotomie bei blutendem DU behaupten, dass es ohne Magenteilresektion zu einer erhöhten Inzidenz von Rezidivblutungen kommt. Wir haben diese Erfahrung in zahlreichen Notfalloperationen wegen blutenden DU nicht gemacht, und wir glauben, dass es keinen Sinn macht, wegen einer gutartigen Erkrankung des Duodenums – die anschließend durch Medikamente geheilt werden kann – gesunden Magen zu resezieren und einen Magenkrüppel zu produzieren. Wenn jedoch das Duodenum durch ein riesiges Vorder- und Hinterwandulkus aufgebraucht ist, dann **ist man im Grunde genommen gezwungen, eine Antrumresektion** (mit oder ohne trunkuläre Vagotomie) durchzuführen – ein Szenario, das einem perforierten riesigen Duodenalulkus (siehe oben) ähnelt. Um in dieser Situation einen schwer zu verschließenden Duodenalstumpf, der zudem undicht werden kann, zu vermeiden, ziehen wir eine Gastroduodenostomie nach Billroth I, wie in ◘ Abb. 16.4 dargestellt, vor. Wir glauben, dass dies eine ‚gesündere' Lösung im Vergleich zu anderen Verfahren, wie eine Gastrojejunostomie nach Billroth II und das Einbringen eines Tubus durch die Duodenostomie, ist.

Magenulkus (MU)

In den früheren Ausgaben haben wir unsere Leser mit einer komplexen Klassifikation der Magenulzera und mit einer auf den jeweiligen spezifischen Typ des Magenulkus basierenden Empfehlung eines definitiven, antiulzerativen Verfahrens zu Tode gelangweilt. **Dies ist bedeutungslos geworden, da es Dein Ziel ist, unabhängig von der Lokalisation und dem Typ des Ulkus, die Blutstillung durch das einfachste mögliche Manöver zu erreichen. In den meisten Fällen ist eine einfache Unterstechung der Läsion durch eine kleine Gastrotomie alles, was nötig ist.** Bei großen chronischen Magenulzera unterstechen wir zunächst die Blutungsstelle mit einer resorbierbaren Naht; mit einer dicken, resorbierbaren Naht überdecken wir dann den Ulkusgrund. Bei OGIB aus einem malignen Ulkus wird eine Notfalloperation sehr selten nötig sein. Wir sollten jedoch eine Gewebsprobe vom Ulkusrand zur histologischen Untersuchung entnehmen. Bei blutenden Ulzera im Bereich der großen Kurvatur kann es günstiger sein, eine **Keilresektion** des blutenden Ulkus vorzunehmen. Nur in den Fällen mit einem riesigen MU im Bereich der kleinen Kurvatur mit direkter Beteiligung der A. gastrica sinistra oder der A. lienalis wird eine **Magenteilresektion** erforderlich sein.

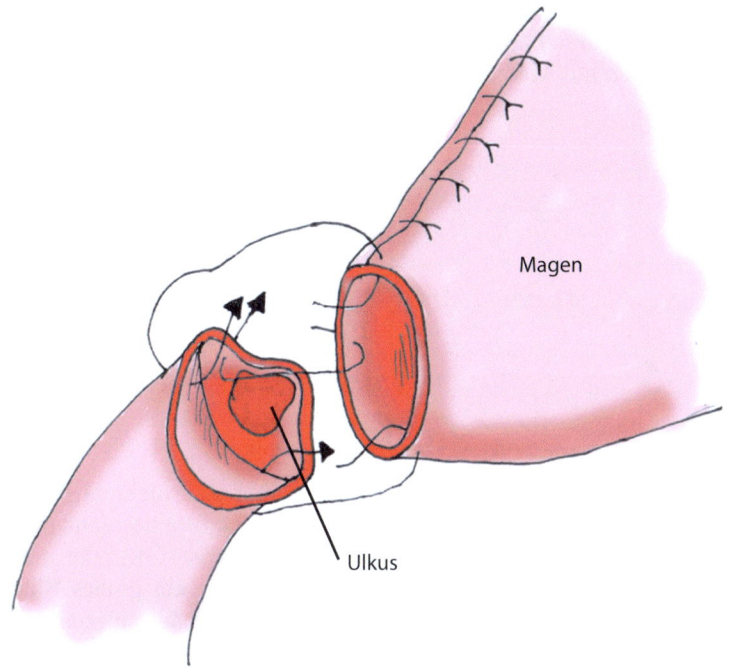

◘ **Abb. 16.4** Gastroduodenostomie: Beachte, dass die Hinterwand der Anastomose mit ‚dickeren' (z. B. Vicryl® 2–0) Einzelknopfnähten, angelegt wird, die ‚tiefgreifend' in die hintere ‚Lefze' des Duodenums (die am Pankreas adhärent ist) platziert werden – und das Narbengewebe im Grund des (nun ausgeschlossenen) Ulkus tief erfassen

Juxtakardiale MU im Bereich der kleinen Kurvatur und das sogenannte ‚riding MU'[5]

Ein riding MU, auch als ‚Cameron Ulkus' bezeichnet, ist die Variante eines proximalen, mit einer Hiatusgleithernie assoziierten MU, das durch die Verletzung des herniierten Magenanteils, der über das Zwerchfell ‚reitet', entsteht. Typischerweise sind diese Ulzera multipel und flach, präsentieren sich klinisch mit einer chronischen OGIB und sind mit einer Eisenmangelanämie assoziiert. Jedoch können einzelne, tiefe Ulzera mit einer lebensbedrohlichen OGIB auftreten. Im seltenen Fall des Versagens der konservativen/endoskopischen Behandlung, kann eine Operation angezeigt sein; diese besteht in Reposition des Magens nach

---

5 Anmerkung des Übersetzers: Ulkus im Bereich einer axialen Hiatushernie in Höhe des Zwerchfells.

Ablösen des Ulkus vom adhärenten Zwerchfell, lokaler Blutstillung und Wiederherstellung der Crura. Dies ist leichter gesagt als getan, da das riesige ‚riding' Ulkus gelegentlich mit Mediastinalstrukturen adhärent ist und einer größeren Resektion bedarf.

> Wir fassen zusammen, dass die Generation von Chirurgen, die mit dem Dogma groß geworden sind, dass ein kompliziertes MU reseziert werden muss, damit beschäftigt ist, in den Ruhestand zu gehen oder ausstirbt (dies schließt uns ein…). Der moderne Chirurg sollte ein blutendes MU mit dem möglichst einfachsten Verfahren angehen, so wie es von der vorgefundenen spezifischen Anatomie diktiert wird.

Anastomosenulkus

Dieses Ulkus entsteht auf der jejunalen Seite einer gastrojejunalen Anastomose nach vorangehender Vagotomie (oder, wenn die Vagotomie nicht durchgeführt wurde oder ‚unvollständig' war) mit Gastroenterostomie (GE) oder nach Billroth II-Magenteilresektion. **Da Anastomosenulzera fast nie ein großes Blutgefäß betreffen, ist die Blutung normalerweise selbstlimitierend oder einer endoskopischen Therapie zugänglich**. Bedenke auch, dass alle Anastomosenulzera unter moderner säurehemmender Medikation heilen werden. In seltenen Fällen wird Dich eine persistierende oder rezidivierende Blutung zwingen zu operieren. Beschränke Dich beim Hochrisiko-Patienten auf das absolut Notwendige: inspiziere durch eine kleine, senkrecht zur Anastomose platzierten Gastrotomie die Anastomose und das Ulkus; umsteche das Ulkus mit ein paar tiefgreifenden resorbierbaren Nähten; verschließe die Gastrotomie und gebe dem Patienten lebenslang H2-Antagonisten oder PPI.

Der oben ausgeführten Ansicht zufolge ist **der Stellenwert einer definitiven Prozedur begrenzt**. Wenn zuvor eine Gastroenterostomie mit Vagotomie gemacht wurde, dann schaue nach, ob ein Vagusast übersehen wurde oder füge eine Antrumresektion hinzu. Im Falle einer vorangegangenen Billroth II-Magenteilresektion füge eine trunkuläre Vagotomie hinzu oder erwäge eine weiter proximal gelegene Magenteilresektion (vergiss nicht, später ein Zollinger-Ellison Syndrom auszuschließen). **Bedenke – die Blutung aus einem Anastomosenulkus kann durch ein einfaches chirurgisches Manöver (Umstechung) gestoppt werden: Bring Dich nicht in Schwierigkeiten, indem Du den Notfalleingriff in eine komplizierte rekonstruktive Magenoperation ausweitest, was Deinen blutenden Patienten umbringen kann.**

OGIB nach Magenbypass-Verfahren wegen morbider Adipositas

Diese nicht ungewöhnliche Ereignis sollte wie jedes Anastomosenulkus angegangen werden. Wenn die endoskopische Blutstillung versagt hat, dann umsteche einfach das blutende Ulkus durch eine Inzision im ‚Magenpouch' unmittelbar oberhalb der Anastomose.

Jedoch können blutende Ulzera auch im distalen ausgeschlossenen Magenanteil oder im Duodenum auftreten – Bereiche, die einer konventionellen Endoskopie nicht zugänglich sind. Angiographie (diagnostisch/therapeutisch) ist eine vernünftige Option; eine perkutane laparoskopisch assistierte Endoskopie wurde ebenfalls beschrieben. **Wenn Du zu einer Operation gezwungen wirst, dann erwäge den ausgeschlossenen, ulzerierten Magenanteil zu resezieren.**

Dieulafoy-Ulkus
Diese kleine, solitäre und schwer zu diagnostizierende Gefäßmalformation im Bereich der Magenwand verursacht typischerweise wiederholte ‚obskure' massive OGIB. Wenn diese nicht durch ein endoskopisches Manöver (oder Angiographie) gestillt werden können, stellen sie heutzutage keine ungewöhnliche Indikation für einen OGIB-Eingriff mehr dar. Chirurgen diskutieren immer wieder, was nach Exposition der Läsion durch eine anteriore Gastrotomie zu tun ist: Lokale Exzision?; Umstechung?; Laparoskopischer Zugang? Also höre endlich auf zu zaudern und kümmere Dich um die Blutung, so gut Du kannst!

Akute oberflächliche Läsionen der Magenschleimhaut
Aufgrund effektiver Ulkusprophylaxe bei kritisch kranken Patienten wirst Du vielleicht nie gerufen werden, um solche Läsionen zu operieren. In der fernen Vergangenheit mussten wir in einigen Fällen eingreifen, bei denen eine diffuse Blutung aufgrund einer ‚Stressgastritis' trotz Gabe von PPIs und Vasopressin nicht zum Stehen kam. **Natürlich sind endoskopische Behandlungen in dieser Situation nutzlos, da die beteiligte Magenschleimhaut wie ein mit Blut vollgesaugter und tropfenden Schwamm aussieht und sich auch so verhält.** Die in den Standardlehrbüchern angeführten chirurgischen Optionen schließen eine trunkuläre Vagotomie mit Drainage oder eine totale Gastrektomie ein. Ersteres ist mit einer sehr hohen Rate an Rezidivblutungen und Letzteres mit einer untragbaren Sterblichkeitsrate verbunden. **In dieser Situation haben wir eine Devaskularisation des Magens durch Ligatur der beiden gastroepiploischen Arterien sowie der A. gastrica sinistra und dextra in Magenwandnähe durchgeführt. Unserer Erfahrung nach führt dieser relativ einfache und gut tolerierte Eingriff zu einem sofortigen Austrocknen dieses Magenschwammes.**

Zusammenfassend...

Nimm einen Patienten mit signifikanter OGIB in Deine chirurgische Obhut, um Verzögerungen in der Therapie zu vermeiden. Finde die Blutungsquelle beim dann vorbereiteten Patienten und stufe sie ein. Gib der endoskopischen Behandlung eine Chance, aber verzögere nicht eine angezeigte Operation. **Bei der Operation ist es Dein Ziel, die Blutung zu stillen – bedenke, dass die meisten Ulzera später medikamentös geheilt werden können. Das Überleben steht an erster Stelle.**

Vielleicht hilft Dir folgender Reim, Dich daran zu erinnern…

„When the blood is fresh and pink and the patient is old
It is time to be active and bold.
When the patient is young and the blood is dark and old
You can relax and put your knife on hold."

„Ist das Blut frisch und rot, der Patient aber alt
Beeile Dich und operiere bald.
Ist der Patient jung, das Blut dunkel und alt
Entspanne Dich und lass Dein Messer kalt."

Akute Pankreatitis

Ari Leppäniemi

> *Während der Jahrmillionen der Evolution ist das Pankreas aus einem bestimmten Grund ins Retroperitoneum gewandert: Chirurgen sollten es sich zweimal überlegen, bevor sie daran herummachen!*

In diesem Kapitel werde ich die akute Pankreatitis hauptsächlich am Beispiel der alkoholischen Pankreatitis abhandeln. Für zusätzliche Betrachtungen zur durch Gallensteine verursachten biliären Pankreatitis lies in ▶ Kap. 18 weiter. Abkürzungen sind in ◘ Tab. 17.1 aufgelistet.

Die Inzidenz der akuten Pankreatitis schwankt zwischen unterschiedlichen Populationen erheblich und kann in Ländern wie Finnland bis zu 102/100.000 Einwohner erreichen, wo Alkohol der häufigste ätiologische Faktor (und, neben Sauna und Fischen, eine Quelle der Freude) ist, Gallensteine sind die zweithäufigste Ätiologie. Neben diesen beiden Ursachen (verantwortlich für 70–80 % der Fälle) gibt es viele weitere: metabolische (Hyperkalziämie, Hypertriglyzeridämie), externe oder iatrogene (ERCP), Trauma, Medikamente (schau mal bei

◘ Tab. 17.1 Abkürzungen[1]

AKS	Abdominelles Kompartmentsyndrom
ANA	Akute nekrotische Ansammlung
APACHE II	Acute Physiological and Chronic Health Evaluation (score)
APD	Abdominaler Perfusionsdruck (APD = MAD − IAD)
CRP	C-reaktives Protein
ERCP	Endoskopisch retrograde Cholangiopankreatikographie
FNA	Feinnadelaspiration
IAH	Intraabdominaler Hochdruck
IAD	Intraabdominaler Druck
MAP	Mittlerer arterieller Druck
MODS	Multiple organ dysfunction syndrome
MOF	Multiple organ failure (multiples Organversagen)
MRCP	Magnetresonanz-Cholangiopankreatikographie
SIRS	Systemisches inflammatorisches Response-Syndrom
SOFA	Sequential organ failure assessment (score)
SvO2	Gemischtvenöse Sauerstoffsättigung
AN	Abgekapselte Nekrose

Nachdem Du jetzt alle Abkürzungen auswendig gelernt hast, erlauben wir Dir, weiterzulesen.
Die Herausgeber

---

[1] Abkürzungen sind so gebräuchlich wie gefährlich. Die Übersetzer haben sich entschieden, international übliche Abkürzungen zu übernehmen, andere ins Deutsche zu übersetzen. Falls dort vorhanden, haben wir uns an ▶ https://de.wikipedia.org/wiki/Medizinische_Abkürzungen orientiert.

Google – Du wirst staunen, wie viele Medikamente an der Ätiologie der akuten Pankreatitis beteiligt sind), Infektionen, nach Operationen (Herzchirurgie), Anomalien (Pankreas divisum), Tumore, hereditäre und Autoimmunerkrankungen. Oh, und vergiss die Schlangenbisse nicht!

Von all diesen seltenen Ursachen scheint in der täglichen Praxis die post-ERCP Pankreatitis die häufigste zu sein. In allen anderen Fällen frag noch mal nach Alkoholgenuss… ☺, und klassifiziere sie erst dann als ‚idiopathisch', was bedeutet, dass Du ein ‚Idiot' bist – Du hast keine Ahnung, was diesen Schub einer akuten Pankreatitis verursacht hat. Wie auch immer, bei älteren Patienten ist es wichtig, nach dem Abklingen der Entzündung ein Verlaufs-CT zu machen, um ein zugrunde liegendes Pankreasneoplasma auszuschließen.

In einem normalen (finnischen) Krankenhaus haben etwa 3–4 % der Patienten mit einem akuten Abdomen eine akute Pankreatitis. **Trommle die üblichen Verdächtigen zur Differenzialdiagnose zusammen,** beispielsweise das perforierte peptische Ulkus, Gastritis, Refluxösophagitis, Gallenkolik, akute Cholezystitis, akute Mesenterialischämie, Darmverschluss, akute Hepatitis, rupturiertes Bauchaortenaneurysma, Hinterwandinfarkt, basale Pneumonie etc., **und erinnere Dich, dass das klinische Bild der akuten Pankreatitis dem der Peritonitis gleicht.** Oft braucht es ein CT (wir benutzen in dieser Situation kein Kontrastmittel, verwenden es aber zu einem späteren Zeitpunkt, um nach einer Pankreasnekrose zu suchen), um eine Pankreatitis auszuschließen (und eine andere Diagnose zu stellen), bevor man einen Patienten mit einer klinischen Peritonitis operiert. Aber zur Diagnostik kommen wir später …

Natürlicher Verlauf

Nach dem initialen Triggerfaktor, der die Azinuszellverletzung und intrapankreatische Aktivierung der pankreatischen Proenzyme auslöst, aktiviert eine lokale Entzündung des Pankreas inflammatorische Zellen und setzt Entzündungsmediatoren frei. Bleibt dieser Prozess nicht begrenzt, entwickelt sich daraus eine systemische Entzündung. Das ist der Zeitpunkt, an dem die Patienten Deine Notaufnahme erreichen. **In den meisten Fällen ist die Erkrankung selbstlimitierend und erfordert lediglich unterstützende sowie symptomatische Maßnahmen, aber in 15–20 % entwickelt sich ein schwerer Verlauf, der zum MODS führt,** charakterisiert durch eine Dysfunktion der pulmonalen, kardiovaskulären, renalen und weiterer Organsysteme. In seinen schwersten Formen nekrotisiert das peripankreatische Fettgewebe und manchmal das Pankreas selbst – die **nekrotisierende Pankreatitis;** wandern dann Mikroben (von denen angenommen wird, dass sie aus dem naheliegenden Kolon stammen) in das nekrotische Gewebe ein, wird daraus eine **infizierte Pankreasnekrose;** die Prognose verschlechtert sich sofort drastisch und der Patient benötigt oftmals eine chirurgische Intervention.

Klinisches Bild und Diagnose

Klinische Zeichen

Die Vorgeschichte ist wichtig. **In Finnland berichtet ein typischer Patient mit akuter Pankreatitis über den Konsum einer Flasche Wodka** (hast Du von einem Wodka namens *Finlandia* gehört, der in Finnland mehr als doppelt so viel kostet wie in den USA?) pro Tag während der letzten drei Wochen, und dann hat er so starke Schmerzen bekommen, dass er nicht mehr trinken konnte. Die meisten dieser Patienten haben so einen ‚Darts-Habitus' – Du kennst diese schwergewichtigen Typen, die im Pub mit Pfeilen werfen, während ihre Jeans so tief sitzen, dass man ihren haarigen Hintern sieht… Natürlich gibt es auch Leute, die ‚bloß ein paar Bier' hatten, also frag nochmal.

Der andere typische Patient ist eine Dame (wie Humphrey Bogart sagen würde …) mit einer Unverträglichkeit von gewissen Nahrungsmitteln (fettige Speisen, Äpfel, etc.), die ihr kolikartige Oberbauchschmerzen bereiten; aber dieses Mal ist etwas anders, es fühlt sich an wie ein Gürtel um das Epigastrium. Das Problem: ein kleiner Gallenstein ist in den Hauptgallengang gewandert und verlegt wenigstens vorübergehend den Abfluss von Galle (und Pankreassaft); der Stein selbst passiert gewöhnlich spontan die Papille ins Duodenum und die Zeichen des Gallestaus sind minimal und vorübergehend (ein milder Anstieg der Leberenzyme, keine erweiterten Gallenwege im Ultraschall).

Zusätzlich zu den epigastrischen Schmerzen leiden die Patienten oft an Übelkeit und Erbrechen; Fieber ist ungewöhnlich, außer bei einer begleitenden Cholangitis. Die Alkohol-induzierte Pankreatitis ist oft von einer mentalen Unruhe und manchmal sogar von einem Delir begleitet.

Neben der Beurteilung der Vitalzeichen und der Reaktion auf schwere physiologische Beeinträchtigungen (wie bei allen schwer kranken Patienten) zeigt die körperliche Untersuchung typischerweise ein aufgetriebenes Abdomen, epigastrische oder generalisierte Druckempfindlichkeit und fehlende Darmgeräusche, die auf einen paralytischen Ileus hindeuten. Bei schwereren Fällen kann das Abdomen voll mit pankreatischem Aszites sein, und bei Patienten, die sich erst verzögert vorstellen, kann man die typischen Zeichen der nekrotisierenden Pankreatitis mit Verfärbung um den Nabel (*Cullen Zeichen*) oder in den Leisten (*Grey-Turner Zeichen*) sehen.

Laborbefunde

Erhöhte *Amylasewerte* (Pankreas spezifisch, dreifach oberhalb des Normalwertes) bestätigen die Diagnose, beachte allerdings, dass die Amylasewerte bereits wieder im Normbereich liegen können, falls die Symptome bereits seit mehreren Tagen bestehen. Daher bestimmen manche auch die *Lipase*, die längere Zeit erhöht bleibt. **Andere intraabdominelle Katastrophen können ebenfalls eine milde Erhöhung der Amylasewerte verursachen, also fordere im Zweifel ein CT!** Das *CRP* ist bei der akuten Pankreatitis gewöhnlich signifikant erhöht, braucht aber 24–48 h bevor es ansteigt. Andere Labortests, wie Blutbild, Leberwerte, Elektrolyte, Glukose und Nierenwerte sind wichtig, um das klinische Bild zu vervollständigen und hilfreich bei der Therapieplanung. Vermutest Du eine **Hyperlipidämie,** kontrolliere die Triglyceride. Bei richtig kranken Patienten mit vermuteter zellulärer Minderperfusion benötigt man die Laktatwerte und die arteriellen Blutgase.

Bildgebung

Wenn Dein Krankenhaus über ein CT verfügt, dann vergiss Abdomenübersichtsaufnahmen; sie sind nicht hilfreich, außer in manchen Fällen, bei denen ein mechanischer Ileus oder die Perforation eines Hohlorgans ausgeschlossen werden soll (falls Du glaubst, dass freie Luft genügt, um eine Perforation auszuschließen – ich tu's nicht …). **Thoraxübersichtsaufnahmen** sind in einer späteren Phase nützlich, um eine Stauungslunge oder einen Pleuraerguss beurteilen zu können.

Die CT des Abdomens ist das beste verfügbare diagnostische Werkzeug. Sie erkennt selbst milde akute Pankreatitiden (Ödem um das Pankreas, manchmal auf Kopf oder Schwanz begrenzt). Wir verwenden kein orales Kontrastmittel mehr, stattdessen nutzen wir meistens Leitungswasser als Kontrastmedium. Wie ich oben schon erwähnte, benutzen wir in der Initialphase kein i.v. Kontrastmittel, um eine Schädigung der ohnehin schon geforderten Nieren zu vermeiden. Wird eine schwere (nekrotisierende) Pankreatitis vermutet, kann später, nach Volumengabe und Beurteilung der Nierenfunktion, ein CT mit i.v. Kontrast zum Beurteilen der Anreicherung im Pankreas und dessen Vitalität angeschlossen werden. Um ganz ehrlich zu sein, das Risiko einer Kontrastmittel induzierten Nierenschädigung scheint am Ende doch nicht so hoch zu sein, daher benutzen wir es zunehmend großzügiger. Natürlich braucht es einen guten Grund für die Verwendung von Kontrastmittel …

Die **Sonografie** wird früh als komplementäres Verfahren eingesetzt, um Gallensteine und einen erweiterten Hauptgallengang nachzuweisen oder auszuschließen (das CT erkennt Gallensteine nicht zuverlässig), aber bei der Diagnose der Pankreatitis ist sie nicht hilfreich. **Sind die Leberenzyme erhöht und zeigen sich im Ultraschall Gallenblasensteine oder ein erweiterter Hauptgallengang, führen wir in der Regel eine MRCP durch, um zu sehen, ob der Stein noch da oder bereits spontan abgegangen ist.** Falls ein verbliebener Stein einen Gallestau verursacht, und ganz besonders, wenn das mit hohem Fieber einhergeht, ist eine ERCP und Sphinkterotomie zum Entlasten des Hauptgallengangs indiziert. Allerdings ist das in den meisten Fällen einer biliären Pankreatitis ungewöhnlich.

Einschätzen des Schweregrades und Klassifikation

Obwohl es sich bei der akuten Pankreatitis um ein *Kontinuum* handelt – das von der ödematösen akuten Pankreatitis, mit milden Symptomen von wenigen Tagen Dauer, bis zur krisenhaften, schweren Form der nekrotisierenden Pankreatitis mit MODS reicht – kann sie im Alltag in eine milde, intermediäre, schwere und lebensbedrohliche Form unterteilt werden.

In den frühen Stadien (wenn Du in der Notaufnahme bist) ist es nicht immer eindeutig, in welche Kategorie der Patient gehört, welchen natürlichen Verlauf die Erkrankung also nehmen wird.

Wie beurteilen wir also die Schwere der Erkrankung?
- Am Anfang korrelieren Höhe und Verlauf der Amylasewerte nicht mit dem Schweregrad; das CRP ist besser geeignet (150 mg/l ist eine Art Schwellenwert für die schwere nekrotisierende Pankreatitis), manifestiert sich aber ein paar Tage zu spät; *Procalcitonin* wird zunehmend als Marker für eine schwere Erkrankung und Sepsis genutzt (auch wenn wir das im armen Finnland nicht routinemäßig bestimmen).
- Klinische **Scoring Systeme,** wie sie etwa der verstorbene Ranson, USA, oder Imrie, Schottland, beschrieben haben, sind inakkurat und werden nicht mehr verwendet (Du wirst Dich wahrscheinlich nicht an die Zeit erinnern, als Medizinstudenten wie wir alle Ranson Kriterien auswendig kannten). Der **APACHE II** Score misst den Schweregrad der Erkrankung recht gut, ein Score größer als 8 weist auf eine ernsthafte physiologische Störung hin. In unserem Krankenhaus benutzen wir routinemäßig den **SOFA**[2] Score (Du erinnerst Dich, was er bedeutet?), um das Ausmaß der Organdysfunktion zu überwachen; wir verlassen uns besonders auf die kardiovaskulären, pulmonalen und renalen Komponenten des SOFA Score (und wir bestimmen auch den intraabdominellen Druck [IAD] – siehe ▶ Kap. 31) um zu entscheiden, ob der Patient aus der Notaufnahme direkt auf die Intensivstation geht.
- **Am Ende klassifizieren wir den Schweregrad der akuten Pankreatitis, indem wir lokale und systemische Determinanten für die Schwere kombinieren.** Die **lokalen Determinanten** beziehen sich auf die An- oder Abwesenheit einer peripankreatischen oder pankreatischen Nekrose und ob diese steril oder infiziert ist. Die **systemische Determinante** hängt davon ab, ob ein Organversagen vorliegt oder nicht und, falls vorhanden, ob es vorübergehend ist (verschwindet innerhalb von 48 h) oder ob es andauert. Diese Faktoren sind miteinander verbunden, und die Beziehung zwischen Nekrose, gleich, ob infiziert oder nicht, und dem Auftreten einer Organdysfunktion ist in multiplen Untersuchungen belegt worden. Entscheidend ist die Entwicklung eines dauerhaften Organversagens. Die Mortalität der akuten Pankreatitis ist hauptsächlich mit dem MOF assoziiert, wohingegen die Sterblichkeit bei Patienten ohne oder mit nur vorübergehender Organdysfunktion minimal ist.

> Heutzutage sterben die Patienten nur sehr selten an der frühen akuten Manifestation der akuten Pankreatitis (etwa der Hypovolämie); sie sterben an den Spätfolgen (z. B. SIRS, Sepsis, MOF). Aber achte auf Patienten, die mit einem frühen, AKS-induzierten Nieren- und respiratorischen Versagen nach massiver Flüssigkeitssubstitution aufgenommen werden. Miss den IAD, es kann sein, dass der Patient frühzeitig einen dekomprimierenden Eingriff zur Entlastung braucht!

---

2 ▶ https://clincalc.com/IcuMortality/SOFA.aspx.

Die 4 Wochen Methode zur Behandlung der akuten Pankreatitis (◘ Abb. 17.1)

1. Woche: Entzündung

Etwa 85 % der Patienten mit akuter Pankreatitis haben die milde Form der Erkrankung. Früher haben wir sie stationär aufgenommen, haben sie hungern lassen und ihnen eine Nasensonde verpasst, sowie Schmerz, Übelkeit und Delirium mit Medikamenten behandelt. In den meisten Fällen hatte sich der Patient nach ein paar Tagen erholt und wurde entlassen. Heutzutage behandeln wir die Symptome mit Medikamenten, beginnen mit oraler Ernährung, sobald der Patient sie toleriert, und suchen nach Anzeichen einer schweren akuten Pankreatitis in der Hoffnung, sie früh zu erkennen. Geht alles gut, dann hat der Patient eine milde akute Pankreatitis (eine ‚1-Wochen Krankheit'), bei der die Inflammation ohne schwere lokale oder systemische Komplikationen abklingt.

Jeder Hinweis auf fortbestehende Schmerzen, Unruhe, Atemnot, rückläufige Urinausscheidung, ein stark aufgetriebenes Abdomen, ansteigende CRP Werte oder steigenden IAD kann ein Zeichen sein, dass der Entzündungsprozess andauert und in das nächste Stadium übergeht: Die Nekrose (siehe unten ‚2. Woche'). **Merke: die milde akute Pankreatitis ist maximal eine 7-Tage Krankheit. Alles, was länger dauert, ist nicht mehr so mild …**

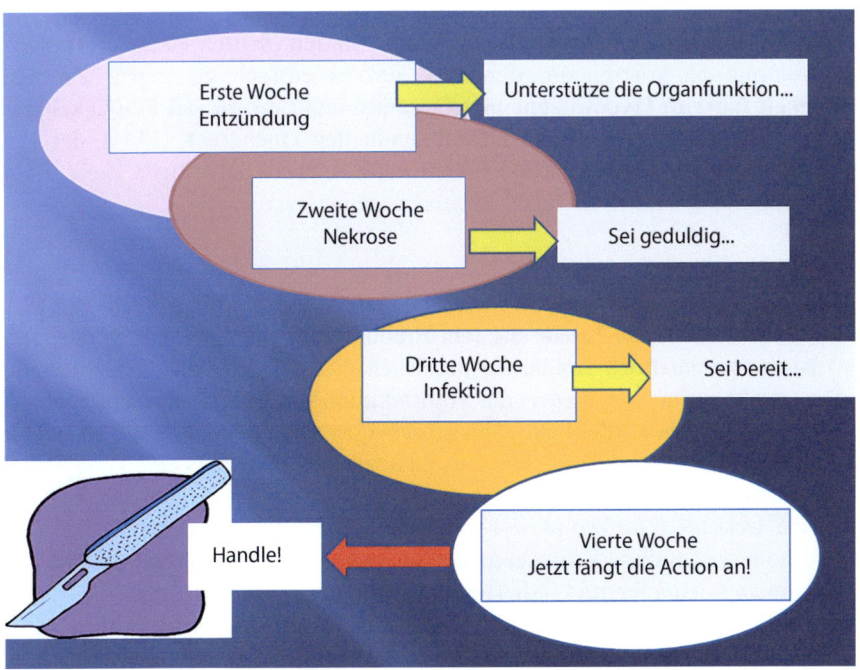

◘ **Abb. 17.1** Die schwere akute Pankreatitis: Woche für Woche

Gut, Zeit für ein wenig Theorie: MOF ist die Folge einer exzessiven Aktivierung einer systemischen Entzündungskaskade, bei der Entzündungsmediatoren eine Aktivierung der Endothelzellen im Endorgan auslösen, was zu einer gesteigerten Permeabilität führt. Durchlässige Mikrogefäße führen zum Verlust intravasaler Flüssigkeit und in Verbindung mit Vasodilatation zu Hypotension und Schock. Die Akkumulation inflammatorischer Zellen im Gewebe, vermehrte interstitielle Flüssigkeitsansammlung und die aktivierte Koagulation mit mikrovaskulären Thrombosen beeinträchtigen die Sauerstoffversorgung des Gewebes (OK, Du kannst jetzt wieder aufwachen!).

Die klinische Manifestation all dessen ist das MODS, das sich früh im Verlauf der akuten Pankreatitis entwickelt. Mehr als die Hälfte der Patienten mit schwerer akuter Pankreatitis zeigt bereits bei der Aufnahme Zeichen der Organdysfunktion, und die meistens Organdysfunktionsstörungen entwickeln sich in den ersten 4 Tagen. Bring Deinen Patienten also auf die Intensivstation, wenn das passiert!

Neben dem bei allen Patienten auf der Intensivstation üblichen Monitoring und der Unterstützung der Organfunktion findest Du im Folgenden einige spezifische Anmerkungen zu Patienten mit schwerer akuter Pankreatitis auf der Intensivstation.

Volumenersatz

Früher galt die aggressive Volumenersatztherapie während der Frühphase der Pankreatitis als eines der Dogmen, die wir mit religiösem Eifer befolgten (Gott erbarme sich des Assistenzarztes, der dem Patienten nicht mindestens 5–10 L Flüssigkeit verordnet hatte). Natürlich ist die Begründung hinter dem Volumenersatz nachvollziehbar: Die durch den Verlust in den ‚dritten Raum' verursachte Hypovolämie zu korrigieren; dennoch, um es einfach zu sagen: **Zu wenig Flüssigkeit führt zu Hypovolämie und Organdysfunktion, zu viel Flüssigkeit kann Ödeme im Gewebe verursachen, intraabdominellen Hochdruck (IAH), der – unbehandelt – zur Organdysfunktion führen kann.** Unsere derzeitigen Ziele bei der Volumentherapie sind in ◘ Tab. 17.2 zusammengefasst.

Enterale Ernährung

Fasten hilft nicht, und es mindert weder die Entzündungsantwort noch ‚legt es das Pankreas still'. **Enterale Ernährung (ein Produkt von Millionen Jahren der Evolution) ist der parenteralen Ernährung überlegen, beugt bakterieller Überwucherung im Darmtrakt vor und vermindert die Translokation von Bakterien, wodurch das Risiko von systemischen Infektionen, Organversagen und Mortalität verringert wird. Einzige Kontraindikation ist die durch den assoziierten Ileus oder eine Verlegung des Magenausgangs bedingte Unfähigkeit zu essen.** Also biete dem bewusstseinsklaren Patienten leckeres Krankenhausessen an (beispielsweise geräucherten finnischen Lachs), sofern er es ohne Erbrechen oder unangenehme Schmerzen toleriert.

Bei einem beatmeten und sedierten Patienten machen wir das so:
- Versuch es zunächst mit der Ernährung über eine naso-gastrale Sonde.
- Lege, falls der im Magen verbleibende Rest größer >250 ml/6h ist, eine sich selbst platzierende Jejunumsonde oder bitte Deinen endoskopierenden Freund eine zu legen.

◻ Tab. 17.2 Zusammenfassung der Behandlung im Frühstadium der schweren akuten Pankreatitis

- Frühe Verlegung auf die Intensiv- oder Überwachungsstation
- Ziele der Flüssigkeitstherapie mit Kristalloiden:
  - MAP > 65 mmHg;
  - SvO2 > 65 % (erfordert einen Pulmonalarterienkatheter);
  - Normale Laktatwerte;
  - Urinausscheidung > 1 ml/kg/h (um die 20–100 ml/h);
  - Routinemäßige Bestimmung des IAD (Ziel < 25 mmHg);
  - Noradrenalin und/oder Dobutamin beim Herzkreislaufversagen;
  - APD (MAD-IAD) > 60 mmHg
- Analgesie, Sedierung, lungenprotektive Beatmung
- Normoglykämie
- Thromboseprophylaxe
- Frühe enterale Ernährung, prophylaktische Antibiose
- Frühe biliäre Dekompression bei Obstruktion

- Dann starte mit 10 ml/h und steigere schrittweise, bis der Bedarf an Kalorien gedeckt ist.
- Vermeide es, 40 ml/h zu überschreiten (wir hatten ein paar intestinale Katastrophen bei hochvolumiger enteraler Ernährung…).

Enterale Ernährung trägt wahrscheinlich mehr zur Verringerung des Risikos infektiöser Komplikationen bei als eine prophylaktische Antibiose, also nutze sie!

Prophylaktische Antibiose
Es gibt viele randomisierte kontrollierte Studien und wahrscheinlich sogar noch mehr Metaanalysen (bei der Gelegenheit – ‚Metaanalysen verhalten sich zu Analysen wie die Metaphysik zur Physik', hat H. Harlan Stone gesagt) und systematische Reviews, die uns davon zu überzeugen versuchen, dass Patienten mit akuter Pankreatitis keinen Nutzen von einer prophylaktischen Antibiose haben. **Akzeptiert man die Grenzen der Studien, und dass Patienten mit Organversagen für Infektionen empfänglich sind, dann glauben wir (keine Evidenz-, aber vielleicht Irrtumsbasierte Medizin), dass die Gabe einer prophylaktischen Antibiose bei Patienten mit schwerer Pankreatitis gerechtfertigt ist – die Risikoabwägung spricht für die Gabe.** Wir warten einfach ab, bis das wissenschaftliche Pendel wieder zu unseren Gunsten umschwingt… Unsere Entscheidung für die Antibiotikagabe basiert auf klinischer Erfahrung und berücksichtigt das Vorhandensein von SIRS, IAH, Hyperglykämie, erniedrigtem Plasma-Calcium, erhöhtem Kreatinin und anderen Zeichen des Organversagens. Zeigt sich, dass der Patient eine milde akute Pankreatitis hat, ist es ganz in Ordnung die Antibiose zu beenden. Falls keine Kontraindikationen (Allergie) vorliegen, beginnen wir mit Cefuroxim. Du kannst Deine lokale *soup du jour* nehmen. **Aber vergiss nicht, die Prophylaxe nach 5 Tagen zu beenden, selbst wenn Dein Patient auf der Intensivstation landet!**

Wer muss in der 1. Woche operiert werden?
Neben chirurgischen oder endoskopischen Interventionen aufgrund einer gallensteinassoziierten Pankreatitis (siehe ▶ Abschn. 18.3) **gibt es nur sehr wenige Gründe, Patienten im Frühstadium einer schweren akuten Pankreatitis zu operieren:**

- **Abdominelles Kompartmentsyndrom (AKS).** Die Kombination von exzessiver Flüssigkeitszufuhr mit einem Kapillarleck führt zu einem Gewebeödem der abdominellen und retroperitonealen Organe sowie zur Aszites Formation. Paralyse des Darms (Ileus) trägt normalerweise zum zunehmenden intraabdominalen Volumen bei und führt so zum intraabdominellen Hochdruck (IAH) – siehe ▶ Kap. 31. Entwickelt sich ein IAH (definiert als IAD ≥ 12 mmHG), sollten zunächst nichtoperative Maßnahmen zur Senkung des IAD versucht werden, um die Entwicklung eines voll ausgebildeten AKS zu vermeiden. **Schlägt die konservative Behandlung zur Senkung des IAD (Ziel APD > 60 mmHg), die perkutane Drainage des pankreatischen Aszites eingeschlossen, nicht an, ist die chirurgische Dekompression indiziert.** Über die Jahre hat sich unser nichtoperatives Management verbessert, was bedeutet, dass weniger Laparotomien wegen eines AKS erfolgen. **Eine weitere Beobachtung:** erklärt Dir der Radiologe „es ist nur eine geringe Menge Aszites vorhanden", bitte trotzdem um eine ultraschallkontrollierte Drainage; häufig kannst Du 2–3 l drainieren, und das hilft bei der Senkung des IAD sehr viel.
- Im Unterschied zu einigen anderen Indikationen für ein offenes Abdomen (Trauma, Peritonitis, Darmischämie) führt die chirurgische Dekompression bei der akuten Pankreatitis oft dazu, dass das Abdomen über viele Wochen offen bleibt, **was das Risiko für Komplikationen spürbar erhöht, infizierte Nekrosen eingeschlossen.** Andererseits nähert sich die Rate an verzögerten Faszienverschlüssen mit den neuen Methoden zur Behandlung des offenen Abdomens, wie etwa dem Vakuum assistierten Verschluss (VAC) mit Mesh vermitteltem Faszienzug, 90 % an, mit einer sehr niedrigen Rate an enteralen Fisteln.
- **Hämorrhagie.** Blutung ist eine seltene Komplikation der schweren akuten Pankreatitis und stammt gewöhnlich aus einer durch den nekrotisierenden Prozess um das Pankreas arrodierten Arterie; wenn sie allerdings auftritt, **erfordert sie rasches Handeln, bevorzugt durch angiografische Embolisation.** Manchmal bist Du allerdings gezwungen aufzumachen, die Blutung mit Bauchtüchern zu komprimieren, den Bauch aufzulassen und dann nach zwei Tagen erneut zu operieren und die Tücher zu entfernen. Offensichtlich kann eine hämostasebedürftige Blutung in den folgenden Wochen auftreten.
- **Dickdarmnekrose** (eigentlich ist diese Komplikation im späteren Verlauf häufiger…). Die Nekrose eines Teils des Kolon transversum ist bei der akuten Pankreatitis mit einer hohen Mortalität behaftet und, bis es zur Perforation kommt, schwer zu diagnostizieren. Im CT erkennbare Gasbläschen in der Kolonwand können ein nützlicher Hinweis sein. Wahrscheinlich verursacht die retroperitoneale Ausbreitung des nekrotisierenden Prozesses bis zum Kolon mit Fettnekrosen und Perikolitis die Dickdarmnekrose. Gewöhnlich überleben die inneren Schichten des Kolons länger. Häufigster Ort der

Dickdarmnekrose ist das anliegende Querkolon – Ursache sind durch die peripankreatische Nekrose in Mitleidenschaft gezogenen thrombosierte Äste der Arteria colica media. Wir haben auch Zökumperforationen gesehen – möglicherweise durch die Dilatation des Kolons verursacht. **Versuche, jede Nekrose (Gasbläschen und andere Nekrosezeichen im CT) zu erkennen, bevor es zur offenen Perforation und Kontamination der Bauchhöhle kommt.** Während des Eingriffs wird das betroffene Segment reseziert. Eine primäre Kolonanastomose ist unter diesen Umständen risikoreich, **eine Kolostomie ist die bessere Option.**

2. Woche: Nekrose

Der Nekroseprozess in und um das Pankreas beginnt sich am Ende der ersten Woche zu manifestieren, und der Schweregrad (sowie die Prognose) hängt von der Menge und dem Ausmaß des nekrotischen Gewebes ab. **Ein CT (jetzt mit i.v. Kontrast, außer die Nieren sind wirklich gefährdet) kann das Ausmaß der Nekrose zeigen.** Es gibt auf dem CT Befund basierende Klassifikationen (die erste wurde von der finnischen Radiologin Leena Kivisaari entwickelt), wie etwa die Balthazar Klassifikation (schlag sie nach), **aber der physiologische Status und die Organfunktionen sind bessere Determinanten des Schweregrades.** Flüssigkeitsansammlungen um das Pankreas und in der Bursa omentalis sind häufig. **Früher haben wir sie Pseudozysten genannt, aber akute peripankreatische Flüssigkeitsansammlung ist ein genauerer Ausdruck. Sie können sich spontan auflösen und erfordern als solche keine Behandlung. Bleibt die nekrotische Ansammlung steril, gibt es in diesem frühen Stadium keinen Grund für eine Operation. Bleibe also geduldig, auch wenn der Intensivmediziner dich mit diesem typischen Blick ansieht** (und dabei denkt): „Warum operiert der Typ nicht, wir haben es so satt…" (siehe ◘ Abb. 17.2).

3. Woche: Infektion

Die Diagnose einer infizierten Nekrose ist schwierig. Selbst die Ultraschall- oder CT gesteuerte Feinnadelaspiration (FNA) hat eine falsch-negative Rate von 20–25 %.

Klinische Zeichen einer Sepsis sind ebenfalls zu unspezifisch für eine definitive Diagnose, obwohl Dir ein frischer Anstieg des CRP Werts ohne anderweitigen triftigen Grund eine Warnung sein kann, um nach einer infizierten Nekrose zu suchen. **Mach ein neues CT!** Wenn Du Glück hast, dann bestätigen Gasbläschen im CT eine Infektion, aber unglücklicherweise sind die in weniger als 10 % aller Fälle vorhanden. Meistens siehst Du eine **akute nekrotische Ansammlung (ANA),** mit unterschiedlichen Mengen an Flüssigkeit und nekrotischem Gewebe unter Beteiligung von Pankreasparenchym und/oder peripankreatischem Gewebe; hier muss sich das mögliche Vorhandensein einer Infektion auf die klinische Verlaufsbeurteilung und das Organversagen stützen.

Was wir in diesem Stadium tun ist das, was die Niederländer (die diese bemerkenswerte Art haben, randomisierte multizentrische Studien zu machen) erfunden haben – die **Strategie der schrittweisen Eskalation** (siehe unten): lass eine ultraschallgesteuerte Drainage in die ANA legen und einen bakteriologischen

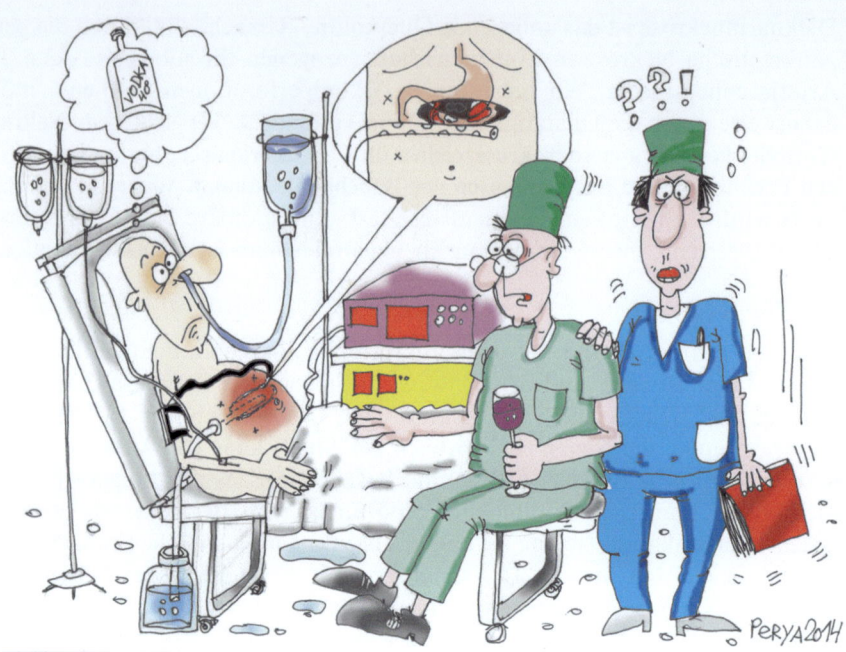

Abb. 17.2 Assistent: „Um Gottes Willen Professor, lass uns operieren! Sein Pankreas ist tot!" Professor: „Bist Du blöd, oder was? Hab Geduld! Vielleicht operieren wir nächsten Monat. Und jetzt hol' mir noch was Wein!"

Abstrich entnehmen. **Wenn der positiv ist,** weißt Du, dass es sich um eine infizierte Nekrose handelt (wenn der Patient nicht wirklich schwer krank ist, warte trotzdem bis zu 4 Wochen nach Symptombeginn ab, um zu sehen, ob eine Operation wirklich notwendig ist). Oft erkauft Dir das Entfernen eines Teils der infizierten Flüssigkeit etwas Zeit, also halte Dich zurück! **Ist der Abstrich steril,** entferne die Drainage (innerhalb etwa einer Woche), nachdem die Menge an drainierter Flüssigkeit abgenommen hat.

4. Woche: jetzt geht der (chirurgische) Kampf richtig los
Was siehst Du im CT?
Gemäß der **aktualisierten Atlanta Klassifikation von 2012** handelt es sich bei der **abgegrenzten Nekrose (AN)** um eine reife, abgekapselte Ansammlung pankreatischer und/oder peripankreatischer Nekrose mit einer gut erkennbaren, Kontrastmittel anreichernden Wand (Abb. 17.3). Nach dem Beginn der akuten Pankreatitis **dauert die Ausbildung gewöhnlich 4 Wochen** oder länger.

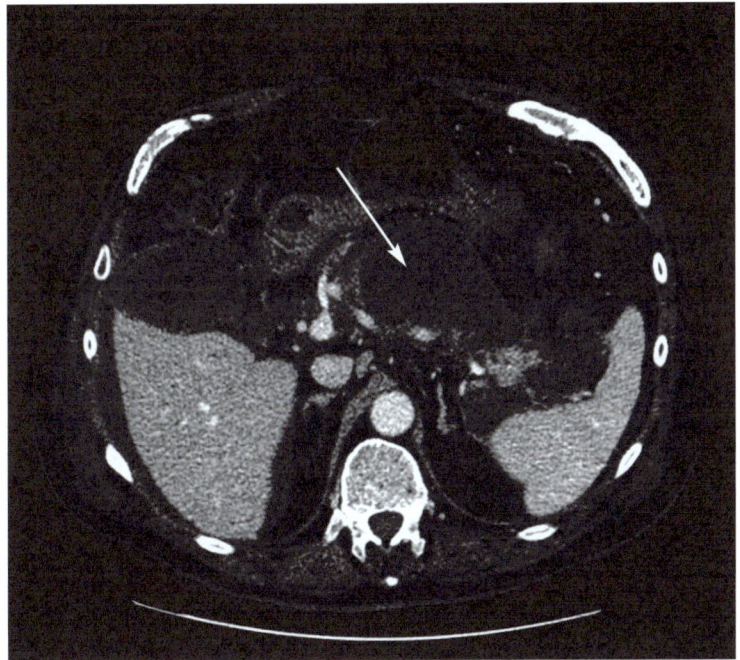

▫ Abb. 17.3 Das Abdomen CT zeigt eine abgekapselte Nekrose (AN). Beachte die von einer gut erkennbaren, Kontrastmittel speichernden entzündlichen Wand umschlossene pankreatische und/oder peripankreatische Ansammlung von nekrotischem Gewebe

Indikation und Planung von Interventionen

Gemäß den evidenzbasierten Leitlinien der International Association of Pancreatology und der American Pancreatic Association[3] sind die **Indikationen für eine (chirurgische, radiologische oder endoskopische) Intervention aufgrund einer nekrotisierenden Pankreatitis:**
— **Klinisch vermutete oder nachgewiesene infizierte Nekrose mit klinischer Verschlechterung oder über mehrere Wochen fortbestehendes Organversagen.**
— Andauernde Obstruktion des Magenausgangs, des Darmes oder der Gallenwege aufgrund einer Verdrängung durch die AN.
— (Auch nach 8 Wochen) ausbleibende Besserung bei Patienten mit AN ohne Infektion.
— Disconnected duct Syndrom (komplette Durchtrennung des Pankreasgangs) mit persistierender symptomatischer Ansammlung mit Nekrose ohne Zeichen einer Infektion (>8 Wochen).

---

3 IAP/APA evidence-based guidelines for the management of acute pancreatitis. *Pancreatology* 2013; 13(4 Suppl 2): 1–15.

> Wie Du siehst, wird der Zeitpunkt für eine Operation normalerweise verschoben, bis wenigstens 4 Wochen seit der initialen Vorstellung vergangen sind, damit sich ein AN bilden kann. Für einige der anderen Indikationen werden, wie oben aufgelistet, mehr als 8 Wochen empfohlen. Das verlangt viel Geduld!

Behandlung

Die Niederländer[4] haben gezeigt, dass bei Patienten mit vermutetem oder bestätigtem infiziertem, nekrotischem Pankreasgewebe die Anwendung der sogenannten ‚**Strategie der schrittweisen Eskalation', bestehend aus initialer perkutaner Drainage, falls nötig gefolgt von einer minimalinvasiven retroperitonealen Nekrosektomie, offene Operationen bei etwa einem Drittel der Patienten vermieden werden können.**

Wir machen das also folgendermaßen: Wenn die schrittweise Eskalation funktioniert – fein, dann unternehmen wir nichts weiter; funktioniert sie nicht (Du legst eine Drainage, aber dem Patienten geht es nicht innerhalb von so in etwa einer Woche besser) und es sind mindestens 4 Wochen seit dem Beginn der Symptome vergangen, dann denke an eine Nekrosektomie. Abhängig von Deiner Erfahrung, Deinen Ressourcen und einigen klinischen Gesichtspunkten (siehe unten), hast Du mehrere Möglichkeiten, wie Du dabei vorgehen kannst.

Wie führt man eine Nekrosektomie durch

Eine Nekrosektomie kann man auf verschiedene Arten durchführen, die von minimal invasiven bis zu ‚maximal invasiven' Techniken reichen. Die Wahl hängt von Größe und Lokalisation der AN ab: liegt sie nur in der Bursa omentalis und in engem Kontakt zur Hinterwand des Magens oder ist sie über verschiedene Orte verteilt, beispielsweise retroduodenale und/oder bilaterale retrokolische Ansammlungen.

Das andere, was beachtet werden muss, ist, ob ein ‚disconnected duct' vorliegt oder nicht, ob also die Nekrose den Pankreaskorpus und den Hauptgang des Pankreas durchtrennt und einen isolierten, übriggebliebenen Rest von Pankreasschwanz hinterlassen hat, der Pankreassaft in die Nekrose sezerniert. Das kann man leicht auf einem CT mit Kontrastmittel erkennen, daher sollte vor der Entscheidung für eine Operation immer ein aktuelles CT angefertigt werden!

Du fragst jetzt vielleicht: offene oder minimalinvasive (eingeschlossen endoskopische) Nekrosektomie des Pankreas? Transperitoneal oder retroperitoneal? Das Abdomen verschließen oder offenlassen? Du tust tatsächlich das, was Du am besten beherrschst, aber passe den Eingriff, wenn möglich daran an, was dem Patienten am meisten nützt. Es ist immer gut, mehr als eine Option zu haben.

Zur Behandlung peripankreatischer Nekroseansammlungen wenden manche Zentren routinemäßig **minimalinvasive Varianten** an, eingeschlossen die

---

[4] Van Santvoort HC, Besselink MG, Bakker OJ, et al. A step-up approach or open necrosectomy for necrotizing pancreatitis. *N Engl J Med* 2010; 362: 1491–502.

endoskopische retroperitoneale Drainage oder die lumboskopische Nekrosektomie sowie die perkutane Nekrosektomie und die Sinustraktendoskopie. Der Wert dieser Verfahren ist immer noch umstritten. Wir haben sporadisch einige davon ausprobiert, fanden sie recht beschwerlich und, zumindest für unsere Begriffe, ungeeignet. Also haben wir das Experiment beendet …

Bei ausgewählten Patienten scheint die (offene oder laparoskopische) transgastrische Nekrosektomie mehr zu versprechen, über die die Kanadier große Serien mit exzellenten Resultaten veröffentlicht haben[5].

Die offen chirurgische Variante beginnt mit einem kleinen Medianschnitt im Oberbauch und einer anterioren Gastrotomie. Anschließend führt man eine Nadel durch die Magenhinterwand in die AN (dafür brauchst Du das präoperative CT!), die dann eröffnet und durch die eine vorsichtige Nekrosektomie (unter Vermeidung von Verletzungen der Blutgefäße oder einer Kapselüberschreitung) durchgeführt wird. Die so angelegte Ostomie von Magenhinterwand und fibröser Kapsel der AN wird an den Rändern mit einer fortlaufend überwendlichen 3-0 Naht mit großer Nadel verstärkt und die Magenvorderwand verschlossen, nachdem Du Dich vergewissert hast, dass die Magensonde innerhalb der AN-Höhle liegt.

Dieser Zugang ist bei ausgewählten Patienten möglich, bei denen die AN in der Bursa omentalis liegt und darauf begrenzt ist. Er ist besonders bei einer Leckage des Pankreas oder einem durchtrennten Gang hilfreich, bei denen der Pankreassaft in den Magen drainiert, anstatt sich überall zu verteilen. Wenn dieses einzeitige Vorgehen erwartbar oder geplant ist, sollte man präoperativ perkutane Drainagen vermeiden, um die Begrenzung der AN Ansammlung nicht zu kompromittieren und keine Pankreasfistel zu riskieren.

Finden sich mehrere AN und eignet sich deren Lage nicht für den transgastrischen Zugang, ist die offene Nekrosektomie immer noch eine gute Option. Wir bevorzugen einen althergebrachten, abdominalen vorderen Zugang, bei dem Du wirklich sehen kannst, was Du tust… ☺.

Die offene Nekrosektomie

Wenn Du Indikation und Zeit richtig wählst, ist es einfach, das schwarze, tonartige Zeug mit dem Finger herauszuschaufeln. Gehst Du durch das Lig. gastrocolicum (ja, ich gehe lieber nicht durch das Mesocolon transversum), bietet Dir die stumpfe Präparation mit dem Finger, dem Harmonic Scalpel® oder mit althergebrachten Ligaturen einen guten Überblick.

Normalerweise findet sich die Nekrose vorwiegend um das Pankreas herum, während das Pankreas selbst derb und wie ein quer verlaufender Bergrücken daraus hervorragt. Lass es in Ruhe! Falls der nekrotisierende Prozess andererseits den mittleren Anteil des Pankreas zerstört hat (und hier hilft die präoperative CT)

---

5   Driedger M, Zyromski NJ, Visser BC, et al. Surgical transgastric necrosectomy for necrotizing pancreatitis. A single-stage procedure for walled-off pancreatic necrosis. *Ann Surg* 2018; Sep 13.
    ▶ https://doi.org/10.1097/SLA.0000000000003048.

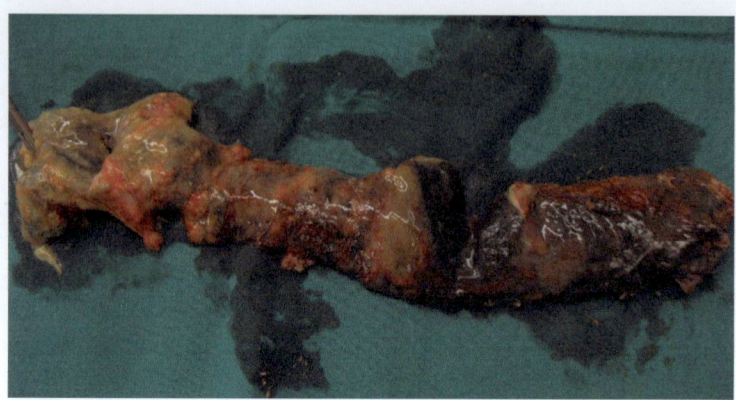

Abb. 17.4 Entferntes abgestorbenes Pankreas

und den Pankreasschwanz deshalb ohne Anschluss an den Rest zurücklässt (das **disconnected-duct Syndrom**, auch **unverbundenes linkes Rest-Pankreas**), kannst Du den abgetrennten Pankreasschwanz mit Deinen Fingern vorsichtig rausdrücken. Aber geh dabei vorsichtig mit den Milzgefäßen um und lass die Milz in Ruhe. Hast Du das abgestorbene distale Pankreas einmal entfernt (Abb. 17.4), kannst Du versuchen, den durchtrennten Pankreasgang zu finden und zu ligieren, wobei gelegentlich nur ein schmaler proximaler Rest übrig geblieben ist. Normalerweise siehst Du den Gang nicht und es entwickelt sich eine Pankreasfistel, aber darum kannst Du Dich später kümmern. Komprimiere das Areal für ein paar Minuten und überprüfe die Blutstillung. Versorge eindeutige Blutungen und kümmere Dich nicht um kleinere Sickerblutungen. Die Drainage der peripankreatischen Region mit ein paar gut platzierten Drains vervollständigt den Eingriff (falls die Nekrose hauptsächlich auf der linken Seite liegt, führt eine davon hinter dem linken Hemikolon in die Pankreasregion). **Wenn der IAD vor der Operation nicht eindeutig erhöht war und keine nennenswerte Schwellung der Eingeweide vorliegt, verschließen wir in der Regel in 80–90 % der Fälle die Bauchdecke wieder.** Hat der Patient aus anderen Gründen (beispielsweise wegen eines AKS) einen ‚offenen Bauch' oder braucht er im Verlauf eine Nekrosektomie, lassen wir den Bauch offensichtlich in den meisten Fällen auf und behandeln mit einem Mesh-gestützten VAC System weiter.

Die Vakuum- und Mesh-gestützte Faszientraktion ist ein temporärer Bauchdeckenverschluss (TAC, temporary abdominal closure), der von unseren schwedischen Kollegen beschrieben worden ist[6]. Sie kombiniert den Vakuumeffekt mit der durch ein Netz hervorgerufenen mechanischen Traktion. Zunächst wird der Bauchinhalt mit einer Folie aus Polyethylen bedeckt, danach wird ein oval zugeschnittenes Netz aus Polypropylen mit dem Faszienrand vernäht. Anschließend legt man einen Polyurethanschwamm auf das Netz und verschließt das

---

6 Peterson U, Acosta S, Björck M. Vacuum-assisted wound closure and mesh-mediated fascial traction – a novel technique for late closure of the open abdomen. *World J Surg* 2007; 31: 2133–7.

Ganze luftdicht mit einer Plastikfolie. Durch den Anschluss an einen Saugapparat induziert man lokal einen ständigen negativen Druck (in der Regel minus 125 mmHg). **TAC-Wechsel werden alle 2–3 Tage im Operationssaal oder im Bett auf der ICU durchgeführt.** Beim ersten Wechsel durchtrennt man das Netz entlang der Mittellinie, um den Wechsel der darunter liegenden Folie zu erlauben. **Während der TAC-Wechsel werden die Faszienenden durch Verschmälerung des Netzes und erneute Naht der Mittellinie einander angenähert. Beträgt die Distanz zwischen den beiden Faszienrändern nur noch etwa 5 cm, wird das Netz entfernt sowie Faszie und Haut durch Naht verschlossen.** Mit dieser Methode erreicht man eine Wundverschlussrate von etwa 80–90 %, höher als mit jeder anderen publizierten TAC Methode. Außerdem hat sie unter den TAC Methoden die niedrigste Rate an enterischen Fisteln.

Bei etwa zwei von drei Fällen ist lediglich eine einzige Nekrosektomie notwendig (wahrscheinlich, weil wir sie spät genug machen und so eine annähernd vollständige Nekrosektomie erreichen). Heutzutage werden Re-Operationen nicht ‚geplant', sondern im Fall von Komplikationen bei Bedarf durchgeführt.

Komplikationen nach Nekrosektomie

Erwarte nicht, dass nach einer Nekrosektomie alles glatt geht …
Eine postoperative **Blutung** kommt häufig vor, also keine Panik! Tendenziell ist die drainierte Flüssigkeit in den ersten Tagen blutig, dann wird sie braun und hässlich und zum Schluss grau-braun und ähnelt Eiter. Findet sich allerdings reines Blut im Beutel oder wird der Patient hämodynamisch instabil und braucht mehrere Bluttransfusionen, dann zögere nicht und mach ihn noch mal auf, räume Blut und Gerinnsel aus, stoppe jede sichtbare Blutung oder tamponiere sie einfach und lass den Bauch offen. **Die Alternative zur Operation lautet Angioembolisation – und die ist, falls verfügbar, auch die bessere Wahl.**

Eine **Restnekrose** nach ‚inkompletter Nekrosektomie' kommt häufiger vor, wenn man die initiale Nekrosektomie zu früh durchführt. Es ist in Ordnung, die Nekrosektomie bei einem (oder mehreren) zweiten Eingriff zu vervollständigen, versuche also bei der ersten Operation nicht, jedes kleinste Stückchen Nekrose zu entfernen, wenn das mehr Schaden anrichtet (in der Regel blutet es).

Pankreasfisteln kommen, besonders wenn die Nekrosektomie eine distale Pankreatektomie einschließt, häufig vor. Solange das Sekret zäh ist, kannst Du keine Amylasewerte bestimmen, aber am Ende wirst Du merken, dass eine Fistel vorliegt. Belasse die Drainagen und bitte, falls möglich, Deine endoskopierenden Freunde um die Einlage eines Stents in den Pankreasgang. Bleiben die gemessenen Amylasewerte in der Drainage mehr als ein paar Tage erhöht (in den Zehntausendern oder höher) hilft das Stenten, sobald der Patient eine Duodenoskopie toleriert. Manche geben Ocreotid, wir tun das routinemäßig nicht.

Gallefarbenes Sekret aus den Drainagen ist ein schlechtes Zeichen. Gelegentlich kommt es während der Nekrosektomie zur akzidentellen Verletzung des Duodenums. Bleibt die duodenale Fistel begrenzt (es fließt also nicht überall Galle herum) und hat der Patient keine Sepsis, bleibe geduldig. Zu diesem Zeitpunkt ist es praktisch unmöglich, das Duodenum zu verschließen; da ist eine kontrollierte

Fistel besser, um das Duodenum kann man sich später kümmern (falls nötig). Bei einer unkontrollierten Fistel hast Du ein dickes Problem – lies ▶ Kap. 43.

Nicht ganz selten sieht man nach einer Nekrosektomie eine Nekrose oder Perforation des Kolons. Das kommt auch bei konservativ behandelten Patienten vor, wahrscheinlich, weil wir länger bis zur Operation warten und der nekrotisierende Prozess mehr Zeit hat, das umgebende Gewebe anzugreifen (siehe oben). Es scheint, als wenn wir das heutzutage öfter sehen würden, vielleicht, weil wir ZU lange warten... **Findest Du nach einer Nekrosektomie stuhlähnliches Material in der Drainage, dann ruiniert Dir das so richtig Deinen Tag.** Natürlich kannst Du so tun, als sei das bloß nekrotisches Gewebe, das nur so aussieht wie Stuhl, aber wenn es aussieht wie Sc***** und riecht wie Sc*****, dann ist es, was es ist. So oder so, mach' ein CT, um zu sehen, wo das Problem liegt, iss eine doppelte Portion Müsli zum Frühstück und geh' es an. Nimm, wenn es geht, denselben Zugang, aber scheue, falls es nötig ist, nicht davor zurück, aus einem transversalen einen Mittellinienzugang zu machen. Reseziere beteiligtes Kolon (keine Gnade), vermeide eine primäre Anastomose, säubere und drainiere die Bauchhöhle.

> **Beachte bitte:**
> ▬ Bei der Behandlung von Patienten mit einer schweren, akuten Pankreatitis liegt die Betonung auf FRÜHEN und AGGRESSIVEN unterstützenden Maßnahmen und SPÄTER und ABGEWOGENER chirurgischer Behandlung.
> ▬ Diese Patienten werden am besten in Zentren behandelt, die langfristige Behandlung auf einer Intensivstation, sowie radiologische, endoskopische und chirurgische Expertise bieten können – von Leuten, die alle in diesem Kapitel verwendeten Akronyme kennen und verstehen (!) – nicht in der kleinen ‚high-care-unit' in Deinem kleinen Kreiskrankenhaus. Also verlege sie zu den Experten.

Erlaube mir zum Abschluss ein paar finnische Weisheiten...

Denk dran – wir Finnen trinken viel und sehen diese Fälle tonnenweise.
Als unser Krankenhaus (das Krankenhaus in Meilahti) in Helsinki so um 1965 herum erbaut wurde, betrug die Mortalität der schweren akuten Pankreatitis mehr als 90 %. Als ich mit meiner Facharztausbildung zum Chirurgen anfing (in den frühen 1980ern), lag sie immer noch um die 50 %. **Schrittweise sank sie durch die stark verbesserte Intensivbehandlung und das in der Frühphase chirurgisch konservative Vorgehen auf 20 % herunter.** In den letzten 10–15 Jahren haben wir gewaltige Fortschritte in unserem Verständnis dieser sehr komplexen Erkrankung gemacht. Die Erkennung, Vorbeugung und Behandlung des mit einer aggressiven Volumensubstitution verbundenen AKS und Gewebeödems hat die Prognose weiter verbessert, ebenso haben wir die nicht-operative Behandlung des AKS verbessert, was offene Bäuche vermeidet. Selbst wenn wir den Bauch aufmachen und ihn offenlassen müssen, sind wir in der Lage, das offene Abdomen wesentlich sicherer als in der Vergangenheit zu behandeln. Wir sehen jedes Jahr etwa 40

Patienten mit offenem Abdomen (nicht nur Pankreatitis) und können durch die modernen temporären Verschlusstechniken, wie der Mesh-gestützten Vakuum-assistierten Verschlusstechnik, die Faszie (und die Haut) bei etwa 90 % der Patienten wieder verschließen. Nur ein kleiner Anteil endet mit einer Hautübertragung und anschließender Rekonstruktion der Bauchwand.

Die größten Verbesserungen der letzten Jahre sind mit der besseren Definition der Indikationen für chirurgische Eingriffe, verbesserten chirurgischen Techniken und dem richtigen Timing der Nekrosektomie (nicht zu früh, nicht zu spät) verbunden. In unserer jüngsten Analyse von 435 Patienten mit schwerer akuter Pankreatitis, die wir über einen Zeitraum von 17 Jahren behandelt haben, betrug die 90-Tage-Gesamtmortalitätsrate 18 %[7]. Während der letzten 11 Jahre betrug die Sterblichkeitsrate von 109 konsekutiven Patienten, die sich einer Nekrosektomie unterziehen mussten, 23 %. Lagen allerdings keine multiplen Risikofaktoren vor, eingeschlossen Alter über 60, Komorbiditäten, frühe Nekrosektomie (< 28 Tage), MOV zum Zeitpunkt der Nekrosektomie und ein paar weiterer Faktoren (etwa die Hälfte der Patienten), betrug die Sterblichkeitsrate der offenen Nekrosektomie Null.

Solange also keine ‚Wunderpille' erfunden ist, die die Entzündungskaskade von Beginn an stoppt (oder eine sicherere Schnapsmarke entwickelt wird) müssen wir diese Patienten – mit der Hilfe unserer Intensivmediziner – als ‚chirurgische' Patienten behandeln.

Die richtige Behandlung der schweren akuten Pankreatitis erfordert, dass Du ihren natürlichen Verlauf verstehst und mit einem großen Vorrat an Geduld ausgestattet bist. Während des Frühstadiums der Erkrankung „wird unsere Geduld mehr erreichen als unsere Kraft" (Edmund Burke); erinnere Dich später, wenn es darum geht, nekrotische und infizierte Komplikationen zu operieren, dass „Geduld und Sorgfalt, wie der Glaube, Berge versetzen können" (William Penn).

Ich möchte mit einigen weisen Worten des berühmten Pankreaschirurgen Kenneth W. Warren (1911–2002) schließen.

> „Die häufigsten Irrtümer bei der chirurgischen Behandlung der akuten Pankreatitis sind zu früh im Verlauf der Erkrankung zu operieren und zu viel zu tun oder in der sekundären oder septischen Phase der Erkrankung zu spät zu operieren und zu wenig zu tun."
>
> **Kenneth W. Warren**

---

7   Husu H, Leppäniemi A, Lehtonen T. *et al.* Short- and long-term survival after severe acute pancreatitis: a retrospective 17 years' cohort study from a single center. *J. Crit Care* 2019; 53: 81–86.

Notfalleingriffe an Gallenblase und Gallenwegen

Danny Rosin, Paul N. Rogers, Mark Cheetham und Moshe Schein

Dieses Kapitel wurde in die folgenden 3 Abschnitte unterteilt

1. Die akute Galle
2. Gallengangsnotfälle
3. Biliäre Pankreatitis

1 Die akute Galle

» *Beim Gallenblasenhydrops… und bei Gallensteinen sollten wir nicht warten, bis die Kräfte des Patienten erschöpft sind oder das Blut durch Galle vergiftet wird und zu Blutungen führt; wir sollten frühzeitig einen abdominalen Schnitt machen, uns über die zugrunde liegende Erkrankung vergewissern und dann die chirurgische Behandlung durchführen, die der Fall erfordert.*

James Marion Sims

Die Chirurgie der Gallenwege und insbesondere der Gallenblase wird als eine der Säulen der ‚Allgemeinchirurgie' angesehen. Dennoch wirst Du eine Vielfalt an klinischen Darstellungen, Behandlungsmodalitäten und lokalen Gewohnheiten und Dogmen antreffen – all dies wird den gewählten Therapieansatz beeinflussen. **Bei Notfalleingriffen an Gallenblase und Gallenwegen sind die unterschiedlichen Einstellungen sogar noch größer und die Debatte zwischen der konservativen Behandlung, der endoskopischen, radiologischen und chirurgischen Interventionen wird noch erhitzter geführt.** Deshalb werden wir versuchen, dieses Labyrinth zu vereinfachen, Dich mit gesundem Menschenverstand zu leiten und Problemfragen zu klären. Wie immer wirst Du in der Literatur ein großes Spektrum an Ansichten und Therapieansätzen finden, die sich nicht mit unseren decken – aber inzwischen weißt Du, wer recht hat … Wir gehen davon aus, dass Du durch Deine Ausbildung an der Uni und Deinen chirurgischen Alltag über Grundkenntnisse (und noch mehr) verfügst.

Der Einfachheit halber werden wir das Kapitel in **Notfälle der Gallenblase** und **der Gallengänge** aufteilen – aber Du solltest nicht vergessen, dass das klinische Bild ‚gemischt' sein kann – **es wird der Patient mit akuter Cholezystitis und gleichzeitiger Erhöhung des Bilirubins und der Amylase sein, der Dich zwingen wird, Dir die nächsten Schritte gut zu überlegen.**

Die akute Cholezystitis

Die akute Cholezystitis (AC) tritt zusammen mit *Gallensteinen* oder, weitaus seltener, *ohne Gallensteine* auf. Da sich das klinische Bild unterscheidet, werden wir sie getrennt abhandeln. Wir werden zunächst mit der mit Gallensteinen assoziierte akuten Cholezystitis anfangen.

Die weitaus häufigste Ursache einer akuten Cholezystitis (AC) ist die Behinderung des Galleabflusses durch Steine. Das Spektrum umfasst:
- **Kurzfristige Abflussbehinderung** mit spontanem Abgang des Steines, die eine **Gallenkolik** auslöst.
- **Einklemmung eines Steines im Infundibulum** der Gallenblase, die zur Überdehnung, Druckerhöhung, Minderdurchblutung und, unbelassen, zur sekundären bakteriellen Infektion führt – AC. **Unbehandelt kann dies zu Komplikationen wie Nekrose, Perforation, Empyem, Leberabszess, Peritonitis und systemischer Sepsis führen.**

Wie kannst Du wissen, in welchem Stadium sich der Patient gerade befindet? Du nutzt alle Informationen, die Du der Vorgeschichte, der körperlichen Untersuchung, den Laborwerten und der Bildgebung entnehmen kannst. **Eine Gallenkolik hört nach kurzer Zeit von selbst auf;** der Schmerz – typischerweise im Epigastrium, aber auch im rechten Oberbauch mit Ausstrahlung in die rechte Flanke, den Rücken und/oder die Schulter und begleitet von Übelkeit/Erbrechen – hält nicht länger als ein paar Stunden an und die klinischen Befunde/Laborwerte deuten nicht auf eine Entzündung hin. Im Gegensatz dazu werden **die Schmerzen bei einer AC länger anhalten** und zum Dauerschmerz werden, es können ein umschriebener Druckschmerz (üblicherweise), Peritonealreizzeichen (manchmal) und (selten) eine tastbare Raumforderung – die vergrößerte Gallenblase – sowie systemische Entzündungszeichen (Fieber, Leukozytose, erhöhtes CRP) auftreten. **Bedenke: Eine Entzündung allein kann nicht immer zwischen dem ‚frühen', mechanisch/chemischen und dem ‚späten' bakteriellen Stadium einer akuten Cholezystitis unterscheiden.**

Häufig werden wir bei der Operation einer klinisch als ‚milde' eingestuften AC überrascht, wie weit fortgeschritten diese ist. Eine gangränöse Cholezystitis oder ein Gallenblasenempyem weisen höhere Entzündungswerte, größere Leukozytose und systemische Zeichen einer Sepsis auf.

Diagnose

Die Diagnose ist erst dann vollständig, wenn bildgebende Verfahren sie stützen.

Ultraschall
Der Ultraschall ist Dein bester Freund: leicht verfügbar, preisgünstig, einfach, ohne Strahlung und üblicherweise verlässlich. Der Ultraschall zeigt Dir Steine, eine vergrößerte Gallenblase mit verdickter Wand und kann Dir Auskunft über eine pericholezystitische Flüssigkeitsansammlung, eine Gallengangserweiterung, und den nahegelegenen Organen – Leber, Niere und Pankreas – geben. **Bedenke aber, dass die Ultraschallmerkmale einer AC der Klinik hinterherhinken** – ein Patient kann eine fortgeschrittene AC auch ohne verdickte Gallenblasenwand und/oder Flüssigkeitssaum um die Gallenblase haben. **Bedenke aber auch, dass bei einer AC die Gallenblase fast regelhaft vergrößert ist (wobei Radiologen dies nicht

immer explizit erwähnen) – also: **eine normal große Gallenblase in der Bildgebung ist normalerweise keine AC!**

CT

Viele Patienten werden Dir bereits mit einem Abdomen-**CT** vorgestellt, wobei eine vergrößerte, dickwandige Gallenblase mit umgebender gestreifter Fettinfiltration[1] die Diagnose stützen wird, auch wenn der Ultraschall ‚keinen Befund' ergeben hat. Ultraschall kann aber in dieser Situation Steine zeigen, die im CT nicht gesehen wurden. Häufig fordern wir einen Ultraschall an, um die CT-Diagnose zu bestätigen. Du könntest recht haben, wenn Du dies als ‚defensive Einstellung' einstufst …

Hepatobiliäre Szintigraphie

In Zweifelsfällen kannst Du die altbewährte HIDA (hepatobiliäre Iminodiessigsäure) Szintigraphie einsetzen. Sie hat bei Fällen, in denen sich die Gallenblase aufgrund eines verschlossenen Gallenblasenganges nicht darstellt, eine hohe Sensitivität, auch wenn bei Hyperbilirubinämie ihre Spezifität durch eine gestörte hepatische Galleproduktion beeinträchtigt ist. **Eine negative Szintigraphie (wenn sich die Gallenblase also nicht darstellt) wird eine AC ausschließen und Dich zum erneuten Überlegen zwingen.** Behalte aber im Hinterkopf, dass der *chronisch verschlossene* Ductus cysticus zu einem **Gallenblasenhydrops** (Mukozele) ohne akute Entzündungszeichen führen kann.

Wiederum beachte, dass einige Befunde fehlen können, ohne dass dies die Diagnose ausschließt. Wir haben eine AC ohne Vergrößerung der Gallenblase (aufgrund der chronischen Veränderungen), mit dünner Gallenblasenwand (kurz vor der Ruptur), oder mit so kleinen Steinen, dass diese der Bildgebung entgangen sind, gesehen. Sei mit der Diagnose einer ‚akalkulösen Cholezystitis' nicht zu voreilig, da diese seltene Diagnose normalerweise auf schwerkranke Patienten auf Intensivstation begrenzt ist – aber, um uns das Leben zu erschweren, gelegentlich auch bei ansonsten völlig gesunden Patienten auftreten kann.

Manche im Zusammenhang mit einer AC stehenden pathologischen Befunde könnten Dich verwirren. Zum Beispiel **kann die AC von einer milden Gelbsucht (Erhöhung des Bilirubins bis zu 5 mg/dl [85 μmol/l]) und minimalen Erhöhung der Leberenzyme auch ohne** *Choledocholithiasis* **und** *Cholangitis* **begleitet werden.** Ob dies auf den Druck auf die Gallengänge, auf eine Pericholezystitis oder auf die Resorption von Galle durch die ischämische Gallenblasenwand zurückzuführen ist, macht keinen Unterschied. **Was jedoch einen Unterschied macht, ist diesen Zustand von einer aszendierenden Cholangitis (siehe unten) abzugrenzen, die einer anderen Behandlung bedarf.**

Ziehe keine voreiligen Schlüsse, halte Dich zurück und **wiederhole die Bestimmung der Leberenzyme einen Tag später:** Wenn sie abfallen, dann kannst Du zum Messer greifen; wenn sie ansteigen, dann musst Du Dir den Gallengang

---

1 Anmerkung des Übersetzers: Im Original ‚Fat stranding'.

anschauen – vorzugsweise durch eine Magnetresonanz-Cholangiopankreatikographie (MRCP), wie unten besprochen wird.

Management

» *Hast Du Dir jemals eine heiße Kartoffel direkt aus dem Ofen in den Mund gesteckt? Was wird passieren? Und was, wenn Du sie abkühlen lässt, und sie dann genießt!*
Amjad Siraj Memon

Es besteht eine große Diskrepanz zwischen den Empfehlungen in der Literatur und der weltweiten Praxis. **Die einfache, ‚korrekte' Behandlung einer akuten Cholezystitis ist die Chirurgie und bedeutet heutzutage die laparoskopische Cholezystektomie. Warum wird sie also nicht immer durchgeführt?**

Konservative Behandlung
In den meisten Fällen kann die akute Phase erfolgreich konservativ behandelt werden. Mit Antibiotika, die gramnegative Darmkeime abdecken (bei schwerkranken Patienten zusätzlich ein Antibiotikum, das anaerobe Keime abdeckt), intravenöser Flüssigkeit, Analgetika und Antiemetika werden sich mehr als 90 % der Patienten in wenigen Tagen erholen. Der Preis für diesen Ansatz ist ein verlängerter Krankenhausaufenthalt, ein umschriebenes Risiko des Therapieversagens – welches wiederum im schlimmsten Fall einen invasiveren Eingriff nach sich zieht – und das Risiko wiederholt auftretender Schübe während der 6–8 Wochen Wartezeit auf die ‚Intervall'-Cholezystektomie, die sowieso notwendig sein wird.

Warum also nicht ‚sie einfach rausnehmen'? Es können unterschiedliche Gründe sein, aber der häufigste Grund weltweit ist der Mangel an einer sofortigen OP/Chirurgen-Kapazität. **Solltest Du das Glück haben, in einem System zu arbeiten, in dem eine frühe Cholezystektomie möglich ist (der folgende Tag ist ok, sogar der übernächste Tag geht in Ordnung) – dann lege los!** Du wirst mit der Operation weniger Probleme haben, solange das Ödem der Gallenblasenwand Dir eine relativ einfache Präparation erlaubt und bevor die sich entwickelnde Fibrose zu unklaren anatomischen Verhältnissen führt und der Eingriff dadurch schwieriger und riskanter wird. Weitere Gründe, die Operation zu verzögern, sind Hinweise, dass eine Gallengangsverletzung in der akuten Phase wahrscheinlicher ist und die Erfahrung aus großen Studien, dass etwa die Hälfte der vorgeschlagenen ‚Intervall'-Cholezystektomien niemals eigentlich durchgeführt werden (siehe unten).

Das Verschieben der Cholezystektomie kann auch in anderen spezifischen Situationen gerechtfertigt sein. Wenn der Patient sich einige Tage nach Krankheitsbeginn verspätet vorstellt, kann die Operation schwierig werden und zu einer höheren Umsteige- und höheren Komplikationsrate führen. Du bist wahrscheinlich mit den **‚goldenen 72 h'** vertraut, aber Du solltest es nicht zu genau nehmen – manche Patienten haben auch später noch eine ‚einfache Gallenblase', während andere bereits nach 24 h eine schreckliche, gangränöse Gallenblase entwickeln. **Medizinisch vorbelastete Patienten** können nach Optimierung, gründlicher

Evaluation (Antagonisieren gerinnungshemmender Medikamente) und Vorbereitung von einer aufgeschobenen Operation profitieren. **Dies ist jedoch ein zweischneidiges Schwert, da gebrechliche Patienten einem unbehandelten Sepsisherd leichter erliegen können.** Nutze also Dein Urteilsvermögen – ein gutes Urteilsvermögen stützt sich auf Erfahrung; Erfahrung wiederum stützt sich auf falschen Urteilen. Und so geht es.

Drainage der Gallenblase

Die Drainage der Gallenblase ist eine andere Möglichkeit, um durch Senken des Druckes in der Gallenblase und Drainage der infizierten Galle den akuten Zustand zu lindern. Es ist bei Hochrisiko-Patienten eine wirksame Lösung (z. B. bei einer akuten Cholezystitis wenige Tage nach akutem Myokardinfarkt) und bei Versagen der ‚konservativen' Behandlung nach mehreren Tagen andauerndem Krankheitsverlauf.

Die **transkutane, transhepatisch** Ultraschall- oder CT-gesteuerte Drainage durch den interventionellen Radiologen, oder seltener, falls diese Option nicht besteht, die in Lokalanästhesie durch Dich offen durchgeführte Drainage werden den Zustand kontrollieren und zu einer schnellen Erholung des Patienten führen. Bei vielen Patienten wird der blockierende Stein sich etwas verlagern und wenn die Galle dann über die Drainage abfließt und ein wenige Tage später über die Drainage angefertigtes *Cholezystogramm* den freien Kontrastmittelübertritt in den Choledochus und ins Duodenum zeigt, kannst Du die Drainage getrost bis zur Intervall-Cholezystektomie 6 bis 8 Wochen später verschließen. Erwarte aber nicht, dass es eine einfache Operation sein wird!

> Als ‚Fußnote' muss an dieser Stelle erwähnt werden, dass in der ‚Chirurgie-Bibel' nicht behauptet wird, dass alle konservativ behandelte Patienten oder alle Patienten nach erfolgreicher perkutaner Drainage sich einer laparoskopischen Intervall-Cholezystektomie unterziehen müssen. **Wähle aus: lass den alten, gebrechlichen, asymptomatischen Hochrisiko-Patienten in Ruhe!** Langzeitstudien und -beobachtungen zeigen, dass viele Patienten, die nach einer akuten Cholezystitis ‚abkühlen', sich dann wegen einer Vielzahl von Gründen nie operieren lassen. Wiederkehrende Probleme sind nicht unausweichlich.

Operatives Management

Eine Notfall-Cholezystektomie ist nicht wirklich ein Notfall, mit dem Du sofort in den OP eilen musst, es sei denn, dass es sich um eine **seltene freie Perforation mit galliger Peritonitis** oder um eine *Clostridium* bedingte, emphysematöse *Cholezystitis* handelt. **Bedenke, dass auch bei diesen Fällen eine kurze Vorbereitung unabdingbar ist.** Der Begriff ‚früh' unterscheidet sich sowohl zwischen Chirurgen als auch den Versorgungssystemen, aber im nächsten frei verfügbaren OP-Saal oder am Ende des regulären Programms zu operieren ist vertretbar, solange dies innerhalb von eins bis zwei Tagen geschieht. **Eine Operation nach 72 h wird nicht empfohlen – ist aber möglich.** Einige Patienten werden sich nach der initialen konservativen Behandlung schnell erholen; dies kann bedeuten, dass sie eine ‚protrahierte Gallenkolik' und keine wirkliche Entzündung, nichtsdestoweniger – wenn Du die Quelle entfernen und die Patienten ohne Gallenblase nach Hause schicken kannst, dann profitieren sie davon.

Der untenstehende Algorithmus fasst unser empfohlenes Behandlungskonzept zusammen (◘ Abb. 18.1).

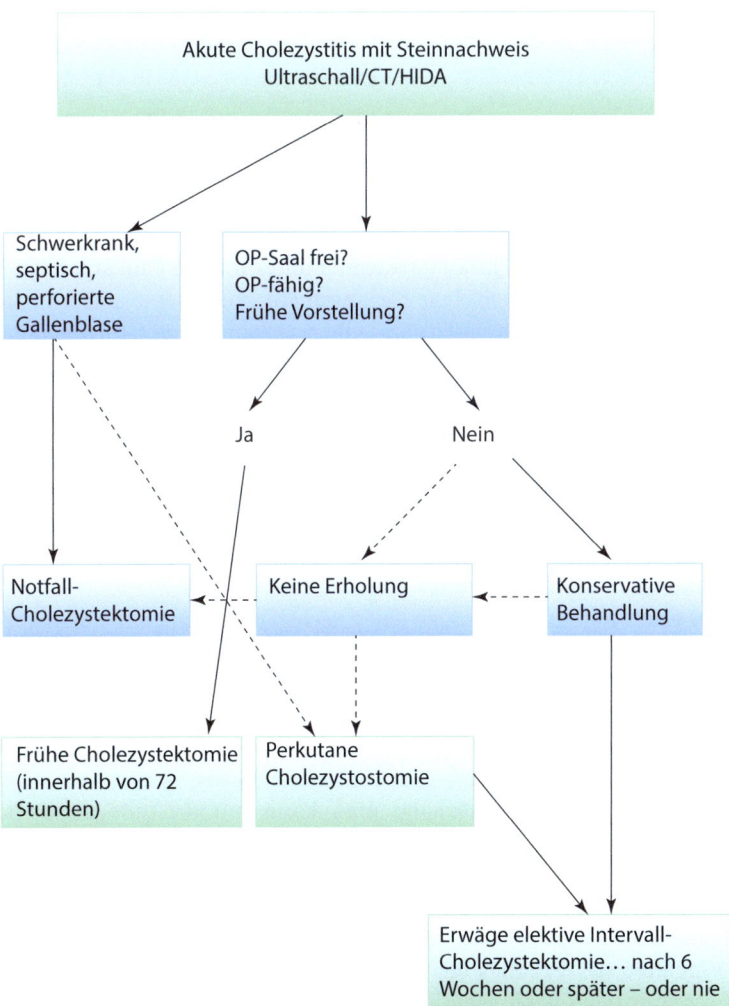

◘ **Abb. 18.1** Algorithmus zur Behandlung der akuten Cholezystitis mit Steinnachweis

Die Operation

Standard ist die laparoskopische Cholezystektomie (LC). Heutzutage ist es selten, offen chirurgisch zu beginnen, es sei denn, dass es sich um einen schwerkranken Patienten handelt und Du glaubst, dass es keine so gute Idee ist, seine Bauchhöhle mit Gas vollzupumpen; überlege Dir aber dann, ob der Patient wirklich eine Operation braucht oder nicht. **Das Umsteigen von einem laparoskopischen zum offen chirurgischen Verfahren hängt zwar direkt vom Ausmaß der lokalen Entzündung und in umgekehrtem Verhältnis von Deinem laparoskopischen Können ab, aber was Dich wirklich leiten sollte, ist der Fortschritt Deiner Operation.**

> Sich ohne Fortschritt abzumühen (als Daumenregel gelten 45–60 min ohne erkennbaren Fortschritt) bedeutet, dass die Wahrscheinlichkeit, dem Patienten zu schaden, zunimmt und Du Deine Strategie ändern solltest – eine solche Änderung wäre, um Hilfe zu rufen.

Mit Abnahme der offenen Cholezystektomie unter jungen Chirurgen ist das Umsteigen auf den offen chirurgischen Zugang nicht immer eine sichere Alternative (was wir die ‚Verlernkurve' nennen) und einen grauhaarigen Chirurgen zu finden, der Dir assistiert, ist keine schlechte Idee. Ja, manchmal kann einer dieser ‚alten Säcke' doch noch von Nutzen sein.

Es gibt da einige technische ‚Kniffe', die Deine Chancen, eine schwierige LC erfolgreich und sicher zu Ende zu führen, erhöhen:

- **Entlaste eine vergrößerte Gallenblase** (Du kannst dafür die Veress-Nadel durch die Bauchdecke einbringen oder auch einen mit dem Sauger verbundenen speziellen ‚Nadel-Trokar' nutzen). Nach Aspiration der Galle wird das Fassen der ‚Aubergine' leichter…
- **Benutze einen fünften oder sogar einen sechsten Trokar,** um Dir insbesondere bei adipösen Patienten eine bessere Übersicht durch das Zurückhalten von Strukturen, die Dir im Weg sind, zu schaffen.
- **Nutze die Schwerkraft;** vergewissere Dich vor der Operation, dass der Patient gut auf dem OP-Tisch gesichert ist und lass Deinen Anästhesisten ihn dann in eine steile Anti-Trendelenburg- und Linksseitenlagerung bringen.
- **Nutze die Saugerspitze großzügig;** man kann mit ihr gut präparieren, insbesondere bei ‚feuchten', ödematösen Gallenblasen.
- Versuche **bei einem schwer zu fassenden Gallenblasenhals,** den Stein aus dem Infundibulum in Richtung des Fundus zu verlagern, oder schiebe einfach die Gallenblase mit einem geöffneten Instrument nach oben.
- **Das Einhalten des Prinzips des ‚kritischen Blicks der Sicherheit'**[2] ist bei akuten Cholezystitiden noch wichtiger als sonst, da die anatomischen Verhältnisse

---

2 Anmerkung des Übersetzers: Im Original ‚critical view of safety'.

verzerrt sein können. Wenn die Präparation schwierig ist, dann gehe am Fundus oben ein und versuche, die Ebene zwischen Leber und Gallenblase zu entwickeln und präpariere dann von oben herab. Dies entspricht der offenen antegraden[3] Technik, die jedoch für das laparoskopische Vorgehen weniger geeignet ist.

— Auch wenn Du bei **unkontrollierten Blutungen schnell umsteigen solltest,** bedenke, dass Du nicht in Panik geraten brauchst, da eine Blutung meistens, zumindest teilweise, durch Druck kontrolliert werden kann. Statt verzweifelter und gefährlicher Blutstillungsversuche führe einen Gazestreifen ein, übe für ein paar Minuten Druck und bewerte die Situation erneut.

Wir hoffen, dass es nicht nötig ist, den ‚kritischen Blick der Sicherheit' (CVS) zu erklären. Wenn Du mit diesem Begriff nicht vertraut sein solltest, lese bitte Kap. 16 des Buches *Schein's Common Sense Prevention and Management of Surgical Complications,* für eine eingehende Diskussion, wie Probleme der Gallenblasen- und Gallenwegschirurgie vermieden werden können (und wie mit ihnen umgegangen werden kann).

Die unter dem Gallenblasenbett versteckten Krokodile

Du hast also einen perfekten kritischen Blick der Sicherheit erreicht und den Ductus cysticus und die Arteria cystica geclippt/durchtrennt. Und nun ist es an der Zeit, die Diathermie anzuheizen, die Gallenblase von der Leber abzulösen und sich zu entspannen? Nicht so schnell.

Vergiss nicht, dass nur wenige Millimeter (manchmal nur 1 mm) unter der Oberfläche des Gallenblasenbettes Krokodile lauern können, die plötzlich zubeißen können. Wenn Du mit Deinem Diathermiehaken ein bisschen zu tief gräbst, kannst Du ohne Weiteres die **mittlere Lebervene** (oder einer ihrer größeren Zuflüsse) verletzen. Die Blutung wird zwar venös aber stark sein und pulsieren (atemabhängig). Bei Deinen chaotischen und übereilten Blutstillungsversuchen kann es leicht zur Verletzung und Verschluss des **nahegelegenen Ductus hepaticus dexter und/oder einem Ast der Arteria hepatica dextra.**

Um die Blutung zu stillen: Erhöhe den Insufflationsdruck (sagen wir auf 25 mmHg) und bitte den Anästhesisten, die Beatmung kurzfristig zu unterbrechen: jetzt wird die Blutung minimal sein und Du kannst die Öffnung mit einer feinen Naht verschließen. Wenn nicht – steige sofort um.

Schlussfolgerung: Schäle die Gallenblase behutsam aus dem Gallenblasenbett. Grabe nicht zu tief herum. Du könntest einen Gallengang, eine Arterie oder eine größere Vene verletzen. Wenn die Gallenblase fest mit der Leber verklebt ist, erwäge eine subtotale Cholezystektomie (siehe unten).

---

3 Anmerkung des Übersetzers: Im Original ‚fundus-down'.

Umsteigen und die offene Cholezystektomie

Abgesehen vom fehlenden Fortschritt (◘ Abb. 18.2) und schwierigen anatomischen Verhältnissen musst Du möglicherweise wegen einer Blutung oder – und dies bedeutet, dass Du zu spät umgestiegen bist – wegen einer Gallengangsverletzung (klare Galle sammelt sich in Deinem Blickfeld? Etwas stimmt nicht!) umsteigen.

Erwarte nicht, dass das Umsteigen Deine Schwierigkeiten leicht löst und bleibe weiterhin aufmerksam, misstrauisch und vorsichtig. Du brauchst die bestmöglichen Arbeitsbedingungen – Darstellung und Lichtverhältnisse, vergewissere Dich also, dass Du einen guten Assistenten hast, das Operationsfeld ordentlich aufgehalten wird und bei Bedarf, eine Stirnlampe verfügbar ist.

Das Wichtigste ist, dass Du Deine Denkweise änderst: Dies ist kein minimaler Zugang mehr, also handele dementsprechend. Versuche nicht die Trokarinzisionen zu verbinden (wenn sie sich nicht gerade anbieten), da dies zu einem eigenartigen und unzureichendem Hautschnitt führen kann – mache einen ordentlichen Rippenbogenrandschnitt, der Dir bequemes Arbeiten ermöglicht. Vergiss die ‚Mini-Cholezystektomie', wenn Du nicht Deine eigenen Erfahrungen damit gesammelt hast – es ist jetzt nicht der Zeitpunkt einige wenige Zentimeter zu sparen, vielmehr sollte die Operation schnell und sicher zu Ende gebracht werden. Im Gegensatz zum laparoskopischen Vorgehen empfehlen wir nach dem Umsteigen, dass Du mit dem Auslösen der Gallenblase am Fundus beginnst

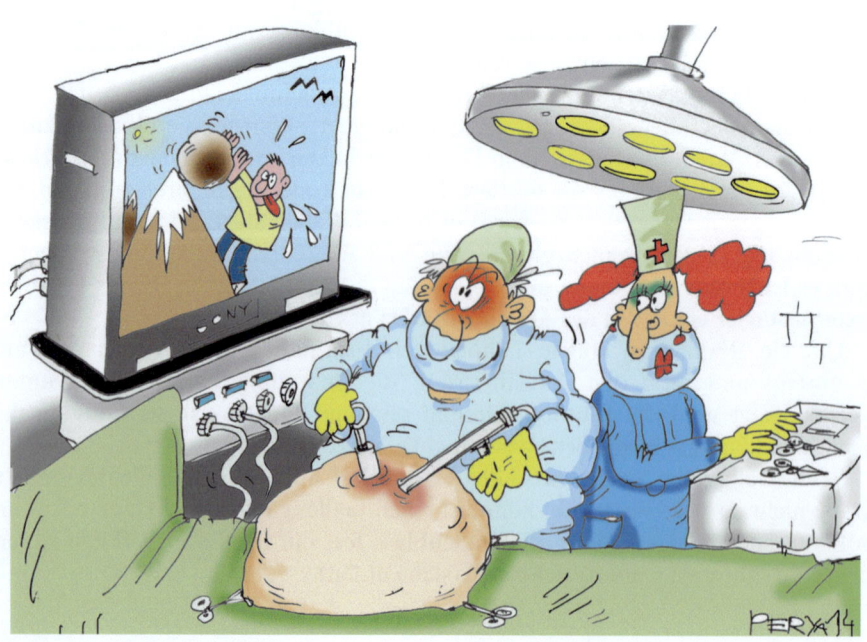

◘ Abb. 18.2 „Ich steige nie um …"

(antegrad[4]) – bleibe dicht an der Gallenblasenwand und arbeite Dich bis zur A. cystica und dem D. cysticus vor, die Du zuletzt versorgst. Und wie steht es mit einer Drainage? Wahrscheinlich brauchst Du sie nicht, wenn Du den D. cysticus sicher versorgt hast, aber es ist keine Sünde, eine zu legen.

> Es mag Deiner modernen chirurgischen Grundeinstellung widerstreben, aber Patienten sterben nicht, weil umgestiegen wurde. Vielmehr können sie sterben, weil nicht umgestiegen wurde.

Alternative Vorgehensweisen, um *Zores*[5] zu vermeiden

In manchen Fällen musst Du eine andere Vorgehensweise wählen, um Dich (und den Patienten…) vor großem Ärger zu bewahren. Das trifft häufig bei den ‚vernachlässigten' Fällen zu, die spät im Krankheitsverlauf mit *schweren Befunden und schwieriger Anatomie* operiert werden. Manchmal können sogar ‚abgekühlte' Fälle, die Wochen nach der akuten Phase operiert werden, eine überraschende Herausforderung sein – mit einer chronisch geschrumpften, dickwandigen Gallenblase, die manchmal vom Pathologen mit ‚xanthogranulomatös' beschrieben wird. **Deine initiale Überraschung sollte sich schnell in eine Entscheidung umwandeln, wie weiter mit niedrigem Komplikationsrisiko für den Patienten vorzugehen ist.**

Subtotale (partielle) Cholezystektomie

Unser alter Freund, Asher Hirshberg, fasste es treffend zusammen: **„Es ist besser 95 % der Gallenblase zu entfernen (d. h. eine subtotale Cholezystektomie) als 101 % (d. h. zusammen mit einem Teil des Gallenganges).**

Und ja, ja, ja – **jeder erfahrene Chirurg wird Dir sagen, dass Du mit diesem Verfahren Dir viel Elend in schwierigen Verhältnissen, wie ein vernarbtes, ‚unmögliches' Calot-Dreieck – wenn die Entzündung die anatomischen Strukturen so verändert, dass das Risiko einer Gallengangsverletzung erheblich ist – ersparen wirst.** Dieses Verfahren kannst Du auch dann einsetzen, wenn das Risiko einer Blutung aus der Leber erhöht ist, wie z. B. bei einer Zirrhose oder einer Blutgerinnungsstörung.

Die partielle oder subtotale Cholezystektomie wurde in den USA durch Mark Thorek (1880–1960) populär gemacht, und manche nennen es das Thorek-Verfahren. Übrigens hat Thorek viele scharfsinnige Aphorismen verfasst und sagte: **„…wie alt ist Dein aktuellstes Wissen, wie schmerzhaft und stolz ringen wir um Entdeckungen, die jedoch keine neue Wahrheit, sondern nur das Wiederentdecken von verlorenem Wissen sind."**

Wie solltest Du eine partielle oder subtotale Cholezystektomie durchführen? Wir haben den Eindruck, dass die neue Generation von Chirurgen mit diesem

---

4 Anmerkung des Übersetzers: Im Original ‚retrograde ‚dome down".
5 *Ärger* im Jiddischen.

wertvollen Verfahren, die schon mehrfach uns den Arsch gerettet hat, nicht sehr vertraut ist. Also folgen hier einige Details…

Während einer offenen Cholezystektomie
Eröffne den Gallenblasenfundus und entleere die Gallenblase. Fange nun mit dem Auslösen der Gallenblase an (wir nutzen hierfür Diathermie) und lasse die Gallenblasenhinterwand an der Leber in Ruhe. Mit Diathermie, Clips und Vicryl® 3-0 Nähten werden Blutungen aus dem Gallenblasenrest gestillt. Wenn Du das Infundibulum erreichst, vergewissere Dich, dass Du alle eingeklemmten Steine entfernt hast – Du kannst nun Deinen Zeigefinger oder die Spitze eines Instrumentes den ganzen Weg bis zur inneren Öffnung des D. cysticus, die Du oft von innen siehst, einführen. Häufig wird in künstlerischen Zeichnungen das genaue Platzieren einer Tabaksbeutelnaht um diese Öffnung dargestellt, misslingt aber in der Wirklichkeit oft, da die Naht aus dem entzündeten und leicht verletzlichen Gewebe ausreißt.

Eine bessere Option ist es, einen Rand des Infundibulums zu belassen und damit die innere Öffnung des D. cysticus zugedeckt zu vernähen (wir nehmen 2-0 Vicryl®). Die freiliegende Schleimhaut der hinteren Gallenblasenwand wird mit der Diathermie verschorft (manche sagen bis Du gebratene Leber riechst…nimm Dich aber vor Krokodilen in Acht) und platziere einen Netzzipfel darüber. Lege zuletzt eine Drainage in die Nähe des Gallenblasenrestes; normalerweise wirst Du nicht einmal einen Tropfen Galle in der Drainage sehen, weil in diesen Fällen der D. cysticus aufgrund der Entzündung verschlossen sein wird. In den seltenen Fällen einer Galleleckage wird die Drainage das Problem lösen.

Was ist zu tun, wenn du den D. cysticus/den Gallenblasenrest nicht verschließen kannst? Keine Panik: es ist völlig sicher, eine Saugdrainage zu belassen und sich zurückzuziehen. Die Drainage wird für ein paar Tage bis zu 2 Wochen Galle produzieren, aber letztendlich wird die Sekretion sistieren!

Während einer laparoskopischen Cholezystektomie
Die Gallenblase wird an einer ‚sicheren und bequemen' Stelle im Infundibulum oder weiter oben eröffnet und der Inhalt wird ausgeräumt. **Halte Deinen Sauger bereit und bringe einen Auffangbeutel ein – durch einen zusätzlichen Trokar falls nötig – um die Steine einzusammeln bevor sie verschüttgehen.** Zu diesem Zeitpunkt kannst Du mühelos das Gallenblasenlumen einsehen und Dich vergewissern, dass Du alle Steine, die den D. cysticus verschlossen hatten, entfernt hast. Vollende die Durchtrennung des Infundibulums und verschließe den Gallenblasenrest (Du kannst den D. cysticus von innen vernähen oder von außen durch Naht des Gallenblasenrestes verdecken oder einfach einen Endoloop® um den D. cysticus platzieren), **Wenn Du den D. cysticus oder den Gallenblasenrest nicht verschließen kannst, dann gehe wie offen chirurgisch vor – bringe eine Drainage ein und ziehe Dich zurück.** Entferne nun den Gallenblasenkorpus und den Fundus – Du kannst die Hinterwand an der Leber belassen und die Schleimhaut verschorfen, wenn Du das Risiko einer Blutung hoch einschätzt. Das Endergebnis wird in ◘ Abb. 18.3 dargestellt.

18 Notfalleingriffe an Gallenblase und Gallenwegen

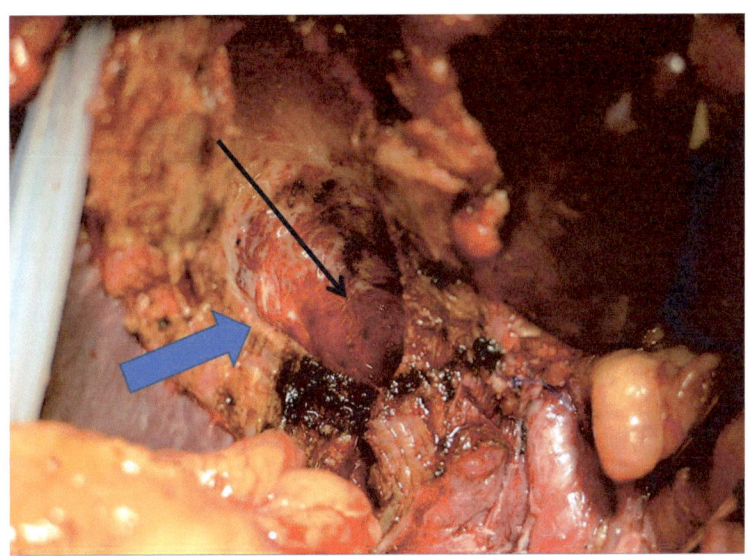

◘ **Abb. 18.3** Subtotale Cholezystektomie. Das Endergebnis einer laparoskopischen oder offen chirurgischen subtotalen Cholezystektomie. Der *blaue Pfeil* zeigt auf den ‚Rand' des Gallenblasenrestes hin. Der *schwarze Pfeil* zeigt auf das Innere des Gallenblasenrestes und in Richtung Infundibulum, welches nun steinfrei ist, und auf die innere Öffnung des D. cysticus hin. Wenn Du den Gallenblasenrest verschließen kannst, dann tu es; aber manchmal, wie in diesem Fall, ist es unmöglich...drainiere also einfach den Situs. Mach Dir keine Sorgen – es wird alles gut! *Abbildung mit freundlicher Genehmigung von Dr. Kristoffer Lassen, Oslo, Norwegen*

‚Fenestrierende' versus ‚wiederherstellende' subtotale Cholezystektomie

Manche Chirurgen erfinden gerne neue Begriffe und fordern dann von Dir, dass Du sie übernimmst. Also haben sie sich entschieden die subtotale Cholezystektomie in 2 Untertypen zu unterteilen – jede von ihnen mit ihren spezifischen möglichen Komplikationen.

- ‚Fenestrierend': **wenn Du den D. cysticus und den Gallenblasenrest offenlässt.** Wie zu erwarten ist, kommt es bei dieser Varianten zu einer erhöhten Galleproduktion über die Drainage. Mit etwas Geduld wird die Galleproduktion innerhalb von wenigen Tagen bis zu zwei Wochen aufhören. Wenn Du jedoch ungeduldig bist, dann wird eine ERCP (einschließlich Sphinkterotomie und Stenteinlage) das Problem lösen.
- ‚Wiederherstellend': **wenn Du den Gallenblasenrest vernähst.** Diese Variante senkt das Risiko einer Galleleckage, setzt den Patienten aber dem Risiko eines **symptomatischen Gallenblasenrestes** aus.

Symptomatischer Gallenblasenrest

Monate oder Jahre nach einer subtotalen Cholezystektomie können bei diesen Patienten Beschwerden (akut oder chronisch) auftreten. Viele von ihnen werden Dir von ihrer vorangegangenen ‚schweren' Cholecystektomie berichten, aber nur Wenige werden wissen, dass es eine subtotale war. Wenn Du Dir dann den alten

OP-Bericht anschaust, wirst Du feststellen, dass in manchen Fällen der Operateur selbst nicht bemerkt hatte, dass er einen Teil der Gallenblase zurücklässt – wahrscheinlich, weil er das Infundibulum statt den D. cysticus durchtrennt und versorgt hat.

Die Bildgebung wird in diesen Patienten einen mit Steinen und/oder Schlamm gefüllten Gallenblasenrest zeigen. Die Differentialdiagnose schließt eine postoperative Erweiterung des verbliebenen D. cysticus sowie eine Gallenblasenduplikatur (bei der ersten Operation wurde eine Gallenblase übersehen) ein, aber bei der Mehrzahl der Patienten wird das Problem der Gallenblasenrest sein. Die Behandlung besteht nach präoperativer Darstellung der Gallenwege zur Klärung der anatomischen Verhältnisse in einer ‚Re-Cholezystektomie' (laparoskopisch möglich aber nicht einfach).

Offensichtlich wird ein Gallenblasenrest vernarben und symptomfrei bleiben. **Deshalb solltest Du alles unternehmen, den Gallenblasenrest vor der ‚Wiederherstellung' vollständig zu entleeren.** (Sogar wir fangen an, diese Wortneuschöpfung[6] zu mögen ☺.)

Zum Schluss, wenn Du eine subtotale Cholezystektomie gemacht hast, schreibe immer einen ausführlichen Operationsbericht, in dem Du beschreibst, was Du getan hast und warum und erkläre es dem Patienten – damit Du präventiv zukünftige Klagen unterdrückst. („Er hat mir nicht gesagt, dass Teile meiner Gallenblase noch drin ist…").

Zum Schluss: Bei dieser Operation werden die Strukturen des Calot-Dreiecks nicht präpariert und Blutungen aus dem Gallenblasenbett vermieden; es ist ein schnelles und sicheres Verfahren, das die Vorteile einer Cholezystektomie und einer Cholezystostomie kombiniert.

Chirurgische Cholezystostomie

Die Cholezystostomie ist eine andere Möglichkeit, sich aus schwierigen Situationen zu befreien. Da perkutane Techniken überwiegen, wird dieses Verfahren heutzutage selten durchgeführt, aber gelegentlich befindest Du Dich allein mit dem Patienten in solch einer extremen Situation, sodass ihm mit einem kurzen Verfahren in örtlicher Betäubung am besten gedient ist. Eine andere plausible Situation kann bei einer elektiven laparoskopische Cholezystektomie eintreten, wenn die Entfernung der Gallenblase ‚unmöglich' erscheint – wie z. B. eine Schrumpfgallenblase bei einem morbid adipösen Patienten: **Du willst nicht umsteigen und fühlst Dich mit einer laparoskopischen subtotalen Cholezystektomie nicht wohl …**

Wie auch immer, stelle den Gallenblasenfundus dar, lege eine Tabaksbeutelnaht vor und mache eine Stichinzision. Sauge den Gallenblaseninhalt ab; falls möglich entferne die Steine, aber Sinn Deines Vorgehens ist nicht eine vollständige chirurgische Lösung, sondern die Drainage. Führe einen Blasenkatheter

---

6 Anmerkung des Übersetzers: Bezieht sich im Original auf das englische Wort ‚reconstituting'.

in die Gallenblase ein, blase den Ballon auf und verknüpfe die Tabaksbeutelnaht, was offen chirurgisch einfacher gelingt.

Du wirst Dich fragen, wie Du laparoskopisch einen Blasenkatheter in die Gallenblase einbringen kannst. Führe eine 5 mm Fasszange durch den epigastrischen Trokar ein und platziere die Spitze in den rechtsseitigen seitlichen Trokar. Während Du nun diesen Trokar entfernst, folgst Du mit der Fasszange dem Trokar bis ins Freie. Fasse den mit einem Gleitgel benetzten Blasenkatheter (16 Charrière reichen aus) mit der Fasszange und ziehe ihn in die Bauchhöhle.

Fertige nach einer Woche durch den **Cholezystostomie-Schlauch** ein Cholangiogramm an. Dies wird Dir Auskunft darüber geben, ob der D. cysticus durchgängig ist und, falls dem so ist, ob der Gallengang steinfrei ist. Wenn alles in Ordnung ist, kann der Schlauch dann sicher abgestöpselt und als Sicherheitsventil bis zum elektiven Eingriff belassen werden; eine erneute Kolik wird einfach durch Öffnen des Schlauches behandelt. Ob eine Intervall-Cholezystektomie anschließend angezeigt ist, wird kontrovers diskutiert, aber üblicherweise durchgeführt (siehe oben). Ein Verschluss des D. cysticus erfordert in der Regel eine Intervall-Cholezystektomie.

Andere Überlegungen

Intraoperatives Cholangiogramm (IOC)

Ohne wieder in diese unendliche Diskussion einzutauchen, wurde das IOC als eine Möglichkeit dargestellt, um unklare anatomische Verhältnisse bei einer akuten Cholezystitis zu klären. **Vielleicht reicht es festzustellen, dass „die Autoren nach ihren Erfahrungen keine Notwendigkeit für diese Maßnahme sehen" ...** Wir finden es auch schwierig, ein IOC bei einer akuten Entzündung durchzuführen, bei der der D. cysticus verschlossen und das Gewebe ödematös und verletzlich ist. Transcholezystische Nadel-Cholangiographie wurde beschrieben, wird aber selten angewendet. Am besten ist es, unter Beachtung der oben ausgeführten Prinzipien die chirurgische Anatomie klar darzustellen und, falls Du das nicht kannst – diesen Bereich zu meiden und auf eine subtotale Cholezystektomie zurückzugreifen. **Wiederum: In der Notfallchirurgie gilt ‚Einfach ist schön'. Warum Dein Leben unnötig kompliziert machen?!**

» *[Ein] intraoperatives Cholangiogramm ist eine Religion – keine Wissenschaft.*
Nathaniel J. Soper

Antibiotische Behandlung

Die Bedeutung der Antibiotika bei der Behandlung einer akuten Cholezystitis mag trivial erscheinen, was sie aber nicht ist. Es scheint, dass eine überzogene Behandlung die Regel ist, was sowohl die Wahl des Antibiotikums als auch die angewendete Dosis betrifft. Die häufigsten Krankheitserreger sind gramnegative Darmkeime, die eine verschlossene Gallenblase sekundär infizieren. Wie oben angeführt, ist in der Frühphase eine akute Cholezystitis wahrscheinlich steril. Nicht jeder Fall mit seit 12 h bestehenden rechtsseitigen Oberbauchschmerzen und sonographischen Zeichen eines Hydrops und verdickter Gallenblasenwand macht eine Behandlung mit Antibiotika erforderlich. Und wenn sie verordnet werden, dann sollte das Spektrum nicht automatisch Anaerobier einschließen, welche nicht häufig auftreten. Wenn operiert wird, dann sollte die perioperative Antibiotikaabschirmung bei akuter Cholezystitis kurz sein (▶ Kap. 7 und 40) und nur bei komplizierten Fällen, wie Empyem, Gangrän und Perforation, fortgesetzt werden.

Die steinfreie Cholezystitis

Wir haben diese Entität oben kurz erwähnt, da sie relativ selten ist und häufig fälschlicherweise diagnostiziert wird, wenn kleine Steine übersehen werden. Sie ist die Manifestation einer gestörten Gallenblasendurchblutung bei einem kritisch kranken Patienten und in der Regel die Folge mehrerer ätiologischer Faktoren: Gallenblasenhydrops aufgrund von Fasten, Schockzustand, und Gefäßspasmen nach Gabe primärer Katecholamine. **Die Folge ist ein Gallenblasenhydrops mit einer ischämischen Gallenblasenwand und einer sekundären Infektion, die das Leben des Patienten bedroht.** (Nachdem wir dies festgestellt haben, treten offenbar eine zunehmende Anzahl von Fällen ‚aus heiterem Himmel' bei ansonsten gesunden, sogar jungen Patienten auf, die keine der bekannten prädisponierenden Faktoren aufweisen.)

Die Diagnose kann durch den Allgemeinzustand und der kritischen Grunderkrankung des Patienten verschleiert werden, und die klinischen Zeichen können im sedierten Patienten (z. B. nach einer davon unabhängigen Operation) verdeckt sein. Aber eine Ultraschalluntersuchung am Bett (oder ein Ausflug zum CT) wird schnell den Gallenblasenhydrops mit umgebenden Flüssigkeitssaum zeigen, der die septische Verschlechterung und die erhöhten Leberenzyme – falls Du misstrauisch genug warst und diese bestimmt hast – erklärt. Fragwürdige Fälle und unklare Befunde könnten durch einen HIDA-Scan geklärt werden, aber dies ist beim typischen intensivstationspflichtigen Patienten nur schwierig durchzuführen, sodass Du bei ausreichendem Verdacht möglicherweise empirisch vorgehen musst.

Obwohl dieser Zustand zu Nekrose und Perforation führen kann, werden die **meisten Fälle, entgegen alter Ansichten, auf eine perkutane Drainage reagieren.** Wenn sich jedoch der Zustand des Patienten nicht verbessert, dann kann eine Cholezystektomie notwendig sein. **Bei nicht schwerkranken Patienten mit einer steinfreien Cholezystitis würden wir die LC, gemäß der oben erwähnten Ausführungen, durchführen.**

Für eine in die Tiefe gehende Erörterung der Komplikationen einer Cholezystektomie lese das entsprechende Kapitel in unserem Buch über chirurgische Komplikationen[7].

---

7 *Schein's Common Sense Prevention and Management of Surgical Complications.* Shrewsbury, UK: tfm publishing, 2013; ▶ Kap. 16: 315.

18 Notfalleingriffe an Gallenblase und Gallenwegen

> Hüte Dich vor einfach aussehenden Gallenblasen und übermütigen Chirurgen. Denke so: Bei einer Cholezystektomie ist nicht das Entfernen der Gallenblase Dein Hauptziel. Dein Hauptziel ist es, den Gallengang nicht zu verletzen!

2 Gallengangsnotfälle

Ein Stein ist in den D. choledochus abgegangen – wie verändert sich dadurch Dein Vorgehen?

Für die meisten dieser Probleme ist der gleiche Mechanismus wie bei einer akuten Cholezystitis verantwortlich – Verschluss und Druckanstieg. Ein Verschluss wird in den meisten Fällen durch einen Stein verursacht, aber eine Striktur oder eine Kompression von außen können zu einem ähnlichen Ergebnis führen – welches eines der folgenden sein kann:
- Ohne Infekt: Verschlussikterus.
- Mit Infekt: akute („aufsteigende") Cholangitis
- Akute Pankreatitis.

Auch wenn wir dies aufgrund didaktischer Überlegungen unterteilt haben, sind ‚gemischte' Fälle in der Praxis häufig. **Der gemeinsame Nenner all dieser Notfälle jedoch besteht darin, dass sie nur selten eine dringliche Operation benötigen.** Dein Ziel und Deine Verantwortung ist es, das akute Problem durch Auswahl aus verschiedenen bildgebenden und interventionellen Verfahren zu lösen und den Patienten sicher zur eventuellen Cholezystektomie zu führen.

Verschlussikterus

Wenn die Gallensteine klein genug sind und der D. cysticus weit genug ist, dann können die Steine in den D. choledochus gelangen. Wegen des Sphinkter Oddi können sogar kleine Steine sich zumindest zeitweise festklemmen, aber überraschenderweise findet man auch größere Steine im D. choledochus, was uns erstaunt und wir uns fragen, wie zum Teufel diese den D. cystivus passiert haben ... aber sie haben es tatsächlich getan, nachdem sie einige Tage im Ausgang der Gallenblase festgesteckt haben. Natürlich können kleine Steine, die in den D. choledochus gelangen und dort verbleiben, mit der Zeit wachsen, aber das ist ein langsamer Vorgang.

Primäre Steine im D. choledochus sind weitaus weniger häufig und sind üblicherweise die Folge eines längerdauerndes Gallestaus, der auf eine Striktur oder eine schwer fassbare/angebliche ‚Sphinkter Oddi Dysfunktion' beruht. Wir haben keine gute Erklärung, weshalb solch ein langsamer und stiller Vorgang plötzlich zum akuten Verschluss des D. choledochus führt, aber das Ergebnis ist das gleiche wie bei einer Steinpassage: der mechanische Stopp des Galleabflusses.

Die Patienten stellen sich jedoch mit unterschiedlichen Symptomen vor, da der plötzliche Verschluss eines engen Ganges durch einen kleinen Stein üblicherweise Schmerzen auslöst ('Gallengangskolik'), während die Symptome eines durch Steine verschlossenen, chronisch erweiterten und hypokinetischen D. choledochus allmählich einsetzen und 'minimal' sein können – fast wie der 'stille Ikterus' bei malignem Verschluss.

Der Patient wird Dir von seinem dunklen Urin und seine ihn liebende Frau wird von seinen gelben Augen berichten, aber ein Ikterus benötigt ein Bilirubin von 3 mg% (50 µmol/l) oder mehr um aufzufallen. Leberfunktionswerte, wie eine direkte Hyperbilirubinämie, mäßig erhöhte Transaminasen und die Erhöhung der spezifischeren alkalischen Phosphatase und Gamma Glutamyltransferase geben Auskunft und helfen weiter. Lasse Dich nicht von einer gleichzeitigen mäßigen Erhöhung der Amylase und Lipase überraschen – der 'gemeinsame Kanal' führt zu den vielen Varianten der kombinierten Pathologien des Gallenganges und des Pankreas.

Management

Im Gegensatz zur Cholangitis (siehe nachfolgend) stellt ein Verschlussikterus keinen lebensbedrohlichen Notfall dar; aber der Patient wird durch die Schmerzen, falls vorhanden, und durch das veränderte Aussehen stark belastet – mit der beängstigenden Assoziation („gelbe Patienten haben Krebs"). **Die obligatorische Ultraschalluntersuchung wird Deine Diagnose bestätigen (Gallensteine? erweiterter D. choledochus? Erweiterung der intrahepatischen Gallengänge? Raumforderung des Pankreas?), obwohl die Sensitivität nicht mehr als 50 % beträgt. Wenn in der Gallenblase keine Steine dargestellt werden können, musst Du nach einem periampullären Malignom schauen – und ein CT wird Dein nächster Schritt sein.**

Ein benigne bedingter Verschlussikterus ist ein schwankender Vorgang, und eine spontane Auflösung kommt häufig vor. Üblicherweise bedeutet dies, dass ein Stein abgegangen ist, aber dies muss nicht zwangsläufig der Fall sein – Steine können sich wie ein Kugelventil mit intermittierendem Verschluss verhalten. In diesen Fällen wirst Du sehen, dass sich die Leberenzyme nicht vollständig normalisieren. **Aber selbst wenn alle Laborwerte Normwerte ergeben, solltest Du eine spezifische Darstellung des D. choledochus in Erwägung ziehen, um vor dem Entschluss, die Gallenblase zu entfernen, Gallengangssteine auszuschließen.** Die Verfügbarkeit einer MRCP[8] hat in den letzten Jahren deutlich zugenommen und ist unsere bevorzugte Untersuchungsmethode, aber ein endoskopischer Ultraschall (EUS) ist ebenfalls genau, wenn auch invasiver. **Eine endoskopische retrograde Cholangiopankreatikographie (ERCP) aus rein diagnostischen Gründen ist in diesen Fällen nicht mehr gerechtfertigt.**

Wenn der Ikterus nicht abklingt, oder wenn Deine Untersuchungen einen Gallengangsstein nachgewiesen haben – wird an den meisten Orten eine präoperative ERCP mit Sphinkterotomie (ERCP + S) bevorzugt.

---

8 Anmerkung des Übersetzers: Magnetresonanz-Cholangiopankreatikographie.

Nachdem der D. choledochus von Steinen geklärt wurde, sollte die Operation (laparoskopische Cholezystektomie) im entzündungsfreien Intervall nicht zu lange aufgeschoben werden. Einige behaupten, dass eine präoperative ERCP zu entzündlichen Reaktionen führt, die die Operation erschweren, aber wir sehen keine Evidenz dafür, dass eine aufgeschobene Operation Vorteile gegenüber einer frühen aufweist.

Abschließend werden wir **die Cholezystektomie mit intraoperativer Cholangiographie und Gallengangsrevision (falls möglich transzystisch) mit Steinentfernung** nicht unerwähnt lassen. Die Befürworter dieses Vorgehens (natürlich laparoskopisch) behaupten, dass dies die einfachste, einzeitige Lösung ist, aber tatsächlich übertreffen die benötigte Ausstattung und Expertise die allgemein verfügbare, sodass diese perfekte Lösung doch nicht so perfekt ist... und daher nicht weit verbreitet ist.

Eine offene Revision des D. choledochus ist noch immer eine gültige Option, wird jedoch üblicherweise nur nach gescheiterten endoskopischen Versuchen eingesetzt. – wir hoffen, dass Du oder Deine Lehrer Dich erinnerst, wie das gemacht wird, und Du mit dem Management von T-Drainagen vertraut bist.

Akute („aufsteigende") Cholangitis

Was ist die Infektionsquelle bei Patienten mit einer Choledocholithiasis? ‚Steigen' die Erreger wirklich aus dem Duodenum (das sowieso nicht stark besiedelt ist) auf? Geht die Infektion von einem Stein aus? Gott alleine weiß das... aber eine komplette Verlegung, wie z. B. bei einem Malignom, ‚schützt' vermutlich lange bis gegen Ende der Krankheit vor einer sekundären Infektion. **Bei einem kompletten Verschluss wird eine Cholangitis wahrscheinlich am häufigsten durch einen interventionellen Eingriff in den Gallengängen ausgelöst und wenn einmal Keime in das System eingebracht worden sind, bleibt das Risiko einer wiederkehrenden Infektion, bis das ganze Problem gelöst wird, hoch.**

Der wichtigste zugrunde liegende Einzelfaktor ist der Gallestau, und das wichtigste Ziel der Behandlung ist es, den Galleabfluss wiederherzustellen. Ohne Abfluss – wird der Druck im D. choledochus ansteigen, und das Risiko einer Translokation von Bakterien von der Galle ins Blut zunehmen und in Bakteriämie und Sepsis münden.

Dir ist wahrscheinlich die *Charcot-Trias* (Jean Martin Charcot aus Paris, 1825–1893 – ◘ Abb. 18.4) bekannt:
- Rechtsseitige Oberbauchschmerzen
- Fieber (und Schüttelfrost)
- Ikterus

Füge noch zwei weitere Merkmale hinzu – Desorientierung und septischer Schock – und Du gelangst zur Reynolds-Pentade, die mit einer deutlich erhöhten Mortalität einhergeht, und Du solltest dann schneller in die Gänge kommen. Eine deutliche Leukozytose (oder noch schlimmer eine Leukopenie) und

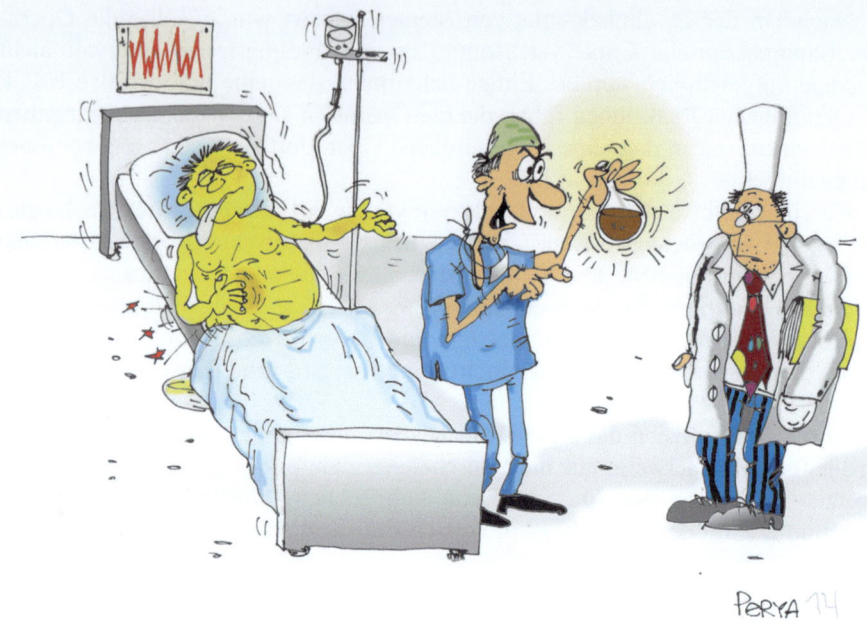

Abb. 18.4 „Oh, der Urin ist dunkel… wie nennst Du diese Triade? Holzkohlen-Triade[9]?"

Anzeichen eines Organversagens (Lungen, Nieren, Leber) zeigen eine akute Verschlechterung an und erfordern ein aggressives Handeln.

Management

Du weißt bereits, wie Du anhand von Laborwerten einen Ikterus feststellen kannst, aber vergiss bitte nicht, auch Blutkulturen abzunehmen.

Die Behandlung umfasst:
- Flüssigkeitssubstitution und Überwachen der hämodynamischen Parameter (und Unterstützung, falls erforderlich)
- Antibiotikabehandlung
- Wiederherstellen des Galleabflusses

Die empirisch begonnene Antibiotikabehandlung sollte gramnegative Bakterien (typischerweise *E. coli* und *Klebsiellen*) und wahrscheinlich, insbesondere bei älteren Patienten, auch Anaerobier, die in bis zu 20 % der Kulturen gezüchtet werden, abdecken.

---

9 Anmerkung des Übersetzers: Charcot klingt so ähnlich wie charcoal, dem englischen Begriff für Holzkohle.

Die meisten Fälle einer akuten Cholangitis werden relativ schnell ansprechen und innerhalb von 24 h entfiebern. Daher sollten interventionelle Prozeduren gezielt eingesetzt werden und Patienten mit persistierenden septischen Anzeichen, sich verschlechternden Laborwerten (steigendes Bilirubin) und einem weiterbestehenden Gallengangsverschluss vorbehalten bleiben. **Bei nur wenigen Patienten, die sich mit einem durch eitrige Galle bedingten septischen Schock vorstellen, ist eine notfallmäßige ERCP mit Sphinkterotomie gerechtfertigt.** Vergewissere Dich jedoch, dass dieser extreme Zustand nicht durch eine Begleiterkrankung, wie z. B. eine gangränöse Cholezystitis, ausgelöst wird.

Eine ERCP mit Sphinkterotomie ist die Therapie der Wahl, um den Galleabfluss wiederherzustellen. Wenn möglich sollte der Stein, der den D. choledochus verschließt, nach der Sphinkterotomie entfernt werden, aber bei einem septischen Patienten kann das schnelle Einbringen eines Plastikstents ausreichen.

Bei einer misslungenen oder nicht möglichen ERCP (bei einem Patienten mit z. B. einem Magenbypass) wird ein alternatives Verfahren, wie z. B. eine perkutane transhepatische Drainage, erforderlich sein. Bei einem Gallenblasenhydrops kann auch eine perkutane Cholezystostomie den D. choledochus entlasten.

Chirurgische Lösungen sollten, wie bei einem Verschlussikterus, nach Abklingen der akuten Phase elektiv angewendet werden, abgesehen von den seltenen Fällen, wie z. B. eine Gallenblasenperforation, die einen notfallmäßigen Eingriff bedingen. Die notfallmäßige Exploration des D. choledochus bei einem septischen Patienten ist heutzutage selten, sollte sich aber, wenn sie erforderlich erscheint (z. B. misslungene ERCP mit Sphinkterotomie bei einem großen Choledochusstein oder eingeklemmte Steine) auf das absolut Notwendige, wie z. B. einer Choledochusrevision mit Einlage einer T-Drainage, beschränken. **Vergiss bei einem septischen Patienten eine komplizierte biliodigestive Anastomose.**

3 Biliäre Pankreatitis[10]

Bitte lies über die akute Pankreatitis im Allgemeinen in ▶ Kap. 17 nach. **An dieser Stelle werden wir uns auf Patienten mit biliärer Pankreatitis beschränken.**

Du solltest eine **biliäre** Pankreatitis bei den Patienten, die sich mit einer akuten Pankreatitis vorstellen und bei denen im Ultraschall oder CT Gallenblasensteine nachgewiesen werden, vermuten. Auch bei Patienten ohne Alkoholanamnese solltest Du trotz fehlendem Steinnachweis an eine biliäre Pankreatitis denken, da die ‚idiopathische akute Pankreatitis' gelegentlich durch kleine Gallenblasensteine oder Schlamm *(Mikrolithiasis)* ausgelöst werden kann.

Häufig wird es, zusätzlich zu den erhöhten Pankreasenzymen, zu einer gewissen chemischen Leberdysfunktion (ähnlich wie oben bei Patienten mit aufsteigender Cholangitis beschrieben) kommen. **Es wird vermutet, dass eine biliäre Pankreatitis durch kleine Steine, die aus der Gallenblase in den D. choledochus gelangen und dann durch die Papille wandern, ausgelöst wird.** Vor über 30 Jah-

---

10 B. Ramana, MS DNB FRCS, hat in früheren Ausgaben zu diesem Abschnitt beigetragen.

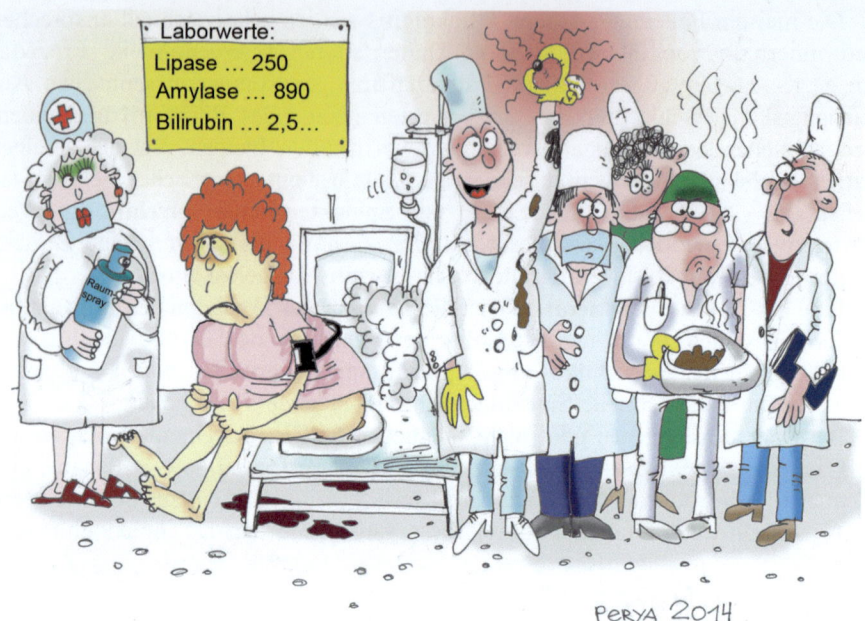

☐ Abb. 18.5 „Heureka, wir haben es gefunden!"

ren hat sich Dr. John Acosta einen Platz in der chirurgischen Ruhmeshalle gesichert, als er den Stuhl von Patienten mit vermuteter biliärer Pankreatitis gesiebt und innerhalb von 10 Tage nach Aufnahme kleine Steine im Stuhl gefunden hat (☐ Abb. 18.5). Bei über zwei Drittel der Patienten, die innerhalb von 48 h operiert wurden, fand man in der Papille eingeklemmte Steine (und die Morbidität/Mortalität war hoch); bei den Patienten, die *verzögert* operiert wurden, fand man keine eingeklemmten Steine und die Morbidität/Mortalität war gering. Von John Acosta (und denjenigen, die durch das Stuhlsieben seine Ergebnisse bestätigt und ergänzt haben) lernen wir:

- Die meisten Steine im D. choledochus, die eine Pankreatitis auslösen, gehen spontan ab.
- Die meisten der sogenannten ‚eingeklemmten Steine' werden in das Duodenum gelangen, wenn man lang genug wartet.
- Bei den meisten dieser Patienten wird eine präoperative ERCP keine Steine im D. choledochus zeigen.
- Bei den meisten dieser Patienten ergibt die (intraoperative) Cholangiographie bei der laparoskopischen Cholezystektomie einen Normalbefund.
- Den Stuhl der Patienten zu sieben könnte Dein Leben ändern und Dich berühmt machen!

Das hat uns gezeigt, wie wir mit diesen Patienten umgehen sollten …
Beginne mit einer konservativen Behandlung wie in ▶ Kap. 17 beschrieben. Bei den meisten Patienten werden die klinischen Ausprägungen der Pankreatitis innerhalb weniger Tage abklingen und sind durch die Normalisierung der Leukozyten sowie der Pankreas- und Leberenzyme gekennzeichnet. Das wird dann der Zeitpunkt sein – innerhalb etwa einer Woche – um mit einer laparoskopischen Cholezystektomie die Quelle weiterer biliärer Pankreatitiden zu beseitigen. Es besteht keine Notwendigkeit länger zu warten – wenn die Pankreatitis abklingt und sich die Cholestase bessert, kannst Du beruhigt operieren. **Es sollte das Ziel sein, die Cholezystektomie im gleichen Krankenhausaufenthalt zur Behandlung der Pankreatitis durchzuführen.**

Wie steht es mit ‚vermuteten' Choledochussteinen? Wie kannst Du Dir sicher sein, dass sie in das Duodenum abgegangen sind?

- **Wenn der D. choledochus im Ultraschall nicht erweitert ist und sich die Leberenzyme normalisieren,** dann ist eine präoperative Bildgebung des D. choledochus nicht erforderlich. Die routinemäßige intraoperative Cholangiographie wird bei diesem Setting kontrovers diskutiert. Tatsächlich könnte die Cholangiographie kleine Steine zeigen, die jedoch in den meisten Fällen spontan abgehen würden.
- **Wenn der D. choledochus erweitert ist und/oder sich die Leberfunktion verschlechtert,** solltest Du eingeklemmte Steine vermuten (häufig mit einer Cholangitis vergesellschaftet). Eine dringliche therapeutische ERCP ist dann nötig und, falls erfolgreich, sollte nach etwa einem Tag eine laparoskopische Cholezystektomie erfolgen. Ob eine frühe endoskopische Sphinkterotomie zur Entfernung eines eingeklemmten Steines die Dauer der akuten Pankreatitis verkürzt, wird kontrovers diskutiert. Manche behaupten, dass dies zutrifft – wenn die Intervention früh genug (innerhalb weniger Stunden…) erfolgt – aber versuche ein Zentrum zu finden, wo Patienten innerhalb weniger Stunden nach Beginn ihrer Schmerzen einer ERCP unterzogen werden können!
- **Heutzutage stellt die MRCP eine gute Möglichkeit dar,** um die Patienten auszusuchen, die vor der Cholezystektomie eine invasive ERCP benötigen. Falls normal, kannst Du die laparoskopoische Cholezystektomie durchführen.

Was machst Du mit Patienten mit einer komplizierten akuten Pankreatitis? Du wirst sicherlich diese Patienten nicht operieren wollen. Behandle sie, wie in ▶ Kap. 17 beschrieben, konservativ. Schiebe die Cholezystektomie auf, bis sich die Pankreatitis und ihre Komplikationen aufgelöst haben.

Was stellst Du mit Patienten an, die sich für eine laparoskopische Cholezystektomie nicht eignen? Offensichtlich musst Du bei medizinisch ungeeigneten Patienten die laproskopische Cholezystektomie nicht übereilen. Lass sie sich von der akuten Erkrankung erholen und versuche, ihren Allgemeinzustand zu verbessern, bevor Du mit der Cholezystektomie fortfährst. Beachte jedoch, dass diese Patienten während der Wartezeit eine erneute Pankreatitis bekommen können. **Eine andere Möglichkeit (wie bei Hochrisikopatienten mit einer Cholangitis) stellt die ERCP mit Sphinkterotomie dar – mit Belassen der Gallenblase** *in situ*. Die Steine können dann in den D. choledochus und schnell ins Duodenum gelangen, ohne eine Pankreatitis auszulösen. Das ist bei sehr alten, gebrechlichen und medizinisch ungeeigneten Patienten eine praktikable Option, und es wurde gezeigt, dass es das Risiko einer erneuten akuten Pankreatitis senkt.

> **In aller Kürze:** Lass die akute Pankreatitis bei den meisten Patienten abklingen, warte bis die Choledochussteine spontan abgehen und entferne dann die Gallenblase. Bei manchen Patienten wird eine Bildgebung des D. choledochus und möglicherweise eine ERCP mit Sphinkterotomie notwendig sein. In einigen wenigen Patienten wirst Du etwas länger warten müssen, bis die akute Pankreatitis abklingt.

Das ist nun das Ende eines langen Vortrages. Du wirst sicherlich verstehen, dass viele Wege nach Rom führen und dass Du die beste Option für Deinen spezifischen Fall finden musst. Inzwischen wirst Du sicherlich wissen, welche Option das ist ...

> „Das wichtigste Ziel dieser Operation ist es, den D. choledochus nicht zu verletzen, das zweitwichtigste ist, die Sepsis zu beheben. Das dritte Ziel ist – falls es sicher durchgeführt werden kann – die Gallenblase zu entfernen."
>
> Kristoffer Lassen

Dünndarmverschluss

Danny Rosin, Paul N. Rogers, Mark Cheetham und Moshe Schein

» Es ist weniger gefährlich, von der Clifton Suspension Bridge[1] zu springen, als unter einem akuten Darmverschluss zu leiden und eine Operation abzulehnen.

Frederick Treves

Die bei weitem häufigsten Ursachen für einen Dünndarmverschluss sind Adhäsionen (gewöhnlich als Folge früherer Operationen) und Hernien. Die Liste weiterer, weniger häufig vorkommender Auslöser einer mechanischen Obstruktion ist lang und umfasst die Verlegung durch einen Bolus (etwa ein Bezoar), Malignome (etwa einen primären Dünndarmtumor oder Metastasen), Entzündungen (z. B. Morbus Crohn), Volvulus (primär oder um einen Fixpunkt wie ein Meckel-Divertikel) oder eine Intussuszeption. Der durch eine Hernie verursachte Dünndarmverschluss wird im nächsten Kapitel erörtert (▶ Kap. 20), während die frühe postoperative Dünndarmobstruktion und der paralytische Ileus in ▶ Kap. 41 besprochen werden. Über den Dünndarmverschluss im Nachgang einer bariatrischen Operation haben wir ausführlich in ▶ Kap. 23 unseres Buches über chirurgische Komplikationen geschrieben[2]. Nachfolgend werden der Dünndarmverschluss beim ‚jungfräulichen Abdomen', die Intussuszeption, der Tumorpatient, die Strahlenenteritis und der Gallensteinileus erwähnt. **Der Großteil dieses Kapitels ist allerdings der häufigsten Ursache des Dünndarmverschlusses gewidmet – dem Dünndarmverschluss durch Adhäsionen.**

Sir William Osler hat immer gesagt ‚Verwachsungen sind die Zuflucht derer, denen die Diagnosen ausgehen', um eine Erklärung für Leibschmerzen zu finden. Das gilt auch weiterhin, es sei denn, die Adhäsionen führen zu einer Obstruktion. Iatrogene, durch den Chirurgen verursachte Adhäsionen verantworten mehr als zwei Drittel der obstruktiven Episoden, aber wenn keine Obstruktion vorliegt, sind sie NICHT die Ursache von Bauchschmerzen. **Denke daran, dass Operationen im Oberbauch viel seltener zu Adhäsionen führen als Eingriffe im Unterbauch.** Und nachdem Du auch kein Internist bist, werden wir Dich kaum daran erinnern müssen, dass Adhäsionen praktisch niemals zu einer Dickdarmobstruktion führen (sag niemals nie in der Chirurgie).

Beachte bitte, dass in der **Ära der laparoskopischen Chirurgie** manche Patienten nicht freiwillig über frühere chirurgische Eingriffe berichten, und dass Narben in der Bauchdecke nach, sagen wir mal, so etwas Banalem wie einer laparoskopischen Tubenligatur, nahezu unsichtbar sein können. Banal – schon, aber es könnte einen einzigen ‚Adhäsionsstrang' verursacht haben, der zu einem kompletten Dünndarmverschluss führt. Andererseits ist das Risiko für Adhäsionen nach laparoskopischen Eingriffen im Vergleich zur offenen Chirurgie so gering, dass die Annahme einer ‚Adhäsion' (und deren konservative Behandlung) dazu führen kann, eine Erkrankung zu übersehen. **Aus diesem Grund behandeln wir**

---

1 Eine Kettenbrücke über den Fluss Avon und Wahrzeichen der Stadt Bristol (Anmerkung der Übersetzer).
2 *Schein's Common Sense Prevention and Management of Surgical Complications.* Shrewsbury, UK: tfm publishing, 2013: Chap. 23.

einen Darmverschluss nach einem laparoskopischen Eingriff lieber so, als würde es sich um ein ‚jungfräulichen Abdomen' handeln und suchen mit einem CT nach der Diagnose – wie unten erläutert.

Das Dilemma

Die Mehrzahl der Patienten mit einem Adhäsionsileus (etwa die Hälfte, möglicherweise auch viel mehr) spricht gut auf eine konservative (nicht operative) Behandlung an. Allerdings kann eine stur weitergeführte konservative Behandlung dazu führen, dass geschädigter (eingeklemmter) Darm zu spät erkannt wird und so zu einem schlechteren Ergebnis führen. Angesichts dieses Dilemmas ist es Deine Aufgabe, Antworten auf die folgenden Fragen zu finden.

- Welche Patienten brauchen wegen einer drohenden oder bereits eingetretenen Einklemmung eine dringende Laparotomie? Und wann ist eine initiale konservative Behandlung angemessen und sicher?
- Wie lange sollte die einmal begonnene konservative Behandlung fortgeführt werden, bevor eine Operation notwendig erscheint? Mit anderen Worten, **wie vermeidest Du eine Operation, ohne den Darm zu gefährden?**

Alle Chirurgen sind sich einig, dass Anzeichen und Symptome einer Darmschädigung Anlass für eine sofortige Operation sind. Du kennst diese Anzeichen – konstante starke Schmerzen, Peritonealzeichen (bedenke aber, dass jede erweiterte Darmschlinge druckempfindlich sein kann – sogar, wenn die Überdehnung durch einen paralytischen Ileus oder eine Gastroenteritis verursacht wird), klinische und laborchemische Zeichen einer systemischen Entzündung, erhöhter Laktatwert und so weiter. Allerdings neigen Chirurgen rund um die Welt zu sehr unterschiedlichen Ansichten, ab wann eine konservative Behandlung versagt hat. Manche predigen immer noch das überholte Mantra „lass niemals die Sonne über einer Einklemmung auf- oder untergehen", während andere anscheinend darauf bestehen, eine Operation bis zum nächsten Ramadan oder Weihnachten zu verschieben (und um politisch ganz korrekt zu sein, müssen wir auch noch Chanukka erwähnen).

Unser Ziel ist, Dir einen Leitfaden zur Beantwortung dieser Fragen an die Hand zu geben und Dir zu helfen, einen auf gesundem Menschenverstand beruhenden Ansatz zu finden. Aber zuerst müssen wir einige Begriffe klären.

Definitionen

- **Der einfache Darmverschluss:** der Darm ist verlegt, komprimiert oder abgeknickt, aber die Blutversorgung ist nicht gefährdet.
- **Die akute Einklemmung:** die Blutversorgung des obstruierten Darmsegmentes ist beeinträchtigt

– **Abgeschlossene Dünndarmschlinge („closed-loop obstruction"):** ein Darmabschnitt ist sowohl an seinem Beginn als auch an seinem Ende verschlossen – typische Beispiele sind ein Volvulus oder eine Darmschlinge, die in einer engen Bruchpforte festsitzt. **Meistens ist die Blutversorgung der beteiligten Darmschlinge beeinträchtigt.**

Entscheidend für die Behandlungsplanung ist, den Unterschied zwischen ‚teilweiser' und ‚kompletter' Obstruktion zu verstehen. Manche Chirurgen bieten dafür eine an den Symptomen orientierte Definition an (leichte im Gegensatz zu schwere), was notorisch unzuverlässig ist. Während andere bei Patienten, bei denen Winde abgehen, von einem partiellen Darmverschluss reden, ist der Klang eines Flatus für uns ein fröhliches Zeichen dafür, dass sich die Obstruktion aufgelöst hat oder grade auflöst. Wir sind der Meinung, dass die am besten geeignete Methode, um zwischen einem kompletten und einem inkompletten Dünndarmverschluss zu unterscheiden radiologisch ist, angefangen mit einer *simplen Abdomenübersichtsaufnahme* (aber ein CT ist besser …).

– **Partielle Verlegung:** zusätzlich zu erweiterten Dünndarmschlingen mit Flüssigkeitsspiegeln sieht man Luft im Kolon,
– **Komplette Verlegung:** im Kolon findet sich keine Luft.

Während die meisten Episoden einer partiellen Obstruktion ohne Operation vergehen, ist bei der Mehrzahl der Patienten mit kompletter Obstruktion ein Eingriff erforderlich.

Klinische Zeichen (◘ Abb. 19.1)

Die drei wichtigsten klinischen Manifestationen eines Dünndarmverschlusses sind kolikartige Schmerzen im Mittelbauch, Erbrechen und ein aufgeblähter Bauch. Verstopfung und fehlender Windabgang sind relativ späte Symptome einer Dünndarmobstruktion, aber für die Diagnose unerlässlich.

Wir sind regelmäßig überrascht, wie oft nicht-Chirurgen vergessen den Patienten zu fragen „wann hatten Sie zuletzt Stuhlgang und gehen Winde ab?" – und Dich ‚zur Beurteilung eines Dünndarmverschlusses' zu einem Patienten mit *Durchfall* rufen, weil auf dem Röntgenbild ein paar Dünndarmschlingen zu sehen sind … **Merke: wenn ein Patient weiter Winde absetzt und/oder Stuhlgang hat, dann leidet er nicht an einem mechanischen Dünndarmileus!**

Die Ausprägung dieser drei Zeichen hängt von Ort, Ursache und Dauer der Obstruktion ab. Beispielsweise steht bei einem proximalen Verschluss das Erbrechen im Vordergrund, während Schmerz und Überblähung fehlen oder milde ausgeprägt sind; je weiter das Passagehindernis nach kaudal wandert, umso mehr treten krampfartige Schmerzen in den Vordergrund. Beim distalen Dünndarmverschluss steht der aufgeblähte Bauch im Vordergrund und das Erbrechen tritt später auf. **Stuhlerbrechen** kennzeichnet den länger bestehenden, distalen, kompletten Dünndarmverschluss und ist das charakteristische Zeichen einer massiven bakteriellen Überwucherung proximal der Obstruktion (*erinnere Dich* – Bakterien

19 Dünndarmverschluss

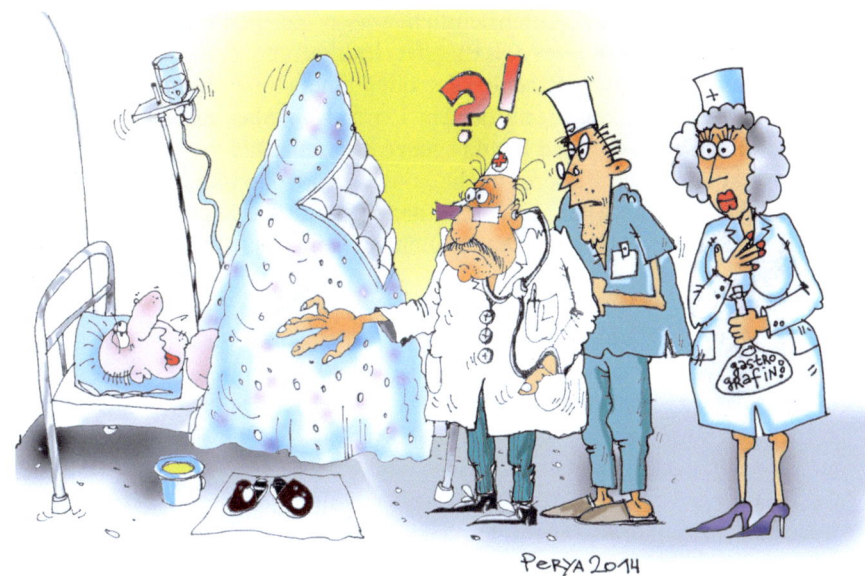

Abb. 19.1 „Ich vermute einen Darmverschluss. Sollen wir es mit Gastrografin® versuchen?"

bilden den Hauptbestandteil des Stuhls). **Das ist ein prognostisch schlechtes Zeichen – je zäher und stinkender der Ablauf in der Magensonde ist, umso geringer ist die Chance für eine spontane Resolution der Obstruktion. Sobald wir Sch***, Pardon, Fäzes aus der Magensonde (MS) kommen sehen, fangen wir an, den Patienten für die Operation vorzubereiten!**

Handelt es sich um eine akute Einklemmung?

Das ist eine entscheidende Frage. Lautet die Antwort „ja", dann ist die Operation nicht nur zwingend, sie muss auch umgehend stattfinden. **Das wichtigste klinische Zeichen der Einklemmung sind anhaltende Schmerzen.** Peritonealzeichen (Abwehrspannung, Loslassschmerz) können vorhanden sein, aber denke daran, dass:
- Abgestorbener Darm in einem relativ ‚unschuldigen' Abdomen vorkommen kann.
- Peritonealzeichen kaum bei der Unterscheidung zwischen einem ‚simplen' Verschluss und einer Einklemmung helfen, weil man sie auch beim ‚simplen' Dünndarmverschluss finden kann, wenn es sich um eine ausgeprägte Überblähung handelt. Wie wir oben erwähnt haben, sind erweiterte Darmschlingen druckempfindlich – Du hast doch bestimmt Internisten erlebt, die aggressiv in überblähte Bäuche stupsen und bei einem Patienten mit einer Gastroenteritis eine ‚Peritonitis' diagnostizieren. Oder?

Und was ist mit Labortests? Offensichtlich weisen Zeichen einer Entzündungsreaktion (Leukozyten, erhöhtes CRP) oder Indikatoren einer Gewebsischämie (erhöhtes Laktat, negativer Base Excess oder eine metabolische Azidose) auf das Vorhandensein von kompromittiertem Darm hin. **Aber verlass Dich nie ausschließlich auf solche Tests. Sieh Dir das ganze klinische Bild an** – die Leukozytose und Azidose können sich bessern, nachdem der hypovolämische Patient ein paar Liter Flüssigkeit erhalten hat. Und falls das ischämische Segment nur kurz ist, können die Laktatwerte auch überhaupt nicht steigen.

> **Eine Closed Loop Obstruction entspricht immer einer akuten Einklemmung!** Dabei ist (wie bei einem Volvulus) eine Darmschlinge gedreht und ihre Blutversorgung beeinträchtigt. Die einfache Abdomenübersicht führt Dich in dieser Situation in die Irre. Der Darm oberhalb der verdrehten Schlinge kann flüssigkeitsgefüllt sein und erscheint daher opak – alles, was man sieht, ist eine erweiterte Darmschlinge (aber ein CT wäre diagnostisch!). **Patienten mit diesem Typ Darmverschluss schreien oft vor Schmerzen – wie eine Sirene! Der quälende, anhaltende Bauchschmerz ist vielleicht der wichtigste Anhaltspunkt, den Du hast.**

Hast Du die Einklemmung einmal diagnostiziert, wird man Dir gratulieren, weil Du den Patienten zügig vorbereitet und in den Operationssaal gekarrt hast. Erspare Dir trotzdem die Peinlichkeit, anderntags erklären zu müssen, warum wegen einem Stückchen eingeklemmtem Dünndarm in der Leiste ein langer Mittelschnitt nötig war. **Vergiss nie, dass die Ursache für den eingeklemmten Darm häufig eine externe Hernie ist.** Eine vermutete Einklemmung muss Dich dazu bringen die fünf externen Bruchpforten zu untersuchen, beziehungsweise sie noch einmal sorgfältiger zu untersuchen; zwei inguinale, zwei femorale und eine umbilikale (▶ Kap. 20). Und ja, zieh diese engen Jeans aus – achte darauf, dass der Patient bei der Untersuchung entkleidet ist.

> **Merke:** kein isoliertes klinisches Zeichen oder Laborwert kann Dir sagen, ob der Darm eingeklemmt oder abgestorben ist. Nur Narren warten, bis das Laktat angestiegen ist. Warte nicht auf Fieber, Leukozytose oder Azidose, um eine Darmischämie zu diagnostizieren, denn wenn alle diese systemischen Zeichen vorhanden sind, ist der Darm bereits tot!

Du verstehst jetzt, dass kein, aber auch gar kein isoliertes Zeichen akkurat zwischen einem ‚einfachen' Darmverschluss und einer ‚akuten Einklemmung' unterscheiden kann. Man muss das gesamte klinische Bild bewerten. Wie gehst Du jetzt auf Nummer sicher? Gehen wir einen Schritt zurück und reden über Bildgebung …

Bildgebung

Die einfache Abdomenübersichtsaufnahme

Die wesentlichen **radiologischen Merkmale,** die man auf einer im Stehen und im Liegen angefertigten Abdomenübersichtsaufnahme erkennen kann, sind: luftgefüllte erweiterte Darmschlingen proximal des Hindernisses, vorhandene Flüssigkeitsspiegel (erkennbar auf der im Stehen angefertigten Aufnahme) und, beim kompletten Dünndarmverschluss, das Fehlen von Darmgasen distal des Verschlusses. Quer durch das Lumen verlaufende, *parallel angeordnete Streifen* (verursacht durch die Ringfalten) sind charakteristisch für erweiterten Dünndarm. Bei Darmgas im Kolon fehlt dieses Muster (siehe ◘ Abb. 5.1 in ▶ Kap. 5).

CT

Wir geben es nur ungern zu – aber wo immer ein CT rasch verfügbar ist, hat sie die Abdomenübersichtsaufnahme als primär bildgebendes Verfahren für das Abdomen ersetzt. Viele von uns werden erst zu einem Patienten mit einem vermuteten Dünndarmverschluss gerufen, wenn das CT bereits vorliegt. **Aber selbst wenn Du nicht derjenige bist, der ein CT anfordert: versuche die Betreffenden dazu zu erziehen, darauf zu achten, dass das ‚oral' (per Magensonde) verabreichte Kontrastmittel wasserlöslich ist** – das wasserlösliche Kontrastmittel wird wie ein ‚Gastrografin®-Test' wirken (was wir weiter unten erläutern werden).

Wie dem auch sei, wenn Du ‚mal schnell' ein CT brauchst und keine Zeit hast, um den Magen zu entlasten (wie das in der Notaufnahme so ist, wenn zuerst das CT geordert und der Patient danach gründlich untersucht wird), kannst Du das orale Kontrastmittel auch weglassen. Die Flüssigkeit im Darm verhält sich wie ein ‚Kontrastmittel' und das (nur, falls die Nierenfunktion OK ist) i.v. gegebene Kontrastmittel grenzt die Darmwand ab.

◘ Tab. 19.1 **listet auf, worauf Du in der CT achten solltest.**

Auch wenn das CT nachweislich den Ort der Verlegung (den ‚Übergangspunkt') anzeigen und eingeklemmte Darmabschnitte erkennen kann, **bedeutet das nicht, das es bei jedem Dünndarmverschluss indiziert ist.** Nimm, beispielsweise, mal den ‚Vielflieger', der einmal pro Monat mit einem Adhäsionsileus in der Notaufnahme auftaucht und gut auf die nasogastrale Dekompression für einen Tag anspricht – bei so einem Patienten hat sich die ‚Strahlentherapie' durch CT nicht als wertvolle Behandlungsmaßnahme erwiesen!

Dennoch ist das CT unter den folgenden Bedingungen ‚ein Muss':
- **Bösartige Erkrankung im Bauchraum** in der Vorgeschichte. Der Befund einer diffusen Karzinomatose im CT legt eine symptomatische Behandlung als Therapie der Wahl nahe.
- Der **‚jungfräuliche' Bauch** (siehe weiter unten).
- **Das klinische Bild passt nicht zum üblichen partiellen Adhäsionsileus.** Ein paralytischer Ileus kann leicht mit einem partiellen Adhäsionsileus verwechselt werden (▶ Kap. 41): im Dickdarm findet sich kein Gas, Kontrastmittel kann

◘ Tab. 19.1 Worauf solltest Du in einem CT achten?
✓ Erweiterte Darmschlingen mit Flüssigkeitsspiegeln (bei jedem Dünndarmverschluss vorhanden)
✓ **Im Magen ‚gebunkertes' orales Kontrastmittel** – was auf einen fortgeschrittenen kompletten Dünndarmverschluss hinweist
✓ Einen **Übergangspunkt** – distal des erweiterten Dünndarms liegende schlanke Darmschlingen (was kein Anzeichen dafür ist, dass eine konservative Therapie fehlschlagen wird)
✓ Verdickte Darmwand
✓ Zeichen, die für eine **geschlossene Darmschlinge (closed loop obstruction)** sprechen – ein einzelnes, isoliert erweitertes Dünndarmsegment (was gewöhnlich nach einer Operation schreit)
✓ **Erkennbarer Stuhl im Dünndarm** – Gasbläschen und Verunreinigungen im verlegten Darmlumen – Fäkalisation (weist auf eine fixierte anhaltende Obstruktion hin)
✓ **Pneumatosis intestinalis** – (die Gasbläschen in der Darmwand sprechen für kompromittierten Darm, allerdings nicht immer – wir haben Fälle von Pneumatosis in verlegtem Darm gesehen, bei denen der Darm bei der Operation brauchbar und keine Resektion nötig war)
✓ **Ödem im Mesenterium,** definiert als eine wässrig verschwommene Minderbetonung des Mesenteriums im betroffenen Darmsegment und/oder gestaute Gefäße oder Gefäß ‚verwirbelung' (spricht für geschädigten Darm).
✓ Die Gegenwart von **freier intraperitonealer Flüssigkeit** ist in der Regel Zeichen eines fortgeschrittenen Dünndarmverschlusses – argwöhne geschädigten Darm!
✓ **Freie Luft im Abdomen** oder **in der Pfortader** – Du weißt, was das bedeutet ... das müssen wir Dir nicht erklären
✓ **Überraschende Befunde, die gegen einen Adhäsionsileus sprechen** – die Liste ist lang, um nur einige wenige Beispiele zu erwähnen: Verlegung durch ein Zökumkarzinom (verursacht einen distalen Dünndarmverschluss), Konglomerattumor aus Dünndarm und Divertikelgeschwulst, Dünndarmtumore, Invagination ...

passieren, aber der Patient bleibt symptomatisch, Fieber und/oder eine Leukozytose können vorhanden sein. Ein CT wird die zugrunde liegende Ursache für den paralytischen Ileus aufdecken, beispielsweise eine akute Appendizitis.
- **Der frühe postoperative Dünndarmverschluss** (▶ Kap. 41).
- **Dünndarmverschluss nach laparoskopischen Eingriffen** (▶ Kap. 41).

Behandlung

Der zeitliche Verlauf ist wichtig: ein Patient, der drei Tage lang zu Hause gekotzt hat, unterscheidet sich von dem, der nach den ersten kolikartigen Krämpfen im Mittelbauch in die Notaufnahme rennt! Der erstere wird intuitiv eine gründlichere Vorbereitung, aber eine kürzere nicht-operative Phase benötigen.

Flüssigkeit und Elektrolyte

Wir müssen Dich sicher kaum daran erinnern, dass ein Dünndarmverschluss zu einem signifikanten Verlust, beziehungsweise zu einer Sequestrierung, von Flüssigkeit und Elektrolyten führt (ins Darmlumen, die ödematöse Darmwand und – bei fortschreitender Obstruktion – in die freie Bauchhöhle), die intravenös ersetzt werden müssen. Der Zustand des individuellen Patienten bestimmt, wie aggressiv Flüssigkeitsmanagement und hämodynamisches Monitoring sein müssen. Flüssigkeit der Wahl ist Ringer Laktat. **Das minimal notwendige Monitoring besteht in der Dokumentation der Urinausscheidung – falls indiziert, beim katheterisierten Patienten.** Oh, wie oft finden wir solche Patienten auf den ‚Internistischen Stationen' ohne Foley-Katheter – keiner weiß, wie viel Urin sie ausgeschieden haben (manchmal haben sie noch nicht einmal eine Magensonde). Anscheinend wird sich das niemals ändern …

Selbst die Patienten, die aufgrund einer akuten Einklemmung für eine dringliche Laparotomie gebucht sind, brauchen eine präoperative Vorbereitung (▶ Kap. 6). Manchmal haben Patienten mit einem Dünndarmverschluss einen intraabdominalen Hochdruck (wir haben Patienten mit einem ausgewachsenen abdominellen Kompartmentsyndrom gesehen), der fälschlicherweise den kardialen Füllungsdruck (CVP, Wedge) erhöhen kann. Diese Patienten benötigen eine noch aggressivere Flüssigkeitszufuhr zum Erhalt eines adäquaten kardialen Outputs.

Absaugen per Magensonde (MS)

„Meine Arbeit war hauptsächlich die eines Klempners am Verdauungstrakt. Ich habe an beiden Enden gearbeitet, aber meistens dazwischen" schrieb der verstorbene Owen H. Wangensteen aus Minneapolis. Und tatsächlich hat er in den 1930er Jahren die Magensonde als entscheidendes und unverzichtbares Hilfsmittel in die Behandlung des Dünndarmverschlusses eingeführt. Wie traurig und erbärmlich ist es also, dass wir heute – 90 Jahre später – sehen, dass Patienten mit der Diagnose Dünndarmverschluss mit aufgeblasenem Abdomen und grün besudeltem Pyjama aus der Notaufnahme aufgenommen werden, ohne dass ein Schlauch aus ihrer Nase ragt!

Man benötigt eine dicke Magensonde (mindestens 18 Ch Durchmesser). **Die MS hat sowohl eine therapeutische als auch eine diagnostische Funktion. Sie kontrolliert das Erbrechen (und senkt das Risiko für eine Aspiration), zielt aber hauptsächlich auf die Dekompression des dilatierten Magens und des proximal der Obstruktion gelegenen Darms ab.** Die Dekompression des Darms führt bei einem simplen Verschluss zu einer schnellen Schmerzlinderung und verringert die Überblähung. **Im Wesentlichen verhält sich das *proximal* des Hindernisses und *distal* des gastroösophagealen Übergangs gelegene Darmsegment wie eine eingeklemmte Darmschlinge (‚closed loop') – die Dekompression des Magens durch eine Magensonde macht daraus einen einfachen Verschluss; Schmerz, Übelkeit und Erbrechen werden gelindert. Beachte, dass bei einer Einklemmung oder closed-loop Strangulation die Schmerzen trotz der Magensonde nicht weniger werden.**

Das Legen einer MS ist äußerst unangenehm. Viele Patienten behalten es als die furchtbarste Erfahrung ihres Klinikaufenthalts in Erinnerung (und würden sich sicher heftig gegen jeden Versuch wehren, sie neu zu legen). Trotzdem kann die Prozedur wesentlich ‚angenehmer' gemacht werden – weiche die rigide Sonde für ein oder zwei Minuten in sehr heißem Wasser ein, sprüh ein Lokalanästhetikum in das Nasenloch des Patienten und benetze sie mit etwas Gleitmittel. Der Anschluss der MS an eine Saugung bringt keinen zusätzlichen Vorteil, die Schwerkraft wirkt zur Drainage genauso effektiv. (Lange naso-intestinale Sonden [Cantor, Linton, Moss, Andersen – vielleicht hast Du den ein- oder anderen Namen mal gehört] sind Spielzeuge ohne nachgewiesenen Nutzen – sie sind umständlich zu handhaben und verzögern dadurch die notwendige Operation. Wer in Deinen Abteilungsbesprechungen immer noch von ihnen spricht, ist in der Regel senil.)

Natürlich bist Du die Person, die sich jeweils zu vergewissern hat, dass die Spitze der MS im Magen liegt (Du weißt, wie man das mit einer großvolumigen Spritze macht. Unser Pflegepersonal ist da mittlerweile deutlich raffinierter – und ordert nach jeder einzelnen Anlage einer MS eine Thoraxübersicht ‚zur Lagekontrolle der MS'.) Und trotzdem, wie oft kommen wir in der Früh und finden eine in der Notaufnahme gelegte MS, deren Spitze sich im distalen Ösophagus aufrollt. Kein Wunder, wenn das Pflegepersonal Dir sagt, die hat ‚nichts gefördert' – falls sich in der Notaufnahme überhaupt jemand die Mühe gemacht hat, das Volumen im Auffangbeutel in der Kurve zu vermerken …

Operieren – aber wann?

Eine bis zwei Stunden Flüssigkeitsersatz sind bei der Behandlung jedes Patienten obligatorisch. Beurteile Deinen vorbereiteten und über eine MS entlasteten Patienten erneut. Wie ist das Schmerzmuster jetzt? Zeigt sich bei der wiederholten Untersuchung des Bauchs eine Verbesserung?

Eine sofortige Operation ist bei einer Minderheit von Patienten erforderlich, bei denen die Wahrscheinlichkeit einer Strangulation oder einer Darmschädigung hoch ist: die, denen es nicht besser geht, die anhaltende Schmerzen haben oder deren Bauch zusätzlich zu den oben beschriebenen Zeichen (z. B. stuhliger Inhalt in der MS, systemische Zeichen, pathologische Laborwerte) weiterhin sehr druckempfindlich ist. Natürlich sollten auch radiologische Befunde berücksichtigt werden.

Weil es den meisten Patienten nach diesem ‚Tropf-und-Saug' Verfahren besser geht, ist **am Anfang oft ein nicht-operativer Ansatz möglich.** Zu diesem Zeitpunkt kann man darauf wetten, dass Patienten mit einer radiologisch partiellen Obstruktion am Ende um eine Operation herumkommen, während diejenigen mit einem kompletten Verschluss am Ende im Operationssaal landen. **Aber wie lange kann man ohne Gefahr konservativ bleiben?**

Manche Chirurgen würden einen konservativen Versuch selbst bei einem eher ‚gutartigen' Bauch wegen der quälenden Angst vor einer Strangulation nach 24 h abbrechen, wenn der Patient bis dahin nicht abführt. Viele Chirurgen würden den konservativen Versuch auf 48 h begrenzen. Einige wenige andere sind bereit, unter sorgfältigem Monitoring des Patienten bis zu 5 Tagen weiterzumachen – besonders bei Patienten mit wiederholten Episoden eines Adhäsionsileus in der Vorgeschichte.

Liegt keine Indikation für eine sofortige Operation vor, **bevorzugen wir die Gabe eines wasserlöslichen Kontrastmittels (z. B. Gastrografin®), sobald die Diagnose eines Dünndarmverschlusses gestellt wird.** Gastrografin® ist ein hyperosmolares Agens, das die Darmtätigkeit ‚befördert' und unserer Ansicht nach zwei Zwecken dient: einem *diagnostisch-prognostischen* und einem *therapeutischen*.

Der ‚Gastrografin® (oder ein anderes wasserlösliches Kontrastmittel) Test'

Instilliere (eine oder zwei Stunden) nachdem der Magen entlastet worden ist 100 ml Gastrografin® in die Magensonde (und vergewissere Dich, dass der Patient kein Barium erhält – ▶ Kap. 4), die anschließend abgeklemmt wird. **Nach 4–6 h macht man eine einfache Abdomenübersichtsaufnahme.** Das ist keine formale radiologische Untersuchung unter Durchleuchtung.

Wie genau hilft uns diese Untersuchung?

— Das Vorhandensein von Kontrastmittel im Dickdarm beweist, dass das Darmlumen nicht vollständig verlegt ist. In vielen dieser Fälle wird das Gastrografin® dann bald rektal ausgeschieden – oft sitzt der Patient schon auf der Toilette, bevor er zum Röntgen geht … Bei einem partiellen Dünndarmverschluss wirkt Gastrografin® oft therapeutisch, indem es die Auflösung der Episode befördert. **Erreicht das Gastrografin® andererseits nicht innerhalb von 6 h (manche Chirurgen würden etwa länger warten …) das Kolon, ist das ein Hinweis auf eine vollständige Verlegung.** Die Wahrscheinlichkeit für ein spontanes Wiedereintreten der Darmtätigkeit ist nach einem erfolglosen Gastrografin®-Test sehr gering; **die meisten dieser Patienten benötigen sowieso eine Operation, warum also nicht jetzt operieren?**

— **Der fehlende Übertritt von Kontrastmittel aus dem Magen in den Dünndarm ist ein weiteres Zeichen für einen negativen Gastrografin®-Test** – es kennzeichnet einen signifikanten Gegendruck im verschlossenen Darm. Wenn Du also siehst, dass der Magen mit Gastrografin® gefüllt ist, dann weißt Du, dass weiteres Zuwarten zwecklos ist – Du musst operieren!

Ein computertomografischer Gastrografin® -Test funktioniert heutzutage genauso und liefert mehr Informationen. Wenn wir also einen Patienten mit einem vermuteten Adhäsionsileus während der Abendstunden aufnehmen und keine zwingenden Gründe für eine sofortige Operation vorliegen, dann machen wir einen Gastrografin®-Test, **und wenn das Gastrografin® den Dickdarm nicht bis zum Morgen erreicht hat, dann würden wir operieren.** Findest Du Kontrastmittel im Kolon, kannst Du davon ausgehen, dass der Patient sehr bald Stuhlgang haben wird. Wurde das CT ohne Gastrografin® angefertigt (was in der Notaufnahme häufig vorkommt), würden wir den Gastrografin®-Test am Morgen anordnen und, falls der Ileus bis dahin nicht behoben ist, die Operation für den frühen Nachmittag planen.

Natürlich sollte das Ergebnis des Gastrografin®-Tests mit dem vollständigen klinischen Bild korrelieren. Beachte, dass Gastrografin® eine chronische Einengung des Dünndarms passieren kann. **Damit man eine obstruktive Episode als ‚beendet' bezeichnen kann, sollten deshalb auch alle abdominellen Zeichen und Symptome verschwunden sein.**

Dieses Konzept war für uns der Anlass, den alten Aphorismus abzuwandeln; die neue Version sollte lauten: „**Lass einen Patienten mit einem kompletten Darmverschluss einer Operation niemals länger als 24 h entkommen**".

Der Gastrografin®-Test ist sicher. Die gefürchtetste Komplikation ist die Aspiration des hyperosmolaren Gastrografin® in die Lungen, wo es zu einem Ödem und einer Pneumonitis führt. Solange Dein Patient allerdings die Kontrolle über seine Atemwege hat (wenn er also nicht benommen ist und sein Magen vorher entlastet wurde) sollte das nicht passieren – bei keinem unserer Patienten ist es je dazu gekommen.

> Merke: fortbestehende Schmerzen, egal ob kolikartig oder gleichmäßig, die nach dem Legen einer Magensonde über Stunden anhalten, sind ein schlechtes Zeichen. Es bedeutet, dass Du operieren musst!

Antibiotika

In Tiermodellen verzögern Antibiotika die Schädigung des Darms und senken die Mortalität. Im klinischen Alltag gibt es bei konservativ behandelten Patienten keinen Grund für eine Antibiose, und wir operieren immer dann, wenn der Verdacht auf eine Darmschädigung besteht. Vor der Operation wird prophylaktisch eine Dosis eines Antibiotikums verabreicht, es gibt keinen Grund für eine darüberhinausgehende postoperative Antibiose; auch dann nicht, wenn Darm reseziert worden ist. **Die einzige Indikation für eine postoperative Antibiotikagabe wäre eine Darmgangrän mit nachgewiesener intraabdominaler Infektion.**

Vorgehen bei der Operation

Die meisten Chirurgen bevorzugen weiterhin den offenen Zugang. Der **Laparoskopische** – wird später erörtert.

Hier sind unsere Empfehlungen für die Durchführung der Operation:
- Die Auswahl des Zugangswegs bei einer Re-Laparotomie wurde bereits in ▶ Kap. 10 diskutiert, allerdings müssen wir Dich daran erinnern, iatrogene Enterotomien mit der damit verbundenen postoperativen Morbidität sorgfältig zu vermeiden. **Es mag seine Zeit dauern, bis Du einen Weg in die Bauchhöhle gefunden hast, aber bleibe geduldig, denn das könnte der längste Teil der Prozedur sein.** Der Rest ist normalerweise einfacher. In dieser Situation zählt die sanfte Hand des ‚langsamen' Chirurgen mehr als die des Macho-Cowboys – Hast kann das Tor zu einem Alptraum öffnen.

- **Finde eine kollabierte Dünndarmschlinge und verfolge sie nach proximal.** Sie wird Dich zum Ort der Obstruktion führen, der direkt unterhalb des erweiterten obstruierten Darms liegt. Kümmere Dich jetzt um die Ursache des Darmverschlusses, sei es eine einfache Bride oder abgeknickter Darm. Mobilisiere den betroffenen Darmabschnitt mittels scharfer und stumpfer Präparation sowie durch Zug an den beiden zu trennenden Strukturen.
- **Reseziere nur, wenn der Darm nicht mehr überlebensfähig oder das betroffene Segment nicht mobilisierbar ist.** Häufig ist eine ischämisch scheinende Darmschlinge nach der Freipräparation dunkel gefärbt. Reseziere sie nicht voreilig; packe sie in ein warmes, feuchtes Bauchtuch und warte geduldig ab. Normalerweise erscheint sie nach 10 min wieder rosig. Falls nicht, muss sie reseziert werden.
- Konzentriere Dich auf die für die Obstruktion verantwortliche Darmschlinge, **es ist nicht notwendig den gesamten Darm freizulegen und die verbliebenen unschuldigen Verwachsungen zu lösen.** Kosmetisch mag dieses Vorgehen ansprechend sein, aber die heute gelösten Verwachsungen werden sich morgen erneut bilden. Wie von Timothy Fabian zutreffend festgestellt: „Eine Adhäsiolyse aller Dünndarmverwachsungen ist nicht erforderlich, weil ich glaube, dass der Darm durch diese chronischen Verwachsungen ‚in seiner Durchgängigkeit fixiert' ist."
- Allerdings ist es ratsam, **nach einer Darmresektion** alle distal der Anastomose gelegenen Darmschlingen zu mobilisieren, um zu verhindern, dass sich vor einer zweiten Engstelle durch den Rückstau ein erhöhter Druck auf die Anastomose aufbaut und so möglicherweise zu einer Leckage führt.
- Gelegentlich scheint der **Darm an mehreren Orten verlegt** zu sein, ohne dass sich eine klare Unterscheidung zwischen erweitertem und kollabiertem Darm treffen lässt. Das ist bei Patienten nach mehreren Eingriffen wegen eines Dünndarmverschlusses oder bei einem Dünndarmverschluss in der frühen postoperativen Phase häufiger der Fall. In dieser Situation müssen die verklebten Darmschlingen entwirrt werden – noch einmal: sehr vorsichtig und geduldig, um den Darm nicht zu schädigen. Das ist in der Tat eine mühselige Operation!
- **Nachdem heutzutage so viele Patienten ein implantiertes Netz in ihrem Bauch tragen, wirst Du gelegentlich damit umzugehen haben.** Ein vorhandenes Netz, mit daran adhärenten Eingeweiden, kann jede Re-Laparotomie grauenhaft werden lassen, selbst wenn es nicht die direkte Ursache für die Obstruktion ist. Eröffnest Du ein ‚vernetztes Abdomen', dann versuche ober- oder unterhalb des Netzes Zugang in die Bauchhöhle zu bekommen. Von dort aus kannst Du Dich weiter vorarbeiten. Trotzdem wirst Du gelegentlich das Netz in der Mitte durchtrennen müssen. **Denke, wenn Du den Darm vom Netz trennst, daran, dass es besser ist, etwas Netz am Darm als etwas Darm am Netz zu belassen.** Entferne den Teil des Netzes, der den Verschluss verursacht hat, allerdings gibt es keinen Grund für eine ‚totale Meshektomie' – jegliches *inkorporierte* (nicht infizierte) Netz außerhalb der Problemzone sollte in Ruhe gelassen werden. Beim Bauchdeckenverschluss kann das Netz in die Naht einbezogen werden.

- Was bei einer **mit dem Dünndarmverschluss assoziierten Bauchwandhernie** zu tun ist, wird im nächsten Kapitel erörtert. Denk daran: Dein Hauptziel ist es, den Dünndarmverschluss zu beheben – sei jetzt nicht besessen von irgendwelchen ausgefallenen Hernienoperationen. **Nur unreife Chirurgen verwandeln einen Notfalleingriff in eine elektive Operation ...**

Wie man mit einer iatrogenen Darmverletzung während einer Adhäsiolyse umgeht

Transmurale Enterotomien sollten quer verschlossen werden. Verwende Deine beste Nahttechnik, aber sei vorsichtig – **aus undichten Enterotomien werden Alpträume!** Oberflächliche Einrisse der Serosa soll man in Ruhe lassen. Areale, aus denen sich die Mukosa hervorwölbt sollten mit einer seromuskulären Naht verschlossen werden.

Entlasten oder nicht?

Oh ja, das sprichwörtliche zweischneidige Schwert! **Einerseits behindert eine exzessive Erweiterung des Darms den Bauchdeckenverschluss und trägt so zum postoperativen intraabdominalen Hochdruck mit seinen wohlbekannten deletären physiologischen Konsequenzen bei.** Andererseits kann die Darmdekompression zu einem postoperativen Ileus beitragen und sogar zu einer Kontamination des Bauchfells führen.

Wie die meisten anderen würden wir den dilatierten Darm dann dekomprimieren, wenn der Bauchdeckenverschluss exzessiven Zug erfordern würde. Streife den Darminhalt sachte in Richtung Magen aus, wo der unglückliche Anästhesist ihn über die Magensonde absaugt. Melke den Darm *sehr vorsichtig* abschnittsweise aus, in dem Du sukzessive die Schlingen mit Deinen Fingern abklemmst, weil der verschlossene Darm dünnwandig und sehr leicht verletzlich ist. Vermeide zu starken Zug am Mesenterium – es kann zerreißen (erinnere Dich, dass eine Verletzung der peritonealen Oberfläche die Entwicklung von Adhäsionen befördert). Taste ab und zu den Magen ab – ist er voll, presse ihn vorsichtig zusammen und schüttle ihn, um die Durchgängigkeit der Magensonde wiederherzustellen. Bei einem distalen Dünndarmverschluss kannst Du den Darminhalt auch in Richtung des kollabierten Zökums melken.

Bedenkt man das Risiko einer groben bakteriellen Kontamination, ist eine offene Dekompression durch eine Enterotomie unklug (nein, es ist dämlich). Eine Nadeldekompression ist aufgrund des zähen Dünndarminhalts nicht effektiv. **Offensichtlich sollte eine offene Dekompression erfolgen, falls Darm reseziert wird** – führe einen Sauger mit perforierter Spitze (im englischen Sprachraum gerne ‚*Pool*sauger' genannt, obwohl er nach Dr. Eugene Poole aus dem Mt. Sinai Krankenhaus in New York benannt ist, der ihn 1918 erfunden hat) oder eine großlumige Drainage sanft und ‚passend zum Darm', durch die proximale Transsektionslinie ein und schiebe den Darm vorsichtig auf Deine Absaugvorrichtung. Versuche, eine Kontamination der Umgebung zu vermeiden! Beobachte zufrieden, wie sich der Überlaufbehälter der Absaugeinheit mit flüssiger Sch***e füllt – man spürt ein großes Erfolgsgefühl.

Suche den Darm vor dem Bauchdeckenverschluss noch einmal nach übersehenen Enterotomien ab. **(Merke: die fünf Minuten, die Du dafür investiert, können Dir Wochen oder Monate der Behandlung einer abdominalen Katastrophe oder eine Gerichtsverhandlung ersparen …).** Überprüfe die Blutstillung, weil eine ausgiebige Adhäsiolyse großflächig sickernde Wundflächen hinterlässt; intraperitoneales Blut fördert Ileus, Infektion und die Ausbildung weiterer Adhäsionen. Verschließe den Bauch sicher. **Ein Dünndarmverschluss legt die Grundlage für eine Wunddehiszenz und ein Ticket zur M&M Konferenz.**

Ein Wort über Geduld

Spätestens jetzt wirst Du verstanden haben, dass eine Laparotomie wegen eines Dünndarmileus unter bestimmten Umständen, beispielsweise wegen multipler Verwachsungen oder einer Strahlenenteritis, eine lange und schwierige Operation sein kann. Wenn Du einen Eingriff mit der Erwartung einer schnellen und einfachen Prozedur beginnst und dann mit einem Alptraum von Abdomen konfrontiert bist, musst Du zuallererst Deine mentale Uhr auf Null zurückstellen. Tust Du das nicht, könntest Du versucht sein, den Eingriff hastig zu Ende zu bringen, was unausweichlich zu einer Katastrophe mit multiplen ungewollten Enterotomien, Kontamination der Bauchhöhle und letztlich zu einer noch längeren und gefährlicheren Operation führt. Wenn Du unerwartet so einen Katastrophenbauch eröffnest, informiere sofort alle, dass der Eingriff jetzt ein paar Stunden dauern wird, während Du all die Darmschlingen entwirrst, die nötig sind, um zum eigentlichen Problem zu gelangen und es zu beheben. Und anschließend nimmst Du Dir die Zeit und behebst es sorgfältig und langsam.

Laparoskopischer Zugang (Abb. 19.2)

Die laparoskopische Behandlung eines Dünndarmverschlusses kann aus mehreren Gründen eine sehr attraktive Option sein:

— In vielen Fällen ist ein einzelner Scherenschlag alles, was es braucht, und den Patienten für die Durchtrennung einer Bride einer großen Laparotomie zu unterziehen ist ein Jammer!
— Ein wesentlicher Teil des Erholungsprozesses nach einer Laparotomie hängt mit dem Ileus zusammen, der durch den Umgang mit den bereits erweiterten Darmschlingen entsteht. Vermeidet man deren Manipulation, resultiert das in erfahrenen Händen in einer sehr schnellen Erholung – fast so, als hätte sich die Obstruktion spontan gelöst. Du kannst tatsächlich beobachten, wie sich der Darminhalt ausbreitet, sobald das Hindernis beseitigt ist, und wie die Peristaltik unter Deinem laparoskopischen Blick wieder beginnt. Der Ablauf in die MS wird schnell weniger und erlaubt so deren frühe Entfernung, die frühe Nahrungsaufnahme und schnelle Entlassung – in erfreulichen Fällen manchmal schon am 1. postoperativen Tag.

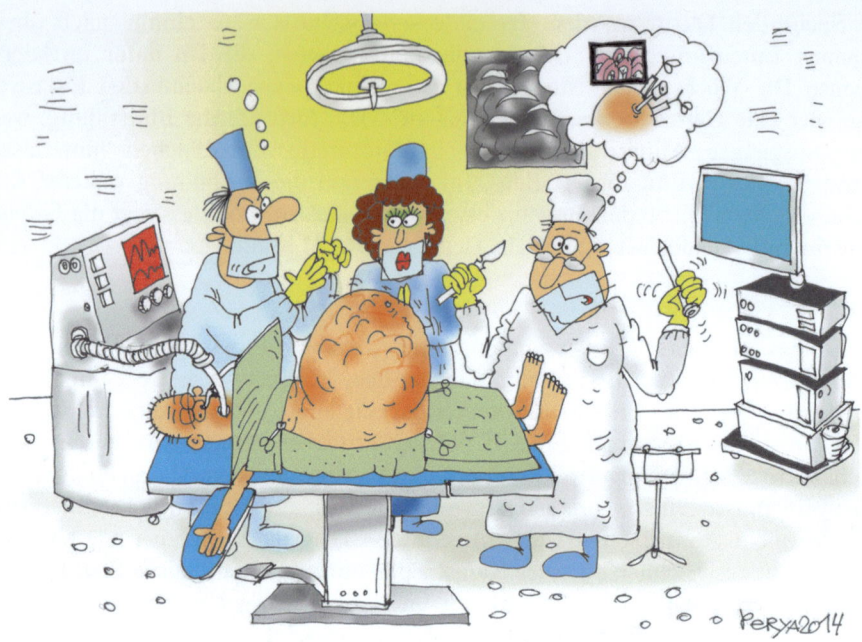

Abb. 19.2 Assistent: „Herr Chefarzt, darf ich es laparoskopisch versuchen? Wo soll ich den ersten Trokar platzieren?" Chef: „Idiot! Das ist ein klassischer Fall für den Roboter. Bringt ihn rein!"

— Da jede Laparotomie neue Adhäsionen induziert und sich zum Risiko zukünftiger Obstruktionen aufaddiert, macht der Versuch, eine weitere zusätzliche Schädigung zu vermeiden, Sinn. Eine Laparoskopie verursacht kaum Adhäsionen, obwohl der Beweis weiter aussteht, dass die laparoskopische Adhäsiolyse tatsächlich die Inzidenz zukünftiger Verschlussereignisse senkt.

Diese Vorteile sollten sehr sorgfältig gegen die möglichen Risiken abgewogen werden. Dieser Eingriff setzt fortgeschrittene laparoskopische Fähigkeiten voraus! Das Risiko einer Darmverletzung und einer unkontrollierten Ausbreitung von Darminhalt aus dem verlegten Darm kann in einer schweren und sogar tödlichen Sepsis enden.

Wenn Du den laparoskopischen Zugang gerne versuchen möchtest, suche Dir gezielt leichtere Fälle aus:
— Erstmaliger Dünndarmverschluss.
— Das Abdomen ist nicht exzessiv aufgebläht (zum Beispiel beim eher proximalen Dünndarmverschluss).
— Stabiler Patient, der auch ein längeres Pneumoperitoneum – zusätzlich zu einem bereits aufgeblähten Bauch – toleriert.

19 Dünndarmverschluss

Ein paar technische Tipps:
- Der erste Port sollte über einen *offenen Zugang* und entfernt von der alten Inzision gesetzt werden.
- Versuche, Dich distal entlang des kollabierten Darms ‚rückwärts' zu arbeiten, bis Du den Ort der Obstruktion identifizieren kannst.
- Versuche das Mesenterium, und nicht den eigentlichen Darm, zu fassen; ein kleiner Riss im Mesenterium ist besser als eine unbeabsichtigte Darmperforation.
- Bewege Dich langsam und nutze die Kippfunktion des Tisches und die Schwerkraft als Hilfe bei der Mobilisation und Retraktion des Darms – grade bei den schweren, flüssigkeitsgefüllten verlegten Schlingen.
- Sei vorsichtig bei Adhäsionen *zwischen den Darmschlingen!*

Am allerwichtigsten – sei nicht stur; Du musst wissen, wann Du abbrechen musst – bevor Du zu viele Löcher bohrst.

Besondere Umstände

Das unberührte Abdomen

Patienten, die sich mit dem Bild eines Dünndarmverschlusses, aber ohne vorausgegangenen abdominellen Eingriff in der Anamnese vorstellen, bedürfen besonderer Aufmerksamkeit: Hier musst Du andere Ursachen für den Dünndarmverschluss als Adhäsionen vermuten, einschließlich exotischer Ursachen; zum Beispiel die wahrscheinlich einzige *Obturatorhernie*, die Du in Deiner glorreichen chirurgischen Karriere diagnostizieren und behandeln wirst.

Der Patient präsentiert sich also mit den klinischen und radiologischen Zeichen eines Dünndarmverschlusses, aber ohne die Narben vorausgegangener abdomineller Eingriffe. Was tun?

> Frage zuallererst noch mal nach sämtlichen vorausgegangenen Eingriffen, eingeschlossen die Entfernung dieser Ovarialzyste mit der kleinen Narbe, die sich im Nabel versteckt; und wo Du schon dabei bist, warum untersuchst Du die Leisten nicht noch einmal nach inkarzerierten Hernien?

Frage außerdem nach vorausgegangenen Krebserkrankungen (Melanome metastasieren typischerweise in den Dünndarm), vorausgegangenen konservativ behandelten stumpfen Bauchtraumata in der Anamnese (mit resultierenden Adhäsionen) oder nach dem kürzlichen Verzehr von Bezoar formenden Lebensmitteln (z. B. Dattelpflaumen), und so weiter.

Früher einmal war ein kompletter Dünndarmverschluss in einem Bauch ohne Narben eine Indikation für eine Laparotomie. **Aber heutzutage ist ein CT der richtige Weg (nimm wasserlösliches Kontrastmittel) – hauptsächlich zum Ausschluss** von Situationen, in denen eine Operation vermieden werden kann; zum Beispiel ein Dünndarmverschluss bei einem vermuteten, aber bisher nicht diagnostizierten Morbus Crohn (▶ Kap. 24) oder einer Bolusobstruktion (siehe unten).

Die Liste der möglichen anderen Ursachen für einen nicht adhäsiven mechanischen Dünndarmverschluss ist endlos, sie schließt Bauchwandhernien (die, die Du bei der Untersuchung übersehen hast), bösartige Erkrankungen (z. B. Zökumtumore), Entzündungskonglomerate (z. B. ‚verlorene' Gallensteine), innere Hernien (z. B. eine paraduodenale Hernie), die Bolusobstruktion (etwa den Gallensteinileus) und so weiter ein. Es ist sinnlos, weiter darüber nachzudenken; mach einfach das CT und schließe dann, falls indiziert, die Laparotomie/Laparoskopie an. **In der Mehrzahl der Fälle hat ein konservativer Behandlungsversuch hier keinen Platz.**

Invagination

Obwohl sie bei pädiatrischen Patienten häufig vorkommt (▶ Kap. 34) ist die Invagination bei Erwachsenen sehr selten Ursache für einen Dünndarmverschluss. Bei Erwachsenen ist der ‚Ausgangspunkt' gewöhnlich organisch (z. B. ein Neoplasma, entzündliche Veränderungen) und selten *idiopathisch* wie bei Kindern. Patienten mit einer Dünndarm- oder Ileozökalinvagination zeigen unspezifische Zeichen einer Dünndarmobstruktion. Die präzise Diagnose kann durch Ultraschall oder CT gestellt werden, sie zeigen die *charakteristischen multiplen konzentrischen Ringe* (Darm in Darm), ändern aber nichts daran, was Du tun musst – operieren und das betroffene Darmsegment resezieren. Auch wenn es umstritten ist, so würden manche dennoch versuchen, die Invagination zu reponieren, falls keine äußeren Hinweise für eine Ischämie oder ein Malignom vorliegen; und wenn nach der Reposition kein Ausgangspunkt gefunden wird (z. B. bei einer idiopathischen Invagination) könnte man den Darm in Ruhe lassen. Wenn der Darm über eine lange Strecke invaginiert ist, kann eine ‚partielle' Reposition des Darms das Ausmaß der Resektion auf die Umgebung des Ausgangspunktes beschränken, und so etwas mehr Darmlänge erhalten.

Und noch eins: Du solltest zwischen einer Invagination als Ursache einer Obstruktion und einem *Gelegenheitsbefund* auf einem CT-Bild unterscheiden. Letztere findet man auf einem CT, das aus anderen Gründen als einer Obstruktion veranlasst worden ist, und die wahrscheinlich auf dem Boden einer Hyperperistaltik entstanden ist. **Sie ist harmlos, intermittierend, physiologisch und bedarf keiner Intervention – trotz des Drucks, sie ‚zu beheben'.** Vergewissere Dich einfach, dass auf einer qualitativ guten CT oder MRT ‚Enterografie' kein Ausgangspunkt zu sehen ist. Wenn Du dem Druck nachgibst („Laparoskopie ist harmlos, schau einfach rein, um sicher zu gehen …") merkst Du vielleicht schnell, dass Deine Suche vergebens ist, Du dann den Bauch aufmachst („nur sicherheitshalber abtasten …") und sogar ein unschuldiges Segment resezierst.

Der bekannte Krebspatient

Wird ein Patient ein oder zwei Jahre nach einer Operation wegen eines Magen-, Kolon- oder Ovarialkarzinoms mit einem Dünndarmverschluss aufgenommen, solltest Du zunächst einmal versuchen, Informationen über den Befund bei der ersten Laparotomie zu erhalten. Je weiter fortgeschritten der Krebs, umso größer die Wahrscheinlichkeit, dass Malignität und nicht Verwachsungen die Ursache der Obstruktion sind. Kachexie, Aszites oder eine Raumforderung im Abdomen legen klinisch eine diffuse Karzinomatose nahe. **Diese Patienten stellen medizinisch und ethisch ein Dilemma dar.** Einerseits wünscht man sich, den Verschluss zu beheben und dem Patienten noch einmal etwas Lebensqualität herbeizuzaubern. Auf der anderen Seite versucht man, einem todgeweihten Patienten eine unnötige Operation zu ersparen. Jeder Fall sollte individuell beurteilt werden. **Fehlen die Merkmale einer fortgeschrittenen Erkrankung – die jede Hoffnung auf Palliation ausschließt – ist eine Operation wegen eines kompletten Darmverschlusses zu rechtfertigen.** Oftmals finden sich Adhäsionen, in anderen Fällen kann ein durch lokale Ausbreitung oder Metastasen verschlossenes Darmsegment reseziert oder sogar durch einen Bypass umgangen werden.

Wenn klinisch oder anhand der CT-Bilder eine diffuse Karzinomatose vermutet wird, kann die Anlage einer palliativen perkutanen Gastrostomie zur Entlastung eine vernünftige Option sein; sie erlaubt dem Patienten zu trinken und friedlich zu Hause oder in einer Hospizumgebung zu sterben. Selbst wenn der maligne Verschluss behoben werden kann, kannst Du eine (prophylaktische) Gastrostomie erwägen. Einige Monaten später, wenn der Dünndarmverschluss erneut eintritt, wäre eine Gastrostomie eine wertvolle Hilfe. Findest Du nach der Eröffnung den Bauch von Krebs ‚ausgemauert', dann stochere nicht zu viel herum. Lege einfach eine perkutane Ernährungssonde (falls denn der Magen leicht zugänglich ist) und zieh Dich zurück. **Lass den Patienten in Frieden sterben, nicht stückweise (in peace, and not in pieces),** und ohne, dass ihm Darminhalt aus einer Leckage den Bauch durchweicht …

Ein ehrliches Gespräch mit dem Patienten, seiner Familie und seinem Onkologen ist entscheidend, um die optimale Balance zwischen ‚Heilung', Palliation und aussichtslosen Maßnahmen zu finden. **Es kann sein, dass Dir einige der neueren ‚Biologicals' nicht bekannt sind, die bei manchen Krebsen das Überleben verlängern, und die heutzutage manche ‚sinnlosen' Eingriffe weniger sinnlos machen (das Melanom ist ein gutes Beispiel).**

> In Zweifelsfällen kann es besser sein, zu operieren und eine Karzinomatose im Endstadium vorzufinden, als eine leicht behandelbare Obstruktion zu übersehen.

Strahlenenteritis

Ein Dünndarmverschluss als Folge der Strahlentherapie eines Malignoms in Abdomen oder Becken entwickelt sich gewöhnlich erst Monate oder Jahre nach der Bestrahlung. Charakteristisch ist eine erbarmungslose Abfolge multipler Episoden partieller Dünndarmverschlüsse, die anfangs noch auf konservative Maßnahmen ansprechen, schließlich aber in einem vollständigen Verschluss kulminieren. Dazu kommt die Unsicherheit, ob dem Verschluss ein Malignom oder Adhäsionen zugrunde liegen. Man hofft immer, dass es sich um Adhäsionen handelt, weil ein strahlenbedingter Dünndarmverschluss in der Tat eine ‚Hiobsbotschaft' ist.

Zwingt einen der komplette Verschluss zu einer Operation, findet man bestrahlte Darmschlingen vor, die miteinander und mit benachbarten Strukturen verklebt oder verschweißt sind. Der papierdünne Darm zerreißt leicht. Versehentliche Enterotomien sind häufig, schwer zu reparieren und führen oft zu postoperativen Fisteln. Sind die betroffenen Segmente kurz, reseziert man sie am besten; findet man allerdings lange, meistens im kleinen Becken verbackene Segmente vor, besteht der sicherste Ausweg aus dieser Klemme in der Anlage eines entero-enterischen oder enterokolischen Bypasses zwischen nicht bestrahltem Darm. Unabhängig vom gewählten Vorgehen ist ein postoperatives Kurzdarmsyndrom häufig. **Auf lange Sicht ist die Prognose schlecht – die Strahlenenteritis ist fast so schlimm, wie das Malignom, das durch die Bestrahlung unter Kontrolle gebracht werden sollte.**

Wiederkehrende multiple Episoden von Dünndarmverschlüssen

Der Patient wird typischerweise alle zwei Monate wegen eines Dünndarmverschlusses aufgenommen und ist deswegen in der Vergangenheit bereits mehrfach operiert worden. Wie sollte er behandelt werden?

Wir würden ihn wie jeden anderen Patienten behandeln, der sich mit einem adhäsiven Dünndarmverschluss vorstellt. Glücklicherweise handelt es sich bei den meisten Episoden um einen ‚partiellen' Verschluss, der auf konservative Maßnahmen anspricht. Entwickelt sich eine vollständige Verlegung, ist offensichtlich eine operative Behandlung notwendig. Manchmal wird empfohlen, weiteren Episoden durch eine Plikation von Darm oder Mesenterium oder durch Schienung mit einem langen Schlauch vorzubeugen. Die Evidenz für solche Manöver ist bestenfalls anekdotisch. Wir praktizieren sie nicht. Gelegentlich entwickelt ein Patient in der frühen Phase nach der Operation eines Adhäsionsileus eine Obstruktion: das ist ein Fall par excellence für ein verlängertes nicht-operatives Vorgehen, bei dem der Patient vollständig parenteral ernährt wird, bis sich Adhäsionen ausbilden und sich die Obstruktion auflöst (siehe ▶ Kap. 41).

Unserer Erfahrung nach wissen die meisten dieser ‚Vielreisenden in Sachen Dünndarmverschluss' besser als der diensthabende Assistenzarzt (oder der Chirurg), wie man ihre Verschlussepisoden behandelt. Hör auf das, was sie zu sagen haben. Sie wissen, dass nicht bei jeder Episode ein CT notwendig ist!

Gelegentlich wird man von Patienten oder ihren Ärzten um eine elektive Adhäsiolyse gebeten, die weiteren Episoden eines Adhäsionsileus vorbeugen soll. Das klingt natürlich verlockend. Aber jeder, der das einmal versucht hat, weiß, dass diese Patienten selbst nach einer vollständigen und höchst zufriedenstellenden Adhäsiolyse mit demselben Problem wiederkommen können. **Unser Ratschlag: operiere ausschließlich wegen eines Dünndarmverschlusses, der sich nicht löst – prophylaktische Operationen funktionieren nicht.**

Aber sage natürlich niemals nie ...

Gallensteinileus

Ein Gallensteinileus entwickelt sich typischerweise bei älteren Patienten mit Cholezystolithiasis, die über lange Zeit besteht. Er wird durch die Erosion eines großen Gallensteins in ein nahe gelegenes Darmsegment – gewöhnlich das Duodenum – verursacht, der dann nach distal wandert, bis er im engen Ileum festsitzt. **Das Erscheinungsbild ist gewöhnlich vage, da der Stein sich anfangs spontan befreien kann – und so intermittierende Episoden einer partiellen Verlegung verursacht.**

Wenn Du erst einmal gewohnheitsmäßig und obsessiv auf jeder angeforderten Röntgenaufnahme (oder auch CT) des Abdomens nach *Luft in den Gallenwegen* suchst, wirst Du die Diagnose niemals übersehen. Die Luft tritt über die durch den erodierten Gallenstein geschaffene entero-cholezystische Fistel in die Gallenwege über (erinnerst Du Dich noch an die Differentialdiagnosen der Pneumobilie? Falls, nicht, schlag noch mal in ▶ Kap. 5 nach).

Die Behandlung ist operativ und sollte an die Situation des Patienten angepasst werden. Kümmere Dich bei hinfälligen und kranken Patienten nur um den Dünndarmverschluss – lass die Gallenblase in Ruhe. Nachdem sie jetzt spontan in das Duodenum drainiert, ist die Wahrscheinlichkeit, dass sie weitere Probleme bereitet, sehr gering. Setze also einfach eine Enterotomie *proximal* des Steins, entferne ihn und suche nach weiteren Steinen im davor liegenden Darm – Du willst nicht erneut operieren müssen! Bei Patienten, die jünger und einigermaßen gesund und fit sind, möchtest Du Dich vielleicht auch um die Ursache des Problems kümmern – die Gallenblase. Entferne die Gallenblase und verschließe den Defekt im Duodenum: setze Deine Nahtreihe transversal, um eine Einengung des Duodenums zu vermeiden. **Aber noch einmal: die Gallenblase *nicht* zu entfernen, nachdem Du Dich um den verlegenden Gallenstein gekümmert hast, ist eine absolut vernünftige Option.**

Dann gibt es die, die glauben, dass es eine noch bessere Option gibt: sie würden jeden in der Gallenblase verbliebenen großen Gallenstein über eine Cholezystotomie entfernen und die Gallenblase einfach wieder verschließen – in dieser Situation viel einfacher und sicherer als eine Cholezystektomie.

Bezoare

Bezoare sind dicht gepackte Ansammlungen, oder ‚Kugeln', aus teilweise verdautem oder unverdautem Material, die sich im Magen bilden und anschließend nach distal wandern, wo sie das terminale Ileum verschließen können. Du kannst einer der folgenden Arten von Bezoaren begegnen:

- **Phytobezoare:** Teilweise verdaute Konglomerate aus Gemüse oder Obst, die sich bei Patienten mit veränderter Magenphysiologie (etwa nach Magenresektion, Vagotomie oder bariatrischen Eingriffen, und sogar bei Patienten mit einer diabetischen Gastroparese) bilden, bei Liebhabern von Naturkost und bei betagten ‚hab-vergessen-zu-kauen' Menschen. Viele Obst- und Gemüsesorten sind betroffen, vor allem, wenn sie in großen Mengen verzehrt werden (Moshe erlitt einmal einen partiellen Dünndarmverschluss, nachdem er innerhalb einer Stunde eine ganze Tüte Babymöhren verzehrt hatte; große

Mengen Popcorn können dasselbe bewirken), aber der Verzehr von Kakis ist in dieser Hinsicht besonders berüchtigt – bei diesen Patienten treten mehrere Verschlussepisoden auf.
- **Trichobezoare:** Sie kommen am häufigsten bei jüngeren Patienten mit einer psychischen Störung vor, die ihre eigenen Haare kauen und verschlucken. Trichobezoare bilden sich im Magen aus und erreichen oft eine enorme Größe; sie zerbrechen in mehrere Stücke und migrieren in den Dünndarm, den sie an mehreren Stellen verschließen können.
- **Bezoare aus Parasiten:** Sie bestehen aus Ansammlungen von Parasiten wie etwa *Ascaris lumbricoides,* die das distale Ileum verlegen können. Das ist offensichtlich in Endemiegebieten häufig.

Die Patienten stellen sich gewöhnlich unter dem Bild eines partiellen oder ‚vor sich hin schwelenden' Dünndarmverschlusses und einem jungfräulichen Abdomen vor. Die Vorgeschichte ist wegweisend und die CT-Bilder – die den eigentlichen intraluminalen Bezoar zeigen – diagnostisch. Ein Versuch mit Gastrografin kann die verlegenden Parasiten, oder andere Formen von Bezoaren, lösen und in das Zökum drücken. Wenn es sich allerdings um einen vollständigen Verschluss handelt, musst Du operieren und mit dem Bezoar wie bei einem Gallenstein verfahren (siehe oben). **Manche Bezoare lassen sich allerdings fragmentieren und, ohne dass eine Enterotomie notwendig wird, vorwärts melken.** Es ist entscheidend, den kompletten Dünndarm, das Duodenum (und den Magen) eingeschlossen, nach weiteren Bezoaren zu palpieren und sie alle zu entfernen. **Tatsächlich empfiehlt es sich, intraoperativ (oder am nächsten Morgen) zu gastroskopieren und den ‚Mutterbezoar' zu entfernen, bevor sich weitere Fragmente lösen.** Ein präoperatives CT kann Dir beim Mapping dieser zusätzlichen Bezoare helfen. **Du möchtest doch nicht, dass der Patient kurz nach der Operation einen – durch einen übersehenen Bezoar verursachten – Dünndarmverschluss entwickelt, zu dessen Entfernung eine weitere Laparotomie nötig ist, nicht wahr?**

Dünndarmverschluss nach Gastrektomie

Mit dem Verschwinden der Gastrektomie wegen gutartiger Erkrankungen und seit dem Rückgang der Magenkarzinome gibt es nicht mehr viele Patienten, die nach einer Magenresektion einen Dünndarmverschluss entwickeln, dennoch kommt es vor. **Seitdem allerdings bariatrische Eingriffe wie Pilze aus dem Boden schießen, ist diese Entität wieder relevant geworden.**

Mögliche Ursachen für einen Dünndarmverschluss bei diesen Patienten sind:
- **Ein einfacher Adhäsionsileus** – Häufiges ist häufig! (siehe oben).
- **Das Rezidiv eines Magenkarzinoms,** bei dem die Dünndarmschlingen aufgrund einer Peritonealkarzinose zu einem Konglomerattumor ‚verbacken' sind (siehe oben).
- **Ein Bolusverschluss durch Bezoare,** die sich tendenziell nach säurereduzierenden Eingriffen entwickeln (siehe oben).

- **Eine innere Herniation** von Dünndarm durch einen Defekt im Mesokolon oder hinter der für die Billroth II (oder Y-Roux) zur Gastrostomie benutzten Jejunumschlinge – gleich ob ante- oder retrokolisch.
- **Verdrehung oder Volvulus** redundanter afferenter oder efferenter Jejunumschlingen.
- Eine weitere spezifische Form der Obstruktion ist die **jejunogastrische Invagination.** Sowohl die afferente als auch die efferente Schlinge können in den Restmagen invaginieren, die *retrograde* Invagination der efferenten Schlinge kommt allerdings häufiger vor. Dies kann sowohl wenige Tage als auch noch viele Jahre nach einer Gastrektomie vorkommen. Plötzlich beginnende epigastrische Schmerzen, Erbrechen und Bluterbrechen sowie eine tastbare epigastrische Resistenz bilden bei einem Patienten nach vorausgegangenem Mageneingriff den klassischen Dreiklang.
- Eine **Verlegung der *afferenten* Schlinge,** durch welchen der oben angeführten Mechanismen auch immer, führt bei Patienten nach einer Billroth II Operation zu einer „closed loop obstruction" (zwischen dem Ort der Obstruktion und dem Duodenalstumpf). Der erhöhte intraluminale Druck geht gemeinhin mit erhöhten Pankreaswerten (Amylase) und, wenn man die Obstruktion nicht beseitigt, mit einer Nekrose der beteiligten Schlinge sowie des anschließenden Duodenums einher. **Das klinische Bild von epigastrischen Schmerzen, einer Resistenz im Oberbauch und Hyperamylasämie kann Dich so verwirren, dass Du denkst, Du hättest es mit einer akuten Pankreatitis zu tun.**

Offensichtlich ist das Risiko, dass der Darm abknickt, rotiert, herniert oder verlegt wird umso größer, je komplexer die ursprüngliche Rekonstruktion nach der Gastrektomie ist, je mehr potenzielle Defekte im Peritoneum geschaffen werden und je ‚lockerer' die diversen Darmschlingen liegen. (Jetzt verstehst Du, warum wir die Billroth I Operation zur Rekonstruktion nach Gastrektomie bevorzugen!).

Das häufige Erbrechen, das kaum aufgetriebene Abdomen und der Mangel an erweiterten Dünndarmschlingen auf der Abdomenübersicht legen die proximale Lage des Verschlusses nahe. Ein CT mit oralem Kontrastmittel ist ein superbes diagnostisches Hilfsmittel und zeigt die exakte Anatomie der Obstruktion. Gelegentlich braucht es zur Abklärung der Situation eine Endoskopie. **Du musst begreifen, dass die akute Verlegung der *afferenten* Schlinge ein dringender Notfall ist – Du musst operieren, bevor die „closed loop obstruction" zu einer kompletten Nekrose des Duodenums führt.**

Bei der Operation muss die Anatomie wiederhergestellt werden, und das beinhaltet die Resektion nicht lebensfähiger Darmschlingen und die Rekonstruktion des oberen Gastrointestinaltrakts, so, wie Du es nach einer partiellen oder totalen Gastrektomie tun würdest.

Dünndarmvolvulus

Gelegentlich auch ‚Mitteldarmvolvulus' genannt – im Unterschied zum **Volvulus des ‚Vorderdarms'** (des Magens, siehe ▶ Kap. 15) und **des ‚Hinterdarms'** (▶ Kap. 25).

Ein Volvulus – die strangulierende Torsion eines Darmsegments um eine durch Bride oder Adhäsion gebildete Achse – kommt beim Adhäsionsileus häufig vor. Ein an einem Meckel-Divertikel hängendes umschriebenes Dünndarmsegment kann ebenfalls torquieren. **Aber wie steht es mit dem ‚spontanen' Volvulus – der den gesamten, oder fast den gesamten, Dünndarm betrifft?**

Während **der spontane Volvulus des Dünndarms** in der entwickelten Welt nur sehr selten vorkommt, ist er in den ländlichen Regionen des indischen Subkontinents, Zentralasiens und Afrikas nicht ungewöhnlich. Er scheint bei gesunden Bauern, die zu einem ausgedehnten Abendessen nach Hause kommen oder, in muslimischen Ländern, während des Fastenmonats Ramadan – wenn in der Nacht nach einem langen Fastentag ausgiebige Mahlzeiten verzehrt werden – häufiger aufzutreten. Der gemeinsame Entstehungsweg scheint die plötzliche Ankunft einer großen Menge unverdaulicher, ballaststoffreicher Nahrung im leeren Dünndarm zu sein. Die plötzliche Überdehnung erzeugt Dreh-Knick-Kräfte.

Bei der Operation ist der verdrehte Darm typischerweise literweise mit lehmartiger, unverdauter Nahrung gefüllt und hängt oft an einem ungewöhnlich langen Mesenterium. Gelegentlich tritt ein Dünndarmvolvulus gemeinsam mit einem Sigmavolvulus auf und formt dabei einen sogenannten **Ileo-Sigmoid Knoten,** bei dem sich Ileum und Sigma umeinanderwickeln, einen Knoten bilden und gangränös werden. Ein langes, schmales Mesenterium von Dünndarm und Sigmoid scheint dafür Voraussetzung zu sein.

Wie bei jeder anderen Erkrankung, die zu einer akuten Durchblutungsstörung des Darms führt, **stellen sich die Patienten mit starken Schmerzen im Mittelbauch vor, die in keinem Verhältnis zum abdominellen Befund stehen;** des Weiteren dominieren die systemischen Zeichen von Hypovolämie und Toxineinschwemmung das Bild dramatisch. Eine Operation ist dringlich indiziert, bei der mit dem ischämischen Darm wie oben diskutiert verfahren wird.

Malrotation des Darms

Meistens fällt eine **Malrotation des Mitteldarms** bereits in den ersten Lebenstagen oder -wochen auf. Der Rest präsentiert sich sporadisch während der Kindheit und sogar bei Erwachsenen. Die Anatomie der Malrotation ist in ◘ Abb. 19.3 dargestellt: achte darauf, wie nahe die duodenojejunale Flexur (Punkt X) dem Zökum (Punkt Y) ist, und wie schmal, und deshalb anfällig für eine Torsion, das Mesenterium ist.

Die Strangulation des Mitteldarms durch den Volvulus kann bei diesen Patienten akut auftreten, häufiger gehen dem Volvulus jedoch besonders bei älteren Kindern und Erwachsenen **wiederkehrende Attacken kolikartiger Schmerzen in Ober- und Mittelbauch,** intermittierendes galliges Erbrechen und eine Linderung durch Durchfälle voraus. Um es nochmal zu sagen, Patienten, die sich mit einem akuten Volvulus des Mitteldarms vorstellen, leiden unter starken Schmerzen und wirken krank, haben aber bei der körperlichen Untersuchung minimale abdominelle Befunde!

Klassischerweise hat die Kontrastmitteluntersuchung zur Diagnose geführt: der Verlust des duodenalen C im Bariumbreischluck (Korkenzieher Duodenum)

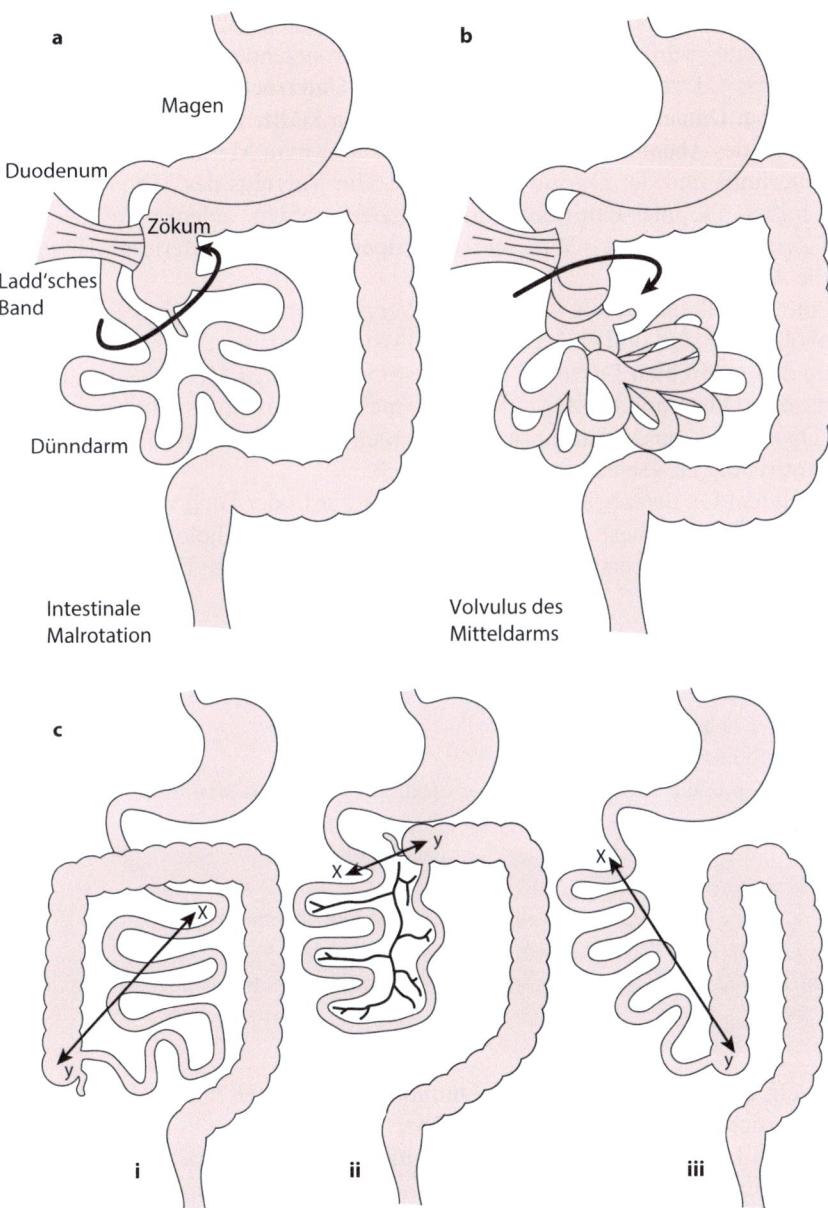

Abb. 19.3 a–c Malrotation und Volvulus des Dünndarms; **ci** normal; **cii** Malrotation; und **ciii** nach dem Ladd' Manöver. X = duodenojejunale Flexur; Y = Zökum. Modifiziert nach: Youngson GG. Common Pediatric Disorders. Royal College of Edinburgh, 1998.

und die Verlagerung der duodenojejunalen Flexur nach rechts der Mittellinie. Ein Bariumeinlauf würde ein hoch unter der Leber sitzendes Zökum zeigen. **Allerdings ist das CT zum optimalen diagnostischen Untersuchungsverfahren geworden, sie zeigt den Dünndarm vollständig in der rechten Hälfte und das Kolon in der linken Hälfte des Abdomens gelegen.** Ebenso erkennt man Merkmale des verdrehten Mesenteriums und der Darmwandischämie. Ein Volvulus des Mitteldarms kann auch mittels Doppler-Ultraschall diagnostiziert werden, indem man das ‚Whirlpool-Zeichen' nachweist – V. mesenterica superior und Mesenterium wringen sich um die A. Mesenterica.

Eine Notfalllaparotomie ist zwingend. Vergiss nicht, dass diese Patienten stark hypovolämisch sind und eine aggressive Flüssigkeitssubstitution brauchen. Detorquiere den verdrehten Darm bei der Operation *gegen den Uhrzeigersinn*. Ischämischer, toter Darm muss reseziert werden – meistens muss massiv reseziert werden. Zur Diskussion, ob Anastomosieren oder nicht und ob eine second-look Operation notwendig ist – schlag in ▶ Kap. 22 nach.

Nachdem Du den abgestorbenen Darm reseziert oder Dich von seiner Lebensfähigkeit überzeugt hast, möchtest Du Dich jetzt der pathologischen Anatomie der Malrotation zuwenden, indem Du tust, was William E. Ladd unten beschrieben hat.

- 1. Durchtrenne die Peritonealfalten (Ladd'sche Bänder), die vom Zökum zur Leber ziehen und das Duodenum komprimieren.
- 2. Mobilisiere das rechte Kolon.
- 3. Mobilisiere die duodenojejunale Flexur, löse das Treitzsche Band – begradige die duodenale Schleife.
- 4. Durchtrenne jede kräftige Peritonealfalte, die die A. mesenterica superior komprimiert.
- 5. Ordne den Darm nach dem in ◘ Abb. 19.3ciii abgebildeten Schema neu – beachte, dass Punkt X jetzt weit von Punkt Y entfernt ist.
- 6. Entferne die Appendix, um einer ‚atypisch gelegenen' Appendizitis vorzubeugen.

Nachdem Du den größten Teil des Dünndarms resezieren musstest, brauchst Du Dir offensichtlich keine Sorgen mehr über ein Rezidiv des Volvulus zu machen und es gibt keinen Anlass die Anatomie außer an den Punkten 1, 4 und 6 zu korrigieren.

Prognose

Im Großen und Ganzen kann etwa die Hälfte der Patienten, die sich mit einem Adhäsionsileus vorstellen, ohne Operation behandelt werden. Etwa ein Drittel der wegen eines Adhäsionsileus operierten Patienten wird innerhalb von 30 Jahren erneut Probleme bekommen. Bei Patienten, die mehrfach wegen eines

Adhäsionsileus aufgenommen werden, steigt das relative Risiko für ein Rezidiv jedes Mal. Mehr als zwei Drittel der Patienten mit vier oder mehr Wiederaufnahmen werden wieder obstruieren. Das Rezidivrisiko ist bei Patienten, bei denen ein vorausgegangenes Verschlussereignis *operativ* behandelt worden ist, etwas geringer, was aber nicht bedeutet, dass konservativ behandelte Patienten bei ihren zukünftigen Aufnahmen wegen eines Dünndarmverschlusses häufiger operiert werden müssen. **Das Ziel ist also, nur zu operieren, wenn es notwendig ist, aber eine notwendige Operation nicht hinauszuzögern.**

Wir sind der Meinung, dass jeder, der eine brauchbare Lösung zur Prävention des Adhäsionsileus findet, den Nobelpreis verdient. Also, das ist Deine Chance berühmt zu werden! Allerdings könnten die Jungs aus Uppsala das anders sehen.

> „Das einzig Vorhersehbare beim Dünndarmverschluss ist seine Unvorhersehbarkeit."

Akut symptomatische Bauchwandhernien

Danny Rosin, Paul N. Rogers, Mark Cheetham und Moshe Schein

> *Du kannst die Fähigkeiten eines Chirurgen daran erkennen, wie er eine Hernie operiert.*
> Thomas Fairbank

Akute Leistenhernie

Heutzutage wird in den meisten Teilen der Welt die Mehrzahl der Leistenhernien elektiv versorgt. Dennoch werden Chirurgen noch häufig mit akuten Leistenhernien konfrontiert, und es ist wichtig, dass Du weißt, wie Du damit umgehst.

Einige Anmerkungen zur Terminologie: Leistenhernien, ob inguinal oder femoral, können reponibel, irreponibel, inkarzeriert, stranguliert oder eingeklemmt sein. Diese Terminologie kann verwirrend sein, und diese Begriffe, die eine unterschiedliche Bedeutung haben können, sind weitaus weniger wichtig als die Konzepte, die dem Erkennen und der Behandlung akuter Hernien zugrunde liegen. **Wenn Du jede Hernie, die Schmerzen verursacht, die sich entzündet oder druckempfindlich wird – und nicht einfach zu reponieren ist – als chirurgischen Notfall einstufst, dann hast Du das wichtigste Behandlungskonzept erfasst.**

Vorstellung

Akut stellen sich Patienten mit einem der beiden nachfolgenden Szenarien vor:
- Symptome und Zeichen, die auf die Hernie selbst zurückzuführen sind.
- Abdominale Symptome und Zeichen, die zunächst nicht in Bezug zu einer Hernie zu stehen scheinen

Im **ersten Szenarium** stellt sich der Patient mit einer schmerzhaften und druckempfindlichen, angespannten, irreponiblen Hernie vor. Eine bislang reponible Hernie kann plötzlich nicht mehr reponiert werden. Dieses Problem ist in der Regel offensichtlich (◘ Abb. 20.1).

Das **zweite Szenarium** kann weitaus heimtückischer sein. **Nimm Dich vor alten Frauen mit Erbrechen in Acht!** Nachdem sie zu Hause durch ihren Hausarzt mehrere Tage lang unter der Verdachtsdiagnose einer Gastroenteritis behandelt wurde, schlägt sie letztendlich mit anhaltendem Erbrechen beim Chirurgen auf. Zu diesem Zeitpunkt wird sie dehydriert sein, und es muss viel Volumen substituiert werden. **Es ist unter diesen Bedingungen erstaunlich einfach, eine kaum tastbare Femoralhernie zu übersehen, die gerade genug Darm einklemmt, um zu einem Verschluss zu führen.** Weder abdominale Symptome noch Zeichen sind vorhanden, und die Abdomenübersicht kann unauffällig sein. Keiner dieser Schwierigkeiten wird Dir die Peinlichkeit bei der nächsten Visite, wenn die Hernie entdeckt wird, ersparen. (Erfreulicherweise – oder auch bedauerlicherweise hinsichtlich der abnehmenden klinischen Kompetenz – werden diese Hernien heute häufig im ubiquitären CT entdeckt.)

Hernien sind noch immer einer der häufigsten Ursachen eines Dünndarmverschlusses (▶ Kap. 19). Bei allen Fällen mit vermutetem oder bestehendem Darmverschluss solltest Du sorgfältig nach ihnen suchen. Dies kann ein akribisches,

20 Akut symptomatische Bauchwandhernien

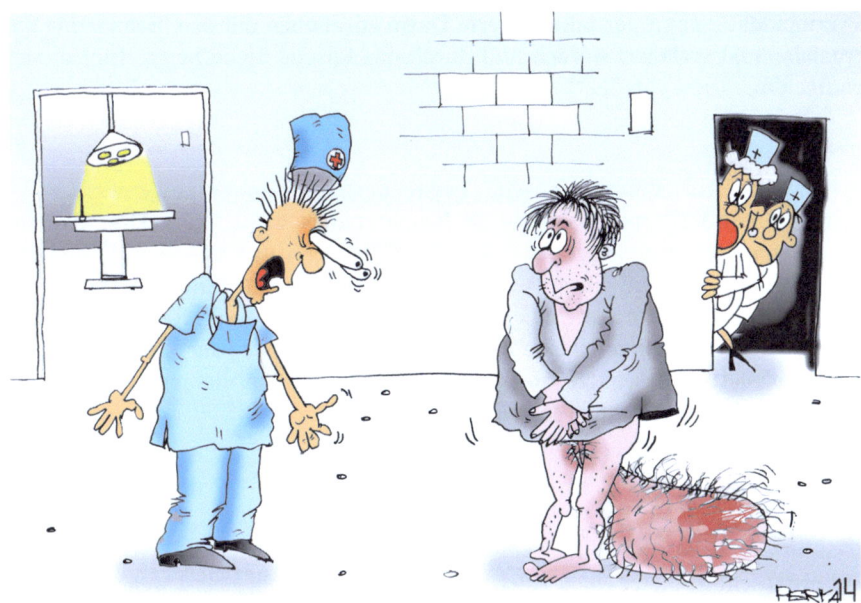

Abb. 20.1 „Das muss ja wohl stranguliert sein, eh?"

langes und unangenehmes Abtasten einer Leiste bedeuten, die seit Längerem kein Tageslicht, von Wasser und Seife ganz zu schweigen, gesehen hat. Bei den meisten Fällen ist die Diagnose jedoch aufgrund eines klassischen Darmverschlusses und einer eingeklemmten Leisten- oder Skrotalhernie offensichtlich.

Nimm Dich vor Richter-Hernien[1] in Acht – typischerweise bei Femoralhernien, **bei denen nur ein Teil der Darmwand eingeklemmt ist.** Da das Darmlumen nicht vollständig abgeklemmt wird, muss kein Darmverschluss auftreten und der Patient stellt sich mit unspezifischen Symptomen verspätet vor.

Der manuelle Repositionsversuch

Die Analgesie stellt einen wichtigen Teil der Behandlung dar. Opioidgabe sowie Bettruhe und geringe Hochlagerung des Fußendes des Bettes kann eine seit kurzem schmerzhaft eingeklemmte Hernie erfolgreich reponieren. **Sanfte Repositionsversuche sind gerechtfertigt, sobald die Schmerzmittel wirken.** Eine erfolgreiche Reposition bedeutet, dass statt einer Notfalloperation zu ungastlicher Zeit die Operation ‚semi-elektiv' auf den nächsten freien Platz im Routineprogramm aufgeschoben werden kann – ein Vorteil sowohl für den Patienten als auch den Chirurgen. **Beachte, dass die manuelle Reposition einer eingeklemmten Hernie nur dann versucht werden sollte, wenn keine Anzeichen einer Strangulierung des Darmes vorliegen:** sie sollte sanft vorgenommen werden, um eine *Reposition en bloc*

---

1 Anmerkung des Übersetzers: (Richter-) Littré-Hernie im deutschen Sprachraum.

zu vermeiden – wenn der **inkarzerierte Darm zusammen mit dem Schnürring nach intraabdominal verlagert werden** und durch das falsche Sicherheitsgefühl die notwendige Operation verzögert wird.

Vorbereitung

Auch wenn akut symptomatische Leistenhernien ohne unangemessene Verzögerung operiert werden sollten, so bedeutet dies nicht, dass diese Patienten überstürzt ohne sorgfältige Bewertung und Vorbereitung auf den Tisch gelegt werden sollten. Wie wir schon zuvor vorgeschlagen haben, benötigen manche Patienten nach ihrer Aufnahme eine umfangreiche Vorbereitung. **Recht häufig haben diese Patienten deshalb noch eine Hernie, weil sie zuvor für eine elektive Operation als ‚ungeeignet' eingeschätzt wurden; die Komorbidität in dieser Patientengruppe kann ein erhebliches Problem sein.**

Die Operation

Leistenhernie

Ein Leistenschnitt bietet einen zufriedenstellenden Zugang. Selbst wenn eine Darmresektion notwendig sein wird, so kann eine ausreichende Länge des Darmes durch den begrenzten Schnitt entwickelt werden.

Der Hauptunterschied zwischen der Dissektion bei einer Notfall-Hernienoperation im Vergleich zu einem elektiven Eingriff ist der Zeitpunkt, an dem der Bruchsack eröffnet wird. In der Notfallsituation reponiert sich die Hernie, sobald der Schnürring durchtrennt wird, oft spontan. Der Ort der Einschnürung kann dabei der äußere Leistenring sein; in diesem Fall reponiert sich die Hernie, wenn der M. obliquus externus durchtrennt wird. **Es wird daher empfohlen, den Bruchsack zu öffnen und den Bruchinhalt für eine spätere Inspektion zu fassen,** *bevor* **der Schnürring durchtrennt wird.**

Was solltest Du tun, wenn sich der Bruchinhalt spontan reponiert hat, bevor Du den Bruchsack eröffnet hast? Da gibt es zwei Szenarien:
- **Du brauchst Dir keine Sorgen machen, ischämischen Darm übersehen zu haben:** es gab präoperativ keine klinischen oder radiologischen Merkmale für einen **Darmverschluss; der Bruchsack enthält klare oder serosanguinöse Flüssigkeit. In dieser Situation würden wir die Hernie versorgen und es dabei belassen.**
- **Du solltest Dir Sorgen machen, ischämischen Darm übersehen zu haben:** präoperative Merkmale weisen auf eine Darmbeteiligung hin; der Bruchsack enthält dunkle Flüssigkeit. Jetzt solltest Du den Darmanteil untersuchen, der sich in den Bauchraum zurückgezogen hat. Wie stellst Du das an?

In der jetzigen laparoskopischen Ära ist es durchaus möglich, mit einem Laparoskop über den Bruchsack oder durch die Bauchdecke – je nachdem was Einem einfacher erscheint – den reponierten Bruchinhalt zu inspizieren. Wenn jedoch ein Laparoskop nicht zur Verfügung steht, dann ist es nicht verkehrt, mittels einer begrenzten Unterbauchlaparotomie (quer, muskelspreizend im betroffenen Quadranten oder in der Mittellinie) den Darm zu entwickeln.

Wenn der Bruchsack jedoch nur Omentum enthält, sollte jedes Gewebe, das eine fragliche Durchblutung aufweist oder nekrotisch ist, exzidiert werden und auf eine akribische Blutstillung geachtet werden – sogar eine winzige Blutung aus dem Omentumrest kann Dich zurück in den OP zwingen. **Wenn andererseits Darm beteiligt ist,** dann umhülle die entsprechenden Darmabschnitte mit warmen feuchten Bauchtüchern und warte ein paar Minuten ab, um ihnen die Gelegenheit zu geben, sich zu erholen. Irreversibel ischämisch geschädigter Darm sollte reseziert werden. Wenn durch den Schnürring ein umschriebener Darmwandanteil geschädigt zu sein scheint (ein dunkler Ring im Bereich der Darmserosa), kann dies mit einer einstülpenden Naht statt einer Resektion behandelt werden. Dabei wird die verletzte Darmwand durch seromuskuläre Nähte, die auf jeder Seite des Schnürringes mittels großer Stiche unverletzte Darmwand fassen, eingestülpt. Selbstverständlich kannst Du es auch vorziehen, die geschädigte Darmwand zu resezieren statt sie einzustülpen …

Gelegentlich, insbesondere wenn eine Darmresektion durch den Leistenschnitt erforderlich war, kann ein Ödem des prolabierten Darmes die Reposition erschweren. Mit einer ausgeprägten Trendelenburglagerung und sanfter Kompression des mit einem großen feuchten Bauchtuch bedeckten prolabierten Darmes gelingt es so gut wie immer, den Darm zu reponieren. Diesem Problem kann dadurch vorgebeugt werden, indem man für die Darmresektion nur so viel Darm entwickelt, wie absolut nötig. In ganz seltenen Ausnahmefällen lässt sich der Darm ohne Zug von *innen* nicht reponieren; **bei diesen Fällen kann La Rocques Manöver helfen:** verlängere den Hautschnitt nach cranial und lateral; verlängere die Inzision des M. obliquus externus gefolgt von einer muskelspaltenden Inzision des M. obliquus internus und des M. transversus cranial des inneren Leistenrings. Durch diese Inzision gelangst Du in die Bauchhöhle und kannst den prolabierten Darm von innen reponieren (wenn Du glaubst, dass eine Laparoskopie Dir ebenso gut helfen kann – könntest Du recht haben, gedulde Dich nur einige Seiten). Natürlich kannst Du den strangulierten Darm auch während einer in den oben oder nachfolgend angeführten Szenarien durchgeführten Laparotomie von innen ziehen und reponieren.

Was für eine Form der Hernienreparation man wählt, bleibt dem einzelnen Chirurgen mit einem Vorbehalt überlassen – zur Zeit der spannungsfreien Hernienreparation erscheint es unklug, große Netze in die Leiste zu platzieren, nachdem nekrotischer Darm reseziert worden ist. Bei diesen Fällen ist es ratsam, mit irgendeiner anderen Form der netzfreien Reparation der verlängerten Misere eines infizierten Netzes vorzubeugen (aber sogar dies ist umstritten … und hängt von den lokal vorherrschenden Dogmen und den Risiken, die man bereit ist auf sich zu nehmen, ab …).

Femoralhernie

Zu einer akuten Femoralhernie gelangst Du von unterhalb des Leistenkanals, von oberhalb oder auch durch den Leistenkanal.

Beim **Zugang von unten** kannst Du den Schnitt unterhalb des Leistenbandes direkt über die prolabierte Hernie setzen. Du präparierst den Bruchsack, eröffnest ihn und achtest darauf, den Bruchinhalt zu fassen, damit Du ihn gründlich inspizieren kannst. Eingeklemmtes Netz kannst Du resezieren und vitalen Darm in die Bauchhöhle durch den Femoralring reponieren. Sollte der Ring zu eng sein, was er auch üblicherweise ist, kannst Du ihn mit Deinem Kleinfinger, den Du medial der Femoralvene einbringst, dehnen; gelegentlich wirst Du die unteren Faseranteile des unmittelbar darüber liegenden Leistenbandes einschneiden, sodass Dein Finger in den Femoralkanal passt. Du kannst bei diesem Zugang auch nekrotischen Dünndarm resezieren und sogar die Darmenden anastomosieren, aber manchmal kann die genähte oder gestapelte Anastomose nicht reponiert werden. **Wenn daher Darm reseziert werden muss, dann ist es ratsam, dies durch eine kleine (rechts oder links) muskelspreizenden Unterbauchlaparotomie oder durch einen begrenzten Mittellinienschnitt zu tun.**

Einige Autoren bevorzugen den Zugang **über den Leistenkanal,** aber wir sehen wenige Vorteile, da die Anatomie des Leistenkanals beeinträchtigt wird und vermutlich das Risiko einer nachfolgenden Leistenhernie erhöht ist.

Eine weitere Möglichkeit besteht in **McEvedys** Zugang. Dabei gelangt man entlang des lateralen Randes des caudalen Anteils des M. rectus abdominis in den Extraperitonealraum. Der Hautschnitt kann längs entlang des Randes des M. rectus abdominis oder schräg/quer verlaufen. Ein Längsschnitt hat den Vorteil, dass er bis unterhalb des Leistenbandes verlängert werden kann, was bei der Reposition hartnäckiger Hernien von Nutzen sein kann, da dann Zug von oben und Druck von unten möglich sind. Wenn man erst einmal Zugang zum Raum hinter dem Rectus hat, dann kann man von hinter dem Leistenband kommend die Hernie befreien. Das Peritoneum kann soweit wie nötig eröffnet werden, um den Bruchsackinhalt zu überprüfen und eine Darmresektion auszuführen, falls diese nötig sein sollte.

All die oben angeführten Zugänge sind gerechtfertigt, vorausgesetzt der Bruchsackinhalt wird untersucht und die nötigen Maßnahmen durchgeführt. Wie bei Leistenhernien sollte auf das Einbringen großer Netze bei Patienten mit Kontamination des Operationsgebietes durch Darminhalt verzichtet werden. Unter diesem Vorbehalt unterscheidet sich die Reparation nicht vom Vorgehen unter elektiven Bedingungen. **Ohne grobe Kontamination bevorzugen wir den Verschluss des Femoralkanals mit einem Mesh Plug**[2]. Bei grober Kontamination ‚verschließen' wir den Femoralkanal durch Naht des cranial gelegenen Leistenbandes mit der caudal gelegenen Pectineusfaszie. Solltest Du nach dem Stellenwert der Laparoskopie fragen, so gedulde Dich bis zum Ende des Kapitels. Lass uns jetzt nur feststellen, dass die üblicherweise transabdominal durchgeführte Laparoskopie zunehmend Anhänger findet – die Reposition des Darmes, wenn vorsichtig durchgeführt, ist normalerweise einfacher, das extraperitoneale Platzieren des Netzes sicher und weniger anfällig für Infektionen.

---

[2] Anmerkung des Übersetzers: Netzpfropfen/-stopfen.

Narben-/Bauchwandhernien

Narbenhernien sind weit verbreitet und sind, abgesehen von der unansehnlichen Vorwölbung und gelegentlichem Unbehagen, häufig asymptomatisch. **Es sind die kleinen Narbenhernien mit enger Bruchlücke, die plötzlich symptomatisch werden können – und dabei Omentum oder Darm einklemmen.**

Das Szenarium kennst Du gut: **eine alte ‚stumme' Hernie oder Bauchnarbe, die plötzlich schmerzhaft wird.** Wenn Darm eingeklemmt wird, dann können die Symptome eines Dünndarmverschlusses (seltener eines Dickdarmverschlusses) auftreten. Die Hernie selbst wird gespannt, druckempfindlich und irreponibel sein.

Von Bedeutung ist es zu entscheiden, ob der Darmverschluss durch die Narbenhernie bedingt ist oder lediglich mit ihr zusammen auftritt (Abb. 20.2). Letzteres tritt häufig auf und bedeutet, dass der Patient aufgrund von zum Beispiel Adhäsionen einen Darmverschluss hat und die erweiterten Darmschlingen *sekundär* die Narbenhernie ausfüllen. Bei der Untersuchung kann die mit Darm gefüllte, druckschmerzhafte Hernie eine Inkarzeration vortäuschen. **Aus diesem Grunde sollte intraoperativ bei jeder Hernie, die zusammen mit einem Darmverschluss auftritt, der Bruchsackinhalt genau untersucht werden, um sicherzustellen, dass die Hernie tatsächlich den Darmverschluss verursacht.**

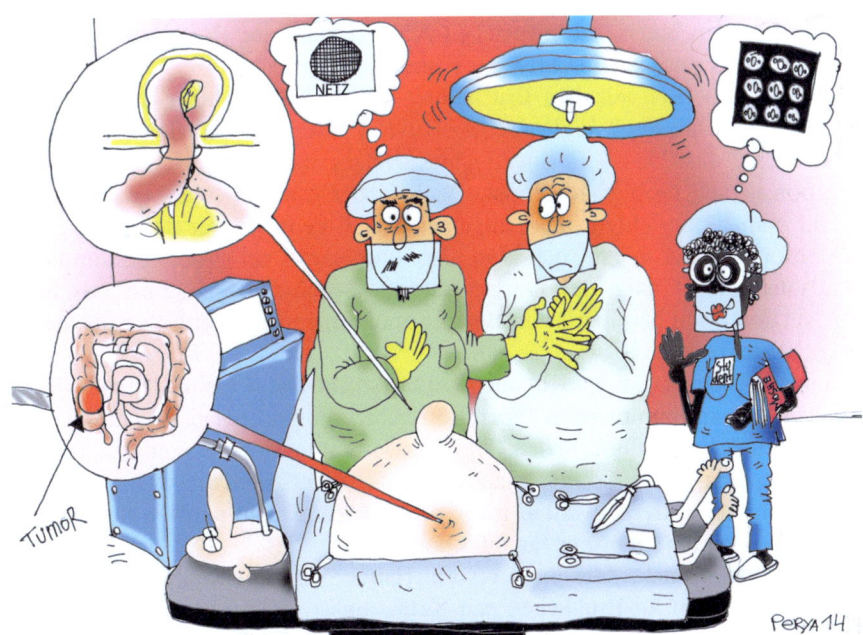

◘ **Abb. 20.2** Der Professor der Chirurgie zum Assistenten: „Reponiere einfach die Hernie und repariere mit einem leichten Netz …" Ein Medizinstudent: „Entschuldigen Sie, Herr Professor, aber haben Sie die Gelegenheit gehabt, einen Blick auf das CT zu werfen?"

> Offensichtlich kann mit großzügiger Anwendung präoperativer CTs die Lokalisation des Verschlusses und der Bruchsackinhalt genau bestimmt und erfasst werden und damit den Weg für die Operation weisen.

Jede ‚akute' Narbenhernie ist ein chirurgischer Notfall. Dies trifft auch auf andere Bauchwandhernien, wie paraumbilikale oder epigastrischen Hernien, zu. Es sollte jedoch hervorgehoben werden, dass epigastrisch Hernien selten, wenn überhaupt, Probleme bereiten. Sie enthalten nur extraperitoneales Fett vom Ligamentum falciforme und müssen deshalb bei fehlender Symptomatik nicht regelmäßig operiert werden. Auch eine akut eingeklemmte Nabelhernie betrifft häufig nur Fett.

Bei der Operation muss der Bruchsack eröffnet werden, um den eingeklemmten Bruchinhalt zu bewerten und zu entscheiden, ob reseziert werden muss oder reponiert werden kann. **Und die intraoperativen Befunde sollten die Klinik hinreichend erklären.** Wenn Du zum Beispiel bei der Operation einer klinisch ‚inkarzerierten Hernie' kein eingeklemmtes Omentum oder eingeklemmten Darm findest, dann musst Du den gesamten Darm revidieren. Wenn sich im Bruchsack Eiter befindet, dann musst Du nach der Quelle suchen. Wir haben schon Patienten gesehen, die wegen einer ‚eingeklemmten Narbenhernie' operiert wurden und dabei eine perforierte Appendizitis hatten. Wir haben eine ‚eingeklemmte Femoralhernie' operiert und sind dann auf einen mit Eiter gefüllten Bruchsack gestoßen, der aus einem tuboovariellen Abszess stammte. (Wiederum weist dies auf den Nutzen eines präoperativen CT hin!).

Nachdem Du Dich mit dem Bruchinhalt befasst hast, identifiziere die Faszienränder der Bruchlücke. Wende Deine ‚beste' konventionelle Methode an, aber vergiss nicht, dass das Einbringen eines Netzes in potenziell kontaminiertem Operationsgebiet problematisch ist. Nicht jeder stimmt solch einem Dogma zu, und manche berichten über ‚angemessene' Ergebnisse mit der Implantation nicht resorbierbarer Netze bei Notfällen und sogar bei grob kontaminiertem Operationsgebiet – nach der Darmresektion. Beachte jedoch, dass das Risiko einer Netzinfektion bei operierten Bauchwandhernien sehr viel höher als bei operierten Leistenhernien ist.

Einige Vorbehalte für den Fall, dass Du künstliche Netze verwenden möchtest:
- Nimm bei kontaminiertem Operationsgebiet Polypropylen, welches im Vergleich zu Polytetrafluorethylen (PTFE) relativ infektionsresistent ist. Infizierte Polypropylen-Netze können gelegentlich gerettet werden, während PTFE-Netze immer entfernt werden müssen. **Je ‚leichter' und poröser ein Netz ist – desto weniger anfällig ist es für Infektionen!**
- **Bedenke aber auch, dass nicht resorbierbares Netz mit Kontakt zu Darm im weiteren Verlauf zu Problemen und Katastrophen führen kann.** Bei der Reparation einer Narbenhernie mit einem Netz solltest Du das Fremdmaterial extraperitoneal, idealerweise präperitoneal/retromuskulär platzieren. Wenn jedoch ein Netz intraperitoneal platziert werden muss, dann solltest Du zumindest Omentum zwischen Netz und dem Eingeweide legen. Die Erfahrung

bei Laparotomien bei Patienten mit intraperitonealem Netz zeigt, dass die Adhäsionen weitaus dichter sind als bei extraperitonealer Lage des Netzes, und häufig werden Dünndarmresektionen nötig, um allein in die Bauchhöhle zu gelangen. Und, obwohl ungewöhnlich, haben wir ausgehend von der Kontaktstelle mit dem Netz bereits spontane Darmfisteln gesehen. Die Hersteller der Netze vom ‚dualen' Typ (glatte oder beschichtete Innenseite, poröse Außenseite) behaupten, dass die intraperitoneale Anwendung ihrer Produkte sicher sei; jedoch wurden auch mit diesem Typ von Netz Darmverletzungen beobachtet.

— Wie verhält es sich mit den sehr teuren **Biomaterialien,** die von der Industrie als die idealen ‚Flicken' für kontaminierte Bauchwandhernien propagiert werden? Nun, obwohl sie in gewisser Weise gegenüber akuten Infektionen resistent sind, so sind sie für die späte Entwicklung von ‚Schwächen' und ‚Vorwölbungen' der Bauchwand und für Rezidivhernien anfällig. Seit mehr Langzeitergebnisse veröffentlicht wurden, scheint die Begeisterung für Biomaterialien etwas abgenommen zu haben. ‚Langsam resorbierbare' Materien werden nun von einigen Firmen gefördert, aber wir warten auf weitere Ergebnisse, bevor wir auf diesen neuen Wagen aufspringen.

Parastomale Hernien sind eine besondere Form der Narbenhernie mit besonderen Problemen. Die Prinzipien der Behandlung sind die gleichen wie bei den anderen Bauchwandhernien. Falls eine ‚saubere' Operation möglich ist – keine Nekrose, keine Darmresektion – dann kann eine definitive Hernienreparation versucht werden. Die **Sugarbaker Methode** wird gegenwärtig bevorzugt, aber das hängt davon ab, wen Du fragst.

Für eine lange und ausführliche Bewertung der Evidenz bei der Notfallreparation von Hernien siehe die Leitlinien der World Society of Emergency Surgery unter: ▶ https://wjes.biomedcentral.com/articles/10.1186/s13017-017-0149-y. Bemerkenswert ist, dass die Empfehlungen meistens Level ‚C' aufweisen, d. h. schwache (oder keine) Evidenz!

Elektive Hernien

Wenn bei kritisch kranken Patienten die Reparation kompliziert erscheint oder zu deutlich erhöhtem intraabdominellen Druck führt, würden wir einfach die Subkutanschicht und dann die Haut verschließen – und belassen den Patienten mit einer großen Narbenhernie. Wir haben Patienten gesehen, die nach Zurückstopfen des Bruchsackinhaltes in das Abdomen an einem durch ein abdominales Kompartmentsyndrom bedingtes Atemversagen gestorben sind! Merke – Patienten sterben nicht an einer Hernie, aber an den intestinalen Komplikationen oder an einem Verschluss, der zu eng ist.

Wie steht es mit der Laparoskopie?

Der Stellenwert der Laparoskopie in der akuten Hernienchirurgie nimmt parallel zu den Erfahrungen der Chirurgen mit der Laparoskopie zu. Die gleichen Prinzipien gelten – behandle den Bruchinhalt und dann die Bauchwandlücke. Die Laparoskopie hat einige Vorteile – manchmal ist es einfacher, den Darm von innen in die Bauchhöhle (vorsichtig) zu ziehen, als von außen zu drücken. Auch könnte das Infektionsrisiko durch das extraperitoneale Platzieren eines Netzes, statt unter einem frischen Hautschnitt, gesenkt werden. Dies ist aber keine Methode für einen Anfänger in der Laparoskopie. Auch ist sie für Patienten mit erheblicher Komorbidität und denjenigen, die einen längeren Eingriff oder die zusätzliche Belastung eines Pneumoperitoneums nicht verkraften, nicht geeignet. Wähle sorgfältig. **Die Laparoskopie wird von Chirurgen, die viele elektive laparoskopische Hernienoperationen durchführen, bei Notfalleingriffen nicht häufig verwendet.**

> „Exploriere immer Fälle mit anhaltendem Erbrechen, wenn Du eine noch so kleine Vorwölbung in einer der abdominalen Bruchpforten findest und sie nicht eindeutig einordnen kannst."
>
> **Augustus Charles Bernays**

Akute Appendizitis

Roland E. Andersson und Danny Rosin

Der Abschnitt über die laparoskopische Appendektomie wurde von Danny Rosin, MD, FACS, verfasst.

© Der/die Autor(en), exklusiv lizenziert an Springer-Verlag GmbH, DE, ein Teil von Springer Nature 2023
D. Rosin et al. (Hrsg.), *Notfallchirurgie des Abdomens*,
https://doi.org/10.1007/978-3-662-66409-4_21

21

Dieses Kapitel ist in die beiden folgenden Abschnitte untergliedert:

1. Akute Appendizitis.
2. laparoskopische Appendektomie

1 Akute Appendizitis

Roland E. Andersson

> *Ich kann nicht erkennen, welcher Schaden entstanden sein soll, wenn die Appendix entfernt worden ist. Der perfekte Mensch ist der Mensch ohne Appendix.*
>
> **R. H. Harte**

Wir alle kenne das: „Ganz egal, wie das klinische Bild ist, ganz egal wie der abdominelle Befund ist, behalte immer die akute Appendizitis im Hinterkopf."

Die akute Appendizitis (AA) gehört zu den ersten Diagnosen, die ein Chirurg beherrschen muss. Vielleicht findest Du bald Deinen eigenen Weg durch den komplexen Irrgarten aus der Anamnese des Patienten, klinischen und Laboruntersuchungen sowie diagnostischer Bildgebung und findest Deinen eigenen Weg für den Umgang mit diesen Patienten. Die meisten Chirurgen werden schnell zu ‚Experten' für AA, das glauben sie jedenfalls – oft mit auf ihren persönlichen Erfahrungen basierenden festen Überzeugungen. **Als Folge davon variiert die Art, wie diese Patienten behandelt werden, sehr stark; nicht nur weltweit, sondern auch zwischen individuellen Chirurgen – auch spielen unterschiedliche kulturelle und ökonomische Faktoren eine Rolle.** All das erschwert die Etablierung allgemein akzeptierter Leitlinien, wie Patienten mit einer vermuteten AA behandelt werden sollten.

> *Warum die Behandlung der Verlegung, Strangulation oder Perforation des Teils des Intestinums, der als Appendix vermiformis bekannt ist, zu solch einem Durcheinander von Glaubensbekenntnissen, solch einem Pandämonium von Behauptungen, Zweifeln und Argumenten geführt hat ist nicht leicht zu verstehen.*
>
> **Charles A. Ballance**

Was können wir Dir also sagen, das Du nicht bereits weißt? Vielleicht gar nichts. Aber lass uns einige Punkte hervorheben – und versuchen, ein paar Dogmen aus Deinem Kopf zu löschen.

– **Aus der unbehandelten Appendizitis entwickelt sich nicht notwendigerweise eine Perforation.** In vielen Fällen kann eine milde, simple Appendizitis spontan abheilen. Dieser oft vergessene natürliche Verlauf der Appendizitis hat erhebliche Auswirkungen darauf, wie wir über die AA denken und wie wir sie behandeln sollten.

Tab. 21.1 Appendicitis inflammatory response (AIR) score.
Andersson M, Andersson RE. The Appendicitis Inflammatory response score: a tool for diagnosis of acute appendicitis that outperforms the Alvorado score. World J Surg 2008; 32(8): 1843–1849

Variable	Bereich	Score
Schmerz/Druckempfindlichkeit im rechten Unterbauch (RUB)		+1
Erbrechen		+1
Abwehrspannung oder Loslassschmerz RUB (stärkste Ausprägung)	Leicht	+1
	Mittel	+2
	Stark	+3
Leukozytenzahl	10–14,9 × 10^9/l	+1
	≥ 15,0	+2
Anteil Neutrophile	70–84 %	+1
	≥ 85 %	+2
CRP	10–49 mg/l	+1
	≥ 50 mg/l	+2
Temperatur	≥ 38,5 °C	+1

Summe der Punkte:
0–4 Appendizitis wenig wahrscheinlich
5–8 mittlere Wahrscheinlichkeit
9–12 Appendizitis sehr wahrscheinlich

– **Die Appendizitis kann nicht durch ein *einzelnes* Symptom, Zeichen oder einen Laborbefund ausgeschlossen oder bestätigt werden. Das Gegenteil ist wahr:** in den meisten Fällen kann eine hohe diagnostische Genauigkeit erreicht werden, wenn man das vollständige klinische Bild und die verschiedenen Laborparameter der Entzündungsreaktion gemeinsam betrachtet.
– **Mithilfe eines diagnostischen Scores wird die Synthese der klinischen und Laborbefunde einfacher und objektiver.** Der Alvorado Score ist der bekannteste, ist aber durch den **Appendicitis Inflammatory Response (AIR) Score** übertroffen worden – das ist der Score, den wir benutzen. (Tab. 21.1) **(Aber merke: Dieser Score soll als Orientierung genutzt werden, aber klinisches Urteilsvermögen ist weiterhin in jedem Fall notwendig!)**
– **Patienten mit einer vermuteten Appendizitis bilden eine heterogene Gruppe.** Wir können nicht einen einzigen Ansatz für alle verwenden, sondern müssen die Behandlung abhängig von der klinischen Präsentation und der zu erwartenden Wahrscheinlichkeit einer Perforation differenzieren.
– **Wenn die Diagnose zum Zeitpunkt der Vorstellung des Patienten nicht eindeutig ist, lohnt es sich, ihn zu beobachten und nach ein paar Stunden erneut zu untersuchen.** Diese erneute Beurteilung sollte eine Bewertung der Vorgeschichte, eine klinische Untersuchung und Laboruntersuchungen einschließen.

– In ausgewählten Fällen sind bildgebende Untersuchungen wichtig, um zwischen einer AA und anderen Erkrankungen wie Harnleitersteinen, einer akuten Divertikulitis des Sigmas oder des Zökums, einer abdominellen Krebserkrankung, Ovarialtorsion, Torsion des Omentums, Appendizitis epiploica, Crohn Erkrankung oder einer entzündlichen Erkrankung im Becken (PID) zu unterscheiden.

Wird diese Appendizitis vergehen oder bis zur Perforation fortschreiten?
Wir alle haben vor der Perforation mit ihrer erhöhten Morbidität und Mortalität Angst. Man hat uns beigebracht, dass Abwarten gefährlich ist und dass die Perforation durch eine frühe Diagnose und Operation verhindert werden kann, und dass sich das selbst um den Preis einer hohen Zahl unnötiger Operationen lohnen würde (bis zu 30 % ‚weißer' Appendektomien in manchen Serien). **Und das ist auch das, was Familien und Anwälte gerne glauben.**

Als wir allerdings die Anzahl der Perforationen pro 100.000 Einwohner verglichen haben, stellten wir fest, dass die Zahl der Perforationen in Zentren, die eine ‚liberale' oder eine ‚restriktive' Haltung zur Appendektomie haben, fast identisch ist[1]. Zentren mit einer ‚liberalen' Haltung haben natürlich mehr negative Explorationen, aber die Zahl der Perforationen ist nicht geringer. Außerdem fanden wir, dass sie mehr Fälle mit bestätigter Appendizitis operiert haben als die Zentren mit einer ‚restriktiven' Einstellung zur Appendektomie. **Das lehrt uns, dass eine ‚restriktive' Haltung bei Patienten mit milder Appendizitis eine Spontanheilung erlaubt – ohne Behandlung und ohne zu mehr perforierten Fällen zu führen.** Da weniger Fälle mit einer milden Appendizitis operiert werden, ist der *Nenner* allerdings kleiner, was eine *proportional* höhere Zahl von Perforationen ergibt.

Ein proportional hoher Anteil von Perforationen kann deshalb ein Zeichen für eine bessere Behandlung sein, weil es die Konsequenz daraus ist, dass man Fällen von milder Appendizitis die Spontanheilung erlaubt. *Capisce?* ☺

Charles McBurney hat das vor über 100 Jahren erkannt:

> *Um aber keinen falschen Eindruck zu erwecken, muss ich hier deutlich sagen, dass es viele Fälle von Blinddarmentzündungen leichten Charakters gibt, die sich unter keiner anderen Behandlung, als der eben erwähnten schnell erholen, und dass nicht wenige schwere Fälle schließlich ohne weitere aktive Hilfe genesen.*

Wir wissen, und Du weißt es hoffentlich auch, dass die Perforation eine andere Erkrankung und grundsätzlich *nicht vermeidbar* ist. Die meisten Perforationen entwickeln sich früh, bevor der Patient das Krankenhaus erreicht – sie geschehen nicht, während wir sie untersuchen oder beobachten. Sicher, gelegentlich wird eine ‚maskierte' Perforation verzögert diagnostiziert und selten tritt eine Perforation bei einer obstruierten, sehr früh im Krankenhaus aufgenommenen Appendizitis auf; aber das ist eine andere, seltene, Geschichte.

---

1 Andersson RE. The natural history and traditional management of appendicitis revisited: spontaneous resolution and predominance of prehospital perforations imply that a correct diagnosis is more important than an early diagnosis. *World J Surg* 2007; 31:86–92.

Diagnose

Klassifikation

Die AA beginnt als Entzündung. Sie wird, wie die meisten entzündlichen Erkrankungen, in vielen Fällen ohne Behandlung abklingen. Manchmal kann die Entzündung durch eine Verlegung des Blinddarmausgangs verursacht werden (zum Beispiel durch einen Appendikolith), und **daraus kann sich schnell eine Nekrose, Perforation und eine lebensbedrohliche generalisierte Peritonitis entwickeln.** Trotzdem sind milde Attacken einer phlegmonösen Appendizitis, die spontan abheilen und keinerlei Behandlung bedürfen, häufig; wenn Du zur Diagnose ins CT rennst und anschließend derart frühe und leichte Fälle operierst, wirst Du niemals erkennen, wie häufig solche selbst limitierenden Attacken sind. **Du wirst weiterhin glauben, Du würdest Perforationen verhindern!** (Ist das nicht das, was Du nach der Operation der Familie erklärst: „Wir haben Glück gehabt, dass wir sie früh genug erwischt haben!").

Wir wollen hier **eine einfache Klassifikation der AA** vorstellen, um die Diskussion über Diagnose und Behandlung zu erleichtern. **Im Grunde genommen ist die AA entweder einfach oder kompliziert.**
— Die ‚einfache' AA bedeutet eine Entzündung der Appendix ohne Gangrän des Blinddarms, ohne Perforation und ohne assoziierte Eiteransammlung.
— Wann immer eines dieser Merkmale vorhanden ist, handelt es sich um eine **‚komplizierte AA'**.

Manche Pathologen beschreiben in ihrem Bericht kleinere entzündliche Veränderungen vielleicht als ‚Endoappendizitis', ‚frühe Appendizitis', ‚katarrhalische Appendizitis' oder ‚chronische Appendizitis'. Derartige entzündliche Veränderungen sieht man häufig bei asymptomatischen Patienten, die eine *Gelegenheitsappendektomie* hatten. **Diese Entitäten haben keine klinische Bedeutung.** Sie stehen nicht am Beginn einer fortschreitenden Erkrankung, die in einer Perforation endet; sie sollten nicht als Appendizitis bezeichnet werden.

Eine weitere Erscheinungsform, mit der Du – weil sie einen anderen Therapieansatz erfordert – vertraut sein solltest, ist **die entzündliche Raumforderung, die sich spät im natürlichen Verlauf der Appendizitis entwickelt.** Diese ‚Raumforderung' ist eine entzündliche Phlegmone, die aus Omentum und/oder umliegenden Eingeweiden besteht und die komplizierte Appendizitis abschottet. Enthält diese ‚Raumforderung' eine variable Menge an Pus, handelt es sich um einen **perityphlitischen Abszess**. Diese Probleme werden unten erörtert.

Mancher von Euch fragt jetzt vielleicht „und was ist mit der **chronischen Appendizitis**?" Obwohl es zu **wiederholten Attacken** einer typischen akuten Appendizitis kommen kann, die dasselbe Vorgehen wie bei einer ‚einfachen' Appendizitis erfordern, glaube ich nicht an die sogenannte ‚chronische Appendizitis'. **Manche Chirurgen versehen chronische Schmerzen und unspezifische Symptome mit dem Etikett ‚chronische' Appendizitis und bieten dann an, die Probleme durch eine Appendektomie zu lösen. Allerdings handelt es sich in den meisten Fällen bei der resultierenden (kurzzeitigen) ‚Heilung' um einen Placeboeffekt der Operation.**

Klinische Zeichen

Die *klassischen* Zeichen und Symptome der AA sind wohlbekannt, **sogar Dein Zahnarzt kann eine AA diagnostizieren** (◘ Abb. 21.1): eine ‚Magenverstimmung' mit Erbrechen oder Übelkeit in der Anamnese, verbunden mit diffusem ‚viszeralen' Unwohlsein im Mittelbauch, das schrittweise in den rechten unteren Quadranten (RUQ) wandert und ‚somatisch' wird. Addiere dazu die physischen Zeichen der lokalisierten Peritonealreizung und, **am wichtigsten, den Nachweis systemischer Entzündungszeichen im Labor. Wie Du allerdings weißt, können auch einige andere Erkrankungen ein ähnliches Erscheinungsbild haben, und nicht alle Fälle einer AA folgen diesem klassischen Muster.**

In Wirklichkeit variiert das klinische Erscheinungsbild der AA in Abhängigkeit von der Dauer der Symptome, dem Entzündungsstadium und der anatomischen Lage der Appendix (z. B. retrozökal, pelvin) beträchtlich. Bei einigen Patienten ist die Diagnose offensichtlich, bei anderen sehr vage. Daher kann man nicht alle Patienten mit einer vermuteten AA auf die gleiche Weise behandeln. **Wir brauchen ein strukturiertes Vorgehen, ausgehend davon, wie stark der Verdacht ist.**

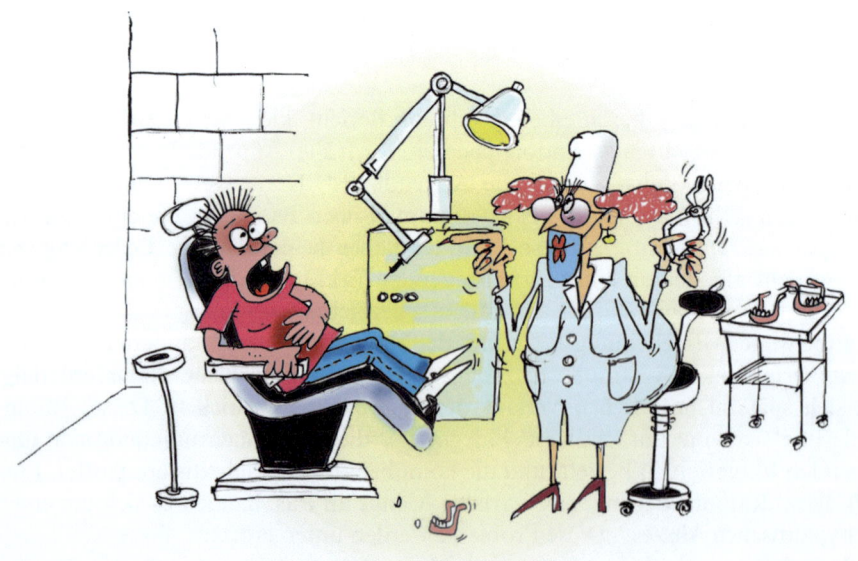

◘ **Abb. 21.1** „Sogar Zahnärzte können die Diagnose stellen!"

Ein Algorithmus für ein strukturiertes Vorgehen

◘ Abb. 21.2 zeigt einen Algorithmus, nach dem wir diese Patienten behandeln. Er basiert auf dem AIR Score (siehe ◘ Tab. 21.1), einem einfachen Werkzeug, das bei der Beurteilung der Wahrscheinlichkeit einer Appendizitis helfen kann. **Es steckt keine Magie dahinter, aber er kann Dir helfen, Deinen Patienten basierend auf objektiven Daten in die richtige Perspektive zu rücken.**

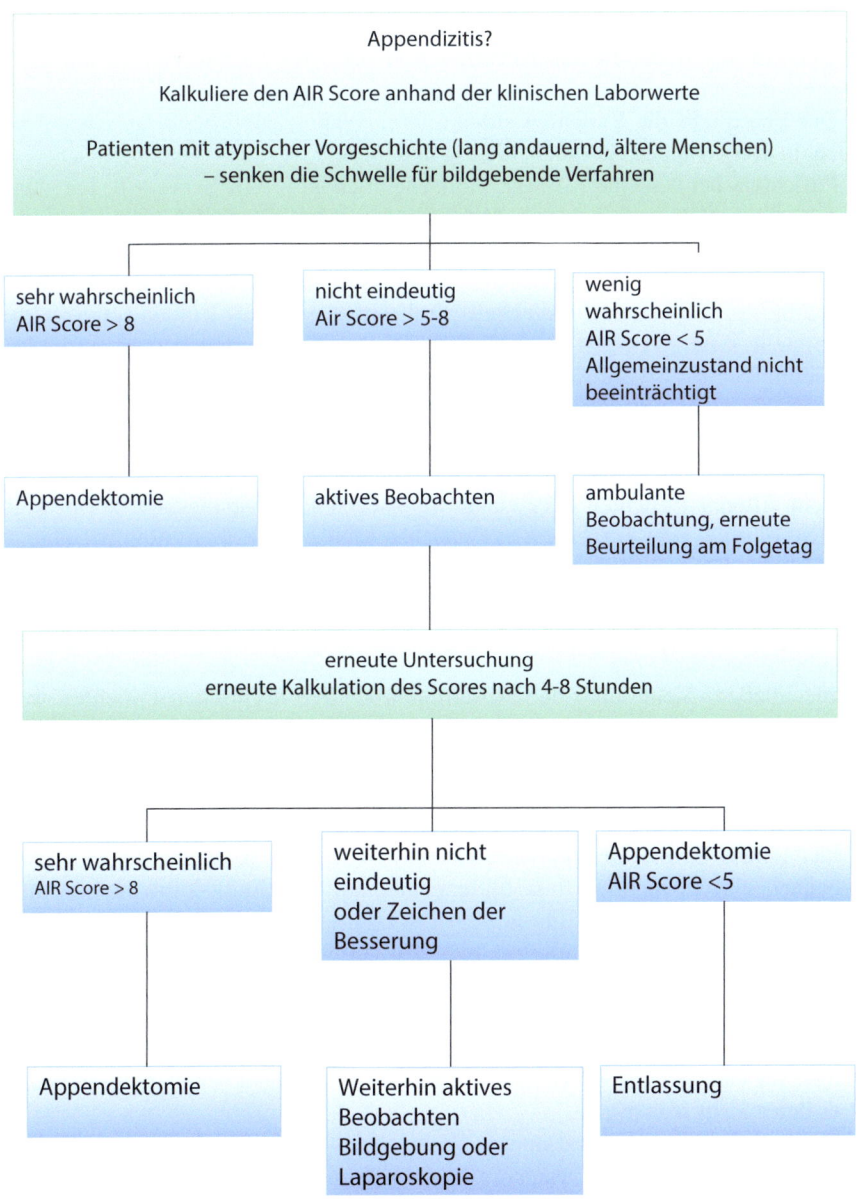

◘ **Abb. 21.2** Ein Algorithmus für ein strukturiertes Vorgehen bei der AA

Er basiert auf den für die Diagnose wichtigsten Variablen und ordnet jeder einzelnen Variablen eine angemessene Wichtung zu. Die Cut-off-Punkte wurden basierend auf dem Ergebnis von vielen hundert vergleichbaren Patienten gewählt. **Validierungsstudien mit tausenden von Patienten aus unterschiedlichen Kliniken in verschiedenen Ländern haben gezeigt, dass die Ergebnisse valide und reproduzierbar sind.** Das bedeutet, dass der Score die Erfahrung von mehr Patienten eingebaut hat, als jeder Chirurg jemals in seiner/ihrer Laufbahn sehen wird. Er kann daher besonders dem weniger erfahrenen Chirurgen am Beginn seiner Karriere nützlich sein, geschweige denn für den Allgemeinarzt oder den Arzt in der Notaufnahme, die diese Patienten zuerst sehen.

Der Score teilt die Patienten anhand ihrer Wahrscheinlichkeit, an einer AA zu leiden, in drei Gruppen ein -hoch, niedrig und mittel:

— **Patienten, bei den eine AA sehr wahrscheinlich ist – AIR Score > 8.** Ich glaube, dass diese Patienten keiner weiteren Untersuchung bedürfen, *außer, wenn Du eine andere Ursache ausschließen willst.* Eine negative Bildgebung würde bei einem jungen Mann, der sich mit einem klassischen Bild, mit Abwehrspannung, Druckempfindlichkeit und einer starken Entzündungsreaktion vorstellt, eine AA nicht ausschließen. Bevor Du so einen Patienten zur Bildgebung schickst, solltest Du Dich selbst fragen, was Du denn tun würdest, wenn das Ergebnis negativ wäre. Du würdest wahrscheinlich dennoch wenigstens eine diagnostische Laparoskopie machen müssen, also wird die Bildgebung nichts an Deiner Behandlung ändern.

Beim älteren Patienten oder einem atypischen Erscheinungsbild, bei dem eine Divertikulitis oder ein Tumor zur gleichen klinischen Präsentation wie eine Appendizitis führen kann, mag die Situation anders aussehen. In diesen Fällen kann die diagnostische Bildgebung zur Differenzialdiagnose hilfreich sein. Bei Patienten, deren Symptome länger als drei Tage andauern, ist ebenfalls eine Bildgebung indiziert, um eine Phlegmone der Appendix oder einen Abszess auszuschließen. Siehe auch den Abschnitt über den atypischen Patienten weiter unten.

— **Patienten mit einer geringen Wahrscheinlichkeit für eine AA – AIR Score < 5.** Nimm beispielsweise den jungen Patienten mit Bauchschmerzen, aber ohne Peritonismus, ohne Entzündungsreaktion und ohne andere Alarmzeichen – **hier ist das Risiko für eine komplizierte AA, die der prompten Appendektomie bedarf, extrem niedrig!** Eine bildgebende Untersuchung kann nur zu einem falsch positiven Befund führen oder Du könntest eine leichte Appendizitis finden, die sich ohne Behandlung innerhalb von wenigen Stunden zurückbildet – ich höre von meinen amerikanischen Freunden, die fast routinemäßig ein CT anfordern, von dieser sogenannte ‚CT Appendizitis' (siehe unten). **Die meisten dieser Patienten können ohne Risiko ambulant überwacht werden, sie sollten aber für eine erneute Beurteilung nach ein paar Stunden eingeplant werden, falls es ihnen nicht besser geht.**

— **Patienten mit einer unbestimmten Wahrscheinlichkeit für eine AA – AIR Score zwischen 5 und 8.** *Die wiederholte Reevaluation* hat sich bei unklaren Fällen über die Zeit als diagnostisches Verfahren bewährt. Unglücklicherweise verschwinden die Kunst der aktiven Beobachtung und die Tugend der Geduld von der Bildfläche der modernen Praxis. Stattdessen liegt die Betonung gegenwärtig auf einer obsessiven Aktivität, bei der man immer ‚etwas tun muss', um sich zu beweisen. **Trotzdem, wenn keine eindeutige Peritonitis und keine starke Entzündungsreaktion vorliegen, dann sind Attacken einer AA sehr selten ein wirklicher Notfall, der eine sofortige Operation erfordert.** Wenn das klinische Bild also nicht eindeutig ist, dann nimm den Patienten zur aktiven Überwachung stationär auf, was eine vollständige erneute Untersuchung einschließlich Laboruntersuchung mit erneutem Scoring nach 6–8 h bedeutet. **In den meisten Fällen wird sich die AA von selbst erklären und bei unspezifischen Bauchschmerzen wird ‚die Attacke' von allein vergehen.** Ein signifikanter Rückgang der Entzündungsreaktion bei der erneuten Evaluation kann ein Zeichen für eine abklingende Appendizitis sein (besonders die Leukozyten und der Anteil der Neutrophilen, das CRP kann hingegen wie unten erklärt ansteigen). Wenn Du dem Patienten eine weitere Runde von ein paar Stunden Überwachung gibst, wirst Du öfters sehen, dass er entlassen werden kann. **Erinnere Dich: diese Patienten perforieren nicht während der chirurgischen Überwachung!**

Entzündungsmarker

Die Herausgeber haben mich gebeten, meine Sicht zu diesem Thema zu erläutern – hier ist sie: Die für die Diagnose der AA wichtigsten Informationen stammen von den Entzündungsvariablen – Temperatur, weißes Blutbild, Anteil der Neutrophilen und CRP. **Tatsächlich haben einige dieser Faktoren eine stärkere Vorhersagekraft als Anzeichen einer peritonealen Reizung. Deswegen solltest Du Gebrauch von ihnen machen!** Beachte aber bitte, dass die Entzündungsantwort dynamisch ist – es dauert eine Weile, bis sie in Gang kommt (bitte verwende nicht den Ausdruck ‚startet') und sie klingt auch mit Verzögerung ab. Das gilt besonders für Körpertemperatur und CRP, die mit wenigstens 12 h Verzögerung reagieren, während sich weißes Blutbild und Anteil der Neutrophilen schnell innerhalb von Stunden verändern können. Bei einem Patienten mit AA, der erst seit wenigen Stunden Symptome zeigt, findest Du deshalb möglicherweise (fast) normale Laborwerte. **Daher steigt die diagnostische Information dieser Entzündungsvariablen, wenn Du sie nach einigen Stunden Beobachtung erneut bestimmst.**

Genauso, wie ein Anstieg der Entzündungsantwort das Vorliegen einer AA nahelegen kann, so kann ein deutlicher Abfall ein Hinweis für ein spontanes Abklingen sein. Das Absinken tritt dabei in umgekehrter Reihenfolge auf. Zunächst wird Dir ein Abfall im weißen Blutbild und beim Anteil der Neutrophilen auffallen, während das langsamer reagierende CRP noch ansteigen kann. **Es kann weitere 24 h dauern, bis das CRP beginnt zu fallen.**

Wie steht es mit einer Antibiose während der ‚Überwachung'?

Gib keine Antibiotika, falls Du Dich für die Überwachung des Patienten entscheidest, sie könnten die Symptome maskieren oder ‚teilweise behandeln' und so die Diagnose und die Zeit bis zur Operation einfach nur verzögern. **Berichte und Erfahrungen, eine Appendizitis könne durch Antibiotika ‚geheilt' werden, sind kein Beleg für die Wirksamkeit der Antibiotika.** Die Entzündung kann von ganz allein abgeklungen sein. In randomisierten Studien zeigten Placebo und Antibiotika die gleiche Wirksamkeit. **Diagnostizierst Du eine AA und entscheidest Dich dafür,**

sie mit Antibiotika zu behandeln, ist das natürlich eine andere Geschichte (siehe unten).

Der atypische Patient

> Der atypische Patient ist der Patient, bei dem eine Bildgebung indiziert ist.

Patienten mit atypischem Erscheinungsbild (mehr als 3 Tage andauernde Symptome, wiederholte Bauchschmerzepisoden, einer tastbaren Resistenz, ältere Menschen oder Patienten, bei denen die Intensität der Schmerzen in keinem Verhältnis zu den geringen klinischen oder Laborzeichen steht, oder bei denen eine Diskrepanz zwischen klinischen und Laborzeichen besteht) müssen gesondert betrachtet werden. Möglicherweise sind bildgebende Verfahren indiziert, um eine Phlegmone oder einen Abszess der Appendix, Morbus Crohn, Divertikulitis, Tumor, eingeklemmten Darm, Torsion des Ovars, Appendizitis epiploica, Torsion des Omentum, Harnleitersteine oder andere Differenzialdiagnosen zu erkennen oder auszuschließen.

Abdominelle Bildgebung bei der akuten Appendizitis

Besonders in ausgewählten Fällen wie bei älteren Menschen oder bei denen, die sich wie oben erwähnt mit einem atypischen Erscheinungsbild vorstellen, hat die Bildgebung ihre Bedeutung; ihre Leistungsfähigkeit als universelles Werkzeug zum Nachweis oder Ausschluss einer Appendizitis wurde jedoch überbetont. Außerdem ist ein CT nicht überall verfügbar. CT und Ultraschall sind wunderbare Werkzeuge, aber das Sprichwort „a fool with a tool is still a fool" – ein Narr mit einem Werkzeug bleibt immer noch ein Narr – gilt auch hier. Der wahllose und nicht selektive Einsatz moderner Diagnosewerkzeuge ist nicht hilfreich. Was wir brauchen, ist gesunder Menschenverstand und den sinnvollen Einsatz der verfügbaren Untersuchungsmethoden. Ultraschall wird als in erfahrenen Händen akkurate Untersuchungsmethode zur Diagnose der AA beschrieben und hilft beim Ausschluss anderweitiger Diagnosen, die eine andere Therapie (z. B. Hydronephrose) oder Inzision (z. B. akute Cholezystitis) oder tatsächlich überhaupt keine Therapie erfordern (z. B. Ovarialzyste – **bei Frauen ist der endovaginale Ultraschall eine großartige Methode zur Diagnose/Ausschluss einer Pathologie im Becken!**). Allerdings arbeiten die meisten von uns nicht in einer Einrichtung, in der wir sicher sein können, dass der Radiologe die Diagnose einer Appendizitis auf der Grundlage des Ultraschalls stellen kann. **Unter den meisten Gegebenheiten ist die CT verlässlicher als der Ultraschall.** Auf die diagnostischen Merkmale der AA im CT und die Bedeutung der CT bei Erkrankungen, die eine AA imitieren können, aber eventuell nicht operiert werden müssen (z. B. Zökumdivertikulitis) wird in ▶ Kap. 5 hingewiesen.

Ich fordere bildgebende Verfahren gezielt an. **Unglücklicherweise bestimmt vielerorts das dogmatischen Personal in der Notaufnahme zunehmend das diagnostische Vorgehen und setzt die CT-Scans als Ersatz für die klinische Untersuchung** ein. Diese unkritische Anwendung der CT hat zu einem neuen Syndrom, der ‚CT-Appendizitis', geführt: Du nimmst einen Patienten mit rechtsseitigen Unterbauchschmerzen und unklarem klinischem Befund stationär zur Beobachtung auf. Inzwischen ordert der Arzt in der Notaufnahme eine CT, die der Radiologe am Morgen befundet. Zu diesem Zeitpunkt fühlt sich der Patient wesentlich besser, sein Abdomen ist unauffällig und er möchte heimgehen, aber der Radiologe behauptet, die Appendix sei entzündet („kann eine AA nicht ausschließen" oder „spricht für eine AA…"). *Aber sollen wir das CT oder den Patienten behandeln?*

Diagnostische Laparoskopie

Die diagnostische Laparoskopie ist ein wunderbares Instrument, aber sie ist invasiv und soll die konventionelle klinische Diagnose und Bildgebung nicht ersetzen. Es wurde empfohlen, die makroskopisch nicht entzündete Appendix *in situ* zu belassen, und so die ‚Rate an negativen Appendektomien' zu reduzieren, aber das ist nur Schönfärberei. **(Sei's drum, die meisten Chirurgen, die ich kenne, zögern, die Appendix unter diesen Umständen *nicht* zu entfernen – wie steht es mit Dir?)** Eine negative diagnostische Laparoskopie ist ein nicht-therapeutisches Verfahren, das mit unnötigen Schmerzen, dem Risiko von Komplikationen und höheren Kosten verbunden ist. Wenn die Rate Deiner negativen laparoskopischen Untersuchungen 15 % übersteigt, setzt Du die Prozedur falsch ein.

Dennoch ist die diagnostische Laparoskopie bei dem Patienten sinnvoll, bei dem die Diagnose einer Appendizitis möglich ist und der sich unter Beobachtung nicht gebessert hat, die Situation durch bildgebende Untersuchungen nicht geklärt werden konnte und dessen Beschwerden die Entlassung des Patienten nicht erlauben.

Und so mache ich das in Schweden:
Zuerst sammle ich alle für die Berechnung des AIR Score notwendigen Daten. Das hilft mir dabei, den Patienten im richtigen Zusammenhang zu sehen. Ich treffe nie eine Entscheidung, bevor ich nicht alle diese Informationen habe. Bei Frauen im gebärfähigen Alter wird eine gynäkologische Untersuchung einschließlich einer transvaginalen Ultraschalluntersuchung gemacht, weil so pathologische Befunde am Ovar entdeckt werden können (▶ Kap. 33). Der errechnete Score führt mich dann:

- **Patienten, bei denen eine AA wenig wahrscheinlich ist** – kein peritonealer Reiz, alle Entzündungsparameter normal (Score < 5). Diese Gruppe bildet den überwiegenden Teil aller Patienten mit vermuteter AA. Sie können sicher zu Hause beobachtet werden. Plane eine erneute Beurteilung nach 6–12 h (das heißt am nächsten Morgen). Eine Bildgebung ist nicht indiziert, solange Du nicht vermutest, dass der Patient eine anderweitige Erkrankung haben könnte.
- **Patienten mit typischem Erscheinungsbild – vorhandene Peritonealreizung und starke Entzündungsantwort (Score > 8). Diese Patienten brauchen eine Operation!** Einige wenige Stunden Verzögerung sind akzeptabel, aber in dieser Gruppe finden sich viele mit einer Perforation, deshalb würde ich mit einer Antibiose beginnen und die Operation nicht länger als nötig hinauszögern; besonders nicht, wenn der Patient Anzeichen einer Sepsis zeigt (Tachykardie,

Tachypnoe oder Leukopenie). Bildgebung ist nicht indiziert, da ein negativer Befund diese Entscheidung wahrscheinlich nicht ändern wird. **Wenn ich Zweifel an der Diagnose habe, beginne ich die Operation laparoskopisch** – für viele von Euch ist das sowieso Routine.

- **Patienten mit einem unklaren Erscheinungsbild (Score 5–8) werden in die Klinik aufgenommen und nach 6–8 h erneut untersucht.** Bis dahin werden sich bei Patienten mit AA die klinischen Symptome und die Entzündungszeichen signifikant steigern. Sind sie weiterhin atypisch, kannst Du ein CT anfordern oder eine Laparoskopie durchführen. Findet sich bei der erneuten Untersuchung ein deutlicher Rückgang der Entzündung (besonders von Fieber, weißem Blutbild, Anteil der Neutrophilen), besteht aber weiter der Verdacht auf eine AA – dann plane ich eine weitere Nachuntersuchung nach 6–8 h ein. Da ich den Patienten während dieser Zeit nicht operieren werde, erlaube ich ihm, etwas zu essen und dann wieder zu fasten. Häufig sehe ich nach einer zweiten Beobachtungsphase eine weitere Besserung, und manchmal kann der Patient dann entlassen werden. **Ich habe das so auch viele Male bei Patienten mit einer im CT bestätigten Appendizitis gesehen.**
- **Kleine Kinder, gebrechliche ältere Personen und Patienten mit atypischem Erscheinungsbild** bedürfen (wie oben erläutert) gesonderter Betrachtung. **In dieser Situation setze ich großzügig bildgebende Verfahren ein.**

Behandlung

Antibiotika

Der vernünftige Einsatz von Antibiotika, die **sowohl Gram-negative als auch anaerobe Bakterien** abdecken, minimiert die Inzidenz postoperativer infektiöser Komplikationen der Wunde (häufig) und innerhalb des Abdomens (selten) (▶ Kap. 13). Bei der einfachen AA werden Antibiotika als **prophylaktisch** angesehen, während sie bei der komplizierten AA **therapeutisch** sind (▶ Kap. 7). **Wir empfehlen Dir, die erste Antibiotikadosis zu geben, sobald Du die Diagnose stellst.**

Zeigt sich bei der Operation eine simple AA und findet sich kein sichtbarer Eiter, ist keine weitere postoperative Gabe erforderlich. **Wenn Du andererseits eine komplizierte AA vorfindest, sind postoperativ weitere Dosen indiziert. Wir schlagen vor, dass Du die Dauer der Antibiotikagabe dem operativen Befund anpasst.** Eine gangränöse AA ohne weitere Eiterformation erfordert keine verlängerte postoperative Gabe. Wenn sich Eiter findet oder die Appendix perforiert ist, solltest du über 3–5 Tage behandeln (▶ Kap. 7, 13 und 40).

Nicht-operative Behandlung der akuten Appendizitis

Wie bereits gesagt, klingt eine einfache AA häufig ohne Behandlung ab. **Kein Wunder, dass Berichte gezeigt haben, dass eine ‚vermutete' oder durch Bildgebung nachgewiesene einfache AA auf die nicht-operative Behandlung mit intravenös gegebenen Breitspektrumantibiotika ansprechen kann.** Allerdings glaube ich, dass bei der Mehrzahl der Patienten die Symptome spontan und nicht aufgrund der Antibiotika verschwinden. Das ist einfach eine Parallele zu jüngsten Erkenntnissen, dass Patienten mit einer unkomplizierten akuten Divertikulitis identische Heilungsraten zeigen, unabhängig davon, ob sie Antibiotika erhalten oder nicht. Auch bei der Appendizitis wurde nachgewiesen, dass Placebo und Antibiotika den gleichen Effekt haben.

Ich sehe zwei Probleme, wenn man Patienten mit einer ‚vermuteten' AA Antibiotika gibt. Zunächst einmal weißt Du, wenn es dem Patienten besser geht, nicht, ob er überhaupt eine AA hatte, und Du weißt nicht, ob die Besserung spontan erfolgte oder aufgrund der Antibiotika. Also bist Du gezwungen, die Behandlung ‚zu komplettieren', was den Klinikaufenthalt verlängern kann. Zweitens siehst Du, wenn der Patient eine *komplizierte* AA hat, vielleicht nur eine partielle Besserung, was gleichermaßen zu einer Verlängerung des Leidensweges führt. Daher lehne ich die nicht-operative Behandlung der ‚vermuteten unkomplizierten Appendizitis' mit Antibiotika ab.

Dennoch kann die nicht-operative Behandlung mit Antibiotika bei den folgenden Gruppen von Patienten nützlich und angemessen sein:

- Patienten mit einem **unvertretbar hohen chirurgisch/anästhesiologischen Risiko** (etwa nach einem Herzinfarkt).
- Patienten, die eine Operation **verweigern.**
- Patienten, die sich mitten im Pazifischen Ozean, in einem Raumschiff auf einer Reise zum Mars, einem Atomunterseeboot oder **in einer ländlichen Gegend befinden, wo kein Chirurg erreichbar ist.**
- **Offensichtlich sollten Patienten mit einem ‚entzündlichen Tumor' oder Phlegmone der Appendix nicht-operativ behandelt werden.** Das wird von den meisten Chirurgen akzeptiert und ist nicht mehr länger umstritten!

Die Operation

» *Der Punkt der größten Empfindlichkeit befindet sich beim durchschnittlichen Erwachsenen fast genau 5 cm entfernt von der Spina iliaca anterior, auf einer zwischen diesem Fortsatz und dem Nabel gezogenen Linie.*

Charles McBurney

» *Der Blinddarm ist in der Regel mit dem Zökum verbunden.*

Mark M. Ravitch

Wann operieren?

Du musst nicht gleich mit jedem Patienten mit der Diagnose AA in den Operationssaal rennen! Befindet sich Dein Patient in einem septischen Stadium mit beschleunigter Atmung, Tachykardie oder zeigt er einen eindrucksvollen abdominellen Befund (was auf eine mögliche Perforation hinweist), dann sollte der Patient offensichtlich optimal vorbereitet werden, während Du mit der Antibiotikatherapie anfängst; länger solltest Du die Operation allerdings nicht hinauszögern. **Ansonsten kannst Du die Operation gefahrlos auf tagsüber verschieben.** Natürlich können Dich örtliche Gegebenheiten wie Arbeitsbelastung oder OP-Verfügbarkeit zwingen, nach Mitternacht zu operieren ...

Offener oder laparoskopischer Zugang?

Wie oben betont, führt der großzügige Gebrauch der diagnostischen Laparoskopie bei vermuteter AA zu einer hohen Inzidenz unnötig invasiver, nicht-therapeutischer Eingriffe, die nicht frei von Komplikationen sind – die regelhaft sogar dann in einer Appendektomie enden, wenn die Appendix ‚normal' ist. **Aber wie steht es um die laparoskopische Appendektomie (LA), wenn die Diagnose gesichert ist?** Die umfangreiche Literatur zu dieser Kontroverse (die meisten Chirurgen sehen das nicht mehr als ‚umstritten' an) kann man so zusammenfassen: **im Vergleich zu einem offenen Eingriff führt die LA zu einem besseren kosmetischen Ergebnis, etwas weniger postoperativen Schmerzen, einer marginal früheren Entlassung und einer geringeren Inzidenz an Wundinfektionen.** Andererseits ist die LA mit einem höheren Risiko postoperativer Flüssigkeitsansammlungen/Abszesse verbunden – seltene, aber ernsthafte Komplikationen. Bezüglich der Kosten steht dem durch eine frühere Entlassung eingesparten Geld ein teurerer und längerer Eingriff gegenüber. Wir können daher keine der beiden Methoden zum Gewinner erklären, vielmehr hängt die Wahl von den Vorlieben des Chirurgen, dem Patienten und den örtlichen Gegebenheiten ab. **Dennoch kann die LA bei besonders adipösen Patienten klar von Vorteil sein** (weil man eine große Inzision vermeidet). Schau wegen der Details zur LA und vielleicht auch wegen der anderen Sichtweise in den nächsten Abschnitt dieses Kapitels.

Technische Hinweise zur offenen Appendektomie

Hat Dir irgendwer jemals beigebracht, wie man offen appendektomiert? Selbst wenn Du ein LA Aficionado bist, solltest Du Dich nicht der Fähigkeit (und des Vergnügens) berauben, einen kranken Blinddarm durch eine kleine Inzision im rechten unteren Quadranten entfernen zu können. **Derartige Fertigkeiten können bei der ‚Konversion' einer schwierigen LA hilfreich sein – nein, normalerweise ist in dieser Situation keine Mittellinieninzision erforderlich!**

Möglicherweise hast Du Deinen Teil an offenen Appendektomien schon als Assistenzarzt abbekommen. Nachdem wir gesehen haben, wie viele Chirurgen aus einer gewöhnlichen Appendektomie eine Whipple-ähnliche aufwendige Operation machen, erinnern wir Dich trotzdem an das KISS Prinzip (Keep it simple, stupid! – mach's einfach einfach!). Hier sind ein paar Tipps:

- **Inzision:** Du brauchst keine lange, unansehnliche schräge Inzision – ausgenommen beim muskulösen jungen Mann, dessen möglicherweise retrozökaler Blinddarm durch eine quer verlaufende Öffnung unerreichbar sein kann. **Wähle eine *transverse*!** Ein häufiger Fehler ist, sie zu medial über der Rektusscheide zu platzieren. Liegt das Zentrum der Inzision leicht lateral des McBurney Punkts, wirst Du in den meisten Fällen richtig liegen. Schneide die Faszie ein, spreize die Muskulatur und eröffne das Peritoneum. **Fang mit einer kleinen, 4–5 cm langen Inzision an; sie kann immer nach jeder Seite erweitert**

werden, indem man in das laterale Ende der Rektusscheide und/oder in die Muskulatur schneidet.
- **Appendektomie:** Du kannst die Appendix antegrad oder retrograd entfernen, es gibt aber keine Notwendigkeit, den Stumpf zu invertieren. Ligiere oder umsteche die Appendix einfach an ihrer Basis und schneide den Rest weg! Zur Versorgung der durchtrennten Mesoappendix kannst Du Clips, Diathermie oder Nähte verwenden; nimm für leicht zerreißbares Gewebe eine fortlaufende überwendliche Naht. Die häufig wie ein Fetisch geübte Praxis, den Stumpf mit Betaisodona® zu bemalen oder durch Diathermie zu verbrennen ist lächerlich. **Wenn die Appendix eben an ihrer Basis perforiert ist, musst Du für den Verschluss des Stumpfes etwas gesunde Zökumwand einbeziehen – setze einfach einen Linearstapler proximal der Perforation über das Zökum und löse ihn aus.** Hast Du keinen Stapler, dann mach es mit der Hand – übernähe den Stumpf zusammen mit der umliegenden Zökumwand in Deiner besten Anastomosentechnik!
- **Peritonealtoilette:** saug die Flüssigkeit einfach ab und tupfe sie weg (vergiss das Becken nicht!). **Peritoneallavage ist nutzlos oder sogar gefährlich – sie ist verantwortlich für die Flüssigkeitsansammlungen, die Du bei Deiner postoperativen Bildgebung findest.**
- **Hämostase: sei pedantisch!** Die teilweise Eventeration des Zökums bringt die Blutversorgung unter Spannung und kann den Blutfluss unterbinden, wodurch eine Blutung verborgen bleibt. Wird das Zökum reponiert, erholt sich seine Zirkulation und die Blutung aus der durchtrennten Arterie oder dem Mesenteriolum wird sichtbar. **Kontrolliere deshalb immer den Rest der Mesoappendix, nachdem das Zökum an seine natürliche Position zurückverlagert ist.** Bring etwas Gaze tief in die Wunde: kommt sie pink zurück, musst Du die Hämostase überprüfen.
- **Mikrobiologische Kulturen:** sie sind in diesen Fällen unnötig und eine Verschwendung, außer wenn die Operation nach einer erfolglosen Antibiotikatherapie erfolgte (▶ Kap. 13).
- **Drainagen: sind sehr (sehr!) selten nach einer Appendektomie notwendig** (nein, ich mache keine Witze), und außerdem ist belegt, dass sie schaden können (▶ Kap. 36).
- **Wundverschluss:** in der Theorie muss man das Peritoneum nicht verschließen, da es nicht zur Belastbarkeit der Naht beiträgt und wir wissen, dass sich das Peritoneum innerhalb von 48 h von selbst repariert. Allerdings ‚bedeckt' es die sich vorwölbenden Eingeweide, erlaubt den sorgfältigen schichtweisen Verschluss der Bauchwand und mag interstitiellen Hernien vorbeugen. Als Nächstes wird die Muskulatur mit einigen locker geknüpften Nähten adaptiert, um den Totraum zu verringern; die Faszie wird mit einer fortlaufenden Naht verschlossen. Wenn das Subkutangewebe sehr dick ist, kann man es mit einigen wenigen feinen Nähten adaptieren. Verschließ die Haut mit einer fortlaufenden intrakutanen Naht, auch bei komplizierten Fällen. Nimm resorbierbare Fäden und vermeide, zu viel Gewebe zu fassen, da das zu Nekrosen und Infektionen führen kann. Manche empfehlen bei der komplizierten Appendizitis immer noch einen **sekundären Wundverschluss.** Das mag ein paar

Wundinfektionen vorbeugen, auf Kosten eines verlängerten Leidens durch Verbandswechsel und weiterer Manipulationen sowie einer hässlichen Narbe für alle Patienten. Das ist den Preis nicht wert, wie in den ▶ Kap. 37 und 46 erläutert.

> *Ein Chirurg, der das Ausmaß einer Blinddarmperitonitis beschreiben kann, hat sich selbst der Durchführung einer unsachgemäßen Operation überführt.*
>
> **Mark M. Ravitch**

(Solltest Du diesen Aphorismus nicht verstehen, dann fühl Dich frei, den Herausgebern eine Email zu schreiben.)

Besondere Überlegungen

Der ‚weiße' Blinddarm

Was sollst Du tun, wenn der Blinddarm sich als makellos erweist? Du könntest ein wenig daran rubbeln, damit der Pathologe eine milde akute Entzündung diagnostiziert (kleiner Scherz). Die klassische Maxime lautet, dass wann immer ein Blinddarmschnitt vorliegt, der Blinddarm entfernt werden soll, um die Dinge in Zukunft nicht durcheinander zu bringen. **Und was geschieht mit einem bei der Laparoskopie normal erscheinenden Blinddarm? Soll der auch entfernt werden?** Der sich abzeichnende Konsens lautet, ihn in Ruhe zu lassen und den Patienten oder die Eltern darüber zu informieren, dass der Blinddarm *in situ* belassen wurde. Wie wir oben erwähnt haben, liegt das Problem darin, dass die meisten Chirurgen solch einem (angeblichen) Konsens nur widerwillig folgen. Wie steht's mit Dir?

Offensichtlich solltest Du, wenn die Appendix normal erscheint **(sehr unwahrscheinlich, wenn Du unserem diagnostischen Vorgehen gefolgt wärst oder ein CT gemacht hättest)** nach einer alternativen Diagnose wie einer Meckel-Divertikulitis, einer Erkrankung der Adnexe, einer perforierten Divertikulitis des Zökums oder mesenterialen Lymphadenitis (was auch immer das ist) suchen. Extrem selten wirst Du putride Flüssigkeit und keine Ursache dafür finden – eine primäre Peritonitis (▶ Kap. 13). In den meisten Fällen wirst Du allerdings gar nichts finden.

Was solltest Du tun, wenn Du faulig stinkende, trübe oder gallige Flüssigkeit im Peritoneum findest, die auf eine ernste alternative Erkrankung anderswo hinweist? Wenn die Ursache des Befundes nicht evident ist, könntest Du eine diagnostische Laparoskopie durch den teilweise verschlossenen Schrägschnitt machen. Wenn sie evident ist, dann verschließe die Inzision und mach dort eine neue, wo die Musik spielt. Galle sollte Dich in den Oberbauch führen. Fäzes oder ihr Geruch führt Dich in Richtung des Sigmas. Unternimm keinen Versuch einer Kolonresektion durch einen erweiterten Querschnitt. Denke an ein perforiertes Duodenalulkus und eine Dünndarmperforation. Wie dem auch sei, wenn Du den oben skizzierten diagnostischen Schritten folgst, ist es sehr unwahrscheinlich, dass Du Dich in einer so unangenehmen Situation wiederfindest…

Postoperative Phlegmone/Abszess am Blinddarmstumpf und Stumpfappendizitis

Dein Patient hatte eine komplikationslose Appendektomie wegen einer akuten Appendizitis, wonach er fröhlich heimgegangen ist. Sieben Tage später kommt er mit rechtsseitigen Unterbauchschmerzen, erhöhter Temperatur und erhöhten weißen Blutkörperchen wieder. Die Wunde sieht in Ordnung aus. Das kann ein postoperativer Abszess oder eine Phlegmone des Blinddarmstumpfes sein. Heutzutage ist die Diagnose einfach – ein CT wird einen das Zökum einbeziehenden Abszess oder eine Phlegmone nachweisen. **Beide werden durch einige Tage Antibiotikatherapie geheilt, wobei ein Abszess, besonders wenn er mehr als 5 cm groß ist, eine perkutane Drainage erfordern kann.**

Beachte bei der **Stumpfappendizitis,** dass Patienten jederzeit nach einer Appendektomie eine klassische Appendizitis entwickeln können. Historisch folgte das nach einer komplizierten Appendizitis, häufig durch einen unerfahrenen Hausarzt/Chirurgen. **In der Ära der *laparoskopischen Appendektomie* kommt es jetzt wieder häufiger vor,** wenn Chirurgen während des Eingriffs die Basis des Blinddarms am Zökum fälschlich identifizieren und als Folge einen zu langen Stumpf belassen – anfällig für eine Stumpfappendizitis, was eine Re-Appendektomie erfordert. **Wenige Hausärzte oder Aufnahmeärzte realisieren, dass Patienten nach einer Appendektomie (selten) erneut an einer akuten Appendizitis erkranken können – erkläre es ihnen!**

Entzündlicher Tumor der Appendix (Phlegmone)

Typischerweise stellen sich Patienten mit einer Perityphlitis erst spät im Verlauf der Erkrankung vor, und der Verdacht sollte geäußert werden, wenn die Symptome schon länger als drei Tage bestehen. Gelegentlich berichten sie über eine spontane Besserung ihrer Symptome, die eine Lokalisierung des entzündlichen Prozesses reflektieren. **Bei der klinischen Untersuchung wirst Du eine Resistenz in der rechten Fossa iliaca finden.** Örtliche Druckempfindlichkeit und Adipositas können eine vorhandene Raumforderung verschleiern. Bei Patienten, die sich erst verzögert vorstellen oder die einen atypischen, vor sich hin schwelenden Befund haben, besteht deshalb der Verdacht auf eine Perityphlitis. **Fordere ein CT an,** wenn Dich die Palpation nicht weiterbringt, **auf diese Art lässt sich eine Raumforderung der Appendix am besten nachweisen.** Eine weitere Indikation für ein CT sind zusätzliche Hinweise auf undrainierten Eiter, wie Fieberschübe oder Sepsiszeichen, die einen **Abszess um die Appendix** kennzeichnen.

Warum solltest Du zwischen einer AA und einer entzündlichen Raumforderung oder einem Abszess um die Appendix unterscheiden? **Weil die entzündliche Raumforderung (und der Abszess) nicht-operativ behandelt werden können (und sollten).** Genau wie bei der AA könntest Du beides auch operieren, allerdings kann die Entfernung einer in ein Entzündungskonglomerat einbezogenen Appendix riskanter als gewöhnlich sein und gelegentlich eine rechte Hemikolektomie erforderlich machen. **Andererseits führt die konservative Behandlung mit Antibiotika in nahezu allen Fällen zu einem Verschwinden des Befundes.** Spricht der Befund nicht auf Antibiotika an, deutet das auf einen Abszess (selten!).

Der rationalste Ansatz ist dann die Ultraschall- oder CT-gesteuerte Drainage (▶ Kap. 42).

Intervallappendektomie?

Da nicht mehr als einer von zehn wegen einer Perityphlitis konservativ behandelten Patienten eine erneute Attacke einer AA erleiden (in aller Regel innerhalb eines Jahres und keine komplizierte Attacke), **ist das Dogma der routinemäßigen Intervallappendektomie obsolet geworden.** Bei Patienten, die älter als 40 Jahre sind, schlagen wir 1 Monat nach dem Ereignis eine elektive Koloskopie/bildgebende Untersuchung des Kolons zum Ausschluss der seltenen Situation vor, bei der ein Karzinom die Ursache der Geschwulst an Appendix oder Zökum war. Nur bei 2 von 100 dieser Patienten findet sich dabei ein Karzinom oder eine IBD. **Halte Dich also an den „was, wenn ich es wäre" Test und empfiehl Deinen Patienten keine Intervallappendektomie!**

Appendizitis epiploica (Appendagitis)

Wir erwähnen diese Erkrankung hier aufgrund ihres Namens. Wahrscheinlich hast Du noch nicht viel von ihr gehört, allerdings ist sie gar nicht so selten und imitiert oftmals eine AA. Die Appendizitis epiploica (manchmal ‚**Appendagitis**' genannt) folgt auf die spontane Torsion einer Appendix epiploica – den von Peritoneum überzogenen und mit Fett gefüllten Aussackungen entlang der *Taenia coli*. Sie tritt bei adipösen Personen sowie entlang von Zökum und Sigmoid häufiger auf. Nachdem das Sigma oft die Mittellinie überschreitet, sind in der rechten Fossa iliaca lokalisierte Druckempfindlichkeit und Peritonismus die am häufigsten vorkommenden Zeichen. Typischerweise verlieren diese Patienten nicht ihren Appetit und sie fühlen sich trotz dieser Zeichen weder krank noch wirken sie krank. Deshalb **sollte die ‚AA bei der Untersuchung' bei einem afebrilen und gesund wirkenden Patienten Deinen Verdacht erwecken.** Der natürliche Krankheitsverlauf ist die spontane Remission, da die Appendix epiploica abfällt und sich in den freien kalzifizierten Fremdkörper verwandelt, den Du gelegentlich während eines anderen abdominellen Eingriffen findest. **Für gewöhnlich identifiziert die CT die lokalisierte perikolische Entzündung, schließt eine AA aus und hilft Dir so, eine unnötige Operation oder diagnostische Laparoskopie zu vermeiden** (▶ Kap. 5). **Falls Du Dich irrtümlich zu einer Operation verleiten lässt, dann entferne einfach das nekrotische Stückchen Fett.** Schau anschließend in den Spiegel und sage: „Wie blöd war ich, dass ich das operiert habe!"

Torsion des Omentum

Auch dieses relative seltene Ereignis, das die klinischen Zeichen der AA sehr genau nachahmen kann, erwähnen wir ‚nur der Vollständigkeit halber'. Ursache ist die gestielte Torsion eines schweren Omentumlappens, was zu einer Ischämie und teilweisen Nekrose führt. Wenn Du anlässlich einer wegen einer AA geplanten Appendektomie darauf stößt, besteht die Behandlung in der partiellen Resektion des Omentums. Allerdings kann die CT eine Operation vermeiden, weil sie das entzündliche Segment des Omentums und eine unauffällige Appendix zeigen würde. **Wie bei der Appendizitis epiploica würde die konservative Behandlung innerhalb einer Woche zur spontanen Erholung führen (NSAID, kein Anlass für eine Antibiose).**

Dr. Andersson aus Schweden – den wir als den ultimativen internationalen Guru zur AA ansehen – bietet einen auf dem AIR Score und selektiver Bildgebung basierenden rationalen Ansatz an. Wir haben keinen Grund daran zu zweifeln, dass ihm dieser Ansatz in Schweden sehr gute Dienste leistet. Aber wir möchten gerne eine ‚internationale Perspektive' beisteuern, die unsere eigene Umgebung reflektiert.

In manchen Ländern wie **den USA, wo ich (MS) praktiziere, liegt die Entscheidung, wer wann ein CT erhält**, nicht mehr länger in unseren chirurgischen Händen. Tatsache ist, dass die meisten Patienten bereits im CT waren, bevor wir – Chirurgen – gerufen werden, um sie zu untersuchen. Typischerweise werden diese CTs von Ärzten in der Notaufnahme oder durch den Hausarzt veranlasst, bevor der Chirurg konsultiert wird. In den meisten Krankenhäusern der USA, selbst in den kleinsten Landkrankenhäusern, ist es sehr viel leichter hochwertige CT Aufnahmen zu bekommen als eine Gourmetmahlzeit oder auch nur eine Tasse guten Kaffees. Und Radiologen sind zur Befundung der Aufnahmen jederzeit online verfügbar. **Es ist kein Wunder, dass sich Ärzte, die sich mit einem möglicherweise akuten Abdomen konfrontiert sehen, gezwungen fühlen ein CT anzufordern, wenn es genauso leicht verfügbar ist wie Junkfood.**

Ist diese Praxis der beinahe routinemäßigen CT-Untersuchung der restriktiven Bildgebungspolitik, kombiniert mit dem AIR Score, wie sie Roland vertritt, überlegen? Nun ja, es ist sehr schwierig, wenn nicht sogar unmöglich, wissenschaftlich nachzuweisen, dass der zunehmende Einsatz der CT insgesamt von Vorteil ist. Aber wie steht es um den einzelnen Patienten?

Die Vorteile eines ‚liberalen Einsatzes der CT' ist denjenigen von uns, die ihn nutzen, wohl bekannt ▶ Kap. 5) und schließen ein:

— Viele Patienten mit ‚**unspezifischem Bauchschmerz**' können nach einem unauffälligen CT-Scan wieder **sicher entlassen werden**. Die stationäre Aufnahme zur klinischen Überwachung (AIR Score mit unbestimmter Wahrscheinlichkeit) wird daher überflüssig.

— **Andere Erkrankungen werden leicht diagnostiziert und korrekt behandelt.** Dr. Andersson sagt uns, dass Patienten mit einem typischen Befund (Score > 8) keiner Bildgebung bedürfen. Allerdings können sich Patienten mit einer akuten Zökumdivertikulitis, gynäkologischen Notfällen oder anderen, von Dr. Andersson erwähnten Erkrankungen mit den typischen Zeichen einer AA vorstellen. Die Bildgebung würde ihnen eine unnötige Appendektomie und/oder diagnostische Laparoskopie ersparen.

- **Viele kleinere Krankenhäuser haben besonders in ländlichen Regionen großer Länder nicht jederzeit einen Allgemeinchirurgen verfügbar,** um jeden einzelnen Patienten ‚á la Dr. Andersson' zu untersuchen. Manche Krankenhäuser haben überhaupt keinen Chirurgen. Ein negatives CT erlaubt dem untersuchenden Arzt einen besseren Schlaf in der Nacht und vermeidet einen unnötigen Transport des Patienten in eine andere Einrichtung.
- **Rechtliche Überlegungen.** In den USA haben Jurys fast eine Million Dollar an Entschädigung wegen ‚fehlerhaft unterlassener Bildgebung' und dadurch angeblich verursachter verzögerter Diagnose der AA mit resultierender Morbidität zugesprochen. Ohne ‚Defensivmedizin' zu verteidigen – es ist unmöglich, eine derart harte Realität zu ignorieren.

Nein, wir unterstützen keine *routinemäßige* CT-Untersuchung. Wir denken aber, dass deren liberaler Gebrauch zu einer schnelleren und ‚akkurateren' klinischen Behandlung führt. Ja, wir verstehen das Problem der ‚CT-Appendizitis' und das Dilemma, eine Appendix, die sich vielleicht spontan erholt hätte, im frühen Entzündungsstadium zu entfernen. Und außerdem ist der Zug längst abgefahren – wir verfügen über ein nützliches diagnostisches Werkzeug, das noch besser werden wird (es wird schneller werden und niedrigere Strahlendosen emittieren) – und es gibt keinen Weg zurück. **Und wo wir grade dabei sind: erwäge bei schwangeren Frauen ein MRT.**

Ein paar Worte zum AIR Score. Wir würden gerne betonen, was Dr. Andersson gesagt hat, dass nämlich der AIR Score nur als Ergänzung zur klinischen Beurteilung eingesetzt werden sollte. Wenngleich statistisch verlässlich, kann er beim individuellen Patienten daneben liegen. Nimm beispielsweise einen älteren Patienten, der mit Unterbauchschmerzen und minimal erhöhtem weißem Blutbild und CRP aufgenommen wird. **Sein AIR Score war 5.** Er wurde zur Beobachtung aufgenommen. Am nächsten Tag fand sich bei der Laparotomie eine perforierte AA; er starb an einer fulminanten Sepsis. **Ein CT bei der Aufnahme hätte ihn vielleicht gerettet!** Ein Patient wie dieser fällt in die von Dr. Andersson beschriebene ‚unbestimmte Kategorie'. (Oh ja, Dr. Andersson hat erklärt, dass bei alten und zerbrechlichen Menschen ein Scan angebracht ist -aber das sollte nachdrücklich betont werden!).

Die AA ist nicht die eine Erkrankung, die der einen Behandlung bedarf, sondern sie zeigt sich in einem Spektrum von klinischen Erscheinungsformen und Erkrankungen, die auf unterschiedliche Weise behandelt werden können – einschließlich ohne eine Operation. **Wir wünschten, wir wüssten, wie wir die vorherrschenden erzieherischen, kulturellen, ökonomischen und gesetzlichen Komponenten ändern könnten, die die meisten Chirurgen immer noch zu der Überzeugung bringen, ein erkrankter Blinddarm gehöre in ein Glas mit Formalin.**
Die Herausgeber

2 Laparoskopische Appendektomie[2]

Danny Rosin

Bis hin zum Entschluss zur Operation sollte sich der Entscheidungsprozess von Chirurgen, die die laparoskopische Appendektomie bevorzugen und den Enthusiasten eines ‚offenen' Zugangs nicht unterscheiden. Sie alle reklamieren eine korrekte Diagnosestellung, siehe oben, und gehen weiter zur Behandlung. Aber wie bereits kurz in ▶ Kap. 4 erwähnt, sehen manche die Laparoskopie als eine Erweiterung ihrer diagnostischen Bemühungen: „Wir sind uns nicht sicher, ob die Appendix entzündet ist, lass uns die Strahlenbelastung durch ein CT vermeiden, verzichten wir auf die lästige Beobachtung, schieben wir die Kamera rein, dann wissen wir es genau!" Auch wenn dieses Vorgehen Sinn macht, neigen wir dazu seine Nachteile zu vergessen; die Invasivität und ihre Risiken, die Anästhesie und ihre (zugegeben, geringen, aber vorhandenen) Risiken sowie die Tendenz ‚irgendwas zu tun', sogar eine normale Appendix zu entfernen, bloß ein Souvenir von einem netten Trip durch das Abdomen.

Wir können also nicht behaupten, dass eine diagnostische Laparoskopie aufgrund einer vermuteten Appendizitis ein grober Fehler oder, Gott bewahre, ein Verbrechen ist, aber wir versuchen ihren Einsatz zu minimieren!

Warum Laparoskopie?

Instinktiv wäre meine erste Antwort: **es ist ein gutes Verfahren,** ich beherrsche es gut, ich fühle mich wohl dabei und der Patient ist glücklich. Nach Jahren der fast ausschließlich laparoskopischen Appendektomie halte ich das für eine gute und ehrliche Antwort, und viele junge Chirurgen, die die laparoskopische Appendektomie als Routineverfahren erlernt haben, fühlen genauso, hauptsächlich empfinden sie es als einfacher und ‚sauberer' als sich durch eine Miniinzision zu kämpfen. Ich sehe aber ein, dass manche älteren Chirurgen den ernst gemeinten Text oben lesen und „Schwach****!" sagen, und ich erkenne die Tatsache an, dass ein seriöses Buch wie dieses einen wissenschaftlicheren Text verdient. Und es ist ja nicht so, als hätten wir keine guten Argumente:

— **Differentialdiagnose.** Trotz aller modernen diagnostischen Verfahren haben wir Überraschungen in der Chirurgie nicht eliminiert, und innen kann immer noch eine normale Appendix zusammen mit einem unerwarteten anderen krankhaften Befund auf uns warten. In diesen Fällen ist die Laparoskopie ein viel besseres diagnostisches und therapeutisches Werkzeug als ein begrenzter

---

2   Prof. Ahmed Assalia, MD hat in der dritten Auflage dieses Buches zu diesem Kapitel beigetragen.

Zugang im rechten unteren Quadranten. Und während bei ‚jungen, gebärfähigen Frauen' nahezu ein Konsens für die laparoskopische Appendektomie besteht, hatte selbst Valentino einen unerwarteten krankhaften Befund[3].

— **Wundinfektion**. Nachdem es sich um einen infektiösen Prozess handelt, ist es kein Wunder, dass die Laparoskopie mit weniger Wundproblemen verbunden ist. Selbst wenn eine Wundinfektion auftritt (die gewiss seltener vorkommt) – das Resultat ist ein kleiner, ärgerlicher Wundinfekt und kein großer, dessen vorbestimmtes Schicksal eine lange Sekundärheilung und eine hässliche Narbe ist. Obwohl es in einer McBurney Narbe selten zu einer Hernie kommt, haben wir welche als Folge einer Wundinfektion und gestörter Wundheilung gesehen.

— **Schmerzen und Genesung.** Das Problem ‚kleiner' Operationen wie der Appendektomie ist, dass die Vorteile der Laparoskopie subtiler sind und sich schwerer nachweisen lassen. Das bedeutet nicht, dass es diese Vorteile nicht gibt, und wir (und die Patienten) erleben das täglich. McBurney Aficionados werden mit Papieren über „keinen statistischen Unterschied" in QOL-Scores (Lebensqualität) wedeln, gemessen in Skalen, die wir nicht wirklich verstehen, aber wir **wissen** unseren Patienten geht es gut, und falls wir es nicht ver******, erholen sie sich schnell.

— **Kosmetik.** Ja, das ist nur eine Kleinigkeit ... Und trotzdem ...

Warum keine Laparoskopie?

— **Du weißt nicht, wie man es macht.** Das mag die wichtigste Kontraindikation der laparoskopischen Appendektomie sein. Versuche Dich nie an einem Eingriff, den Du nicht beherrschst, nur weil er angesagt ist. Hier behauptet niemand, die offene Appendektomie sei **schlecht**, nur, dass die laparoskopische Appendektomie vielleicht, unter optimalen Bedingungen, einige Vorteile haben kann. Mangelnde Erfahrung und fehlende geeignete Ausrüstung sind allesamt gute Gründe bei einem sicheren und bewährten Verfahren zu bleiben. **Etwas mehr Schmerzen sind den entsetzlichen Komplikationen vorzuziehen, die wir manchmal nach missglückten Versuchen sehen, diesen simplen Eingriff ‚minimalinvasiv' zu halten.** (Dazu musst Du Kap. 17 in *Schein's Common Sense Prevention and Management of Surgical Complications,* tfm Publishing, 2013, lesen.)

— **Intraabdominelle Ansammlungen.** Ich bin mir nicht sicher, ob hier bereits das letzte Wort gesprochen worden ist. Es gab Behauptungen, dass nach einer laparoskopischen Appendektomie gehäuft Flüssigkeitsansammlungen im

---

[3] Erinnere Dich an den Fall des berühmten Filmschauspielers und Frauenhelden Rudolph Valentino, der sich in New York aufgrund einer vermuteten Appendizitis einer Appendektomie unterzog (1926). Nach der Operation verschlechterte sich sein Zustand dramatisch und er starb; die Autopsie zeigte ein perforiertes peptisches Ulkus ...

kleinen Becken auftreten würden. Auch wenn wir das gelegentlich sehen, behaupten viele Studien, dass sich die Rate im Vergleich zum offenen Vorgehen nicht unterscheidet. Es mag sein, dass eine exzessive Spülung bei der Laparoskopie zur Ausbreitung der lokalen Infektion beiträgt. Wir sind uns nicht sicher, ob das stimmt – **allerdings spülen wir nicht, wir saugen Pus einfach ab, und das scheint ziemlich gut zu funktionieren. Die Herausgeber stimmen hier mit mir überein – saug den Mist einfach ab!**
— **Relative Kontraindikationen.** In manchen Situationen, wie in der Schwangerschaft oder bei perforierter Appendizitis mit generalisierter Peritonitis, kann man argumentieren, dass die Laparoskopie weniger empfehlenswert oder riskanter ist. Der Grad an chirurgischer Erfahrung kann hier eine Rolle spielen, genau wie eine große Dosis an gesundem Menschenverstand. **Bedenke, dass adipöse Patienten tatsächlich von einer Laparoskopie profitieren können, obwohl ein schwierigerer Eingriff zu erwarten ist.**
— **Kosten.** Nein, darauf lassen wir uns nicht ein. Kosten sind ein dermaßen kompliziertes Thema! Es reicht zu sagen, dass Du, wenn Du über eine laparoskopische Basisausstattung verfügst, die Appendix mit wiederverwendbaren Instrumenten, einer preiswerten Energiequelle, ein paar Knoten und einem selbstgemachten Beutel recht billig entfernen kannst. Überlass das Harmonic Scalpel® und die Stapler den anderen, nutze Deine exzellente manuelle Geschicklichkeit und sei dankbar, dass Du weniger adipöse Patienten operieren musst als die armen Jungs in den USA.

Wie geht man vor?

Vielleicht hast Du die Technik von Deinem Funktionsoberarzt erlernt und bist überzeugt worden, das sei so ‚die korrekte' Art und Weise. Merke Dir bitte, dass es gut ist, als Chirurg variabel zu sein. Ich werde die schreckliche Phrase von ‚viele Wege führen nach Rom' vermeiden und sage Dir einfach, dass ich meine Technik auch nach 20 Jahren laparoskopischer Appendektomie von Zeit zu Zeit modifiziere, und sei es nur um des Vergnügens wegen. Schau Dir in ◘ Abb. 21.3

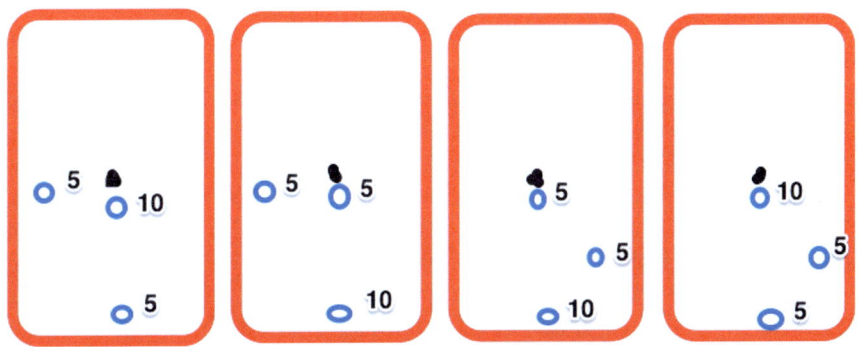

◘ **Abb. 21.3** Einige der bei der laparoskopischen Appendektomie möglichen Trokarpositionierungen

einige der von verschiedenen Chirurgen bevorzugten **möglichen Trokarpositionen** an. Beachte bitte, dass ich die Single Port und Roboter-Positionen übersprungen habe. Mein Rat an Dich ist, sie auch zu überspringen … Bei aller Variabilität gibt es aber einige wichtige Punkte, die Du Dir merken solltest, damit Dir die Operation leicht und sicher von der Hand geht. Hier sind sie:

— **Urin. Lass den Patienten vor der Operation seine Blase entleeren.** Ich weiß, dass viele Chirurgen für jede Laparoskopie im Unterbauch gerne einen Foley-Katheter legen, aber warum sollten wir den Gegnern der Laparoskopie ein weiteres gutes Argument dagegen geben? Und warum sollten wir unsere Patienten einem höheren Risiko für eine Infektion der unteren Harnwege aussetzen? Eine leere Blase lässt den Platz im Becken für Dich frei und erlaubt Dir, den unteren Trokar sicher einzuführen. Und nein, für so einen kurzen Eingriff benötigst Du kein Monitoring der Urinausscheidung, es sei denn, Du brauchst dafür mehr als zwei Stunden … aber dann solltest Du es nicht tun …

— **Lagerung.** Mach die Operation für Dich angenehm. Lagere die Arme eng entlang des Körpers, auf diese Weise kannst Du bequem mit dem Assistenten neben Dir stehen. Sichere den Patienten auf dem Tisch, damit der Anästhesist keine Ausrede gegen eine *steile Trendelenburglagerung und eine Kippung nach links* hat. Es muss nicht sein, dass Dir der Dünndarm Deinen Arbeitsbereich verlegt.

— **Ausrüstung.** Benutze das beste Werkzeug, dass Du bekommen kannst. Optimiere Deine laparoskopischen Arbeitsbedingungen, je weniger Du zu kämpfen hast, desto besser Deine Operation:
  — **Optik und Lichtquelle** verhindern, dass Du im Dunkeln arbeitest. Wenn Du eine gute 5 mm Optik hast (das erlaubt Dir nach Notwendigkeit zwischen den Trokaren zu wechseln) – fein. Wenn nicht – nimm die 10er!
  — **Energiequellen,** so vorhanden, können das Leben erleichtern. Das Harmonic Scalpel®, LigaSure® und weitere Varianten von diversen Herstellern können Dir allesamt Zeit und dem Patienten Erythrozyten sparen. Aber denke daran, dass **ein guter laparoskopischer Chirurg dasselbe mittels simpler monopolarer oder bipolarer Energie und ein paar vorgelegten Schlingen oder sogar einfachen chirurgischen Knoten erreichen kann.** Wir ermutigen Dich dazu, Dir diese Fertigkeiten anzueignen, selbst wenn Du in Utopia lebst und Stapler umsonst sind.

— **Mobilisation.** Nicht jede Appendix wird Dich in voller Erektion erwarten (oy vey). Die hohe, tiefe, retrozökale, subhepatische oder „verfl*** Dr*** – wo um Himmels willen ist das Ding" Appendix kann mit Deinen Nerven und Deinem Ego Verstecken spielen. Aber jetzt kommt der wirkliche Vorteil der Laparoskopie: Du bist nicht auf die Grenzen einer merkwürdigen Inzision in einer Ecke des Abdomens beschränkt. Sieh Dich um, exploriere, verfolge die Taenie, folge dem terminalen Ileum, mobilisiere das Zökum, mobilisiere das gesamte rechte Kolon – mach alles, was Du brauchst, um den Bastard zu finden; Du kannst das und Du hast die technischen Mittel! (Ich nehme an, die meisten Leser sind zu jung, um sich an dieses Zitat aus der Lieblingsserie aus meiner Kindheit zu erinnern „The Six Million Dollar Man" … Such danach auf YouTube!)

– **Durchtrennen des Mesenteriums.** Hast Du die Appendix einmal lokalisiert, musst Du anfangen, damit zu arbeiten. Eventuell musst Du noch ein paar umliegende Adhäsionen lösen, das bereits mit ihr verklebte Omentum oder sogar den umgebenden Darm abschälen. Das musst Du tun, um sie anheben und das Mesenterium darstellen zu können. „Darf ich sie anfassen?!", fragst Du kleinlaut, und die präsidiale Antwort würde erstaunlicherweise lauten „Yes, you can…!" Das liegt aber nur daran, dass Du ja ein Chirurg mit gesundem Menschenverstand bist, **Du weißt, wie man sanft mit ihr umgeht oder einfach das Mesenterium direkt unter ihr fasst und vermeidet, sie zu quetschen, zu perforieren oder zu zerreißen und so die Infektion zu verbreiten.** Das Mesenterium kannst Du auf jede von Dir bevorzugte (und bezahlbare) Art durchtrennen – Nähte, Clips, Bipolar, moderne Energiequellen jeder Art oder sogar mit einem vaskulären Stapler, aber erinnere Dich bitte um Gottes willen daran, **dass das hier keine Krebschirurgie ist:** wenn das Mesenterium verdickt und entzündet ist, musst Du es nicht allzu weit proximal durchtrennen. Es ist vollkommen sicher, nahe oder direkt an der Appendix abzusetzen; so verringerst Du das Risiko einer Blutung und das zu bergende Resektat wird weniger unhandlich.
– **Durchtrennen der Appendix.** Obwohl Du gelegentlich mit der Durchtrennung der Appendixbasis beginnst (retrograde Appendektomie, bei der die Spitze irgendwo vergraben liegt), ist das für gewöhnlich die Phase, in der Du Erfolg vermelden kannst, der Anästhesist geweckt und der Schwester versprochen werden kann, dass es ganz bald Kaffee gibt. Weißt Du, wie man intra- oder extrakorporal knotet und den Assistenzarzt beeindruckst? Möchtest Du gerne einen netten *Endoloop*® verwenden? Bist Du auf eine von einem der Staplerhersteller gesponserte ‚Konferenz' aus? Solange die Basis sicher versorgt wird, sind alle Methoden legitim. Und falls alles bis zur Basis angeschwollen oder nekrotisch ist – fasse mit dem Stapler ein Stück des Zökums – exakt so, wie Du es auch beim offenen Vorgehen tun würdest.
– **Extraktion.** Bitte ruiniere Deine wunderschöne Operation nicht durch eine wenig elegante Extraktion des Präparats. Das lässt Dich nicht nur in den Augen des Pflegepersonals schlecht aussehen, sondern es erhöht auch das Risiko infektiöser Komplikationen. Verwende einen Bergebeutel (außer, es handelt sich um einen schmächtigen, weißen Blinddarm …). Erweitere die Inzision etwas, wenn das Präparat zu sperrig ist. Lass es leicht und mühelos wirken und **habe keine Angst, wenn die Inzision 4 mm länger wird. Das ist besser als eine infizierte kurze Inzision.**

Zusammengefasst handelt es sich bei der laparoskopischen Appendektomie um eine sehr gute Option. Es liegt in Deiner Verantwortung, auf Nummer sicher zu gehen und zu zeigen, dass ich Recht habe!

Mensch, beinahe hätte ich es vergessen, **achte darauf, die komplette Appendix zu entfernen,** nicht nur einen Teil davon – nicht selten bei Leuten, die nicht über Dein laparoskopisches Geschick verfügen … (siehe ◘ Abb. 21.4).

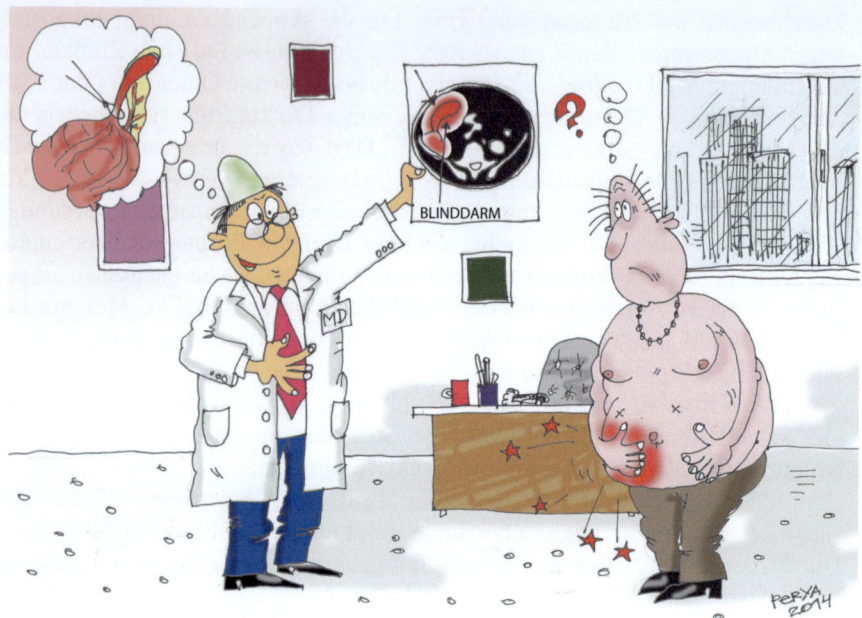

Abb. 21.4 Patient: „Aber Doktor, wie kann das möglich sein? Ich habe mir voriges Jahr in der Mayonnaise-Klinik meinen Blinddarm laparoskopisch entfernen lassen! Kann ich denn zwei Blinddärme haben?"

Die akute Appendizitis hat, wie jede andere chirurgische Erkrankung, ihr *Spektrum*. Betrachte die Befunde aus Anamnese, körperlicher Untersuchung und Labor zusammen, um zu einer Diagnose zu kommen. Keine isolierte Variable kann eine AA bestätigen oder ausschließen. Je mehr typische Befunde vorliegen, umso größer ist die Chance, dass Du es mit einer AA zu tun hast. Ob Du sofort oder morgen operierst, ob Du abwartest oder weiter Untersuchungen durchführst, *hängt ganz von Deinem individuellen Patienten ab.*

Man sagt, „das Gute an Standards ist, dass es so viele gibt, aus denen man wählen kann". Und das ist natürlich wahr, soweit es die Wahl zwischen offener und laparoskopischer Appendektomie betrifft. Falls Du ein gut ausgebildeter laparoskopischer Chirurg bist, dann ist ein laparoskopischer Zugang fast immer vorzuziehen. Strebe also nach laparoskopischer Exzellenz, aber sei vorsichtig. Abseits dessen, was in der Literatur veröffentlicht ist, sehen wir, wie sich um uns herum eine Epidemie an Komplikationen entwickelt, die wir (fast) niemals zuvor gesehen haben: intraperitoneale Abszesse, Darmverschlüsse, Zökumfisteln, Appendizitisrezidive, Darmverletzungen, Blasenverletzungen[4]. Und ja, Hernien können sich

---

4 Lies zu einer vertiefenden Diskussion über die Komplikationen der Appendektomie und wie man sie vermeidet ▶ Kap. 17 in *Schein's Common Sense Prevention and Management of Surgical Complications.* Shrewsbury, UK: tfm publishing, 2013.

auch in einem Trokarzugang entwickeln. **Entscheide also selbst und gehe auf Nummer sicher!**
Werde niemals blasiert gegenüber einer AA; sie kann auch heute noch töten und auch den erfahrensten Chirurgen demütigen. Die Herausgeber.

Vielleicht fragst Du Dich: warum ist so ein extra langes Kapitel einem so kleinen wurmartigen Organ gewidmet?

„ES gibt im Leben zwei Dinge, die wir nie verstehen werden: Frauen und die akute Appendizitis."
„Es gibt drei Arten von Patienten mit akuter Appendizitis: die, denen es gut geht, ganz gleich, was wir tun; die, denen es schlecht geht, ganz gleich, was wir tun; und die, bei denen unsere Behandlung tatsächlich den Unterschied ausmacht. Nachdem die meisten in die erste Kategorie fallen …glaubt jeder Chirurg, dass die Art und Weise, wie er oder sie vorgeht, die richtige ist."

Magnus Bergenfeldt

Akute Mesenterialischämie

Paul N. Rogers und Wesley P. Stuart

> *Gefäßchirurgie ist eigenartig, weil sie sich hauptsächlich mit Ruinen befasst.*
>
> **Cid dos Santos**

> *Der Verschluss der Mesenterialgefäße wird als eine der Konstellationen angesehen, wo die Diagnose unmöglich, die Prognose hoffnungslos und die Behandlung fast ohne Nutzen ist.*
>
> **A. Cokkins**

Wer von Euch wurde nicht von Internisten oder Ärzte der Notaufnahme gerufen, um bei einem älteren Patienten „eine Mesenterialischämie auszuschließen"? Du wirst bei solchen Fällen regelhaft einen stöhnenden Patienten mit unspezifischen abdominalen Symptomen und einer Krankenakte, deren Gewicht Dein eigenes übertrifft, vorfinden. **„Schließe eine Mesenterialischämie aus" – leichter gesagt als getan!**

Die akute Mesenterialischämie betrifft in der Regel das Versorgungsgebiet der A. mesenterica superior (AMS). Demzufolge ist überwiegend der Dünndarm betroffen, Aber auch das rechte Hemikolon, das ebenfalls von der AMS versorgt wird, kann beteiligt sein. Die isolierte Ischämie des Kolons, die weitaus seltener auftritt, wird im Abschnitt *Ischämische Kolitis* in ▶ Kap. 24 gesondert besprochen.

Das Problem

Das Problem liegt in einer plötzlichen Verminderung der arteriellen Perfusion des Dünndarmes, die schnell zu Schmerzen in der Bauchmitte führt. Unbehandelt bezieht dieser Prozess zunehmend die Muskelschichten des Darmes mit ein, und erst nach einigen Stunden, wenn die Serosa betroffen ist, tauchen peritoneale Zeichen auf. Zur Vereinfachung lass uns die akute Mesenterialischämie (AMI) in 3 Typen einteilen.

— **Thrombotisch:** bedingt durch eine akute arterielle Thrombose **(einer chronisch veränderten Arterie),** die üblicherweise den Abgang der A. mesenterica superior betrifft und zu einer **massiven Ischämie des gesamten Dünndarmes und des rechten Hemikolons** führt – dem Versorgungsgebiet der AMS. Dies ist wahrscheinlich die häufigste Form der Erkrankung und verläuft akut auf chronisch.

— **Embolisch:** bedingt durch von proximal stammendem embolischen Material – aus dem Herzen (Vorhofflimmern, nach Myokardinfarkt, erkrankte Herzklappen) oder einer aneurysmatisch oder arteriosklerotisch veränderten Aorta. Emboli setzen sich gewöhnlich in der proximalen AMS fest, *jedoch distal des Abgangs der A. colica media;* daher wird in der Regel der proximale Abschnitt des Jejunums zusammen mit dem Colon transversum und (wahrscheinlich) dem rechten Hemikolon ausgespart. **Während Emboli fragmentieren können und distal zu weiteren Embolien führen können, ist die fleckige Ischämie, die man manchmal**

vorfindet, häufiger durch unvollständige Gefäßarkaden bedingt und entspricht der in anderen Bereichen auftretenden ‚fleckigen' Ischämie. Beachte, dass, auch wenn Embolien bei einem chronischen arteriellen Mesenterialgeschehen auftreten können, *in situ* Thrombosen weitaus wahrscheinlicher sind.
— **Nicht-okklusive Mesenterialischämie (NOMI):** bedingt durch eine erniedrigte Flussrate bei fehlendem Nachweis einer arteriellen Embolie oder Thrombose. **Beachte jedoch, dass eine zugrunde liegende mesenteriale Arteriosklerose ein auslösender/beitragender Faktor sein kann.** Eine erniedrigte Flussrate ist die Folge eines erniedrigten Herzzeitvolumens (z. B. kardiogener Schock), einer verminderten Mesenterialdurchblutung (z. B. erhöhter intraabdomineller Druck) oder einer mesenterialen Vasokonstriktion (z. B. Gabe von Vasopressoren) – **üblicherweise tritt sie durch eine Kombination dieser Faktoren bei vorbestehend kritisch Erkrankten auf.**

Auch eine Mesenterial*venen*thrombose kann zu einer Dünndarmischämie führen. Die Merkmale und Behandlung dieser Entität unterscheiden sich radikal von den drei anderen. Sie wird unten gesondert besprochen.

Das Problem im klinischen Alltag besteht darin, dass jenseits der Lehrbücher eine mesenteriale Ischämie in der Regel erst erkannt wird, wenn sie bereits zu einer Darmgangrän geführt hat. Zu diesem Zeitpunkt wurde die ‚Sepsis'-Büchse der Pandora geöffnet, und selbst die Resektion des gesamten gangränösen Darmes wird nicht immer das Fortschreiten zum Organversagen und Tod aufhalten. Auch wenn diese physiologischen Folgen überwunden werden können, wird der Patient häufig zum ‚intestinalen Krüppel' und leidet am Kurzdarmsyndrom.

Haben wir Dich schon genug deprimiert?

Bewertung des Problems

Typischerweise ist das frühe klinische Bild unspezifisch – der Patient klagt über heftige Bauchschmerzen – wenn er überhaupt klagen kann – und dem Arzt fällt bei der körperlichen Untersuchung wenig auf.

Die Lehrbücher werden Dir sagen, dass in der Frühphase **die Bauchschmerzen in keinem Verhältnis zum klinischen Befund stehen** – der Patient schreit und stöhnt, aber das Abdomen sieht unschuldig aus! Wir haben jedoch auch Patienten gesehen, die initial fast *keine Schmerzen* hatten – der Patient stellt sich (bei vollem Bewusstsein) mit einem ‚Ileus-ähnlichen' Bild vor, klagt nicht über Schmerzen, hat aber bei der Laparotomie ein bereits nekrotisches Dünndarmsegment.

Das Wichtigste ist, die Verdachtsdiagnose einer AMI immer im Hinterkopf zu behalten! Merke: Was der Arzt in der Notaufnahme oder der Internist als „Gastroenteritis" oder „inkompletten Dünndarmverschluss" oder „Ileus" aufnimmt, könnte sich (oft zu spät) als AMI herausstellen. Also solltest Du der natürlichen Versuchung, die unspezifischen Symptome eines Patienten einer anderen gutartigen Ursache zuzuordnen, widerstehen, es sei denn die klinischen Merkmale, einschließlich der Bildgebung, erklären die Alternative vollständig. **Und übrigens stellt die Diagnose einer akuten Gastroenteritis – bei älteren Patienten – selten die endgültige Diagnose dar: es sei denn, es war die falsche Diagnose!**

Wahrscheinlich besteht eine vorangehende Symptomatik mit ähnlichen postprandial auftretenden Schmerzen sowie Gewichtsverlust, was auf eine vorbestehende *Angina abdominalis* hinweist. In der Vorgeschichte kann es auch eine negative Abklärung von Bauchschmerzen gegeben haben. Bei Patienten mit einer mesenterialen Thrombose ist eine Vorgeschichte oder nachgewiesene **systemische Arteriosklerose** fast die Regel, während bei Patienten mit einer mesenterialen Embolie üblicherweise eine **Emboliequelle,** wie z. B. **Vorhofflimmern,** vorliegt. Letztere haben häufig auch eine arterielle Gefäßkrankheit. Patienten mit einer niedrigen Flussrate sind oft durch eine kritische Grunderkrankung moribund und liegen nicht selten auf herzchirurgischen Intensivstationen.

Übelkeit, Erbrechen, Durchfall (ausgelöst durch eine ‚reflektorische Darmentleerung') und Hämatochezie können, wenn überhaupt, spät auftreten und sind wiederum unspezifisch. Die **körperliche Untersuchung** ist in der Frühphase trügerisch unauffällig; peritoneale Reizzeichen tauchen zu spät auf, da dann der Darm bereits abgestorben ist.

Laborwerte helfen auch nicht viel weiter. Zur Diagnose einer AMI wurden viele Biomarker (z. B. Procalcitonin, D-Dimere, CRP) vorgeschlagen; unter unseren jungen Kollegen ist das Bestimmen des Serumlaktats schon zur Obsession geworden. Positive Ergebnisse weisen zwar darauf hin, sind aber unspezifisch; negative Ergebnisse haben keine Bedeutung. Jedoch **kommt es nicht selten sogar vor Absterben des Darmes zu einer extremen Leukozytose.**

Abdomenübersichtsaufnahmen sind in der Frühphase unauffällig. Im weiteren Verlauf kann sich das Bild eines paralytischen Ileus mit gespreizten Dünndarmschlingen und Spiegelbildung, aber mit luft- und stuhlgefülltem Dickdarm und Rektum, entwickeln.

> **Die Quintessenz ist, dass bei einer akuten Mesenterialischämie initial die körperliche Untersuchung und alle allgemein verfügbaren Röntgen- und Blutuntersuchungen *normal* sein können.**

Wenn Du in diesem Stadium die Diagnose einer Mesenterialischämie aufrechterhalten willst, dann hast zwei Möglichkeiten:
- Die erste besteht darin, „Untersuchung des Abdomens normal; Mesenterialischämie kann nicht ausgeschlossen werden; werde später erneut bewerten" in die ärztliche Verlaufsdokumentation einzutragen. Dies wirst Du nur dann tun, wenn Du ein fauler Trottel bist, was wir aber nicht annehmen.
- **Die zweite Möglichkeit – die richtige – ist es, ein CT mit intravenösem Kontrastmittel anzufordern,** das die mesenteriale Katheterangiographie als erste bildgebende Screening-Methode bei AMI abgelöst hat. Obwohl die Katheterangiographie spezifischer und genauer ist, zögern Chirurgen, Patienten solch eine invasive Prozedur mit einem unspezifischen klinischen Bild zu empfehlen.

Bedauerlicherweise ist die erste Möglichkeit mancherorts noch üblich – was zu Verzögerungen, später Diagnose und Behandlung und sehr hoher Mortalität führt.

Computertomographie

Um eine Diagnose zu stellen, sollte die Untersuchung mit (zeitlich angepasster) intravenöser Kontrastmittelgabe ('Angio-CT') erfolgen und das Augenmerk auf zwei Strukturen gerichtet werden: die Darmwand und die Mesenterialgefäße. Auch wenn in den Augen des Radiologen ein orales Kontrastmittel die Untersuchung perfekt ergänzt, kann dies zu einer weiteren unnötigen und riskanten Verzögerung führen. Fordere einfach ein *arterielles Phasen-CT* an.

Der häufigste erfasste Befund ist die Verdickung der Darmwand, was jedoch unspezifisch ist. Die Darmwand kann aufgrund eines Ödems ein gering abgeschwächtes Signal aufweisen oder bei submukösen Blutungen aufgrund der Blutprodukte ein stark abgeschwächtes Signal ergeben. Die Visualisierung des dynamischen Anreicherungsmuster der betroffenen Darmschlingen kann die Diagnose verbessern. Betroffene Darmschlingen können im Vergleich zu unbeteiligten eine fehlende, verzögerte oder anhaltende Anreicherung aufweisen. Eine **Pneumatosis** und **Lufteinschlüsse in der Pfortader** sind seltene, aber spezifische Zeichen, die allerdings erst spät auftreten – aufgrund des Eindringens der intraluminalen Luft in die verletzliche Darmwand und anschließend in die Pfortaderäste. Das Angio-CT kann auch *akute* Veränderungen, wie Emboli in der AMS und das Ausmaß der thrombotischen Veränderungen in diesem Gefäß, aufzeigen; es kann aber auch *chronische* Veränderungen, wie Stenosen oder Verschluss der wichtigsten Kollateralen für die Mesenterialdurchblutung – den Truncus coeliacus und/oder der A. mesenterica inferior, darstellen. Die Veränderungen im CT sind in der Regel offensichtlich, aber Du (und Dein Radiologe) musst auf die mögliche Diagnose achten und Dir die Bilder genau anschauen.

Die Magnetresonanzangiographie (MRA) kann die Mesenterialgefäße hervorragend abbilden (mit erniedrigtem Risiko der Nephrotoxizität), ist aber, ähnlich dem CT, bei der Darstellung der distalen Äste der konventionellen Angiographie haushoch unterlegen. In wie vielen Krankenhäusern ist jedoch ein MRA mitten in der Nacht verfügbar?

Katheterangiographie

Bei Patienten, bei denen eine Ischämie vermutet wurde, war dies die Standarduntersuchung, aber sie wurde in den meisten Fällen durch das Angio-CT ersetzt. Heutzutage sollte eine Katheterangiographie nur dann durchgeführt werden, wenn die Absicht besteht, eine bereits in der Angio-CT dargestellte und geeignete Läsion zu behandeln. **Damit die Angiographie ihren Zweck erfüllen kann, sollte sie durchgeführt werden, bevor es zu einer Gangrän des Darmes gekommen ist. Die Uhr tickt; mit jeder Minute nehmen die Chancen des Darmes und das Überleben des**

Patienten ab. (Beachte, dass ein akutes Abdomen mit peritonealen Reizzeichen eine Kontraindikation zur Angiographie darstellt.)

Der Radiologe sollte mit einer biplanaren Angiographie (d. h. auch seitliche Aufnahmen anfertigen, um die Abgänge der AMS und des Truncus coeliacus zu erfassen) beginnen. Ein Verschluss der AMS am Abgang spricht für eine *Thrombose* und erfordert eine sofortige Revaskularisation (radiologisch oder chirurgisch) – es sei denn, es besteht eine gute Kollateralbildung – wobei die Angiographie den Weg für eine Gefäßrekonstruktion aufweist. Wenn der Abgang durchgängig ist, dann führt der Radiologe den Katheter in die AMS ein. Beachte, dass bei diesen Patienten der Abgang häufig massiv arteriosklerotisch verändert ist und einer perkutanen Angioplastie schwer zugänglich sein kann. Vergeude keine kostbare Zeit mit vergeblichen Versuchen einer endovaskulären Revaskularisation, wenn eine Operation wirklich erforderlich ist. Eine intraoperative retrograde Angiographie ist immer, falls nötig, möglich. *Emboli* können distal des Abganges der A. colica media hängenbleiben, einen glatten Füllungsdefekt bei ansonsten normalem Gefäß erzeugen und multipel auftreten.

Konservative Behandlung

Bei fehlenden peritonealen Reizzeichen können konservative Behandlungsversuche angebracht sein. Bedauerlicherweise führen diese Versuche mittels Stents, Thrombolyse und vielleicht sogar die Gabe von Papaverin, um den Vasospasmus zu überwinden, auch in den besten Zentren mit enger Zusammenarbeit zwischen Gefäßchirurgen und erfahrenen interventionellen Radiologen einfach zu einer weiteren Verzögerung der notwendigen Laparotomie.

Du siehst also, dass uns die konservativen Maßnahmen bei dieser Erkrankung nicht begeistern, wenn Du aber darauf bestehst, dann sorge zuvor für eine ausreichende Flüssigkeitssubstitution, um der nephrotoxischen Wirkung des Kontrastmittels entgegenzuwirken. Im unwahrscheinlichen Falle einer erfolgreichen interventionellen Behandlung ziehe eine systemische Antikoagulation in Betracht.

Bei nicht-okklusiver Mesenterialischämie muss die beeinträchtigte Hämodynamik wiederhergestellt werden. Auch bei diesem Zustand wurde die Infusion von Papaverin vorgeschlagen, da sie von Nutzen sein könne. Wir teilen diese Meinung nicht und haben nie eine erfolgreiche Anwendung dieser Therapie erlebt.

Verlegen oder nicht verlegen?

Abgesehen von den üblichen Erwägungen, die die Entscheidung ‚verlegen oder nicht verlegen' bei jedem akut erkrankten chirurgischen Patienten beeinflussen (z. B. die lokale Verfügbarkeit fortgeschrittener intensivmedizinischer Betreuung), tritt häufig ein Dilemma bei Patienten mit AMI auf; soll ich den Patienten behandeln oder soll ich ihn in ein Krankenhaus mit höherer Versorgungsstufe verlegen, das über nicht-invasive und invasive Gefäßtherapien verfügt?

Nun, die Entscheidung sollte individuell getroffen werden und folgende Fragen sollten gestellt werden:
- Benötigt der Patient eine Angiographie und eventuell einen interventionellen Eingriff, statt mit ihm in den OP zu eilen?
- Selbst wenn eine dringliche Laparotomie erforderlich ist – würde dies eine Revaskularisation beinhalten?
- Wenn eine Embolie als Ursache der AMI vermutet wird – traust Du Dir die Embolektomie der AMS zu?
- Natürlich kannst Du in Deinem kleinen Krankenhaus eine Darmresektion vornehmen, aber ist die Infrastruktur, die Dir ‚Second-look' Operationen und intensivmedizinische Betreuung ermöglicht, vorhanden?

Wie Du also siehst, könnten Patienten mit vermuteter AMI von einer Verlegung in ein Zentrum mit höherer Versorgungsstufe profitieren. Wofür Du Dich entscheidest hängt davon ab, wo Du praktizierst. Behalte immer im Hinterkopf, dass der Goldstandard die Behandlung in einem Hybrid-OP mit Gefäßchirurg und interventionellem Radiologen ist.

Operative Behandlung

Wie wir Dir bereits gesagt haben – bei peritonealen Reizzeichen zusammen mit dem entsprechenden klinischen (und CT) Befund besteht die Indikation *nicht* zur Angiographie, sondern zur Operation; das Gleiche gilt bei Versagen der oben diskutierten konservativen Behandlung.

Bewerte durch einen Mittellinienschnitt die Vitalität des Darmes. **Generell gibt es zwei mögliche Szenarien: bei dem einen Szenarium besteht eine *offensichtliche Darmgangrän* (abgestorben); beim zweiten Szenarium erscheint der Darm *ischämisch* (dunkel gefleckt) und fraglich vital.**

- **Bei der offensichtlichen Gangrän des *gesamten Dünndarmes* ist das rechte Hemikolon in der Regel mitbeteiligt und weist auf eine Thrombose der AMS hin.** Theoretisch könnte ein sporadischer Patient die Resektion des gesamten Dünndarmes und des rechten Hemikolons überleben. Er könnte sogar mit einer duodenokolischen Anastomose zurechtkommen und zu Hause total parenteral ernährt (TPE) werden. Aber die Mortalität solch einer Behandlung erreicht beim durchschnittlichen, älteren Gefäßkranken 100 % und die Kosten sind immens. **Wenn Du Dich in einer ähnlichen Lage befindest, empfehlen wir Dir, mit der Familie zu reden und ihr zu erklären, dass alles was getan werden kann, das Leiden ihres geliebten Angehörigen nur vergrößern wird.** Wenn die Familie es wünscht, dann verschließe den Bauch über dem abgestorbenen Darm. Gib dem Patienten viel Morphin und spende Trost. **Wie mit allem im Leben – es gibt Ausnahmen:** Bei einem relativ jungen und aktiven Patienten und wenn die lokalen Umstände günstig sind (wir bezweifeln, dass die Möglichkeiten einer TPE im häuslichen Rahmen auf dem Land in Afghanistan oder sogar in der Ost-Ukraine gegeben sind), wirst Du und die Familie ein Langzeitüberleben anstreben.

– **Offensichtliche Gangrän eines *kürzeren Segmentes* oder *mehrerer Dünndarmsegmente* bedeutet in der Regel eine *Embolie.*** Untersuche nach der Resektion der abgestorbenen Segmente sorgfältig den Darm. Miss die Länge des verbleibenden Darmes. **Nur etwa die Hälfte der Patienten, denen weniger als 1 m (3 Fuß) Dünndarm verbleiben, werden ohne TPE auskommen (das Belassen der Bauhin-Klappe verbessert die Prognose).** Beobachte nun den verbleibenden Darm. Ist er wirklich nicht kompromittiert? Pulsieren die mesenterialen Gefäßarkaden? Taste die AMS an ihrem Abgang – pulsiert sie kräftig?

– **Dunkel gefleckter Darm. Wenn Du mit dem verbleibenden Darm nicht glücklich bist, oder wenn der Darm nicht abgestorben ist, aber ischämisch und von Anfang an fraglich vital ist, was machst Du dann?** Viele Strategien wurden zur Bewertung des Darmes vorgeschlagen: packe ihn in warme Bauchtücher und warte ab (in der Zwischenzeit kannst Du einen Kaffee trinken); bewerte intraoperativ die Durchblutung mit einem Doppler oder mit einer Fluoreszenzangiographie oder mit einer Pulsoxymetrie. Aber keiner dieser Vorschläge ist völlig zuverlässig, sodass die pragmatische Lösung immer in einer Secondlook Operation am ‚nächsten Tag' besteht. Der einzige Grund nicht noch einmal nachzusehen, ist, wenn der Patient tot ist oder im Sterben liegt. Diese Strategie erlaubt es, die maximale Länge des letztlich lebensfähigen Darmes zu erhalten, und wir wissen, dass es bei Patienten mit ausgedehnten Resektionen auf jeden Zentimeter ankommen kann (◘ Abb. 22.1).

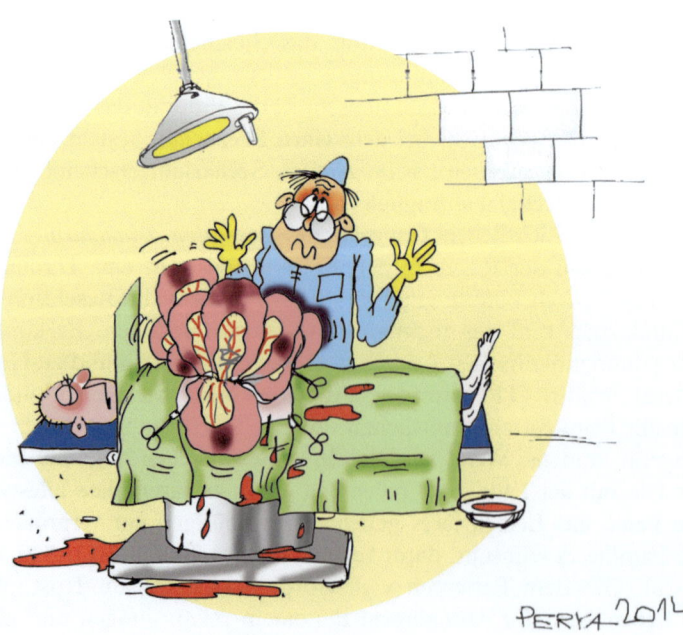

◘ Abb. 22.1 „Wie viel sollte ich resezieren?"

Ergänzende gefäßchirurgische Prozeduren

Ideale Voraussetzungen für eine chirurgische Verbesserung der Perfusion bei Dünndarmischämie bestehen, wenn der Eingriff einer Notfallangiographie (sowie einer misslungenen angiographischen Intervention) folgt und der Darm vital oder grenzwertig vital ist. Offensichtlich kann abgestorbener Darm nicht wiederbelebt werden! Die Angiographie dient als Wegweiser; wenn die AMS an ihrem Abgang zuthrombosiert ist, ist zur Reperfusion der AMS ein antegrader oder retrograder Venen- oder Prothesenbypass angezeigt. Die zwei wichtigsten Optionen sind der autogene Venenbypass oder die außen verstärkte Polytetrafluorethylen (PTFE) Prothese in einer ‚lazy loop'-Konfiguration. Der Anschluß dieses Bypasses hängt oft von den arteriosklerotischen Veränderungen der intraabdominalen Gefäße ab. Für einen pulsatilen Fluss eignen sich in der Regel die Iliakalgefäße am besten, aber bei der Verwendung einer Vene muss darauf geachtet werden, dass es bei der Rückverlagerung des Darmes zu keiner Abknickung kommt.

Du wirst einer Embolie der AMS seltener begegnen. Taste an der Basis des Mesokolons nach der AMS; sollte sie nicht pulsieren, dann findest Du sie nach Inzision des Peritoneums rechts (beim Blick von unten) der großen, blauen Vena mesenterica superior. Nachdem Du die Arterie angeschlungen hast, eröffne sie quer und führe einen kleinen Fogarty-Embolektomiekatheter nach proximal und distal ein. Instilliere Heparin, bevor Du die Arteriotomie verschließt.

Falls Du in einem ‚Elfenbeinturm' arbeitest, könnte Dir eine **endovaskuläre Behandlung** zur Verfügung stehen. Eine frühe Lyse mit Einbringen eines Stents kann bei einem ‚akut-auf-chronischen' Verschluss der AMS die Laparotomie gänzlich überflüssig machen. **Sogar wenn eine Darmresektion erforderlich ist, kann der Patient zum Einbringen eines Stents in die AMS (und/oder den Truncus coeliacus) direkt vom OP in die Radiologie gebracht werden, um die Blutzufuhr des restlichen, grenzwertig durchbluteten Darmes zu verbessern.** (Dies ist der Grund, weshalb wir Dir zuvor gesagt haben, dass es dem Patienten in einem ‚Elfenbeinturm' möglicherweise besser ergeht, als in Deinem kleinen Krankenhaus ...).

Anastomose oder nicht?

Du solltest Dir die Fälle besonders sorgfältig aussuchen, bei denen Du nach der Resektion von abgestorbenem Darm eine Anastomose anlegst. Der Patient muss hämodynamisch stabil sein und sein Ernährungszustand zumindest ausreichend sein. Um angeschlossen zu werden, sollte der verbleibende Darm zweifelsfrei vital sein und die Bauchhöhle ohne Zeichen einer Entzündung sein. **Ganz entscheidend ist jedoch, dass die zugrunde liegende Ursache der Ischämie erkannt und behoben wurde.** Der beste Zeitpunkt für eine Entscheidung über eine Anastomose ist bei der Second-look Operation.

Ein weiterer Faktor, der starken Einfluss auf Deine Entscheidung hat, ist die Länge des verbleibenden Darmes und seine voraussichtliche postoperative Funktion. Wenn mehr als die Hälfte des Dünndarmes reseziert wird, liegt eine ‚ausgedehnte' Resektion vor. Die Wiederherstellung der Darmkontinuität bei diesen Fällen führt zu einem schlecht tolerierten und *hartnäckigen Durchfall.* Und schlussendlich ist der Hauptgrund auf eine Anastomose zu verzichten, dass es zu einer weiteren Ischämie kommen kann.

Wir empfehlen Dir daher, dass, wenn die oben angeführten begünstigenden Faktoren fehlen oder eine ausgedehnte Resektion vorliegt, Du die Darmenden des verbleibenden Darmes mit Stapler verschließt und Du die Second-look Operation abwartest. Dies zwingt Dich zur Relaparotomie, auf die unserer Meinung nach nur in den seltensten Fällen verzichtet werden kann.

Second-look Operationen?

Eine geplante ‚Second-look' Reoperation ermöglicht Dir die Vitalität des Darmes zu einem frühen Zeitpunkt erneut zu bewerten, bevor zusätzliche Mediatoren einer Sepsis ausgeschüttet werden und ermöglicht Dir, die größtmögliche Länge vitalen Darmes zu erhalten. Dieses Konzept, nachdem wir uns gegenwärtig richten, regt viele Chirurgen an, ihre Patienten regelhaft nach 24 bis 48 h zu relaparotomieren.

Dies ist eine ideale Situation für eine **‚abgekürzte Laparotomie'**[1] bei der ersten Operation. Die definitiv abgestorbenen Darmsegmente werden, nachdem sie mit Stapler verschlossen und durchtrennt wurden, reseziert. Die mit Stapler verschlossenen Darmenden werden dann einfach in der Bauchhöhle belassen. Im Zeitraum von 24 bis 48 h vor dem Second-look kann sich die gestörte Physiologie des Patienten erholen. Bei der Relaparotomie wird es dann klar sein, ob die ursprünglich fraglich durchbluteten Darmabschnitte vital sind oder nicht, und die Operation kann mit einer Anastomose, oder mit einer Resektion und Anastomose, oder bei einer ausgedehnten Resektion mit der Anlage eines doppelläufigen Stomas, um das Risiko eines belastenden Durchfalls zu vermeiden, fortgesetzt werden. Das letztere Vorgehen ermöglicht eine spätere Anastomose, nachdem der Patient sich vollständig erholt und der verkürzte Darm sich maximal adaptiert hat, um die Darmkontinuität ohne größere Laparotomie wiederherzustellen.

Wenn Du eine Second-look Operation beabsichtigst, besteht offensichtlich keine Notwendigkeit, bei der ersten Operation die Bauchhöhle zu verschließen; behandele stattdessen das Abdomen bis zur Reexploration als Laparostoma und senke damit den intraabdominalen Druck und verbessere die mesenteriale Durchblutung. (Eine Alternative wäre, die Bauchhöhle zu verschließen und eine Second-look Laparoskopie durchzuführen, aber wir sind nicht davon überzeugt, dass dies eine gute Idee ist.)

Zusammenfassend – es scheint, dass bei den meisten Patienten eine Second-look Operation angezeigt ist. Bei Patienten mit einer emboliebedingten Ischämie erscheint die Suche nach Emboliequellen sinnvoll.

---

1 Anmerkung des Übersetzers: Im Original ‚abbreviated laparotomy'.

Mesenterialvenenthrombose

Bei dieser selteneren Entität, der sogenannten ‚tiefen Venenthrombose des Abdomens', ist der venöse Abfluss des Darmes verschlossen. Die klinische Präsentation ist weniger auffällig und unspezifisch. Bauchschmerzen und unterschiedliche gastrointestinale Symptome können über Tage andauern, bis der Darm geschädigt ist und sich peritoneale Reizzeichen entwickeln.

Eine Mesenterialvenenthrombose kann idiopathisch sein (d. h. der Arzt ist ein Idiot – der den eigentlichen Grund nicht kennt), aber in der Regel besteht eine Hyperkoagulabilität (wie z. B. bei einer Polycythaemia Vera) oder ein verminderter Pfortaderfluss aufgrund einer Leberzirrhose. Sie wurde auch postoperativ nach Oberbaucheingriffen, wie z. B. einer Splenektomie, beschrieben. Außerdem kann sie aufgrund intraoperativer Verletzung und Ligatur der Vena mesenterica superior iatrogen bedingt sein. Schlussendlich beachte, dass sie bei okkulten Tumoren der Mamma, der Lungen und der Prostata auftreten kann; schau Dir den Thorax-CT an!

Typischerweise werden diese Patienten von einer internistischen Klinik aufgenommen, und der Chirurg wird viel später hinzugezogen – um abgestorbenen Darm zu operieren. **Ein frühes CT mit Kontrastmittel kann zu einer früheren Diagnose führen, eine Operation vermeiden und zu verbessertem Überleben führen.**

> **Charakteristische Befunde im CT (Triade)**
> – Hypodensität der Vena mesenterica superior
> – Freie intraperitoneale Flüssigkeit
> – Verdicktes Dünndarmsegment

Daher schauen wir uns jedes Mal, wenn wir ein CT bei einem Patienten mit einem unspezifischen abdominalen Befund (z. B. angeblicher Ileus) bewerten, gezielt die Vena mesenterica superior an und zwingen den Radiologen, das Gleiche zu tun. Merke: Radiologen betrachten täglich viele Bilder; wenn Du ihnen keine gezielten Fragen stellst, könnten sie wichtige Befunde übersehen …

Bei den oben angeführten Befunden und ohne peritoneale Reizzeichen kann die systemische Vollheparinisierung **zu einer spontanen Auflösung führen.** Der Stellenwert einer systemischen oder selektiv angiographischen Thrombolyse ist nicht klar. **Fehlende Erholung oder das Auftreten von peritonealen Reizzeichen erfordern eine Operation.**

Bei der Operation wirst Du serosanguinöse Flüssigkeit vorfinden; der Dünndarm wird verdickt, ödematös und dunkelblau, aber nicht abgestorben sein und die betroffenen Darmsegmente werden unscharf begrenzt sein. **Pulsierende Arterien und thrombosierte Venen prägen das Bild.** Vielleicht wirst Du den betroffenen Darm resezieren müssen, aber diese Entscheidung ist, trotz des schrecklichen Aussehens des Darmes, schwierig, es sei denn, der Darm ist eindeutig abgestorben. Ob nun eine Anastomose angelegt wird oder nicht und ob ein ‚Second look' notwendig ist – richte Dich nach den oben für arterielle Minderperfusion geschilderten Kriterien. Postoperative Antikoagulation ist obligatorisch, um das Fortschreiten der Thrombose zu verhindern. Einige befürworten eine zusätzliche venöse Thrombektomie ebenso wie eine intraoperative Thrombolyse; der tatsächliche Nutzen dieser kontroversen Ansätze ist unbekannt.

Zusammenfassend ...

> **Meistens ist die Mortalität der akuten Mesenterialischämie noch ungeheuerlich hoch. Warum? Weil Chirurgen Folgendes nicht beachten**
> — Vermute eine Ischämie bevor sich eine Darmgangrän entwickelt.
> — Setze dann eine diagnostische/therapeutische Angiographie ein.
> — Verbessere intraoperativ die Dünndarmperfusion.
> — Leite den Darm aus oder führe eine Second-look Operation durch.

Das ist also die Zwickmühle[2]: Wenn Du möchtest, dass Patienten diese schreckliche Erkrankung überleben, musst Du aggressiv vorgehen. Drei Missverständnisse existieren über der AMI: Sie ist selten; die Diagnose ist unmöglich; und die Behandlung ist vergeblich. Wir hoffen, dass Du, wenn Du die hier gemachten Ratschläge befolgst, eine klarere Sicht auf die Dinge haben wirst.

Andererseits haben Patienten selten eine einfache Pathologie. Üblicherweise leiden sie an Erkrankungen, die mehrere Systeme betreffen, und sie werden, trotz optimaler Behandlung, eine hohe Mortalität aufweisen. Bedauerlicherweise verbleibt bei vielen Patienten mit dieser Erkrankung wahrscheinlich ein agonales Leiden. Wie unsere Lehrer uns gelehrt haben: „Du kannst sie nicht alle retten!"

> „Der Mensch ist so alt wie seine Arterien."
>
> Thomas Sydenham

---

2 Anmerkung des Übersetzers: Im Original ‚catch 22'.

Hepatische Notfälle

Erik Schadde

© Der/die Autor(en), exklusiv lizenziert an Springer-Verlag GmbH, DE, ein Teil von Springer Nature 2023
D. Rosin et al. (Hrsg.), *Notfallchirurgie des Abdomens*,
https://doi.org/10.1007/978-3-662-66409-4_23

» *Die Leber bringt die Abhängigkeit des Chirurgen von der Anatomie durcheinander.*

J. Foster

Als junger Anfänger hörte ich, wie ein Arzt in den mittleren Jahren seiner Weiterbildung zum Funktionsoberarzt sagte, da sei ‚ein Leberpatient' in der Notaufnahme. Mein Funktionsoberarzt wirkte bedrückt und besorgt. Ich verstand nicht, was ‚Leberpatient' in diesem Zusammenhang bedeutete. Lebertrauma? Ein Lebertumor? Bald lernte ich: ‚Leberpatient' bezieht sich auf Patienten mit einer chronischen Lebererkrankung, Zirrhose oder portalen Hypertension oder nach einer Lebertransplantation. Kurz gesagt, auf jeden Patienten, der in die Hepatologie oder Transplantationsabteilung gehört.

In diesem Kapitel werde ich zunächst die akuten Probleme besprechen, die bei einem chronischen Leberpatienten auftreten. Als Nächstes wird das Lebertrauma besprochen. Zum Schluss werde ich einen Blick auf einige weitere Erkrankungen der Leber werfen, die als Notfälle auftreten können.

Der ‚Leberpatient' – chronisch krankes Leberparenchym

In der Notaufnahme

Patienten mit einer chronischen Lebererkrankung, zu denen man Dich in die Notaufnahme ruft, fallen normalerweise in eine von zwei Kategorien: entweder haben sie ein Problem, das die Internisten nicht mehr länger beherrschen können, oder sie hängen in der ein oder anderen Weise mit einer Lebertransplantation zusammen – der chirurgischen Behandlung von Lebererkrankungen im Endstadium seit den 1980er Jahren. Es ist wichtig, dass die letzte Patientengruppe von ihren jeweiligen Transplantationsärzten gesehen wird. Dekompensierte Patienten auf der Transplantationsliste müssen vielleicht ‚deaktiviert' (also von dieser heiligen Liste entfernt) werden und bekommen ihren MELD Score[1] heraufgestuft. **Dekompensierte Patienten mit einer chronischen Lebererkrankung werden generell durch Internisten – oder besser noch – durch Hepatologen behandelt.**

Varizenblutung

Ösophagusvarizen sind bei etwa 90 % der Patienten mit Leberzirrhose und Pfortaderhochdruck die Ursache einer oberen gastrointestinalen (GI) Blutung. Die Notaufnahme ruft üblicherweise den interventionellen Gastroenterologen, der eine endoskopische Gummibandligatur und (selten) eine Sklerotherapie durchführt. Kann er die Blutungsquelle nicht erkennen und kontrollieren, dann kann es sein, dass Du, der Chirurg, gerufen und gefragt wirst, ob Du mit einer Lösung

---

[1] MELD – Model of Endstage Liver Disease basiert auf Patientenalter, Bilirubin, Kreatinin und INR Wert. Besuche ▶ http://www.mdcalc.com/meld-score-model-for-end-stage-liver-disease-12-and-older/um ihn zu berechnen.

dienen kannst – ein notfallmäßig angelegter chirurgischer Shunt zum Beispiel. **Deine Antwort lautet jedoch im Jahr 2020 fast immer „nein"!**

Der Raum, den chirurgische Shuntverfahren in traditionellen Lehrbüchern immer noch einnehmen, steht in einem inversen Verhältnis zu ihrer Anwendung im wirklichen Leben. Gelegentlich sind sie in *elektiven* Situationen indiziert, wenn TIPS (transjuguläre intrahepatische portosystemische Shunts) nicht möglich sind. Allerdings kommt ein Notfalleingriff in dieser Situation nicht infrage, weil Du den Patienten damit fast sicher an den Rand des Todes bringst.

Trotzdem wird Dein chirurgischer Rat benötigt. **Denk daran, dass es immer noch eine Minderheit von Patienten mit chronischer Lebererkrankung gibt, bei denen eine obere GI Blutung trotz Zirrhose und portaler Hypertension durch peptische Ulzera, Mallory-Weiss Risse oder Dieulafoy-Läsionen und nicht durch eine Varizenblutung verursacht wird.**

Du solltest zu einer weiteren Runde Magenspülung und einer weiteren Endoskopie raten. Vor der zweiten Endoskopie kannst Du die Bedingungen durch zwei simple Maßnahmen verbessern: die i.v. Gabe von Somatostatin (oder dem vergleichbaren Terlipressin) und der forcierten Magenentleerung mittels Erythromycin, gefolgt von einer 30-minütigen Warteperiode. Falls das wieder versagt – **empfiehl den Transport in den Arbeitsraum der interventionellen Radiologie (IR) zur notfallmäßigen TIPS Anlage.** Der TIPS schafft eine Verbindung zwischen dem hepatischen Venensystem und dem Pfortadersystem und sorgt so für eine zentrale Entlastung des hypertensiven Pfortadersystems. Er kann zu einer Verschlimmerung einer vorbestehenden Enzephalopathie oder zu einer neu auftretenden Enzephalopathie führen, daher will sein Einsatz wohl überlegt sein. Für Zirrhosepatienten im Stadium Child–Pugh C (siehe ◘ Tab. 23.1 weiter unten) mit auf >10 mg/dl (171 μmol/l) erhöhtem Bilirubin stellt die Anlage eines TIPS ein echtes Risiko für eine Dekompensation der Leber dar. **Wenn allerdings Sklerotherapie und Banding der Varizen zweimal versagen, ist das in dieser Notfallsituation trotz des Risikos der nächste logische Schritt.**

Allerdings kann es sein, dass Du ein wenig mehr zu tun bekommst, wenn Dein interventioneller Radiologe nicht routinemäßig TIPS anlegt oder (noch besser… und häufiger) niemand in Deiner Nähe jemals etwas davon gehört hat. Dein verblutender Patient wird in eine andere Klinik verlegt werden müssen (Gott allein kann ihm helfen, wenn in Deinem Land kein derartiges Zentrum existiert) und **dafür ist die vorübergehende Stabilisierung der Situation durch eine Ballontamponade notwendig** – und es ist möglich, dass die Notaufnahme dafür Deine Hilfe braucht. Heutzutage findet man nur selten einen Chirurgen, der, wenn überhaupt, mehr als eine Handvoll Ballonsonden (Sengstaken-Blakemore oder Linton-Nachlas) in seinem Leben gelegt hat, deshalb stehen unten ein paar Worte zur Technik.

Empfehlung zur Technik der Ballonkatheter Anlage
- **Stelle sicher, dass Ballonsonden erst eingeführt werden, nachdem der Patient intubiert und die Atemwege gesichert sind.** (Bei der Gelegenheit, Patienten mit einer massiven Blutung des oberen GI hätten schon für die Endoskopie intubiert werden sollen.)

- Finde heraus, welche Art Ballonsonde Dir zur Verfügung steht, nimm Dir die Zeit, die verschiedenen Arbeitskanäle und die unterschiedlichen Ballonsonden zu verstehen und prüfe die Integrität der Ballons. **Es ist hilfreich, die Ballons in einem Kühlfach aufzubewahren, das macht sie rigider und leichter einzuführen.**
- Führe die Sonde mithilfe eines Laryngoskops und einer *Magill*-Zange oder – besser noch – Seite an Seite mit dem Endoskop ein, weil Dein Endoskopiker ja bereits anwesend ist. Überprüfe die Lage des Magenlumens mit dem Stethoskop wie bei einer Magensonde. Mach im Zweifelsfall ein Röntgenbild.
- Insuffliere den Magenballon schrittweise auf ein Endvolumen von 200–250 cm^3; stoppe und justiere die Position neu, wenn ein Widerstand auftritt. (Ich habe einen instabilen zirrhotischen Patienten mit einer Ballonsonde aus einer auswärtigen Klinik aufgenommen. Er hatte einen Riss im gastroösophagealen Übergang und starb nach einem Notfalleingriff.) Justiere den Zug auf den gastroösophagealen Übergang, indem Du die Sonde am Patienten fixierst *(nicht am Bett)* – mittels eines gespaltenen Tennisballs und einem Beißkeil als Widerlager.
- Wenn sich der Patient stabilisiert und Du eine Sengstaken-Blakemore Sonde verwendest, dann insuffliere den Ösophagusballon nicht (die Linton-Nachlas Sonde hat keinen Ösophagusballon, weswegen ich sie bevorzuge – ◘ Abb. 23.1), sondern lass ihn in Ruhe. Falls Du allerdings den Eindruck

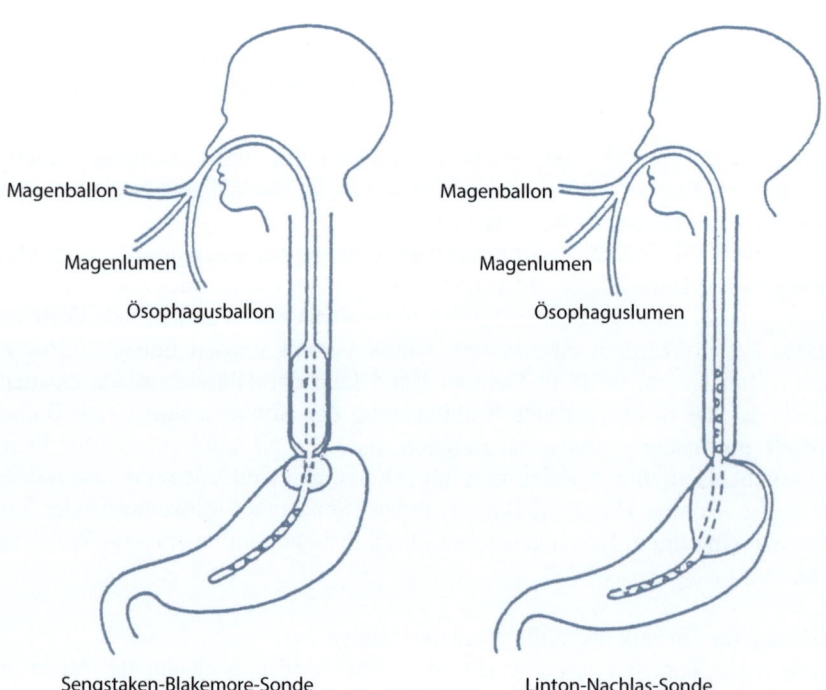

◘ **Abb. 23.1** Sengstaken-Blakemore vs. Linton-Nachlas Sonden

hast, dass die Blutung nicht steht, dann schließe den Ösophagusballon über einen Dreiwegehahn an ein Manometer an und **insuffliere nicht über 35 mmHg hinaus**.
— Wenn der Patient sich nicht stabilisiert, dann entlüfte den Ballon, entferne die Sonde, endoskopiere erneut, und mach, wenn die Sichtbarkeit immer noch schlecht ist, eine CT-Angiografie oder eine konventionelle Angiografie, denn es könnte sich um ein blutendes peptisches Ulkus oder eine Dieulafoy Läsion des Magens handeln.

Der ‚hämostatische' ösophageale Stent

Nicht immer überleben die Patienten dieses Martyrium. Und nach diesem Notfall stehen im Verlauf weitere schwierige Entscheidungen an. Zum Beispiel **eine massive Blutung aus einem Ulkus, das sich an einer durch den Gastroenterologen mit einem Band versorgten Varize entwickelt.** In dieser Situation haben wir uns für einen seit kurzem verfügbaren **Varizenstent** ausgesprochen. Obwohl ursprünglich für den Einsatz im Rettungswagen entworfen, wurde er dort allerdings nie eingesetzt. Aber nach einer Intubation in der Notaufnahme kann das eine vielversprechende Option zum Stillen einer ösophagealen Blutung aus Ulzera oder Varizen bei schwerer Refluxösophagitis sein, bei denen Gummiligaturen nicht anwendbar sind. Das Gerät beinhaltet einen temporären Linton Ballon, um den gastroösophagealen Übergang abzugrenzen. Es wird über einen temporären, endoskopisch gelegten Führungsdraht eingeführt. Nachdem der Magenballon insuffliert ist, wird unter leichtem Zug der große (30 × 135 mm) ummantelte Stent freigegeben (◘ Abb. 23.2). Der Stent kann für 1 Woche belassen werden. Normalerweise ist das ausreichend Zeit, um sich einen besseren Behandlungsplan auszudenken…

Der Patient mit Zirrhose und Pfortaderhochdruck, der einen allgemeinchirurgischen Notfalleingriff braucht

Leberpatienten sind keine attraktiven Kandidaten für einen chirurgischen Eingriff – für keinen Eingriff, außer einem: **die Transplantation. Daher sollen elektive Eingriffe, wo möglich, vermieden werden; selbst ein zahnärztlicher Eingriff kann aufgrund der Koagulopathie mit einer Transfusion enden.** Allerdings stellen sich Leberpatienten nicht selten als allgemeinchirurgischer Notfall vor, und Allgemeinchirurgen sollten wissen, wie man damit umgeht.

Der Child–Pugh Score (◘ Tab. 23.1) ist ein altbewährtes und gut validiertes Instrument zur Risikobeurteilung bei Leberpatienten. Obwohl ursprünglich im Kontext von Eingriffen zur Behandlung der portalen Hypertension entwickelt, hat sich der Score für Generationen von Chirurgen bei der Beurteilung des Sterberisikos von chronischen Leberpatienten bewährt, die sich einem beliebigen Eingriff von der Hernienoperation bis zum Whipple unterziehen.

a Einführen des Einführungssystems über den Führungsdraht. Dieser Schritt folgt nach der vorhergehenden Einführung des Führungsdrahtes durch den Arbeitskanal des Endoskops.

b Fixieren des Einführungssystems im Magen

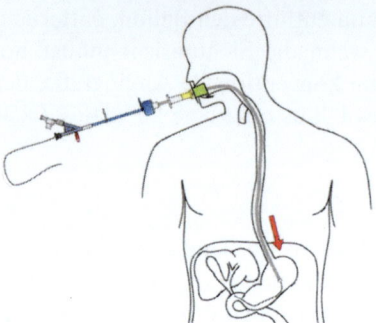

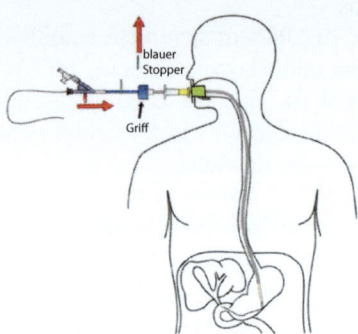

Die Schutzplatte berührt das Mundstück.

Entferne den blauen Stopper. Schiebe den Ballon aus der Hülle, bis der weiße Stopper den Griff der Hülle erreicht.

c Fixieren des Einführungssystems im Magen

d Stentimplantation

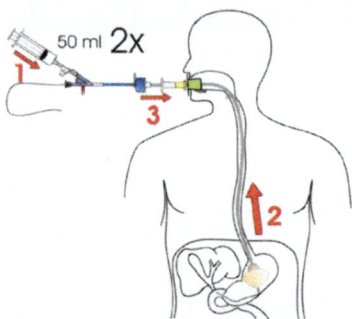

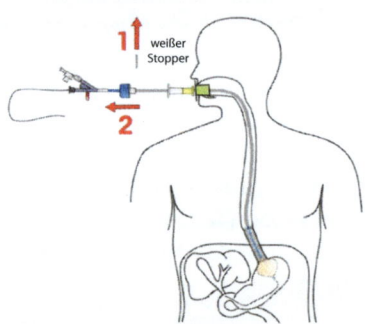

Schritt 1: Insuffliere den Ballon. Schritt 2: Fixiere den Ballon in der Kardia durch zurückziehen. Schritt 3: Schiebe die Schutzplatte bis zum Mundstück vor und fixiere sie.

Schritt 1: Entferne den weißen Stopper. Schritt 2: Zieh den Hüllengriff zurück, bis er den Y-Konnektor erreicht.

e Entfernen des Einführungssystems

f Entfernen des Einführungssystems

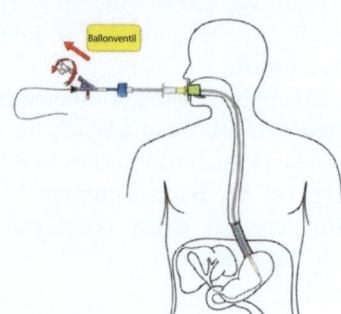

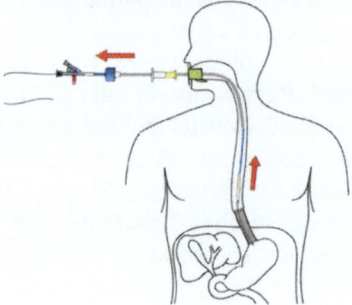

Schraube das Verschlussventil ab und entferne es. Der Ballon entleert sich (etwa 30 s).

Entferne das Einführungssystem. Entferne zum Schluss den Führungsdraht.

Abb. 23.2 Der hämostatische Ösophagusstent. Gefördert und bei mir eingeführt von Christoph Gubler, MD, am Universitätsspital Zürich

Tab. 23.1 Die Child–Pugh Klassifikation.*

	Score**		
	1	2	3
Bilirubin (mg%)	< 2	2–3	> 3
Albumin (g%)	> 3,5	2,8–3,5	> 2,8
INR	< 1,7	1,7–2,3	> 2,3
Enzephalopathie	Keine	Mild	Deutlich
Aszites	Keiner	Mild	Deutlich

* Charles Gardner Child III (1908–1990) war Professor für Chirurgie an der Universität Michigan. R.N.H. Pugh veröffentlichte seine Publikation 1973 (Pugh *e.a. Transsection of the esophagus for bleeding esophageal varices. Br J Surg* 1973; 60: 649–90)

** Die einzelnen Scores summieren sich wie folgt:

< 7 = Child A

7–9 = Child B

> 9 = Child C

(Die Einstufung in Child C prognostiziert eine Lebenserwartung von weniger als 12 Monaten)

Der Score kategorisiert die Patienten wie folgt:
- **Child A:** Patienten mit einem akzeptablen Risiko für jeden chirurgischen Eingriff.
- **Child B:** Patienten, bei denen die Indikation aufgrund eines erhöhten Risikos sehr selektiv gestellt werden muss.
- **Child C:** Patienten, die sich aufgrund der sehr hohen Sterblichkeit keinerlei chirurgischem Eingriff unterziehen sollten.

Auch wenn einige der erfassten Parameter von der subjektiven Beurteilung des Klinikers abhängen, ist der Score hilfreich. Einige Autoren bevorzugen den aus drei Laborwerten bestehenden MELD-Score (International Normalized Ratio [INR], Bilirubin und Kreatinin). MELD reflektiert die 3-Monatssterblichkeit auf der Warteliste für eine Lebertransplantation. Der MELD-Score (siehe Link auf der ersten Seite dieses Kapitels und ◘ Abb. 23.3) wurde eingeführt, um die Organverwendung in Transplantationszentren auf eine rationale Basis zu stellen, die ‚geschummelt' und Patienten transplantiert hatten, die weniger schwer erkrankt waren als andere. In der Tat erfordert ein Score, der allein von Laborwerten abhängt, nur minimales klinisches Urteilsvermögen. Um den Schweregrad einer Lebererkrankung bei Kandidaten für einen allgemeinchirurgischen Eingriff beurteilen zu können ist der Child Score allerdings perfekt geeignet und bedarf keiner Verbesserung. **Es gibt Werkzeuge, die man nur schwer verbessern kann, beispielsweise den Hammer – der Child Score ist so ein Werkzeug.**

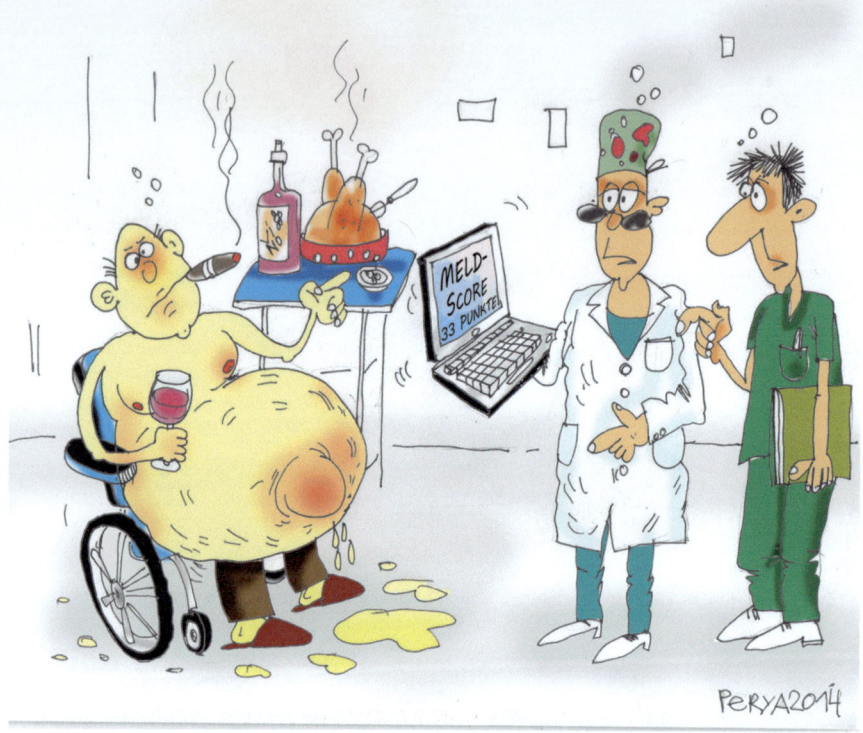

Abb. 23.3 „Herr… Ihr MELD-Score beträgt 33 Punkte. Wir müssen… eine neue Leber für Sie finden. Vielleicht aus China?" Patient: „Eigentlich hätte ich lieber noch ein Stück Hähnchen. Und besorgt mir besseren Wein. Der hier ist ätzend!"

Typischerweise wirst Du gerufen, wenn ein Child-B Patient eine inkarzerierte Leistenhernie hat und sein Internist die gerne repariert hätte. **Erkläre unbedingt, dass die Leistenbruchoperation den Patienten leicht umbringen kann, suche Dir einen erfahrenen Anästhesisten und führe den Eingriff, wenn Du kannst, unter Lokalanästhesie durch.** Die Korrektur der Koagulopathie mit fresh frozen Plasma (FFP) ist schwierig und hilft oft nicht; Vitamin K sollte obligatorisch sein, hilft bei der Verbesserung der Koagulopathie zirrhotischer Patienten aber oft ebenfalls nicht.

Übrigens lernst Du, wenn Du Lebern transplantierst, dass ein Leberpatient mit einem INR von 2,5 nicht unbedingt so koagulopathisch ist wie ein Coumadinpatient mit einem INR von 2,5. Zwar ist die Korrektur des INR bei einem antikoagulierten Patienten mit FFP manchmal indiziert und erfolgreich, doch die meisten Chirurgen, die sich um Zirrhosepatienten kümmern, versuchen das nicht vor einer Operation. Menschen im Voraus 6 Einheiten FFP zu geben, führt zu einer Volumenüberladung, zu Aszites sowie zu weiteren Blutungen aus gestauten Venen. Ich vermeide eine präoperative FFP Gabe immer. Du wirst mich nach der Evidenz fragen… („**Die Definition eines modernen Chirurgen: jemand, dessen**

Ignoranz auf Mangel an Erfahrung beruht, aber evidenzbasiert ist"), allerdings ist das ein Gebiet, auf dem eine klinische Studie nur schwer durchführbar ist.

Obsessive Hämostase und peinlicher Respekt für die Integrität des Peritoneums, um die postoperative Leckage von Aszites (und damit dessen Infektion) zu vermeiden, bilden die Eckpfeiler der erfolgreichen chirurgischen Behandlung. Diese Patienten neigen dazu, postoperative Hämatome, infektiöse Komplikationen, Aszites und Nierenversagen zu entwickeln. **Das Flüssigkeitsmanagement sollte restriktiv sein;** perioperativ gegebene niedrige Dosen von Diuretika helfen bei der Korrektur der bei chronischem Leberversagen physiologisch zu findenden Volumenretention. Sorge dafür, dass Deine Assistenzärzte in der Nacht eine Volumenüberladung vermeiden, wenn sie vom Pflegepersonal wegen einer Oligurie gerufen werden. **Anders als beim postoperativen chirurgischen Routinepatienten bedeutet Oligurie hier normalerweise eher ‚Lasix®' denn ‚Ringerlaktat'...**

Child C Patienten habe eine kurze Lebenserwartung (es sei denn, sie werden transplantiert) und sollten nur operiert werden, wenn es keine andere Option gibt und sie über ihr erhöhtes Sterberisiko klar und deutlich informiert worden sind.

Wegen des ausgedehnten Aszites handelt es sich bei Child C Patienten typischerweise um **Notfälle wegen einer Nabelhernie,** die einen Notfalleingriff erfordern. Ich habe viele Stunden am Bett von ganz oben auf der Transplantationsliste stehenden Patienten verbracht, um ganz langsam ein paar inkarzerierte, aber noch nicht strangulierte Darmschlingen zu reponieren und ihnen eine Operation ihrer Nabelhernie zu ersparen, die sie leicht mit einem Anstieg ihres MELD-Scores um 20 Punkte auf die Intensivstation gebracht hätte. Zur gleichen Zeit habe ich gesehen, wie junge couragierte (rücksichtslose? unerfahrene?) Transplantationschirurgen Child C Patienten mit dem Argument in den OP gebracht haben, die seien im Falle einer Komplikation „ja bereits für eine Transplantation vorgemerkt". Hier ist wichtig zu bedenken, dass das Outcome von Patienten, die nach einer Dekompensation transplantiert werden, dramatisch schlechter ist.

Ein weiterer typischer Notfall beim ikterischen Child C Patienten mit massivem Aszites ist ein sprudelnder kleiner Springbrunnen aus Aszites aus einer ausgedünnten Ulzeration der Haut an der Basis einer mit Aszites gefüllten großen Nabelhernie. Ich empfehle dringend, dass Du hier keine konventionelle Hernienreparatur durchführst, sondern einfach die faltige Haut über dem Ulkus in Lokalanästhesie umstichst und dem Patienten zur Prävention einer bakteriellen Peritonitis eine Antibiose gibst. Die Dermis hat eine große mechanische Stabilität und letztendlich können diese Läsionen abheilen.

Gelegentlich wirst Du allerdings keine Wahl haben und in den sauren Apfel beißen müssen, wie jüngst in einem Fall, bei dem es im Rahmen der Vorbereitung zur Lebertransplantation während einer elektiven Koloskopie zur Perforation kam. Operierst Du diese Patienten, dann disseziere sehr sorgfältig und sei Dir der venösen Kollateralen der Bauchwand und des Retroperitoneums bewusst. **Von den vielen Energie abgebenden Apparaten, die Dir eine moderne Klinik bietet, ist in dieser Situation das bipolar-basierende LigaSure® wirklich hilfreich.**

Bei Leberpatienten mit Aszites stellt sich während Dickdarmeingriffen die Frage nach der primären intestinalen Anastomose versus der Anlage eines Stomas. Während ich bei vorliegendem Aszites eine elektive Kolonanastomose anlegen würde, schreit eine Notfallsituation (wie etwa eine perforierte Divertikulitis) nach Ableitung oder Exteriorisation – besonders, wenn der Patient eine Hypoalbuminämie hat. Achte allerdings darauf, dass der Aszites sorgfältig durch Drains kontrolliert ist, wenn Du bei einem Patienten mit Aszites ein Stoma anlegst – damit das Stoma abheilen kann und um eine bakterielle Peritonitis zu vermeiden. **Belasse die Drainagen *in situ*, bis das Stoma gut eingeheilt ist.**

Die Eiweißverluste sind bei Patienten mit Aszites während einer prolongierten Drainage untragbar hoch, und ich würde ansonsten eine Standardanastomose des Kolons nicht drainieren, sondern lieber intermittierend und geplant (jeden, oder jeden 2. Tag) den Aszites punktieren, um einer Leckage durch die Inzision vorzubeugen und die frühe Erkennung einer Anastomoseninsuffizienz über den infizierten Aszites zu ermöglichen. Das gilt bei Leberpatienten mit Aszites auch für viele andere Operationen, die partielle Leberresektion eingeschlossen.

Jedenfalls, wenn Dein Child C Patient die ersten paar Wochen nach dem Eingriff überlebt, haben Du und Dein Patient sehr viel Glück gehabt. Du solltest diese Patienten bei Deiner wöchentlichen M & M Konferenz als E & Ü (‚erfolgreich und überlebt'…) vorstellen.

Notfälle bei Leberpatienten auf der Station

Chirurgen können auch zu einem sehr speziellen Notfall gerufen werden – eine GI Blutung bei Patienten mit einer Zirrhose und einem Ileo- oder Kolostoma. Nachdem ich einige Patienten gesehen habe, die fast daran verstorben wären, denke ich, dass es sich lohnt darüber zu sprechen. Siehe den untenstehenden Fall.

> Ein Patient mit chronischer Lebererkrankung, bekannter portaler Hypertension und Varizen, die nie geblutet haben, blutet aus seinem Kolostoma. Bei der Endoskopie des oberen GI wurde keine Blutungsquelle identifiziert. Das Nächste, was Du hörst, ist, dass der Patient nach einigen weiteren Litern Blutverlust instabil geworden ist, aber die Blutungsquelle bleibt weiterhin mysteriös. ‚Blutungsscans' werden gemacht, eine Koloskopie durch das Stoma gebucht und eine Kapselendoskopie geplant – was genau der Zeitpunkt ist, an dem Du beschließt, da mal rauf zu gehen und Dir den Patienten selbst anzusehen.
>
> **Um zu einer Diagnose zu gelangen, musst Du das nie dagewesene tun und den Patienten wirklich untersuchen und den Stomabeutel entfernen – was eine enorme Anstrengung ist und wobei Du Dir die Hände schmutzig machen kannst! Du wirst eine peristomale variköse Veränderung finden, aus der Blut direkt in den Stomabeutel tropft.** Jetzt bittest Du den Pfleger um einen Nadelhalter und eine *Vicryl*®-Naht und übernähst das Blutungsareal mit tiefen, fortlaufenden Stichen. Diese varikösen Veränderungen mögen zwar den Stomapflegern vertraut sein, aber die sind gewöhnlich nicht in der Nähe, wenn der Patient blutet. Und – wie wir alle wissen – wechselt das

reguläre Pflegepersonal auf der Station im Allgemeinen keine Stomabeutel mehr. Der hinzugezogene chirurgische Konsiliararzt hat sich schon längst abgewöhnt, das Stoma sorgfältig zu inspizieren und der Assistenzarzt, der die nächste Schicht übernimmt, hat den Patienten nie gesehen und kann Dir nur sagen, dass für den nächsten Tag eine Kapselendoskopie geplant ist. **Die Schichtmentalität – Hallelujah!**

Der Leberpatient als Notfall im OP

Manchmal stolpern wir im OP über Patienten mit portaler Hypertension, entweder weil uns ihre Lebererkrankung und ihr Pfortaderhochdruck nicht bewusst war, weil uns eine Fehldiagnose in die Irre geführt hat oder weil uns einer unserer chirurgischen Kollegen unvorbereitet hinzuzieht und uns die Ehre des sogenannten ‚Leberexperten' erweist.

Du solltest die Tatsache, dass ein Patient eine Zirrhose mit einem Pfortaderhochdruck hat, während der präoperativen Untersuchungen nicht übersehen. Da sind zu viele rote Ampeln entlang des Weges. Hat Dein Patient keine Stigmata einer Lebererkrankung wie Spider-Nävi, Aszites, Enzephalopathie, Kachexie und flapping tremor (wann war das letzte Mal, dass Du auf einen flapping tremor überprüft hast?), dann sind doch sicher einige Routinewerte wie Thrombozytenzahl, INR, Bilirubin oder Kreatininwert bestimmt worden – die abnormal sind. **Merke allerdings: wenn die Diagnose einer Zirrhose nicht gestellt wird, dann wurden die abnormalen Blutwerte in der Regel nicht übersehen, sondern falsch zugeordnet.** In diesen Fällen ist dann eine immunthrombozytopenische Purpura (ITP) Ursache der Thrombozytopenie, die INR ist wegen der aufgrund des Vorhofflimmerns erforderlichen oralen Antikoagulation erhöht (oh, und der Patient hat erwähnt, dass er nur einmal 2 mg Coumadin® in der Woche einnehmen muss), man hat dem Patienten gesagt, dass sein Bilirubin aufgrund eines Gilbert Syndroms erhöht ist, und man kann aus vielerlei Gründen eine Niereninsuffizienz haben.

Wie dem auch sei, das interessante Szenario, in dem ich mich selbst mehrere Male befunden habe, ist, wenn Dir bekannt ist, dass der Patient eine Zirrhose hat, das Risiko aber unterschätzt wird (siehe den Fall unten).

Du hast einen Child A Patienten, der wegen eines singulären Herdes eines hepatozellulären Karzinoms eine Wedge-Resektion benötigt. Anhand des Barcelona Clinic Algorithmus überprüfst Du sorgfältig den portalen Verschlussdruck und den Gradienten zum CVP. Der ist bei Deinem Patienten mit 8 mmHg absolut normal (bis 12 mmHg); den hat sogar der neue Oberarzt der interventionellen Radiologie bestimmt, der in dem großen Zentrum in der Innenstadt ausgebildet wurde. Während des Zugangs ins Abdomen fallen Dir einige leicht vergrößerte Venen auf, die etwas mehr bluten, als sie sollten. Überrascht schaust Du Dir das CT des Patienten noch einmal auf dem Computerbildschirm an und siehst, dass die Milz um die 12 cm misst. Weil die venöse Phase des CT nicht gut getimt war, erscheinen die Venen nicht annähernd so eindrucksvoll wie in der Realität.

Beruhigt durch die ‚normalen' Werte des präoperativen portokavalen Gradienten entschließt Du Dich, die Operation fortzuführen. Die Venen im Omentum sind ebenfalls erweitert und als Du das Omentum aus dem Gallenblasenbett löst (Jahre zuvor hatte sich der Patient einer Cholezystektomie unterzogen) blutet es etwas. Noch bevor Du mit der Ultraschalluntersuchung der Leber beginnst, um den Herd zu finden, den Du resezieren willst, hast Du bereits einen Liter Blut verloren. Trotz der hell leuchtenden Warnlampen machst Du heroisch weiter. Am Ende der Operation hat der Patient, den man auch durch eine Radiofrequenzablation oder eine transarterielle Chemoembolisation hätte behandeln können, 2 L Blut verloren, entwickelt Aszites und ein temporäres Nierenversagen und verbringt trotz der besten perioperativen Behandlung einen Monat im Krankenhaus. Er hat Glück, dass er überlebt hat!

Merke: einzelne Tests können falsch sein. Und es ist nicht zu spät, einen geplanten Eingriff nach einer explorativen Laparotomie zu beenden.

Lebertrauma (siehe auch ▶ Kap. 30)

Erfreulicherweise hat die Mehrzahl der akut verletzten Lebern ein normales Parenchym, wenn Du nicht grade in dem alten Traumazentrum in der Innenstadt arbeitest, das den von einem Auto überrollten obdachlosen Alkoholiker aufnimmt, während das Fotomodell, das ihn mit seinem Maserati überfahren hat, mit einer Prellung in das schicke tertiäre Traumazentrum nebenan eingeliefert wird.

Stumpfes Lebertrauma
Es gibt bei einem stumpfen Lebertrauma **drei verschiedene mögliche Mechanismen:**
— Anterior/posteriore Aufprallverletzungen, wie die typische ‚bear claw' (Bärentatzen) Verletzung durch das Lenkrad.
— Verletzungen durch einen Seitenaufprall (T-bone injury) führen im Allgemeinen zu einer lateralen Rippenserienfraktur und einer quer verlaufenden Leberruptur, die entlang der Trennlinie der superioren und der inferioren Segmente verläuft und zu schweren Verletzungen des rechten Lappens führen kann.
— **Die signifikanteste Leberverletzung resultiert aus einer extremen Dezeleration** und Abreißen von Gefäßen aus der Vena cava, was typischerweise zum sofortigen Tod durch Verbluten führt.

Vor der Einführung der CT erhielten viele Patienten mit Blut in der diagnostischen Peritoneallavage eine Laparotomie. Häufig wurde nichts außer einer Lazeration der Leber oder der Milz gefunden, die spontan gestoppt hätten – aber sie wurden durch Tamponade und Blutstillung behandelt. Jetzt wissen wir, dass die große Mehrzahl dieser Laparotomien, was die Leber betrifft, nicht therapeutisch waren.

Heutzutage werden Leberlazerationen nach der CT eingestuft. Grad I oder II Verletzungen können (wenn keine weitere, nicht die Leber betreffende Verletzung vorliegt) konservativ behandelt werden, während bei Verletzungen ab Grad III etwas mehr als die Hälfte der Patienten einer chirurgischen Intervention bedarf. **Aus diesem Grund musst Du wissen, wie man eine Verletzung von Grad III oder höher von einer weniger schweren Verletzung unterscheidet.**

Was ist eine Grad III Verletzung im CT?
— Mehr als 50 % ausmachendes oder expandierendes **subkapsuläres Hämatom.**
— **intraparenchymales Hämatom** >10 cm.
— >3 cm tiefe **Lazeration.**

Wenn Du vor einer ≥ Grad III Verletzung stehst, es dem Patienten aber gut geht und es keinen anderen Grund für eine Operation gibt, dann kannst Du ihn sicher beobachten. **Wenn aber ein Patient mit einer ≥ Grad III Leberverletzung, was die hämodynamische Stabilität angeht, auch nur ‚mit einer Wimper zuckt', dann ist es sicherer, ihn in den OP zu bringen.** Wenn das Abdomen aufgetrieben und im CT voller Blut ist wirst Du die Klassifikation der Lazeration natürlich ignorieren und den Patienten explorieren. Unter dem Strich ist die Klassifikation Anhand des CT nur ein Anhaltspunkt und es geht vor allem um den klinischen Zustand des Patienten.

Welche chirurgischen Schritte gilt es jetzt bei einer verletzten Leber zu bedenken?
— Tamponieren, um Blutstillung zu erreichen.
— Mobilisation der Leber und eröffnen der Bursa omentalis.
— Chirurgische Kontrolle der Blutung:
  – falls notwendig *Resektionsdebridement;*
  – falls erforderlich, Kontrolle des arteriellen und portalvenösen Zuflusses und selektives Abklemmen.
— Re-Exploration, falls die ausreichende Durchblutung des Lebergewebes fraglich ist.

So eindeutig sich das anhört, so kann ein Rezept wie dieses in der Hand eines Chirurgen, der keine Erfahrung im Umgang mit der Leber hat, doch in einem desaströsen Outcome enden. Es ist **der Mythos, dass jedes Lebertrauma allein durch Packing behandelbar sei,** der die Leute dazu gebracht hat, den Wert eines angemessenen Trainings in Leberchirurgie bei der Behandlung des Lebertraumas zu unterschätzen – siehe den folgenden Fall.

> Als frischgebackener Transplantationschirurg habe ich in Indochina mit einem altgedienten amerikanischen Chirurgen zusammengearbeitet, der an vielen Kriegsschauplätzen und Orten humanitärer Katastrophen gewesen war, verschiedene Zusatzausbildungen absolviert hatte, und leicht einer der erfahrensten Chirurgen gewesen sein könnte, mit denen ich je zusammengearbeitet habe. Ich war mir sicher, er würde es nie nötig haben, *mich* um Hilfe zu rufen… aber in einer Nacht rief er mich hinzu: Ein 16-jähriges Mädchen war in einen Busunfall verwickelt und wurde in einem instabilen Zustand in unser kleines ‚Traumazentrum' gebracht. Bei der Exploration hatte sie ein 30 cm messendes rupturiertes subkapsuläres Hämatom von einem direkten Anpralltrauma. Mein Partner hatte die Leber gut mit sorgfältig um die Leber platzierten Bauchtüchern tamponiert; Angehörige hatten, um sie am Leben zu halten, Vollblut gespendet, aber sie wurde in den frühen Morgenstunden trotz der Gabe von 4 Einheiten instabil. Wir haben sie gemeinsam erneut exploriert, die exzessive Blutung aus einer großen Arterie in einem großen Kapseldefekt war für jemand, der grade gelernt hatte, wie man transplantiert und einen Haufen Lebern reseziert hatte, offensichtlich, und eine fortlaufende Naht mit einer großen MH Nadel entlang der arteriellen Bluter stoppte die laufende Blutung fast sofort. Das Mädchen erholte sich mit einem weiteren Eingriff, bei dem die Tamponaden entfernt wurden.

Die Lehre lautet hier, dass eine arterielle Blutung bei einer Leberruptur nicht einfach nur durch eine Tamponade versorgt werden kann.
Das ist übrigens der Grund, warum viele Zentren routinemäßig bei allen Patienten, die perihepatisch tamponiert werden, eine Angiografie und – falls nötig – eine Embolisation durchführen. Dennoch stoppt die Tamponade in der Regel venöse Niederdruckblutungen und ist besonders für in der Leberchirurgie unerfahrene Chirurgen Methode der Wahl. Und der Schlüssel ist, immer früh zu tamponieren!
Bei komplexen Leberverletzungen ist die Umstechungsligatur der Blutungsquelle der Schlüssel zum guten Outcome des Patienten. Ähnlich lässt sich durch ein Resektionsdebridement das Ausmaß an nekrotischem Lebergewebe, das als Ursprung von Galleleckagen und Infektionen infrage kommt, minimieren. **Bei unterkühlten und koagulopathischen Patienten dient die Tamponade von Leberverletzungen häufig als Damage-Control-Maßnahme. Es ist kein Fehler, dann bei der Re-Exploration die Chirurgen mit der meisten Erfahrung in Leberchirurgie dabeizuhaben. Oder verlege!**
Blutungen, die Du durch eine Tamponade oder Umstechungsligatur nicht stillen kannst, treten beim Lebertrauma selten auf, dennoch kommen sie vor. Es ist ein verbreitetes Missverständnis, dass die Leberarterie ligiert werden kann, wenn die Blutung nicht steht. Historisch wurde die Okklusion der Arteria hepatica *communis* beschrieben, weil der kollaterale Zufluss durch die Arteria gastroduodenalis erhalten bleibt und die Blutung so vermindert oder gestoppt werden kann, ohne die arterielle Durchblutung vollständig zu unterbrechen… Das hört sich in der Theorie großartig an, **aber jedes Mal, wenn ich eine verletzte Arteria hepatica**

communis gesehen habe, die nicht rekonstruiert worden ist, war das Outcome enttäuschend.

Hier sind einige Grundregeln über die Gefäßversorgung der Leber beim Trauma:
- Der vaskuläre Zufluss zur Leber sollte beim Trauma nicht ein für alle Mal verschlossen werden, weder portalvenös noch auf der arteriellen Seite.
- Eine vollständige Okklusion der Arteria hepatica communis kann durchaus zu einem postoperativen Leberversagen, intrahepatischer Cholangiopathie, Cholangitis und Abszessen führen.
- Eine vollständige und plötzliche Okklusion des portalvenösen Flusses wird zu einer massiven Lebernekrose mit hämodynamischer Instabilität und Sepsis führen.

Das penetrierende Lebertrauma

Penetrierende Verletzungen des Parenchyms sind aufgrund der dabei übertragenen großen Menge an Energie und der daraus resultierenden Höhle mit einer großen Menge an nekrotischem Gewebe wesentlich problematischer, sobald Hochgeschwindigkeitsgeschosse beteiligt sind.

Normalerweise ist die sofortige Tamponade als Damage-Control-Maßnahme, die Wiederherstellung des Kreislaufs und bei ausgewählten Patienten ein Resektionsdebridement der richtige Weg. Schusswunden mit geringer kinetischer Energie führen mit Ausnahme von Hämatomen selten zu Problemen. Allerdings sollten assoziierte Verletzungen im Brustkorb nicht unterschätzt werden; auch wenn sie wegen des auf der Thoraxaufnahme entdeckten (und behandelten) Pneumothorax bereits bemerkt worden sind, erinnere Dich, dass Schusswunden durch die Leber typischerweise auch das Zwerchfell queren.

Es gibt drei Hauptängste, die auch für den erfahrenen Traumachirurgen mit etwas Geschick in der Leberchirurgie eine Herausforderung darstellen:
- **Verletzungen der Leberarterie und des Gallengangs** können zu einer erheblichen Blutung führen und die Visualisierung der zuvor nicht dargestellten Porta hepatis extrem erschweren.
- **Pfortaderverletzungen** könne schwer zu erkennen und zu reparieren sein, besonders, wenn sie hinter dem Pankreaskopf liegen. („Ich weiß, dass es schwieriger ist eine Blutung aus der Rückseite der Pfortader zu kontrollieren, als eine 737 mit einem brennenden Triebwerk zu landen." Richard C. Karl.)
- **Verletzungen der retrohepatischen Vena cava** können in einer massiven Blutung resultieren, wenn sie nicht auf das Retroperitoneum begrenzt bleiben.

Zur Beherrschung dieser Situationen benötigst Du möglicherweise ein temporäres vaskuläres Ausschlussmanöver. Du brauchst eine gehörige Portion an Erfahrung mit drei Manövern. Hast Du sie nicht – hol' Dir früh genug Hilfe. Ist diese Hilfe nicht verfügbar – ruf den Priester oder den Rabbi… oder den *Imam*.
- **Pringle-Manöver:** ein Nabelzügel wird rasch um die Porta hepatis geschlungen, um die Blutzufuhr zu unterbrechen und die Strukturen in der Leberpforte zu

präparieren. Begrenze das Abklemmen, wenn Du kannst, auf 15 min und isoliere die verletzten Strukturen so schnell Du kannst, um eine globale Ischämie zu vermeiden.

- **Cattell-Braasch-Manöver:** um Verletzungen der Pfortader und des Pankreaskopfes darzustellen, musst Du in der Lage sein, schnell eine vollständige Rotation der Viszera im rechten Abdomen nach medial durchführen zu können. Das rechte Kolon wird mobilisiert und ein erweitertes Kocher-Manöver durchgeführt, um das Duodenum zu mobilisieren. Die Mesenterialwurzel des Dünndarms wird bis zur Arteria mesenterica superior und zum Unterrand des Pankreas mobilisiert. Jetzt kannst Du die Pfortader durch Fingerkompression kontrollieren und die oft ebenfalls verletzte Vena cava darstellen.
- **Heaney-Manöver:** Mobilisation der Leberpforte, des rechten Leberlappens, der infrahepatischen Vena cava inferior und der suprahepatischen Vena cava inferior, um bei ausgedehnten Gefäßverletzungen von Leber und Vena cava eine totale vaskuläre Exklusion der Leber durchzuführen.

Patienten mit penetrierendem Trauma, die eines dieser Manöver benötigen sind selten… und Überlebende auch!

Notfälle, die ihren Ursprung in einer Lebererkrankung haben

» *Ein ausgebildeter Chirurg weiß, wie man's macht; ein gebildeter Chirurg weiß, warum man's macht.*

Rodney Peyton

Sie sind außerordentlich selten, aber es ist gut, sie zu kennen.

‚Rupturierte' Leberzysten

Das ist eine der häufigsten Fragen von Patienten, bei denen als Zufallsbefund eine Leberzyste festgestellt worden ist: wird sie rupturieren? Oder besser: was passiert, wenn sie reißt? Die Wahrheit lautet, dass Leberzysten nahezu nie rupturieren.

Du wirst also von Patienten, bei denen zufällig eine große asymptomatische Leberzyste gefunden wurde, die Frage hören – ob er oder sie weiter Unterricht in Taekwondo oder Kick-Boxen nehmen darf? Obwohl manche Chirurgen Szenarien wie diese nutzen, um den Leuten genug Angst einzujagen, dass sie einem Eingriff wegen einer simplen Zyste zustimmen, habe ich noch keine Leberzyste gesehen, die wegen der Ausübung von Martial Arts Sport rupturiert wäre. Ich würde diese Angstmacherei vermeiden und den Patienten sagen, dass sie auch nach der Diagnose einer Leberzyste weiter alles tun können, was sie bisher getan haben.

Trotz des oben Gesagten sehe ich etwa alle 5 Jahre einen Patienten mit akuten Bauchschmerzen, der wegen einer zusammengefallenen Leberzyste mit etwas freier Flüssigkeit im Abdomen und einer im CT erkennbaren, an der Leber hängenden feinen Membran aufgenommen worden ist. **Meine Empfehlung: überprüfe die Serologie auf *Echinokokkus*, inspiziere die Leber laparoskopisch, spüle** das Abdomen, lege eine Kultur aus der Spülflüssigkeit an und reseziere die Zystenwand. Weil es sich um ein extrem seltenes Ereignis handelt, gibt es keine verlässlichen Daten zu diesem Vorgehen im Vergleich zu andern, aber es erspart Dir eine Menge Kopfschmerzen. Rupturierte Echinokokkuszysten können sich bei Patienten mit anaphylaktischem Schock finden. Das habe ich einmal in der Schweiz gesehen, wo *Echinokokkus multilokularis* endemisch ist.

Leberabszesse

Die Diagnose eines Leberabszesses wird bei Patienten mit Fieber und Bauchschmerzen durch Ultraschall oder CT gestellt. **Wie gewohnt hilft es, sich diese Aufnahmen sorgfältig anzusehen, weil Deine Assistenten etwas Leberabszess nennen könnten, was eigentlich ein ‚subphrenischer' oder ‚subhepatischer' Abszess ist.** Bei einer vorausgegangenen Cholezystektomie verlorene Steine, eine Cholezystitis, jede Art von intraabdomineller Infektion wie Appendizitis, tiefsitzende Infekte nach einem chirurgischen Eingriff, perforierte Divertikulitis und chronisch entzündliche Darmerkrankungen können zu subphrenischen und subhepatischen Abszessen im peritonealen Raum ober- und unterhalb der Leber führen, die durch eine Vorwölbung der Leber dicht abgeschottet sind. Das sorgfältige Aufarbeiten der Anamnese des Patienten, der Laborwerte sowie der bei der Bildgebung gewonnen Daten sollten Dich zur Diagnose führen.

In der westlichen Welt sind die meisten echten Leberabszesse pyogen, während Amöbenabszesse meist in Ländern der Dritten Welt vorkommen. Während Amöbenabszesse nahezu immer auf eine Antibiotikabehandlung ansprechen (Metronidazol), sind pyogene Abszesse verzwickter. Während manche einfach unter Ultraschallkontrolle mit einer Nadel aspiriert werden können und sich unter Antibiotikatherapie zurückbilden, **erfordern sehr große, und besonders gekammerte, Abszesse in der Regel eine interventionelle transkutane Drainage.**

Eine Operation ist selten indiziert: perihepatische Abszesse, die sich nicht zurückbilden, geht man am besten durch eine limitierte Laparotomie (oder Laparoskopie...) unter adäquater Antibiotikaabdeckung, sorgfältigem Debridement und Drainage an. Extraperitoneale Zugänge (mit oder ohne Rippenresektion) gehören zu den Talenten einer anderen Generation von Allgemeinchirurgen und werden nicht mehr praktiziert.

Wenn ein Leberabszess chirurgisch drainiert wird, empfehle ich, mit einem geraden Finger in die meistens gekammerte Ansammlung zu stechen, um sie aufzubrechen, und davon abzusehen, die Innenwände der gekammerten Ansammlungen mit dem gekrümmten Finger aufzureißen, da dies unweigerlich zur Zerstörung der die Abszesse durchquerenden Glissonstrukturen und zum Austritt von Galle führt.

Hämobilie

Am häufigsten kommt die Hämobilie als Komplikation eines interventionellen radiologischen Eingriffs vor und wird auch durch interventionelle Radiologen behandelt. Als Chirurg musst Du diese Entität lediglich erkennen, wissen, wie man sie diagnostiziert und sie zu dem Fach weiterschicken, dass sie behandelt. **Am häufigsten stellen sich diese Patienten mit Zeichen der GI-Blutung, wie**

Meläna, Anämie und manchmal hämodynamischer Instabilität sowie einer vorausgegangenen Instrumentierung der Leber vor – entweder einer transkutanen Biopsie, endoskopisch retrograden Cholangiografie oder sogar einer laparoskopischen Cholezystektomie – siehe den untenstehenden Fall.

> Erinnerst Du Dich an die laparoskopisch Cholezystektomie, die Du vor ein paar Wochen bei diesem diabetischen Patienten durchgeführt hast – den, mit der eingebackenen, chronisch entzündeten Gallenblase? Du bist in der falschen Schicht gelandet, es gab eine Blutung aus dem Gallenblasenbett, am Ende hast Du nach dem Argonstrahl-Koagulator gefragt. Letzten Endes stand sie. Dem Patienten ging es gut. Er hat sich mit Meläna vorgestellt, einer negativen Koloskopie und einer negativen Endoskopie des oberen GIT. Der Gastroenterologe hat die Papille nicht gesehen, aber möglicherweise hätte er sowieso nichts gesehen, da die Hämobilie häufig intermittierend auftritt. Weil Du aber schlau bist, forderst Du ein CT-Angiogramm an, und da ist es: **ein intrahepatisches Aneurysma der rechten Leberarterie!**

Pathophysiologisch handelt es sich um einen arteriobiliären Shunt, der zu einer Blutung in das Gallenwegssystem – und so zu einer GI Blutung – führt. **Behandlung der Wahl ist die Embolisation des Pseudo-Aneurysmas.** Nur wenn ein Tumor arteriobiliäre Fisteln verursacht und kein interventioneller Radiologe verfügbar ist, ist die chirurgische Resektion eines Leberlappens oder die operative Ligatur einer der Leberarterien notwendig; das ist selten.

Lebertumore

Lebertumore können sich aufgrund einer intraabdominellen Blutung als Notfall präsentieren. Der von der Notaufnahme angekündigte „blutende Lebertumor" entpuppt sich häufig als eine Raumforderung der Leber, die transkutan biopsiert worden ist, obwohl die Diagnose durch ein 3 Phasen Kontrastmittel CT oder MRT hätte gestellt werden können. **Es gibt, um fair zu bleiben, ein Risiko für spontane Blutungen von Adenomen und hepatozellulären Karzinomen, aber es bleibt ein seltenes Ereignis.**

Genauer gesagt, **kommt eine Blutung von Leberadenomen** häufiger bei schwangeren Frauen vor. **Blutende Lebertumore werden zur Blutstillung heutzutage durch eine Katheterembolisation behandelt.** Überzeuge Deinen interventionellen Radiologen davon, die Blutung so selektiv wie möglich zu embolisieren und die Embolisation einer kompletten Leberhälfte zu vermeiden, weil sich daraus eine Nekrose und eine intrahepatische Cholangiopathie entwickeln können, die am Ende einer ausgedehnteren Resektion bedürfen, als nötig gewesen wäre, um den Tumor zu entfernen. Eine Blutung, die nicht durch eine angiographische Intervention zu stillen ist, sollte die Ausnahme sein.

Erst nach der Embolisation sind eine **gut durchdachte Aufarbeitung mittels Bildgebung und ein Staging indiziert, um ein chirurgisches Behandlungskonzept zu entwickeln.** Gelegentlich ist ein Intervall von mehreren Wochen erforderlich, bis das Hämatom in der Leber so weit resorbiert ist, dass man anhand des MRT eine Diagnose stellen kann. **Plane keine elektive chirurgische Resektion, bis sich das Hämatom vollständig zurückgebildet hat.** Ein ausgedehntes zentrales Hämatom kann Lebervenen komprimieren und den Abfluss behindern (Budd-Chiari Syndrom!) – unter solchen Umständen kann sich eine Operation als Desaster erweisen!

Falls kein interventionell tätiger Radiologe verfügbar ist, kann eine Laparotomie mit schneller Kontrolle des Zuflusses zur Leber erforderlich werden. Bei älteren, gebrechlichen Menschen mit Begleiterkrankungen, begrenzten Reserven und einem blutenden exophytischen hepatozellulären Karzinom habe ich einen Hand-assistierten laparoskopischen Zugang und eine Staplerresektion des Tumors gewählt, um den blutenden Tumor schnell zu entfernen.

Solltest Du vor einem zur hämodynamischen Instabilität führenden blutenden Lebertumor stehen, ohne die Möglichkeit zur Angiographie vor Ort, ohne Expertise in der Leberchirurgie und ohne unmittelbare Option für eine schnelle Verlegung – tu, was Du bei einem Lebertrauma tun würdest: mach auf und tamponiere!

Der zufällig bei einem Eingriff, sei es eine Notfall-Laparotomie oder während einer elektiven Laparoskopie oder Laparotomie, gefundene Lebertumor ist ein weiteres Notfallszenario. Du fragst Dich vielleicht: soll ich den Befund exzidieren oder ihn biopsieren? Ist die Läsion klein und liegt sie peripher, dann ist die Exzision kein Fehler; ich würde allerdings keinerlei Risiko eingehen, da es nicht einfach ist weitere Prozesse im Rest der Leber ohne Schnittbildverfahren wie CT oder MRT auszuschließen, es sei denn, Du bist ein sehr guter Ultraschalluntersucher.

Ich würde dringend raten, *keine* direkte Biopsie aus einem in der Leberoberfläche erkennbaren Tumor zu entnehmen. Aber wenn Du das tust, dann nur, indem Du eine Stanznadel durch gesundes Lebergewebe vorschiebst und den Stanzkanal im Anschluss sorgfältig abladierst. Was Du nicht willst, ist Tumorgewebe im Abdomen zu verteilen, indem Du eine Biopsie mit einer durch die Bauchhöhle kommenden Nadel durchführst. Heutzutage ist die MRT in der Diagnose von Tumoren sowohl in gesunden als auch in erkrankten Lebern exzellent und eine Gewebsdiagnose ist für die Entscheidung über die weitere Behandlung nicht immer notwendig: lass Dich von niemandem zu einer Biopsie überreden; die Diagnostik sollte vervollständigt werden, wenn der Eingriff vorüber ist.

Zusammenfassend gesagt

Die Leber ist ein ruhiges Organ und macht nicht viele Probleme, wenn sie nicht chronisch krank ist. Bei Patienten mit einer chronischen Lebererkrankung kann es zu dramatischen Notfällen kommen, und es ist für Chirurgen wichtig, darauf gut vorbereitet zu sein. Stumpfe Lebertraumata können häufig nicht-operativ behandelt werden; das gilt auch für Stichverletzungen und Schusswunden mit geringer Geschossgeschwindigkeit – solange sie nicht mit einer schweren Blutung oder weiteren Verletzungen einhergehen. **Bei Notfällen, die sich aus Veränderungen in der Leber ergeben, ist es gut zu wissen, wann man nicht operiert. Aber gilt das für alles andere nicht ebenfalls?**

> „Yossarian lag mit einem Schmerz in seiner Leber im Krankenhaus, der kaum als Gelbsucht bezeichnet werden konnte. Die Ärzte wunderten sich über die Tatsache, dass es keine richtige Gelbsucht war. Würde es zur Gelbsucht kommen, konnten sie sie behandeln. Würde es keine Gelbsucht werden und vergehen, dann konnten sie ihn entlassen."
>
> Joseph Heller; Catch-22

Entzündliche Darmerkrankungen und andere Formen der Kolitis

Mark Cheetham und Simon Shaw

© Der/die Autor(en), exklusiv lizenziert an Springer-Verlag GmbH, DE, ein Teil von Springer Nature 2023
D. Rosin et al. (Hrsg.), *Notfallchirurgie des Abdomens*,
https://doi.org/10.1007/978-3-662-66409-4_24

> *Rette den Patienten und nicht das Kolon.*

John C. Goligher

Einleitung

Es hat von Natur aus etwas Befriedigendes, ein ‚gutes Geschäft' zu machen; die ‚richtige' Dringlichkeit, die Erwartung und dann die Abgabe eines ‚guten' Stuhls mit einem gefälligen. Platscher. Habe Mitleid mit der armen Seele mit einer akuten Kolitis bei ihrem 20sten Gang zur Toilette am Tag; durch Erschöpfung und Anämie geschwächt, quälen sie sich, die Toilette rechtzeitig zu erreichen. Blut und Schleim spritzen aus dem Anus, bevor sie sich zurück ins Bett quälen, um etwas Ruhe zu finden.

Dies beschreibt genau die Situation, in der sich Patienten mit einer akuten Kolitis befinden; füge noch etwas intravenöse Steroide und was auch immer an Immunsuppression bei den Gastroenterologen in Mode ist hinzu, und Du hast Komplikationen, die nur darauf warten, aufzutreten. Patienten mit einer schweren Kolitis fordern den Chirurgen heraus; sie können sehr schwer erkranken und dennoch fehlen die üblichen Merkmale eines chirurgischen abdominalen Notfalles. Der unvorsichtige oder unerfahrene Chirurg kann leicht unterschätzen, wie krank diese Patienten sind (erinnerst Dich in ► Kap. 1 haben wir über den ‚entzündeten Patienten' gesprochen?). **In diesem Kapitel werden wir besprechen, wie ein Patient mit akuter Kolitis bewertet wird, wann operiert werden sollte und welche Operation Du auswählen solltest.**

Akute Kolitis

Viele Patenten mit schwerer akuter Kolitis werden bereits stationär von einem Gastroenterologen behandelt, bis Du hinzugezogen wirst. Manche Gastroenterologen empfinden die Notwenigkeit einer Operation bei Kolitis als persönliches Versagen – wie in ◘ Abb. 24.1 dargestellt… Wir befinden uns jedoch in der glücklichen Lage, mit aufgeklärten Gastroenterolgen zusammen zu arbeiten, die wissen, dass eine Operation einfach eine andere Behandlungsmodalität ist, um unter gewissen Umständen die Gesundheit des Patienten wiederherzustellen.

Bei diesen Patienten kann der Entscheidungsprozess komplex sein – dieser wird durch Chirurgen und Gastroenterologen gemeinsam durchlaufen; tatsächlich haben wir eine gemeinsame medizinische/chirurgische gastrointestinale Station geschaffen, um dies leichter umzusetzen. **Wir treffen die Patienten gerne zu Beginn der stationären Behandlung; dies erleichtert eine abgerundete Diskussion über Operation und Stomas, bevor sich eine Krise entwickelt.**

Dieses Kapitel befasst sich hauptsächlich mit der akuten **schweren ulzerativen Kolitis**; wir werden auch Patienten mit anderen Formen der Kolitis besprechen,

24 Entzündliche Darmerkrankungen und andere Formen der Kolitis

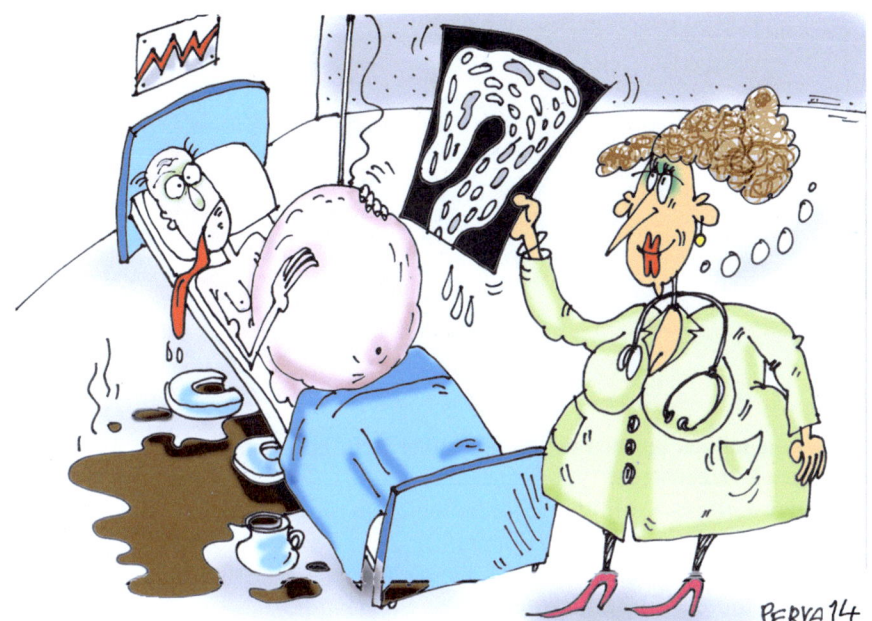

Abb. 24.1 „Pankolitis, eh? Sollten wir nicht die Steroide steigern und Imuran® hinzufügen?"

insbesondere mit **Crohn-Kolitis,** *Clostridium difficile* **und ischämischer Kolitis.** Es bestehen geringe Unterschiede im Entscheidungsprozess und dem chirurgischen Vorgehen bei der Behandlung einer akuten Kolitis unabhängig von der zugrunde liegenden Ursache. Es lohnt sich jedoch, einige der Unterschiede zwischen ulzerativer Kolitis und M. Crohn zu diskutieren.

Wann operieren?

Patienten mit einer schweren Kolitis erscheinen vielleicht nicht ‚krank'; häufig sind sie jung und fit und ohne die üblichen Komorbiditäten, die wir bei vielen unserer Patienten zu sehen gewohnt sind. **Um zu entscheiden, wer und wann bei Kolitis operiert werden sollte, müssen wir zunächst einige Definitionen klären.**

Truelove und Witts (*Br Med J* 1955; 2: 1041–8) haben einen Schweregrad-Index bei ulzerativer Kolitis entwickelt, der die akute Episode als mild, moderat oder schwer klassifiziert (siehe Tab. 24.1). Obwohl ihr Score 65 Jahre alt ist, ist er noch immer nützlich. Und übrigens, manche Idioten neigen dazu Dr. Trueloves Namen als „True love"[1] zu schreiben… Wie geistreich!

---

1 Anmerkung des Übersetzers: Wahre Liebe.

Tab. 24.1 Truelove und Witts-Klassifikation des Schweregrades der Kolitis. (Angepasst an Truelove und Witts *(Br Med J 1955; 2: 1041–8.)*)

	Mild	Moderat	Schwer
Darmentleerungen täglich	4 oder weniger	4 bis 6	>6
Blutbeimengungen	Keine oder Spur	Intermittierend	Ständig
Körpertemperatur > 37,8 °C	Nein	Nein	Ja
Tachykardie > 90/min	Nein	Nein	Ja
Anämie	Nein	Nein	Ja
BSG	<30 mm/h	<30 mm/h	>30 mm/h

Lass uns die milden Formen der Kolitis außer Acht lassen und uns auf die schwereren Formen konzentrieren:
- **Schwere Kolitis:** > 6 blutige Stühle täglich, Krämpfe, Fieber, Herzfrequenz > 90, Anämie, erhöhte BSG (> 30 mm/h).
- **Fulminante Kolitis:** > 9 blutige Stühle täglich, kontinuierlicher Blutabgang, toxische Symptomatik (Anorexie, Fieber, Tachykardie).
- **Toxisches Megakolon:** Patient mit fulminanter Kolitis und radiologisch erweitertem Kolon: Durchmesser des Kolon transversums > 6 cm oder Zökumdurchmesser > 9 cm. Nur 1–5 % aller Patienten mit einer entzündlichen Darmerkrankung entwickeln jemals ein toxisches Megakolon. (Übrigens kann eine *Clostridium difficile* Kolitis in ein toxisches Kolon münden – in bis zu 3 % und die Inzidenz steigt – das sich im CT eher durch ein massives Ödem des Kolons als durch ein Megakolon darstellt. Andere Ursachen eines toxischen Megakolons sind eine CMV-Kolitis, *Salmonellen, Shigellen, Campylobacter, Amöben* und eine ischämische Kolitis. Diese treten alle selten auf.)

Es wird also ein Patient mit schwerer Kolitis aufgenommen…

Präoperative diagnostische Untersuchungen

Um die Diagnose bei Patienten mit einer akuten Kolitis zu bestätigen, sollte eine begrenzte, flexible Sigmoidoskopie ohne Vorbereitung durchgeführt werden. Wir raten Dir, eine Stuhlprobe zu entnehmen, um *C. diff,* CMV und andere Infektionen, die ihre Symptome auslösen können, auszuschließen. Bei Patienten, die wegen einer akuten schweren Kolitis stationär behandelt werden, sollten mittels wiederholter Abdomenübersichtsaufnahmen ohne Kontrastmittel überwacht werden, um Zeichen eines toxischen Megakolons oder einer gedeckten Perforation zu entdecken. Bei einem wegen einer akuten schweren Kolitis stationär behandelten Patienten sollte eine Perforation ‚nie' auftreten; sie impliziert eine mangelhafte Überwachung oder ein spätes operatives Eingreifen.

Wenn ein toxisches Megakolon vermutet wird, sollte eine Abdomenübersichtsaufnahme oder ein CT, wie oben angeführt, erfolgen. Besondere Aufmerksamkeit sollte dem Durchmesser des Kolon transversums (und nicht dem des Zökums!) gewidmet werden. Bei einem Patienten mit **Kolitis, Fieber, Tachykardie und einem erweiterten Kolon transversum, mit einem Durchmesser größer 6 cm besteht ein hohes Risiko einer Perforation und er muss sofort operiert werden. Lass Dich durch eine unauffällige körperliche Untersuchung des Abdomens nicht aufs Glatteis führen; bis diese Patienten peritoneale Reizzeichen entwickeln, ist es meistens zu spät, und sie sind perforiert.** Das Zökum kann auch erweitert sein, aber bei einer akuten Kolitis tritt dies selten auf; ein Zökum mit einem Durchmesser von mehr als 9 cm ist jedoch auch beunruhigend.

Intravenöse Steroide sind die Basis der Behandlung. Wir erwarten ein deutliches Ansprechen innerhalb von 3 Tagen; wenn der Patient sich nicht erholt, erwägen wir zu diesem Zeitpunkt die Operation. Nicht alle Patienten benötigen Antibiotika – denke daran, dass die ‚Entzündung' allein schon Fieber und Tachykardie auslöst. Bei schwerkranken Patienten (z. B. fulminante und toxische Kolitis) würden wir jedoch intravenös ein Breitbandantibiotikum geben. Wir würden auch an ein CT denken, da es sich um eine subklinische Perforation handeln kann. In jüngster Vergangenheit hat sich die Situation durch den Gebrauch von **Infliximab** (Remicade®) bei akuter schwerer Kolitis geändert und ist weniger eindeutig geworden. Wir haben bemerkt, dass die Gastroenterologen häufig abgestuft vorgehen und Remicade® nach 5 Tagen einsetzen, wenn Steroide offensichtlich nicht ausreichen (dies geschieht oft an einem Freitag!). Das Problem besteht darin, dass es etwa 48 h dauert, bis sich zeigt, ob Remicade® wirkt. Solange Du aber mit dem Zustand des Patienten zufrieden bist, kannst Du es ruhig angehen lassen und über das Wochenende angeln gehen – Du kannst dann noch immer die Kolektomie am Montag durchführen!

Bei einer **fulminanten Kolitis** (,schwer' auf der Truelove-Skala) warten wir 24 bis 48 h medikamentöser Behandlung mit engmaschiger Überwachung ab, werden aber, wenn sich der Zustand des Patienten verschlechtert, die Operation empfehlen.

> Patienten mit einer schweren Kolitis, die auf eine maximale medizinische Behandlung nicht ansprechen, benötigen eine dringliche Kolektomie; diese kann in der Regel am folgenden Tag durchgeführt werden. Patienten mit einem toxischen Megakolon benötigen eine Kolektomie innerhalb weniger Stunden!

Chirurgie der akuten Kolitis

Die Operation der Wahl bei einer akuten Kolitis ist die KOLEKTOMIE UND EIN ENDSTÄNDIGES ILEOSTOMA; andere Verfahren reichen entweder nicht aus (ein doppelläufiges Ileostoma) oder schießen über das Ziel hinaus (eine Proktokolektomie).

Die Anlage einer Anastomose bei diesen Patienten ist schlichtweg kriminell. Wir haben eine Handvoll Patienten gesehen, wo diese Regel nicht befolgt wurde und die Ergebnisse sind nicht erfreulich. Eine junge Frau hatte im Alter von 17 Jahren bei einer akuten ulzerativen Kolitis eine *Proktokolektomie,* weil sie ihrem Chirurgen gesagt hatte, dass sie „nur eine Operation haben wolle"; Jahre später sucht sie chirurgische Abteilungen im ganzen Land auf, um einen. Chirurgen zu finden, der bereit wäre, ihr Stoma „zurück zu verlagern"... Bei einem anderen Mann war notfallmäßig eine subtotale Kolektomie mit einer ileorektalen Anastomose durchgeführt worden, weil er kein Stoma haben wollte; die anschließende unvermeidliche Anastomoseninsuffizienz und ihre Folgen waren für ihn verheerend.

So wiederholen wir an dieser Stelle; die Operation der Wahl bei einer akuten schweren Kolitis ist die KOLEKTOMIE UND EIN ENDSTÄNDIGES ILEOSTOMA. (in der amerikanischen Literatur schreiben Chirurgen über totale abdominale Kolektomien, während wir uns auf dieser Seite des Atlantiks üblicherweise auf subtotale Kolektomien beziehen. Für den Rest des Kapitels haben wir uns entschieden, einfach von einer Kolektomie mit endständigem Ileostoma zu sprechen, und hoffen, dass wir damit alle Seiten zufriedenstellen ☺.) In einigen Lehrbüchern wirst Du lesen, dass das mittlere Rektum durchtrennt wird – wir sind der Ansicht, dass diese weiter distal gelegene Resektion nicht nur unnötig ist, aber dass dadurch anschließende operative Eingriffe gefährlicher werden. Ausgenommen sind lediglich die Patienten mit einer lebensbedrohlichen rektalen Blutung bei Kolitis; unter diesen Umständen ziehen wir die notfallmäßige Proktokolektomie in Betracht. In seltenen Fällen kann ein notfallmäßiger Eingriff bei einer M. Crohn bedingten Kolitis erforderlich sein – wir würden auch da eine Kolektomie mit endständigem Ileostoma durchführen (dies bewahrt alle Optionen einschließlich einer späteren ileorektalen Anastomose, wenn das Rektum ausgespart wird).

Ratschläge zur Kolektomie bei Kolitis

Ok, der Schlüssel liegt im Namen. **Reseziere nur den größten Anteil des Kolons;** belasse einen langen Rektumstumpf. **Tatsächlich sollte die distale Resektionslinie im distalen Kolon und nicht im eigentlichen Rektum zu liegen kommen.** Aber wir schweifen ab. Hier sind ein paar Tipps:
— Zunächst wird der Patient in Rückenlage auf den OP-Tisch gelegt und bekommt einen Blasenkatheter; eine nasogastrale Sonde ist in der Regel nicht nötig. Beginne mit einem Mittellinienschnitt mit Linksumfahren des Nabels, um mehr Platz für das Ileostoma zu lassen. Die Länge des Hautschnittes wird von der Körpergröße des Patienten und der Höhe der Kolonflexuren abhängen (passe den Hautschnitt der Situation an).
— Bei dieser Operation nutzen wir häufig das Harmonic Scalpel® oder LigaSure™, da es dadurch schneller geht und der Blutverlust bei diesen kranken Patienten geringer ist.

- Eine onkologische Resektion mit hoher Ligatur der benannten Kolongefäße ist nicht erforderlich, es sei denn, bei dem Patienten ist eine Kolondysplasie oder ein kolorektales Karzinom bekannt.
- Wir resezieren das Kolon transversum zusammen mit dem großen Netz (unserer Erfahrung nach ist die blutleere Schicht zwischen dem Kolon und dem Omentum selten blutleer; außerdem verbirgt sich manchmal eine Perforation, die nur nach der Präparation sichtbar wird).
- Durchtrenne das distale Sigma an günstiger Stelle mit einem linearen Klammer-Schneide-Gerät.

Laparoskopische Notfallkolektomie bei Kolitis

Wir wissen, dass Ihr alle minimal invasive Ninjas seid und dass manche von Euch diese Operation laparoskopisch durchführen wollen. **Ein Ratschlag: Es besteht ein großer Unterschied zwischen einer elektiven segmentalen Resektion bei einem Karzinom und einer notfallmäßigen laparoskopischen Kolektomie.** Der Patient mit einer akuten schweren Kolitis fühlt sich nicht wohl, ist toxisch und hat ein niedriges Albumin; er oder sie benötigt eine schnelle und sichere Operation und keine stundenlange Kopftieflagerung, damit Du allen zeigen kannst, wie groß Deine Cojones sind!

Allerdings führen wir Kolektomien auch laparoskopisch durch, wählen aber nur Patienten aus, denen es relativ gutgeht und die keine Anzeichen für eine Perforation haben.

Vermeiden einer Rektumstumpfinsuffizienz

Einstmals galt das Dogma, dass, um einer Insuffizienz vorzubeugen, ein Rektumstumpf als Schleimhautfistel ausgeleitet werden sollte. In der modernen chirurgischen Praxis ist es üblich, den Rektumstumpf zu verschließen, und es gibt zahlreiche Belege dafür, dass dies sicher ist. Nichtsdestoweniger verbleibt das Risiko einer Rektumstumpfinsuffizienz bestehen. **Um dieses Risiko zu verringern, übernähen wir die Staplerreihe des Rektumstumpfes mit 3–0 PDS® und belassen für 48 h postoperativ einen 30 Charr. Katheter im Rektumstumpf.**

Eine weitere Möglichkeit, eine Rektumstumpfinsuffizienz zu vermeiden, besteht darin, das Ende des Rektumstumpfes subkutan im unteren Bereich der Laparotomie an die Faszie zu heften; dahinter steht der Gedanke, bei einer Rektumstumpfinsuffizienz den unteren Bereich der Laparotomie zu eröffnen und damit eine kontrollierte Schleimhautfistel zu bilden. Wir haben diese Praxis verlassen – sie scheint aber zu funktionieren, auch wenn sie mit einer höheren Rate an Wundinfektionen verbunden ist (und, natürlich, ist sie nicht möglich, wenn Du laparoskopisch vorgegangen bist).

In seltenen Fällen wirst Du ein so verletzliches Kolon vorfinden, dass weder Nähte noch Stapler sicher sind; bei diesen Patienten würden wir durch Ausleiten des Rektumstumpfes über eine kleine Durchtrittsstelle im linken Unterbauch eine Schleimhautfistel bilden. Wir nutzen eine Nabelklemme, um das Ende des Rektumstumpfes über Hautniveau zu halten – diese wird sich nach etwa einer Woche ablösen und eine nahtlose, ausgereifte Schleimhautfistel hinterlassen.

Postoperative Behandlung

Die postoperative Behandlung eines Patienten nach einer Kolektomie gleicht der eines Patienten nach einer notfallmäßigen Laparotomie. Die Darmfunktion kehrt in der Regel relativ schnell zurück, und wir würden am Operationstag klare Flüssigkeiten, soweit sie vertragen werden, gefolgt von leichter Kost am nachfolgenden Tag erlauben. **Die meisten dieser Patienten nehmen Steroide ein und werden bis zum vollständigen Kostaufbau eine intravenöse Steroidgabe benötigen.** Zu diesem Zeitpunkt würden wir mit der oralen Steroidgabe in Höhe der präoperativen Dosis beginnen und diese alle 7 Tage um 5 mg reduzieren, bis die Steroidgabe vollständig abgesetzt wird. Andere Medikamente, einschließlich Mesalazin und monoklonale Antikörper (die „-imab"-Gruppe), können sofort nach der Operation ohne Ausschleichen abgesetzt werden. Wir spritzen diesen Patienten 4 Wochen lang niedermolekulares Heparin subkutan (was wir bei allen Patienten mit einer größeren Resektion machen).

Notfälle bei Morbus Crohn (MC)

Je nachdem, wo Du auf der Welt arbeitest, wirst Du eine unterschiedliche Anzahl an Crohn-Patienten sehen, die sich als Notfall vorstellt. Wie oben erwähnt, entspricht die chirurgische Behandlung der Crohn-Kolitis der Behandlung bei ulzerativer Kolitis. **In diesem Abschnitt werden wir näher darauf eingehen, wie man chirurgische Probleme des Dünndarms und des anorektalen MC angeht.**

5 Schlüsselszenarien sind zu berücksichtigen:
— Der Crohn-bedingte Dünndarmverschluss.
— Dünndarmperforationen bei MC.
— Crohn-Patienten, die eine akute Appendizitis haben.
— Patienten mit rechtsseitigen Unterbauchschmerzen, bei denen ein ileozökaler MC festgestellt wird.
— Anorektaler MC.

Dünndarmverschluss oder -perforation bei MC

In anderen Kapiteln (siehe ▶ Kap. 19 und 26) findest Du Ausführungen zur Behandlung von Patienten mit Dünndarmverschluss und -perforation. **Hier ein paar zusätzliche Ratschläge, die Dir bei der Behandlung von Crohn-Patienten helfen werden.**

Oft neigt man dazu, in diesen Situationen Entscheidungen zu verschleppen oder sie ganz auf die Gastroenterologen zu schieben. **Beachte aber, dass Crohn-Patienten mit einem kompletten Dünndarmverschluss oder mit einer Dünndarmperforation eine ‚chirurgische' Erkrankung haben – Du (und Dein Patient) wirst den Gastroenterologen später brauchen, aber der aktuelle Entscheidungsprozess fällt Dir zu!** Zunehmend erkennen wir zwei sich überschneidende Ausprägungen des Morbus Crohn: penetrierender Morbus Crohn und zur Striktur führender Morbus Crohn. Patienten mit der penetrierenden Variante stellen sich üblicherweise mit septischen Komplikationen (intraabdominale Abszesse, innere oder enterokutane Fisteln oder freie Perforation) vor, wohingegen Patienten mit der zu Strikturen führenden Variante zu Darmverschlüssen neigen. Die meisten der Crohn-Patienten mit einem kompletten Darmverschluss weisen eher fibrostenotische Strikturen als entzündliche Bereiche – Steroide werden wahrscheinlich nicht zur Lösung dieses Problems beitragen; ein CT, oder noch besser ein MRT zusammen mit der BSG helfen Dir zu entscheiden, wie stark die entzündliche Komponente ausgeprägt ist. Bei inkomplettem Darmverschluss oder bei klaren Hinweisen auf eine Entzündung drängen wir zu einer Therapie mit Steroiden. Obwohl Chirurgen zu Recht zögern, bei Crohn-Patienten Darm zu resezieren, ist bei einem kompletten Darmverschluss in der Regel eine Darmresektion nicht zu umgehen. Die schlimmste Situation liegt dann vor, wenn der Patient ein paar Tage intravenös mit Steroiden behandelt wird und dann mit fortbestehendem Darmverschluss, Mangelernährung und all den Risiken einer hochdosierten Steroidtherapie zu Dir zurückverlegt wird.

> Wenn also ein Dünndarmverschluss nicht nach etwa 48 h auf eine konservative Therapie anspricht oder wenn eine Darmperforation vorliegt, sollte die Schwelle für Dich, als Erster eine Resektion vorzunehmen, niedrig sein – diese wird die Diagnose bestätigen und häufig ohne zusätzliche Behandlung zu einer Remission über mehrere Jahre führen.

Zumindest am Anfang können Patienten mit einer lokalen Perforation häufig mit intravenöser Antibiotikagabe und bildgesteuerter Drainage von Flüssigkeitsansammlungen behandelt werden. Dies kann die einzig notwendige ‚chirurgische' Behandlung sein; schlimmstenfalls kannst Du die Operation so lange aufschieben, dass Du sie dann elektiv durchführen kannst. Sicherlich weißt Du, dass bei Patienten mit einer generalisierten Peritonitis eine Laparotomie mit Resektion des perforierten Darmsegmentes unumgänglich ist.

Operationstechnik
Beim Morbus Crohn ist das Dünndarmmesenterium verdickt, steif und stark vaskularisiert. Wenn wir bei diesen Patienten resezieren, versorgen wir das Mesenterium mit Umstechungsligaturen mit 2–0 Polyglactin Nähten – das Risiko einer Nachblutung oder eines Mesenterialhämatoms ist deutlich erhöht, wenn Du die Mesenterialgefäße lediglich unterbindest. Wir haben festgestellt, dass sich die

Tab. 24.2 Risikofaktoren für eine Anastomoseninsuffizienz bei Notfalloperationen bei M. Crohn

Risikofaktoren
— Hohe Steroiddosen (> 10 mg Prednison täglich)
— Albumin < 30 g/dl
— Lokale Abszesshöhle
— Schlechter Ernährungszustand
— Schwere Sepsis

Anwendung physikalischer Blutstillungsverfahren zur Versorgung des Mesenteriums bei Crohn-Patienten nicht geeignet ist, und wir wenden sie hier, im Gegensatz zu Patienten mit einer ulzerativen Kolitis, nicht an. (Führe eine konservative Resektion durch – dies ist kein Malignom, und Dein Patient wird vielleicht später weitere Operationen brauchen).

Crohn-Patienten können mangelernährt sein und zum Zeitpunkt der Notfalloperation erhebliche Steroiddosen und andere Immunsuppressiva einnehmen. Dies bedeutet, dass, wenn wesentliche Risikofaktoren für eine Anastomoseninsuffizienz vorliegen (siehe ◘ Tab. 24.2), Du eine niedrige Hemmschwelle für **eine Resektion ohne Anlage einer Anastomose** haben solltest. Unter diesen Umständen reseziere den verschlossenen oder perforierten Darmabschnitt und leite beide Enden als ein doppelläufiges Stoma (ein ‚Ileocolostoma') aus (siehe ► Kap. 14).

Rechtsseitige Unterbauchschmerzen und M. Crohn

Es gibt zwei Situationen, die Du antreffen kannst:
- Ein Patient mit bekanntem MC und gleichzeitiger Appendizitis.
- Ein Patient mit rechtsseitigen Unterbauchschmerzen, bei dem ein neu diagnostizierter MC der Ileozökalregion vorliegt.

Die erste Situation ist bei Prüfern beliebt – aber in der klinischen Praxis verschwindend selten. Wenn die Basis der Appendix unauffällig erscheint, dann entferne sie einfach so, wie Du es sonst auch machen würdest. Wenn die Basis des Zökums betroffen ist, dann erwäge, die Appendizitis mit Antibiotika zu behandeln oder, wenn die Appendix perforiert ist, führe eine Ileozökalresektion durch.

Dem zweiten Szenarium begegnen wir alle paar Monate. In der Regel haben diese Patienten eher eine subakute Vorgeschichte als eine ‚normale' Appendizitis – dies sollte mit einem bildgebenden Verfahren abgeklärt werden (d. h. das obligatorische Abdomen CT). **Wenn im CT ein ileozökaler M. Crohn festgestellt wird, was solltest Du dann machen?** Dies wird kontrovers diskutiert; in der Regel behandeln wir diese Patienten zusammen mit einem Gastroenterologen. Üblicherweise werden sie initial mit der intravenösen Gabe von Steroiden und einer sich anschließenden Immunsuppression konservativ behandelt. Heutzutage bieten wir solchen Patienten die Wahl zwischen diesem Vorgehen und einer primären Ileozökalresektion an. Zu etwa 90 % werden Crohn-Patienten, die sich als Notfall wie diesen vorstellen, in den nächsten 12 Monaten reseziert werden, und mit einer Operation werden sie sich ohne die Nachteile einer Steroidtherapie zuverlässig erholen.

Anorektale Krankheiten

Wir werden die Notfallbehandlung von Patienten mit anorektalem MC in ▶ Kap. 28 besprechen.

Pseudomembranöse Kolitis (*C. diff* Kolitis)

Eine pseudomembranöse Kolitis wird durch die übermäßige Besiedlung mit dem grampositiven Bakterium *Clostridium difficile* ausgelöst. Dies wird fast ausschließlich durch den wahllosen Einsatz von Breitbandantibiotika verursacht (sogar nach einer einzigen Dosis!) und ist eine der Geißeln der modernen Medizin. Sie kann hochgradig ansteckend sein und die rasche Isolierung des Indexpatienten mit sorgfältiger Infektionskontrolle ist notwendig, um eine Epidemie zu verhindern.

Eine *C. difficile*-Kolitis kann durch die Bestimmung des durch das Bakterium gebildete spezifische Endotoxin im Stuhl diagnostiziert werden. Gelegentlich werden bei der Endoskopie des unteren Gastrointestinaltraktes charakteristische gelbe ‚Pseudomembranen' gesehen, die sich ablösen und dann blutende Schleimhaut zum Vorschein kommt. Die Histologie der Schleimhautbiopsien wird diagnostisch sein.

Die meisten Patienten mit einer *C. diff*-Kolitis werden medikamentös behandelt:
- Setze Breitbandantibiotika ab.
- Gebe 3 × täglich 400 mg Metronidazol oral
- Gebe bei schweren Formen 2 × täglich 100 mg Vancomycin oral
- Erwäge bei Darmverschluss die intravenöse Gabe von Metronidazol

In manchen Kliniken werden andere Behandlungen mit intravenösen Immunglobulinen und Probiotika eingesetzt, die aber gegenwärtig nicht durch eine solide Evidenz gestützt werden. Wir empfehlen Dir, dem aktuellen lokalen Konzept zu folgen, es sei denn, dass Du eine wissenschaftliche Studie durchführst. **Bei refraktärem Verlauf oder rezidivierender *C. diff* Kolitis gewinnt die Fäkaltransplantation an Beliebtheit.** Die Pharmafirmen springen auf den fahrenden Zug und verlangen Dollars für ein Gramm Sch…[2]. Im akuten Stadium spielt die Fäkaltransplantation keine Rolle – sie gehört in die Praxis der Gastroenterologen. (Wie

---

2 Anmerkung des Übersetzers: Im Original s**t (shit).

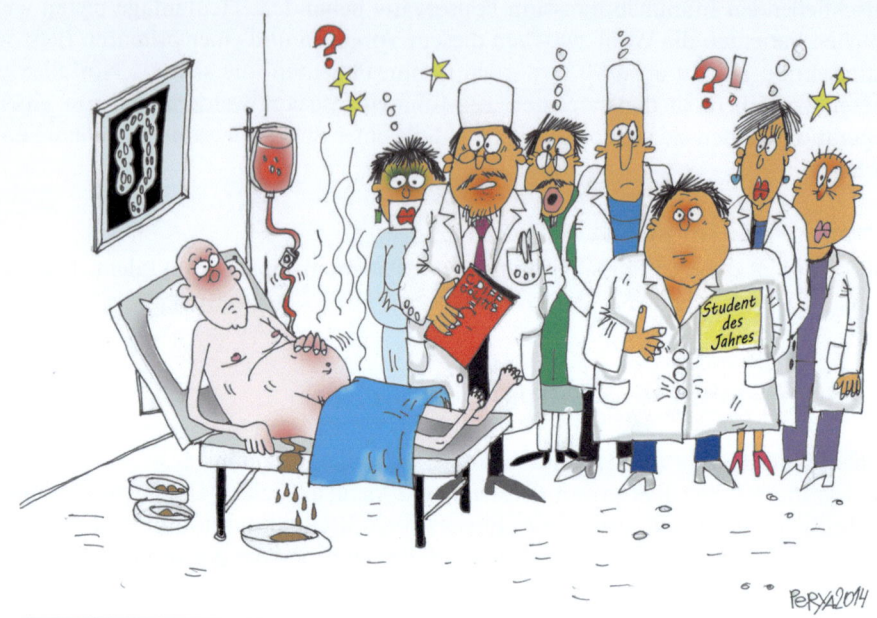

◘ **Abb. 24.2** Chirurg: „Ist jemand bereit, sich als Sch…-Spender für diesen armen Patienten zur Verfügung zu stellen?" Student des Jahres: „Herr Doktor, wie wäre es mit einer Autotransplantation?"

auch immer, wir suchen Spender – um sich zu bewerben, sende uns bitte eine E-Mail… (◘ Abb. 24.2).)

Glücklicherweise ist es selten, dass ein Patient mit einer *C. diff* Kolitis operiert werden muss. Diese Patienten sind oft durch einen längeren Krankenhausaufenthalt geschwächt und haben in der Regel weitere Komorbiditäten; das Risiko einer perioperativen Morbidität und Mortalität ist folglich extrem hoch. Der übliche chirurgische Ansatz ist eine subtotale Kolektomie durchzuführen, wie zuvor in diesem Kapitel beschrieben wurde. Es gibt jedoch zunehmend Hinweise darauf, dass kranke Patienten mit einer *C. diff* Kolitis mit einem doppelläufigen Ileostoma und antibiotischer Spülung (mit Vancomycin) über den distalen Schenkel des Stomas behandelt werden können.

Ischämische Kolitis

Die ischämische Kolitis ist eine unzureichend definierte Entität, die ein ganzes Spektrum von Erkrankungen umfasst. Paradoxerweise hängt nicht der Verschluss benannter Gefäße, die das Kolon versorgen, mit einer ischämischen Kolitis zusammen, vielmehr könnten lokale Gefäßveränderungen in der Dickdarmwand eine Rolle spielen. **Folglich hat ein Patient mit einer Gangrän des Sigmas nach operativer Versorgung eines Aortenaneurysma mit Ligatur der A. mesenterica inferior eine Kolonischämie – und *keine* ischämische Kolitis.**

Eine ischämische Kolitis entwickelt sich in zwei unterschiedlichen Situationen:
- **Spontan:** bei Patienten mit zugrundliegender Herzinsuffizienz, chronischer Lungenerkrankung, Niereninsuffizienz, Diabetes und Kollagenose – wahrscheinlich im Zusammenhang mit pathologisch veränderten Gefäßen in der Dickdarmwand. Tatsächlich sehen wir solche Fälle bei ansonsten gesunden älteren Frauen mit im Angio-CT normalen Mesenterialgefäßen und keinen Anzeichen einer Arteriosklerose an anderen Stellen.
- **Bei Schock:** bei Patienten, die einen längeren Schock erlitten haben, unabhängig von der Ätiologie (z. B. rupturierte Aortenaneurysmata).

Typischerweise wird die Dickdarmwand unterschiedlich tiefe Veränderungen zeigen. **Bei den meisten Fällen betrifft es vorübergehend die Schleimhaut, die sich spontan erholt. Bei einer Minderheit von Patienten sind tiefere Schichten des Kolons beteiligt – und dies kann zu einer Gangrän der gesamten Dickdarmwand führen. Bei manchen Patienten entwickelt sich eine Nekrose eines Teiles der Dickdarmwand, was zu einer Striktur führen kann.** Obwohl sie am häufigsten im Bereich der linken Flexur, der ‚Wasserscheide' des Kolons, und im linken Hemikolon auftritt, kann sie jeden Abschnitt des Kolons und des Rektums und in seltenen Fällen das gesamte Kolon betreffen; auch wenn sie in der Regel lokal begrenzt ist, kann sie fleckweise oder diffus auftreten.

Typischerweise stellen sich Patienten mit einer **spontanen ischämischen Kolitis** mit linksseitigen Bauchschmerzen, Druckempfindlichkeit und Hämatochezie vor. Diejenigen mit einer **schockassoziierten ischämischen Kolitis** entwickeln diese Symptome zusätzlich zu ihrer zugrunde liegenden kritischen Erkrankung.

So wie bei der Mesenterialischämie (▶ Kap. 22) sind das klinische Bild – und die Laborbefunde – und der häufig vorhandene Ileus völlig unspezifisch. Abdomenübersichtsaufnahmen zeigen gelegentlich einen Ileus und ein erweitertes Kolon proximal des ischämischen Bereiches oder ein insgesamt erweitertes ischämisches Kolon. Eine verdickte Wand des linken Hemikolons im CT kann darauf hinweisen; bei den seltenen Fällen mit einer fortgeschrittenen, die gesamte Wand betreffende Erkrankung kann manchmal eine Pneumatosis coli oder freie Luft vorliegen.

Die beste Untersuchungsmethode ist eine fiberoptische flexible Sigmoidoskopie ohne Darmvorbereitung, die ein breites Spektrum an hämorrhagischen und ischämischen Veränderungen zeigen kann, die zwar unspezifisch sind und mit einer Crohn-Kolitis verwechselt werden können (siehe oben), aber im entsprechenden klinischen Setting darauf hinweisen.

Behandlung

In den meisten Fällen ist die Erkrankung selbstlimitierend. Manche würde mit einer intravenösen Breitspektrum-Antibiotika Behandlung beginnen und den Darm entlasten. In der Regel verschreiben wir Metronidazol oral und verordnen eine Schonkost. Und erwarten innerhalb weniger Tage, dass sich der Patient erholt. **Selten, wenn der Patient nicht anspricht oder der ischämische Prozess zu einer Vollwandnekrose des Dickdarms fortschreitet, musst Du operieren.** Unter diesen

Umständen führe eine OP nach Hartmann mit Resektion des offensichtlich ischämischen Dickdarmabschnittes durch. Einige wenige Patienten entwickeln dann eine **Kolonstriktur** – aber dies würde den Rahmen unseres Beitrages hier sprengen.

Neutropenische Kolitis

Bei dieser Entität kommt es bei myelo- und immunsupprimierten Patienten, die üblicherweise von einer myeloproliferativen Krankheit betroffen sind und chemotherapeutisch behandelt werden, zu einer transmuralen Entzündung des Dickdarmes. **Gemeinsamer Nenner scheint eine gravierende Neutropenie zu sein.** Es kommt dabei zu einer Schädigung der Schleimhaut und zu einer Veränderung der Darmkeime, die dann in die Darmwand eindringen. **Hauptsächlich das Zökum ist betroffen, aber sowohl das Colon ascendens als auch sogar das Ileum können beteiligt sein.** Die Vorstellung kann eine akute Appendizitis imitieren; wässriger oder blutiger Durchfall treten nur bei der Hälfte der Patienten auf. Druckempfindlichkeit im rechten Unterbauch, ein tastbares Zökum, peritoneale Reizzeichen und Merkmale eines Ileus können vorhanden sein. Die Neutropenie ist der pathognomonische Laborbefund. Die in der Regel unspezifischen Abdomenübersichtsaufnahmen zeigen den Begleitileus, können aber auch das ‚thumbprint-sign' im Bereich des rechten Hemikolons oder Luft in der Darmwand (Pneumatosis) aufweisen – was die massive Beteiligung der Zökumwand abbildet. **Das Abdomen CT ist das diagnostische Verfahren der Wahl und stellt sowohl die verdickte Zökumwand als auch bei zugrunde liegender Perforation freie Luft dar.**

Anfänglich sollte mit der Gabe eines Breitspektrum-Antibiotikums, das gegen gramnegative Bakterien und Anaerobier wirksam ist, begonnen werden; auch die Gabe von Granulozyten-Kolonie stimulierender Faktor (G-CSF) kann in Erwägung gezogen werden. Klinische Verschlechterung, der Nachweis einer freien Perforation und in seltenen Fällen eine schwere untere gastrointestinale Blutung können eine Operation erforderlich machen. Bei der Laparotomie kann normal erscheinende Serosa den darunter vorhandenen Schleimhautdurchbruch und die Schleimhautnekrosen verbergen. Daher sollte das gesamte beteiligte Dickdarmsegmenr reseziert werden; eine Anastomose sollte bei diesen geschwächten Patienten vermieden werden. Die Mortalität ist bei diesen Patienten offensichtlich hoch. **Entscheidend ist es, diese Entität zu erkennen und eine Operation bei der Mehrzahl der Patienten zu vermeiden.**

> **Abschließende Bemerkung**
> Unabhängig von der Genese bedarf jede akute Kolitis einer engmaschigen Überwachung und einer Behandlung durch ein Team. Patienten mit einer Kolitis werden üblicherweise in einer gastroenterologischen Klinik aufgenommen; stelle sicher, dass bei ausbleibender Besserung ein Chirurg in der Frühphase hinzugezogen wird und

behalte den Verlauf im Auge. Bei einer Kolitis, die sich unter medikamentöser Behandlung nicht bessert, ist die Kolektomie mit einem endständigen Ileostoma die Operation der Wahl. Abhängig von der Schwere der Kolitis und dem Allgemeinzustand des Patienten sind sowohl der offen chirurgische als auch der laparoskopische Zugang angemessen. Lass das Rektum in Ruhe. Damit kannst Du Dich bei einer späteren Operation befassen.

„Wir leiden und sterben durch die Defekte, die in unserem Abwasser- und Drainagesystem entstehen."

William A. Lane

Dickdarmverschluss

Adam L. Farquharson, Simon Shaw und Mark Cheetham

> *Der einzige Moment, an dem der Mensch sich wünscht, er könne furzen und Stuhlgang haben ist, wenn er dazu nicht in der Lage ist.*

Für Allgemeinchirurgen ist ein Dickdarmverschluss ein gängiges Notfallereignis, obwohl es in Bevölkerungsgruppen mit Darmkrebsscreening immer seltener vorkommt. Das eindrucksvolle Bild aus überblähtem Abdomen und absoluter Verstopfung wird selten übersehen.

Wir werden darüber sprechen, wie man einen Dickdarmverschluss diagnostiziert und behandelt, dessen in der westlichen Welt bei weitem häufigste Ursache das **kolorektale Karzinom** ist, gefolgt von der **Divertikelkrankheit** – das gilt allerdings nur, wenn Du die subakute Obstruktion mit einbeziehst, denn ein akuter, durch eine Divertikelkrankheit verursachter Verschluss, ist ziemlich selten. Ein **Volvulus** des Kolons kommt seltener vor und wird anders behandelt. Sehr selten kann das **Kolon in einer Bauchwand- oder Narbenhernie verlegt werden oder einklemmen** – aber es kommt vor. Zuletzt werden wir eine Strategie zum Erkennen und Behandeln von Patienten mit einer **akuten Pseudoobstruktion des Kolons** beschreiben – eine Erkrankung, die häufig eine mechanische Verlegung imitiert. ◘ Tab. 25.1 listet alle Differenzialdiagnosen des Dickdarmverschlusses auf.

◘ **Tab. 25.1** Differenzialdiagnosen beim Dickdarmverschluss. Diese Liste bietet einen Anhalt, ist aber bei Weitem nicht vollständig

Außerhalb des Darmlumens:
- Hernien – innere und äußere, Leisten- und (selten) Narbenhernien
- Adhäsionen (selten)
- Abszesse – die zur Kompression von außen oder zum Abknicken führen
- Volvulus
- Endometriose (teilweise in der Darmwand…)

In der Darmwand:
- Angeboren (kurzstreckiger Morbus Hirschsprung)
- Traumatisch (Hämatom)
- *Neoplastisch*
- Entzündlich (Divertikelstriktur, IBD-Striktur)
- Infektiös (tuberkulöse Striktur)

Innerhalb des Darmlumens:
- Fremdkörper
- Impaktierter Stuhl

Diagnosestellung

Anamnese

Gewöhnlich sind ein überblähtes Abdomen mit Schmerzen im Mittel- oder Unterbauch sowie eine absolute Verstopfung die dominanten Beschwerden. Falls allerdings nur eine inkomplette Verlegung vorliegt, kann der Patient möglicherweise etwas Winde oder flüssigen Stuhl absetzen. Erbrechen tritt spät auf und kann auch fehlen. Tendenziell tritt es dann auf, wenn die Ileozökalklappe inkompetent ist und die Obstruktion lange besteht. In dieser Situation füllt sich der Dünndarm und ist erweitert – wie bei einem Dünndarmverschluss.

Du solltest auch nach Folgendem fragen:
- Hatte der Patient irgendwelche vorausgegangenen Darmsymptome, wie etwa eine rektale Blutung, veränderte Stuhlgewohnheiten oder Tenesmen?
- **Hatten sie früher jemals eine Koloskopie?** Eine normale Koloskopie in der Anamnese innerhalb der letzten 5 Jahre (ein oder einige wenige kleine Polypen machen da keinen Unterschied) schließt die Möglichkeit eines Malignoms weitgehend aus („sag niemals nie').
- Und natürlich willst Du über ihre weiteren Begleiterkrankungen und die Medikamentenanamnese Bescheid wissen (am besten, Du entdeckst das Apixaban jetzt, oder?).

Die Untersuchung

Untersuche das Abdomen auf Überblähung, Druckempfindlichkeit und eine eventuell tastbare Resistenz.

Das überblähte Abdomen ist druckempfindlich, aber eine **extreme lokale Druckempfindlichkeit und Peritonealzeichen weisen auf eine Durchblutungsstörung des Darms** mit drohender oder tatsächlicher Perforation hin. Eine Resistenz in der rechten Fossa iliaca kann ein Hinweis auf ein **obstruierendes Zökumkarzinom** sein. Andernorts kann eine Resistenz Zeichen eines Malignoms an Kolon oder Ovar oder für ein Divertikulitiskonglomerat sein.

Denk daran, dass die Überblähung des Abdomens zu erhöhtem intraabdominellem Druck führt, der wiederum zur Einklemmung einer vorbestehenden Leisten- oder Bauchwandhernie führen kann. Diese Situation kann den Anfänger durcheinander bringen… aber glücklicherweise sollte heutzutage sogar ein Anfänger in der Lage sein, ein Abdomen-CT zu beurteilen…

Und jetzt machst Du eine rektale Untersuchung. Klassischerweise ist das Rektum beim ‚echten' Dickdarmverschluss um den untersuchenden Finger zusammengefallen – während es bei der Pseudoobstruktion ausladend erweitert ist. Extrem selten ist ein stenosierendes Rektumkarzinom Ursache der Obstruktion – besser, Du tastest das, bevor Du den Bauch aufmachst. Etwas häufiger findet man einen Patienten mit einem stenosierenden Sigmakarzinom und einem synchronen Rektumkarzinom. Du operierst und resezierst das Sigmakarzinom und nach ein paar Tagen fängt der Patient an, aus dem Rektum zu bluten. Blamabel…

Bildgebung beim Dickdarmverschluss

Ziel der Bildgebung bei Verdacht auf einen Dickdarmverschluss ist es, die Diagnose einer Obstruktion zu stellen oder zu widerlegen, eine Pseudoobstruktion auszuschließen und den Ort der Obstruktion sowie die zugrunde liegende Pathologie zu erkennen.

Einfache Abdomenübersichtsaufnahmen werden in der Notaufnahme oft als erste diagnostische Maßnahme angefertigt. Moderne, CT-abhängige Ärzte neigen dazu, sie zu ignorieren, aber trotzdem – sie können wichtige Informationen liefern, besonders, wenn Dein Scanner repariert wird oder der einzige Scanner in Deiner Bananenrepublik 500 Meilen weit entfernt ist:

- **Wenn Du eine signifikante Erweiterung des Kolons ohne jede weitere Überblähung oder Flüssigkeitsspiegel in Dünndarm oder Magen siehst,** kannst Du, Anamnese und körperliche Untersuchung vorausgesetzt, sicher davon ausgehen, dass dieser Patient eine Obstruktion (oder Pseudoobstruktion) des Kolons hat. **Diese Beobachtung bedeutet ebenfalls, dass die Ileozökalklappe funktioniert, woraus eine ‚abgeschlossene Schlinge' – closed loop obstruction – resultiert. Was bedeutet, dass Du schnell sein musst, bevor das Kolon abstirbt und perforiert.**
- Sind sowohl Kolon als auch Dünndarmschlingen erweitert, dann weißt Du, dass die Ileozökalklappe nicht funktioniert und sich der verlegte Dickdarm selbst nach proximal entlastet.

Entsprechend unserer ‚modernen' Praxis wäre der nächste Schritt für die meisten Patienten ein **CT von Abdomen und Becken mit i.v. Kontrastmittel** (wir sind uns nicht sicher, wie es nach dem Brexit weitergeht ☺). Das erlaubt zusätzlich zur Beurteilung von Lage und Art der Obstruktion auch die Beurteilung des Ausbreitungsgrades eines möglicherweise vorhandenen Malignoms. Wir haben festgestellt, dass orales oder rektales Kontrastmittel in diesem Kontext nicht erforderlich ist; für gewöhnlich reicht die Luft im erweiterten Kolon als Kontrastmittel aus, um den Übergangspunkt erkennbar zu machen. **Dennoch sind ein CT mit rektalem Kontrastmittel, ein Gastrografin® Einlauf (oder eine flexible Sigmoidoskopie) Alternativen, die als Ergänzung zu den CT-Befunden notwendig werden können.** Manchmal ist es wichtig zu wissen, ob Kontrastmittel passieren kann, was bedeutet, dass wir abwarten können und die Insertion eines Stents möglich ist. Ein Hüftgelenkersatz kann signifikante Artefakte verursachen, die im CT die Details einer obstruierenden Läsion überlagern können – in diesen Fällen ist rektaler Kontrast wirklich hilfreich.

Wie sieht es mit der Gabe von oralem Kontrastmittel zum CT aus, wie wir es oben für den Dünndarmverschluss empfohlen haben (▶ Kap. 19)? Na ja, **gibt man diesen Patienten orales Kontrastmittel, dann kann das zu einem signifikanten Anstieg der Flüssigkeits- und Gasansammlung in ihrem Kolon führen,** mit dem Risiko von Ischämie und Perforation – was die Dringlichkeit einer Operation erhöht.

Entscheidungsfindung beim Dickdarmverschluss

Anhand der Resultate Deiner klinischen Untersuchung, der Laboruntersuchungen und der Bildgebung bist Du jetzt in der Lage, drei Fragen zu beantworten:
- **Handelt es sich um eine echte oder um eine Pseudoobstruktion?** Das ist die entscheidende Frage. Zum Glück wird das CT diese Frage beantworten. Wir werden dieser problematischen Entität weiter unten einen eigenen Abschnitt widmen.
- **Wo liegt die Obstruktion und was verursacht sie?** Das CT wird Dir den Ort der Obstruktion zeigen. Es wird aber *nicht immer* in der Lage sein, zwischen dem (häufigeren) obstruierenden Karzinom und dem (weniger häufigen) Divertikeltumor zu unterscheiden.
- Falls es nach einer bösartigen Obstruktion aussieht, wie weit hat sie sich ausgebreitet?

Als Nächstes musst Du entscheiden, **ob der Patient eine Operation braucht? Wenn ja, wann musst Du operieren – jetzt oder am nächsten Morgen?**

Bei den meisten Patienten mit einem Dickdarmverschluss kann – und sollte – der Eingriff einige Stunden oder bis zum nächsten Morgen warten. Vergiss nicht: bei diesen Leuten hat sich ihr Verschluss über viele Tage zusammengebraut; Tage, an denen sie nicht viel gegessen oder noch nicht einmal viel getrunken haben. Manche werden aufgrund des chronischen Blutverlusts anämisch sein. Streng Dich an, ihren Allgemeinzustand zu verbessern, während Du auf den Morgen wartest. Du weißt jetzt, wie das geht (▶ Kap. 6). Und vergiss die Magensonde und den Foley nicht, bevor Du Dich in Dein Dienstzimmer zurückziehst.

Die Ausnahme bildet natürlich der Patient mit fortgeschrittener Obstruktion und drohender Kolonruptur – derjenige mit äußerst empfindlichem Abdomen und einem Kolondurchmesser von 10 oder mehr cm. Manche dieser Patienten mögen sogar ein abdominelles Kompartmentsyndrom (▶ Kap. 31) entwickeln. Hier würden wir operieren, sobald der Patient ausreichend vorbereitet ist.

Die nächste Frage, die Du beantworten musst – **„Wirst Du die obstruierende Läsion resezieren und wirst Du anastomosieren?"** – wird warten müssen, bis Du im Bauch bist. Doch bevor wir uns damit befassen, wollen wir unsere Auswahl an Optionen für das häufigste Szenario darlegen, dem Du wahrscheinlich begegnen wirst: einen **Dickdarmverschluss durch ein kolorektales Karzinom.**

Obstruierendes Karzinom im rechten und transversalen Kolon

Obstruierende Karzinome des rechten und des transversalen Kolons würden offensichtlich durch **eine rechte Hemikolektomie** behandelt werden (vergiss nicht, dass sich ein Patient mit einem Zökumkarzinom als Dünndarmverschluss präsentieren kann). **Für eine obstruierende Läsion, die proximal der linken Flexur liegt oder diese einbezieht, würden wir eine erweiterte rechte Hemikolektomie durchführen.** In der Regel kannst Du eine primäre ileokolische Anastomose anlegen, da das verlegte und vollbeladene Kolon bereits im Eimer liegt und der Anschluss des

Dünndarms an das distale, kollabierte Kolon unkompliziert ist. In ausgewählten Fällen möchtest Du allerdings eine Anastomose vermeiden – Du weißt, wann (▶ Abschn. 14.1).

Obstruktion des linken Kolons

Für dieses häufigere Szenario gibt es drei wesentliche Optionen:
- **Reseziere den Tumor:**
  - mit Anlage eines Hartmann Stumpfes;
  - mit primärer Anastomose;
  - mit primärer Anastomose und einem vorgeschalteten Stoma.
- **Schalte den Tumor durch ein vorgeschaltetes doppelläufiges Stoma aus.** Das würden wir Patienten vorbehalten, deren Primärtumor nicht resektabel ist, die eine ausgedehnte Metastasierung haben oder bei denen schwere Begleiterkrankungen eine Resektion ausschließen. Das ist, wie unten diskutiert, auch für das obstruierende Rektumkarzinom relevant. Schlag bezüglich der Wahl des Stomas, ob Transversostomie oder Zökostomie, in ▶ Abschn. 14.2. nach.
- **Lege einen Kolonstent (siehe unten).**

Die Resektion ist, falls möglich, die beste Behandlung; sie beseitigt das Hindernis und ermöglicht eine potenzielle Heilung des Karzinoms. Wenn der Patient fit ist, würden wir das in den meisten Fällen anstreben – außer, es liegt eine ausgedehnte Metastasierung vor. Selbst wenn eine geringe entfernte Tumorlast vorliegt, bietet die Resektion die beste Palliation und kann in Verbindung mit einem modernen Chemotherapieschema dem Patienten eine akzeptable Lebenserwartung bieten.

Bei den meisten Patienten mit einer resektablen Läsion würden wir eine primäre Anastomose zumindest in Erwägung ziehen, vorausgesetzt, sie leiden nicht unter signifikanten Begleiterkrankungen (würden eine Insuffizienz nicht überleben) oder wären in einem kritischen schlechten Zustand (zu hohes Risiko für eine Insuffizienz). Aber Du weißt ja, wie die Dinge ausgehen können: legst Du eine Anastomose an, und sie wird undicht, könnten sie Dich fragen – *warum hast Du anastomosiert?* (◘ Abb. 25.1). Legst Du ein Stoma an – könnte jemand, ein Klugscheißer, fragen: *warum hast Du nicht anastomosiert?* (◘ Abb. 25.2). Das Leben ist hart. Und in der Tat wissen wir, dass viele andere Chirurgen in dieser Situation immer noch zögern, eine Anastomose in Betracht zu ziehen – zum Beispiel der ein oder andere der Mitherausgeber.

Die Operation des Dickdarmverschlusses

Wir wollen Dich nicht beleidigen, indem wir Dir erklären, wie man eine rechte oder eine erweiterte rechte Hemikolektomie durchführt – mit einem gut gefüllten, erweiterten Kolon wird es etwas schwieriger. Aber die Operation einer linksseitigen Obstruktion ist sogar noch schwieriger...

Beim vollständigen Dickdarmverschluss würden wir den laparoskopischen Zugang vermeiden; es ist extrem schwierig, sich einen brauchbaren Arbeitsraum zu

25 Dickdarmverschluss

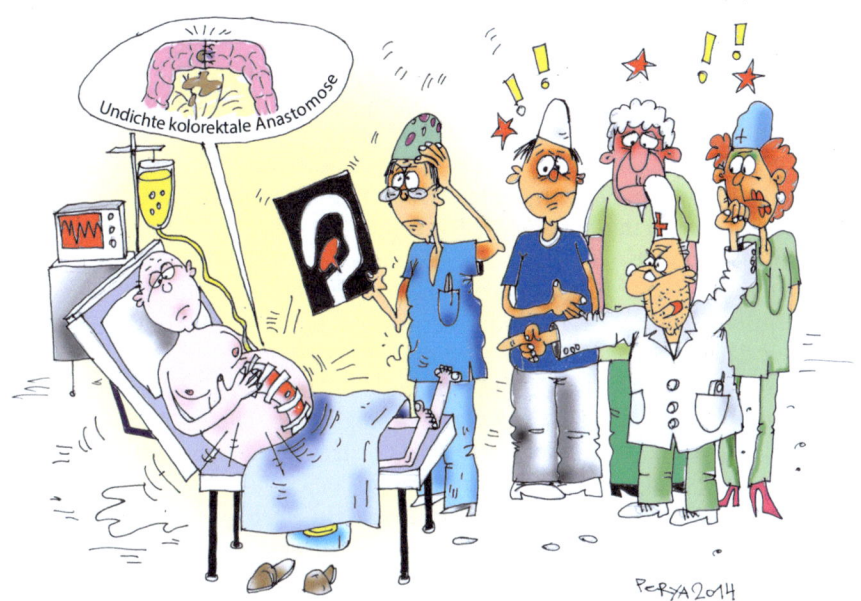

Abb. 25.1 „Idiot! Warum hast Du anastomosiert?"

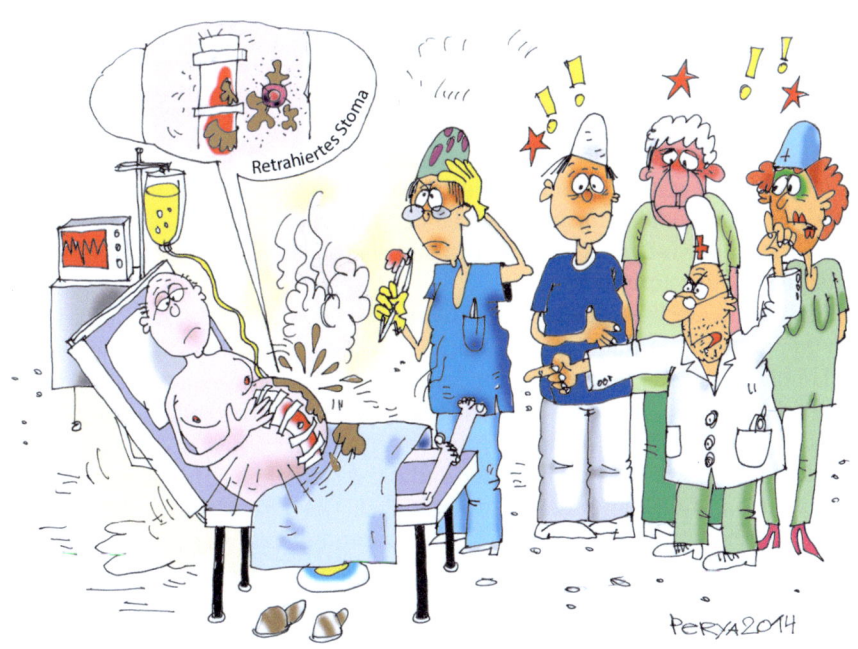

Abb. 25.2 „Idiot! Warum hast Du nicht anastomosiert?"

schaffen, wenn das überblähte Kolon überall im Weg ist, außerdem ist der Darm sehr fragil und anfällig für Verletzungen durch laparoskopische Fasszangen. Und es tut ja auch nicht weh, wenn Du Deine Kompetenz in der offenen Bauchchirurgie verbesserst…

Fange mit einer großzügigen Mittellinieninzision an – hier wirst Du einen guten Zugang brauchen. Sofort nach dem Eröffnen des Abdomens werden erweiterte Darmschlingen herausquellen und Dir die Sicht vollständig verlegen. **Die erweiterten Schlingen müssen unmittelbar entlastet werden;** ohne Entlastung ist das wie das Ringen mit einer Anakonda! Nimm eine großlumige (14 G) Nadel für die Dekompression des Kolons und konnektiere sie mit einer 10 ml Spritze, deren Kolben entfernt wurde; der Zylinder der Spritze eignet sich perfekt für den Anschluss an den Saugerschlauch. Führe die Nadel jetzt *schräg* durch eine *Taenia coli* in das erweiterte Kolon. Pass auf, dass die Nadelspitze nicht mit Sch#*e verlegt wird und sauge einfach so viel Gas wie möglich ab. Dieses Manöver reicht in vielen Fällen aus, allerdings nicht, wenn die Obstruktion bereits lange besteht und sich Stuhl im gesamten Kolon aufstaut, was zu einer damit verbundenen Dünndarmobstruktion führt. **In solchen Fällen musst Du einen großlumigen Poole-Sauger – durch eine Tabaksbeutelnaht gesichert – über eine Kolotomie einführen und den Mist absaugen.** Das kann mühsam sein, weil der Sauger dazu neigt, sich zu verlegen. Nimm Dir einfach Zeit und versuche, die Kontamination von umgebendem Gewebe zu vermeiden. Ort der *Kolotomie* zur Dekompression sollte bevorzugt die Stelle sein, an der der Darm durchtrennt werden soll oder an der eine Kolostomie geplant ist. Offensichtlich erfüllt es uns mit außerordentlicher Befriedigung, nachts um 02:00 am Operationstisch zu stehen und zuzusehen, wie sich Flasche um Flasche am Absauggerät mit dicker brauner Flüssigkeit füllt!

Noch einmal: vermeide jedes versehentliche Austreten von flüssigem Stuhl – wie man so sagt: „eine zusätzliche Stunde Scheiße im Abdomen bedeutet einen zusätzlichen Tag auf der Intensivstation".

Und jetzt zieh die Nadel zurück und setze die Operation mit der **Mobilisation des linken Kolons** fort. Die sichere Unterscheidung zwischen einem Karzinom und einer divertikulären Striktur als Ursache der Obstruktion kann schwierig sein, es ist aber klug, ein Malignom anzunehmen und eine ‚Krebsoperation' mit einer hohen vaskulären Ligatur durchzuführen.

Beurteile, ob der verlegende Tumor resektabel ist oder nicht. Diese Beurteilung kann im akuten Stadium oft schwierig sein. Gelegentlich sind Deine tastenden Hände akkurater als das präoperative CT. **Eine große, im Becken fixierte Masse schließt eine Resektion aus; im Zweifelsfall soll man kein besessener Held sein.** Kürzlich (so haben wir gehört) hat ein erfahrener Chirurg den obstruierenden Tumor zusammen mit dem Ureter und der Arteria iliaca mobilisiert, bevor er beschlossen hat, der Tumor sei nicht resektabel. Der Ureter wurde repariert und die Arterie versorgt, allerdings ist sie später thrombosiert, was 2 Tage danach die Amputation des Beines zur Folge hatte. Abschließende Diagnose: Divertikulitis. **Hatten wir Dir nicht bereits gesagt, dass eine Kolostomie manchmal Dein bester Freund ist?**

Ist der betroffene Bereich einmal mobilisiert, musst Du den dahinter liegenden Darm entweder zwischen Darmklemmen oder mit einem Stapler absetzen.

25 Dickdarmverschluss

Jetzt musst Du endgültig entscheiden, ob Du den Darm anastomosierst oder eine Hartmann-Situation anlegst. Kläre mit dem Anästhesisten den physiologischen Zustand des Patienten; ist er hypotensiv, azidotisch oder braucht er Vasopressoren, dann verabschiede Dich von Deinen Träumen, vergiss die Anastomose und mach stattdessen eine Hartmann-Operation. Beabsichtigst Du eine primäre Anastomose, ist dies die Situation, in der Du **auf dem Tisch eine Kolonspülung durchführst** (siehe unten). Schau in ▶ Kap. 26, um nachzuschlagen, wie man eine Hartmann-Prozedur macht.

Lavage auf dem OP-Tisch

Nicht jeder glaubt, dass in dieser Situation eine Lavage auf dem Operationstisch für die Anlage einer sicheren Anastomose notwendig ist. Anders als wir würden manche mit der Anastomose weitermachen, wenn sie denken, der Darm sei wirklich leer und der Patient in einem passablen Zustand.

So wird die Lavage auf dem OP-Tisch durchgeführt:

- Sag dem chirurgischen Team zunächst, dass sie die Ausrüstung zusammenbauen sollen. Dazu brauchst Du:
    - einen 16 Ch Foley Katheter;
    - 2 × 3 L Beutel mit warmer Kochsalzlösung (sag dem Team, es soll sie aus dem urologischen Operationssaal stehlen);
    - ein Infusionssystem;
    - 2 Nylon-Tapes;
    - ein längeres Stück sterilisierter oder desinfizierter gewellter Beatmungsschlauch ('Gänsegurgel') (siehe ◘ Abb. 25.3.).
- Mobilisiere das Kolon so, dass sowohl die rechte als auch die linke Flexur außerhalb der Wunde zu liegen kommen.
- Mache jetzt sorgfältig eine Kolotomie etwa 10 cm oberhalb der Obstruktion.
- Führe den Beatmungsschlauch in die Kolotomie ein und ligiere sie mit den beiden Nylon-Tapes, lass das andere Ende des Schlauchs in einen Eimer zwischen den Beinen des Patienten fallen. (Es ist sinnvoll, einen großen Plastikbeutel mit einem Tape am Ende des Schlauchs zu verbinden, um ein 'geschlossenes' System zu schaffen…).
- Durchtrenne als Nächstes die Mesoappendix und reseziere die Spitze der Appendix.
- Schiebe den Foley durch die Appendix.
- Insuffliere den Ballon und fixiere den Foley mit zwei kräftigen Seidenfäden in der Appendix.
- Und jetzt verbinde das Spülset mit dem Foley und lass 4–6 L warme Salzlösung durch das Kolon laufen, bis es klar in den Eimer läuft (◘ Abb. 25.4).
- Entferne jetzt den Foley und vervollständige die Appendektomie.
- Wir haben unseren besten jungen Assistenzarzt darin ausgebildet, diese Lavage durchzuführen, was uns eine Tasse vom guten Shrewsbury Tee erlaubt.
- Jetzt kehren wir gestärkt an den OP-Tisch zurück und vervollständigen die Sigmaresektion und die Anastomose unserer Wahl.

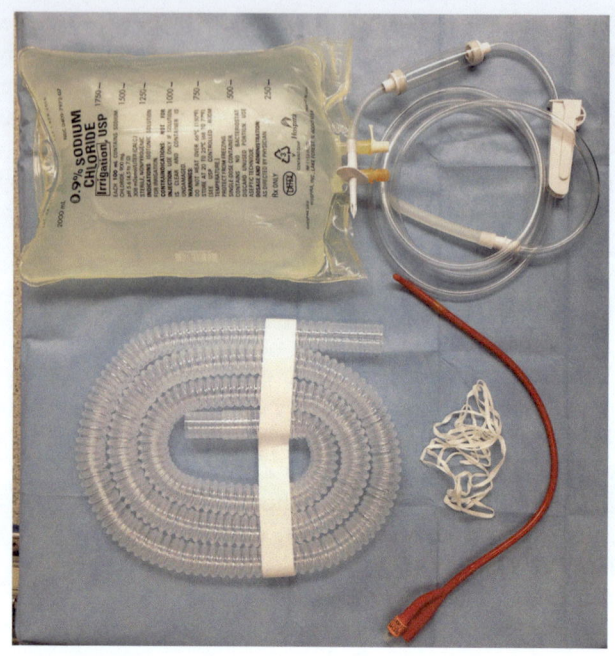

Abb. 25.3 Ausrüstung, die man für eine intraoperative Spülung des Kolons benötigt: siehe Text

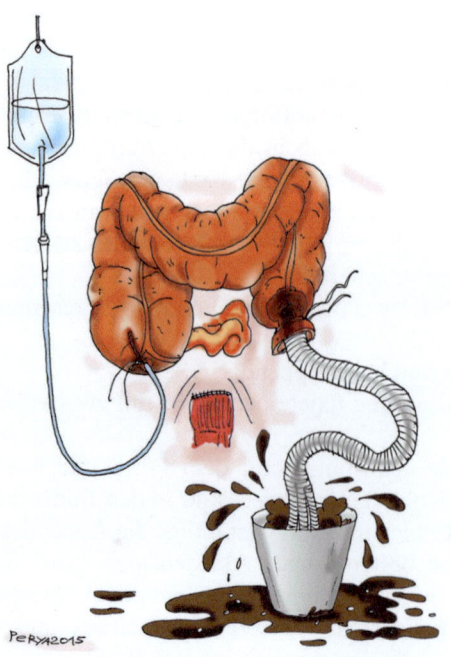

Abb. 25.4 Intraoperative Lavage des Kolons

(Übrigens verwenden wir in der Praxis ein proprietäres System namens Retrowash™; es enthält steril verpackt die vollständige Ausrüstung, die Du benötigst, zusammen mit einem Satz Kabelbinder zum Fixieren der Schläuche. Dieses Set ist sicherer, die Spülflüssigkeit landet in einem geschlossenen System und es benötigt keine Appendektomie.)

Solltest Du, nachdem die Anastomose jetzt fertiggestellt ist, **proximal Deiner ‚Hochrisikoanastomose' ein Stoma zur Ableitung anlegen?** Die Antwort ist dieselbe wie in ▶ Kap. 26.

Die Rolle des Stents

Ob Du bei einem Patienten mit einer Dickdarmobstruktion einen Stent legen kannst, hängt sowohl von der Höhe der Obstruktion als auch von Deinen örtlichen Möglichkeiten ab. Arbeitest Du in einem Elfenbeinturm mit allzeit verfügbarem ‚Stentologen', wunderbar; in vielen Kliniken ist diese Fertigkeit allerdings nicht jederzeit verfügbar (vielleicht solltest Du Deinen Patienten zu jemandem verlegen, der über diese Fähigkeiten verfügt?).

Es gibt zwei Situationen, in denen der Stent eine Rolle spielen kann:
— Als definitive Behandlung bei einem Patienten mit weit fortgeschrittener Erkrankung, der für eine Resektion zu schwach ist.
— Als ‚Überbrückung bis zur Operation' – er behebt den akuten Verschluss und ermöglicht die spätere geplante Operation.

Der Stent kann in der Endoskopieabteilung oder im OP gesetzt werden und wird gewöhnlich unter i.v. Sedierung platziert. **Hier sind ein paar Tipps:**
— Mach vorher einen Einlauf mit wasserlöslichem Kontrastmittel, um Ort und Länge der Striktur zu skizzieren. Manche Endoskopiker machen das zu dem Zeitpunkt, an dem sie den Stent legen. **Kann das Kontrastmittel die Stenose nicht passieren, dann ist es nicht möglich, einen Führungsdraht zu legen und das Hindernis zu stenten.**
— Stenting ist bei der durch ein primäres Dickdarmkarzinom verursachten Stenose am erfolgreichsten. Bei einer durch eine Divertikulitis oder die Infiltration eines anderen Karzinoms verursachten Stenose ist es weniger erfolgreich.
— Stenting ist in der Regel am ehesten bei einer Obstruktion des linken Kolons zwischen linker Flexur und rektosigmoidalem Übergang möglich.
— Abhängig von Geschicklichkeit und Erfahrung des Teams kann auch das Stenten eines proximal der linken Flexur gelegenen Tumors möglich sein. **Die Platzierung eines Stents distal des rektosigmoidalen Übergangs verursacht häufig unerträgliche Tenesmen und birgt ein hohes Risiko für eine Migration des Stents.**

Der offensichtliche Vorteil eines Stents schließt die Vermeidung einer Narkose und eines größeren Eingriffs bei einem akut kranken Patienten ein. Andererseits besteht das Risiko einer Perforation des Stents, was dazu führen kann, dass der Tumor unheilbar wird. **Den größten Vorteil wird man bei sorgfältig ausgewählten Patienten erzielen, die nach dem Stenten innerhalb von 5–10 Tagen operiert werden.**

Das stenosierende Rektumkarzinom

Rektumkarzinome verursachen selten eine Obstruktion; der größere Durchmesser des Rektums sowie die noch offensichtlicheren Symptome bedeuten, dass ein Karzinom im Rektum in der Regel diagnostiziert wird, bevor es zu einem Dickdarmverschluss führt.

Wie dem auch sei, ab und an wird Dir ein stenosierendes Rektumkarzinom begegnen, und wir glauben, dass es anders behandelt werden sollte. Die moderne Behandlung des Rektumkarzinoms stützt sich maßgeblich auf die MRI Darstellung des Primärtumors zur Auswahl eines geeigneten multimodalen neoadjuvanten Therapieplans. Obstruierende Rektumkarzinome sind typischerweise fortgeschritten und bedürfen vor der Resektion wahrscheinlich einer Radiochemotherapie.

Aus diesem Grund würden wir ein obstruierendes Rektumkarzinom initial mit einem doppelläufigen Stoma (in der Regel ein doppelläufiges Transversostoma) zur Entlastung versorgen – vergiss nicht, während der Operation eine Biopsie aus dem Rektumtumor zu entnehmen. Ist der Verschluss auf diese Weise entlastet, dann würden wir zum Staging des Karzinoms ein MRT des Beckens arrangieren und anschließend vor jeder geplanten Operation eine geeignete neoadjuvante Behandlung beginnen.

Kolonvolvulus

> *Sometimes a bowel-coil gets out of place.*
> *by twisting around a narrow base.*
> *with gradual strangulating the blood suppy.*
> *And danger that th' affected coil will die.*
> *This is VOLVULUS which you should learn.*
> *Is from the Latin – volvere – to turn.*
> *(Gelegentlich gerät eine Darmschlinge außer Position.*
> *Indem sie sich um ihre schmale Basis dreht,*
> *Wodurch sie schrittweise ihre Blutversorgung stranguliert.*
> *Und Gefahr läuft, dass die betroffene Schlinge abstirbt.*
> *Das, solltest Du lernen, ist ein VOLVULUS.*
> *Und stammt vom lateinischen – volvere – verdrehen.)*
>
> **Zachary Cope, The Acute Abdomen in Rhyme**

Ein Kolonvolvulus betrifft am häufigsten das Sigma (siehe unten); weit weniger häufig sind das Zökum oder andere Bereiche des Kolons betroffen.

Sigmavolvulus

Diese Erkrankung betrifft hauptsächlich alte und schwache Personen, oft in Pflegeheimen; viele leiden unter Demenz oder haben eine Lernschwäche und häufig sind sie gebrechlich. Es gibt eine Assoziation mit einer chronischen Verstopfung und einer redundanten Sigmaschleife.

Die klassische Präsentation besteht aus einem massiv überblähten Abdomen und absoluter Konstipation. Oft gibt es in der Vorgeschichte vorausgegangene Episoden eines Volvulus, da viele aus dieser Gruppe ‚Vielflieger' sind.

Bei der Untersuchung ist das Abdomen in der Regel stark aufgebläht. Druckempfindlichkeit oder Abwehrspannung in der linken Fossa iliaca können auf eine Gangrän des Volvulus hinweisen. **Eine einfache Abdomenübersichtsaufnahme führt zumeist zur Diagnose: der Sigmavolvulus stellt sich als gasgefüllte Darmschlinge dar, die wie eine ‚Kaffeebohne' geformt ist und das ganze Abdomen ausfüllt.** Klassischerweise deutet die konkave Seite der Bohne auf die Basis des Mesosigmas. In den meisten Fällen benötigt man keine weitere Bildgebung; bestehen Zweifel, dann würden wir ein CT arrangieren (das eine ausgedehnte Schlinge und das ‚Wirbel'-Zeichen zeigt, typisch für einen Volvulus, der sich um den Drehpunkt des Mesenteriums wickelt). Ein Gastrografin®-Einlauf wäre eine Alternative, der die Obstruktion im rektosigmoidalen Übergang und den charakteristischen ‚Vogelschnabel' zeigen würde.

Behandlung

Zumeist wird ein Sigmavolvulus mittels endoskopischer Absaugung behandelt. Ein Notfalleingriff ist Patienten mit einem nicht reduzierbaren oder gangränösen Volvulus vorbehalten. Für einige fitte Patienten kann nach der ersten Volvulus Attacke ein geplanter Eingriff arrangiert werden.

Endoskopische Dekompression des Sigmavolvulus

Klassischerweise erreicht man eine Entlastung, indem man auf der Station ein Darmrohr über ein starres Sigmoidoskop einführt.

Dafür benötigst Du eine Lichtquelle, ein Sigmoidoskop und ein Darmrohr (die Autoren nennen es Flatusrohr). Zieh Dir eine Schürze an! Führe das mit Gleitmittel benetzte Sigmoidoskop bei dem auf der linken Seite liegenden Patienten bis zum Oberrand des Rektums ein. Die Verdrehung des Darms sollte sichtbar sein – und jetzt führe das Darmrohr durch die Verdrehung. **Versuche, die Prozedur an eine nachgeordnete Person zu delegieren (aber bleib an ihrer Seite), denn der Erfolg zeigt sich in einem Tsunami an flüssigem Stuhl und Flatus!** Brich ab, wenn das Rohr nicht leicht passieren kann – ist die Entlastung nicht möglich, kann das auf eine Gangrän hinweisen. Ist die Entlastung mit einem starren Sigmoidoskop nicht erfolgreich, dann versuche eine **flexible Endoskopie** – die Übersicht ist besser und die Absaugmöglichkeit macht sie erfolgreicher. Und außerdem ist das gute, alte, starre Sigmoidoskop langsam verschwunden – ersetzt durch nutzlose Plastikröhren. Und wann hast Du zuletzt ein vernünftig dimensioniertes Darmrohr in Deinem Krankenhaus gefunden?

Keine Verzögerung bei der Anordnung einer endoskopischen Dekompression; wir haben Todesfälle aufgrund einer Gangrän oder Perforation des Volvulus gesehen, wenn das nicht umgehend erfolgt ist.

Die Operation des Sigmavolvulus

Ein Notfalleingriff wegen eines Sigmavolvulus ist selten, weil die endoskopische Dekompression in der Regel erfolgreich ist. **Dennoch wirst Du operieren müssen, falls der Volvulus nicht zu beheben, gangränös oder perforiert ist. Wir würden diese Patienten über einen Mittelschnitt angehen und das Sigma resezieren sowie entweder einen Hartmann oder ein doppelläufiges Stoma anlegen.** In ausgewählten Fällen ist aber auch eine primäre Anastomose akzeptabel – entscheide selbst.

Häufiger führen wir eine geplante Operation durch, um zukünftigen Volvulusepisoden vorzubeugen. Sei vorsichtig, denn hier handelt es sich um eine Gruppe von Patienten mit einer sehr hohen Rate an Vorerkrankungen und viele sind für einen großen Eingriff nicht fit genug. In dieser Situation ist ein laparoskopischer Eingriff sinnfrei – *chirurgische Selbstbefriedigung*. Wir bevorzugen einen kleinen, transmuskulären Zugang im linken Unterbauch, obwohl manche einen medianen Unterbauchschnitt bevorzugen (wir halten das in dieser Situation nicht für notwendig). Das Sigma muss nicht mobilisiert werden – es ist bereits ‚vor-mobilisiert'. Aufgrund der gutartigen Natur der Erkrankung müssen vaskuläre Ligaturen nicht ‚hoch' sein und die Anastomose kann sicher am Oberrand des Rektums angelegt werden. Häufig gibt es hier eine gewisse Differenz der Durchmesser und wir wählen oft eine End-zu-Seit-Anastomose.

Wiewohl sich das Konzept der **Fixation durch ‚Pexie' anstatt der Resektion** einen schlechten Ruf erworben hat, hat dieses Vorgehen zuletzt mit der ‚Retroperitonealisierung' des mobilen Kolons wieder ein Revival erlebt – sogar laparoskopisch. Erste Ergebnisse sind vielversprechend, solide Daten fehlen aber noch und die Sigmoidektomie bleibt der Goldstandard.

Zökumvolvulus

Ein Zökumvolvulus ist selten und Du wirst während Deiner gesamten Karriere nur eine Handvoll sehen. Die zugrunde liegende Ursache sind ein überlanges Mesenterium und die fehlende Fixation des Zökums: es schlägt um und rotiert (gewöhnlich) im Uhrzeigersinn, woraus eine Verlegung und eine Beeinträchtigung der Blutversorgung resultiert. Als seltene Variante des Zökumvolvulus kann das mobile Zökum auch unter Beteiligung des rechten Kolons nach vorne und oben umschlagen **(cecal bascule). Diese Patienten zeigen klinisch wie radiologisch Zeichen eines Dünndarmverschlusses. Zusätzlich fehlt typischerweise der ‚Schatten' des Zökums im unteren rechten Quadranten. Stattdessen ist das kaum befestigte und redundante Zökum nach links und oben in den linken oberen Quadranten geschlagen.** In der Abdomenübersicht visualisiert es sich als Kaffeebohnen-Zeichen im Epigastrium oder am linken Rippenbogen, wobei die Konkavität zum rechten unteren Quadranten zeigt. Es enthält einen einzelnen Flüssigkeitsspiegel, der das dislozierte Zökum repräsentiert und häufig mit dem Magenschatten verwechselt wird. Im Zweifel (es gibt immer einen ‚Zweifel') und bei fehlenden Peritonealzeichen kannst Du einen Gastrografin®-Einlauf anordnen, der den charakteristischen ‚Schnabel' im rechten Kolon zeigen wird. **Allerdings ist heutzutage die CT der einfachste und genaueste Weg zur Diagnose.**

In unserer Hand ist die rechte Hemikolektomie die Behandlung der Wahl; da das Risiko einer Zökumnekrose hoch ist, würden wir das dringlich tun. Ist der Volvulus gangränös und der Patient in schlechtem Zustand würden wir eher ein doppelläufiges Stoma als eine Anastomose anlegen. Ja, in früheren Ausgaben dieses Buches wurden die *Zökopexie* und sogar (Gott behüte) ein *Zökostomietubus* als Option erwähnt – die beide weniger populär geworden sind. Andererseits wurde über die laparoskopische retroperitoneale Fixation als erfolgreiche, aber immer noch kontroverse Alternative berichtet.

Akute Pseudoobstruktion des Kolons

Dies ist auch bekannt als **Ogilvie-Syndrom**.

William Heneage Ogilvie (1887–1971) war nicht nur ein großer Britischer Chirurg, sondern auch ein begeisterter Aphoristiker. Zum Beispiel: „Persönliche Statistiken sind die Grundlage allen unseriösen Unterrichts; entweder sind sie zu gut, um wahr zu sein oder zu wahr, um gut zu sein."

Offen gesagt ist der Umgang mit dieser Erkrankung entmutigend. Der Patient wird in der Regel von anderen subspezialisierten Fächern aus Medizin und Orthopädie als chirurgisches Konsil ‚zum Ausschluss eines Darmverschlusses' zugewiesen und wird in aller Regel gebrechlich mit signifikanten Begleiterkrankungen sein. Am Krankenbett wirst Du einen geschwächten Patienten mit einem stark aufgetriebenen Abdomen sehen. Das Eintreffen des chirurgischen Teams löst bei Patient und Familie sofort die Befürchtung aus, dass eine (weitere) große Operation bevorstehe. Glücklicherweise ist das wahrscheinlich nicht notwendig.

Niemand kennt die exakte Ätiologie dieses Syndroms (wir vermuten, dass im Hintergrund eine Überaktivierung des Sympathikus zugrunde liegt, die zu einer Paralyse des Kolons führt), aber wir würden bei diesen Patienten folgendermaßen vorgehen:
- Erhebe die Anamnese und untersuche den Patienten (ja, altmodisch, wissen wir).
- Mach die rektale Untersuchung selbst (bei einer ‚richtigen' Obstruktion ist das Rektum zusammengefallen, während es bei der Pseudoobstruktion erweitert ist und Du ‚die Seiten nicht berühren' kannst).
- Sieh Dir die letzten Laborwerte und die Ein- und Ausfuhrbilanz des Patienten an (Dehydratation und Elektrolytstörungen sind in dieser Patientengruppe häufig – sowohl Ursache als auch als Wirkung…).

Tab. 25.2 Ursächliche Faktoren einer akuten Pseudoobstruktion des Kolons

- Dehydratation
- Akutes Nierenversagen (ANV)
- Hypokaliämie
- Hypomagnesiämie
- Infektion (gewöhnlich im Thorax oder im Harntrakt)
- Kürzlich vorausgegangener Hüft- oder Wirbelsäuleneingriff
- Maligne Infiltration des Retroperitoneums
- Medikamente

- Führe zum Ausschluss eines mechanischen Hindernisses eine Bildgebung durch. Das wird in der Regel das allgegenwärtige CT sein, aber ein Einlauf mit wasserlöslichem Kontrastmittel ist eine gute Alternative, falls Du keinen Zugang zu einer CT Untersuchung hast.
- Vergewissere Dich, dass sie keine *C. difficile* Kolitis haben (die selten zur Überblähung des Abdomens ohne Durchfälle führen kann).
- Achte auf Faktoren, die eine akute Pseudoobstruktion des Kolons verursachen oder verlängern können (Tab. 25.2).

So, Du wirst den Patienten auf einer entlegenen, nicht gastroenterologischen chirurgischen Station vorfinden, wo er schon vor einer Weile aufgenommen worden ist. **Häufig steht ein anderes Problem im Vordergrund, etwa eine Pneumonie, ein Harnwegsinfekt, ein größerer Gelenkeingriff oder ein Wirbelsäuleneingriff.** Es kann zu einer niedriggradigen Sepsis, einem Elektrolyt-Ungleichgewicht und einem suboptimalen Flüssigkeitsmanagement kommen, was möglicherweise zu einer akuten Nierenschädigung führt. In der Anamnese hat sich der Darm über einen variablen Zeitraum nicht entleert, aber Erbrechen wird nicht unbedingt ein führendes Symptom sein. Bei der klinischen Untersuchung zeigt sich ein allgemein überblähtes, aber weiches und nicht druckempfindliches Abdomen ohne Gegenspannen. Die rektal digitale Untersuchung zeigt ein dilatiertes Rektum, oft mit einer Menge Stuhl, aber ohne tastbares Rektumkarzinom. Die klinische Diagnose kann durch ein CT von Becken und Abdomen mit i.v. Kontrastmittel geklärt werden. Dem steht einzig die Sorge, ob die Nierenfunktion die Kontrastmittelgabe erlaubt, im Weg. **Das CT findet in der Regel ein global bis zum Rektum erweitertes Kolon, mit oder ohne reichlich Fäzes.** Wenn Zweifel an einer tatsächlichen Obstruktion bestehen, dann können zusätzliche Untersuchungen wie ein Gastrografin®einlauf oder eine flexible Sigmoidoskopie nötig sein. Manch einer behauptet, ein Gastrografin®einlauf sei auch therapeutisch. Wir vermuten, dass sie recht haben...

Behandlung

Nachdem ein mechanisches Hindernis ausgeschlossen worden ist… handle wie folgt:

– Korrigiere jede Elektrolytstörung durch i.v. Infusion von Ringerlaktat oder gängiger Kochsalzlösung mit Kalium/Magnesium nach Bedarf.
– Setze jedes Medikament ab, das die Darmtätigkeit beeinträchtigen kann oder nephrotoxisch ist.
– Identifiziere und behandle jeden Infektfokus.
– Entlaste das Kolon. So wie das Herz **funktioniert auch das Kolon nicht mehr richtig, wenn es einmal über einen gewissen Punkt hinaus gedehnt ist** (Cheetham's Kolongesetz), was dazu führt, dass sich Flüssigkeit und Gas ansammeln. **Zu Beginn mag ein Darmrohr helfen, aber die Absaugung über ein Koloskop ist effektiver (es kann sein, dass Du das wiederholen musst).**
– Rege die Entleerung des Kolons an. Versuch es mit stimulierenden Suppositorien wie Bisacodyl oder einem Phosphateinlauf.

In den meisten Fällen werden die oben beschriebenen Maßnahmen nach ein paar Tagen dazu führen, dass sich die Pseudoobstruktion löst. In therapierefraktären Fällen gilt es, zwei weitere Maßnahmen zu überlegen:
– Neostigmin i.v.
– Blowhole Zökostomie

i.v. Neostigmin

In randomisierten Studien hat sich eine gute Ansprechrate der Pseudoobstruktion des Kolons auf die i.v. Gabe von Neostigmin gezeigt. Wir haben nicht ganz so erfolgreiche Ergebnisse erzielt, aber wenn es funktioniert, ist es spektakulär. Wir haben festgestellt, dass viele Patienten mit Pseudoobstruktion eine Kontraindikation für Neostigmin (das einen Haufen Nebenwirkungen hat) haben. **Falls Du Neostigmin i.v. geben willst, empfehlen wir, den Patienten an einen EKG-Monitor anzuschließen, denn oft kommt es zu einer ausgeprägten Bradykardie. Gib langsam 2 ml Neostigmin als Bolus.** Der Patient wird sich in der Regel fürchterlich fühlen, Speichel sabbern und die EKG-Linie läuft über beängstigend lange Zeit flach. Wenn Du Glück hast, gibt es danach einen enormen, explosiven Furz und der Patient fühlt sich besser. Falls Du eine mechanische Obstruktion übersehen hast, wird der Patient explodieren…

Blowhole Zökostomie

Selten versagen alle oben genannten Methoden (wiederholte endoskopische Dekompression eingeschlossen) und Du hast einen Patienten mit therapierefraktärer Pseudoobstruktion vor Dir. Wenn die sich nicht löst, ist der Patient zum Verfall durch Mangelernährung oder Atemnot verdammt. **In dieser Situation solltest Du eine Operation erwägen.**

Das am wenigsten invasive Verfahren ist die Anlage einer **Blowhole Zökostomie** über einen schmalen muskelschonenden Zugang im rechten Unterbauch; das kannst Du in Lokalanästhesie tun (▶ Abschn. 14.2). Das erweiterte Zökum wird aus der Wunde quellen, sodass Du es eröffnen und die Wand des Zökums an die

Haut nähen kannst (siehe ◨ Abb. 14.5). Du brauchst den Darm nicht zu mobilisieren oder ein formales Stoma anlegen – bedenke: alles was Du tust, ist eine Öffnung im Kolon zu schaffen, durch die ein Flatus entweichen kann. Entlastungen des Zökums über einen Tubus verstopfen häufig und sind weniger effektiv.

Um es noch einmal zu rekapitulieren…

Ein Dickdarmverschluss verursacht gewöhnlich floride Symptome eines überblähten Abdomens und einer vollständigen Verstopfung. Bei der Mehrzahl der Patienten wird ein kolorektales Karzinom die Ursache sein. **Bevor Du operierst, musst Du sicherstellen, dass der Patient kein Rektumkarzinom oder eine Pseudoobstruktion hat.** In der Regel kann die Operation auf den folgenden Tag verschoben werden, aber hüte Dich vor Patienten mit einer closed loop obstruction (erinnerst Du Dich, wer das hat und warum?[1]), die innerhalb von wenigen Stunden operiert werden müssen, um einer Nekrose oder Perforation des Zökums vorzubeugen.

> „Wenn Du nichts isst, scheißt Du nicht.
> Wenn Du nicht scheißt – stirbst Du!"
>
> Barry (Baz) Alexander

---

[1] Antwort: diejenigen mit einer funktionierenden Ileozökalklappe…

Akute Divertikulitis

Simon Shaw und Mark Cheetham

> *Die Briten haben solche Probleme mit ihren Divertikeln, weil sie nicht furzen dürfen!*
>
> **Harold Ellis**

In der westlichen Welt, wo manche Menschen sich anscheinend ausschließlich von Hamburgern und Pommes ernähren, die sie mit zuckerhaltigen Softdrinks herunterspülen, kommt die Divertikulose (ähnlich der arteriellen Hypertonie und dem Diabetes mellitus) endemisch vor. Zusammen mit Gallenblasensteinen und Hernien ist die Divertikelkrankheit das täglich Brot eines Allgemeinchirurgen; dadurch kann er Essen auf den Tisch stellen und den Benzintank seines Mercedes auffüllen. **In diesem Kapitel werden wir die üblichen notfallmäßigen Vorstellungen bei Divertikelkrankheit besprechen und Dir ein paar Tipps geben, wie Du mit den einzelnen Situationen umgehen kannst.**

Das Wort Divertikel stammt aus dem Griechischen und bedeutet „ein Haus am Straßenrand mit schlechtem Ruf" (Du kennst die Art von Häusern, wo vielleicht manche Leser dieses Buches abhängen…). Kolondivertikel sind Ausstülpungen der Kolonschleimhaut durch die Muskularis an der Stelle, an der die Vasa rectae in die Darmwand eindringen. **Dies kann im gesamten Kolon geschehen, tritt aber am häufigsten im Sigma und nie im Rektum auf.**

Die Divertikelkrankheit ist sehr häufig bei Patienten des höheren Lebensalters anzutreffen. Es wird schwer sein, einen ‚gesunden' Briten oder Amerikaner zu finden, der kein Divertikel im Kolon hat (◘ Abb. 26.1). Mit der Epidemie von Junkfood sehen wir eine zunehmende Anzahl von Patienten in ihren Dreißigern mit komplizierter Divertikelkrankheit. Bei bestimmten Patientengruppen sind sie noch häufiger anzutreffen,

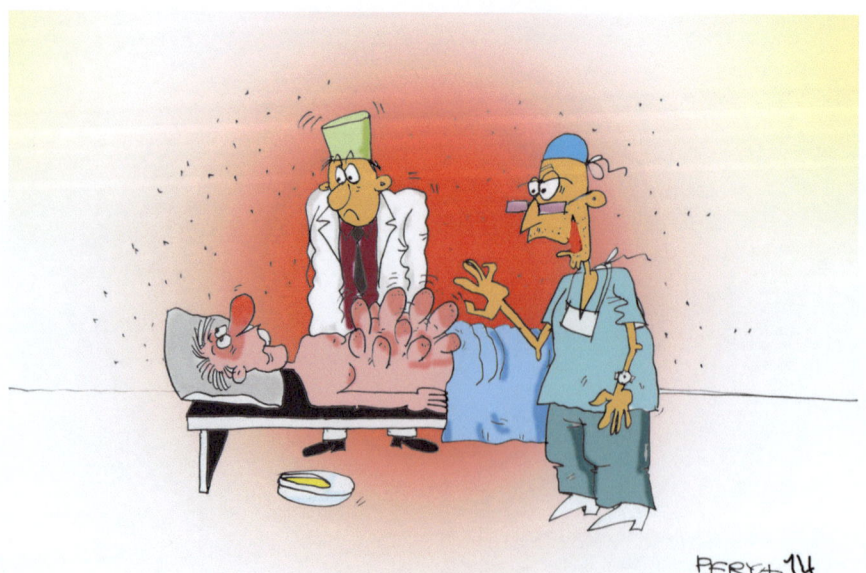

◘ Abb. 26.1 „Welche müssen wir entfernen?"

wie Adipöse, Inaktive, Ältere und anscheinend alle, die auf unseren Kolonoskopie-Listen stehen!

Die überwiegende Mehrzahl der Divertikel bleibt symptomlos; die symptomatischen präsentieren sich notfallmäßig in 3 häufigen Szenarien:
- Akute Divertikulitis oder perforiert.
- Blutung (siehe ▶ Kap. 27)
- Darmverschluss (siehe ▶ Kap. 25)

Akute Divertikulitis

Wie bei der akuten Appendizitis teilen wir die akute Divertikulitis nach zunehmender Schwere ein:
- ‚Einfache' (unkomplizierte) akute Divertikulitis.
- ‚Komplizierte' akute Divertikulitis
  - Lokal perforiert mit perikolischem oder Beckenabszess;
  - ‚freie Perforation'.

Unkomplizierte akute Divertikulitis
Die akute Divertikulitis ist in der westlichen Welt so weit verbreitet, dass **wir nicht glauben, dass irgendein Chirurg die Kombination von linksseitigen Unterbauchschmerzen, Druckempfindlichkeit und Abwehr, Appetitsverlust, subfebriler Temperatur und einem gewissen Maß an Obstipation** nicht sofort erkennen würde. Kommen noch Blutuntersuchungen dazu, die erhöhte Entzündungsparameter zeigen, ergibt sich ein unverwechselbares klinisches Bild.

Bildgebung oder keine Bildgebung?
Wir sind der Ansicht, dass bei einem typischen Patienten, dem es nicht zu schlecht geht, auf eine Bildgebung verzichtet werden kann. **Und natürlich gibt es keinen Grund, bei Patienten, die sich mit einer erneuten milden Episode einer rezidivierenden Divertikulitis vorstellen, erneut ein CT anzufordern.** Unsere amerikanischen Freunde werden uns jedoch sagen, dass bei allen ihrer Patienten ein CT gemacht wird – um den Prozess zu dokumentieren, ein Staging durchzuführen und andere Diagnosen auszuschließen – und Patienten in den USA können sowieso nicht von der Notaufnahme auf die Station gelangen, ohne den Umweg über ein CT zu nehmen. Sie nennen es ‚defensive Medizin'. Nun, wir denken uns, lass sie doch die USA wieder zur Supermacht machen[1]…

Lass uns nicht vergessen, dass gelegentlich **die Sigmaschlinge nach rechts umschlägt, der Patient sich dann mit rechtsseitigen Unterbauchschmerzen und Druckempfindlichkeit vorstellt und damit eine akute Appendizitis imitiert** – Du willst diese Patienten nicht operieren, oder? Eine ähnliche Konstellation mit blutigem

---

[1] Anmerkung des Übersetzers: Im Original ‚let them make America great again'.

Tab. 26.1 Einige der Nachahmer der akuten Divertikulitis

- Ischämische Kolitis
- Entzündliche Darmerkrankung
- Perforiertes kolorektales Karzinom
- Bauchaortenaneurysma mit Leckage
- Nierenkolik
- Aortendissektion

Durchfall könnte Vorbote einer akuten Episode einer ischämischen Kolitis sein. Und natürlich gibt es da noch andere Ursachen für linksseitige Unterbauchschmerzen (einige davon werden einen Notfalleingriff benötigen; siehe Tab. 26.1).

Wenn also das klinische Bild nicht ‚klassisch' für eine akute Divertikulitis ist und wir Zweifel haben, werden wir vielleicht ein wenig amerikanisch und geben das auch zu:

In diesem Fall kann ein CT nützlich sein, um es richtig zu machen.

Wie behandeln wir eine unkomplizierte akute Divertikulitis?

Viele dieser Patienten können ambulant mit oraler Antibiotikagabe behandelt werden. Jedoch werden Patienten, die etwas schwerer erkrankt sind oder eine orale Antibiotikagabe nicht tolerieren, am besten stationär aufgenommen und erhalten die Antibiotika intravenös (wir brauchen Dir doch nicht zu sagen, welche Antibiotika Du einsetzen solltest, oder?). Wir schränken die Ernährung bei diesen Patienten nicht ein, aber viele werden sich nicht wohlfühlen und werden sowieso nicht viel zu sich nehmen wollen. Häufig wird ihnen jemand geraten haben, sich ballaststoffreich zu ernähren und Samen zu meiden. Während es gute Belege dafür gibt, dass eine ballaststoffreiche Ernährung die Entwicklung einer Divertikulose verhindert, glauben wir nicht daran, dass die Gabe von Ballaststoffen nach einer akuten Episode das Risiko einer weiteren Episode senken wird. Und die Samen? Nun, wir sind noch keinem Samen begegnet, der schlau genug war, ein Divertikel aufzusuchen und sich darin einzunisten…

Unter einer konservativen Behandlung wird eine unkomplizierte Divertikulitis in der Regel abklingen. **Es ist unsere Praxis etwa 6 bis 8 Wochen nach Abklingen der Beschwerden eine Kolonoskopie durchzuführen,** da die Häufigkeit eines Karzinoms, wenn auch gering (etwa 2 %) nicht unbedeutend ist (wir sind uns sicher, dass, falls Du in einem Dienstleistungssystem arbeitest, Dein Patient zweifellos kolonoskopiert werden wird…).

Muss eine unkomplizierte Divertikulitis antibiotisch behandelt werden?

Da Antibiotika schon so lange fester Bestandteil der Behandlung einer Divertikulitis sind, fällt es schwer sich vorzustellen, dass sie keine Rolle spielen könnten. Doch genau darauf weisen immer mehr Beweise hin. Was bedeutet dies nun für unser Vorgehen? Wir schlagen vor, dass gesunde, immunkompetente Patienten mit der klinischen Diagnose einer unkomplizierten Divertikulitis sicher ohne Antibiotika behandelt werden können, vorausgesetzt sie haben guten Zugang zu einer medizinischen Versorgung; wir würden die restlichen Patienten (kranke Patienten, Diabetiker oder Immunsupprimierte) weiterhin mit Antibiotika behandeln. Behalte jedoch im Hinterkopf, dass bei diesem Thema eine ‚transatlantische Kluft' besteht, die auf der Furcht vor Rechtsstreitigkeiten und dem ‚Verletzen' des sogenannten ‚Behandlungsstandards'[2] auf der einen Seite des Atlantiks beruht – Du wirst schon wissen, welche Seite das sein wird…

Wie steht es aber mit der elektiven Sigmaresektion im Intervall, um weitere rezidivierende Episoden zu verhindern? Gedulde Dich. Das wird weiter unten diskutiert.

Komplizierte akute Divertikulitis

Ok, nun kommen wir zum Kern der Sache, auf den Du vielleicht bislang gewartet hast; die **Situationen, die eine notfallmäßige chirurgische Intervention erfordern können.**

Perforierte Divertikulitis

Wenn Dein Patient schwerer als oben beschrieben erkrankt ist, oder mehr als eine ‚nur lokale Druckempfindlichkeit' aufweist, wirst Du das ‚obligatorische' CT veranlassen, um die Diagnose zu bestätigen und ein Staging durchzuführen.

Wir sind der Ansicht, dass, ähnlich der Appendizitis, die perforierte Divertikulitis eine unterschiedliche Entität im Vergleich zur unkomplizierten Divertikulitis darstellt. Nachdem wir dies festgestellt haben, bietet die akute Divertikulitis ein breites Spektrum an, was sich auch in den unterschiedlichen Meinungen, wie die verschiedenen klinischen Situationen zu behandeln sind, niederschlägt. Die **Ambrosetti Klassifikation** (◘ Tab. 26.2) stützt sich auf CT-Befunde und ist ein nützlicher Leitfaden zur Behandlung der Patienten. In gewisser Weise verhält er sich analog zur älteren **Hinchey Klassifikation** (◘ Tab. 26.3), welche sich auf die operativen Befunde stützt und sich auf die ‚komplizierten' Fälle konzentriert.

Die Kombination der klinischen und CT-Befunde wird es Dir ermöglichen, Deine Patienten einer der nachfolgenden Gruppen zuzuordnen:
- **Unkomplizierte – ‚schwelende' Divertikulitis**
- **Perikolischer oder Beckenabszess**
- **Generalisierte Peritonitis**

---

2 Anmerkung des Übersetzers: Im Original ‚standard of care'.

◼ **Tab. 26.2** Die Ambrosetti CT Klassifikation der Divertikulitis. *(Ambrosetti P, Becker C, Terrier F, Colonic diverticulitis: impact of imaging on surgical management – a prospective study of 542 patients, Eur Radiol 2002; 12: 1145–9.)*

Moderate Divertikulitis	Lokal verdickte Sigmawand
	Perikolisches ‚fat stranding'[3]
Schwere Divertikulitis	Abszess
	Extraluminale Luft
	Extraluminales Kontrastmittel

◼ **Tab. 26.3** Die Hinchey Klassifikation der akuten Divertikulitis. *(Hinchey EJ, Schaal PG, Richards GK. Treatment of perforated diverticular disease of the colon. Adv Surg 1978; 12: 85–109.)*

Klassifikation	Beschreibung
Hinchey 1	Perikolischer Abszess oder Phlegmone
Hinchey 2	Becken-, intraabdominaler oder retroperitonealer Abszess
Hinchey 3	Generalisierte eitrige Peritonitis
Hinchey 4	Generalisierte kotige Peritonitis

Einfache Form – ‚schwelende' Divertikulitis

Dies bedeutet, dass bei einem Patienten eine unkomplizierte akute Divertikulitis festgestellt wurde und sich nach 3–5 Tagen konservativer Behandlung nicht gebessert hat.

Ziehe eine erneute Bildgebung in Betracht um zu sehen, ob sich eine komplizierte Divertikulitis entwickelt hat, wobei Du dann noch oft (bei z. B. lokalisierter Ansammlung) durch eine radiologisch gesteuerte Drainage den Fall ‚retten' kannst. **Bleibe bei fehlender radiologischer Verschlechterung geduldig und versuche es mit Antibiotika für ein paar Tage.** Hat der Patient bislang die Antibiotika oral eingenommen, dann ist es jetzt sicherlich an der Zeit, sie ihm intravenös zu geben. (Obwohl einige von uns daran zweifeln, dass bei einem Patienten mit normaler Darmfunktion intravenöse Antibiotika eine ‚stärkere' Medizin bedeuten…). Ziehe zusätzlich, abhängig vom Ergebnis der Blutkulturen oder dem Ratschlag Deines Mikrobiologen, einen Wechsel der Antibiotika in Betracht. **Warne gleichzeitig Deinen Patienten, dass, wenn er sich nicht innerhalb von 48–72 h erholt, eine Resektion erwogen werden muss.** In solchen Situationen würden wir eine Sigmaresektion innerhalb weniger Tage durchführen, um die Infektionsquelle zu beseitigen; ob eine primäre Anastomose angelegt werden kann, werden wir weiter unten diskutieren.

---

3   Anmerkung des Übersetzers: ‚fat stranding' beschreibt eine diffuse oder retikuläre Dichteanhebung im CT, die den erkrankten Darmanteil umgibt.

Eine Gruppe von Patienten bessert sich unter Antibiotikagabe, nur um nach Ende der Antibiotikabehandlung erneut eine akute Episode zu erleiden. **Wir sehen dies als *schwelende* Divertikulitis an und der richtige Weg ist, dann zu resezieren.**

Perikolischer/Beckenabszess

Wenn eine akute Divertikulitis mit einer lokal gedeckten Perforation vorliegt, dann kann das klinische Bild häufig nicht von einer nicht-perforierten Divertikulitis abgegrenzt werden. Wir denken da an die glücklichen prä-CT Tage, wo viele dieser Patienten allein mit Antibiotika erfolgreich behandelt wurden. Was ist mit diesen Tagen?

- Wenn das CT einen kleinen Beckenabszess zeigt, solltest Du nicht von der Couch springen. **Abszesse mit einem Durchmesser kleiner als 4–5 cm sollten allein mit Antibiotika sich auflösen; eine bis zu 2 Wochen verlängerte Gabe wird aber nötig sein.**
- **Größere Abszesse müssen drainiert werden.** Dies sollte, falls möglich, durch einen Radiologen perkutan gemacht werden.

Generalisierte Peritonitis

Bei klinischen und/oder radiologischen Zeichen einer diffusen Peritonitis, die auf eine disseminierte Kontamination der Bauchhöhle hinweisen, sollte eine Operation erwogen werden. Bei ‚sich wohl fühlenden' Patienten mit ein paar Luftblasen um das Sigma oder sogar einem schmalen Luftsaum unter dem Zwerchfell kannst Du eine konservative Behandlung versuchen – vorausgesetzt, sie sind nicht offensichtlich ‚septisch' und ihre abdominalen Zeichen sind begrenzt. **Wir haben bereits häufig diese Patientengruppe mit Antibiotika und MIKÄB (meisterhafte Inaktivität und katzenähnliche Beobachtung)[4] behandelt.**

Die Notfalloperation bei akuter Divertikulitis

» *Der operative Zugang sollte individualisiert werden und hängt vom aktuellen Krankheitsstadium, dem Allgemeinzustand des Patienten, der Erfahrung des Chirurgen mit kolorektaler Chirurgie, der zur Verfügung stehenden Ausstattung der Intensivstation und dem Intensivpflegepersonal ab.*

E. John Hinchey

Lass uns die Indikationen für eine Operation bei akuter Divertikulitis wiederholen:
- Refraktäre ‚unkomplizierte' Divertikulitis (‚schwelend').
- Lokalisierte Perforation mit oerikolischem oder Beckenabszess (perkutan nicht zugänglich).
- Diffus eitrige Peritonitis.
- Diffus kotige Peritonitis.

---

4 Anmerkung des Übersetzers: Im Original MICLO (masterly inactivity and cat-like observation).

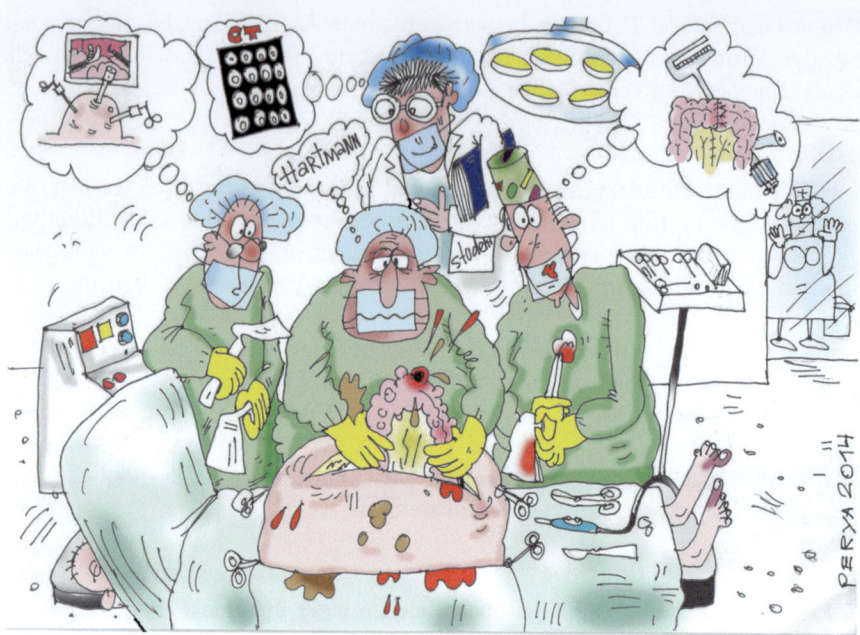

◘ **Abb. 26.2** Chirurg denkt sich: „Hartmann…" Erster Assistent denkt sich: „Resektion und Anastomose…" Zweiter Assistent denkt sich: „Sie hätten eine laparoskopische Lavage machen sollen…" Medizinstudent (der mit den dicken Gläsern): „Warum habt ihr kein CT gemacht? Das hätte doch auf Antibiotika angesprochen…"

Du hast Dich also bei einer akuten Divertikulitis für eine Notfalloperation entschieden. Was sind Deine Optionen? (◘ Abb. 26.2).

Wir haben die chirurgischen Optionen für die verschiedenen Situationen und Stadien der akuten Divertikulitis in ◘ Tab. 26.4 zusammengefasst. Du kannst ein breites Spektrum an Stadien sehen, von der einfachen Phlegmone bis zur kotigen Peritonitis und dementsprechend gibt es ein ähnlich breites Spektrum an Behandlungsmöglichkeiten für jedes Stadium.

Nachstehend werden wir Ansichten darlegen, wie Du das ‚optimale' Verfahren für Deinen Patienten anhand von drei Kriterien wählen kannst:
— Sigmaresektion ohne Anastomose.
— Sigmaresektion mit Anastomose ± protektives Stoma
— Laparoskopische Lavage (keine Resektion…)

Sigmaresektion ohne Anastomose (Hartmann-Verfahren)

Dieses Verfahren hat den Vorteil, dass eine Anastomoseninsuffizienz vermieden wird.

Die klassische Indikation für ein Hartmann-Verfahren besteht bei akut schwerkranken Patienten mit einer freien Perforation, die zu einer kotigen Peritonitis führt.

Tab. 26.4 Vorgeschlagenes Schema zur Wahl der Notfalloperation bei akuter Divertikulitis

Klinisches Bild	Hinchey Grad	Ambrosetti Grad	Chirurgisches Vorgehen
‚Schwelende' Divertikulitis	1	Moderat	– Kein chirurgisches Vorgehen – Plane Resektion mit primärer Anastomose
Lokal perforierte Divertikulitis mit perikolischem, Becken- oder retroperitonealem Abszess	2	Schwer	– Radiologisch gesteuerte Drainage – Laparoskopische Drainage – Resektion mit Anastomose (± protektives Stoma) Hartmann-Verfahren
Eitrige Peritonitis	3	Schwer	– Laparoskopische Spülung – Sigmaresektion mit primärer Anastomose (± protektives Stoma) – Hartmann-Verfahren
Kotige Peritonitis	4	Schwer	– Hartmann-Verfahren

Das Hartmann-Verfahren wird von einigen als ‚einfache Operation' angesehen, die daher an weniger erfahrene Chirurgen abgegeben werden kann. Dies kann in **Hartmanns Dreiklang des Verderbens**[5] **münden: eine Rektumstumpfinsuffizienz, eine Infektion von tief gelegenen Strukturen**[6] **und ein retrahiertes Kolostoma.** Vermeide dies, indem Du sicherstellst, dass ausreichende chirurgische Erfahrung im OP-Saal zur Verfügung steht. Wir wünschten, wir könnten Dir Tipps geben und Tricks verraten, wie Du dieses Verfahren in eine einfache Resektion verwandelst, wie Du mit einem beherzten Griff das Sigma mit einer Hand mobilisiert, gleichzeitig ein gewinnendes Lächeln aufsetzt und mit dem Anästhesisten und den Springern plauderst. In der Realität sind das schwierige, schweißtreibende und oft mit Schwüren und Flüchen überlagerte Operationen, wo das akut entzündete Sigma mit verdicktem und verkürztem Mesokolon anscheinend mit der Umgebung festgeklebt ist. Dass die Adipositas ein bekannter prädisponierender Faktor für eine akute Divertikulitis ist, macht die Dinge auch nicht einfacher…

Einige Tipps zum Hartmann-Verfahren:

- **Nutze einen Mittellinienschnitt** – Du wirst eine gute Übersicht brauchen und vielleicht (zwar nicht oft) die linke Flexur mobilisieren müssen.
- Fange zuerst mit der Mobilisierung des Kolon descendens an.
- Setze mit der Mobilisierung des Sigmas bis zum oberen Rektum und (hoffentlich!) unbeteiligten Strukturen fort.
- Nutze eine Kombination aus stumpfer (‚finger fracture') und scharfer Dissektion, um die Mobilisierung zu vervollständigen.

---

5 Anmerkung des Übersetzers: Im Original ‚triad of doom'.
6 Anmerkung des Übersetzers: Im Original ‚deep-space infection'.

- Du musst nicht radikal jedes einzelne Divertikel resezieren – reseziere den perforierten und verdickten Darm und vergewissere Dich, dass Du ausreichend Darm an beiden Resektionsenden hast.
- Übernähe den gestapelten Rektumstumpf, um das Risiko einer Rektumstumpfinsuffizienz zu reduzieren (übrigens kannst Du den Rektumstumpf auch nur mittels Naht verschließen).
- In seltenen Fällen, wenn der Rektumstumpf sehr verletzlich erscheint, fixiere einen in den Rektumstumpf eingebrachten 30 Charr Blasenkatheter mit einer Tabaksbeutelnaht; leite den Katheter durch die untere Bauchwand aus. Wir würden auch eine dicklumige Drainage in das Becken platzieren. (Ja, wir wissen, dass einige der Herausgeber das für unnötig halten…)
- Übrigens war Henri Albert Hartmann französischer Chirurg in Paris (1860–1952).

Wenn wir ein geplantes Hartmann-Verfahren mit dem Patienten und seiner Familie besprechen, erklären wir in der Regel, dass es eine ‚vorübergehende Kolostomie' sein wird. **Aber in Wirklichkeit sind weniger als die Hälfte dieser Patienten für eine Wiederherstellung der Darmkontinuität fit genug;** letztere ist ein größerer Eingriff, der mit einer erheblichen Morbidität verbunden ist. **Bedenke: das Hartmann-Verfahren kann Leben retten. Aber es verurteilt Patienten mit einer Kolostomie zu leben oder sich einem weiteren Eingriff mit potenzieller Morbidität zu unterziehen. Nimm es nicht auf die leichte Schulter.**

Sigmaresektion mit Anastomose und mit oder ohne protektives Stoma

Dieses Verfahren bietet den Vorteil, dass es ohne die Morbidität eines Stomas und dem nachfolgenden größeren Eingriff zur Wiederherstellung der Darmkontinuität auskommt.

Wir würden unter folgenden Umständen eine primäre Anastomose in Betracht ziehen:
- Der Patient befindet sich in einem relativ guten Allgemeinzustand (er wird wahrscheinlich eine – Gott bewahre – Anastomoseninsuffizienz überleben…).
- Die lokalen Bedingungen sind günstig: Hinchey 1 oder 2 und in ausgewählten Fällen eine Hinchey 3 Peritonitis. **Nie bei einer kotigen Peritonitis.**
- Die systemischen Faktoren sind günstig (z. B. der Patient ist hämodynamisch stabil und nicht unterernährt).

Es sollte nicht überraschen, dass, da die meisten unserer Patienten, die notfallmäßig operiert werden, eine diffuse Peritonitis haben, wir selten die Möglichkeit zu einer primären Anastomose haben. **Diejenigen, die viele solcher Fälle haben, operieren sicherlich Patienten, die hätten konservativ behandelt werden können…**

Natürlich wirst Du alle technische Regeln für eine gute kolorektale Anastomose kennen (Spannungsfreiheit, gut durchbluteter Darm und eine solide Anastomosentechnik – siehe ▶ Kap. 14).

Solltest Du ein proximales Stoma anlegen, um Deine ‚Hochrisiko'-Anastomose zu schützen? Auch hier würden wir selektiv vorgehen. Wenn die ‚Resektion mit Anastomose' gut verlaufen ist und Du Dir nicht zu viele Sorgen machst, dann würden wir kein Stoma anlegen.

Bedenke, dass sich diese Situation von einer elektiven anterioren Resektion mit präoperativer oraler Darmvorbereitung deutlich unterscheidet; stattdessen wird das Kolon hier gefüllt sein und Dein Deviationsstoma wird weniger wirksam sein. Wenn Du also ein Stoma anlegen wirst, dann lohnt es sich, auch eine intraoperative Kolonlavage in Erwägung zu ziehen (wir haben dies im vorangehenden Kapitel über Dickdarmverschluss in Einzelheiten besprochen – ▶ Kap. 25).

Laparoskopische Lavage (keine Resektion)

Über die laparoskopische Lavage bei akuter Divertikulitis wurde erstmals vor einem Jahrzehnt berichtet und war anfangs sehr vielversprechend. Sie bietet die offensichtlichen Vorteile sowohl ohne Stoma als auch ohne das Risiko einer Anastomoseninsuffizienz auszukommen. Der Nachteil besteht darin, dass die Ursache der Sepsis nicht vollständig beseitigt wird und einige Patienten später eine Resektion benötigen. Vielleicht ist dies aber auch eine gute Sache, wenn schlimmstenfalls die Resektion auf einen späteren geplanten Zeitpunkt verschoben wird!

Wir würden eine laparoskopische Lavage bei akuten Divertikulitiden Hinchey 2 oder 3 in Betracht ziehen. **Wir denken, sie macht bei Patienten mit Hinchey 1 keinen Sinn und ist bei Patienten mit kotiger Peritonitis vergeblich (Letztere werden mit einer Hartmann-Operation behandelt).**

Bei der Laparoskopie untersuchst Du zunächst das Kolon. In der Regel wirst Du die Abszesshöhle sehen und keine Verbindung zum Kolon finden. Manchmal findest Du aber auch keine Abszesshöhle und siehst nur den entzündeten Darm. **Wenn Du aber keine offensichtliche Perforationsstelle am Kolon findest, dann stochere um Gottes Willen bei der Suche danach nicht herum! Mit anderen Worten, mobilisiere das Kolon nicht, wenn Du nicht vorhast, es zu resezieren.** In den meisten Fällen wirst Du lediglich das entzündete Kolon und Teil der Abszesshöhle sehen; bei diesen Fällen spülst Du die Bauchhöhle – alle vier Quadranten und das Becken – bis diese sauber ist und legst eine runde 19 Charr Jackson-Pratt Drainage in die Abszesshöhle oder in die Nähe des Kolons, die Du durch die suprapubische Trokarstelle ausleitest. Zweck dieser Drainage ist nicht die Drainage der gesamten Bauchhöhle, was ein unmögliches Unterfangen[7] ist, sondern die Drainage einer Kolonperforation, die Du vielleicht übersehen hast. **In Wahrheit sehen wir jedoch so gut wie nie, dass Drainagen nach einer laparoskopischen Lavage bei eitriger Peritonitis Stuhl fördern – der Grund liegt darin, dass bei diesen Fällen Perforationen winzig sind und sich schnell verschließen; dies erklärt, weshalb die laparoskopische Lavage erfolgreich ist... im seltenen Fall, dass Du eine Kolonperforation vorfindest, erwäge mit einer Resektion fortzusetzen.**

---

7 Anmerkung des Übersetzers: Im Original ‚mission impossible'.

Bitte beobachte die Patienten nach einer laparoskopischen Lavage sorgfältig. Sie sollten sich innerhalb von 24–48 h bessern. Zögere nicht bei denjenigen, die weiterhin ‚septisch' bleiben – **sie gehören zurück in den OP zur Resektion.**

Du wirst vielleicht schon bemerkt haben, dass wir, wie viele andere, uns nicht ganz sicher sind, welche Rolle die laparoskopische Lavage bei der akuten Divertikulitis spielt. Es scheint, dass sie hauptsächlich bei Patienten mit diffus eitriger Peritonitis aufgrund der Ruptur eines intraabdominalen Abszesses eingesetzt werden kann; diese Patienten müssen operiert werden, aber vielen kann ein Stoma erspart werden. Andererseits haben wir den Eindruck, dass der nicht gezielte Einsatz einer Lavage überwiegend bei Patienten erfolgreich ist, die auch konservativ hätten behandelt werden können. Aber Du kannst dann zumindest etwas tun und aktiv vorgehen, wenn sich der Patient unter konservativer Behandlung nicht schnell genug erholt – und vielleicht sogar seine Genesung beschleunigen. Gleichzeitig vermeidest Du damit ein paar Kolostomata, die aber vielleicht doch noch benötigt werden, falls die ‚Lavage' misslingt. **Verzeih uns, aber wir können Dir an dieser Stelle wenig Wissenschaft anbieten… Du kannst diese Option abhängig von Deinen örtlichen Voraussetzungen in Betracht ziehen.**

Wie steht es mit der laparoskopischen Kolektomie?

Die laparoskopische Kolektomie bei akuter Divertikulitis wird kontrovers diskutiert. Schon elektive Resektionen bei Divertikelkrankheit können aufgrund von Adhäsionen und dem Verlust der Gewebsschichten eine richtige Herausforderung sein. Wenn Du ein Technikfreak mit eigenem YouTube Kanal bist, dann sind wir uns sicher, dass eine notfallmäßige laparoskopische Sigmaresektion für Dich machbar ist. **Ob es jedoch wünschenswert ist, einen kranken, septischen Patienten mit einer komplizierten Divertikulitis über Stunden in einer steilen Kopftieflagerung zu operieren, steht auf einem ganz anderen Blatt. Bei diesen Patienten wird das Ergebnis eher vom Ausmaß der ‚Sepsis' als vom Trauma des chirurgischen Zuganges bestimmt.** Wenn Du jedoch erfolgreich bist, dann sei stolz, da Du die üblichen Risiken einer postoperativen Wundinfektion und einer Narbenhernie wesentlich gesenkt hast.

Sogar für uns Sterbliche, die eine erhebliche Anzahl von elektiven laparoskopischen kolorektalen Operationen durchführen, scheint der offen chirurgische Zugang bei diesen Fällen der sicherste zu sein.

Einige Worte zu Fisteln bei Divertikelkrankheit

Die häufigsten Fisteln führen entweder zur Harnblase (kolovesikal) oder zur Vagina (kolovaginal). Bei manchen Fällen münden die Fisteln in der Haut, im Uterus, in den Eileitern, im Dünndarm oder sogar in einen anderen Anteil des Dickdarmes. Solche Fisteln werden üblicherweise elektiv evaluiert und behandelt – durch Resektion des Ursprunges im Bereich des Sigmas.

Gelegentlich wirst Du jedoch Patienten mit einer kolovaginalen oder kolovesikalen Fistel dringlich operieren müssen. Wenn sich eine **kolovaginale** Fistel *unmittelbar* nach einer akuten Perforation bildet, wird die Patientin plötzlichen Austritt von Eiter, Blut und Stuhl aus der Vagina angeben, der in den meisten Fällen schnell sistiert. Wenn es sich jedoch um eine große, hartnäckige Fistel handelt, wird sich weiterhin Stuhl aus der Vagina entleeren. Falls dies geschieht, legen wir (laparoskopisch) ein doppelläufiges Ileostoma an, um den Stuhl umzuleiten. **Lass die akute Phase abklingen und entferne das ursächliche Kolonsegment ein paar Monate später.**

Kolovesikale Fisteln müssen, außer bei einem transplantierten (insbesondere nierentransplantierten) Patienten, der eine hartnäckige Urosepsis entwickelt, sehr selten notfallmäßig angegangen werden. Eine frühe Deviation oder Resektion kann angezeigt sein, um den Zufluss von Sch… in die Harnblase zu stoppen. Bei den Patienten, die initial auf Antibiotika ansprechen, würden wir die Antibiotikagabe für 6 bis 8 Wochen bis zur ‚elektiven' Operation fortsetzen.

Nach Abklingen der akuten Phase: die elektive Resektion im Intervall

Die meisten Patienten mit einer akuten Divertikulitis sprechen auf eine konservative Behandlung an. Es wird geschätzt, dass bei etwa einem Viertel dieser Patienten ein erneuter Schub auftritt. Dies wird von Chirurgen, die gerne ihr Messer wetzen, als Bestätigung für die Notwendigkeit einer elektiven Operation interpretiert, **während es für eher konservative Chirurgen bedeutet, dass die meisten Patienten keine Operation benötigen werden.** Welcher dieser zwei Gruppen gehörst Du an?

Traditionsgemäß wird der zweite (oder dritte) Schub als Indikation für eine elektive Sigmaresektion aufgefasst, wobei dies insbesondere bei jüngeren Patienten gepredigt wird. Aber auch dieser Ansatz wurde durch nicht wenige Studien infrage gestellt, die gezeigt haben, dass **Patienten, die solch einer elektiven Resektion des Sigmas im Intervall unterzogen wurden, symptomatisch nicht besser abschneiden als Patienten, die nicht operiert wurden.**

Im Allgemeinen ist es der erste Schub, der zu Komplikationen führt – mit freier Perforation, Abszess- oder Fistelbildung. Wiederholte Schübe sind eher relativ milde und sprechen auf eine konservative Behandlung an.

Der vernünftige Ansatz besteht darin, die Behandlung zu individualisieren und eine elektive Resektion unter folgenden Gesichtspunkten anzubieten:
- Mehrere wiederholte und häufige Schübe, die die Lebensqualität stark beeinträchtigen.
- Prolongierte, ‚schwelende' Schübe bei Patienten, die sich nie vollständig erholen.
- Nach Schüben einer komplizierten Divertikulitis; bei z. B. perkutan behandeltem parakolischem Abszess.
- Immunsupprimierte Patienten (z. B. Lebertransplantierte), die für eine freie Perforation hochgradig anfällig sind.

- Patienten, die eine narbige Stenose des Dickdarms mit Symptomen/Belegen eines Dickdarmverschlusses entwickeln.
- Patienten, bei denen sich Fisteln bilden.

Mit ‚individualisiertem Ansatz' meinen wir, dass Du nicht dogmatisch sein sollst. Während ein 30-jähriger Mann, der im Laufe des letzten Jahres fünf Schübe hatte, operiert werden sollte, kann die 80-jährige Dame, die ein paar milde Schübe hatte, in Ruhe gelassen werden. Und der 90-jährige Herr mit einer perkutanen Drainage eines peridivertikulären Abszesses kann mit seinem Sigma weiterleben.

Natürlich gibt es Kollegen, deren Meinung sich drastisch von der unseren unterscheidet. Ihrer ‚modernen' Sichtweise zufolge, beweist alleine schon die Tatsache, dass sie eine laparoskopische, aber nein, eine Roboter-assistierte Sigmaresektion beherrschen, dass die Sigmaresektion ein ‚Kinderspiel' ist und die Indikationen gelockert werden sollten. Die Wahl, welchem Lager man sich anschließt… hängt von Deiner eigenen *Weltanschauung*[8] ab.

> Wenn es hart auf hart kommt, dann ist ein Hartmann Dein Freund!

Andere Formen der akuten Divertikulitis

Obwohl die Sigmadivertikulitis in unserer täglichen Praxis häufig vorkommt, sollten andere Divertikulitisformen nicht außer Acht gelassen werden:
- Angesicht der horrenden Menge an Junkfood, die in ‚westlichen Ländern' verzehrt werden, sehen wir eine zunehmende Zahl von jüngeren Patienten mit einer **Pandivertikulitis,** die vom rektosigmoidalen Übergang bis zur Ileozökalklappe reicht. Manche dieser Patienten stellen sich mit einer **akuten Divertikulitis des rechten Hemikolons oder des Kolon transversums** vor, was eine akute Cholezystitis oder eine akute Appendizitis vortäuschen kann. Der Schlüssel zur Diagnose liegt in einem Abdomen-CT, das die lokale Entzündung des Kolons zeigen wird. Dies vermeidet eine unnötige Operation und widersteht der Versuchung, Kolon zu resezieren, da fast alle dieser Fälle auf die konservative Behandlung mit Antibiotika ansprechen.
- **‚Umschriebene' Zökumdivertikulitis.** Dies ist eine *andere* Entität; junge, überwiegend männliche Patienten mit einem oder zwei Divertikeln im Zökum – ohne Divertikel in den distal gelegenen Dickdarmabschnitten. Ein- bis zweimal jährlich wirst Du einen Patienten mit einer vermeintlich ‚klassischen' akuten Appendizitis sehen, bei dem Du dann bei der Operation eine entzündliche Zökummasse oder Phlegmone unterschiedlichen Ausmaßes antriffst.

---

8 Anmerkung des Übersetzers: Im Original wird der deutsche Begriff verwendet.

Eine freie Perforation oder generalisierte Peritonitis sind selten. **Dieses Missgeschick kann Dir nur passieren, wenn Du auf ein CT verzichtest, bei dem ein guter Radiologie in der Lage sein sollte, eine Zökumdivertikulitis von einer akuten Appendizitis zu unterscheiden.** Sollte dies der Fall sein, dann kannst Du diese Patienten konservativ behandeln, da sie genauso wie bei der Divertikulitis des Sigmas auf Antibiotika ansprechen würden. Und natürlich wurden wiederholte Schübe bei konservativ behandelten Patienten mit einer Zökumdivertikulitis berichtet. Viele Patienten werden jedoch operiert, weil entweder kein CT gemacht wurde oder der Befund fälschlicherweise als akute Appendizitis interpretiert wurde. **Was bei der Operation gemacht werden muss, hängt von der Ausprägung des Prozesses ab (d. h. wie schlimm es aussieht),** von einer Divertikulektomie (platziere einen Linearstapler quer über die Basis des Divertikels – schließe gesunde Zökumwand mit ein – und löse ihn aus) bis zu einer partiellen Resektion des Zökums (löse, wie gehabt, einen quer platzierten Stapler aus und achte darauf, dass Du die Ileozökalklappe nicht einengst). Gelegentlich, wenn sich das Divertikel in unmittelbarer Nähe zur Ileozökalklappe befindet, ist es sicherer, das Divertikel zu resezieren und den Defekt in der Zökumwand mit einer Handnaht zu verschließen. Chirurgen, die mit dieser Situation nicht vertraut sind oder sie nicht erkennen, werden oft mitgerissen und führen eine rechtsseitige Hemikolektomie durch.

Der Vollständigkeit halber sei hier erwähnt, dass eine akute Divertikulitis *sehr selten* Patienten mit einer **Jejunaldivertikulose** betreffen kann. Diese Patienten stellen sich mit sowohl systemischen Entzündungszeichen als auch lokalen peritonitischen Reizzeichen im mittleren Abdomen vor. **Der Schlüssel zur Diagnose und der nachfolgenden konservativen (in der Regel erfolgreichen) Behandlung mit Antibiotika ist ein CT – der den Entzündungsprozess im Bereich eines Jejunalsegmentes mit angrenzendem Mesenterium zeigt.** Solltest Du gezwungen sein zu operieren, reicht eine Dünndarmsegmentresektion mit Anastomose völlig aus.

Abschließende Anmerkungen

Wenn man das Gesamtbild betrachtet, scheint es, dass wir bei einer akuten Divertikulitis zu früh operieren, zu viele CTs veranlassen, zu viele perkutane Drainagen legen, zu viele Dickdärme resezieren, zu viele Stomata anlegen, zu viele Patienten elektiv erneut operieren, zu viel mit Antibiotika behandeln und zu wenige randomisierte kontrollierte Studien durchführen, um zu wissen, was richtig und was falsch ist.

„**Im Herzen Afrikas wirst Du selten einen Fall mit einer akuten Divertikulitis sehen: die Menschen dort essen nicht den Mist, den wir essen.**"

Die massive untere gastrointestinale Blutung

Ghaleb Goussous und Mark Cheetham

> *Eine Blutung in den Bauch ist wie Feuer auf einem Schiff – man rennt darauf zu.*
>
> **Jeffery Young**

> *Jede Blutung steht – irgendwann.*
>
> **Anon**

In diesem Kapitel sprechen wir nicht über Menschen, die irgendwann einmal eine kleinere rektale Blutung haben. Wir wissen, dass Du mit diesen Patienten umgehen kannst (siehe ▶ Kap. 28 über anorektale Erkrankungen). Nein, wir sprechen hier über den seltenen Patienten, der versucht über den Anus zu verbluten.

Wir alle kennen den Moment, wenn wir den Anruf aus der Notaufnahme entgegennehmen und uns das Herz in die Hose rutscht, weil man uns zu einem Patienten mit einer ‚**massiven rektalen Blutung**' bittet. Glücklicherweise ist sie in fast allen Fällen nicht so ganz massiv! Wer von uns sich nass rasiert, weiß, dass ein einziger Tropfen das ganze Waschbecken rot färben kann und dasselbe gilt auch für Blut, das in die Toilette tropft: Das kann in der Tat nach einer Katastrophe aussehen.

Erscheinungsformen und Definitionen

Blutungen des unteren GI (UGIB) zeigen sich als Absetzen von entweder frischem oder kastanienbraun gefärbtem Blut aus dem Rektum (auch bekannt als Hämatochezie). Anatomisch gesehen handelt es sich um eine Blutung distal des Treitz'schen Bandes. *Politisch* handelt es sich um eine Blutung, die der Gastroenterologe nicht anlangt, bevor sie nicht von einem Chirurgen gesehen worden ist – was, wie wir wissen, keine ganz dumme Idee ist… (solange das nicht nach Mitternacht vorkommt☺).

Allerdings existiert keine allgemein akzeptierte Definition der massiven unteren GI Blutung. Manche sagen, das sei eine Blutung, die mehr als 4 Erythrozytenkonzentrate erfordere oder ein Hämoglobin-Wert (Hb) von 6 g/dl oder weniger.

Das halten wir nicht für hilfreich, denn der Hb-Abfall braucht Zeit, und in den meisten Fällen kennen wir den Ausgangswert nicht. Wir wissen, dass es anfangs ziemlich schwer ‚über den Daumen zu peilen' ist, wie viel Blut ein Patient benötigen wird, und dass die erforderliche Zahl von Transfusionen davon abhängt, wie der Patienten darauf anspricht; ein jüngerer Patient mag zum Ausgleich desselben Blutverlusts weniger Blut benötigen als ein älterer Patient unter antihypertensiver Medikation. **Um es einfach auszudrücken, wenn die Blutung mit einer gewissen hämodynamischen Instabilität einhergeht, dann ist sie sehr wahrscheinlich massiv genug, um Deine ungeteilte Aufmerksamkeit zu erfordern.**

Wenn wir jetzt mehr ins Detail gehen, dann sollten wir erwähnen, dass es (Überraschung!) auch auf den individuellen Patienten ankommt. In den folgenden Situationen solltest Du die Blutung also ernst nehmen:

- Ältere Patienten (> 60 Jahre) mit Begleiterkrankungen.
- Schwere andauernde Blutungen.
- Patienten unter ‚Blutverdünnern'.

Diese Patienten sollten aufgenommen, überwacht und wie unten erörtert untersucht werden.

Ursachen

Divertikulose und arteriovenöse Malformationen(AVMs) sind die beiden häufigsten Ursachen einer UGIB und wetteifern um Platz eins. Wie Du Dich wahrscheinlich aus Deinem Studium erinnerst, sieht man Divertikelblutungen tendenziell etwas häufiger als AVMs. **Divertikelblutungen treten häufiger auf der linken, AVMs häufiger auf der rechten Seite auf.** AVMs sollen mit Erkrankungen der Herzklappen assoziiert sein, sei also wachsam und kontrolliere das bei den Patienten, die keine Thrombozytenaggregationshemmer oder Antikoagulanzien einnehmen.

Wir werden Dich nicht langweilen, indem wir all die Ursachen einer Hämatochezie durchgehen (siehe ◘ Tab. 27.1). Stattdessen werden wir uns auf die Erörterung konzentrieren, wie man mit den häufigen Ursachen einer massiven UGIB umgeht.

Behandlung: stabilisieren – lokalisieren – kontrollieren

Erste Einschätzung und frühe Behandlung

Vergewissere Dich zunächst, dass schon mit adäquaten Maßnahmen zur Stabilisierung begonnen worden ist, wenn Du beim Patienten eintriffst. Du willst ja nicht, dass wir Dir schon wieder mit dem ABC der Wiederbelebung in den Ohren liegen. Nur,… **ersetze als Faustregel Blut durch Blut und vermeide eine Übersubstitution mit Salzwasser.** Für gewöhnlich geben wir Patienten mit einer signifikanten GI-Blutung eine Dosis Tranexamsäure i.v. Vergiss nicht dafür zu sorgen, dass zusammen mit den roten Blutkörperchen auch Gerinnungsfaktoren gegeben werden.

Im Frühstadium ist es von entscheidender Bedeutung herauszufinden, ob der Patient antikoaguliert ist. Falls er das ist, hat die Normalisierung seiner Gerinnungsfaktoren Vorrang. Im Vergleich zum guten alten Warfarin ist der Umgang mit Patienten unter den Neuen Oralen Antikoagulantien (NOAK) sehr schwierig. Für die meisten der neuen Wirkstoffe gibt es (mit Ausnahme von Dabigatran) derzeit kein Antidot und die Umkehr ihrer Wirkung ist eine Herausforderung. Es ist weise, Deinen freundlichen Hämatologen bei der Behandlung von antikoagulierten Patienten hinzuzuziehen, und ganz besonders dann, wenn es sich um NOAK handelt.

Nachdem Du die ABC Sofortmaßnahmen abgearbeitet hast, erhebst Du eine gezielte Anamnese, untersuchst den Patienten sorgfältig und führst eine rektal-digitale Untersuchung sowie eine Proktoskopie durch, um eine anorektale Ursache auszuschließen (◘ Abb. 27.1 und ◘ Tab. 27.1). (Lach nicht; wir haben gesehen, dass wegen blutender Hämorrhoiden kolektomiert worden ist…).

Tab. 27.1 Ursachen der UGIB

Ursachen einer massiven UGIB
- Divertikulose
- Arteriovenöse Malformationen

Andere Ursachen einer UGIB
- Entzündlich:
  - IBD (Colitis ulzerosa, M Crohn);
  - infektiös;
  - ischämisch;
  - Bestrahlung (Proktitis)
- Anorektal
  - Hämorrhoiden;
  - Analfissur;
  - Analfistel
- Neoplastisch:
  - Kolon- oder Rektumkarzinom;
  - Polypen
- Iatrogen:
  - Fremdkörper;
  - Nach Polypektomie (besonders nach cleveren Eingriffen wie der endoskopischen Mukosaresektion [EMR] oder einer endoskopisch submukösen Resektion [ESD]);
  - Anastomosenblutungen
- Ursachen im Dünndarm:
  - Meckel-Divertikel;
  - Dünndarmtumore

Ist die Untersuchung negativ oder ohne klares Ergebnis, **ist es in diesem Stadium von vitaler Bedeutung herauszufinden, ob es sich wirklich um eine untere GI Blutung handelt oder ob eine massive obere GI Blutung vorliegt, die sich per Rektum manifestiert** (siehe ▶ Abschn. 16.2). **Bei allen großen GI Blutungen sollte das Legen einer nasogastralen Sonde aus diagnostischen Gründen obligatorisch sein.**

Niemand wird Dich beschuldigen übervorsichtig zu sein, aber falls Du das Kolon des Patienten herausschneidest und er aus dem Ileostoma weiter blutet, wirst Du eine Menge Fragen beantworten müssen. Also, lege eine Magensonde und spüle den Magen; erscheint in dem, was Du aspirierst, weder frisches noch altes Blut, dann ist es extrem unwahrscheinlich, dass sich die Blutungsquelle im vorderen Darmabschnitt befindet. Wenn eine obere GI-Blutung allerdings nicht zuverlässig ausgeschlossen werden kann, dann ist eine ÖGD zwingend.

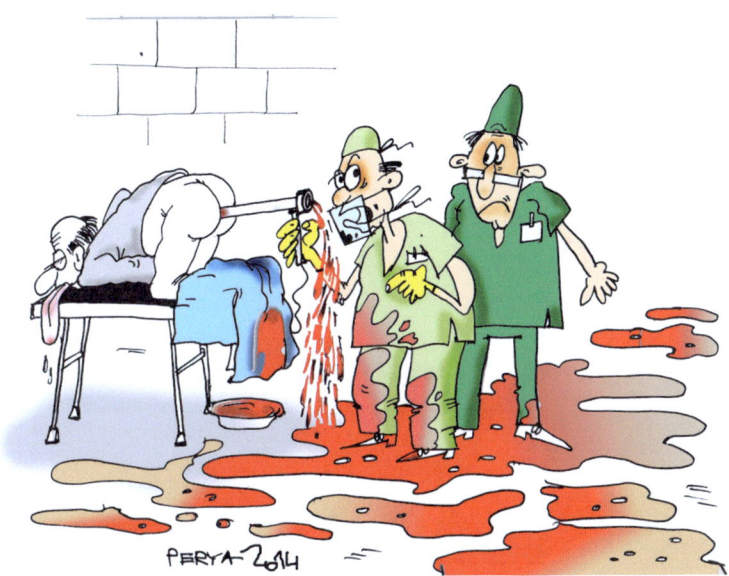

Abb. 27.1 „Hey, bist Du Dir sicher, dass das alles aus dem Rektum kommt?"

Nach der initialen Stabilisierungsphase solltest Du erkennen können, ob der Patient darauf anspricht oder nicht – die meisten werden ansprechen. Bricht der Kreislauf des Patienten allerdings völlig zusammen, dann muss er entweder in den Operationssaal oder (vorzugsweise) in den Angiografieraum verbracht werden, wo angemessene anästhesiologische Unterstützung vorhanden sein muss.

Lokalisieren...

In dieser Situation liegen die Prioritäten ein wenig wie beim Immobilienkauf: Lage, Lage, Lage.

Die Lokalisation der Blutungsquelle ist entscheidend für die optimale Behandlung – Du willst ja nicht das ganze Kolon herausreißen, wenn Du es vermeiden kannst, nicht wahr?

Wie Du die Blutung lokalisieren kannst, hängt von der Klinik (hatte der Patient kürzlich einen Eingriff oder handelt es sich um eine *de novo* Blutung?) und den Kapazitäten in Deinem Krankenhaus ab (grundsätzliche Verfügbarkeit von erfahrenen Endoskopikern und interventionellen Radiologen). Was in einem Elfenbeinturm funktioniert und rund um die Uhr verfügbar ist, mag in einer anderen Umgebung mit weniger Ressourcen nicht anwendbar sein. Unten haben wir die Vor- und Nachteile der verfügbaren diagnostischen Werkzeuge beschrieben. Andererseits braucht der Chirurg im Alltag zur Behandlung dieser Patienten ein simples Schema, das wir in ▢ Abb. 27.2 beschreiben.

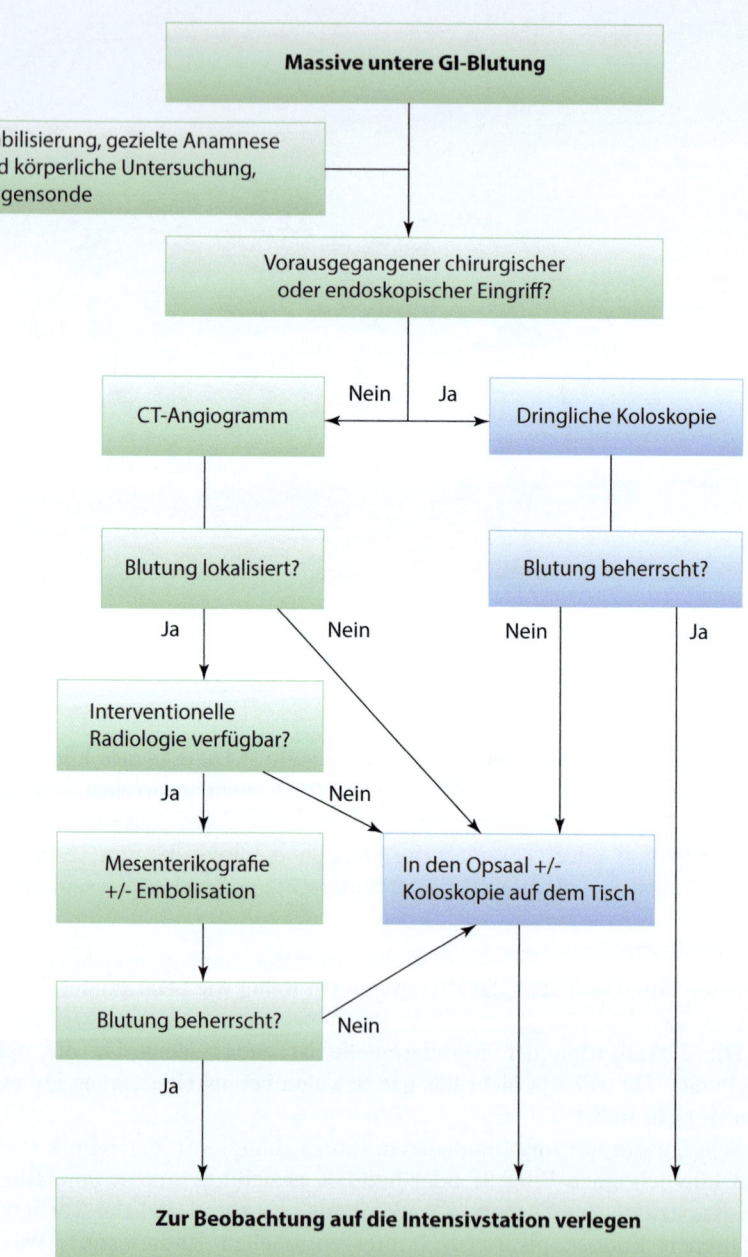

Abb. 27.2 Die Behandlung der massiven unteren GI-Blutung

Kurz gesagt:
- Stellt sich der Patient mit einer rektalen Blutung ohne jeden vorausgegangenen Eingriff vor, würden wir mit einem CT-Angiogramm beginnen.

- Patienten, die sich mit einer massiven rektalen Blutung nach einer koloskopischen Intervention oder nach einer kolorektalen Resektion vorstellen, sollten direkt koloskopiert werden.

CT-Angiogramm (CTA)
Ist der Patient leidlich stabil – auch wenn er hypoton ist -, würden wir ein CTA machen. (Wenn Du Zeit genug hast, um ein rupturiertes BAA zu scannen, gibt es keinen Grund, warum Du nicht auch eine GI-Blutung scannen kannst.) Es ist schnell und sehr akkurat. **Ist die Blutung stark genug, kann der Scan wahrscheinlich den Schuldigen lokalisieren (durchschimmerndes Kontrastmittel, übermäßige Kontrastmittelanreicherung in der Darmwand oder Wandverdickung) und einen Anhalt für die weitere Behandlung geben, sei sie chirurgisch, endoskopisch oder radiologisch.** Selbst wenn der Scan die Blutung nicht lokalisiert, könnten die Bilder immer noch wichtige Informationen zur möglichen Erkrankung und ihrem Ausmaß geben. Wir sind sicher, Du würdest es wissen wollen, wenn die CT Aufnahmen extensive Pfortadervarizen oder ein disseminiertes Tumorleiden zeigen.

Radionuklid Scan
Radionuklid Scans mit markierten roten Blutkörperchen sind im Kontext einer massiven Blutung nicht sehr hilfreich, weil sie sowohl zeitaufwendig als auch schlecht dafür geeignet sind, ein blutendes Gefäß zu lokalisieren; aus diesem Grund tendieren wir dazu, diese Untersuchung in der Notfallsituation zu vermeiden. Die Logistik, um die relevanten Mitarbeiter und das Radionuklid zu organisieren, liegt außerhalb der Möglichkeiten der meisten Krankenhäuser. **Allerdings sind diese Scans bei langsamen Blutungen und stabilen Patienten hilfreich, weil sie Blutungen schon bei einer sehr niedrigen Blutungsrate zeigen können** (bereits ab 0,1 ml/min), im Gegensatz zum CTA, das eine stärkere Blutung (um 2 ml/min) voraussetzt. Natürlich wirst Du wissen, dass bei einem stabilen Patienten mit klassischer ziegelroter rektaler Blutung der Scan auf ein Meckel-Divertikel eine nützliche Untersuchung zur Identifikation ektoper Magenschleimhaut ist.

Notfallkoloskopie
Die Notfallkoloskopie ist eine hervorragende Ergänzung bei der Diagnose und Therapie blutender Patienten. Wir würden bei jedem Patienten mit einer UGIB einen Koloskopieversuch empfehlen. Bei einem blutenden Patienten, der sich erst kürzlich einem koloskopischen oder chirurgischen Eingriff unterzogen hat, ist die Koloskopie besonders nützlich und sollte unserer Meinung nach an erster Stelle aller Maßnahmen stehen.
   Tipps für die Koloskopie wegen massiver UGIB:
- Wir empfehlen dringend, den zur jeweiligen Zeit erfahrensten Koloskopiker des Krankenhauses hinzuzuziehen.
- Wenn der Patient stabil genug ist, soll die Prozedur in der dafür vorgesehenen Endoskopieeinheit durchgeführt werden, wo alle Gadgets in Reichweite sind (etwa Clips, Adrenalin, APC [Argon-Plasma-Koagulation] etc.). Ist der Patient instabil oder vorübergehend instabil, würden wir die Koloskopie

entweder im OP oder im Angiografieraum durchführen, überall dort, wo Unterstützung durch die Anästhesie verfügbar ist.
- Wir empfehlen den Einsatz einer Rollenpumpe (ein mechanisches Gerät zum Erzeugen eines Wasserstrahls), um Gerinnsel fortzuspülen und das Identifizieren der Blutungsquelle zu erleichtern (mit Wasser gefüllte Spritzen durch den Spülkanal des Endoskops zu jagen ist kaum effizient).
- Falls vorhanden, ist der Einsatz eines Magnetsystems zur Identifikation der Lage des Endoskops (z. B. ScopeGuide, Olympus) eine große Hilfe, um dessen Position im Kolon zu erkennen; denn wie wir alle wissen, sind Vermutungen im Lumen selten genau, besonders wenn die Sicht schlecht ist.
- **Offensichtlich ist bei blutenden Patienten keine Darmvorbereitung möglich.** Wir haben kein Problem mit der Koloskopie des unvorbereiteten Darms. Blut ist ein exzellentes Abführmittel und gewöhnlich ist das Kolon zum Zeitpunkt des Koloskopieversuchs frei von festem Stuhl.
- Dennoch kann beim stabilen Patienten (was ja auf eine langsame Blutung hinweist) eine zügige Vorbereitung des Kolons über ein per Magensonde zugeführtes Volumenlaxans wie Polyethylenglykol die Sicht verbessern. Sieh Dich vor möglichen Flüssigkeitsverschiebungen und einer möglichen Hypotension vor. Es gibt keinen Hinweis, dass die Darmvorbereitung bei blutenden Patienten zu mehr Komplikationen führt als bei Patienten, die nicht bluten.

Tipps für die *therapeutische* Koloskopie bei massiver UGIB
- Falls der Patient nach einem vorausgegangenen koloskopischen Eingriff blutet, dann sollte der Endoskopiker, der den vorigen Eingriff durchgeführt hat, anwesend sein.
- Eine Blutung aus einer Polypentnahmestelle lässt sich für gewöhnlich entweder mit Clips (falls ein sessiler Polyp entfernt wurde) oder mit Endoloops um den verbliebenen Stumpf eines gestielten Polypen beherrschen.
- Eine Blutung aus einer neu angelegten Anastomose wird am besten durch endoskopische Clips oder durch die Injektion von Adrenalin gestoppt. Sei vorsichtig – das ist eine frische Anastomose!
- Verwende zurückhaltend Diathermie zur temporären Kontrolle (und vorsichtig bei einer Anastomose), bevor Du ein mechanisches Verfahren (Clip oder Endoloop) einsetzt.
- **Stammt die Blutung aus einem Divertikel (der wahrscheinlichsten Ursache)**, dann würden wir versuchen einen Clip auf die Basis des Gefäßes zu setzen, andernfalls würden wir bei nicht erkennbarem Gefäß Adrenalinlösung injizieren.
- **Eine Blutung aus einer Angiodysplasie ist schwieriger zu beherrschen**, und unsere Methode der Wahl wäre APC. Ist keine APC verfügbar, kann die Injektion von Adrenalin in die blutende Stelle die Blutung erfolgreich stoppen.
- Wurde die blutende Stelle identifiziert und versorgt (oder auch nicht), **ist es ratsam, den Darm distal der Blutung mit Tusche zu markieren, damit das betroffene Dickdarmsegment im Fall eines erforderlichen chirurgischen Eingriffs identifiziert werden kann** (das muss im Bericht eindeutig dokumentiert werden, ganz besonders, wenn der Chirurg, der den Eingriff durchführt, die

Koloskopie nicht selbst durchgeführt hat). Zusätzlich setzen wir für den Fall, dass weiterer Eingriffe (endoskopisch oder angiografisch) erforderlich werden oder dass der Patient am Ende eine Operation braucht, einen Clip.

Interventionelle Radiologie (IR)

Heutzutage sind die Eingriffsräume für radiologische Interventionen wie Operationssäle; an so einem Ort hätten wir unseren Patienten gerne, wenn er eine signifikante Blutung hat. Behandle diese Patienten so, als würden sie operiert; das bedeutet, dass während des Eingriffs zu jedem Zeitpunkt ein Anästhesist und ein Chirurg im Raum anwesend sind. Der interventionelle Radiologe wird sich auf die technischen Aspekte fokussieren (die Identifikation und Embolisation der Blutungsquelle), während der Anästhesist dafür sorgt, dass der Patient adäquat stabilisiert ist. Du (der Chirurg) bist dort anwesend, um zu koordinieren und um strategische Entscheidungen über die Behandlung zu treffen. **Die größte Chance zur Identifikation und zum Stoppen der Blutung besteht, während der Patient *aktiv* blutet** – also hole Patient und Radiologen in den IR-Raum, während es blutet (das bedeutet heute Nacht, nicht morgen früh).

Sobald der Patient im Angiografieraum und die Blutungsquelle identifiziert ist, sollte der Versuch unternommen werden, das zuführende Gefäß zu embolisieren. Die am häufigsten verwendeten Produkte sind metallische Spiralen (Coils), Mikrospiralen, Polyvinylalkohol und Gelschäume. Mikrokatheter erlauben die akkurate, hochselektive Embolisation der für die Blutung verantwortlichen Gefäße. Bei Divertikelblutungen beträgt die Erfolgsrate 85 %, mit einer niedrigen Rate an Rezidivblutungen. Bei AVM ist die Erfolgsrate der Embolisation geringer – sie liegt bei etwa 50 %, mit einem hohen Risiko für ein Blutungsrezidiv.

Wurde der Ort der Blutung durch die Angiografie lokalisiert, aber blieb die Embolisation erfolglos, dann bringe den Patienten in den OP-Saal und reseziere das betreffende Kolonsegment mit anschließender Anastomose oder Stomaanlage, abhängig von physiologischem Zustand und Begleiterkrankungen des Patienten.

Überlege, ob der Katheter für 24 bis 48 h belassen wird, falls die Embolisation erfolgreich war, das erlaubt für den Fall einer erneut notwendig werdenden Intervention einen leichteren Zugang zum Ort der Blutung. Im Falle einer Rezidivblutung kann der Katheter zur Infusion von Vasopressin oder zur Embolisation genutzt werden.

Die wesentlichen mit einer Embolisation verbundenen Komplikationen sind: eine Verletzung der Femoralarterie, in die die Schleuse für die Angiografie gelegt worden ist (am häufigsten ein Pseudoaneurysma), ein akutes Nierenversagen durch das verwendete Kontrastmittel (10 % oder weniger) oder eine Ischämie des embolisierten Kolons. Bei der hochselektiven Angiografie tritt eine Ischämie selten auf und kann mit i.v. Antibiotika und Beobachten behandelt werden. Interveniere, falls es dem Patienten schlechter geht oder er anhaltende Symptome einer Ischämie zeigt. **Nach einer Embolisation beobachten wir die Patienten für 3 Tage, um sicherzugehen, dass sie keine Zeichen oder Symptome einer Ischämie haben.** Eine Perforation ist selten und sollte nicht vorkommen.

Operationssaal

Wenn der Patient seine 5. oder 6. Blutkonserve erhält und – nach all Deinen radiologischen oder endoskopischen Bemühungen um Hämostase – weiterhin Blut aus seinem Rektum tropft, dann ist die Zeit gekommen, ihn in den Operationssaal zu bringen.

Zum Glück wird es immer seltener notwendig, wegen einer massiven UGIB zu operieren, aber falls alles andere versagt und der Patient instabil bleibt, musst Du auf eine zügige Laparotomie vorbereitet sein. Vergiss nicht, dass Du es in diesem Stadium wahrscheinlich mit einem kranken Patienten zu tun hast, der bereits massiv transfundiert worden ist, dem in allen Körperöffnungen herumgestochert und gestoßen worden ist und der bis an die Augenbrauen mit Vasopressin vollgepumpt ist. Was dieser Patient braucht, ist eine schnelle, einzelne, lebensrettende Operation.

Die beste Operation, die ein blutender Patient haben kann, ist die auf eine akkurate endoskopische oder angiografische Lokalisation folgende Segmentresektion. Versagt die Lokalisation (T####l auch, ich bin nicht sicher, woher es blutet...), dann ist die totale Kolektomie mit endständigem Ileostoma die Operation der Wahl.

> Wenn Du Dir über die Lokalisation der Blutung nicht sicher bist, und wir meinen 100 %ig sicher, dann riskiere bloß keine blinden segmentalen Kolektomien. Jede ‚blinde' Segmentresektion von Kolon ohne definitiv lokalisierte Blutungsquelle ist ein Spiel mit dem Leben und dem Wohlergehen des Patienten.

Lagere den Patienten in Steinschnittlage und **mache eine starre oder flexible Anoskopie, Rektoskopie und Sigmoidoskopie.** Der Blick in Rektum und Anus benötigt nur wenige Minuten und vermeidet, dass Du einen schrecklichen Fehler machst (wie oben ausgeführt). **Erinnere Dich daran, dass eine Blutung aus dem oberen Teil des Analkanals und aus dem unteren Rektum wenigstens bis zum rektosigmoidalen Übergang zurückfließt, lass Dich also durch frisches Blut in dieser Höhe nicht täuschen.**

Bist Du immer noch nicht schlauer, woher die Blutung stammt, dann hast Du keine Wahl als eine mediane Laparotomie zu machen (sorry, hier spielt die Laparoskopie keine Rolle...). Inspiziere die Bauchhöhle systematisch und gehe den Dünn- und Dickdarm nach Hinweisen durch. Findest Du Blut im Dünndarm, legt das nahe, dass es nicht aus dem Dickdarm stammt. **Such gezielt nach offensichtlich Schuldigen, wie etwa einem Meckel'schen Divertikel oder einem Tumor.**

Vermutest Du, dass die Blutung aus dem Dünndarm stammt (z. B. zersetztes Blut per Rektum, oder weil bei der Laparotomie der Dünndarm mit Blut gefüllt ist), kannst die Quelle aber weder sehen noch tasten, dann solltest Du an diesem Punkt eine **Endoskopie auf dem OP-Tisch** erwägen. Um das zu tun, schaffst Du ein Gastroskop *in den Operationssaal* und führst es in einen Bezug für eine laparoskopische Kamera ein (Du brauchst mindestens zwei Personen – einen steril gewaschenen operierenden Chirurgen und einen unsterilen zum Bedienen des Instruments). Findest Du mit dem Endoskop die Blutungsquelle, dann reseziere das betroffene Dünndarmsegment.

Glaubst Du, dass das Kolon der Schuldige ist (was es in der Regel ist), kannst Du anfangen es zu mobilisieren. Widerstehe der Versuchung, Segmente schrittweise auszuklemmen, um das blutende Segment zu finden, es ist zeitaufwendig und ungenau. Mach mit der Kontrolle und Durchtrennung aller bekannten Gefäßstiele weiter, was Dir die totale Kolektomie ermöglicht. **Widerstehe bei jedem Patienten, der mehr als ein paar Konserven Blut erhalten hat, der Versuchung einer ileorektalen Anastomose, denn sie wird undicht werden!**

Und jetzt ein paar Worte über segmentale Kolektomien – wie viel sollst Du resezieren, wenn Du Dir sicher bist, wo die Blutung sitzt:

- **Liegt sie auf der linken Seite** und blutet es aus einer Divertikulose, dann würden wir wie bei einem Patienten mit Divertikulitis resezieren. Reseziere den Ort der Blutung und alles distal davon bis zum oberen Rektum. Ob Du anastomosieren oder einen Hartmann anlegen sollst – entscheide selbst…
- **Rechte Hemikolektomien** eignen sich bei einer Blutung aus dem Zökum oder dem Kolon aszendens. Bei den Patienten, die irgendwo aus dem Kolon transversum bluten, würden wir eine erweiterte rechte Hemikolektomie durchführen. Ileokolische Anastomose versus Ileostomie? Nochmal, inzwischen weißt Du, wie Du Dich entscheiden musst…

Einige weitere besondere Ursachen der UGIB

Malignome

Kolon- und Rektumkarzinome sind häufige Blutungsquellen, verursachen aber nur selten eine massive Blutung. Ein Rektumkarzinom kann mit weiteren Symptomen assoziiert sein und wird bei der Proktoskopie erkannt. Die offensichtliche Behandlung eines Kolonkarzinoms, das sich als massive rektale Blutung präsentiert, ist die Resektion.

Bei einem Rektumkarzinom liegen die Dinge anders; die notfallmäßige Resektion eines Rektumkarzinoms ist ein großes Unterfangen, und abgesehen davon wollen wir in der modernen Chirurgie des Rektumkarzinoms den Tumor für eine maßgeschneiderte neoadjuvante Therapie stagen. Aus diesen Gründen würden wir jede Anstrengung unternehmen, um die Blutung aus einem Rektumkarzinom zu stoppen, bevor wir auf die chirurgische Resektion zurückgreifen.

Eine Blutung aus einem Rektumkarzinom, die nicht endoskopisch durch Fulguration beherrscht werden kann, muss oft im OP behandelt werden. Liegt ein distaler Tumor vor, dann sollte ein transanaler Zugang zur Kauterisation-Fulguration oder zur Umstechung der Blutung gewählt werden. **Kann die Blutung auf diese Weise nicht gestoppt werden, dann wird die Tamponade des Rektums mit Epinephrin-getränkter Gaze die Blutung nahezu immer beherrschen.** Dazu nutzen wir Packing der Vagina und haben festgestellt, dass dies die Blutung häufig stoppt und so eine elektive Resektion erlaubt. Die ultimativ beste Therapie eines blutenden Rektumtumors ist die Entfernung des Tumors, und wenn die Blutung durch die oben erwähnten Methoden nicht gestoppt werden kann, dann wird eine Notfallresektion erforderlich. **Kann die akute Blutung gestoppt oder verlangsamt werden, wird eine neoadjuvante Bestrahlung jegliche chronische Blutung stoppen, einer erneuten massiven Blutung vorbeugen und eine weniger dringliche Resektion erlauben.**

Entzündliche Darmerkrankungen

Es kommt nur sehr selten vor, dass eine Blutung die erste Manifestation eines M. Crohn oder einer Colitis ulcerosa ist, und genauso selten sind diese Leiden die Ursache einer signifikanten UGIB. Die meisten Patienten werden eine IBD in der Anamnese angeben, und falls sie aufgrund einer Kolitis eine massive Blutung erleiden, ist die totale Kolektomie mit Ileostomie die Therapie der Wahl (siehe ▶ Kap. 24). **Eine massive Blutung im Angesicht einer Kolitis signalisiert das Versagen der medikamentösen Behandlung, und das Kolon gehört zum Pathologen.** Vergewissere Dich, dass der Patient nicht an einer Infektionserkrankung leidet, die die Blutung verursacht, insbesondere, wenn sie intermittierend auftritt.

Ischämische Kolitis

Die ischämische Kolitis (▶ Kap. 24) kann sich mit einer massiven Blutung präsentieren, obwohl das für gewöhnlich in einem langsameren, gleichmäßigeren Tempo geschieht. Die diagnostischen Schritte entsprechen den oben erwähnten, allerdings profitieren diese Patienten, falls sie stabil sind, von einem präoperativen CT-Angiogramm. Eine Kolonischämie kann mit weiteren Störungen der Mesenterialgefäße einhergehen und das Angiogramm kann helfen, diese zu erkennen. Reseziere bei der Operation einfach das ischämische Kolonsegment. Und natürlich – ein Stoma!

Anorektale Erkrankungen (siehe auch ▶ Kap. 28)

All diese Erkrankungen können profus bluten und schwer zu behandeln sein. **Wenn Dein Patient aufgrund einer Blutungsquelle im distalen Rektum oder Anus hypotensiv ist und Du eine temporäre Kontrolle erreichen musst, dann führe einen 30 ml Foleykatheter ins Rektum ein, blase den Ballon auf und ziehe ihn fest gegen den Anus.** Das sollte die Blutung so lange tamponieren, bis der Patient den Operationssaal erreichen kann. Lass einen Medizinstudenten oder Assistenzarzt den Druck aufrechterhalten, während Du den Patienten in den OP schaffst. **Wir würden alle diese Patienten auf dem Bauch liegend in modifizierter Knie-Ellenbogen-Lage angehen.** Es bietet Dir eine bessere Möglichkeit, das Blut abzusaugen, gibt Dir so einen besseren Überblick sowie die bessere Möglichkeit, die Blutungsquelle zu ligieren.

Strahlenproktitis

Eine Bestrahlung der Prostata oder der Zervix in der Anamnese sollte Dich zur Identifikation dieser Patienten führen. Gelegentlich kann die Blutung recht lebhaft sein und eine Intervention durch Kauterisation oder durch Naht erfordern.

Oft kann die Blutung durch einfache Kompression gestoppt werden, obwohl eine massive Blutung in aller Regel eine Umstechung erfordert. Stammt die Blutung aus dem oberen Rektum, kann ein endoskopischer Zugang erforderlich sein. **Topisches Formalin** wirkt bei der weniger ausgeprägte Blutung einer Strahlenproktitis gut, wird aber bei einer massiven Blutung versagen. Bei kleineren, mit Formalin behandelten Blutungen können mehrere Sitzungen erforderlich werden; das führen wir ambulant in der Praxis mit einem großen Q-tip Applikator und 4 % Formalin über ein Anoskop durch. Einige haben während der Koloskopie die **Argon-Plasma-Koagulation** (APC) erfolgreich eingesetzt.

Letzte Worte…
- Die meisten UGI Blutungen stehen spontan.
- Die massive untere GI Blutung ist definiert als eine Blutung distal des Treitz'schen Bandes, die mehr als 4 Blutkonserven benötigt (oh, ja, es existieren andere ‚Definitionen'…).
- Die CT-Angiografie ist schnell und einfach und kann eine schwere Blutung genau lokalisieren.
- Operiere nicht, bevor Du nicht mindestens eine Endoskopie des oberen GI und eine starre Sigmoidoskopie durchgeführt hast.
- Reseziere das Kolonsegment, wenn Du die Blutung lokalisieren kannst (denke sehr sorgfältig nach, bevor Du in diesem Zusammenhang eine Anastomose anlegst).
- Kannst Du die Blutung nicht lokalisieren, dann führe eine totale Kolektomie mit endständigem Ileostoma durch.

> Vorsicht: Bei einer unteren gastrointestinalen Blutung die falsche Seite des Kolons zu entfernen ist peinlich. Irgendein Segment des Kolons zu entfernen, während die Blutungsquelle im Anorektum – oder im Dünndarm – sitzt ist eine Schande.

> „Die einzige Waffe, mit der der bewusstlose Patient sofort gegen einen inkompetenten Chirurgen zurückschlagen kann, ist die Blutung."
>
> **William Stewart Halsted**

Anorektale Notfälle

Mark Cheetham und Simon Shaw

> *Wir leiden und sterben durch die Mängel in unserem Abwasser- und Entwässerungssystem.*
>
> **William A. Lane**

Ok, Leute, wir wissen, dass streng genommen der Anus nicht Teil des Abdomens ist… Menschen mit Schmerzen am Arsch werden jedoch häufig den Teams, die sich mit Notfällen des Abdomens befassen, vorgestellt, sodass wir aufgrund des gesunden Menschenverstandes hier ein Kapitel über anorektale Notfälle eingefügt haben.

Die meisten Menschen verbringen nicht viel Zeit damit, über ihren Anus nachzudenken, aber wenn etwas schiefgeht, kann der Anus ein unverhältnismäßig hohes Maß an Schmerzen und Qualen verursachen. Viele Patienten und nicht wenige Ärzten führen alle Analbeschwerden auf Hämorrhoiden zurück. **Anscheinend sind die Allgemeinchirurgen die einzigen Ärzte, die den Anus und seine Umgebung einigermaßen verstehen. Mit diesem Kapitel werden wir Dir helfen, ein scharfsinniger** *Arschologe*[1] **zu werden.**

Einschätzung des Patienten

Du wirst Dir viel Zeit sparen, wenn Du dem Patienten zuhörst. Bei Erkrankungen des Anus gibt es nur einige wenige Symptome, die aber klassische Kombinationen bilden, sodass Du in der Regel allein durch die Vorgeschichte die Diagnose stellen kannst – sogar bevor Du den Leidenden untersuchst. Die meisten Patienten werden sich mit einer Kombination von Analschmerzen (◘ Abb. 28.1), rektaler Blutung, Schwellung oder Ausfluss vorstellen. Der Charakter und zeitliche Verlauf der Schmerzen sind wichtige Anhaltspunkte für die Unterscheidung der verschiedenen Ursachen von Analschmerzen, wie es in ◘ Abb. 28.2 dargestellt wird.

— Pochende Schmerzen, die über einige Tage zunehmen und mit einer Raumforderung verbunden sind, machen einen **Perianalabszess** wahrscheinlich.
— Stechende Schmerzen bei der Defäkation, verbunden mit Blutabgängen, liegen klassischerweise bei **Analfissuren** vor.
— Schmerzen, die im Laufe einiger Tage abnehmen, und zusammen mit einer analen Raumforderung auftreten, deuten auf ein **Perianalvenenthrombose** (‚thrombosierte äußere Hämorrhoiden' – wie wir auf dieser Seite des Ozeans sagen) hin.
— Eine sehr schmerzhafte anale Raumforderung, die sich im Laufe einiger Tage nicht bessert, deutet auf **eingeklemmte** *innere* **Hämorrhoiden** hin.

---

1 Anmerkung des Übersetzers: Im Original ‚assologist'.

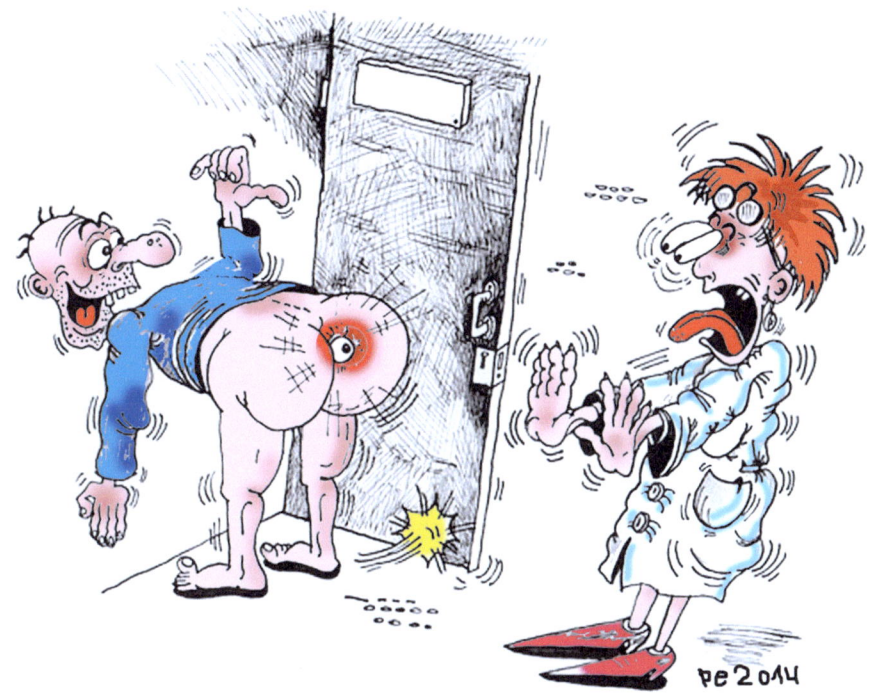

Abb. 28.1 „Ich weiß ich bin eine Nervensäge[2], aber bitte hilf mir!"

Untersuchung

Die Untersuchung des Patienten in Linksseitenlage wird Dich häufig zur Diagnose führen. **Stoße nicht Deinen behandschuhten Zeigefinger gleich rein, wenn Du nicht möchtest, dass Dir der Patient gegen den Kopf tritt!** Spreize zuerst die Gesäßbacken und inspiziere den Analrand; dann spreize mit beiden Händen behutsam den Anus, um nach einer Analfissur zu suchen. Bei starken Analschmerzen ist es in der Regel nicht möglich, das Anorektum digital zu untersuchen oder eine Anoskopie durchzuführen. Die großzügige Anwendung von Lidocain Gel und ein paar Minuten Wartezeit können hilfreich sein, obwohl wir eine niedrige Hemmschwelle haben, den Patienten im Operationssaal in einer (Allgemein- oder Spinal-) Anästhesie zu untersuchen, falls dies erforderlich ist.

Unter bestimmten Umständen kann alternativ eine Lokalanästhesie eingesetzt werden. Das Unterspritzen einer akuten Analfissur mit ein paar Milliliter Lidocain beseitigt die Schmerzen komplett. Um eine vollständige anale Lokalanästhesie zu erreichen, schau Dir ◘ Abb. 28.3 an. Ein Pudendusblock ermöglicht es Dir, ein nach einer Hämorrhoidektomie schmerzhaftes Rektum auszuräumen.

---

2 Anmerkung des Übersetzers: Im Original ‚pain in the ass'.

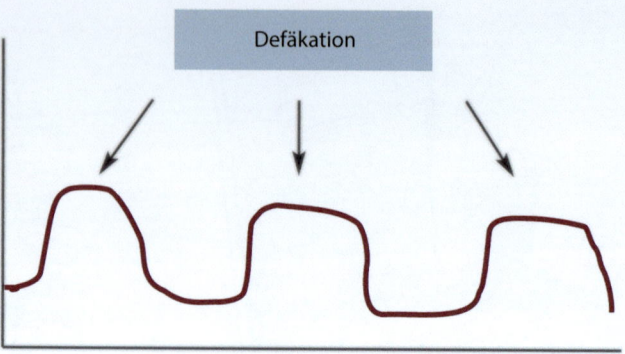

Akute Analfissur

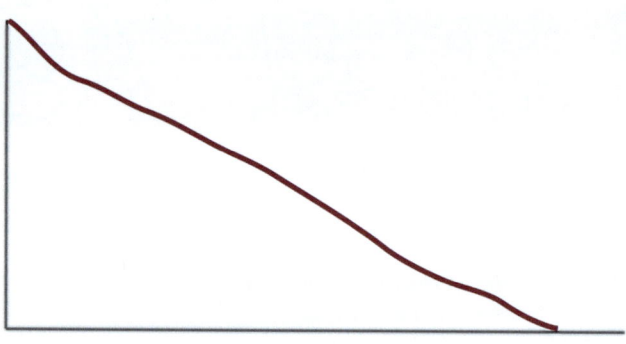

Akut thrombosierte Hämorrhoide

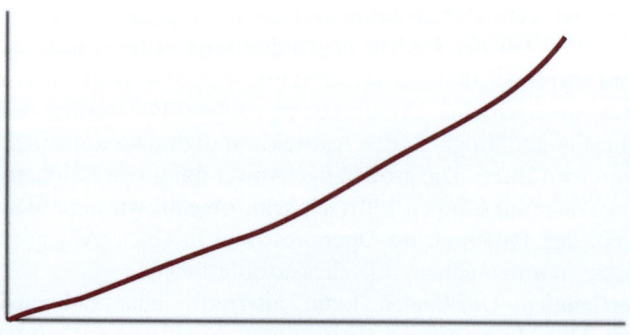

Perianalabszess

Abb. 28.2 Das Muster akuter Analschmerzen

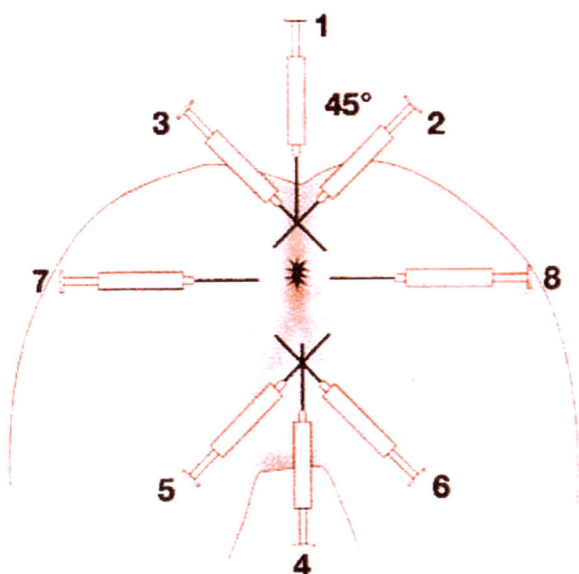

Abb. 28.3 Perianale Lokalanästhesie. Nutze bei dem Patienten in der von Dir bevorzugten Lagerung ein Lokalanästhetikumgemisch Deiner Wahl (wir mischen gerne kurz- und langwirkende Anästhetika), injiziere 5 ml der Mischung tief hinter dem Anus außerhalb des äußeren Sphinkters. Dann wiederhole die Injektion, ohne die Kanüle vollständig zu entfernen, mit einem Winkel von 45° auf beiden Seiten (Schritte 1, 2, 3). Eine zweite Injektion wird anterior (Schritte 4, 5, 6) mit der gleichen Fächerung gesetzt. Und schließlich zwei weitere Injektionen nach dem gleichen Muster bei 3 und 9 Uhr (Schritte 7, 8). *Mit freundlicher Genehmigung von Professor Luis A. Carriquiry*

Analfissur

Die häufigste Ursache von Analschmerzen ist eine Analfissur. Fissuren tun weh, und die meisten Patienten beschreiben sie als die schlimmsten Schmerzen, die sie je erlebt haben. Die Schmerzen steigern sich bei der Defäkation und halten manchmal für Stunden danach an. Die Schmerzen beschränken sich nicht auf den Stuhlgang, sondern treten auch beim Sitzen oder Gehen auf. Denke immer an eine Fissur, wenn der Patient hauptsächlich über Schmerzen klagt. **Jedoch ist eine hellrote rektale Blutung nicht ungewöhnlich. In der Regel wird eine charakteristische („diagnostische") Vorgeschichte mit quälenden Analschmerzen bei der Defäkation („"wie das Ausscheiden von Glasscherben, Doktor") zusammen mit geringen Mengen an frischem Blut berichtet.**
   Wenn Du eine Fissur vermutest, dann inspiziere erst, bevor Du digital-rektal untersuchst. Die Inspektion des Anus bei einem Patienten in einer modifizierten Knie-Ellenbogen-Lagerung[3] (oder in Seitenlage) mit gespreizten Gesäßbacken

---

3 Anmerkung des Übersetzers: Im Original ‚jack-knife position'. Diese entspricht einer Knie-Ellenbogen-Lagerung mit ausgestreckten Beinen und wird im angloamerikanischen Sprachraum auch als Kraske-Lagerung bezeichnet.

Tab. 28.1 Andere Ursachen von Fissuren
– Entzündliche Darmerkrankung
– Infektionen
– HIV
– Karzinom
– Trauma

wird es Dir in den meisten Fällen ermöglichen, die Fissur zu sehen. Die häufigen ‚primären') Fissuren treten in der Regel (90 % der Fälle) dorsal bei 6 Uhr auf, aber sie können sich auch ventral (9 % der Fälle) befinden; dies kommt häufiger bei Frauen vor und könnte mit Geburten zusammenhängen. **Wenn der Patient ein schmerzloses Analulcus, eine lateral gelegene Fissur oder mehrere Fissuren aufweist, werde misstrauisch – dies wird wahrscheinlich keine idiopathische Fissur sein (denke an eine sexuell übertragbare Krankheit, an einen Crohn oder an eine Hautkrankheit). Wenn Du eine lateral gelegene Fissur siehst – Vorsicht! Diese weisen meistens auf eine gravierendere Pathologie als den üblichen Analspasmus hin.** (Siehe Tab. 28.1 für die Ätiologie der lateral gelegenen ‚sekundären' Fissuren.)

Wir teilen Analfissuren in akute und chronische Fissuren auf. Diese unterscheiden sich in der Dauer der Symptome und dem klinischen Erscheinungsbild:

- Patienten mit **akuten Analfissuren** geben eine kurze Vorgeschichte (ein paar Tage oder so) mit starken Schmerzen an. Häufig ist der Anus sehr druckempfindlich, und es kann unmöglich sein, ihn gründlich zu untersuchen. Bei der Inspektion des Anus – sollte der Patient Dich lassen – wirst Du einen geraden oberflächlichen Riss von der Linea anocutanea bis zur Linea dentata ohne Wächtermariske oder sichtbare Muskelfasern des inneren Analsphinkters finden.
- Patienten mit **chronischen Analfissuren** stellen sich mit einer längeren Vorgeschichte (mindestens 6 Wochen) mit Schmerzen und frischen analen Blutungen vor. Schmerzen und Druckempfindlichkeit sind nicht so ausgeprägt, sodass die Untersuchung einfacher ist, falls Du so vorsichtig und sanft, wie oben beschreiben, vorgehst. Typischerweise treten chronische Fissuren häufig mit einer Wächtermariske oder –‚hämorrhoide' (unterhalb der Fissur) und einer hypertrophen Analpapille oberhalb auf. Chronische Fissuren sind tiefer und auf ihrem Grund können Muskelfasern des internen Analsphinkters sichtbar sein.

Nach Diagnose einer ‚benignen' Fissur mache Dir keine Mühe mit einer digitalen Untersuchung, es sei denn, Du willst den Patienten foltern. Wenn Du Dir jedoch nicht sicher sein solltest – manchmal können insbesondere bei adipösen Patienten der durch das einfache Spreizen der Gesäßbacken ausgelöste Analspasmus und die Schmerzen eine visuelle Bestätigung erschweren – oder Du die Notwendigkeit einer digitalen Untersuchung oder Anoskopie siehst, dann trage etwas 2 %iges Lidocain Gel auf den druckempfindlichen Analrand auf und warte einige Minuten. Diese Anästhesie reicht in der Regel für eine humane Untersuchung oder Anoskopie aus.

Behandlung von Analfissuren

Primäre Analfissuren entstehen durch den Hypertonus des internen Analsphinkters – ‚einem Analspasmus'[4]. Somit zielen alle Therapien darauf ab, den Analtonus zu senken und den Kreislauf von Analspasmus und Schmerzen zu durchbrechen.

Akute Fissuren

Die meisten der Fissuren, die wir notfallmäßig sehen, sind akute Analfissuren und, obwohl diese sehr schmerzhaft sind, wird die überwiegende Mehrzahl innerhalb weniger Tage spontan abheilen.

Unsere anfängliche Behandlung besteht in Verbesserung der Stuhlkonsistenz durch Ballaststoffpräparate und Stuhlweichmachern, in warmen Sitzbädern und einer topischen Creme, um den Tonus des internen Analsphinkters zu senken – z. B. 2 %ige Diltiazem oder 0,2 %ige Nifedipin Creme. Glycerol-Tri-Nitrat (GTN) Salbe kann ebenfalls Analfissuren heilen, aber ihr Einsatz wird durch die hohe Rate von Kopfschmerzen eingeschränkt.

> Gelegentlich wirst Du auf einen Patienten treffen, der aufgrund von Analschmerzen schreit. Deine Aufgabe ist es, den Kreislauf von Schmerzen und Spasmus zu unterbrechen; die durch die Fissur ausgelösten Schmerzen – die zu einem Spasmus des inneren Sphinkters führt – was wiederum die Schmerzen verstärkt. Ich würde mit einer dünnen Kanüle wenige Milliliter eines Lokalanästhetikums (z. B. Marcaine®/Bupivacain) unmittelbar unter die Fissur spritzen. Die Schmerzen werden sofort verschwinden und damit der Analspasmus. Nun wird der Patient es Dir ermöglichen, einen behandschuhten Finger vorsichtig in den Anus einzuführen. Verwende eine großzügige Menge eines Lokalanästhetikum-Gels als Gleitmittel und dehne den Analkanal sanft. Versuche keine weitere Dehnung. Weiter wie oben… Moshe.

Chronische Analfissuren

Etwa die Hälfte der chronischen Analfissuren wird mit den oben beschriebenen medizinischen Maßnahmen ausheilen. Die Behandlung der chronischen Fissuren, die trotz konservativer Behandlung fortbestehen, hängt von den Patienten und ihren Analsphinktern ab.

---

4 Anmerkung des Übersetzers: Im Original ‚a tight ass'.

Botox®-Injektionen

In einigen Situationen sind wir über das Risiko einer dauerhaften Stuhlinkontinenz besorgt, typischerweise bei Frauen (die einen kürzeren Analsphinkter haben) und bei Menschen, die im Analbereich voroperiert sind. Hier würden wir Botox® Injektionen zur vorübergehenden Verringerung des Analsphinktertonus in Erwägung ziehen.

Botox® wird in den inneren Analsphinkter bei 3 und 9 Uhr gespritzt. Die verwendete Dosis schwankt in der Literatur. Wir nehmen 50 Einheiten des Botulinumtoxins, die wir mit 2 ml normaler Kochsalzlösung mischen. Botox® kann in der Klinik mit einer 25 Gauge-Kanüle und ohne Lokalanästhesie verabreicht werden. Im Vereinigten Königreich spritzen wir Botox® häufig unter Anästhesie und werden dies mit der Exzision von Wächtermarisken oder hypertrophen Analpapillen und der Kürettage des Fissurgrundes kombinieren. Ein geringer Prozentsatz dieser Patienten kann nach der Injektion eine Stuhlinkontinenz entwickeln; diese wird jedoch in etwa 6–8 Wochen verschwinden, wenn die Wirkung des Botox® abklingt. Dieser Ansatz heilt etwa drei Viertel der Fissuren, aber etwa ein Viertel der Patienten kann ein Rezidiv entwickeln, wenn der Sphinktertonus zu seinem Ausgangswert zurückkehrt.

Laterale Sphinkterotomie

Mit einer lateralen analen Sphinkterotomie werden etwa 90 % der Analfissuren ausheilen und der Schmerz wird fast sofort gelindert. Das Risiko einer Stuhlinkontinenz ist bei Patienten mit einem erhöhten Tonus des Sphinkters gering; bis zu 20 % der Patienten haben jedoch möglicherweise Probleme, den Abgang von Blähungen zu kontrollieren (dies wird von einigen Patienten nicht bemerkt!). **Der Schnitt wird entweder bei 3 oder 9 Uhr gemacht und kann sowohl mit der offenen als auch der geschlossenen Technik durchgeführt werden. Es ist wichtig, die Länge der Sphinkterotomie der Länge der Fissur anzupassen; durchtrenne den internen Sphinkter nicht auf ganzer Länge bis zur Linea dentata, da dies das Risiko einer Stuhlinkontinenz signifikant erhöht.** Wie oben angedeutet, zögern wir, bei einer Frau eine laterale anale Sphinkterotomie durchzuführen und werden andere Behandlungen ausschöpfen, bevor wir darauf zurückgreifen.

Einen Haken, den es zu beachten gilt, ist ein **chronischer intersphinktärer Abszess**. Die Symptome bei der Vorstellung ähneln sehr denen einer chronischen Analfissur, obwohl manchmal auch etwas eitrige Sekretion vorkommt. Der Schlüssel ist, dass Du bei der rektalen Untersuchung anstelle der erwarteten Fissur eine kleine erbsengroße Vorwölbung dorsal im Analkanal tastest. Diese muss gespalten werden – Lotionen und Mittelchen werden hier nicht helfen!

Hämorrhoiden-Notfälle

Perianalvenenthrombose[5]

Diese sehr häufige Erkrankung wird von unseren lieben amerikanischen Freunden oft als „thrombosierte äußere Hämorrhoide" bezeichnet. Charakteristisch ist eine am Analrand gelegene feste, bläuliche, runde, druckempfindliche Schwellung. Siehst Du dies bald nach Beginn der Symptome (z. B. bis zu 3 Tage), ist es recht einfach eine kleine Menge an Lidocain zu spritzen und dann die Schwellung einzuschneiden; das Hämatom (eigentlich kleine dunkle Gerinnsel) sollten sich leicht ausschälen lassen. Bei Patienten, die sich erst nach ein paar Tagen vorstellen, können die Gerinnsel anhaften und sich nicht so leicht ausschälen lassen; hier würden wir zur konservativen Behandlung raten. Die Erkrankung sollte innerhalb weniger Tage mit oder ohne Drainage abklingen.

Akut eingeklemmte innere Hämorrhoiden

Entgegen der weit verbreiteten Ansicht unter Hausärzten verursachen innere Hämorrhoiden keine akute Analschmerzen. Wenn ein Patient angibt, er habe schmerzhafte Hämorrhoiden, weißt Du, dass es sich in den meisten Fällen um eine akute Fissur handelt. Zu dieser Regel gibt es jedoch eine Ausnahme: **akut eingeklemmte innere Hämorrhoiden.**

Dies kann bei Patienten mit Hämorrhoiden III. oder IV. Grades auftreten. Die prolabierte Hämorrhoide klemmt aufgrund der Schwellung und Thrombose ein. Der Patient hat starke Schmerzen und ernsthafte Schwierigkeiten beim Sitzen und Gehen. Bei der Untersuchung siehst Du die prolabierten ‚piles' (so nennen wir Briten Hämorrhoiden) – bläulich mit Schleimhautnekrosen. Wie verfaulte Trauben.

Die meisten Chirurgen, uns eingeschlossen, würden diesen Zustand konservativ behandeln, da die Gefahr besteht, zu viel Gewebe zu entfernen – und mit einer Analstenose zu enden. Wenn Du operierst, wird der Patient Schmerzen haben und Zeit brauchen, um sich zu erholen; wenn Du nicht operierst, wird der Patient Schmerzen haben und Zeit brauchen, um sich zu erholen – **in jedem Fall werden sie Schmerzen haben, warum also operieren?**

Unter konservativer Behandlung wird der Prozess innerhalb von etwa einer Woche abklingen – die Schwellung wird zurückgehen und wir können dann, falls erforderlich, einen elektiven Eingriff in Betracht ziehen. Die konservative Behandlung würde umfassen: Bettruhe (mit hochgelagertem Gesäß), wirksame Analgesie, Abführmittel, lokale Anwendung von Diltiazemsalbe, um den Analspasmus zu verringern, und warme Sitzbäder. **Das Bestreuen der prolabierten Hämorrhoide mit einfachem, weißen Zucker ist im Frühstadium wirksam.** Der hygroskopische Zucker wird das Ödem schnell verringern – der geschrumpfte Prolaps kann dann manuell reponiert werden. Lass den Patienten sich einfach

---

5   Anmerkung des Übersetzers: Im Original ‚Perianal hematoma'. Im deutschsprachigen Raum wird diese Entität als Perianalvenenthrombose bezeichnet.

hinlegen und schütte eine großzügige Menge von Zucker auf den Prolaps bis der gequälte Anus wie ein Kuchen mit Zuckerguss aussieht. Wiederhole dies, falls erforderlich, nach jedem Sitzbad – Du wirst nicht glauben, wie schnell die Schwellung zurückgehen wird.

Solltest Du aber ein Cowboy sein, wirst Du diese Patienten direkt in den OP bringen. Aber Du könntest vom Pferd fallen…

Blutung nach Hämorrhoidektomie (und anderen Eingriffe am Anus)

Wir haben dies im Kapitel über untere gastrointestinale Blutungen (▶ Kap. 27) abgehandelt. Es reicht an dieser Stelle festzustellen, dass das sich im Rektum ansammelnde Blut dazu führen kann, dass der behandelnde Chirurg das Ausmaß der Blutung erheblich unterschätzt!

Perianalabszess (und die damit verbundene Analfistel)

» „Bei Fisteln ist ein unerfahrener Chirurg mit einer Sonde gefährlicher als ein Gorilla mit einem Maschinengewehr."

Robin Phillips

Patienten mit einer akuten anorektalen Sepsis klagen über einen charakteristischen, zunehmenden, pochenden Analschmerz; sie können eine Schwellung am Analrand bemerkt haben und wenn der Abszess rupturiert, besteht eine eitrige oder blutige Sekretion. **Es ist wichtig festzustellen, ob der Patient anorektal voroperiert ist oder ob bei ihm ein M. Crohn bekannt ist, da dies Deine Herangehensweise ändern wird.** Sei vorsichtig bei Patienten mit Schmerzen und Zeichen einer Sepsis, aber ohne sichtbaren oder tastbaren Abszess – **diese Patienten könnten eine intersphinkterische, postanale oder oberhalb der Levatoren gelegene Ansammlung haben, die ohne bildgebendes Verfahren oder operativen Eingriff schwer dargestellt werden kann.** Bei diesen Patienten mit den klinischen Merkmalen eines perianalen Abszesses, bei denen nichts zu sehen oder zu tasten ist, plädieren wir für eine präoperative Bildgebung, wie unten beschrieben.

Um perianale Abszesse erfolgreich zu behandeln, musst Du die Ätiologie, Pathologie und Anatomie verstehen. **Die meisten Patienten leiden an ‚idiopathischen' Perianalabszessen, die einer der 12 bis 20 Analdrüsen,** die sich in der intersphinkterischen Ebene in Höhe der Linea dentata befinden, **entstammen.** Ein verstopfter Ausführungsgang führt zu einer Eiteransammlung in der intersphinkterischen Ebene. Wenn diese nicht abklingt, verbreitet sich die Eiteransammlung zunächst in der intersphinkterischen Ebene. Die Ausbreitung nach caudal kann zu einem sichtbaren (,oberflächlichen') Abszess am Analrand führen, während die Ausbreitung nach cranial eine Eiteransammlung oberhalb des Beckenbodens (eine supralevatorische Ansammlung) bildet. Wenn die initial intersphinkterische Eiteransammlung den externen Analsphinkter durchbricht, führt dies zu einem **ischiorektalen Abszess.** Das andere Muster der Ausbreitung, auf das man achten sollte, ist das ‚Hufeisen'-Muster. Dabei breitet sich der Eiter umlaufend innerhalb der Fossa ischiorektalis, in der **intersphinkterischen Ebene** oder dem **supralevatorischen Raum** aus.

Untersuche den Patienten in Linksseitenlage und suche nach Schwellungen, sezernierenden Krypten oder Narben von Voroperationen. Ein Ischiorektalabszess ist in der Regel als starke Schwellung im Bereich einer Gesäßbacke zu erkennen. Dann taste den Analrand mit einem behandschuhten Zeigefinger mit Gleitmittel vorsichtig ab – ein Perianalabszess wird typischerweise druckempfindlich und fluktuierend sein. Schließlich führe eine digital-rektale Untersuchung durch. **Aber mal ganz ehrlich, in dieser Situation wird Dir die digitale Untersuchung nicht viel mehr Informationen liefern.** Wenn Du Dich schon zur Operation entschlossen hast, dann kannst Du diese Untersuchung überspringen und sie unter Anästhesie durchführen. Einige Patienten mit einer intersphinkterischen Eiteransammlung zum Beispiel werden aufgrund der starken Schmerzen und des Analspasmus eine rektale Untersuchung nicht zulassen.

In den meisten Fällen wirst Du kein bildgebendes Verfahren brauchen; die körperliche Untersuchung zusammen mit dem intraoperativen Befund wird ausreichen, um die anatomischen Verhältnisse zu klären und es Dir ermöglichen, den operativen Zugang zu planen. **Wenn Du den Abszess nicht sehen, tasten, ausmachen oder lokalisieren kannst, dann benötigst Du ein Schnittbildverfahren.** Die beste Untersuchungsmethode ist das MRT, auch wenn es in den meisten Krankenhäusern nicht einfach sein wird, eine notfallmäßige Untersuchung zu erhalten. Das CT ist weniger genau, wird aber im Notfall Dir helfen, das Problem zu lokalisieren.

Behandlung

Wir sind der Ansicht, dass es am besten ist, einen anorektalen Abszess in Voll- oder Regionalanästhesie zu drainieren – dies ermöglicht eine gründlichere Untersuchung und ist für den Patienten angenehmer. Sicherlich ist es möglich, einen umschriebenen Perianalabszess in Lokalanästhesie in der Praxis oder in der Notaufnahme zu drainieren, aber es ist sehr schmerzhaft! Wie immer sollten den Patienten die verschiedenen Optionen angeboten werden. Manchmal überwiegen individuelle oder institutionelle Zwänge.

Wie der Patient gelagert wird, scheint eine Frage der Geographie zu sein – im Vereinigten Königreich werden die meisten Eingriffe am Anus in Steinschnittlagerung durchgeführt, die einen guten Zugang ermöglicht und es dem Chirurgen erlaubt zu sitzen; in den USA wird häufig eine modifizierte Knie-Ellenbogen-Lagerung[6] gewählt – diese kann zu einem Stöhnen vom Kopfende des OP-Tisches führen, wenn der Patient unter Vollnarkose steht! (Briten sitzen lieber zwischen den Beinen; Amerikaner ziehen es vor, über dem Arsch zu stehen.)

---

6 Anmerkung des Übersetzers: Im Original ‚prone jack-knife position' (Knie-Ellenbogen-Lagerung mit ausgestreckten Beinen).

Noch bevor Du irgendetwas schneidest, solltest Du die Situation bewerten:
- Wo befindet sich der Abszess im Verhältnis zu den Sphinktern?
- Liegt eine offensichtliche Analfistel vor?
- Bestehen Hinweise auf einen Hufeisenabszess? (Eine Eiteransammlung im supralevatorischen Raum wird sich bei der digital-rektalen Untersuchung hart anfühlen – wie zu viel Knochen – während ein Hufeisenabszess in der Fossa ischiorektalis in der Regel zu sehen ist.)
- Gibt es irgendwelche Narben von anorektalen Voroperationen?
- Gibt es Anzeichen für einen M. Crohn?

Erst jetzt fahre mit der Drainage fort:
- **Inzidiere** im Bereich der größten Fluktuation und sauge den Eiter ab. Wenn möglich, nutzen wir im Allgemeinen einen bogenförmigen Schnitt außerhalb des äußeren Analsphinkters (obwohl bei einem intersphinkterischen Abszess ein radiärer Schnitt in Richtung des ‚Analkanals' nötig sein wird). Vergewissere Dich, dass der Hautschnitt groß genug ist (so lang oder breit wie die Abszesshöhle), um die Eiteransammlung angemessen zu drainieren und mögliche Nischen auszuräumen. Wir sind nicht der Ansicht, dass ein kreuzförmiger Schnitt oder die Exzision von Haut nötig sind – es sei denn, dass die Haut nekrotisch ist und debridiert werden muss.
- **Hufeisenabszesse** erfordern besondere Aufmerksamkeit, um eine angemessene Drainage zu gewährleisten („als ob ein kleiner Hai in den Arsch gebissen hat"). Diese entwickeln sich aus einer Infektion des postanalen Raumes und breiten sich seitlich in eine oder beide Fossae ischiorektales aus. **Man findet immer eine posterior gelegene Analfistel.** Die Behandlung umfasst das breite Offenlegen der betroffenen Fossa ischiorektalis und des posterioren Raumes durch einen langen, bogenförmigen Schnitt unmittelbar posterior des Analkanals. Die primäre Analfistel muss zu einem späteren Zeitpunkt geplant behandelt werden.
- **Um eine intersphinkterische Eiteransammlung angemessen zu drainieren,** musst Du den inneren Analsphinkter durchtrennen (d. h. führe im Bereich der Eiteransammlung eine innere Sphinkterotomie so durch, wie Du es bei einer Analfissur machst).
- **Eiteransammlungen im supralevatorischen Raum** sollten über einen transanalen Zugang zum Lumen des Rektums hin offengelegt werden. Allgemein gesprochen, **durchtrenne keinen quergestreiften Muskel** (den äußeren Sphinkter oder den M. levator ani), aber wenn Du musst, dann durchtrenne glatte Muskulatur (den inneren Analsphinkter oder das Rektum), stille Blutungen und ziehe Dich zurück.
- Am Ende des Eingriffes **infiltrieren wir die Wunde mit Bupivacain.** In der Regel tamponieren wir diese Wunden nicht, es sei denn zur Blutstillung. Und wenn Dein Hautschnitt ausreichend lang ist, verzichten wir auf Drainagen.

Postoperativ

Die meisten Patienten können am OP-Tag oder am 1. postoperativen Tag entlassen werden. Es gibt das Ritual, die Wunden bei Perianalabszessen regelmäßig zu tamponieren, was jedoch nicht notwendig ist – und die Heilung verzögert. Eine Alternative besteht darin, den Patienten anzuleiten, mit einem eingeseiften Finger die Wunde in der Dusche oder in der Badewanne auszutasten. **Bei bis zur Hälfte der Patienten mit einem Perianalabszess wird sich im weiteren Verlauf eine Analfistel bilden; behandele diese Patienten entweder selbst weiter oder stelle sicher, dass sie sich bei Dir vorstellen können, wenn sich eine Fistel bildet.**

Was tun, wenn Du eine Analfistel findest? In der Akutsituation würden wir nicht allzu sehr nach einer Analfistel suchen – die Anatomie ist verzerrt und das Gewebe leicht verletzlich, sodass dies selbst für einen in der Fistelchirurgie erfahrenen Chirurgen zu einer Hochrisikosituation wird. Lege bei einer offensichtlichen transsphinkterischen Fistel eine lockere Fadendrainage ein, wenn Du dazu fähig bist, anstatt die Fistel zu diesem Zeitpunkt breit offenzulegen.

Abszesse, die weder zu sehen noch zu tasten sind

Diese Patienten stellen sich mit zunehmenden, stumpfen Analschmerzen vor. Bei der Inspektion des Anus wird Dir nichts auffallen; die digital-rektale Untersuchung wird druckempfindlich sein, aber Du wirst keine ‚Schwellung-zum-Drainieren' abgrenzen können. Zwei Entitäten können dahinterstecken:

- **Ein Abszess im postanalen Raum.** Diese sind schwer zu diagnostizieren und zu identifizieren, aber wenn der Verdacht besteht, dann musst Du den Patienten in Narkose im OP-Saal untersuchen und diese Abszesse drainieren. **Ein präoperatives CT (oder sogar noch besser MRT) ist für die Diagnose und die Planung der Drainage hilfreich.** Führe bei der Operation eine Anoskopie bei dem Patienten in Steinschnittlagerung durch und punktiere dann mit einer großlumigen Kanüle den postanalen Raum in Höhe der Linea dentata. Sobald Du etwas Eiter aspirieren kannst, eröffne durch Inzision des inneren Sphinkters den Raum und taste mit Deinem Finger die Höhle aus. **Bei einem auf den postanalen Raum beschränkten Abszess SETZE KEINE Gegeninzision im Bereich der Haut zwischen Anus und der Spitze des Steißbeines.** Der Grund dafür ist, dass eine transrektale Drainage die Ausbildung einer ‚hohen' posterioren Analfistel vermeidet, die aber nach einer transkutanen Drainage solch eines Abszesses immer entsteht.
- **Extrasphinkterische Fisteln.** Diese werden im Allgemeinen nicht durch eine kryptoglanduläre Infektion ausgelöst. Stattdessen entwickeln sie sich in der Regel sekundär bei intraabdominalen Erkrankungen, die Abszesse tief im Becken bis in Höhe des anorektalen Ringes bilden (z. B. bei einer Appendizitis oder Divertikulitis). **Zur Diagnosestellung ist ein CT erforderlich; falls der Abszess CT-gesteuert nicht zugänglich ist, kann die Drainage transrektal erfolgen.** Möglicherweise musst Du auch die Quelle solcher Abszesse durch eine Laparotomie beseitigen.

Der Crohn-Anus

Septische Komplikationen beim M. Crohn des Anus können ein breites Spektrum an Erkrankungen aufweisen: von einem isolierten Perianalabszess bis hin zu einem zerstörten Anus mit zahlreichen Eiteransammlungen und Fisteln. **Deine Aufgabe in der Notfallsituation besteht nur darin, den Abszess zu drainieren.** Untersuche unter Narkose und drainiere jede Eiteransammlung weiträumig. Wenn Du bei der Operation eine Analfistel ausmachen kannst, lege eine lockere Fadendrainage in den primären Trakt ein. Diese Patienten brauchen eine engmaschige Betreuung durch einen Gastroenterologen, und viele müssen frühzeitig mit der Einnahme von Remicade® (Infliximab) beginnen, um den Anus zu erhalten.

Nekrotisierende perineale Infektionen *(Fournier-Gangrän)*

Nekrotisierende perineale Infektionen können die Folge von vernachlässigten anorektalen Infektionen sein, aber sie entstehen auch durch Traumata, Hautinfektionen und Instrumentation der Harnröhre. Ursprünglich bezog sich die *Fournier-Gangrän* auf die Fälle, bei denen die Harnröhre der Ausgangspunkt für die Gangrän war – das Eponym wird jedoch fälschlicherweise auf das gesamte Spektrum dieser Entität angewendet. **Wichtiger als die Ätiologie sind jedoch sofortige Diagnose und Behandlung.**

Diese Patienten sind häufig Diabetiker, sehr adipös oder immunsupprimiert. Die synergistische Wirkung von gramnegativen Bakterien, Anaerobier und *Streptokokken* führt zu einer raschen Ausbreitung der Infektion entlang der oberflächlichen Faszien und der Subkutis mit sekundärer ischämischer Beteiligung der Haut. Schmerzen können das erste Symptom sein, sie können aber auch dumpf sein. **Eine Schwellung im Bereich des Perineums, Knistern, lokale Druckempfindlichkeit und ein Hauterythem – mit nachfolgender Hautnekrose – sind die typischen Befunde bei der Untersuchung.**

Weder Röntgenaufnahmen noch CTs sind erforderlich, es sei denn, es besteht der Verdacht auf die Ausbreitung auf abdominale Faszien oder in das Retroperitoneum. **Nur die sofortige Behandlung kann einen tödlichen Verlauf verhindern; sie sollte unterstützende Maßnahmen, die hochdosierte intravenöse Gabe von Antibiotika, die aerobe und anaerobe Keime abdecken, und das sofortige chirurgische Debridement umfassen – wobei Letzteres der wichtigste Teil der Behandlung ist.**

Nekrotische Haut muss reseziert werden, aber da die Nekrosen der Faszien und der Subkutis viel weiter reichen, sind in der Regel ausgedehnte Hautschnitte notwendig, um eine radikale Exzision der oberflächlichen Faszien und der Subkutis zu ermöglichen, bis gut durchblutetes und vitales Fettgewebe erreicht wird. Wenn sich die Infektion auf die Beckenbodenmuskulatur ausgebreitet hat, dann muss diese nach den gleichen Kriterien geopfert werden. **Debridiere bei der ersten Operation so viel wie nötig, aber wiederhole den Eingriff am nächsten Tag (die nächsten Tage), bis Du die Infektion unter Kontrolle gebracht hast.** Über die zukünftige Rekonstruktion kann sich der plastische Chirurg den Kopf zerbrechen, aber wenn die Exzision der Skrotalhaut notwendig ist, ist es praktisch, die

Hoden, die selten betroffen sind, in gesundem Gewebe der Bauchdecke oder des Oberschenkels zu verlagern.

> **Schneide also alles heraus, was stinkt, dunkel oder gräulich verfärbt oder abgestorben ist** – unabhängig davon, wie groß oder entsetzlich die Wunde sein wird. Wiederhole es immer und immer wieder – so viele Male wie nötig. Irgendwann wird alles rosa gefärbt sein, granulieren, sich zusammenziehen und heilen.

Zwei kontroverse Themen bleiben: D.ie Notwendigkeit eines Kolostomas und die Anwendung einer hyperbaren Sauerstofftherapie. Die meisten Autoren vertreten die Ansicht, dass ein Deviationsstoma im Allgemeinen selbst bei einem freischwebenden Anus nicht notwendig ist. Erwäge dennoch, wenn eine anhaltende fäkale Kontamination nicht leicht zu bewältigen ist (z. B. bei einem inkontinenten Patienten, ungenügende Pflegesituation), eine proximale Stuhlableitung. Die Anwendung von hyperbarem Sauerstoff wird aufgrund der Wirkung von freien Sauerstoffradikalen auf anaerobe Bakterien sehr empfohlen, bleibt aber umstritten, umständlich und teuer und kann somit nicht als notwendigen Teil der ‚Standardtherapie' angesehen werden. **Letzten Endes sollte Dein Messer das Mittel sein, um die Wunde mit Sauerstoff zu versorgen.**

Kompletter Rektumprolaps

Im Wesentlichen sehen wir bei einem kompletten Rektumprolaps zwei verschiedene Notfallsituationen:
- **Die häufigere Variante ist ein älterer Patient (oft aus einem Pflegeheim) mit einem Prolaps, der erst vor Kurzem – einem Tag oder so – vorgefallen ist.** In dieser Situation ist es am besten, den Prolaps, unterstützt durch die osmotische Wirkung von Zucker, zu reponieren: schütte ein Pfund Zucker auf den Prolaps und lass den Patienten darauf sitzen, bis Du Deine Visite abgeschlossen hast. Bei Deiner Rückkehr wird der Zucker das ganze Ödem aus dem Prolaps ausgesaugt haben und Du solltest ihn mühelos reponieren können. (Warnung: Du musst die nötige Menge an Zucker genau angeben. Das letzte Mal, als wir eine Krankenschwester baten, eine Tüte Zucker zu holen, kam sie mit einem Tütchen mit 5 g Zucker zurück!). Plane nach der Reposition des Prolapses eine elektive definitive Prozedur – egal welches Verfahren Du gerade bevorzugst. Wir operieren in der Regel bei der nächsten elektiven Gelegenheit.
- Die zweite Situation ist glücklicherweise selten und liegt dann vor, wenn der **Prolaps zu einer Gangrän geführt hat oder nicht reponiert werden kann**. Unter diesen Umständen musst Du das prolabierte Rektum notfallmäßig resezieren. In unserer Praxis bedeutet dies eine perineale Rektosigmoidektomie nach Altemeier. Dieses Verfahren benötigt eine gewisse Erfahrung in elektiver kolorektaler Chirurgie – falls Du nicht über diese Erfahrung verfügst, hole Dir Beistand oder verlege den Patienten in ein anderes Krankenhaus.

Anorektales Trauma

In der zivilen Praxis tritt ein anorektales Trauma am ehesten nach einem Angriff (Messerstecherei oder Schießerei), einer Pfählungsverletzung oder einem Sturz auf einen Fahrradbügel auf.

Offensichtlich wirst Du Dich bei einem Polytrauma Dich zunächst nicht mit einer anorektalen Verletzung befassen (wie Du wahrscheinlich weißt, steht das A des ‚Trauma ABC' nicht für Arsch![7]).

Jahrelang umfasste das Dogma bei Verletzungen des Rektums die Triade aus protektivem Kolostoma, Rektumspülung und präsakral eingelegten Drainagen. Heutzutage sind wir jedoch flexibler geworden. Wie Du diese Verletzungen behandelst hängt von der Stelle und Art der Verletzung sowie vom Allgemeinzustand des Patienten ab:

- **Verletzungen des Rektums oberhalb der peritonealen Umschlagsfalte** sind einer Laparotomie zugänglich, wo sie debridiert und primär verschlossen werden können – genauso wie Du es bei ‚frühen' – nicht-destruierenden – Verletzung des Kolons machen würdest. Bei einem großen Defekt wirst Du möglicherweise eine Rektumresektion in Erwägung ziehen müssen – dann musst Du sorgfältig abwägen, ob Du eine Anastomose anlegst oder eher ein Hartmann-Verfahren durchführst.
- **Verletzungen des unteren Rektums/Analkanals** können häufig transanal durch Naht versorgt werden. Wenn Du die Wunde im unteren Rektum nicht ausreichend verschließen kannst, dann lass sie in Ruhe, lege aber ein Kolostoma an.
- Verletzungen des unteren Rektums mit **Beteiligung des Analsphinkters** sollten debridiert werden und mit dünnen PDS®-Nähten versorgt werden. Bei einer schweren destruierenden Verletzung des Anus säubere, drainiere und lege ein Stoma an – überlasse die späteren Versuche einer Sphinkterrekonstruktion den Experten. Lass die Wunde offen.
- **Eine doppelläufiges Kolostoma ist nicht zwingend erforderlich** – sollte aber bei Patienten mit schwerer destruierender Verletzung, verspäteter Vorstellung oder wenn Du die rektale Wunde nicht versorgen kannst, in Erwägung gezogen werden.

Anorektale Fremdkörper

Alle Chirurgen (sollten) haben ein Repertoire an Geschichten über Objekte, die sie aus dem Rektum gefischt haben, parat. Für das Protokoll folgen hier ein paar unserer Favoriten:
- Einen Doppeldildo (sehr schwer zu greifen).
- Vibratoren (einschließlich eines Exemplars, das noch lief; wir baten den Assistenten der Kardiologie sich den Patienten mit einem neu aufgetretenem Maschinengeräusch anzuschauen…).

---

[7] Anmerkung des Übersetzers: Der Buchstabe A steht beim ‚Trauma ABC' für airway (Luftweg).

- Die Schaumisolierung von Wasserleitungen.
- Ein zerbrochenes Glas (aua).
- Einen Badewannenverschluss.
- Diverses Obst und Gemüse bei einem Vielflieger, den wir „Ratatouille-Mann" nannten.
- Ein Handy.

Obwohl diese Episoden für uns eine bereitwillige Quelle des Humors sind, gibt es einen ernsten Aspekt bei rektalen Fremdkörpern, die, wenn sie zu lange belassen werden, eine rektale Blutung, eine Rektumperforation oder einen Rektumverschluss verursachen können. **Hier ein paar Tipps für eine erfolgreiche Entfernung:**
- Setze klinische Untersuchung und eine Nativ-Röntgenuntersuchung ein, um den Ort des Fremdkörpers zu bestimmen und seine Eigenschaften vor der Entfernung zu erkennen.
- Sei unter diesen Umständen bei der digital-rektalen Untersuchung vorsichtig (Du willst keine rektale Untersuchung bei einem Mann mit einem zerbrochenen Glas in seinem Rektum durchführen).
- Versuche, falls möglich, den Gegenstand in der Notaufnahme zu entfernen; dies wird Dir den ganzen Ärger mit Narkose und Aufnahme ersparen.
- **Wenn Du den Fremdkörper *rektal* nicht tasten kannst, ist es unwahrscheinlich, dass Du ihn ohne Koloskopie oder Laparotomie wirst entfernen können.**
- Ziehe eine unvorbereitete Koloskopie in Erwägung, um den Fremdkörper zu entfernen (solltest Du selbst keine Koloskopien machen, dann versuche Deinen Gastroenterologen zu überzeugen, dies zu übernehmen). Halte eine Auswahl gezahnter Fasszangen und verschiedene Schlingen parat, um den Fremdkörper zu fassen.
- Vibratoren haben in der Regel im Bereich des Deckels einen Ein/Aus-Schalter; dieser bietet sich als nützliche Greifmöglichkeit für einen Clip oder eine endoskopische Schlinge an.

Zusammenfassung

Anale Notfälle bringen einen nicht um (außer eine nekrotisierende Fasziitis und ein schweres Trauma), belasten aber den Patienten erheblich[8]**. Lerne wo man das Problem schnell und einfach lösen kann…und Du wirst für den Patienten ein größerer Held sein, als ein Chirurg, der bei einem Pankreaskarzinom eine roboter-assistierte Whipple-Operation durchführt.**

---

8 Anmerkung des Übersetzers: Im Original ‚a real pain in the ass'.

Du musst Dir im Klaren sein, dass das meiste von dem, was Du oben gelesen hast, so alt wie die Geschichte der Medizin ist. Was Dir neu erscheinen mag, hat schon seit Jahrtausenden die Runde gemacht. Zum Beispiel:

„Bei einem Abszess in der Nähe des Anus sollte nicht abgewartet werden, bis er spontan rupturiert…fasse Deinen Mut zusammen und eröffne ihn mit einer sehr scharfen Lanzette, sodass der Eiter und das korrumpierte Blut such entleeren kann. Ansonsten…wird der mit Rektum bezeichnete Darm…platzen…und wird dann…zu einer Fistel. Und ich habe Patienten mit sieben oder neun Öffnungen im Bereich einer Gesäßbacke gesehen…von denen nur eine einzige das Rektum erreichte."

                              Johannes von Arderne, 1306–1390

Die Behandlung von Hämorrhoiden: „Ziehe den Anus so weit wie möglich mit den Fingern heraus, mache die Eisen glühend heiß und brenne die Hämorrhoiden bis sie austrocknen und kein Teil zurückbleibt."

                              Hippokrates, 460? –377? v. Chr.

Chirurgische Komplikationen der Endoskopie

Ahmad Assalia und Anat Ilivitzki

© Der/die Autor(en), exklusiv lizenziert an Springer-Verlag GmbH, DE, ein Teil von Springer Nature 2023
D. Rosin et al. (Hrsg.), *Notfallchirurgie des Abdomens*,
https://doi.org/10.1007/978-3-662-66409-4_29

> Wenn Du Dich zu sehr für neue Heilmittel begeisterst, wirst Du Deine Patienten erstens nicht heilen und zweitens wirst Du keine Patienten zum Heilen haben.
>
> **Astley Paston Cooper**

Komplikationen bei endoskopischen Eingriffen können als *Sofortkomplikationen* definiert werden, die noch während des Eingriffs oder vor Verlassen des Eingriffsraums auftreten, oder als *verzögert auftretende Komplikationen,* die bis zu 30 Tage nach dem Eingriff auftreten. In den letzten Jahren sind die Gastroenterologen immer mutiger geworden, insbesondere mit dem Aufkommen endoskopischer Techniken zur Resektion von Läsionen entlang des GI-Trakts (z. B. Endoskopische Mukosaresektion [EMR] und Endoskopische Submuköse Dissektion [ESD]) sowie weiterer endoskopischer Interventionen, einschließlich der neuen Generationen von Stents, ultraschallgesteuerten endoskopischen Eingriffen und mehr. Aus diesem Grund sollten wir im Gefolge von Besuchen im Endoskopieraum mehr und mehr Komplikationen erwarten.

Einige grundsätzliche Aspekte

- Komplikationen treten in der wirklichen Welt viel häufiger auf, als die in den Büchern zitierten ‚wunderschönen' Zahlen nahelegen!
- Die Häufigkeit von Komplikationen variiert mit der Expertise und der Fallzahl; erwarte bei weniger erfahrenen Endoskopikern mehr – denen, die grade die Lernkurve heraufklettern, oder denen, die auf ewig klettern werden.
- Die mit der Endoskopie assoziierten Risiken sind bei komplexer Pathologie sowie bei *therapeutischen* Eingriffen höher als bei *diagnostischen.*
- Bei Komplikationen der Endoskopie **ist es besonders wichtig zu wissen, wann man nicht operieren sollte und wann man operieren muss;** nach einer Endoskopie werden viele Blutungs- und Perforationsereignisse am besten konservativ behandelt. Es ist nicht hilfreich, nach einer Endoskopie wegen einer Komplikation zu laparotomieren und dann nicht in der Lage zu sein, eine Perforation oder Blutungsquelle zu finden.

Wenn man Dich nach einem endoskopischen Eingriff holt, um Dir einen ‚kranken' Patienten anzusehen:

- **Erwarte eine Katastrophe!** Gehe bis zum Beweis des Gegenteils davon aus, dass der Patient die fürchterlichsten chirurgischen Komplikationen hat.
- **Was häufig ist, ist häufig!** Nebenwirkungen, die direkt nach einer Endoskopie auftreten, sind wahrscheinlich durch den Eingriff selbst verursacht worden.
- **Übernimm diese ‚kranken' Patienten immer auf die chirurgische Abteilung,** unabhängig von der unmittelbaren Notwendigkeit für einen chirurgischen Eingriff. Im Interesse aller Beteiligten, *besonders des Patienten,* ist die chirurgische Station die beste Umgebung, wo der Patient angemessen überwacht und behandelt werden kann.

- **Erkennung und frühe Behandlung von Komplikationen sind der Schlüssel zu einem erfolgreichen Ergebnis.** Deshalb... wenn Du nicht daran denkst, wirst Du es auch nicht diagnostizieren.
- Gleich welcher Genese, behandle den Schock immer sofort und bereite Patienten mit einer offensichtlichen Peritonitis für eine dringende Laparotomie oder Laparoskopie vor.
- **LIES** immer sorgfältig alle Aufnahmeberichte und Verlaufsberichte sowie den Endoskopiebericht; **REDE** mit dem Patienten, seinem Arzt und **kontaktiere den Gastroenterologen, der die ‚unauffällige' Prozedur durchgeführt hat, direkt** (dort finden sich viele Hinweise auf die Art der Komplikation) und **SIEH** Dir persönlich alle während und nach der Endoskopie angefertigten Bilder an.

Komplikationen der Endoskopie des oberen GIT

Die flexible Ösophagogastroduodenoskopie (ÖGD) ist eine relativ sichere Prozedur mit wenig Komplikationen. Fast die Hälfte der auftretenden Komplikationen sind kardiopulmonal und hängen mit Aspiration, Hypoxämie, vasovagalen Reflexen und Endokarditis zusammen. Die chirurgischen Komplikationen werden im Folgenden beschrieben.

Ösophagusperforation

Der zervikale Ösophagus ist die Region mit dem höchsten Risiko. Die Risikofaktoren schließen anteriore zervikale Osteophyten, Zenker-Divertikel, Strikturen oder ein Web des Ösophagus und Halsrippen ein. **Die meisten Perforationen des zervikalen Ösophagus ereignen sich während einer starren Endoskopie oder bei der blinden Passage eines flexiblen Endoskops.** Während das Endoskop den gastroösophagealen Übergang verschließt, kann Würgen bei zu stark insuffliertem Magen zu Mallory-Weiss Rissen oder einer transmuralen Perforation führen.

Nackenschmerzen, Krepitus und Phlegmone sind alles Zeichen einer hohen Ösophagusperforation. Aufgrund der Überwucherung durch anaerobe Bakterien entwickelt sich rasch eine *Halitose*. Distale Perforationen verursachen Brustschmerzen. Eine Weichteilaufnahme des Halses und eine Thoraxübersichtsaufnahme können im Frühstadium bei der Erkennung von Gaseinschlüssen am Hals, Pneumomediastinum sowie Pneumothorax und Pleuraerguss helfen.

Die Diagnose wird durch eine Ösophagografie mit wasserlöslichem Kontrastmittel oder durch CT-Scan bestätigt. Verschwende keine Zeit – ordere ein dringliches CT mit oralem, wasserlöslichem Kontrastmittel – es wird minimale Perforationen entdecken und wertvolle zusätzliche Informationen etwa zu Lokalisation und Ausmaß des Entzündungsprozesses liefern. Klinisch signifikante Perforationen lassen sich **durch eine Endoskopie** genau erkennen. Allerdings kann sie kleinere, versteckt unter einer Schleimhautfalte liegende Risse übersehen und könnte eine Miniperforation in eine große verwandeln. Daher ist die Endoskopie für die primärer Diagnostik nicht Mittel der Wahl, sie kann allerdings bei der Behandlung sinnvoll sein.

Die Behandlung der Ösophagusperforation sprengt den Rahmen dieses Kapitels. Wenn Du kannst, dann versuche das exzellente ▶ Kap. 15 über ‚Die Speiseröhre betreffende Notfälle' in der vorausgegangenen vierten Auflage dieses Buches zu lesen (oder sende eine E-Mail an Moshe unter mosheschein@gmail.com und er wird Dir eine Kopie des Kapitels senden).

Obere gastrointestinale Blutung nach ÖGD

Dies wird nach den in ▶ Abschn. 16.2 beschriebenen Prinzipien angegangen und behandelt.

Weitere Komplikationen

Nach **Sklerotherapie** und weniger häufig nach *Ligatur* von Ösophagusvarizen erfährt bis zur Hälfte der Patienten ein oder mehrere der folgenden Ereignisse: Brustschmerzen, Pleuraerguss, pulmonale Infiltrate und Bakteriämie (ohne Perforation).

Platziert man **Stents** wegen maligner Strikturen **in die Speiseröhre,** kann das zu Erosionen, Blutung, Migration, Einwachsen von Tumor mit erneuter Obstruktion, Verlegung durch Nahrungsmittel oder (falls über den gastroösophagealen Übergang platziert) zu Reflux und Aspiration führen. Eine Bakteriämie tritt besonders häufig nach Dilatation der Speiseröhre auf, daher sollte zur Reduktion des Risikos einer bakteriellen Endokarditis bei dafür anfälligen Patienten eine Antibiotikaprophylaxe erwogen werden.

Merke: die meisten der mit einem Ösophagusstent behandelten Patienten haben eine kurze Lebenserwartung; tue nicht mehr als das zur Palliation erforderliche Minimum. Das kann wiederholte Endoskopien zur Ablation des eingewachsenen Tumors oder das Legen eines zweiten Stents einschließen.

Komplikationen der perkutanen endoskopischen Gastrostomie (PEG)

PEG-Katheter werden vorwiegend bei ältern und geschwächten Patienten zur enteralen Nahrungszufuhr eingesetzt. Anscheinend ist es Patienten in manchen Kulturen und an manchen Orten nicht erlaubt, ohne liegenden PEG-Katheter zu sterben! (Hurra! Der alte Knabe braucht nicht gefüttert zu werden – mehr Zeit für das Pflegepersonal von heute, auf den Monitor zu starren.) **Es handelt sich hier um einen invasiven Eingriff und Komplikationen sind nach einer PEG nicht selten.**

Leckage

Das ist die bei weitem häufigste Komplikation. Tendenziell macht sie sich in den ersten Tagen nach dem Eingriff bemerkbar. Das klinische Szenario reicht von der asymptomatischen Leckage *um den* Gastrostomiekatheter bis zur fulminanten Peritonitis und Sepsis. **Ursache ist entweder die inadäquate Fixation des Magens** gegen die Bauchwand oder aber die Separation der beiden aufgrund unterschiedlicher Faktoren, speziell von Ischämie und Nekrose der Magenwand durch exzessives Anziehen des Fixiergeräts – gleich welche Methode verwendet wird.

Klinische Zeichen

Diese hängen davon ab, ob Magensaft und Nährlösung nur entlang des Katheters auslaufen, oder ob das Leck in die Bauchhöhle drainiert. Im letzteren Fall kann das klinische Bild von milden Schmerzen und Überblähung des Abdomens bis zum Ileus und zur voll ausgebildeten Peritonitis und ‚Sepsis' reichen.

Diagnose

Der Nachweis von freier intraperitonealer Luft ist nicht diagnostisch, da nach einer unkomplizierten PEG noch für 1–2 Wochen ein Pneumoperitoneum vorhanden sein kann. Trotzdem sind große Mengen freier Luft extrem ungewöhnlich und sollten ein Hinweis sein, dass es ein Problem gibt. Eine intraperitoneale Leckage sollte durch eine Kontrastmittelstudie ausgeschlossen werden (vorzugsweise mittels CT) – wobei das Kontrastmittel durch die PEG-Sonde instilliert wird. Das wird das Ausmaß des Lecks sowie die Menge an intraperitonealer Flüssigkeit, Peritonitis, Ileus etc. darstellen.

Behandlung

Wenn die Kontrastmittelstudie eine *intraperitoneale Leckage* ausgeschlossen hat, dann muss die PEG-Sonde ‚stillgelegt' werden – um dem umgebenden Gewebe die Versiegelung zu erlauben. Verbinde die PEG-Sonde mit einer Schwerkraftdrainage, gib i.v. Flüssigkeit und Antibiotika, beobachte den Patienten engmaschig. Warte eine Woche und wiederhole danach die Kontraststudie, bevor Du versuchst über die PEG zu ernähren. **So sollte man auch – zusätzlich zu einer nasogastralen Sonde – vorgehen, wenn die PEG-Sonde weniger als zwei Wochen nach der Insertion versehentlich gezogen wurde und keine Zeichen einer Peritonitis oder Sepsis vorliegen und eine Kontrastuntersuchung keine intraperitoneale Leckage nachweist.** In Fällen, bei denen *offensichtlich eine Leckage in die Peritonealhöhle vorliegt,* sollte sich Deine Behandlung am klinischen Bild orientieren. **Während kleinere und asymptomatische Leckagen konservativ behandelt werden können, ist eine Operation bei einer Leckage in die freie Bauchhöhle mit Infektionszeichen zwingend.**

Operation

Wenn im Frühstadium keine wesentliche ödematöse Gewebsreaktion vorliegt, legst Du eine Tabaksbeutelnaht um die PEG-Sonde und refixierst den Magen (sorgfältig und ringsum) an der Bauchwand. Sieht das umgebende Gewebe und das Loch im Magen allerdings ‚schlecht' aus, dann entferne die Sonde und verschließ das Loch durch Übernähung oder mit einem Stapler. Überlege abhängig vom Zustand des Patienten, ob Du an einer anderen, gesünderen Stelle eine Gastro- (oder Jejuno-) stomiesonde legen willst. Es muss hier nicht extra erwähnt werden, dass eine sorgfältige ‚Peritonealtoilette' obligatorisch ist (▶ Kap. 13).

Vorausgesetzt Du verfügst über das ausreichende Geschick, kann dieser Eingriff auch laparoskopisch oder über einen eingeschränkten Mittellinienzugang im Oberbauch durchgeführt werden.

Spät auftretende Leckagen

Seltener können Leckagen auch lange nach einer PEG-Anlage auftreten, insbesondere bei Patienten mit gestörter Wundheilung und gelegentlich auch nach der unbeabsichtigten oder geplanten Entfernung der Sonde. Meistens verhalten sich diese späten Leckagen wie eine *kontrollierte Magenfistel* und verschließen sich letztendlich unter konservativen Maßnahmen spontan. Dennoch kann sich ein unkontrolliertes Leck in die freie Bauchhöhle entwickeln, das anhand der oben beschriebenen Prinzipien behandelt werden sollte.

Perforation eines Hohlorgans

Selten kann das Kolon oder sogar der Dünndarm durch die PEG-Sonde während deren Anlage ‚aufgespießt' werden. Das kann sich bereits früh durch eine freie Leckage und Peritonitis oder spät als Abszess oder (externe und/oder intern mit dem Magen kommunizierende) Dickdarmfistel zeigen. Die (konservative vs. operative) Behandlung hängt davon ab, wie akut der Befund ist, von der Anatomie der Komplikation und vom Allgemeinzustand des Patienten. Freie Leckagen müssen kontrolliert und Abszesse drainiert werden, während kontrollierte Fisteln konservativ behandelt werden. **Mit einer PEG assoziierte gastrokolische Fisteln können nach der Entfernung der Sonde bestehen bleiben – aber nicht notwendigerweise.**

Komplikationen der endoskopischen retrograden Cholangiopankreatikografie (ERCP)

Die ERCP hat eine relativ hohe Inzidenz von Komplikationen. Hätten uns die Herausgeber durch ihr Verbot in diesem Buch Prozentangaben zu machen, nicht daran gehindert, hätten wir Dir gesagt, dass zu diesen Komplikationen in abnehmender Häufigkeit gehören: Pankreatitis (2 % −5 %), Blutung (5 %), Cholangitis (1 %) und Perforation (0,5 %–1,2 %). **Die Mortalität der zuletzt genannten Komplikation kann bis zu 15 % betragen. Deshalb sollte man die ERCP – besonders die therapeutische ERCP – als potenziell riskanten endoskopischen Eingriff sehen, der nicht leichtfertig in Angriff genommen werden sollte.** Wir haben gesehen, wie sich nach einer unnötigen ERCP, die beispielsweise wegen einer vorübergehenden Erhöhung der Leberwerte nach laparoskopischer Cholezystektomie angeordnet wurde, Desaster entwickelt haben. Merk Dir, dass durch die modernen bildgebenden Verfahren (MRCP, hochauflösende CT-Scans) und besonders die endoskopische Ultraschalluntersuchung für die meisten diagnostischen ERCP-Untersuchungen kein Bedarf mehr besteht! **Behalte Dir die ERCP deshalb als rein therapeutische Option vor, namentlich für die Extraktion von Gallengangssteinen und die Drainage des Gallenwegssystems.**

Pankreatitis

Auch wenn bis zu zwei Dritteln der Patienten erhöhte Amylasewerte zeigen, kommt es doch nur selten zu einer klinischen Pankreatitis. Dazu kann es sowohl nach diagnostischen als auch nach therapeutischen Eingriffen kommen, allerdings ist die Inzidenz nach jeglicher Art von Intervention etwas höher. **In den meisten Fällen ist der Schweregrad milde bis moderat und selbstlimitierend. Unglücklicherweise kann es dennoch zu schweren und sogar zu tödlichen Verläufen kommen.** Interessanterweise kommt es bei jüngeren Patienten häufiger zu einer Pankreatitis und die Inzidenz ist bei Patienten, die wegen einer vermuteten ‚Dysfunktion des Sphinkter Oddi' (eine dieser mystischen Diagnosen, die nur von denen beobachtet wird, die darüber Artikel schreiben) ERCPiert werden, am höchsten.

Diagnose

Nach einer ERCP sollte jeder mit einer Hyperamylasämie einhergehende signifikante Oberbauchschmerz den Verdacht auf eine Pankreatitis lenken. Die Diagnose ist manchmal nicht leicht zu stellen, da eine **Perforation** (siehe unten) zu einem ähnlichen klinischen Bild führen kann. Wenn die Kanülierung des Duktus einfach war und kein ‚Precut' oder therapeutische Intervention versucht wurde, ist die Wahrscheinlichkeit einer Perforation gering. **Dennoch solltest Du bei Verdacht auf eine Perforation eine Gastrografin® Studie des OGI oder, vorzugsweise und viel besser, eine CT-Untersuchung mit oralem und i.v. Kontrastmittel anordnen, um eine Perforation auszuschließen und die Pankreatitis zu bestätigen.**

Behandlung

Intravenöse Flüssigkeit und Nahrungskarenz bis zum Abklingen der Symptome sind normalerweise alles, was erforderlich ist. Bei einer Minderheit von Patienten kann es zu einem schwereren und protrahierten Verlauf kommen. Die Behandlungsstrategie für diese Fälle wird in ▶ Kap. 17 erörtert. Offensichtlich können eingeklemmte Gallengangsteine eine Pankreatitis auslösen und ihren Verlauf prolongieren; ist das der Fall – dann kann eine wiederholte ERCP oder eine operative Exploration des Duktus choledochus indiziert sein. Bei der Gelegenheit, bevor Du Dich nicht vergewissert hast, dass die Pankreatitis vollständig abgeklungen ist, gibt es für die laparoskopische Cholezystektomie nach der ERCP keinen Grund zur Eile. Müssen wir erklären warum?

Blutungen

Nach einer endoskopischen Sphinkterotomie (ES) kann es zu einer signifikanten Blutung kommen.

Diagnose

Eine Blutung kann sich als obere GI-Blutung zeigen oder eine untere GI-Blutung imitieren; der Patient kann hämodynamisch beeinträchtigt sein, bevor sich Hämatemesis oder Meläna zeigen. Nimm den Patienten auf die Intensivstation oder die chirurgische Station zur engmaschigen Überwachung auf und behandle ihn nach allen Prinzipien der OGI-Blutung (▶ Abschn. 16.2).

Behandlung

Eine wiederholte Endoskopie ist zur akkuraten Diagnosestellung und zur Überprüfung, ob es sich um eine sickernde oder um eine spritzende Blutung handelt sowie zur Blutstillung erforderlich.

Falls die endoskopische Blutstillung versagt, der Patient immer noch stabil und ein erfahrener interventioneller Radiologe verfügbar ist, dann kann eine *Angiografie* und **selektive Embolisation** *des Truncus coeliacus* eine Operation vermeiden. Wenn das allerdings versagt oder nicht verfügbar ist und die Blutung nicht steht oder der Patient instabil ist, **dann muss operativ interveniert werden**. Nach einer vollständigen Mobilisation *(Kochern)* des Duodenums erlaubt eine längs verlaufende Duodenotomie (manche würden zur Prävention einer Einengung einen schrägen Schnitt wählen) in der Pars descendens den Zugang zur Vater-Papille. Die Blutung wird durch Umstechungsligatur gestillt, wobei Du sorgfältig darauf achten musst, nicht die Papillenöffnung oder die *Sphinkterotomie* einzuengen (es kann sicherer sein, die Papille vor Beginn der Naht zu kanülieren!).

Bei einem ‚stabilen' Patienten, bei dem ERCP und ES versagt haben, kann man mit der definitiven chirurgischen Korrektur des Problems fortfahren, dessentwegen die ES versucht wurde – z. B. die Exploration des DHC aufgrund impaktierter Steine. **Andernfalls sollte nur das Nötigste getan werden, um eine Drainage des verlegten Gallenwegssystems zu ermöglichen** (etwa eine Cholezystostomie oder eine T-Drainage). **Es muss sorgfältig darauf geachtet werden, das Duodenum nicht durch den Verschluss der Duodenotomie einzuengen.**

Perforation

Das ist die bei Weitem schwerwiegendste Komplikation der ERCP, etwa ein Fünftel der betroffenen Patienten verstirbt daran. Die meisten Perforationen ereignen sich in das peri-ampuläre Retroperitoneum. Ursache ist der ‚Precut' oder die ES. Seltener kann es zu einer Perforation des DHC oder des Pankreasganges durch den Führungsdraht kommen. **Nur ein Zehntel der Perforationen sind intraperitoneal und durch das Endoskop selbst verursacht – gewöhnlich in der Vorderwand der Pars descendens des Duodenums.** Zu den Risikofaktoren gehören mangelnde Erfahrung des Endoskopikers, ein zu groß gewählter Precut oder ES, ein therapeutischer Eingriff, die intramurale Injektion von Kontrastmittel, wiederholte ERCP sowie Patienten nach einer Billroth II Gastrektomie (bei denen der Zugang zur Papille ‚falsch herum' durch die zuführende Schlinge erfolgt).

Diagnose

Oft ist sie während oder am Ende des Eingriffs, wenn der Endoskopiker vermutet, dass etwas schiefgelaufen ist, offensichtlich. Bauch- oder Rückenschmerzen während oder unmittelbar nach der ERCP bestätigen zusammen mit dem **Nachweis von retroperitonealer oder freier Luft in der Abdomenübersichtsaufnahme** die Diagnose. Falls bereits während des Eingriffs der Verdacht besteht, kann die Injektion von Kontrastmittel durch den Endoskopiker die Diagnose bestätigen. **Das Abdomen-CT (die Gabe von oralem Kontrastmittel nicht vergessen!) ist die bevorzugte**

Einzelmaßnahme zum Nachweis von Luft in Retroperitoneum oder Bauchhöhle sowie von austretendem Kontrastmittel. Das schützt vor der Fehldiagnose einer Pankreatitis, was die adäquate Behandlung verzögern könnte. **Noch wichtiger ist, dass Dir das, was Du auf dem CT siehst, bei der Entscheidung über die Behandlung des Patienten hilft.**

Behandlung

Patienten mit nachgewiesener freier Luft in der Bauchhöhle sollten als Notfall laparotomiert werden (ja, natürlich nach adäquater Stabilisierung und Antibiotikagabe). Nur wer mit hoch motivierten und geschickten Endoskopikern gesegnet ist, die die Perforation mit ‚ovesco' (over-the-scope) Clips oder mit Nähten verschließen können, ist von der Operation ausgenommen. Eine freie Perforation ist in der Regel Folge einer ‚groben' Endoskopie, bei der das Endoskop das Duodenum durchbohrt. Klinisch manifestiert sich das als Peritonitis und der ganzen Bandbreite einer systemischen Sepsis. Zeigt die Abdomenübersichtsaufnahmen eine erhebliche Menge freier Luft, dann kannst Du den Patienten ohne CT in den OP bringen. **Wenn die Diagnose allerdings nicht eindeutig ist, würde ein CT intraperitoneale Luft und Kontrastmittelaustritt zeigen.**

Bei der Operation – ‚Kocher' und reparier einfach den Riss im Duodenum. Das kannst Du in ein oder zwei Reihen tun, aber versuche, das Lumen nicht einzuengen. Die meisten dieser Fälle werden innerhalb von 24 h operiert (die, bei denen mehr Zeit vertan wird, überleben eher nicht), daher gibt es neben der Naht keinen Grund für irgendwelche weiteren Maßnahmen (wie etwa einen ‚Pylorus-Bypass' oder eine Jejunostomie zur Ernährung). **Andererseits handelt es sich hier um eine der wenigen Situationen, in der eine Drainage gelegt werden sollte.**

Die meisten Patienten erleiden allerdings eine Miniperforation in das Retroperitoneum am Ort des ‚Precut' oder der Sphinkterotomie. Die Sepsis kann leicht oder mittelschwer und die Abwehrspannung auf den Oberbauch beschränkt sein. Röntgen und CT zeigen lediglich retroperitoneale Luft und man sieht keine Leckage von Kontrastmittel in die Bauchhöhle (ein paar einzelne Luftbläschen in der Bauchhöhle sollten Dich nicht dazu verleiten in den OP zu rennen…).

Es ist vielfach belegt, dass die meisten dieser Patienten erfolgreich konservativ behandelt werden können, falls die folgenden Bedingungen eingehalten werden:

— **Keine klinische Peritonitis und/oder systemische Entzündung**
 (beeinträchtigter Kreislauf, hohes Fieber und Leukozytose).
— **Kein ausgedehntes Pneumoperitoneum.**
— **Keine freie Leckage von Kontrastmittel.**

Wenn diese Bedingungen erfüllt sind, wird eine Magensonde gelegt und eine Breitspektrum-Antibiose mit adäquater Abdeckung Gram-negativer Keime begonnen. Die Patienten sollten engmaschig beobachtet werden (durch einen

Beobachter – DICH!) und innerhalb von 12–24 h sollte eine Besserung erwartet werden. Normalerweise erholen sich die Patienten innerhalb von 7–10 Tagen; etwaige wiederholte Verfahren sollten, sofern sie weiterhin indiziert sind, auf deutlich nach diesem Zeitraum verschoben werden.

Das Ausbleiben einer signifikanten klinischen Besserung, das Auftreten oder die Verschlimmerung eines peritonealen Reizzustands oder Zeichen der weiterbestehenden Sepsis erfordern eine Operation. Nach vollständigem ‚Kochern' des Duodenums findet sich der Ort der Perforation gewöhnlich an dessen posterioren Anteil. Abhängig vom Grad der Perforation wird sie entweder durch primäre Naht oder einen Omentum-Patch versorgt und eine Drainage *in situ* belassen.

Der nächste Schritt hängt vom Zustand des Patienten, der zugrunde liegenden Erkrankung, Versagen oder Erfolg der ‚Index'-ERCP und vom adäquaten Verschluss des Duodenums ab.

Die Prinzipien lauten: Wenn der Zustand des Patienten stabil ist und die Versorgung adäquat aussieht (das kommt bei frühzeitiger Diagnose vor), gibt es keinen Grund für einen Pylorus-Bypass. Ein verlegtes Gallenwegssystem sollte bevorzugt durch eine T-Drainage entlastet werden (nach Cholezystektomie, Exploration und Säubern des Hauptgallengangs). **Bitte überlasse den Patienten nicht wieder der Barmherzigkeit des Endoskopikers, wenn Du schon mal da bist!**

Wenn Du Dir Sorgen um die Qualität der Versorgung des Duodenums oder um dessen Lumen machst, solltest Du noch ein Verfahren *zum Ausschluss des Pylorus* hinzufügen. Das geschieht entweder durch einfaches und sicheres Klammern des Übergangs von Antrum in den Pylorus mit dem Stapler oder indem man eben proximal des Pylorus eine Gastrotomie macht und den Pylorus von innen übernäht (PDS® wäre gut) – anschließend legt man eine Gastrojejunostomie an. Zum Schluss kannst Du noch eine dünnlumige Magensonde in die abführende Schlinge der Gastrojejunostomie führen, um Deinen Patienten distal der Anastomose und des reparierten Duodenums zu ernähren. **Und lege eine periduodenale Drainage!**

In hochspezialisierten Zentren mag man eine erneute ERCP mit einem Stent ‚zum Abdichten' der Perforation versuchen, allerdings sind die meisten Endoskopiker bei diesen Patienten verständlicherweise sehr zurückhaltend mit weiteren Versuchen, nachdem eine Endoskopie das Problem überhaupt erst verursacht hat.

> *Ja, schwere Komplikationen und Todesfälle nach einer ERCP brechen einem das Herz. Tragisch ist jedoch, dass sich in vielen dieser Fälle im Nachhinein herausstellt, dass das ursprüngliche Verfahren nicht wirklich indiziert war (zum Beispiel hätten eine EUS oder MRCP die vermutete Choledocholithiasis ausschließen können). Sorge dafür, dass Deine Bitten um eine ERCP eine solide Indikation haben.*

Komplikation nach Koloskopie

Eine Koloskopie ist ein relativ sicheres Verfahren, bei dem die hauptsächlichen Risiken wiederum Perforation und Blutung sind. Die Komplikationsrate ist bei diagnostischen Prozeduren sehr gering, steigt allerdings bei therapeutischen Eingriffen an – besonders nach Polypektomie. Mit zunehmender Kühnheit der Gastroenterologen und dem Einsatz der endoskopisch submukösen Dissektion (ESD) sowie der endoskopischen Mukosaresektion (EMR) in den letzten Jahren, solltest Du Dich darauf einstellen, demnächst häufiger ‚Probleme' nach einer Koloskopie zu sehen!

Blutung (siehe auch ▶ Kap. 27)

Eine Blutung kann unmittelbar nach dem Eingriff oder *sekundär* beziehungsweise *verzögert* aus einem sich am Ort der Polypektomie oder der Biopsie entwickelnden Ulkus auftreten. Ein höheres Risiko besteht nach der Resektion von Polypen, die größer als 15 mm sind, bei wiederholten oder schwierigen Eingriffen oder bei Blutungsneigung. Selten kommt es zu Blutungen aus einem Mukosariss durch traumatisches Einführen und Manipulieren des Endoskops. Sehr selten führt die energische Manipulation im Bereich der linken Flexur zu einer *Milzverletzung* und Blutung in die Bauchhöhle.

Behandlung

Dazu gehört die Stabilisierung und die Korrektur jeglicher Koagulopathie, gefolgt von einem **Versuch, die Blutung endoskopisch zu stillen.** Wenn eine erneute Koloskopie zur Blutstillung erwogen wird, dann bestehe auf einer Tuschemarkierung der Blutungsstelle für einen möglichen nachfolgenden chirurgischen Eingriff, sollte die endoskopische Blutstillung versagen. Falls der Patient nach Flüssigkeitsersatz und Korrektur der gestörten Gerinnung eindeutig aufgehört hat zu bluten, kann man sich gegen eine erneute Koloskopie entscheiden, um das Risiko einer Perforation an der Biopsiestelle zu minimieren. Bei ausgewählten stabilen Patienten, die nach einem fehlgeschlagenen endoskopischen Versuch zur Blutstillung weiter bluten, und deren (während der Koloskopie diagnostizierte) Grunderkrankung keine Resektion erfordert, kann eine **selektive distale angiografische Embolisation** versucht werden; vorausgesetzt, dass ein erfahrener interventioneller Radiologe verfügbar ist. Behalte nur im Hinterkopf, dass nach so einer Intervention (selten) eine Darmischämie auftreten kann!

Eine nach erfolglosem koloskopischen oder radiologischen Behandlungsversuch anhaltende Blutung fordert eine unverzügliche chirurgische Exploration. **Halte den Endoskopiker immer bei Dir im Operationssaal für eine intraoperative Koloskopie bereit** (oder besser noch – beherrsche die Technik selbst). Merke – **das Auffinden der Blutung kann eine sehr schwierige Angelegenheit werden: eine intraoperative Koloskopie minimiert den Blutverlust und beugt einer unnötigen Darmresektion vor.** In den meisten Fällen genügt es, nach der Lokalisierung der Blutungsquelle eine Kolotomie anzulegen und die Blutung durch Übernähen der Blutungsstelle zu stillen; anschließend wird die Kolotomie verschlossen. **Wenn** die Blutung von einer Läsion ausgeht, die eine Resektion erfordert (z. B. ein großer Polyp oder ein Karzinom), sollte natürlich eine angemessene Kolektomie durchgeführt werden.

Perforation

Der Mechanismus der Perforation entscheidet über die Größe des Defekts, der gelegentlich von einem smarten Chirurgen (nicht von einem Gastroenterologen) selektiv behandelt werden kann.

Schwierige, traumatische und therapeutische Koloskopien sind mit einem erhöhten Risiko einer Kolonperforation assoziiert. Häufige auslösende Faktoren sind ein Barotrauma durch exzessive Insufflation, Schlingenbildung („looping") des Koloskops, exzessiver Gebrauch des Kauters oder die übereifrige Dilatation von Strikturen. Zusätzlich können vorausgegangene Operationen, eine Divertikulitis oder vorbestehende intraabdominelle Adhäsionen, große Bauchwandhernien und ein schlecht vorbereiteter Darm den Schwierigkeitsgrad des Eingriffs und das Risiko für eine Perforation erhöhen.

Kommt es zur Perforation, ist das Spektrum möglicher Konsequenzen breit und nicht vorhersehbar.

Der *Mechanismus* der Perforation ist wichtig:
— **Perforationen nach einer diagnostischen Koloskopie** führen oft zu beträchtlichen Rissen in der Kolonwand und erfordern daher eine sofortige chirurgische Behandlung (glücklicherweise sind sie wirklich selten, sodass das Risiko insgesamt gesehen gering ist).
— **Perforationen nach einer therapeutischen Koloskopie** (am Ort der Biopsie oder Polypabtragung) sind gewöhnlich klein und eignen sich eher für eine nichtoperative Behandlung.

Diagnose

Der Schlüssel zur Diagnose ist der Verdacht. Denke bei jedem Patienten, der irgendwann nach einer Koloskopie über abdominelle Beschwerden oder ungewöhnliche Schmerzen klagt, an die Möglichkeit einer Perforation. Wir haben Patienten an nicht beachteten intraabdominellen Infektionen sterben sehen – nachdem ihre ‚unspezifischen' Beschwerden von ihren superbeschäftigten und ultrazuversichtlichen Gastroenterologen als ‚durch die Insufflation bedingte Schmerzen' abgetan worden waren.

Die klinische Präsentation ist breitgefächert: Abdominalbeschwerden und -zeichen können sich bei einem großen Riss im Kolon sofort nach einer Koloskopie entwickeln. Andererseits können sich die Patienten einige Tage später mit langsam zunehmenden Zeichen einer lokalen und systemischen Infektion vorstellen. Eine derart verzögerte Vorstellung ist typisch für Perforationen, die anfangs im Retroperitoneum oder zwischen den Blättern des Mesenteriums gedeckt sind, und nach und nach oder durch eine Ruptur in die freie Bauchhöhle auslaufen. Eine Polypektomie mit einer Darmwandnekrose nach Kauterisierung kann ebenfalls zu einer verzögerten Perforation führen.

Die abdominellen Peritonealzeichen und die systemischen Auswirkungen einer Kolonperforation sind Dir wohlbekannt. Aber denke daran, dass Darmschlingen, die während der Koloskopie mit Luft vollgepumpt wurden, auch viele Stunden nach dem Eingriff noch druckempfindlich sein können.

Fang mit einer Abdomenübersichtsaufnahme im Stehen oder in Linksseitenlage an und suche nach freier Luft. Der Nachweis von freier Luft ist zusammen mit dem klinischen Bild einer lokalen oder generalisierten Peritonitis diagnostisch für eine Perforation. **Erinnere Dich aber daran, dass man nach einer Koloskopie im Abdomen kleinere Ansammlungen von freier Luft ohne oder mit nur minimalem klinischem Hinweis für eine Perforation finden kann („gutartiges' Pneumoperitoneum nach Koloskopie).** Umgekehrt kann freie Luft fehlen, wenn die Perforation initial gedeckt oder retroperitoneal ist. **Sich bei der Entscheidungsfindung auf das Vorliegen oder Fehlen von freier Luft zu stützen, zeugt von der Naivität, die bei Nicht-Chirurgen (z. B. Gastroenterologen) so häufig ist, wenn sie versuchen chirurgische Notfälle des Abdomens zu behandeln.**

Natürlich sind klinische Zeichen einer Perforation und freie Luft in der Abdomenübersichtsaufnahme diagnostisch für eine Perforation. **Bestehe bei fehlender freier Luft auf einem CT (oder auf einem Gastrografin®einlauf, falls kein CT verfügbar ist).** Das CT kann nicht nur freie Luft zeigen, die auf den normalen Röntgenaufnahmen nicht erkennbar ist, sondern es kann auch weitere Details wie intraabdominelle Flüssigkeit, ein Hämatom der Dickdarmwand, oder Luft in Kolonwand, Mesenterium oder Retroperitoneum zeigen, die auf eine Verletzung hinweisen.

Kombiniert mit einem Kontrasteinlauf zeigt die CT normalerweise Ort und Größe des Lecks und ob es *gedeckt* ist oder nicht. **Freie Flüssigkeit kann auf ausgetretenen Darminhalt oder eine sich entwickelnde Peritonitis hinweisen.**

Die Hauptursache für den Tod nach einer koloskopischen Perforation ist die verspätete Diagnose und die daraus resultierende verspätete Behandlung. Die Verzögerung resultiert in aller Regel daraus, dass der verantwortliche Kliniker (üblicherweise ist das der Koloskopiker selbst, bei dem sich der Patient mit seiner Komplikation vorstellt), eine solche Diagnose nicht in Betracht zieht. Erinnerst Du Dich an den ‚chirurgischen Vogel Strauß', der seine eigenen Komplikationen nicht diagnostizieren kann? Na ja, manche Endoskopiker sind nicht anders (◘ Abb. 29.1). Wir müssen ihnen helfen, ihren Kopf aus dem Sand zu ziehen.

Nichtoperative Behandlung

Nicht alle Patienten mit einer koloskopischen Darmverletzung müssen operiert werden. Patienten mit minimalen Symptomen, ohne Fieber oder Tachykardie, und bei denen die Untersuchung des Abdomens unauffällig (d. h. ohne Zeichen einer Peritonitis) ist, können ohne Operation mit Nahrungskarenz und Breitspektrum-Antibiose behandelt werden (genauso, wie Du eine akute Divertikulitis behandeln würdest – ▶ Kap. 26). Patienten, die auf eine konservative Behandlung ansprechen haben typischerweise kein oder nur ein minimales Pneumoperitoneum und keinen oder nur einen minimalen Kontrastmittelaustritt im CT.

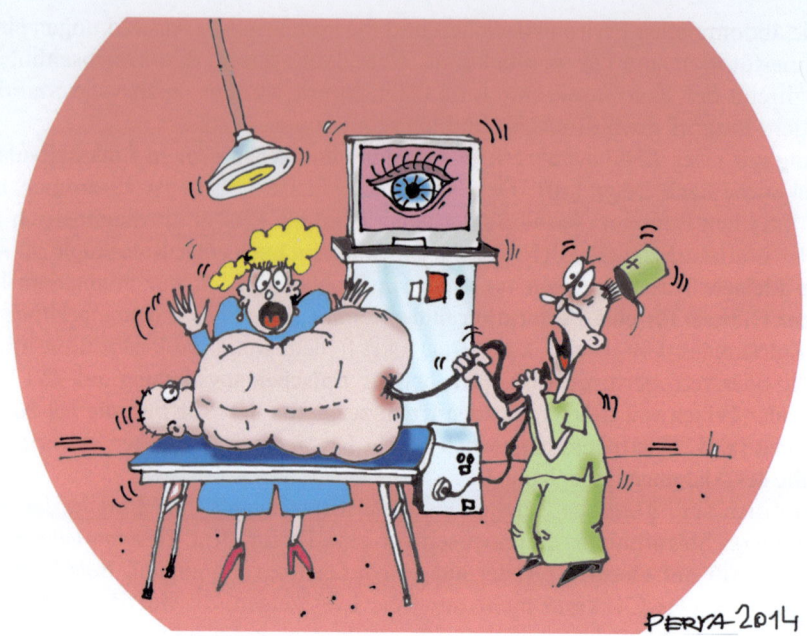

Abb. 29.1 „Schwester, ist das das Omentum?"

Wie oben gesagt, eignet sich eine Perforation am Ort einer Polypektomie eher für einen konservativen Behandlungsversuch. Dieses Vorgehen ist oft erfolgreich, weil die Patienten vor ihrer Koloskopie eine Darmvorbereitung hatten und das Kontaminationspotenzial geringer ist. Diese Patienten sollten alle engmaschig auf eine lokale oder systemische Verschlechterung ihres Zustands und auf fehlende Besserung überwacht werden. Eine Verschlechterung sollte einen dringlichen chirurgischen Eingriff zur Folge haben. **Befindet sich die Perforation an einem Befund, bei dem sowieso eine Kolektomie empfohlen wird, wo liegt dann der Vorteil, sich durch eine konservative Behandlung durchzukämpfen? Na los, führe den definitiven Eingriff jetzt durch.** Das gilt allerdings nur, wenn Dir die lokalen Bedingungen eine onkologische Resektion und eine sichere Anastomose erlauben. Andernfalls – warum die Eile?

Operative Behandlung

Patienten, die krank wirken, über lokalisierte oder sich ausbreitende Schmerzen klagen, eine systemische Sepsis und eine lokalisierte oder generalisierte Peritonitis – in Verbindung mit den oben genannten radiologischen Merkmalen – haben, sollten Antibiotika erhalten und umgehend operiert werden. Bei den meisten der früh operierten Patienten findet man eher eine peritoneale *Kontamination* als eine voll ausgebildete *Infektion;* alles, was hier erforderlich ist, ist eine

‚Peritonealtoilette' (▶ Kap. 13) und **die primäre Naht der Perforation;** so, wie Du bei jeder traumatischen Kolonverletzung vorgehen würdest, außer wenn Du aufgrund eines gleichzeitig vorliegenden Polypen oder Karzinoms resezieren musst. Das Fehlen von Fäzes im Kolon hilft, die Schwere der Kontamination/Infektion zu minimieren. Eine ableitende oder externalisierende Kolostomie kann bei ausgewählten Patienten indiziert sein, etwa bei einer vernachlässigten Peritonitis oder schweren, beeinträchtigenden Begleiterkrankungen wie Mangelernährung oder Steroidabhängigkeit.

Endoskopische oder laparoskopische Behandlung

Dank der modernen endoskopischen Ausrüstung und der fortgeschrittenen laparoskopischen Möglichkeiten existieren für einige koloskopische Perforationen weniger traumatische Optionen. **Wenn die Perforation zum Zeitpunkt des Eingriffs diagnostiziert wird, kann der Endoskopiker versuchen, die Ränder des Einrisses mit endoskopischen Clips zu adaptieren.** Das (derzeit schwindende) Interesse an ‚natural orifice transluminal surgery' (NOTES) hat zur Entwicklung von noch weiter entwickelten endoskopischen Nahttechniken und anderen Formen des Gewebsverschlusses geführt, allerdings bleibt die Verfügbarkeit dieser Forschungsprodukte weiterhin begrenzt.

Wenn sich eine Operation nicht vermeiden lässt, können die meisten Verletzungen laparoskopisch angegangen werden, sofern ein erfahrener Chirurg und geeignete Instrumente verfügbar sind. Dickdarmverletzungen können übernäht oder mit dem Stapler verschlossen werden, falls die lokalen Bedingungen einen primären Verschluss erlauben. In späten, vernachlässigten Fällen ist alternativ die laparoskopische Exteriorisation und Stomaanlage eine sinnvolle Option.

Komplikationen der endoskopischen Ultraschalluntersuchung (EUS)

In den letzten Jahren beobachten wir, wie die EUS zunehmend sowohl zur Diagnose als auch für verschiedene therapeutische Interventionen eingesetzt wird. EUS gesteuerte Eingriffe haben viele ERCP-, perkutane und chirurgische Verfahren ersetzt. Daher sollten wir mit diesem Verfahren und den damit verbundenen Komplikationen vertraut sein. Abhängig von Art und Ort des Eingriffs schließen die Komplikationen die Bakteriämie, Blutung (intraluminal, extraluminal und in zystische Läsionen des Pankreas), die Perforation von Hohlorganen, Galle- und Pankreasleckagen und die Pankreatitis ein. In den meisten Fällen werden nicht-operative Maßnahmen ausreichen, allerdings ist eine chirurgische Intervention bei unkontrollierter Blutung oder Peritonitis unvermeidlich. Bei der Behandlung dieser Komplikationen sollten uns dieselben Prinzipien leiten, die wir zuvor diskutiert haben.

Zur Rekapitulation

Vom Ösophagus bis zum Rektum kann die Behandlung von durch eine Endoskopie verursachten Verletzungen eines gastrointestinalen Hohlorgans wie folgt zusammengefasst werden:

- Erwarte immer eine Katastrophe.
- Bildgebung zur Diagnose.
- Die Übersehenen und Vernachlässigten neigen dazu, zu sterben.
- Manche können konservativ behandelt werden.
- Manche können endoskopisch behandelt werden.
- Manche brauchen eine sofortige Operation.
- Manche, die konservativ behandelt wurden, brauchen möglicherweise eine Operation.
- Um optimale Ergebnisse zu erreichen, musst Du selektiv, wachsam und immer bereit sein, Deine Meinung zu ändern. Du bist kein Politiker – Du kannst stolz auf Deine Wendigkeit sein!

„Ein Narr mit einem Werkzeug ist immer noch ein Narr."

Bauchtrauma

Roger Saadia

© Der/die Autor(en), exklusiv lizenziert an Springer-Verlag GmbH, DE, ein Teil von Springer Nature 2023
D. Rosin et al. (Hrsg.), *Notfallchirurgie des Abdomens*,
https://doi.org/10.1007/978-3-662-66409-4_30

Dieses Kapitel wurde in die folgenden 3 Abschnitte unterteilt

1. Penetrierende Bauchverletzung
2. Stumpfes Bauchtrauma
3. Operative Behandlung einzelner Organverletzungen

Für eine ausführlichere Diskussion der allgemeinen Behandlung von Traumata und ihren Komplikationen empfehlen wir das ▶ Kap. 24 von Ari Leppäniemi in unserem anderen Buch[1]

1 Penetrierende Bauchverletzung

》 *Es ist für einen Chirurgen absolut notwendig, die Wunden, die nicht durch ihn verbunden wurden, selbst zu inspizieren, um deren Art und Ausmaß zu erkennen.*

A. Belloste

Allgemeine Prinzipien

Im Umgang mit penetrierenden Bauchverletzungen stellt sich für den Chirurgen die entscheidende Frage, ob eine explorative Laparotomie angezeigt ist. Die Entscheidung beruht alleinig auf der hohen Wahrscheinlichkeit, dass eine wesentliche Verletzung vorliegt; sie bedarf keiner genauen Inventur aller möglichen intraabdominaler Organverletzungen. **Bei penetrierender Verletzung ist die klinische Bewertung von grundlegender Bedeutung.** Je nach Umständen muss sie manchmal durch zusätzliche diagnostische Maßnahmen ergänzt werden.

> **Das primäre Ziel des Chirurgen ist es, den Patienten zu identifizieren, der operiert werden muss und gleichzeitig dabei unnötige Laparotomien zu vermeiden.** Laparotomien werden als ‚negativ' bezeichnet, wenn keine Verletzungen vorliegen und als ‚nicht-therapeutisch', wenn die identifizierten Verletzungen spontan abgeheilt wären, wenn sie in Ruhe gelassen worden wären (zum Beispiel ein oberflächlicher Leberriss mit geringem Hämoperitoneum, aber ohne aktive Blutung).

Um diesen idealen Anspruch rechtzeitiger, notwendiger Operationen und keiner unnötigen Laparotomien zu erreichen, wurden zahlreiche, zum Teil sehr komplizierte Algorithmen entwickelt, die verschiedene diagnostische Werkzeuge

---

[1] *Schein's Common Sense Prevention and Management of Surgical Complications.* Shrewsbury, Vereinigtes Königreich: tfm publishing, 2013: ▶ Kap. 24.

einschließen. **Kein einziger ist absolut sicher oder wurde allgemein angenommen. Tatsächlich wird auch der erfahrenste Unfallchirurg gelegentlich eine unnötige Laparotomie durchführen.** Obwohl diese Operationen ihren Anteil an Morbidität haben, ist dies ein angemessener Preis, um keine wesentliche Verletzung zu übersehen, vorausgesetzt, dass die Frequenz dieser Laparotomien nicht unangemessen hoch ist.

Im **zivilen Alltag** gibt es hauptsächlich zwei Arten von penetrierenden Bauchverletzungen: **Stichwunden** und **Schussverletzungen**. Aufgrund chirurgischer Tradition wurden diese beiden Kategorien unterschiedlich behandelt, da bei Schussverletzungen die Operation zwingend gefordert wurde. In jüngster Zeit gibt es eine Tendenz, die gleichen Behandlungsprinzipien unabhängig vom Verletzungsmechanismus anzuwenden.

Nach einer penetrierender Bauchverletzung sind zwei klinische Szenarien, getrennt oder in Kombination, möglich: ein hypovolämischer Schock und eine Peritonitis. Ersteres ist die Folge einer Blutung aus einem verletzten Organ (z. B. Milz, Leber) oder einem größeren Gefäß. Letzteres ist in der Regel die Folge der Kontamination der Bauchhöhle durch die Verletzung eines Hohlorganes (Darm, Gallenwege, Harnblase).

Abdominale Stichwunden

» *Obwohl ein Schock vorübergehend durch Transfusionen gemindert werden kann, können diese ihn nicht stoppen oder beheben; eine von der Chirurgie abgekoppelte Resuszitation ist Narrheit.*

William Heneage Ogilvie

In den meisten Fällen ist die Diagnose einer Stichwunde offensichtlich: Es besteht eine sichtbare Wunde im Bereich der Bauchdecke und der Patient oder Zeugen werden in der Regel die Umstände des Angriffs schildern. **Lass Dich nicht durch das Seemannsgarn über die Länge des Steakmessers täuschen, sondern denke stattdessen an den Spruch: „Behandle den Patienten und nicht die Waffe."**

Es lohnt sich zu wiederholen, dass die klinische Untersuchung des Patienten (ergänzt durch eine Röntgen-Thoraxaufnahme im Stehen) der wichtigste Teil der Diagnostik ist. Verschiedene Szenarien erzwingen eine explorative Laparotomie ohne zusätzliche diagnostische Untersuchungen. Die einzigen notwendigen Tests sind die für eine Laparotomie benötigten (Basislaborwerte, Blutgruppe und gekreuztes Blut, und, wenn nötig, EKG, βHCG…).

Nachfolgend Indikationen für eine sofortige Operation
- **Hämdynamische Instabilität** ohne extraabdominale Verletzungen, die für sich den Schock erklären können. Mit der Volumensubstitution muss sofort begonnen werden. **Bedenke aber, dass der Patient nicht Ringerlaktat blutet!** Blut und Blutkomponenten sollten, sobald verfügbar, gegeben werden, um eine

Überladung mit kristalloiden Lösungen oder das ‚Salzwasser-Ertrinken' zu verringern. Eine ‚**permissive Hypotonie**' sollte bis zur chirurgischen Blutstillung angestrebt werden. (Patienten in extremis sollten umgehend in den OP gebracht werden, da eine Thorakotomie in der Notaufnahme nicht sinnvoll ist; Laparotomien in der Notaufnahme dagegen sind sehr effizient darin, das gesamte Blutvolumen des Patienten vom Abdomen auf den Boden zu schütten...).
— Häufig liegt eine **Peritonitis** vor und es ist von geringem diagnostischen Wert, nach Druckempfindlichkeit oder Abwehrspannung in der unmittelbaren Umgebung der Schnittwunde zu suchen. **Um die Diagnose sicher stellen zu können, sollten Peritonitiszeichen mit einem gewissen Abstand zur Stichwunde vorliegen.** Vergewissere Dich immer, dass die Blase leer ist, bevor Du den Bauch nach Druckempfindlichkeit abtastest (Dank übereifriger Rettungsassistenten treffen diese Patienten oft in der Notaufnahme mit einer zum Bersten vollen Blase ein).
— **Freie intraperitoneale Luft** in der aufrechten[2] Röntgen-Thoraxaufnahme. Bei Stichverletzungen des Abdomens sind Abdomenübersichtsaufnahmen, abgesehen von Aufnahmen in Linksseitenlage bei den Patienten, die sich für eine Röntgen-Thoraxaufnahme nicht aufsetzen können, unnötig.
— **Austritt von Netz oder Darm.** Eine Laparotomie ist aufgrund der höheren Wahrscheinlichkeit von Viszeralverletzungen ratsam. Selbst wenn die Laparotomie keine weiteren Verletzungen ergibt, so können das vorgefallene Eingeweide sicher reponiert und die verletzte Bauchdecke sorgfältig so verschlossen werden, dass es zu keinem Narbenbruch kommt.
— **Eine in der Wunde steckende Stichwaffe.** Diese könnte ein größeres Blutgefäß tamponieren und sollte daher im Operationssaal entfernt werden.

Abdominale Stichwunden: Wann beobachten? Wie untersuchen?

Liest man die Standard-Lehrbücher, so kann einen die Behandlung eines asymptomatischen Patienten mit einer typischerweise ventralen Stichwunde der Bauchdecke verwirren. In etwa einem Drittel der Fälle bleibt die Stichwunde extraperitoneal, in einem weiteren Drittel ist das Peritoneum zwar verletzt, aber es finden sich keine wesentlichen viszeralen Verletzungen. Die Exploration all dieser Patienten wäre keine gute Idee.

Gelegentlich werden diagnostische Maßnahmen vorgeschlagen. Eine diagnostische Peritoneallavage ist mühsam und ungenau; sie ist mit einer hohen Rate an nicht-therapeutischen Laparotomien verbunden. **Die Exploration der Wunde** in Lokalanästhesie zielt darauf ab, eine Verletzung des parietalen Peritoneums zu erkennen. Häufig ist es schwierig, das Ausmaß des Stichganges mit Sicherheit festzustellen – versuche dies bei einem adipösen oder aggressiven Patienten

---

2 Anmerkung des Übersetzers: Im Original ‚upright'.

in der hektischen Atmosphäre einer vollen Notaufnahme! Eine **Laparoskopie** ist eine logistisch anspruchsvolle Untersuchung, da sie eine Allgemeinanästhesie erfordert. Ihre Hauptaufgabe ist es, die Verletzung des Peritoneums festzustellen. **Lass Dich nicht von zu selbstsicheren Chirurgen täuschen; eine negative Laparoskopie kann weder eine Dünndarmverletzung mit minimaler Leckage ausschließen, noch das Retroperitoneum beurteilen. Zusätzlich verlieren klinische oder radiologische Untersuchungen nach einer Laparoskopie an Aussagefähigkeit.** Über die Ausnahme beim Verdacht auf Zwerchfellverletzungen siehe unten.

Es verbleiben zwei (wir glauben, dass sie sich ergänzen) Ansätze beim asymptomatischen Patienten mit einer ventralen Stichverletzung des Abdomens: eine wiederholte klinische Untersuchung und ein Spiral-CT.

Wiederholte klinische Untersuchungen des Patienten

Dieser Ansatz wurde als ‚selektiver Konservativismus' bezeichnet und hat sich in vielen Zentren bewährt. Der Patient wird aufgenommen, nüchtern gelassen und erhält intravenös Flüssigkeit. Die Vitalparameter und die Urinausscheidung werden engmaschig beobachtet. **Das Abdomen wird wiederholt in kurzen Abständen auf Anzeichen für eine Peritonitis untersucht; der ursprünglich druckempfindliche Bereich um die Wunde kann mit einem Textmarker markiert werden und es kann auf die Ausbreitung der Druckempfindlichkeit geachtet werden.** Eine Analgesie, Antibiotika oder eine Entlastung mittels nasogastraler Sonde sind nicht nötig.

Wenn sich nach einer Beobachtung von 18–24 h keine Zeichen einer Hypovolämie oder Peritonitis entwickeln, dann ist eine relevante intraabdominale Verletzung höchst unwahrscheinlich. **Ein sehr gutes Zeichen ist es, wenn der Patient verärgert etwas zu essen verlangt.** Wenn man diesem Ansatz folgt, sollte man stets aufgeschlossen bleiben und angesichts auch nur diskreter Verschlechterungen nicht verbissen an einer konservativen Behandlung festhalten. **Verzögert einen gut überwachten Patienten zu operieren ist nicht Zeichen eines persönlichen Versagens, sondern zollt Deinem klinischen Scharfsinn Tribut.** Gelegentlich wirst Du eine unnötige Laparotomie durchführen; dessen brauchst Du Dich nicht zu schämen und bei Zweifel ist es sicherer, sich mit einer chirurgischen Exploration zu irren.

Abdomen-CT

In den letzten Jahren haben sich sowohl Zugang zum CT als auch die Bildqualität dramatisch verbessert. **In vielen Zentren wird der asymptomatische Patient häufig vom Arzt der Notaufnahme zum CT geschickt, bevor ein Chirurg hinzugezogen wird.** Was auch immer erfahrene Unfallchirurgen davon halten, dieser Zug ist schon lange abgefahren...

Zweifellos hat diese Untersuchung einen hohen Stellenwert, obwohl die Nachteile bei Darmverletzungen in der Frühphase gut bekannt sind. Bei manchen Patienten kann eine oberflächliche Wunde leichter bestätigt und genauer festgestellt werden als durch eine lokale Wundexploration. Diese Patienten können dann guten Gewissens von der Notaufnahme entlassen werden. Eine kleine Minderheit von asymptomatischen Patienten wird mit einer relevanten Viszeralverletzung diagnostiziert (die sich dann auch im weiteren Verlauf unter Beobachtung gezeigt hätte). Die Entscheidung zu operieren wird damit beschleunigt. Die restliche Mehrheit an Patienten mit negativem oder nicht eindeutigem CT kann, wie oben beschrieben, stationär aufgenommen und beobachtet werden.

Die Hauptrolle der klinischen Untersuchung ist unbestritten. Ähnlich wie bei der akuten Appendizitis kann der umsichtige Einsatz des CT die eigene Entscheidungsfindung weiter verbessern.

Abdominale Schusswunden – Dogma versus moderne Bildgebung

» *Es ist höchst wünschenswert, dass jeder Kriegschirurg aufgeschlossen bleibt und auf Vorgehensweisen verzichtet, die sich im Vergleich zu anderen als ungünstig erweisen, auch wenn diese zunächst revolutionär erscheinen und sogar Gefahren bergen könnten.*

H. H. Simpson

Die traditionelle Weisheit, die wir aus Kriegserfahrungen geerbt haben, besagt, dass bei all diesen Patienten eine explorative Laparotomie, unabhängig von ihrem klinischen Zustand, immer angezeigt ist. Dieser Ansatz wurde mit der deutlich höheren Wahrscheinlichkeit relevanter intraabdominaler Verletzungen bei Schuss- als bei Stichverletzungen begründet. Falls diese Prämisse zutrifft, dann bedeutet dies lediglich, dass Schock und Peritonitis häufiger bei Schuss- als bei Stichverletzungen auftreten. Die Entscheidung kann dann leicht getroffen werden. **Was aber tun bei einer Schussverletzung mit blandem Abdomen, der wir heutzutage nicht so selten in vielen großen urbanen Traumazentren begegnen?**

Immer mehr Evidenz zeigt, dass **initial asymptomatische Patienten mit Schussverletzungen nach den gleichen Prinzipien wie Patienten mit Stichverletzungen sicher behandelt werden können.** Auch wenn hier die initiale und wiederholte klinischen Untersuchung wiederum von großer Bedeutung ist, **behaupten wir, dass ein frühes Thorax- und Abdomen-CT nicht nur bei asymptomatischen, sondern bei allen Patienten mit Schussverletzungen zwingend notwendig ist, die stabil genug sind, um im CT untersucht zu werden.**

Kugeln legen größere Entfernungen als eine Messerklinge zurück. Die Bildgebung des gesamten Rumpfes ist unerlässlich, um die Bahn der Kugel(n) zu dokumentieren, da diese sich über die Bauchhöhle hinaus erstrecken kann. Eine fehlende Kugel sollte die Suche nach einer extraabdominalen Lage oder einer versteckten Austrittswunde auslösen. Weiterhin kann eine Kugel, die in die Bauchhöhle eintritt, knöcherne Strukturen (thorakolumbale Wirbelsäule, Becken, Hüfte usw.) verletzen. Die Informationen, die diese Bildgebung liefern, sind trotz der gelegentlichen Metallartefakten von unschätzbarem Wert. **Bei manchen Fällen wird die Bahn der Kugel tangential verlaufen und die Bauchhöhle streifen; eine Laparotomie kann dann vermieden werden,** aber ein späteres Debridement der Bauchdecke wird bei manchen dieser Fälle notwendig sein.

Wenn Du also sofortigen Zugang zu einem CT hast und der Patient nicht am Verbluten ist, dann nutze ihn! Die Befunde können Deinen operativen Zugang beeinflussen und Dir sogar helfen, auf eine Operation gänzlich zu verzichten.

Schwierige Szenarien: Das CT steht unangefochten an erster Stelle

Bei Stichverletzungen des unteren Thorax, der Flanke oder des Perineums stellt sich das Problem möglicher aber klinisch okkulter Verletzung intraabdominaler Organe.
- **Das Zwerchfell.** Häufig ist eine isolierte Verletzung des Zwerchfells zunächst klinisch inapparent, aber manchmal tritt eine sekundäre Zwerchfellhernie als Komplikation auf. Diese Komplikation tritt häufiger auf der linken als auf der rechten Seite, die durch die Leber geschützt wird, auf. Wenig ist über den natürlichen Verlauf von Zwerchfellverletzungen bekannt, aber sehr kleine Verletzungen werden wahrscheinlich ohne Konsequenzen übersehen. **Es entspricht jedoch dem allgemeinen Standard bei Stichwunden des unteren Thorax oder des Oberbauches (besonders, wenn links gelegen) Zwerchfellverletzungen auszuschließen. Bei diesem Szenarium sollte, wenn keine anderen klinischen Gründe für eine Operation vorliegen, eine Thorakoskopie oder Laparoskopie während des stationären Krankenhausaufenthaltes durchgeführt werden, um die Unversehrtheit des Zwerchfells zu überprüfen;** wenn eine Verletzung festgestellt wird, sollte sie bei der Laparotomie (oder laparoskopisch, falls Du dazu in der Lage bist) versorgt werden. Rekonstruierte CT-Bilder der Zwerchfellkuppeln in der Frontalebene können sehr hilfreich sein und, falls verfügbar, ersetzen bereits die Laparoskopie.
- **Die Flanke.** Eine Stichwunde der Flanke kann den retroperitonealen Anteil des Duodenums oder des Dickdarms und die Niere betreffen. Peritonitiszeichen treten nur zu einem späteren Zeitpunkt auf (in manchen Fällen ist dies zu spät und mit einer fortgeschrittenen retroperitonealen Infektion verbunden). Daher muss ein CT immer früh durchgeführt werden (die Kombination mit einem Klysma mit Kontrastmittel ist nicht mehr nötig). Eine Verletzung der Niere ist häufig harmlos und in der Regel mit einer Makrohämaturie verbunden. Eine mögliche Harnleiterverletzung dagegen ist ernster und sollte bei einer Mikrohämaturie in Erwägung gezogen werden. Heutzutage hat das CT (natürlich mit i.v. KM) als Screeninguntersuchung der Wahl das i.v. Pyelogramm (IVP) bei vermuteten Verletzungen der ableitenden Harnwege ersetzt.
- **Das Perineum.** Man muss stets eine Penetration der Bauchhöhle vermuten. **Eine digital-rektale Untersuchung mit besonderem Augenmerk auf Blut ist obligatorischer Bestandteil der klinischen Untersuchung.** Ein CT ist von Nutzen und könnte durch eine Rektosigmoidoskopie ergänzt werden müssen.
- **Patienten mit mehrfachen Stich- oder Schussverletzungen sowohl des Thorax als auch des Abdomens** können ein Dilemma bezüglich der Wahl oder Reihenfolge der Operationen darstellen, wenn beide Körperhöhlen für die Quelle schwerer Blutungen infrage kommen; dies ist besonders dann der Fall, wenn die Patienten instabil sind und nicht im CT untersucht werden können. Man trifft aber auch auf Patienten mit einer hohen epigastrischen Wunde und Hypotonie, bei denen eine Herzbeuteltamponade vorliegen kann. **Bei diesen Fällen kann eine Ultraschalluntersuchung in der Notaufnahme (focused assessment**

with sonography in trauma [FAST]) Dir beim Erstellen eines logischen Behandlungskonzeptes helfen. FAST wird häufiger beim stumpfen Bauchtrauma angewendet und im nächsten Abschnitt abgehandelt.

Was tun, wenn kein CT verfügbar?

Einige der Leser aus Entwicklungsländern haben vielleicht keinen uneingeschränkten Zugang zu einem CT im Notfall. **Die große Mehrzahl an Patienten mit penetrierenden Verletzungen kann durch die Kombination von drei diagnostisch Untersuchungen behandelt werden; die klinische Untersuchung, eine aufrechte[3] Röntgen-Thoraxaufnahme und, ja, eine explorative Laparotomie,** im Zweifelsfall wird letztere großzügig eingesetzt. Halte die Schwelle für eine Intervention niedrig. In diesem Zusammenhang ist eine höhere Rate an unnötigen Laparotomien ein akzeptabler Preis, um keine Verletzungen zu übersehen. Bei Patienten mit einer Verletzung der Flanke oder einer Hämaturie kann eine Einzelaufnahme eines IVP in der Notaufnahme einfach durchgeführt werden und von großem Nutzen (insbesondere, um eine gesunde Niere auf der *unverletzten* Seite zu bestätigen).

Zusammenfassend...

Die klinische Untersuchung (einschließlich dem Messen der Vitalparameter und der Untersuchung des Abdomens) behält bis auf den heutigen Tag ihre Hauptrolle bei der Behandlung penetrierender Verletzungen des Abdomens. Es gibt eindeutige klinische Szenarien, die eine sofortige Laparotomie erfordern. Bei anderen Situationen bleibt die klinische Beobachtung äußerst wertvoll. In den letzten Jahren hat sich das Abdomen-CT als bestes diagnostisches Hilfsmittel etabliert. **Verstehe, wann man operieren muss und wann nicht!** (◘ Abb. 30.1).

> » *Das Versäumnis, einfache, lebensbedrohliche Verletzungen nicht sofort zu erkennen und zu behandeln, ist die Tragödie des Traumas und nicht die Unfähigkeit mit katastrophalen oder komplizierten Verletzungen umzugehen.*
>
> F. William Blaisdell

Besondere Formen des penetrierenden Traumas[4]

Ich möchte gerne hier 3 ‚besondere Formen' des penetrierenden Traumas anführen, die möglicherweise eine andere Vorgehensweise erfordern:

---

3 Anmerkung des Übersetzers: Im Original ‚upright'.
4 Ari Leppäniemi, Dr. med., hat zu diesem Abschnitt beigetragen.

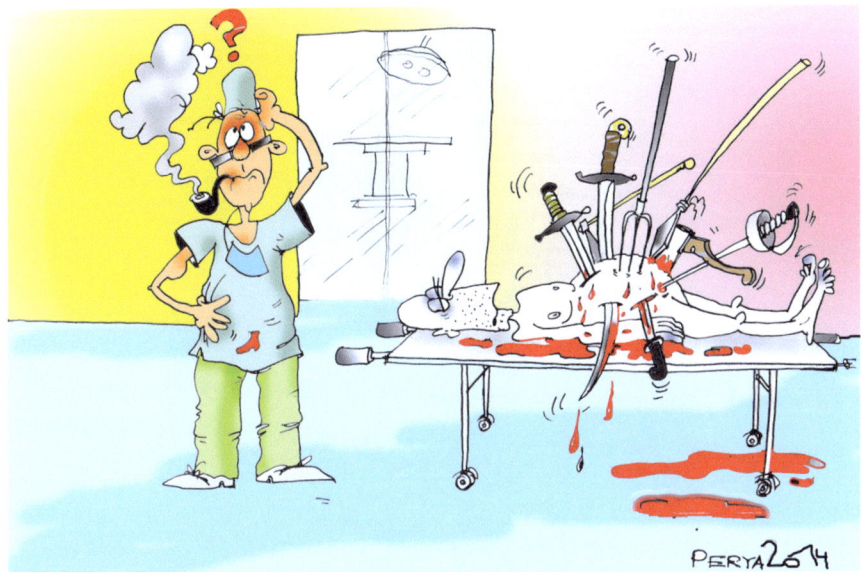

Abb. 30.1 „Lass uns konservativ bleiben!"

- **Pfählungsverletzungen**
- **Verletzungen durch Schrotflinte**
- **Verletzungen durch Luftgewehre**

Pfählungsverletzungen

Eine Pfählungsverletzung liegt vor, wenn ein Objekt, das in der Regel *in situ* verbleibt, den Körper penetriert. Es kann eine Stahlstange (Abb. 30.2), ein Holzstück oder sogar eine AK-47 (Abb. 30.3) sein. Die häufigsten Ursachen sind unfallbedingte Stürze oder Zusammenstöße, Gewalt oder sexuell perverse Handlungen. Typischerweise verursachen sie komplexe und mehrfache Organverletzungen und benötigen besondere Aufmerksamkeit während des Transportes zum und der Behandlung im Krankenhaus.

Es ist eine Grundregel, dass der Pfahl während des Transportes oder in der Notaufnahme nicht manipuliert oder entfernt werden darf, aber es ist wichtig, dass er sicher stabilisiert wird. Wenn möglich und nötig, kann er gekürzt werden. Da er immer kontaminiert ist, sollte eine Antibiotika- und Tetanusprophylaxe erfolgen.

Nahezu alle Patienten müssen operiert werden; diejenigen im Schock müssen sofort in den OP gebracht werden. Bei der Lagerung des Patienten können spezielle Kissen und Modifikationen des Standards nötig sein. Bis alles bereit ist, muss der **Pfahl gesichert und in unveränderter Lage verbleiben; eine vorzeitige Entfernung des Pfahls kann die Tamponade eines größeren Blutgefäßes aufheben!** Nutze unkonventionelle Hautschnitte, falls nötig. Sobald der Pfahl entfernt worden ist, gehe bei der Exploration und der Versorgung aller Verletzungen standardmäßig wie bei jedem anderen Trauma vor.

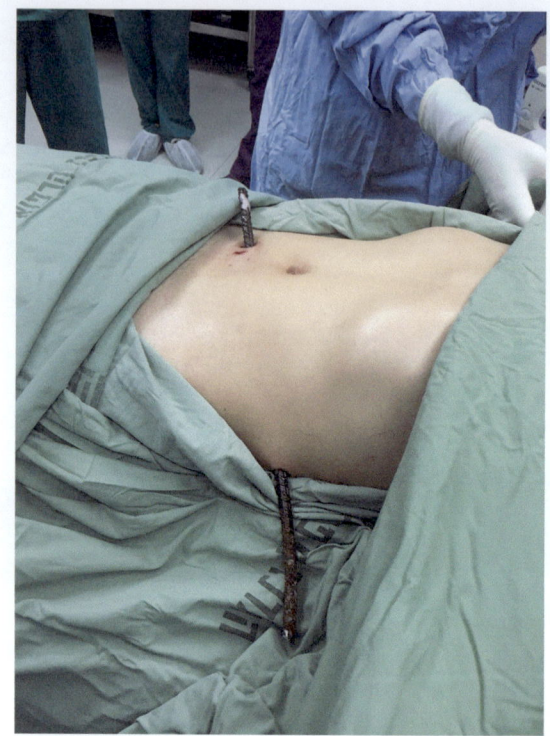

Abb. 30.2 Pfählungsverletzung: Stahlstange

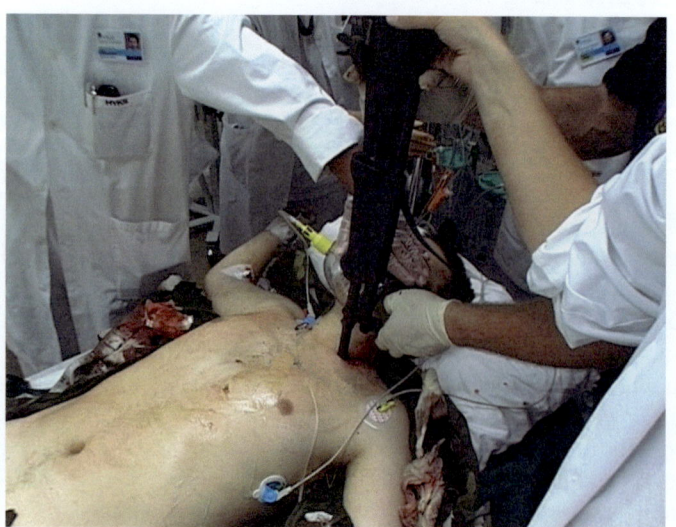

Abb. 30.3 Pfählungsverletzung: AK-47

Verletzungen durch Schrotflinte

Verletzungen durch Schrotflinten stellen aufgrund ihrer einzigartigen ballistischen Eigenschaften, die zu einem breiten Spektrum von trivialen bis äußerst schweren Verletzungen führen, eine besondere Form der penetrierenden Verletzungen dar. **Obwohl viele Faktoren den Schweregrad beeinflussen können, spielt die Schussentfernung die wichtigste Rolle.** Verletzungen durch eine Schrotflinte im Nahbereich (weniger als 3 Yards…ein Yard entspricht fast einem Meter) führen zu massiver Gewebszerstörung in einem relativ engen Bereich und sind häufig tödlich, wenn lebenswichtige Strukturen getroffen werden. **Eine Operation ist zwingend notwendig und sei es nur zum Debridement.** Häufig schließt dies das Entfernen von eingebettetem Fremdmaterial, wie z. B. Kleidungsanteile des Opfers, mit ein.

Bei Schüssen vom Nah- bis mittleren Bereich (3 bis 7 Yards) wird in der Regel die Bauchdecke penetriert und innere Organe werden verletzt. Eine Laparotomie ist fast immer die sicherste Option.

Schrotflintenschüsse aus 7 bis 20 Yards Entfernung führen zu einer breit zerstreuten Wunde und können in der Regel Haut und Faszie nicht penetrieren. Diese Patienten müssen engmaschig beobachtet werden, während bei asymptomatischen Patienten nach Schrotflintenschüssen aus großer Entfernung (mehr als 20 Yards) selten mehr als die Behandlung der oberflächlichen Wunden nötig sein wird.

Bei Patienten, die dringlich operiert werden müssen (Schussverletzungen im Nahbereich, in der Regel von lateral bei denjenigen, die das Krankenhaus lebend erreichten) und die häufig eine Evisceration haben, wird ein querer Schnitt bevorzugt, um den Bauchdeckenverschluß bei dem nötigen ausgedehnten Debridement zu erleichtern. Bei Schüssen aus mittlerer Entfernung kann die Laparotomie durch einen regulären Mittellinienschnitt erfolgen, das Abdomen exploriert und alle Verletzungen, wie bei anderen penetrierenden Schussverletzungen, versorgt werden. **Der gesamte Dünndarm muss besonders sorgfältig revidiert werden und alle Perforationen müssen versorgt werden, weil die kleinen Schrotkugeln sich zwischen den Mesenterialblättern bewegen können und zu kleinen Perforationen führen, die schwer zu erkennen sind.**

Verletzungen durch Luftgewehre

Aktivitäten mit Luftgewehren und Paintball sind bei Jugendlichen der Rambo-Generation und gleichgesinnten Erwachsenen sehr populär geworden. Jährlich kommt es in den Vereinigten Staaten zu mehr als 30.000 Verletzungen durch Luftgewehre – wo in einigen Staaten das Töten unschuldiger Eichhörnchen anscheinend ein nationales Hobby ist. Diese Gewehre nutzen statt Schießpulver die

Kraft komprimierter Luft, um ein Projektil mit meistens geringer Geschwindigkeit abzufeuern. **Obwohl sie als harmlos angesehen werden, gibt es viele Berichte über schwere Morbidität und sogar Todesfällen nach Verletzungen durch Luftgewehre.**

Während in der Vergangenheit Verletzungen selten gefährlich waren, außer ein Auge oder ein anderer, schwach geschützter Bereich im Kopf wurde getroffen, **können moderne Luftgewehre zu penetrierenden Bauchverletzungen mit Perforation von Hohlorganen führen.**

Patienten mit einer oder mehrfachen Verletzung des Abdomens durch Luftgewehrprojektile müssen einer gründlichen klinischen Untersuchung unterzogen werden. Die Kenntnis sowohl des Luftgewehrtypes als auch der Schussentfernung sind nützlich. Je größer die Entfernung, desto geringer wird die Wahrscheinlichkeit einer penetrierenden Verletzung sein, da die Projektile aufgrund ihrer ballistischen Eigenschaften schnell an Geschwindigkeit verlieren. Jedes Zeichen einer schweren (intraabdominalen) Blutung oder generalisierte Druckempfindlichkeit sollte auf die Möglichkeit einer penetrierenden Gefäß- oder Hohlorganverletzung aufmerksam machen, die am besten durch eine frühzeitige Laparotomie behandelt wird. Die restlichen (stabilen) Patienten sollten einer radiologischen Bildgebung, wie bei normalen penetrierenden Verletzungen, unterzogen werden.

Offensichtliche, subkutan gelegene Projektile können entfernt werden. Patienten mit vermuteten oder bestätigten intraabdominalen Projektilen sollten zur Beobachtung stationär aufgenommen werden, wenn nicht eine dringliche Operation wegen Schock oder Peritonitis angezeigt ist. Obwohl über die erfolgreiche ‚abwartende Beobachtung' asymptomatischer Patienten mit Projektilen, die den Dickdarm penetriert hatten und 12 h später rektal ausgeschieden wurden, berichtet wurde, kann die posttraumatische Phase nach Verletzungen mit Luftgewehrprojektilen mit diskreten Zeichen einer Infektion verlaufen, die später als bei den stärkeren Schussverletzungen des Abdomens auftritt. **Die meisten Chirurgen möchten nicht abwarten und dieses Risiko in Kauf nehmen, sondern ziehen eine frühzeitige Laparotomie, um zu explorieren und die Verletzungen zu versorgen, vor.**

3 Stumpfes Bauchtrauma

» *Definition eines schweren Traumas: jemand, der in mehr als einem Rettungswagen das Krankenhaus erreicht.*

John Edwards

» *Er sollte die gleiche besondere Liebe für die Verwundeten wie für seinen eigenen Körper haben.*

Hans von Gersdorff

Unterschiede zwischen stumpfem und penetrierendem Trauma

Zwischen diesen zwei Formen der Verletzung gibt es mehrere Unterschiede:
- **Penetrierende Bauchverletzungen sind durch die Wunde offensichtlich.** Ein stumpfes Bauchtrauma kann manchmal durch eine sichtbare Kontusion der Bauchdecke (z. B. Sicherheitsgurt-Prellmarke) erkannt werden, aber häufiger kann es nur durch den Unfallmechanismus vermutet werden.
- **Eine penetrierende Bauchverletzung wird in der Regel auf das Abdomen beschränkt sein.** Die üblichen Mechanismen beim stumpfen Trauma (Kraftfahrzeugunfälle, Stürze, Schlägereien…) führen häufig zu einem Polytrauma, bei dem die abdominale Komponente mit Verletzungen anderer Körperhöhlen oder Körpersystemen (Kopf, Brustkorb, Becken, Wirbelsäule, lange Röhrenknochen) verbunden ist.
- **Die Verteilung der intraabdominalen Verletzungen unterscheiden sich.** Bei penetrierenden Verletzungen sind Verletzungen der Hohlorgane häufig. Diese sind beim stumpfen Bauchtrauma sehr selten, wo die Verletzung der soliden Organe (Leber, Milz und Pankreas) vorherrscht.
- Beim stumpfen Bauchtrauma **ist die klinische Untersuchung unzuverlässig.** Dies ist auf mehrere Faktoren zurückzuführen:
  - eine häufige **Kopfverletzung** mit eingeschränktem Bewusstsein;
  - das Verletzungsmuster beim **Polytrauma** mit ‚ablenkenden' Verletzungen, deren Schmerzen an anderen Körperstellen (Brustkorb, lange Röhrenknochen, Beckenfraktur…) die Wahrnehmung des Patienten von Bauchschmerzen und abdominaler Druckempfindlichkeit verdeckt und verzerrt;
  - zwar wird eine **Hypotonie** häufig durch die Verletzung solider intraabdominaler Organe verursacht, aber ebenso häufig wird sie durch die Verletzung langer Röhrenknochen oder durch einen Hämatothorax ausgelöst. Möglicherweise ist sie nicht einmal die Folge eines hypovolämischen Schocks, sondern Zeichen eines kardiogenen (aufgrund einer Herzkontusion, einer Perikardtamponade, eines Spannungspneumothorax) oder spinalen Schocks;
  - Druckempfindlichkeit kann die Folge einer Bauchdeckenprellung sein und muss nicht durch eine schwerere intraabdominale Verletzung ausgelöst sein.

> **Im Gegensatz zu penetrierenden Verletzungen kann man beim stumpfen Bauchtrauma nicht allein mit dem klinischen Bild eines Schocks oder einer Peritonitis eine Laparotomie rechtfertigen.** Das Abdomen wird beim stumpfen Trauma als ‚black box' (Abb. 30.4) angesehen, mit anderen Worten, eine ungewisse Quelle für die bestehende Instabilität des Patienten oder seiner nachfolgenden Verschlechterung. Es ist daher zwingend notwendig zusätzliche diagnostische Untersuchungen durchzuführen. **Das Ziel dieser Untersuchungen besteht nicht nur in der Bestätigung des Bauchtraumas, aber auch, wann immer möglich, in der so genau wie möglichen Dokumentation der Art der Viszeralverletzungen, da deren Behandlung nicht ausnahmslos chirurgisch ist.**

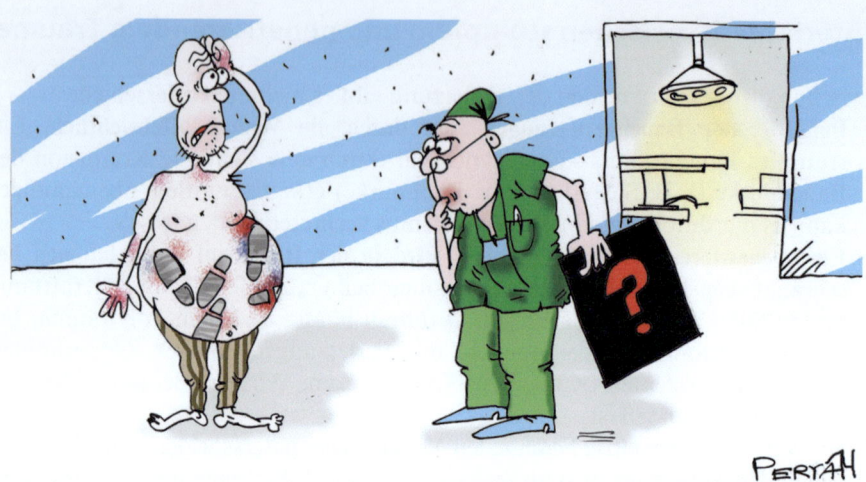

Abb. 30.4 „Was stimmt mit Deiner Black Box nicht?"

Ergänzende diagnostische Untersuchungen

Beim stumpfen Bauchtrauma gibt es drei wichtige diagnostische Untersuchungen: die Spiralcomputertomographie (CT), die Ultraschalluntersuchung (mit FAST bezeichnet – focused abdominal sonography for trauma[5]) und die diagnostische Peritoneallavage (DPL).

In modernen, gut ausgestatteten Zentren ist beim hämodynamisch stabilen Patienten das Abdomen-CT die Untersuchungsmethode der Wahl, während FAST oder DPL (falls FAST nicht verfügbar ist) häufiger eingesetzt werden, wenn der Patient hämodynamisch instabil ist. Die beiden letztgenannten Untersuchungsmethoden können auch großzügiger in Einrichtungen eingesetzt werden, die keinen uneingeschränkten Zugang zu einem CT anbieten können.

Diagnostische Peritoneallavage

Sowohl eine nasogastrale Sonde als auch ein Blasenkatheter werden in der Vorbereitung zu einer DPL gelegt (es wäre schade, den Magen oder die Blase zu punktieren!). In Lokalanästhesie wird ein Katheter in die Bauchhöhle eingebracht. Darüber wird ein Liter gewärmter Kochsalzlösung infundiert, ein Moment abgewartet, sodass diese sich mit dem intraperitonealen Inhalt vermischen kann und dann durch Legen des Beutels auf den Boden abgelassen.

Die DPL gilt als positiv, wenn:
- Beim Einbringen des Katheters Blut aspiriert wird (stark positive DPL).

---

5 Anmerkung des Übersetzers: Üblicherweise wird mit FAST ein „focused assessment with sonography in trauma" bezeichnet.

- Mehr als 100.000 rote Blutkörperchen pro mm^3 in der Spülflüssigkeit (mikroskopisch positive DPL).
- Galle, Darminhalt oder Urin in der Spülflüssigkeit.
- Mehr als 500 weiße Blutkörperchen pro mm^3 in der Spülflüssigkeit (dies ist umstritten).

- Ausfluss der Spülflüssigkeit durch den Blasenkatheter oder durch die Bülau-Drainage, was auf eine Blasen- bzw. Zwerchfellverletzung hinweist (diese Szenarien sind selten).■ **Historisch war beim stumpfen Bauchtrauma die DPL der diagnostische Goldstandard, aber in letzter Zeit hat sie aus folgenden Gründen ihren Glanz verloren**
- Bei aggressiven und adipösen Patienten ist sie umständlich und schwierig durchzuführen.
- Sie hat absolute und relative Kontraindikationen: Voroperationen, Schwangerschaft.
- Sie ist invasiv und hat eine geringe Komplikationsrate (z. B. Darmperforation).
- **Am wichtigsten ist jedoch, dass wenn alle Patienten mit mikroskopisch oder sogar auch mit stark positiver DPL laparotomiert werden, die Rate an nicht-therapeutischen Laparotomien inakzeptabel hoch wäre, weil in den meisten Fällen die Blutung hätte konservativ behandelt werden können. Natürlich hat beim Polytrauma eine unnötige Laparotomie eine signifikante Morbidität.**

> In modernen Zentren wird die DPL nur bei sehr instabilen Patienten präoperativ eingesetzt, um ein großes Hämoperitoneum zu bestätigen. Wenn in Deinem Krankenhaus die fortgeschrittenen Untersuchungsmethoden nicht verfügbar sind, dann denke daran, dass Dir beim Polytrauma eine negative DPL bei der Klärung der abdominalen ‚Black Box' entscheidend helfen kann.

Focused assessment with sonography in trauma

Das Ziel bei FAST ist in den folgenden Bereichen freie Flüssigkeit nachzuweisen:
- Perikard.
- Morrison-Pouch (Recessus heptorenalis) im rechten Oberbauch.
- Recessus splenorenalis im linken Oberbauch.
- Becken.

FAST kann bei der Diagnose einer Herzbeuteltamponade (beim stumpfen Trauma ein eher seltener Befund) helfen. Bei der Beurteilung des Abdomens kopiert FAST in gewisser Weise die DPL, hat jedoch die Vorteile, dass sie relativ günstig und völlig nichtinvasiv ist, und am Patientenbett durchgeführt werden kann. FAST ist nur in den Händen von in dieser Technik speziell ausgebildetem Personal (Chirurgen, Ärzte der Notaufnahme, Radiologen) und in Zentren mit einer hohen Fallzahl zuverlässig. **In modernen Zentren spielt FAST eine wichtige Rolle in der Beurteilung des instabilen Traumapatienten – eine Laparotomie ist in der Regel bei hypotensiven Patienten mit Nachweis großer Mengen freier Flüssigkeit im Abdomen angezeigt.** Auch bei stabilen Patienten wird sie häufig angewendet, dann aber eher zur Übung und nicht als Untersuchung zur endgültigen Entscheidungsfindung. Der Einsatz von FAST als Screeninguntersuchung vor einem Abdomen-CT ist umstritten.

Computertomographie

Das CT ist zu einem wesentlichen Bestandteil des modernen Managements des stabilen, stumpfen Polytraumas geworden. Heutzutage wird sehr häufig auf Röntgenaufnahmen der Hals-, Brust und Lendenwirbelsäule, auf Beckenübersichtsaufnahmen und gelegentlich sogar Röntgen-Thoraxaufnahmen verzichtet: der Patient wird stattdessen in die an den Schockraum angrenzende Radiologie gebracht, und es erfolgt in wenigen Minuten eine vierfache CT-Untersuchung des Kopfes, des Halses, des Thorax und des Abdomens (einschließlich Wirbelsäule und Becken).

Bei dieser Diagnostik ist das Abdomen-CT äußerst wertvoll, weil:
— Sowohl die Bauchhöhle als auch das Retroperitoneum beurteilt werden können.
— Die Unversehrtheit der knöchernen Strukturen (Lendenwirbelsäule, Becken) festgestellt werden kann.
— Eine präzise Auflistung der Verletzungen der soliden intraperitonealen (Leber, Milz) und retroperitonealen (Pankreas, Nieren) Organe erfolgen kann; diese Verletzungen können genau eingestuft werden.
— Die neue CT-Generation auch Darmverletzungen entdecken kann (aufgrund von „Stranding" des Mesenteriums, Verdickung der Darmwand oder extraluminärer Luft).
— Freie Flüssigkeit (mit der radiologischen Dichte von Blut) in Abwesenheit einer Verletzung eines soliden Organes entdeckt werden kann, was auf eine erhebliche Verletzung des Mesenteriums hinweist.

Bei nicht eindeutigen CT-Befunden ist die klinische Beurteilung von entscheidender Bedeutung; die Wiederholung des CT nach 24 h, die klinische Beobachtung und die sofortige Laparotomie sind die wichtigsten Optionen, die abzuwägen sind.

Der Rückgriff auf das ‚Ganzkörper-CT' hat sich in einigen ‚Hightech'-Zentren so unkontrolliert verbreitet, dass ein Wort der Vorsicht angebracht werden muss:
— Abgesehen von den Kosten stellen ‚Trauma-Scans' eine hohe Strahlenbelastung für den Patienten dar; zusammen mit den während eines ganzen Lebens wiederholt nötigen CTs führt dies zu einem beträchtlichen langfristiges Krebsrisiko. Frage Dich immer, wenn Du einen Patienten zum CT schickst, ob die vierfache Untersuchung bei diesem speziellen Patienten wirklich nötig ist. Könnte nicht z. B. das Thorax-CT durch eine einfache Röntgen-Thoraxaufnahme ersetzt werden? **Um sich an diese Gefahr einfach zu erinnern, denke an**

das Akronym VOMIT (Victims of Modern Imaging Technology[6]), das R. Howard geprägt hat (*BMJ*, 2003).

> Nur stabile oder ausreichend mit Volumen substituierte Patienten können im CT untersucht werden. Grenzwertig stabile Patienten können in der Radiologie katastrophal abstürzen – insbesondere in langsamen CTs, die sich weit weg vom Schockraum befinden.

– CT-Bilder sind so gut wie derjenige, der den Befund erhebt. Mitten in der Nacht sind manchmal keine radiologischen Experten verfügbar. Bleibe mit Deinem klinischen Urteilsvermögen stets wachsam, insbesondere wenn zwischen dem klinischen Bild und den CT-Bildern Unstimmigkeiten bestehen. Denke an BARF (Brainless Application of Radiological Findings[7]) und greife zu einem Antiemetikum[8].

Konservative Behandlung bei soliden Organverletzungen beim stumpfen Bauchtrauma

Die meisten Patienten mit einer stumpfen Milz- oder Leberverletzung (und nahezu alle Patienten mit einer isolierten stumpfen Verletzung der Nieren) können konservativ behandelt werden. Wenn solch eine Verletzung im CT dargestellt wurde und vorausgesetzt, dass keine klinischen oder radiologischen Anzeichen für eine Hohlorganverletzung vorliegen, kann eine konservative Behandlung versucht werden.

Der hämodynamische Status und nicht das radiologische Ausmaß der Verletzung stellen die Grundlage für die therapeutische Entscheidungsfindung dar – behandle den Patienten und nicht die Bilder – das Ausmaß der Verletzung hat lediglich prädiktiven Wert für den Erfolg der konservativen Behandlung. Der Patient wird für die ersten 24 h zur engmaschigen Beobachtung auf eine Intensivstation aufgenommen. Die Vitalparameter und die Urinausscheidung werden kontinuierlich gemessen, das Abdomen wiederholt untersucht und das Hämoglobin mehrfach bestimmt. Mit jedem Tag ohne Zeichen einer weiterbestehenden Blutung wird der Erfolg der konservativen Behandlung wahrscheinlicher.

Erneute CT-Untersuchungen werden bei diesem Setting nicht routinemäßig nötig sein, sondern nur wenn Komplikationen auftreten. Bei der Entlassung wird dem Patienten geraten, das verletzte Organ nicht der Gefahr einer sekundären Ruptur auszusetzen (z. B. durch Kontaktsportarten oder Kneipenschlägereien), bis ein CT 8–12 Wochen später das vollständige Abheilen belegt.

---

6 Anmerkung des Übersetzers: Opfer moderner Bildgebungstechnologie.
7 Anmerkung des Übersetzers: Hirnlose Anwendung radiologischer Befunde.
8 Anmerkung des Übersetzers: Das Verb ‚barf' bedeutet kotzen.

Auf subtile Unterschiede zwischen Milz- und Leberverletzungen sollte nun hingewiesen werden.

Milz

Bei steigendem Bedarf an Bluttransfusionen sollte die konservative Behandlung einer Milzverletzung nicht stur fortgesetzt werden. Wenn hypotensive Phasen (die nicht durch extraabdominale Verletzungen erklärt werden können) auftreten oder ein Abfall des Hämoglobins (der nicht durch eine Hämodilution bedingt ist) anhält, dann sollte die Schwelle für eine Splenektomie, insbesondere bei Erwachsenen, niedrig sein. Es ist eine richtige Tragödie, einen Patienten aufgrund einer blutenden Milz zu verlieren, wenn die definitive Blutstillung durch einen einfachen chirurgischen Eingriff, nämlich einer Splenektomie **(akrobatische Versuche, die Milz zu retten, gehören der Vergangenheit an)**, erreicht werden kann. Das sehr geringe Risiko einer Postsplenektomiesepsis bei Erwachsenen kann weiter durch die Beratung des Patienten und der Impfung (anti-*Pneumokokken*, anti-*Meningokokken* und anti-*Haemophilus influenzae*) gesenkt werden.

Bezüglich des Abbruchs der konservativen Behandlung bestehen unterschiedliche Ansichten. Für manche reicht bereits allein eine unbehandelte hypotensive Phase (die auf die Milzverletzung zurückzuführen ist), um eine Intervention zu rechtfertigen; andere transfundieren bis zu zwei Blutkonserven bevor sie ihren Kurs wechseln. **Die Botschaft ist klar: Behandle eine weiterbestehende Blutung aus einer Milzverletzung nicht mit mehrfachen Transfusionen stur weiter.** Im initialen CT kann eine Extravasation von Kontrastmittel[9] im Milzparenchym auf eine aktive Blutung hinweisen; des Weiteren bestehen Hinweise darauf, dass eine routinemäßig durchgeführte **Angioembolisation der blutenden Gefäße beim stabilen Patienten die Erfolgsrate der konservativen Behandlung steigert.**

Leber

Es kann schwierig sein, eine Leberblutung intraoperativ zu beherrschen. Da bei der Laparotomie durch die Mobilisation der Leber die Wirkung der Tamponade aufgehoben wird, kann eine gelegentlich sturzflutartige erneute Blutung auftreten. **Um eine Leberblutung in den Griff zu bekommen, gibt es kein ähnlich einfaches Verfahren wie eine Splenektomie. Aus diesem Grunde sollte die konservative Behandlung noch eifriger fortgesetzt werden und sich auf die aggressive Transfusion von Blutprodukten und Gerinnungsfaktoren stützen.** Zunehmend wird eine Angioembolisation versucht (häufig mit Erfolg), um eine Operation zu vermeiden. **Die konservative Behandlung von Leberverletzungen hat eine höhere Komplikationsrate als die der Milzverletzungen.** Bei zunehmenden rechtsseitige Oberbauchschmerzen, Ikterus, Meläna oder Sepsis sollten spezielle Untersuchungen (wiederholtes CT, endoskopische retrograde Cholangiopankreatikographie [ERCP], Angiographie) durchgeführt werden. Die meisten die-

---

9   Anmerkung des Übersetzers: Im Original ‚contrast blush'.

ser Komplikationen können durch die interventionelle Radiologie (siehe auch ▶ Kap. 23) behandelt werden.

Wann soll man ein stumpfes Trauma operieren?
Die häufigsten Indikationen für die Operation eines stumpfen Traumas sind:
— Der **hämodynamisch instabile Patient** mit einem ausgedehnten Hämatoperitoneum in der DPL oder FAST; auf diese Untersuchungen kann bei hypotensiven Patienten mit gespanntem, aufgetriebenem Bauch, bei denen andere extraabdominale Verletzungen ausgeschlossen wurden, verzichtet werden.
— Der Patient mit einer akuten posttraumatischen **Zwerchfellhernie,** die in der Röntgen-Thoraxaufnahme oder im CT festgestellt wurde.
— Der Patient mit oder ohne peritonealen Reizzeichen aber mit **freier intraperitonealer Luft,** die auf der aufrechten Röntgen-Thoraxaufnahme oder im Abdomen-CT zu sehen ist.
— Der Patient mit **Hohlorganverletzungen** (Darm, Gallenblase, intraperitoneale Harnblasenverletzung), die klinisch oder im CT nachgewiesen sind.
— Der Patient mit einer im CT nachgewiesenen **schweren Pankreasverletzung.**
— Der Patient mit einem signifikanten **Hämatoperitoneum ohne im CT nachweisbare Verletzung solider Organe;** denke dabei an eine schwere Verletzung des Mesenteriums mit einer möglichen Darmischämie.
— Der Patient mit **Zeichen einer Sepsis oder einem gleichbleibend druckempfindlichen Bauch** bei nicht eindeutigem CT.
— Der Patient bei dem eine **konservative Behandlung einer Leber- oder Milzverletzung (initial im CT nachgewiesen) fehlgeschlagen ist.**

(Für die operative Behandlung dieser spezifischen Verletzungen siehe den nächsten Abschnitt.)

Zusammenfassend

Bei der Behandlung des stumpfen Bauchtraumas ist die klinische Beurteilung häufig unzuverlässig. Bei stabilen Patienten wird man sich auf das Abdomen-CT und bei hypotensiven Patienten auf die DPL oder FAST verlassen können. Die Ergebnisse dieser Untersuchungen sind stets im klinischen Kontext zu interpretieren.
Die Dinge haben sich geändert, seit vor über 100 Jahren festgestellt wurde:

» *Unserer Meinung nach stellt die explorative Laparotomie die schnellste und sicherste Methode dar, um zu einer positiven Diagnose zu gelangen. Der Notfall rechtfertigt einen entscheidenden Schritt.*

Albert Miles

3 Operative Behandlung der einzelnen Organverletzungen

> Es liegt am Urteilsvermögen und nicht an einer erektilen Dysfunktion, wenn ein Chirurg das Abdomen packt.
>
> David J. Richardson

Du hast Dich für eine Laparotomie entschieden. Heutzutage ist dies beim penetrierenden Trauma wahrscheinlicher als beim stumpfen, da die **meisten soliden Organverletzungen beim stumpfen Bauchtrauma konservativ behandelt werden können: häufig ist ‚weniger' ‚besser', mit begrenztem Blutverlust und ohne unnötige Gewebsverletzung.** Der Hautschnitt und das Einschätzen der Verletzung werden an anderer Stelle in diesem Buch ausgeführt (▶ Kap. 10 und 11).

Zwerchfell

Eine komplette Risswunde des Zwerchfells muss durch Einzelknopfnähte (oder fortlaufender Naht) mit dickem (0 oder 2–0 nicht resorbierbar monofil, wie z. B. Prolene®) Nahtmaterial versorgt werden. Risswunden mit erheblichem Gewebsverlust sind sehr selten und benötigen die Einlage eines synthetischen Netzes. Bei peripherem Gewebsverlust kann auf ein Implantat verzichtet werden und stattdessen das Zwerchfell etwas weiter kranial an die Rippen befestigt werden. Dies ist bei grober Kontamination besonders vorteilhaft. **Denke daran, dass auch ohne präoperativen Pneumothorax zu irgendeinem Zeitpunkt der Operation eine ipsilaterale Bülau-Drainage gelegt werden muss.** -Es wird oft behauptet, dass bei kleineren rechtsseitigen Risswunden des Zwerchfells die Leber vor späteren Darmvorfällen schützt. Bei großen rechtsseitigen Risswunden (üblicherweise beim stumpfen Trauma) muss eine Versorgung vorgenommen werden, da mit der Zeit die Leber selbst in den Thorax ‚gesaugt' werden kann.

Leber und die Gallenwege (siehe auch ▶ Kap. 23)

In ◘ Tab. 30.1. wird eine pietätlose Klassifikation der Leberverletzungen gezeigt.

◘ **Tab. 30.1** Klassifikation der Leberverletzungen

– Grad I: Nichts sollte getan werden (behandele konservativ)
– Grad II: Etwas sollte getan werden (lokale Blutstillung)
– Grad III: Zu viel sollte nicht getan werden (Packing)
– Grad IV: Nur Gott kann etwas tun (heroische Maßnahmen)

Nachfolgend einige praktische Grundsätze für die Behandlung:
- Blutungen aus kleinen, oberflächlichen Kapseleinrissen können mit dem Elektrokauter, mit der Ligatur oder dem Setzen von Clips einzelner Gefäße, oder mit der atraumatischen Naht der zarten Leberkapsel kontrolliert werden.
- Schwerere Blutungen aus einer tiefen oder zerklüfteten Risswunde der Leber stellen eine chirurgische Herausforderung dar, die ein schrittweises Vorgehen erfordert. Nach einer kurzen Inspektion wird die bimanuelle Kompression des Leberparenchyms die Blutung vorübergehend kontrollieren, sodass der Anästhesist sich um den Blutverlust kümmern kann. **Danach muss die schnelle Mobilisation der Leber mit Durchtrennung des Ligamentum falciforme hepatis und der Ligamente triangulare sinistrum und dextrum erfolgen – die Leber kann buchstäblich in den Bauchschnitt luxiert werden.** Eine zusätzliche Freilegung über eine mediane Sternotomie oder rechtsseitige Thorakotomie ist selten nötig. Das *Pringle Manöver* (Abklemmen des Zuflusses der nicht präparierten Triade von Pfortader, Leberarterie und dem D. choledochus) ist manchmal nützlich und für bis zu 60 min sicher. Tiefe Parenchymblutungen können, so gut es geht, durch das Clippen sichtbarer blutender Gefäße und durch ein *konservatives Debridement* kontrolliert werden. Nur selten wird dadurch die Blutung völlig gestoppt – **zusätzliches Packing ist erforderlich.** Die Bauchtücher müssen mit Bedacht um die Leber herum (und nicht in die Leber) platziert werden. Das Ziel besteht darin, die Risswunde durch die Bauchtücher zusammenzudrücken und damit die Blutung zu tamponieren. Übertriebenes Packing muss vermieden werden, weil es zur Kompression der Vena cava inferior oder zu einem abdominalen Kompartmentsyndrom mit Verschlimmerung der Hypotension führen kann. **Und lass das Abdomen nach dem Packing immer offen.** Nach 36–72 h musst Du im OP die Bauchtücher entfernen. **Es besteht immer die Gefahr, dass man die Zeit und den Blutverlust aus den Augen verliert, weil man versucht, ein ‚perfektes' Ergebnis zu erreichen.** Bei größerem Blutverlust werden mehr Transfusionen benötigt und diese werden die Koagulopathie verschlimmern – ein bekannter Teufelskreis. Wir raten Dir dringend auf die Uhr zu schauen, bevor Du eine üble Leberrisswunde angehst: idealerweise solltest Du sowohl mit der Kontrolle über verletzte Gefäße als auch mit dem Packing innerhalb von 45 min fertig sein.
- **Retrohepatisch gelegene Verletzungen der Cava** führen typischerweise zum Verbluten trotz Abklemmen des Zuflusses. **Wahrscheinlich gibt es mehr Beschreibungen, mit welcher Technik eine sofortige Blutstillung erreicht werden kann, als Überlebende.** Es ist vielleicht am besten, den Schaden durch Packing zu begrenzen und den Kampf an einem anderen Tag fortzuführen. Die Anwesenheit eines erfahrenen hepatobiliären Chirurgen könnte diese Herangehensweise – und das Schicksal des Patienten – ändern.
- Bei Verletzungen der **Leberpforte** ist für die Exposition ein großzügiges *Kocher Manöver* nötig. Eine verletzte Pfortader sollte versorgt und nur als letzten Ausweg ligiert werden. Die Ligatur der Leberarterie wird besser toleriert als die der Pfortader. Ein verletzter D. choledochus kann durch Naht oder durch eine biliodigestive Y-en-Roux-Anastomose versorgt werden, wobei letztere entweder bei der primären Operation oder im Rahmen der Rekonstruk-

tion bei der ‚damage control strategy' sekundär erfolgen kann. Eine einseitige Verletzung eines Leberganges sollte initial durch Ligatur (oder Drainage) versorgt werden; eine biliodigestive Rekonstruktion kann dann zu einem späteren Zeitpunkt durchgeführt werden.
— Eine verletzte Gallenblase sollte reseziert werden.

Milz

Bei einer Laparotomie besteht die Behandlung einer blutenden Milz bei Erwachsenen in einer Splenektomie. **Noch einmal: chirurgische milzerhaltende Verfahren gehören in teure chirurgische Lehrbücher; sie haben nichts im OP verloren.** Das Risiko einer Postsplenektomiesepsis ist gering und kann durch Impfung, Wachsamkeit und geeignete Prophylaxe weiter minimiert werden, wie im vorangehenden Abschnitt besprochen wurde.

Pankreas

Der Zustand des Ductus pancreaticus und die Lage der vermuteten Verletzung (proximal versus distal) sind entscheidende Faktoren bei der operativen Strategie einer Pankreasverletzung. Beim stumpfen Trauma wird im CT typischerweise die Verletzung des Pankreas unmittelbar über der Wirbelsäule gesehen. In der Regel wird dabei der Ductus pancreaticus durchtrennt. **Bei** *stabilen* **Patienten kann zur Bestätigung eine endoskopische (ERCP) oder Magnetresonanz-Cholangiopankreatikographie (MRCP) durchgeführt werden, wenn diese Untersuchungen sofort erfolgen können.**

Bei einer Laparotomie bei Trauma stellt sich häufig die Frage nach der Integrität des Ductus pancreaticus. Nach Durchtrennung des Omentums kann der ventrale Anteil des Pankreas durch die Bursa dargestellt werden; der posteriore Anteil des Pankreaskopfes kann durch ein Kocher Manöver und der posteriore Anteil des Pankreasschwanzes durch Mobilisation der Milz freigelegt werden. Obwohl die intraoperative Pankreatikographie (mittels Duodenotomie und Kanülierung der Papilla Vateri) beschrieben wurde, **wird sie in der Praxis selten angewendet.** Bei oberflächlichen Verletzungen des Pankreas kann davon ausgegangen werden, dass der Ductus pancreaticus unverletzt ist und eine Drainage allein ausreichen wird. Bei tieferen Verletzungen des Parenchyms des Pankreaskörpers oder -schwanzes wird wahrscheinlich eine Durchtrennung des D. pancreaticus vorliegen und eine Pankreaslinksresektion (einschließlich einer Splenektomie) rechtfertigen. Bei tieferen Verletzungen des Pankreaskopfe ist eine ausreichende Drainage nötig; die Behandlung der unvermeidlichen Pankreasfistel bei einem stabilen Patienten ist einfacher als die Behandlung einer Anastomoseninsuffizienz einer Y-en-Roux Pankreatikojejunostomie. **Eine Whipple-OP bleibt massiven Verletzungen des Pankreaskopfes mit Durchtrennung der Gallenwege und des Duodenums vorbehalten.** Dieses Verfahren hat eine hohe Mortalität; vorzugs-

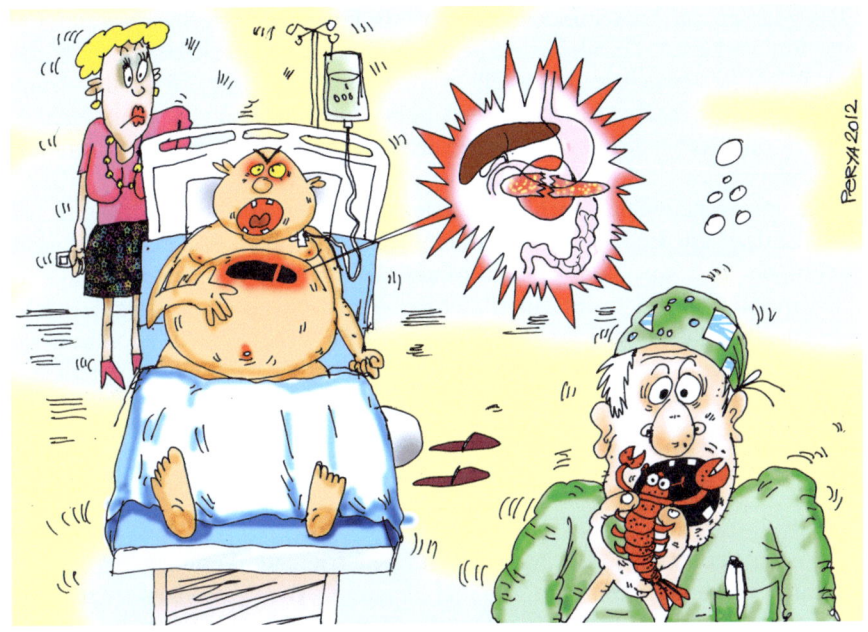

Abb. 30.5 „Behandle das Pankreas wie einen Flusskrebs, sauge den Kopf aus…iss den Schwanz…"

weise sollte es ‚stufenweise', mit der endgültigen Rekonstruktion nur nachdem der Patient stabilisiert wurde, durchgeführt werden.

Folgender Aphorismus fängt die Behandlung dieser Pankreasverletzung in sehr bildhafter Weise ein (siehe ◘ Abb. 30.5):

> Behandle das Pankreas bei einem Trauma wie einen Flusskrebs: sauge den Kopf aus, iss den Schwanz.
>
> Timothy Fabian

Nieren, Harnleiter und Harnblase (siehe auch ▶ Kap. 35)

Der intraoperative Befund eines perirenalen Hämatomes weist in der Regel auf eine Nierenverletzung hin. Ein großer Teil dieser Hämatome sind selbstlimitierend. **Bei einem sich ausdehnenden oder pulsierenden Hämatom oder wenn der Verdacht auf eine Verletzung des Hilus besteht, ist die Exploration der Niere angezeigt.** Mäßig schwere Verletzungen können durch eine Raffung der Nierenkapsel und Drainage beherrscht werden; gelegentlich wird eine Nierenpolresektion notwendig sein. Bei einer zerschmetterten Niere oder bei Verletzungen der Gefäße im Bereich des Nierenhilus ist die Nephrektomie angezeigt; **bei hämodynamischer Instabilität sollte nicht versucht werden, die Nierenarterie und -vene vorläufig zu kontrollieren.** In diesen Situationen sind Versuche, eine Niere zu retten, nicht gerechtfertigt, es sei denn, der Patient hat nur eine Niere.

Risswunden des Nierenbeckens werden mit feinen resorbierbaren Nähten versorgt. Ein verletzter Harnleiter sollte ohne übereifrige Skelettierung mit möglicher Ischämie vorsichtig dargestellt werden. In der Regel erfolgt die primäre Versorgung mit resorbierbaren Nähten über einen einliegenden Stent. Bei sehr proximal oder sehr distal gelegenen Verletzungen eines Harnleiters kann das Hinzuziehen eines Urologen nötig sein.

Eine intraperitoneale Harnblasenverletzung wird mit resorbierbaren Nähten und durch die Einlage eines Katheters versorgt. **Bei einer extraperitonealen Blasenruptur nach stumpfem Trauma genügt die alleinige Einlage eines Katheters.** In den meisten Fällen reicht ein Blasenkatheter. Bei schweren, komplexen Verletzungen der Blase oder schwerer Blutung, kann zusätzlich ein suprapubischer Katheter angelegt werden, um eine effiziente postoperative Spülung der Blase zu ermöglichen.

Magen

Die meisten Verletzungen des Magens sind penetrierende Verletzungen und werden durch einreihige Einzelknopfnähte versorgt. **Die Magenhinterwand sollte immer durch Eröffnen der Bursa omentalis überprüft werden.** Wenn bei penetrierenden Verletzungen des Oberbauchs Blut aus der nasogastralen Sonde aspiriert werden kann, so deutet dies häufig auf eine Verletzung des Magens hin; suche sorgfältig und denke daran, dass einige Bereiche des Magens schwer darzustellen sind: Der gastroösophageale Übergang, der Fundus und die proximal gelegenen Anteile der kleinen Kurvatur und der Hinterwand. Stumpfe Verletzungen sind selten (es sei denn, der Patient wird mit vollem Magen in einer Bar getreten) und Magenresektionen werden nur in Ausnahmefällen erforderlich sein.

Duodenum

Hämatome der Duodenalwand müssen nicht ausgeräumt werden; Entlastung mittels einer nasogastralen Sonde, Volumentherapie und angemessene Ernährung (in der Regel parenteral) müssen für bis zu 3–4 Wochen eingeleitet werden.

Kleine, scharf begrenzte Risswunden können sicher primär versorgt werden. Bei ausgedehnten Risswunden, bei erheblicher Gewebskontusion (häufig durch ein stumpfes Trauma ausgelöst), bei Beteiligung des D. choledochus oder bei Hochgeschwindigkeits-Schussverletzungen sollte das **Duodenum versorgt und der Pylorus durch einen Magenbypass ausgeschlossen werden**[10]. Letzteres besteht darin, den Pylorus von innen (mittels Stapler oder durch Naht) zu verschließen und die gastrointestinale Kontinuität durch eine Gastrojejunostomie wiederherzustellen; eine zusätzlich trunkale Vagotomie ist nicht gerechtfertigt. Die Anlage

---

10 Anmerkung des Übersetzers: Im Original ‚pyloric exclusion'.

einer perkutanen Jejunostomie ist eine nützliche Ergänzung, um eine enterale Ernährung zu ermöglichen.

Gegenwärtig har man jedoch den Eindruck, dass dieses Verfahren (d. h. die ‚pyloric exclusion') zu häufig durchgeführt wird. Stattdessen bevorzugen wir die primäre Versorgung mit Anlage eines Duodenostomas mit Drainage[11]. Ein Blasenkatheter wird durch ein Ende der Nahtreihe des Duodenums eingeführt und ein Sog wird angeschlossen, um eine mögliche Nahtinsuffizienz zu behandeln. Das Ziel dabei ist, das Duodenum durch eine kontrollierte Fistel zu entlasten. Wir raten von der Anlage einer Duodenostomie durch eine unverletzte Duodenalwand ab.

Dünndarm

Die meisten Risswunden können durch eine einreihige Naht versorgt werden. Gelegentlich wird bei Verletzungen, die die mesenteriale Seite des Darmes betreffen oder bei mehreren, nahe beieinander gelegenen Risswunden eine Segmentresektion erforderlich sein. **Bei vernachlässigten, älteren (mehr als 24 h) Risswunden mit einer bereits bestehenden Peritonitis kann die Anlage eines temporären Stomas statt einer primären Naht angezeigt sein.** Selten wird eine ausgedehnte Verletzung des Mesenteriums einen so großen Anteil des Darmes betreffen, dass die Resektion zu einem Kurzdarmsyndrom führen würde; mindestens 100 cm Dünndarm ohne Ileozökalklappe (oder 75 cm bei Erhalt der Ileozökalklappe) sind für eine ausreichende enterale Ernährung nötig.

Dickdarm

Rechts- oder linksseitige Risswunden des Dickdarms können in den meisten Fällen durch eine Naht sicher versorgt werden. Falls aufgrund der Verletzung eine Resektion erforderlich ist, dann ist in der Regel eine ileokolische Anastomose (nach einer Hemikolektomie rechts) eine sichere Option. Bei weiter distal gelegenen Resektionen kann eine Dickdarmanastomose größere Risiken bergen. **Auf alle Fälle wird bei massiver peritonealer Kontamination, schweren Begleitverletzungen oder erheblicher hämodynamischer Instabilität ein Kolostoma statt einer Versorgung mit einer Anastomose empfohlen.** Bei grenzwertigen Fällen empfehlen wir Dir, Dich für ein Stoma zu entscheiden; das sture Festhalten an einer primären Versorgung könnte sich als kostspieliges chirurgisches Draufgängertum erweisen: **mehr Traumapatienten versterben durch eine Insuffizienz einer primären Anastomose als durch ein Rückverlagerung eines Kolostomas mit Komplikationen.** Ausgedehnte mesokolische Hämatome werden am besten durch segmentale Dickdarmresektionen behandelt. Großflächige Serosaverletzungen (typische Verletzungen des Zökums und des Sigmas durch den Sicherheitsgurt) sollten durch Serosanähte statt durch eine Resektion versorg werden.

---

11 Anmerkung des Übersetzers: Im Original ‚tube duodenostomy'.

Rektum

Liegt keine massive fäkale Kontamination vor, können kleinere Risswunden durch einfache Naht versorgt werden. **Bei allen anderen Fällen muss ein proximales Deviationsstoma angelegt werden;** ein doppelläufiges Sigmoideostoma reicht in der Regel aus. Bei kleinen Risswunden des extraperitonealen Anteiles des Rektums ist weder eine ausgedehnte Mobilisierung des Rektums noch eine Naht nötig; die alleinige Anlage eines Deviationsstomas wird ausreichen. **Die peranale Spülung des Rektumstumpfes[12] und eine präsakrale Drainage sind, abgesehen von sehr ausgedehnten Verletzungen mit umfangreicher Dissektion und Verschmutzung des perirektalen Raumes, nicht erforderlich.**

Intraabdominale Gefäßverletzungen

- **Aorta.** Ein äußerst wichtiger Schritt, um bei der Behandlung von Verletzungen der Aorta eine proximale und distale Kontrolle zu erreichen, ist die Darstellung. Abhängig von der Höhe der Verletzung, kann bei dieser nach medial durchgeführten Verlagerung der Eingeweide[13] entweder lateral der Milz oder, weiter kaudal, durch Inzision der Toldt-Linie lateral des linken Hemikolons begonnen werden. Die Eingeweide, einschließlich der Milz, des Pankreasschwanzes, des linken Hemikolons und, falls erforderlich, der linken Niere werden schrittweise nach medial verlagert. Die suprarenalen Anteile der Aorta können durch das kleine Netz (durch die Bursa omentalis) mit Verlagerung des Magens und des Ösophagus nach links dargestellt werden. Bei proximal des Truncus coeliacus gelegenen Verletzungen der Aorta wird eine linksseitige Thorakotomie erforderlich sein. Verletzungen der Aorta werden mit 3–0 oder 4–0 Nähten mit monofilem Polypropylen versorgt.
- **Infrahepatische Vena cava.** Die Darstellung gelingt durch Inzision der Toldt-Linie lateral des rechten Hemikolons mit Verlagerung des rechten Hemikolons und, falls nötig, der rechten Niere nach medial. Die Blutung muss direkt mit einem Finger oder einer Tupferklemme gestoppt werden; Gefäßklemmen können eingesetzt werden, aber es sollte nicht versucht werden, das Gefäß zu unterfahren. Die Verletzung der Vene kann mit 4–0 oder 5–0 monofilen Gefäßnähten versorgt werden. Es sollte eine Risswunde der Hinterwand ausgeschossen werden; falls diese vorliegt, kann sie durch leichte Rotation der Vene oder von intraluminal versorgt werden. Bei großem Defekt kann eine künstliche Gefäßprothese implantiert werden, häufiger wird jedoch die Vene cava inferior ligiert. **Die Ligatur oberhalb der Nierenvenen wird nicht gut toleriert.**
- **Arteria iliaca communis oder externa.** Gefäßnaht oder, falls nötig, eine Gefäßprothese. In diesen Fällen wird Polytetrafluorethylen (PTFE) bevorzugt.

---

12 Anmerkung des Übersetzers: Im Original ‚wash-out'.
13 Anmerkung des Übersetzers: Im Original ‚medial visceral rotation' maneuver.

Bei grober Kontamination sollte die Ligatur der Arterie und die Anlage eines extraanatomischen femorofemoralen Bypasses in Erwägung gezogen werden. Die Arteria iliaca interna kann folgenlos ligiert werden.
- Die Darstellung der **Iliakalvenen** ist notorisch schwierig und kann die Durchtrennung der ipsilateralen Arteria iliaca interna oder sogar die temporäre Durchtrennung der Arteria iliaca communis erfordern. Iliakalvenen können mit einer akzeptablen Morbidität ligiert werden; postoperativ sind Kompressionsstrümpfe und Beinhochlagerung angezeigt.
- Der **Truncus coeliacus** und die **Arteria mesenterica inferior (AMI)** können ligiert werden. In verzweifelten Situationen kann zur Kontrolle lebensbedrohlicher Blutungen der proximale (retropankreatische) Anteil der Arteria mesenterica superior (AMS) ligiert werden (die Blutversorgung bleibt durch Kollateralen erhalten); aber im Allgemeinen wird die Versorgung durch Naht oder durch Anlage eines Shunts vorgezogen.
- **Verletzungen des infrapankreatischen Anteiles der AMS sollten repariert werden.** Wenn möglich, sollte die **Vena mesenterica superior** repariert werden, da die Ligatur zu Darminfarkt, zu schwerer postoperativer Stauung des Darmes und zu Darmvarizen führen kann. Die **Vena mesenterica inferior** kann folgenlos ligiert werden.
- Bei Patienten *in extremis* sollten keine heroischen Versuche, den Blutfluss in Gefäßen wiederherzustellen, unternommen werden. Gelegentlich kann eine Ligatur mit einer späteren Revaskularisation möglich sein. Die bessere Vorgehensweise besteht in der vorübergehenden Überbrückung der Verletzung mit einem Shunt mit definitiver Versorgung durch eine Prothese in den nachfolgenden 24 h.

Retroperitoneale Hämatome

Die wichtigste Frage ist, ob ein bei der Laparotomie entdecktes retroperitoneales Hämatom exploriert werden soll.

> Allgemein gilt, dass alle retroperitonealen Hämatome unabhängig von der Größe oder der Lage beim **penetrierenden Trauma** exploriert werden sollten. Beim **stumpfen Trauma** kann eine hauptsächlich von der Lage des retroperitonealen Hämatomes abhängige selektive Vorgehensweise, wie nachfolgend ausgeführt, angewendet werden.

- Wenn im **mittleren abdominalen Bereich** (Zone I) einschließlich der wichtigsten abdominalen Gefäße und des duodenopankreatischen Komplexes gelegen, ist die Exploration immer gerechtfertigt.
- **Lateral gelegene Hämatome** (Zone II) einschließlich der Nieren und der retroperitonealen Anteile der Dickdarmhinterwand können in Ruhe gelassen werden, es sei denn, dass sie sehr ausgedehnt sind, pulsieren oder sich ausdehnen.

◘ Tab. 30.2 Vorgehensweise bei traumatisch bedingten retroperitonealen Hämatomen

Hämatom	Penetrierende Verletzung	Stumpfe Verletzung
Zentral (Zone I)	Exploration	Exploration
Lateral (Zone II)	In der Regel Exploration	In der Regel keine Exploration
Beckenbereich (Zone III)	Exploration	Keine Exploration

– **Beckenhämatome, die durch ein stumpfes Trauma (im Gegensatz zu penetrierenden Verletzungen) bedingt sind** (Zone III) sollten nicht exploriert werden. Das Einschneiden des intakten, das Retroperitoneum begrenzenden Peritoneum parietale kann zur Aufhebung der Tamponade mit katastrophaler, intraperitonealer Blutung führen (siehe ◘ Tab. 30.2).

Behandlung stumpfer traumatisch bedingter Beckenhämatome

Frakturen des Beckens und/oder des Sakrums können, mit Ausnahme isolierter Frakturen des Beckenkamms, erheblich bluten und zu Schock und Tod führen. Beim schweren stumpfen Trauma wird immer entweder ein CT (bei stabilen Patienten) durchgeführt oder eine einfache Beckenübersichtsaufnahme (bei instabilen Patienten) angefertigt. Die Blutung bei Beckenfrakturen stammt in unterschiedlichen Kombinationen aus durchtrennten Beckenvenen, aus verletzten Ästen der A. iliaca interna und aus der Spongiosa.

Wenn ein instabiler Patient mit einer massiven Beckenfraktur auf Volumengabe nicht oder nur unzureichend reagiert und eine extraabdominale Blutungsquelle ausgeschlossen wurde, muss man davon ausgehen, dass die Beckenfraktur zur Blutung führt. **Der erste Schritt besteht darin, den Blutverlust durch Verstärken der Tamponade des Retroperitoneums im Becken zu minimieren: dies wird am besten durch die Anwendung speziell entwickelter Beckenschlingen (jede Notaufnahme sollte darüber verfügen) erreicht; anderenfalls kann ein Bettlaken kreuzförmig um die Beckenkämme festgebunden und verknüpft werden.**

Diese vorübergehende Stabilisierung der Beckenknochen kann zu einer hämodynamischen Verbesserung führen; wenn dies gelingt, kann ein Abdomen-CT erfolgen, das definitiv zwischen einer Blutung aus dem Eingeweide und aus dem Becken unterscheiden kann. Ersteres rechtfertigt eine Notfalllaparotomie. **Wenn nur Letzteres vorliegt, sollte eine Laparotomie vermieden werden, da sie durch Aufheben der Tamponade zu verstärktem Blutverlust führen kann. Bei diesem Szenarium sind Versuche, arterielle Beckenblutungen durch Angioembolisation zu stoppen, die beste Strategie;** während des gesamten Eingriffes muss das Trauma-Team die Resuszitation fortsetzen (so gut Radiologen und ihre Mitarbeiter in ihrem Fachgebiet auch sein mögen, so haben sie doch beim Buchstabieren des Wortes ‚Resuszitation' Schwierigkeiten – wenn ein Radiologe dies lesen sollte, ist das natürlich nur ein Witz!). Wenn eine Angiographie nicht verfügbar ist, dann wird eine externe Beckenringfixation durch einen Unfallchirurgen nützlich sein (am besten hilft sie bei venösen Blutungen und Blutungen aus dem Knochen, wird aber bei arteriellen Blutungen keinen Unterschied machen).

Ein sehr instabiler Patient, der nicht auf eine Resuszitation anspricht, ist nur für die Verlegung in den OP geeignet. Um eine Blutung aus dem Becken zu stoppen, kann ein unterer Mittellinienschnitt genutzt werden, um sowohl das Hämatom im Beckenbereich (das das intraperitoneale Eingeweide nach kranial verdrängt hat) auszuräumen als auch ein **Packing des extraperitonealen Raumes durchzuführen.** Wenn Du aber gleichzeitig eine intraperitoneale Blutung aus anderer Quelle darstellen musst, dann raten wir Dir zu einem queren Schnitt weiter kranial. Bei diesem Szenarium bleibt die Mortalität extrem hoch. (In einigen Traumazentren wird dem präperitonealen Packing der Vorzug gegeben und wird in der Notaufnahme/Schockraum durchgeführt).

Die verkürzte Laparotomie beim Trauma (Schadenskontrolle)

» *Wenn die Physiologie stark beeinträchtigt ist, sind Versuche, die Anatomie wiederherzustellen, kontraproduktiv.*

Bei einer kleinen Minderheit von Patienten kann die zeitraubende Versorgung von Organverletzungen nicht gefahrlos durchgeführt werden, wenn der physiologische Zustand in kritischer Weise beeinträchtigt ist. Als Ultima Ratio besteht die einzig realisierbare Option in der vorübergehenden Kontrolle von Blutungen und der Kontamination. **Diese Fälle können entweder anhand physiologischer Kriterien oder anhand des anatomischen Verletzungsmusters erkannt werden.** Koagulopathie, Hypothermie und Azidose kennzeichnen den drohenden physiologischen Kollaps der ersten Gruppe. Jede einzelne dieser Manifestationen verstärkt in einem Teufelskreis die beiden anderen und wird als ‚tödliche Trias' bezeichnet. Bei diesem Szenarium kann die sture Entschlossenheit, die für die definitive Versorgung von Organverletzungen nötige Zeit aufzuwenden, zum Tod des Patienten beitragen. Bei der zweiten Gruppe entscheidet sich der Chirurg zur Ultima Ratio nach blitzartigem Erfassen des Verletzungsmusters. Zum Beispiel wird er bei einer schweren Verletzung eines größeren intraabdominalen Gefäßes verbunden mit einer schweren duodenopankreatischen Verletzung sofort erkennen, dass bei einer zeitaufwendigen, definitiven Rekonstruktion ein massiver Blutverlust droht. **Unter solchen Umständen sollten nur Packing, die Anlage von Gefäßshunts und Rohrdrainagen**[14]**, sowie die einfachsten Maßnahmen, um eine peritoneale Kontamination zu verhindern** (durch das Stapeln oder Verschließen des verletzten Dünndarmes mit Gummizügeln), **durchgeführt werden.** Die Bauchdecke wird durch schnelle Adaptation der Haut verschlossen oder vorzugsweise offen gelassen – womit das häufig auftretende abdominale Kompartmentsyndrom vermieden wird (▶ Kap. 31). Der Patient wird dann auf einer chirurgischen Intensivstation behandelt, wo über die nächsten 24–48 h eine sekundäre Stabilisierung erfolgt. Die

---

14 Anmerkung des Übersetzers: Im Original ‚tube drainage'.

verspätete definitive Versorgung der Organverletzungen (oder Resektion) und der Bauchdeckenverschluss werden nur bei hämodynamisch stabilen, aufgewärmten Patienten mit einem verbesserten Gerinnungsprofil vorgenommen.

Zusammenfassend...

Verletzte Organe müssen so bald wie möglich chirurgisch versorgt oder reseziert werden. Dennoch sollte der Chirurg in der Lage sein, die Möglichkeit einer spontanen Heilung auch bei schweren Organverletzungen zu erkennen (wie z. B. in manchen Fällen bei stumpfem Trauma). **Weiterhin sollte er seine Begeisterung für eine Wiederherstellung der Anatomie bei erheblich beeinträchtigter Physiologie dämpfen.**

> Oops: fast hätten wir ein weiteres durch Menschen ausgelöstes Trauma vergessen – das des Erhängens. Also folgt hier ein wichtiger Ratschlag:
>
> „Bei einem Erhängten: Schneide das Seil, an dem das Opfer hängt, durch und lockere es sofort um den Hals herum, außer der Körper ist völlig steif – Rigor mortis."
> Erste Hilfe Lehrbuch des amerikanischen Roten Kreuzes, 1933

Das abdominelle Kompartmentsyndrom

Ari Leppäniemi und Rifat Latifi

© Der/die Autor(en), exklusiv lizenziert an Springer-Verlag GmbH, DE, ein Teil von Springer Nature 2023
D. Rosin et al. (Hrsg.), *Notfallchirurgie des Abdomens*,
https://doi.org/10.1007/978-3-662-66409-4_31

» *Das abdominelle Kompartmentsyndrom ist eine Erkrankung des ganzen Körpers.*
Thomas Scalea

Das abdominelle Kompartmentsyndrom (AKS) kommt häufiger vor als wir denken. **Es handelt sich um ein Konglomerat von Symptomen und Anzeichen, die auf einen Anstieg des intraabdominalen Drucks (IAD) folgen, der eine intraabdominale Hypertension (IAH) verursacht, und zwar aufgrund eines Traumas oder einer anderen größeren Katastrophe. Die Behandlung besteht, gleich welchen Ursprungs, aus der Dekompression und der Beseitigung der Ursache.**

Ein AKS kann primär, sekundär oder wiederholt auftreten:
- **Primäre IAH oder AKS:** verursacht durch eine sich im Abdomen oder Becken entwickelnde Erkrankung. Denke an ein Bauchtrauma, eine Beckenfraktur, ein rupturiertes Aortenaneurysma oder jede andere intraabdominelle Katastrophe, die zu einer akuten Zunahme des intraabdominellen Volumens führt.
- **Sekundäre IAH oder AKS:** dabei liegt die primäre Ursache für die IAH außerhalb von Abdomen oder Becken. Beispielsweise die massive Volumengabe bei Trauma, Sepsis oder Verbrennungen, die zum Anschwellen der Eingeweide führt. **Natürlich kann sich eine sekundäre IAH parallel zur primären IAH entwickeln** – denke an den geschwollenen Darm, den Du bei der Laparotomie wegen einer, sagen wir, Milzruptur findest (nachdem während des Transports mehr als nur ein paar Liter Ringerlösung gegeben worden sind…).
- **Wiederkehrende IAH oder AKS:** entwickelt sich nach vorausgegangener chirurgischer oder medikamentöser Behandlung eines primären oder sekundären IAH oder AKS. Gewöhnlich wurde die initiale Ursache nicht ausreichend beseitigt. **Auch Patienten mit irgendeiner Form von temporärem Bauchdeckenverschluss (TAC, temporary abdominal closure) können ein wiederkehrendes AKS haben!**

Die Bauchhöhle ist ein abgeschlossener Raum mit klaren Grenzen, wenn auch nicht so starr wie der intrakranielle, intrazervikale, intrathorakale oder innerhalb der Extremitätenfaszien gelegene Raum. Dieser relative Mangel an Steifigkeit ist der Grund, warum einige von uns fettleibig sind oder schwanger werden, aber dennoch kein AKS entwickeln. Wie bei allen Räumen, die von rigiden oder semirigiden Begrenzungen umschlossen sind, führt jeder Versuch, das in diesen Grenzen befindliche Volumen zu vergrößern, zu einem Anstieg des intrakavitären Drucks; insbesondere, wenn das akut geschieht. Derart akute Drucksteigerungen sind niemals gesund für die Physiologie!

Es gibt viele Ursachen für ein erhöhtes intraabdominelles ‚Volumen' und die Progression vom normalen Druck zur IAH und dann zum AKS hängt von Ursache und Ausmaß der Zunahme ab. Aber lass uns zunächst einmal einige Definitionen betrachten:
- **IAD – der intraabdominelle Druck** ist der konstante Druck innerhalb der Bauchhöhle, gemessen in mmHg, und liegt normalerweise zwischen 0–5 mmHg. Wenn Du niest oder während des Stuhlgangs, oder falls Dein Anästhesist Deinen Patienten mit Gewalt wach werden lässt (damit Du sofort am

31 Das abdominelle Kompartmentsyndrom

Tab. 31.1 Gradeinteilung der intraabdominellen Hypertension (IAH)

– Grad I:	IAD 12–15 mmHg
– Grad II:	IAD 16–20 mmHg
– Grad III:	IAD 21–25 mmHg
– Grad IV:	IAD >25 mmHg

Ende der Operation der beginnenden Wunddehiszenz zuschauen kannst…) kann er zeitweise viel höher sein – aber keine Angst, das ist kein ACS…
- **IAH – intraabdomineller Hochdruck** ist ein anhaltender oder wiederholter pathologischer Anstieg des IAD >12 mmHg.
- **AKS – das abdominelle Kompartmentsyndrom** ist definiert als anhaltender IAD >20 mmHg, der mit neu aufgetretener Organdysfunktion oder -versagen einhergeht.
- **APP – abdomineller Perfusionsdruck** ist der mittlere arterielle Druck (MAD) minus IAD. Versuche, den APP bei schwer kranken Patienten auf der Intensivstation über 60 mmHg zu halten!

(Diejenigen unter Euch, die immer noch cmH_2O verwenden (das solltet Ihr nicht), erinnert Euch, dass 1 mmHg = 1,36 cmH_2O.)

> **Merke:** IAH ist – unabhängig vom IAD – kein AKS, solange der Patient nicht die typischen Manifestationen des Syndroms aufweist
> - Gesteigerter Atemwegsdruck (Atemnot, erschwerte Beatmung).
> - Verringerte Auswurfleistung des Herzens (niedriger Blutdruck trotz adäquatem Volumenstatus).
> - Verringerte oder abrupt sistierende Urinproduktion (Nierenversagen trotz optimaler Hydratation).
> - Zunehmende Überdehnung des Abdomens.

Tab. 31.1. zeigt die Einteilung des AKS.

Während sich also der IAD (wie die arterielle Hypertension) auf eine kontinuierliche Variable bezieht ist das AKS wie eine Schwangerschaft, entweder bist Du schwanger, oder Du bist es nicht!

Risikofaktoren für IAH und AKS

Viele Ursachen können zu einer IAH führen, zum Beispiel ein Bauchtrauma – besonders bei übermäßiger Volumenzufuhr mit Kristalloiden. Erinnerst Du Dich, wie unsere Patienten in den 80er und 90er Jahren wie ein Michelin-Männchen ausgesehen haben – das Abdomen musste auf der chirurgischen ICU aufgemacht und dann offengelassen werden? Weitere Beispiele: die schwere akute Pankreatitis oder das rupturierte Bauchaortenaneurysma (selbst nach einer endovaskulären Versorgung können Patienten ein AKS entwickeln).

Um die Risikofaktoren besser charakterisieren zu können ist es hilfreich, sie nach dem pathophysiologischen Hauptproblem in Gruppen zusammenzufassen. Einige der Personen, die diese Liste zusammengestellt haben, sind Intensivmediziner, habe also etwas Geduld und sei nett zu ihnen…

- **Vermehrter Inhalt in der Bauchhöhle:** Hämoperitoneum, Pneumoperitoneum, intraperitoneale Flüssigkeitsansammlungen oder Abszesse, Leberversagen mit massivem Aszites, Peritonealdialyse, intra- oder retroperitoneale Tumore, akute Pankreatitis, Laparoskopie mit exzessivem Insufflationsdruck, Packing während eines damage control Eingriffs. Beachte, dass sogar eine normale Schwangerschaft einen anhaltenden IAH verursacht!
- **Vermehrter intraluminaler Inhalt:** Überdehnung des Magens, Ileus, Pseudoobstruktion des Kolons (◘ Abb. 31.1), Volvulus.
- **Verminderte Dehnbarkeit der Bauchwand:** ausgedehnte Verbrennung der Bauchwand, Bauchwandödem aufgrund massiver Volumengabe, Bauchlagerung.
- **Capillary-Leak-Syndrom/Volumenersatztherapie:** Azidose, damage control Laparotomie, Hypothermie, massive Volumenersatztherapie, Polytransfusion.
- **Weitere:** Koagulopathie, Bakteriämie, Alter, Operation einer massiven Bauchwandhernie, Adipositas oder erhöhter BMI, Peritonitis, Pneumonie, Sepsis, Schock oder Hypotension, mechanische Beatmung, positiver endexpiratorischer Druck (PEEP) >15 mmHg.

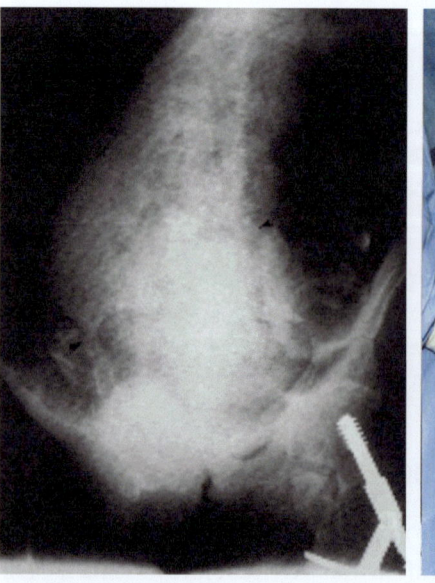
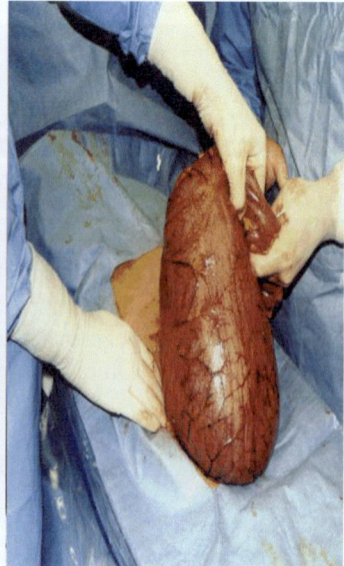

◘ **Abb. 31.1** Darstellung eines massiv erweiterten – IAH und AKS verursachenden – Rektosigmoids auf der Abdomenübersichtsaufnahme und der korrespondierende Befund bei der Operation

Wie Du aus der obigen Liste ersehen kannst, können fast alle Deine Patienten – einschließlich derer, die sich keiner Bauchoperation unterzogen haben – oder sogar diejenigen, die an überhaupt keiner intraabdominellen Erkrankung leiden (besonders Verbrennungen) – ein AKS entwickeln! Wenn Dein Patient also zum Beispiel krankhaft adipös ist und sich ein gewaltiges Omentum in seinem Bauch eingenistet hat, dann bedeutet das, dass der Patient an einem chronischen IAH leidet und für ein AKS anfällig ist.

Pathophysiologie von IAH und AKS

Fast alle Organsysteme sind vom IAH betroffen: einige mehr als andere. Die am einfachsten zu erkennenden Zeichen sind renale und pulmonale Funktionseinschränkungen, aber auch die Effekte auf das kardiovaskuläre und das gastrointestinale System oder den intrakraniellen Druck dürfen nicht übersehen werden (◘ Abb. 31.2).

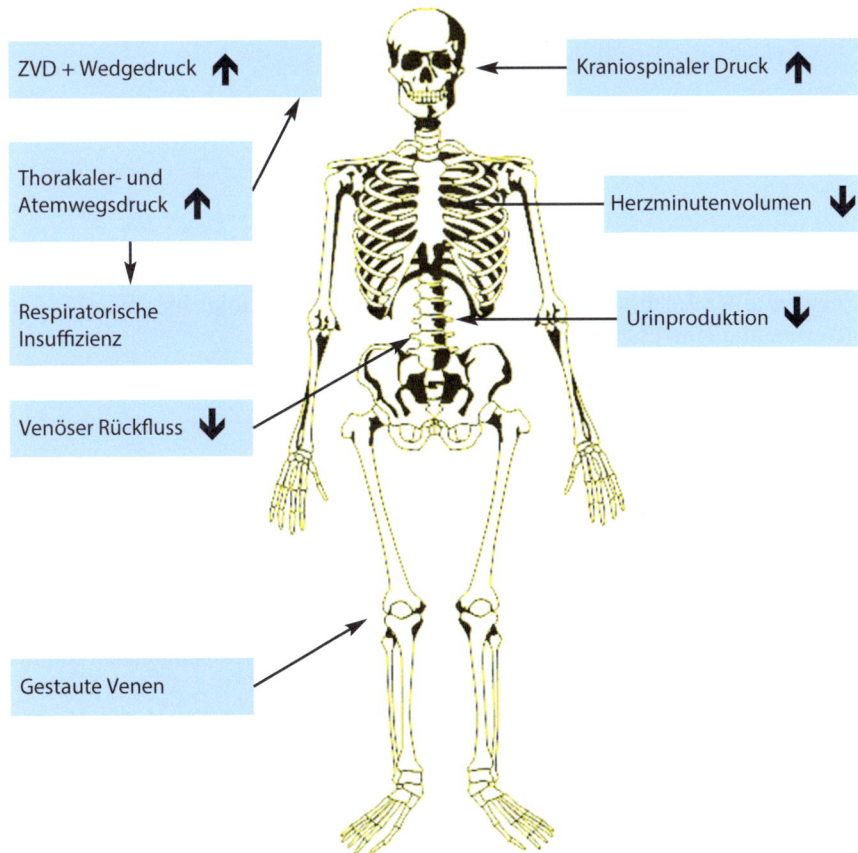

◘ **Abb. 31.2** Das abdominelle Kompartmentsyndrom

Tab. 31.2 Physiologische Konsequenzen der intraabdominellen Hypertension

	Erhöht	Erniedrigt	Unverändert
Arterieller Mitteldruck	✓	✓	✓
Herzfrequenz	✓	–	–
Atemwegsspitzendruck (peak airway pressure)	✓	–	–
Thorakaler/pleuraler Druck	✓	–	–
Zentraler Venendruck	✓	–	–
Pulmonalkapillärer Verschlussdruck	✓	–	–
Druck in der Vena cava inferior	✓	–	–
Renaler Venendruck	✓	–	–
Systemischer Gefäßwiderstand	✓	–	–
Herzminutenvolumen	–	✓	–
Venöser Rückfluss	–	✓	–
Viszerale Durchblutung	–	✓	–
pH der Magenschleimhaut	–	✓	–
Renaler Blutfluss	–	✓	–
Glomeruläre Filtrationsrate	–	✓	–
Liquordruck	✓	–	–
Compliance der Bauchwand	–	✓	–

Die ◘ Tab. 31.2. fasst die physiologischen Folgen des IAH zusammen. Für diejenigen unter Euch, die keine Intensivmediziner sind, folgt hier eine für Chirurgen verständliche Liste der Konsequenzen des IAH:
— Erhöhter *Atemweg*sdruck.
— Erniedrigtes *Herz*minutenvolumen.
— Verringerte *Urin*produktion.
— Herabgesetzte *Darm*durchblutung.
— Erhöhter *intrazerebrale*r Druck.
— Verringerter Blutfluss zur *Bauchwand*.

Diese Abweichungen treten oft trotz eines scheinbar normalen Füllungsdrucks des Herzens auf, da die Übertragung des gesteigerten IAD auf den Thorax den zentralen Venendruck (ZVD), den Druck im rechten Vorhof und den pulmonalen Kapillardruck erhöht.

Die kardiovaskulären, respiratorischen und renalen Funktionen verschlechtern sich und werden zunehmend schwieriger zu behandeln, sofern der IAD nicht dramatisch gesenkt wird. Seltenere Folgen eines AKS sind beschrieben, wie etwa eine intestinale Ischämie nach laparoskopischer Cholezystektomie oder ein Rückenmarksinfarkt im Rahmen eines IAD nach einem perforierten Magengeschwür.

31 Das abdominelle Kompartmentsyndrom

Es ist leicht zu verstehen, warum die Auswirkungen des IAH nicht auf die Bauchhöhle beschränkt sind, sondern auch die Brusthöhle und sogar den intrakraniellen Raum betreffen. **Wenn zwei oder mehr anatomische Kompartimente erhöhte Kompartmentdrücke aufweisen, spricht man von einem Polykompartmentsyndrom.** Es tritt häufiger beim Polytrauma auf, und wenn Du den Patienten nicht laufend erneut untersuchst, wird es leicht übersehen.

Wann soll man einen IAH vermuten?

Der Anblick eines Patienten mit einem massiv geschwollenen Abdomen kann ein Hinweis sein (◘ Abb. 31.3), nachdem wir allerdings festgestellt haben, dass die körperliche Untersuchung (Palpation) bei der Bestimmung des IAD höchst ungenau ist, haben wir aufgehört, das als Kriterium zu nehmen; besonders, weil die Messung des IAD so simpel ist, dass sogar Chirurgen sie durchführen können. **Du musst nur daran denken und den IAD messen, besonders wenn der Patient folgendes zeigt:**
— Ein pralles, aufgeblähtes Abdomen (frag den Patienten oder seine Familie – ob diese Überblähung seinem normalen Umfang entspricht?).
— Akute respiratorische Insuffizienz oder Verschlechterung der Einstellungen des Beatmungsgerätes.
— Verringertes Herzminutenvolumen, gemessen am niedrigen Blutdruck, und/oder eine Oligurie, die auf konventionelle Behandlung nicht ansprechen.
— Azidose.

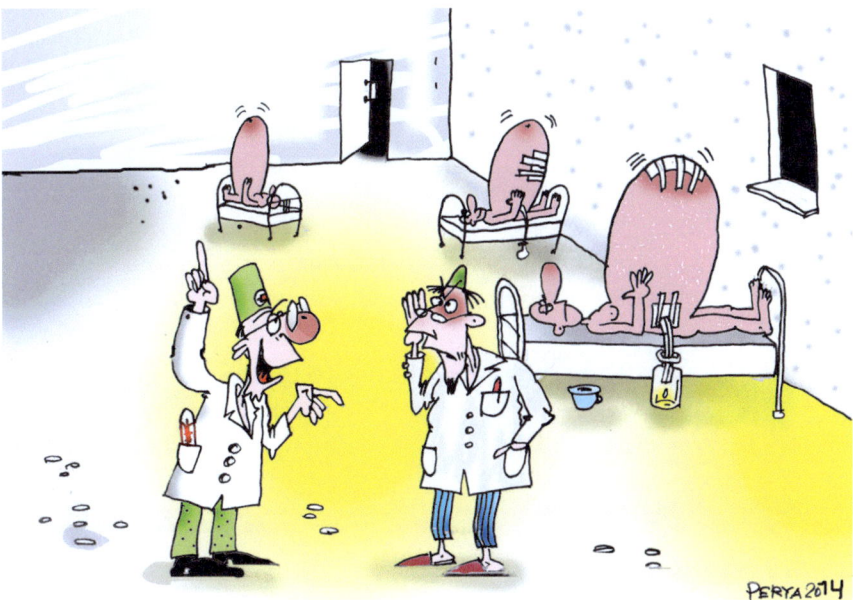

◘ Abb. 31.3 „Was? Abdominelles Kompartmentsyndrom? Nie was von gehört!"

Diagnose der IAH

> Wenn Du keine Temperatur misst, findest Du kein Fieber. Also wirst Du auch ein AKS übersehen, wenn Du nicht daran denkst.

Warum schätzen? Miss den IAP einfach! Dafür brauchst Du keine raffinierten Apparate, nur einen Foley-Katheter und ein Schlauchsystem, dass Dich ein paar Euros kostet (◘ Abb. 31.4). Allerdings musst Du bei der Messung des IAD die Grundsätze beachten, wie sie 2013 auf der Konsensuskonferenz der World Society of the Abdominal Compartment Syndrome festgelegt worden sind:

> **Konsensusdefinition der World Society of the Abdominal Compartment Syndrome von 2013:** „Der Referenzstandard für die intermittierende Messung des IAD erfolgt über die Harnblase mit einem maximalen Instillationsvolumen von 25 ml Kochsalzlösung. Der IAD sollte in mmHg angegeben werden und am Ende der Exspiration in Rückenlage gemessen werden, nachdem sichergestellt wurde, dass keine Bauchmuskelkontraktionen vorhanden sind und mit einem Transducer, dessen Nullwert auf Höhe der mittleren Axillarlinie eingestellt ist." (Markiere die mittlere Axillarlinie in der Beckengegend mit einem Stift, damit Du bei der nächsten Messung denselben Nullwert benutzt.)

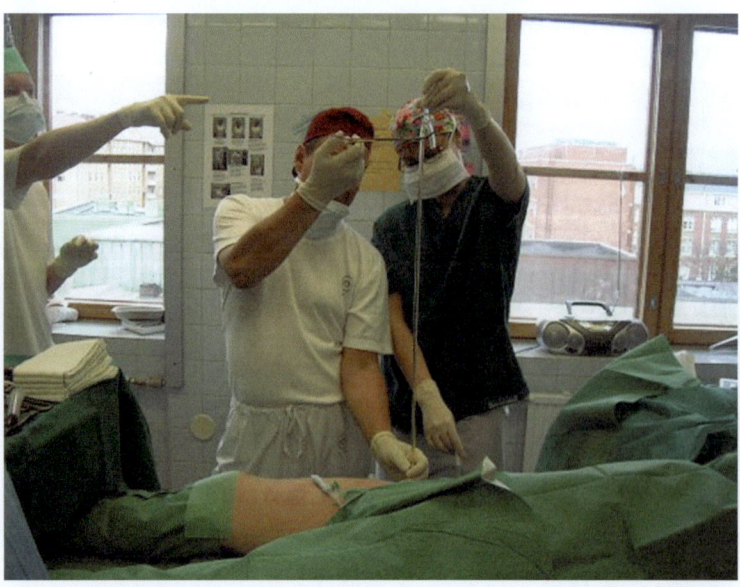

◘ Abb. 31.4 Ari misst den IAD

Im Grund **reicht zur Messung des IAD also ein ruhiger Patient und ein Foley-Katheter aus:** ziehe ihn vom Urinbeutel ab, instilliere 25 ml Kochsalzlösung in die Blase und hebe den diskonnektierten Katheter senkrecht zum liegenden Patienten und dessen Bett an. Wenn Du in Deinem angeblichen ‚Spitzenkrankenhaus' keinen Transducer hast – die Höhe der Wasser-/Urinsäule im Katheter ist der IAD in cmH$_2$O (1 cm H2 = 0,735 mmHg). Die Höhe wird mit dem Atemzyklus der Patienten fluktuieren – rauf während der Inspiration, runter während der Exspiration – je nach der Bewegung des Zwerchfells. **Eine neurogene oder kleine, kontrakte Blase kann die Messung ungültig machen.** Fehler können ebenfalls auftreten, wenn der Katheter verstopft ist oder ein Hämatom im Becken selektiv auf die Blase drückt. (Stelle sicher, dass der suprapubische Katheter während der Druckmessung abgeklemmt ist, falls sowohl ein suprapubischer Katheter als auch ein transurethraler Foley-Katheter liegen.) Da eine Trendelenburg-Position (oder deren Umkehrung) den Druck in der Blase beeinflussen kann, lassen sich genaue Messungen am besten in Rückenlage des Patienten durchführen. **Der periodisch gemessene Trend des IAD ist manchmal wichtiger als die einzelne Messung.**

Wie häufig ist ein IAH?

Sehr häufig. Wir erinnern uns noch immer an die Zeit, als Patienten mit einer schweren akuten Pankreatitis ein ‚frühes' Multiorganversagen entwickelt haben und dann trotz ‚adäquater' Flüssigkeitssubstitution einfach so gestorben sind. **Manche von ihnen hatten wahrscheinlich ein unerkanntes und unbehandeltes AKS.** Als wir vor gut 20 Jahren angefangen haben, bei allen Pankreatitispatienten auf der ICU in Helsinki den IAD zu messen, stellten wir fest, dass etwa 40 % von ihnen einen IAH hatten und etwa 10 % ein AKS entwickelten. **Natürlich haben wir seit dieser Zeit gelernt und wissen jetzt, wie man die exzessive Flüssigkeitszufuhr, die zum IAH führt, vermeidet!**

Auf einer allgemeinen ICU mit einer Mischung aus internistischen und chirurgischen Patienten lag die Inzidenz eines IAH früher um 50 % und eines AKS um 10 %. **Allerdings hat die Inzidenz des ausgewachsenen AKS mit zunehmender Sensibilisierung sowie besserer Prävention und Behandlung des IAH drastisch abgenommen. Der Verzicht auf den Bauchdeckenverschluss nach einem Damage Control- oder einem anderen chirurgischen Notfalleingriff (siehe unten) hatte ebenfalls einen erheblichen Effekt auf die Abnahme dieser hauptsächlich iatrogenen Erkrankung.**

Prävention

Vorbeugen ist immer besser als heilen, und hier sind einige simple Regeln für Chirurgen, wie man ein AKS vermeiden kann.

Ziehe in Erwägung, den Bauch offen zu lassen
— Nach jedem Damage Control Eingriff – nicht nur nach einem Trauma.
— Wenn ein massives Ödem der Viszera vorliegt.
— Nach überlangen Eingriffen – gewöhnlich aufgrund einer abdominellen Katastrophe.
— Wenn ein massiver Volumenersatz mit Kristalloiden (weniger mit Transfusionen) erfolgt ist.

Verringere das Risiko eines AKS durch Vermeidung von
— **Massivem Volumenersatz mit Kristalloiden.** Inzwischen solltest Du verstehen, dass übermäßiger Flüssigkeitsersatz ein häufiger Auslöser von IAH und AKS ist. Es ist sehr leicht literweise Flüssigkeit ‚zu übersehen', die Deinem Patienten infundiert worden ist…
— **Zu straffer Bauchdeckenverschluss.**

> Erwäge bei Hochrisikopatienten, wie in den ▶ Kap. 37 und 44 beschrieben, auf den Bauchdeckenverschluss zu verzichten, indem Du ein System zum temporären Bauchdeckenverschluss (TAC, temporary abdominal closure) verwendest oder nur die Haut verschließt.

Behandlung

Nicht operative Behandlung

Probiere zunächst ein nicht operatives Vorgehen, es sei denn, der Patient scheint vor Deinen Augen zu sterben. **Ziel ist, das intraabdominelle Volumen zu verringern und die Dehnbarkeit der Bauchwand zu verbessern.** Das Legen von Sonden in Magen- und Rektum, die zeitweise Unterbrechung der enteralen Ernährung, auf Magen und Darm wirkende prokinetische Medikamente und eine koloskopische Dekompression vermindern zunächst das Volumen des gastrointestinalen Inhalts und infolgedessen den IAD. Die perkutane Drainage von Aszites oder großen lokalisierten Flüssigkeitsansammlungen hilft ebenfalls, zumindest vorübergehend.

Oft passiert folgendes: ein kranker Patient wird mit erhöhtem IAD ohne die Notwendigkeit für einen sofortigen Eingriff auf die ICU verlegt. Nach adäquater Sedierung, Schmerzbehandlung und Optimierung der Hämodynamik sinkt der IAD signifikant. Zusätzlich verbessert die Vermeidung von Bauchlagerung, das Vermeiden von mehr als 30° Oberkörperhochlagerung und das Entfernen einschnürender Bandagen (überprüfe, ob eine Becken-/Bauchbinde nicht zu eng angelegt ist und nicht zu lange belassen wird!) die Compliance der Bauchwand und senkt den IAD.

Der Einsatz einer **neuromuskulären Blockade** wird kontrovers diskutiert, aber wir wenden sie gelegentlich für kurze Zeiträume an. **Bessere Ergebnisse kann man erzielen, indem man die Diurese steigert und eine negative Flüssigkeitsbilanz** anstrebt. *Als letztes Mittel* (vor einem chirurgischen Eingriff) bleibt noch die Hämofiltration, um überschüssige Flüssigkeit zu entfernen und so die Schwellung des Gewebes zu vermindern.

Chirurgische Behandlung

Wenn bei einem echten AKS die konservative Behandlung versagt, wird die chirurgische Behandlung das in aller Regel nicht (außer, der Patient ist bereits zu krank zum Überleben). Offensichtlich benötigt der Patient mit voll ausgebildetem AKS eine chirurgische Dekompression – in den dringendsten Fällen sogar auf der ICU. Das wird die zufriedenstellendste Laparotomie, die Du je gemacht hast...

Beatmung und Urinausscheidung bessern sich sofort dramatisch und werden auch den hartgesottensten Skeptiker überzeugen, dass das AKS wirklich existiert (wir haben diese ‚Bekehrung' mehrfach erlebt).

Und dennoch – zum wiederholten Mal – sollte der Entschluss zur Dekompression des Abdomens nicht auf der Basis einer isolierten Messung des IAD getroffen werden, ohne das gesamte klinische Bild zu berücksichtigen.

> Der abdominelle Perfusionsdruck ist ein guter Anhaltspunkt (erinnere Dich, APP = MAD − IAD). Wenn der APP > 60 mmHg ist und keine signifikanten Anzeichen einer Organdysfunktion vorliegen (kontrolliere Urinausscheidung, Laktat, Leberfunktion, kardiovaskuläre und respiratorische Parameter), kann die nichtoperative Behandlung in der Regel sicher fortgeführt werden.

Um einer hämodynamischen Dekompensation während der Dekompressionslaparotomie vorzubeugen, sollte das intravaskuläre Volumen wiederhergestellt, die Sauerstoffzufuhr maximiert und Hypothermie- sowie Koagulationsdefizite korrigiert werden. Im Anschluss an die Dekompression werden die Ränder von Faszie und Haut offengelassen, indem eine der in ▶ Kap. 44 beschriebenen Methoden zum temporären Bauchdeckenverschluss (TAC) verwendet wird.

Technik der chirurgischen Dekompression

Standardzugang für die Dekompression des Bauches ist ein Mittelbauchschnitt über die volle Länge (OK, lass an beiden Enden einige cm Faszie stehen, um den späteren Wundverschluss zu erleichtern). Es gibt auch andere Techniken, wie z. B. den beidseitigen transversalen Rippenbogenrandschnitt (den man gelegentlich bei Patienten mit schwerer Pankreatitis wählt, die später eine Nekrosektomie benötigen könnten) oder weniger aggressive Methoden wie die subkutane Fasziotomie der Linea alba, bei der die Haut (bis auf drei kurze transversale Hautschnitte für die Fasziotomie) und das Peritoneum intakt bleiben.

Die **‚nichtinvasive Fasziotomie'** kann man in Grenzfällen einsetzen, sie vermeidet die Morbidität des offenen Abdomens und kann bei Bedarf leicht zu einer vollständigen Laparostomie erweitert werden. Der Nachteil liegt in der unvermeidbaren Hernie, die später mittels ‚component separation'-Technik versorgt werden kann.

Also…

> **Die IAH ist ein weiterer Faktor, den es bei der Gesamtbehandlung des bauchchirurgischen Notfallpatienten zu berücksichtigen gilt. Sie mag offensichtlich sein – und nach einer Dekompression des Abdomens ‚schreien'. Allerdings ist sie häufiger relativ unauffällig, trägt aber zur akuten Erkrankung, Organversagen und Tod Deines Patienten bei.** Hüte Dich genauso vor der intraabdominellen Hypertension, wie Du es vor der arteriellen Hypertension tust. Sie ist viel häufiger und klinisch relevanter, als Du bisher vermutet hast.

> „Frage Dich am Ende des Notfalleingriffs nicht nur ‚wie soll ich die Bauchdecke verschließen?' Frage Dich auch ‚soll ich sie verschließen?'"

Die Bauchaorta betreffende Notfälle

Paul N. Rogers

> *Bauch-/Rückenschmerzen und Hypotension = rupturiertes AAA, solange nicht das Gegenteil bewiesen ist.*

> *Urologische und orthopädische Stationen sind ein Friedhof für AAA Fälle.*

Die Herausgeber haben sich gefragt, ob dieses Kapitel in der fünften Ausgabe immer noch notwendig sei. Vielerorts hat sich die Gefäßchirurgie vollständig von der Allgemeinchirurgie getrennt und ist darüber hinaus zur „Gefäß- und endovaskulären Chirurgie" geworden, einer eigenen und nicht gänzlich *chirurgischen* Spezialisierung. Wir haben uns dennoch aus zwei Gründen dafür entschieden, es beizubehalten: nicht überall auf der Welt sind spezialisierte gefäßchirurgische Abteilungen vorhanden; und selbst dort, wo eine gefäßchirurgische Abteilung verfügbar ist, landen Notfälle an der Bauchaorta oft bei der Allzweckwaffe Allgemeinchirurg. Da sind wir also wieder…

Rupturiertes Bauchaortenaneurysma: klinisches Bild

Normalerweise kann die Diagnose eines rupturierten abdominellen Aortenaneurysmas (AAA) leicht gestellt werden. **Der Patient stellt sich typischerweise mit plötzlich aufgetretenen Rückenschmerzen im Lendenwirbelbereich, Bauchschmerzen und Kollaps in Verbindung mit erniedrigtem Blutdruck vor. Eine bei der Untersuchung pulsierend tastbare Resistenz bestätigt die Diagnose.** In dieser Situation wird der Patient direkt in den Operationssaal gebracht, eine Verzögerung ist nur beim stabilen Patienten erlaubt, um Kreuzblut verfügbar zu haben.

Rupturiertes Bauchaortenaneurysma: atypisches Bild

Die Diagnose kann allerdings nicht selten ein Problem darstellen. Die Vorgeschichte eines Kollapses kann fehlen und der Patient kann bei der Aufnahme normotensiv sein. **Der unspezifische Rücken- oder Bauchschmerz kann der einzige Hinweis sein. Eine pulsatile Resistenz ist möglicherweise nicht tastbar.** Patienten mit einem rupturierten AAA sind häufig adipös, dünnere Patienten bemerken ihr AAA eher und stellen sich frühzeitig für einen elektiven Eingriff vor.

Ein rupturierendes AAA kann fälschlicherweise als „Ureterkolik" etikettiert werden, das Fehlen einer Mikrohämaturie sollte jedoch die Aufmerksamkeit auf ein rupturierendes AAA als mögliche Ursache für die Symptome lenken. Ähnlich haben wir auch Patienten gesehen, die sich mit akuten Schmerzen im Skrotum vorgestellt haben, als Epididymitis-Orchitis diagnostiziert wurden und anschließend durch das Einsetzen einer Aortenprothese geheilt wurden. **Behalte die Diagnose eines rupturierenden AAA immer im Kopf, andernfalls kannst Du sie übersehen.** Bei entsprechenden Personen, besonders bei Männern in mittlerem oder fortgeschrittenem Alter, die sich wegen signifikanten und unerklärlichen Bauch- oder Rückenschmerzen akut vorstellen, sollte ein Bauchaortenaneurysma durch Ultraschall oder CT ausgeschlossen werden.

Das diagnostische Dilemma: ein AAA ist bekannt, aber ist es auch undicht?

Ein anderes diagnostisches Problem tritt bei Patienten auf, bei denen ein Aneurysma bekannt ist, und die sich mit Bauch- oder Rückenschmerzen vorstellen, die mit dem Aneurysma in Zusammenhang stehen können oder auch nicht. Die Schwierigkeit besteht hier darin, dass ein kleines, begrenztes ‚Ankündigungs-‘ Leck aus einem Aneurysma Schmerzen ohne jegliche hämodynamische Instabilität verursachen kann. Die Untersuchung kann bei diesen Patienten wenig hilfreich sein, weil das Aneurysma möglicherweise nicht druckempfindlich ist. **Diese Patienten haben ein hohes Risiko für eine weitere Blutung aus dem Aneurysma, und die könnte plötzlich auftreten und katastrophale Folgen haben.** Aus diesem Grund ist es wichtig, dass sie rechtzeitig erkannt und operiert werden, bevor es zu einer größeren und möglicherweise fatalen Blutung kommt. Die Schwierigkeit besteht natürlich darin, dass solch ein Patient leicht eine andere Ursache für seine Symptome haben kann, beispielsweise mechanische bedingte Rückenschmerzen, die mit dem Aneurysma in keinem Zusammenhang stehen. In diesem Fall ist eine Operation eindeutig nicht im Interesse des Patienten; besonders dann nicht, wenn sein Allgemeinzustand schlecht ist.

Dieses Dilemma, bei Patienten, die eine Operation benötigen, unverzüglich zu operieren, jedoch bei Patienten, bei denen dies nicht notwendig ist, eine Operation zu vermeiden, ist ein schwieriges Problem, das manchmal sogar für erfahrene Kliniker schwer zu lösen ist. In dieser Situation ist ein notfallmäßiges CT (mit i.v. Kontrastmittel) indiziert, um das AAA und das Vorhandensein eines damit assoziierten Lecks – in der Regel in das Retroperitoneum – darzustellen. **Im Allgemeinen ist es in dieser Situation allerdings sicherer, eher zu viele Patienten zu operieren als zu wenige.**

Wer sollte operiert werden?

Eine nützliche Faustregel lautet, dass die Überlebenschancen eines Patienten mit einem rupturierten AAA direkt proportional zu seinem Blutdruck bei der Aufnahme sind.

Patienten im schweren Schock überleben selten; sicher, sie können die Operation überstehen, verlassen das Krankenhaus in der Regel aber nicht mehr durch die Eingangstür. Daher wurde vorgeschlagen, dass eine Operation bei Patienten mit rupturiertem AAA im Schock aussichtslos und eine Verschwendung von Ressourcen ist.

Nach anderer Ansicht solltest Du mit der Operation weitermachen, solange der Patient nicht eindeutig ‚agonal‘ ist oder an einer unheilbaren Krankheit leidet. Du könntest den ein oder anderen Patienten retten und gewinnst zusätzlich an Erfahrung, was es Dir vielleicht erlaubt, den nächsten rupturierten Patienten zu retten. Diese philosophischen Fragen zur Behandlung muss der einzelne Chirurg mit seinem Gott, seinen Patienten und deren Familien ausmachen. **Es scheint selbstverständlich zu sein, wird aber oft übersehen – es lohnt sich immer, sich zu**

Tab. 32.1 Die Hardman Kriterien

- Alter > 76
- Bewusstlosigkeit in der Anamnese
- Hämoglobin < 9,0 g/dl
- Kreatinin > 190 µmol/l (2,1 mg%)
- Nachweis einer Ischämie im EKG

Die Resultate der Originaluntersuchung haben gezeigt, dass:
Die Mortalität 72 % beträgt, wenn zwei Kriterien erfüllt sind
Die Mortalität 100 % beträgt, wenn drei oder mehr Kriterien erfüllt sind
Die Mortalität bei einem Kriterium 37 % beträgt

---

vergewissern, dass der Patient selbst wirklich zu einer größeren Operation bereit ist, auch wenn die Alternative der Tod ist. Vor mehr als 20 Jahren wurde ein Scoring System vorgeschlagen, dass bei der Entscheidungsfindung helfen soll. Die sogenannten Hardman Kriterien setzen das Vorhandensein einiger leicht bestimmbarer Variablen in Relation zur Überlebenswahrscheinlichkeit nach einer Operation wegen eines rupturierten Aneurysmas.

Die Hardman Kriterien[1] (Tab. 32.1)

Es überrascht vielleicht nicht, dass seit der Veröffentlichung dieser Kriterien andere Forscher gezeigt haben, dass es möglich ist Patienten mit mehr als drei Hardman Kriterien erfolgreich zu operieren (und die „sag niemals nie" Regel zu bestätigen).

Das Wasser wurde durch Berichte aus mehreren Serien endovaskulärer Eingriffe weiter getrübt, die gezeigt haben, dass die perioperative Sterblichkeit bei Patienten aller Kategorien niedriger ist als bei offener Operation. Trotzdem bleiben diese Kriterien ein nützliches Hilfsmittel bei der Beurteilung dieser Patienten.

Die Operation

> *Stabilisieren meint bei einem rupturierten Aortenaneurysma nur eins: eine oberhalb der Eingangsebene des Aneurysmas gesetzte Klemme!*

Steht die Diagnose einer Aortenruptur einmal fest – oder wird sie stark vermutet – sollte der Patient ohne Verzögerung in den Operationssaal gebracht werden. Kümmere Dich erst gar nicht um zusätzliche Zugänge und intravenöse Boli, denn das, was Du rein schüttest, wird wieder rauslaufen und ein angehobener Blutdruck wird die Blutung nur verstärken. **Das Ziel bei der Stabilisierung ist eine stabile Hypotension – die sogenannte permissive Hypotension.**

---

1 Hardman DT, Fisher CM, Patel MI, *et al*. Ruptured abdominal aortic aneurysms: who should be offered surgery? *J Vasc Surg* 1996; 23: 123–9

Vorbereitung

Wasch den Patienten und decke ihn für den Eingriff ab (einschließlich beider Leisten, für den Fall, dass ein aortofemoraler Bypass erforderlich ist), während das Anästhesieteam die entsprechenden Leitungen für das Monitoring legt. Erlaube ihnen allerdings nicht, Zeit mit irgendwelchen Spielereien wie Pulmonalarterienkathetern zu verschwenden. Gib prophylaktisch Antibiotika. **Die Anästhesie *sollte nicht* eingeleitet werden, bevor Du nicht für den Hautschnitt bereit bist;** nicht selten reicht die Gabe eines Muskelrelaxans während der Einleitung und die nachfolgende Relaxation der Bauchdecke aus, um eine weitere Blutung aus dem Aneurysma mit unmittelbarem hämodynamischem Kollaps zu ermöglichen. **Denk daran: Deine Klemme auf der Aorta proximal des Aneurysmas ist wichtiger als irgendetwas anderes.**

Hautschnitt

Eröffne das Abdomen durch einen langen Mittelbauchschnitt, der vom Xyphoid bis zu einem Punkt halbwegs zwischen Nabel und Symphyse reicht. Wenn die distalen Iliakalarterien angegangen werden sollen, muss der Hautschnitt gelegentlich erweitert werden. In den meisten Fällen sollte die beschriebene Inzision allerdings für die Anlage einer einfachen Aortenprothese ausreichend sein.

Proximale Kontrolle

Beim Eröffnen der Bauchhöhle wird die Diagnose unmittelbar durch das vorhandene große retroperitoneale Hämatom bestätigt. Die Kontrolle über die Aorta oberhalb des Aneurysmas hat oberste Priorität. **Bei der Mehrzahl der in diesem Stadium (mit einer gedeckten retroperitonealen Ruptur) stabilen Patienten reicht die Zeit, um die Aorta oberhalb des Aneurysmas und grade unterhalb der Nierenarterien anzugehen.** Bei instabilen Patienten kann man die Blutung aus der Aorta schnell unter Kontrolle bekommen, indem man die Aorta eben unterhalb des Zwerchfells angeht und dort vorübergehend eine Klemme setzt, bis die infrarenale Aorta präpariert werden kann.

Andere Vorgehensweisen bei instabilen Patienten, oder solchen, die während der Präparation instabil werden, umfassen die stumpfe Kompression der proximalen Aorta durch einen ‚Stieltupfer' (mit einer Rampley-, Förster- oder Kornzange gehaltene Gaze) und die Insertion eines großlumigen Foleykatheters durch den Defekt in der Aorta, wenn dieser bei der Präparation des Aneurysmahalses auftritt; der Ballonverschluss der Aorta kann Dir anschließend ein paar Extraminuten verschaffen, um die Kontrolle zu erlangen:

- **Kontrolle unterhalb des Zwerchfells: erinnerst Du Dich noch, wie man eine trunkale Vagotomie macht?** Natürlich tust Du das nicht! Also pass auf. Inzidiere das über der Speiseröhre liegende phrenoösophageale Ligament (taste die darunter liegende Magensonde). Mobilisiere den Ösophagus mit Deinem Zeigefinger stumpf nach rechts; vergiss die Blutstillung in diesem Moment. Fühle jetzt die pulsierende Aorta links neben dem Ösophagus und disseziere mit Deinem Zeigefinger beidseits der Aorta, bis Du die Wirbelsäule spürst. Setze eine grade Aortenklemme und drück sie ‚auf die Wirbelsäule'. Komprimier zur Blutstillung mit ein paar Bauchtüchern und mach wie unten beschrieben weiter. Ein alternativer Zugang läuft durch die Bursa omentalis; hebe den Magen an und setzte unmittelbar oberhalb des Pankreas eine Klemme.

- **Kontrolle der infrarenalen Aorta:** zurück zur Frage der Isolierung des Aortenhalses; hier besteht **das wesentliche zu beachtende Prinzip darin, das retroperitoneale Hämatom nicht zu stören, während man die Kontrolle über die proximale Aorta erlangt.** Sobald Du das Retroperitoneum auf Höhe des Halses erreichst, präpariere stumpf mit Deinem Finger oder mit der Saugerspitze, um den Hals des Aneurysmas zu identifizieren und zu isolieren. Ist der Hals identifiziert, mach auf beiden Seiten der Aorta nach hinten weiter, bis Du die Wirbelkörper erreichst. Versuche nicht, die Aorta mit einem Tape anzuzügeln. **Setze eine grade Aortenklemme in anterior-posteriorer Richtung, wobei sich die Spitzen des Mauls der Klemme auf die Wirbelkörper stützen.** Das Setzen dieser Klemme wird erleichtert, indem Du Zeige- und Mittelfinger Deiner nicht dominanten Hand so auf beiden Seiten der Aorta hältst, dass die Wirbelkörper getastet werden können. Das Maul der geöffneten Klemme gleitet dann entlang der Fingerrücken, bis die Klemme in der richtigen Position liegt. Du kannst während dieses Manövers oft etwas ‚extra' Länge isolieren, indem Du das Aneurysma vorsichtig mit Deiner Hand nach unten ziehst. Jetzt kannst Du die subdiaphragmatische Klemme entfernen. Du willst ja, dass Nieren und Darm durchblutet werden, nicht wahr?
- **Juxtarenaler Hals.** Gelegentlich reicht das Aneurysma bis nahe an den Ursprung der Nierenarterien. Wenn das der Fall ist, kann der Hals des Aneurysmas durch die linke Nierenvene verdeckt werden, die möglicherweise nach vorne gedehnt ist. Es muss sorgfältig darauf geachtet werden, die Vene nicht zu verletzen. Sie kann durchtrennt werden, um Zugang zum Aneurysmahals zu erhalten. Das erreicht man, indem man die Vene sehr sanft von dem darunterliegenden Aneurysma präpariert. Sie sollte so nahe an der Vena cava, wie es die Vorsicht erlaubt, sicher ligiert werden. So kann die Vene ohne Gefahr für die Niere straflos ligiert werden, weil der kollaterale venöse Abfluss über die adrenalen und gonadalen Anastomosen laufen wird. **Woran merkst Du, dass die effektive proximale Kontrolle erreicht worden ist? Simpel – das retroperitoneale Hämatom hört auf zu pulsieren. Wenn es pulsiert, sitzt Deine Klemme nicht richtig. Setze sie neu!**

Distale Kontrolle

Der nächste Teil der Präparation, die Identifikation der Arteriae iliacae communes, ist oft schwieriger. Unter normalen Umständen ist das Becken der Ort, wo sich ein großer Teil des retroperitonealen Hämatoms sammelt, und die Iliakalarterien sind darin begraben. Die Arterien sind aber nicht nur schwer zu lokalisieren, weil sie in dem Hämatom vergraben sind, sondern weil die Aorta oberhalb abgeklemmt und keine Pulsation vorhanden ist, an der sich der Operateur orientieren kann. **Bei den meisten Patienten ermöglichen die atheromatösen Veränderungen der Gefäßwand allerdings die Palpation in der Tiefe des Hämatoms.** Auch hier erleichtert die Verwendung der Saugerspitze die Isolation der Gefäße.

Andernfalls grabe mit Deinen Fingern im Hämatom und ‚fisch' die Iliakalgefäße heraus. **Wie bei der Aorta sollte man auch nicht versuchen, die Iliakalgefäße anzuzügeln. Das führt unweigerlich zu einer Schädigung der Beckenvenen, und das ist eine Katastrophe.** Es reicht aus, den vorderen und lateralen Anteil der Iliakalgefäße darzustellen und wie zuvor antero-posteriore Klemmen zu setzen.

Eine Alternative – der Ballonverschluss

Wenn die Iliakalarterien nach Erreichen der proximalen Kontrolle in einem großen Hämatom baden, kannst Du den Aneurysmasack auch schnell eröffnen und einen Foley- oder großen Fogartykatheter in jede Iliakalarterie einführen, und die Ballons zur temporären distalen Kontrolle aufblasen. Natürlich muss das Lumen eines jeden zu diesem Zweck verwendeten Katheters vorher verschlossen werden.

Aortenersatz

Inzidiere den Aneurysmasack längs, sobald der proximale und distale Gefäßbaum erst einmal unter Kontrolle ist; bleibe leicht rechts der Mittellinie, um den Abgang der A. mesenterialis inferior zu vermeiden. Entferne das Gerinnsel und stille Rückblutungen aus allen offenen Lumbalgefäßen und der A. mesenterialis inferior durch Nähte innerhalb des Aneurysmas. Das kann kontrolliert erfolgen, indem man zunächst das obere und untere Ende des Lumens mit Kompressen tamponiert und dann der Reihe nach jeden Teil des Aneurysmas angeht. **Ein innerhalb des Aneurysmas platzierter kleiner selbsthaltender Spreitzer zum beiseite halten der eröffneten Ränder erleichtert diesen und die nächsten Schritte des Eingriffs; am besten eignet sich ein abwinkelbarer Laminektomieretraktor.**

Der Anteil der Patienten, bei denen eine einfache Rohrprothese als Ersatz der Aorta ausreicht, variiert von Chirurg zu Chirurg und von Zentrum zu Zentrum stark. **Wir glauben, dass die Insertion einer Rohrprothese bei den meisten Patienten durchaus zufriedenstellend machbar ist.** Dabei liegt der Vorteil in der limitierten Dissektion des Beckens, die das Risiko einer Verletzung der Iliakalvenen und des autonomen Plexus im Becken minimiert. Außerdem macht es wenig Sinn, wenn man eine sowieso schon schwierige Operation in die Länge zieht, indem man unnötigerweise eine Bifurkationsprothese implantiert. **Natürlich gibt es Situationen, in denen eine Rohrprothese nicht akzeptabel ist** – nämlich dann, wenn der Patient eine aorto-iliakale Verschlusskrankheit hat, bei der auch in den Iliacae signifikante Aneurysmen vorliegen; oder in Situationen, in denen die Bifurkation weit gespreizt ist, sodass die Öffnungen der Iliacae communes weit auseinander liegen. In den letzten beiden Situationen kann es möglich sein, eine Bifurkationsprothese zu implantieren und trotzdem innerhalb des Abdomens zu bleiben, indem man auf die Abgänge der Iliacae communes oder externae anastomosiert. **Die Vermeidung von Inzisionen in der Leiste, die notorisch zu Infektionen neigen, ist eine gute Sache.**

Sei vorsichtig, wenn Du die Aorta für die Prothese vorbereitest. Der Längsschnitt im Aneurysmasack sollte an beiden Enden an einer transversen Inzision enden, sodass der Schnitt an den beiden Enden T-förmig aussieht. Die Flügel des ‚T' sollten an beiden Enden 50 % der Zirkumferenz der normalen Aorta nicht überschreiten.

Vernähe die Prothese fortlaufend mit monofilem Material, wobei zunächst fünf oder sechs Stiche gesetzt werden, bevor die Enden angezogen werden und die Prothese so an ihren Platz gleitet[2]. Das erlaubt Dir einen klaren Blick auf die einzelnen posterioren Nähte. Die Hinterwand der Aorta sollte mit großen Stichen gefasst werden, denn das Gewebe hat in dieser Situation oft eine sehr schlechte Qualität. Außerdem sind undichte Stellen, die nach dem Vervollständigen der Anastomose auftreten, schwer zu reparieren, wenn sie auf der Rückseite liegen. Ist die obere Anastomose vollständig angelegt, wird direkt unterhalb davon eine Klemme gesetzt und anschließend die Klemme auf der Aorta entfernt.

Angenommen, es gibt am oberen Ende keine wesentlichen undichten Stellen, richtet man seine Aufmerksamkeit auf die distale Anastomose. Sie wird auf die gleiche Weise wie die proximale Anastomose komplettiert. Bevor die distale Anastomose fertig gestellt wird, sollte der Rückstrom aus den Iliakalgefäßen überprüft werden. Auch sollte die Prothese mit Kochsalzlösung und ein oder zwei ‚Schlägen' des kardialen Auswurfs des Patienten gespült werden, um sie von thrombotischem Gelump zu befreien. Falls der Rückstrom fehlt, kann es notwendig sein, Ballon-Embolektomiekatheter in die Iliakalgefäße einzuführen, um sicherzustellen, dass sich dort keine intraarteriellen Thromben gebildet haben.

Sobald die distale Anastomose einmal fertiggestellt und als sicher befunden wurde, sollten die iliakalen Klemmen einzeln geöffnet werden, damit sich eine eventuelle Hypotension erholen kann, bevor die zweite Klemme entfernt wird. Das Anästhesieteam wird eine Vorwarnung von Dir, dass die Zeit für die Entfernung der Klemmen gekommen ist, zu schätzen wissen, weil ihm das erlaubt, rechtzeitig für Flüssigkeitsersatz zu sorgen. Ein unzureichender Volumenersatz in diesem Stadium führt zu einem signifikanten Blutdruckabfall, wenn die Klemmen geöffnet werden.

32 Ein Wort zu Heparin

Es ist eindeutig nicht sinnvoll Patienten, die aus der Aorta verbluten, vor dem Abklemmen der Aorta systemisch Heparin zu geben. Allerdings sollte bei Patienten, bei denen der Eingriff zwar wegen einer vermuteten Ruptur durchgeführt wurde, bei denen aber während der Operation keine Ruptur gefunden worden ist, eine systemische Heparinisierung entsprechend der üblichen Praxis des Chirurgen durchgeführt werden. Es ist auch zulässig, die Iliakalgefäße lokal zu heparinisieren, nachdem der Aneurysmasack eröffnet worden ist und die Rückblutung aus den kleinen Gefäßen beherrscht ist. Bevor die Iliakalgefäße abgeklemmt werden, können sie abwechselnd mit heparinisierter Kochsalzlösung gespült werden. Über diese Praxis gibt es keinen Konsens und sie scheint bei den meisten Patienten überflüssig zu sein.

---

2 Anmerkung der Übersetzer: Paul nennt das ‚die Fallschirmtechnik'.

Bauchdeckenverschluss

Das große retroperitoneale Hämatom und die geschwollenen Organe als Folge von Schock, Volumenersatz, Reperfusion und Freilegung führen häufig zu einer schweren abdominalen Hypertension, die nach dem Bauchdeckenverschluss manifest wird. Anstatt das Abdomen unter exzessiver Spannung zu verschließen, solltest Du es wie in den ▶ Kap. 31 und 44 besprochen, temporär verschließen und den definitiven Verschluss später durchführen.

> Bei diesen physiologisch beeinträchtigten Patienten, bei denen jede weitere Störung das Fass zum Überlaufen bringen kann, ist die Vermeidung eines abdominellen Kompartmentsyndroms von entscheidender Bedeutung.

Bei Notfalleingriffen wegen eines AAA liegt der Schlüssel zum Erfolg in der Simplizität der Operation: Schnelle und atraumatische Kontrolle, Vermeidung einer Verletzung der großen Venen, Rohrprothese, minimaler Blutverlust, schnelle Operation.

Viele Patienten, die es auf den OP-Tisch schaffen, werden die Operation nur überleben, um später an den Folgen zu versterben; gewöhnlich an internistischen Erkrankungen wie einem Herzinfarkt. Für ein erfolgreiches Endergebnis ist daher die exzellente Nachsorge auf der Intensivstation ebenso wichtig wie eine kompetente Operation. **Die Operation ist nur die halbe Miete**.

Bei einem rupturierten AAA ist die Operation häufig der Anfang vom Ende – wobei das Ende nach der Operation kommt (◘ Abb. 32.1).

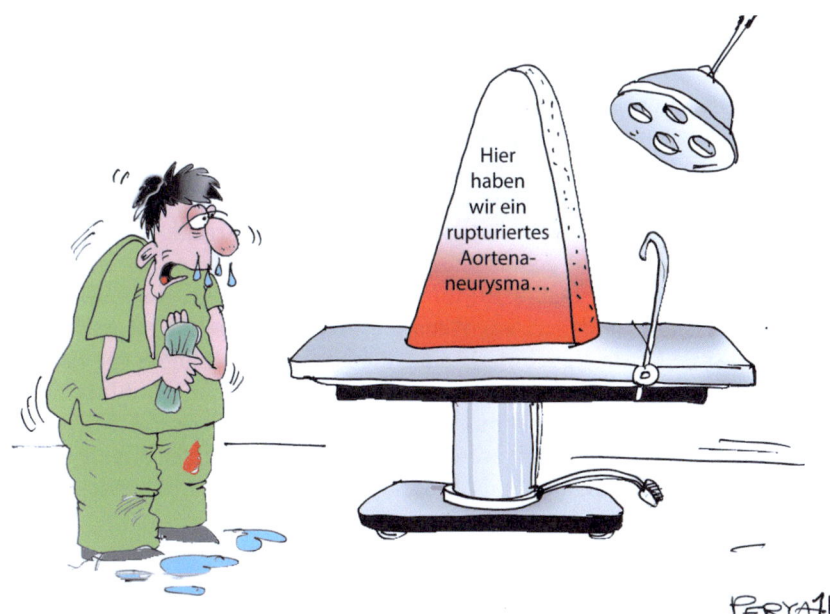

◘ Abb. 32.1 Rupturiertes AAA: häufiges Outcome…

Endovaskuläre Eingriffe

Nachdem sich die endovaskuläre Behandlung des AAA mit Stent-Prothesen beim stabilen Patienten etabliert hat, ist das Interesse an der Anwendung derselben Technik bei Patienten mit rupturiertem AAA nach und nach gestiegen, in der Hoffnung, so die operative Sterblichkeit von 40–50 % zu senken.

Die notfallmäßige endovaskuläre Behandlung des Aneurysmas (eEVAR – emergency endovascular aneurysm repair) beschränkt sich auf große Zentren, wird aber mehr und mehr zur Regel, weil die Vertrautheit mit den notwendigen Vorkehrungen zunimmt. Die Grenzen dieser Behandlung liegen in der Notwendigkeit eines schnellen präoperativen CTs, der teuren Vorhaltung modularer Prothesen und der sofortigen Verfügbarkeit ausreichend erfahrener Chirurgen und Radiologen (oder endovaskulärer Chirurgen – die neue Sorte). **Der Patient muss stabil genug sein, um die für die Ermittlung der Maße der Stent-Prothese erforderlichen CT-Aufnahmen abwarten zu können.**

Die Prozedur gewinnt in den Zentren, in denen sie sicher durchgeführt werden kann, an Akzeptanz, und es scheint, dass die angenommenen Vorteile in Form einer reduzierten Mortalität tatsächlich eintreten. Es sollte offensichtlich sein, dass die sofortige Einbeziehung des Gefäßteams essenziell ist, falls Du in einem solchen Zentrum arbeitest.

Freie intraperitoneale Blutung (siehe ◘ Tab. 11.1)

Die meisten AAA Patienten mit einer freien intraperitonealen Blutung werden es nicht bis zur Operation schaffen. Bei den wenigen, die es tun, ist die proximale Kontrolle sogar noch entscheidender.

Andere Ursachen einer nicht traumatischen intraperitonealen Blutung sind selten und schließen **rupturierte Aneurysmen von viszeralen Arterien** ein. Trifft man auf so etwas, dann gilt das Prinzip des gesunden Menschenverstands, nachdem auf das Stoppen der Blutung durch Umstechungsligatur oder Tamponade die Entscheidung über die Notwendigkeit einer Revaskularisation folgt. **Aneurysmen der Milzarterie** sind die geläufigsten dieser Veränderungen; sie treten am häufigsten bei Frauen auf und ihre Ruptur ist eine Katastrophe, die besonders mit der Schwangerschaft assoziiert ist. **Wenn die Freilegung und damit auch die proximale und distale Kontrolle schwierig sind, dann vergiss die Option der *Endoaneurysmorrhaphie* nicht:** eröffne den Aneurysmasack, kontrolliere die Blutung durch Fingerdruck und/oder einen Ballonkatheter und vernähe die proximale und distale Öffnung von innen. Derzeit werden mehr und mehr dieser Aneurysmen im CT diagnostiziert und angiographisch durch den Radiologen behandelt – natürlich bei stabilen Patienten.

Aortenverschluss

Dieser Notfall ist durch eine akute Ischämie der Beine und eine *Marmorierung der Haut im unteren Stammbereich* charakterisiert. Dafür gibt es drei Gründe:
— **Ein reitender Embolus.** Ein aus dem Herzen stammendes großes Gerinnsel verschließt die Bifurkation der Aorta. Der Patient wird höchstwahrscheinlich Zeichen eines Vorhofflimmers oder einen akuten Myokardinfarkt in der Vorgeschichte haben.
— **Thrombose der Aorta.** Der Patient hat wahrscheinlich eine vorbestehende arterielle Erkrankung, die eine aorto-iliakale Beteiligung nahelegt. Gelegentlich kommt es bei Patienten, die aus irgendwelchen anderen Gründen sterbenskrank sind, ohne Vorwarnung zu dieser Katastrophe. Eine extreme Dehydratation kann zum Beispiel zu einer ‚Verschlammung' großer Gefäße führen, falls dort atheromatöse Veränderungen vorbestehen. Eine bösartige Erkrankung kann eine intraarteriell Thrombose verursachen.
— **Aortendissektion.** Vermute das, falls es eine Vorgeschichte mit Schmerzen zwischen den Schulterblättern und offensichtlichem Bluthochdruck gibt. Suche nach Hinweisen für weitere Pulsdefizite oder Zeichen einer viszeralen Ischämie, die auf eine Beteiligung anderer Äste der Aorta hindeutet.

Behandlung

Sie hängt von der Ätiologie und dem Vorhandensein einer relevanten Grunderkrankung ab. **Eine Embolie kann oft durch eine *bilaterale* transfemorale Embolektomie in örtlicher Betäubung behandelt werden.** Eine Thrombose auf dem Boden einer vorbestehenden Atheromatose ist ein schwierigeres Problem. Eine Thrombektomie mittels Katheter wird wohl weder kurz- noch langfristig erfolgreich sein. Wenn der Patient sehr fit ist (unwahrscheinlich), kann ein aortofemoraler Bypass indiziert sein. Eher ist ein **extra-anatomischer** Bypass (axillofemoral) möglich, immer unter der Annahme, dass die Grunderkrankung wahrscheinlich nicht zum Ableben des Patienten in der unmittelbaren Zukunft führt. Oft sind diese Patienten für keinen Eingriff fit genug und die Thrombose der Aorta ist ein Zeichen für das nahende Ende.

Die Aortendissektion ist ein komplexes Krankheitsbild dessen Behandlung variiert. Die wichtigste Maßnahme besteht in der Kontrolle des erhöhten Blutdrucks und dem Beheben des Verschlusses der großen Gefäße durch endovaskuläre ‚Fenestrierung' der Dissektion. Die Details dieser Behandlung würden den Rahmen dieses kleinen Büchleins sprengen.

„Sich zu weigern, irgendein Aneurysma zu behandeln... ist unklug; aber es ist auch gefährlich sie alle zu operieren."

Antyllus, zweites Jahrhundert A.D.

„Für den Gefäßchirurgen ist das ganze gastrointestinale System ein Zufallsbefund auf dem Weg zur Aorta!"

Leo A. Gordon

„Warum mögen Gefäßchirurgen keine Darmchirurgie? Weil Blut nicht riecht und S*****e nicht gerinnt."

Gynäkologische Notfälle

Danny Rosin, Paul N. Rogers, Mark Cheetham und Moshe Schein

© Der/die Autor(en), exklusiv lizenziert an Springer-Verlag GmbH, DE, ein Teil von Springer Nature 2023
D. Rosin et al. (Hrsg.), *Notfallchirurgie des Abdomens*,
https://doi.org/10.1007/978-3-662-66409-4_33

> Hast Du jemals einen Chirurgen gesehen, der davon überzeugt ist, dass das ‚pelvine akute Abdomen' bei einer Frau chirurgisch bedingt und nicht Folge eines gynäkologischen Leidens ist?
>
> **B. Cristalli**

Wir respektieren zwar das obenstehende Zitat, aber hast Du jemals einen Gynäkologen gesehen, der davon überzeugt ist, dass ein ‚akutes Abdomen' eine gynäkologische Ursache hat und nicht auf eine akute Appendizitis zurückzuführen ist?

An den meisten Orten erwartet man vom Allgemeinchirurgen nicht, dass er Geburtshilfe betreibt, aber Du wirst ganz sicher irgendwann mit einem gynäkologischen Notfall umgehen müssen. In der Regel betrifft das die Beurteilung von Unterbauchschmerzen bei einer Frau oder eines unerwarteten gynäkologischen Befundes in der Notaufnahme. Akute Leibschmerzen treten bei Frauen während der gebärfähigen Jahre häufig auf, wobei der Schmerz mit gleicher Wahrscheinlichkeit *gynäkologisch* wie chirurgisch ist. Deine gynäkologischen Kollegen haben, so talentiert sie auch sind, oft einen durch die Begrenzungen des knöchernen Beckens eingeschränkten Blick (Abb. 33.1).

Deshalb zögern sie konsequenterweise oft, einen akuten Befund als ‚gynäkologisch' zu diagnostizieren, solange Du eine akute Appendizitis nicht ausgeschlossen hast. Andererseits operierst Du gelegentlich wegen etwas, das Du für eine Appendizitis gehalten hast und stehst vor einem gynäkologischen Befund (was nur passieren kann, wenn Du ▶ Kap. 21 nicht gelesen hast…). Ein weiterer Anlass, der

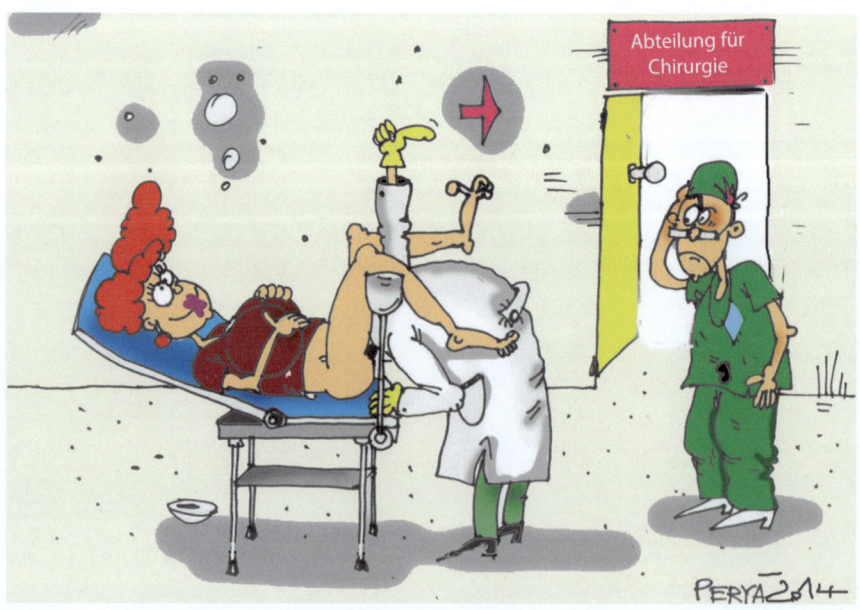

 Abb. 33.1 „Ruf den Allgemeinchirurgen."

Dir die Gelegenheit zum Umgang mit Gynäkologen/Geburtshelfern bietet, ist **die schwangere Patientin**. Wie Du weißt, können Schwangerschaftskomplikationen selbst die Ursache von Schmerzen im Abdomen sein, zusätzlich können sie das Erscheinungsbild häufig auftretender chirurgischer Erkrankungen beeinflussen und dadurch die Diagnose erschweren. Auch bei einer verletzten Patientin kann Dich eine Schwangerschaft vor echte Probleme stellen...

Bist Du der Diensthabende und untersuchst eine Frau, gleich, ob sie Dir direkt oder durch den örtlichen Gynäkologen zugewiesen wurde, **stehst Du hauptsächlich vor zwei Syndromen: Schmerz und Blutung.** Beides kann allein oder mit weiteren Symptomen wie Fieber, vaginalem Ausfluss, etc. vorkommen. Wir werden nicht über die schmerzlose Blutung sprechen, das tägliche Brot einer gynäkologischen Praxis.

Es ist wichtig, das Alter der Patientin zu berücksichtigen, da sich der wahrscheinliche gynäkologische Befund, mit dem Du konfrontiert bist, zwischen den folgenden Gruppen signifikant unterscheidet: vor der ersten Menstruation, menstruierend/gebärfähig, schwanger, in der Menopause – jede Gruppe hat ihr eigenes Spektrum von Erkrankungen und eine damit verbundene unterschiedliche klinische Vorgehensweise. Dieses Kapitel behandelt Probleme, denen man bei gebärfähigen Frauen und bei schwangeren Frauen begegnet, denn das sind die beiden Gruppen, die die meisten Probleme bereiten.

Akute abdominelle Schmerzen bei der gebärfähigen Frau

Beurteilung

Ganz pauschal verallgemeinert sollten alle Frauen so lange als gebärfähig (und potenziell schwanger) angesehen werden, bis das Gegenteil bewiesen ist. In Zeiten von Eizellspende und IVF ist eine Schwangerschaft auch bei Frauen in ihren späten 50er Jahren keine große Seltenheit mehr!

Wir müssen Dich nicht daran erinnern, bei der Anamnese nach *Menstruation, sexueller Aktivität* und *Kontrazeption* zu fragen. **Eine Schwangerschaft, gleich ob uterin oder ektopisch, sollte immer ausgeschlossen werden; das wird in den meisten Kliniken mit einem Schwangerschaftsschnelltest gemacht.** Jede Anamnese von in den ersten Tagen der Periode auftretenden Schmerzen weist auf eine zugrunde liegende Endometriose hin. Akute, um die Mitte des Zyklus auftrete Schmerzen (hier hat sich auch international das schöne Wort ‚Mittelschmerz' etabliert) können durch die Ruptur eines Graafschen Follikels während der Ovulation verursacht sein. **Zur Schulter hinziehende Schmerzen lassen an die Möglichkeit von freiem Blut in der Bauchhöhle denken, wobei die wahrscheinliche Blutungsquelle eine *rupturierte Ovarialzyste* oder eine *ektopische Schwangerschaft* sind.**

Wir wollen nicht mit Dir über die körperliche Untersuchung sprechen. Wie Du sicher weißt, können die unten zu besprechenden Erkrankungen peritoneale Reizzeichen hervorrufen, die oft nicht von denen einer akuten Appendizitis zu unterscheiden sind. Trotzdem sind **der Ort des Schmerzes und der Lokalbefund bei der Untersuchung** beim Einengen der Differenzialdiagnosen hilfreich (▶ Kap. 3).

Denke bei bilateralen Befunden an eine *entzündliche Erkrankung des Beckens (pelvic inflammatory disease, PID);* auf der rechten Seite solltest Du an eine *Appendizitis* denken; linksseitige Beschwerden bei einer älteren Dame sollten Dich an eine *akute Divertikulitis* denken lassen. Bei diesen Patienten ist die bimanuelle Untersuchung durch Deinen gynäkologischen Kollegen (oder durch Dich) essenzieller Bestandteil der Beurteilung. Dabei tastest Du nach Raumforderungen im Douglasraum und achtest auf den *Portioverschiebeschmerz* – die Bewegung der Zervix verursacht starke Schmerzen (PID, ektopische Schwangerschaft).

Die entscheidende Untersuchung ist die **Sonographie** (wir hoffen, dass Dein Gynäkologe mit einem **transvaginalen Schallkopf** ausgerüstet ist), was die Visualisierung jeglicher freier Flüssigkeit, des Uterus und der Adnexe erlaubt.

> **Viele akut schmerzhafte gynäkologische Erkrankungen können konservativ behandelt werden.** Dein Job ist es, mit all den obigen Informationen zur Hand, die Patientin gemeinsam mit dem Gynäkologen einer der folgenden Gruppen zuzuordnen:
>
> – ‚Unauffälliger' abdomineller Untersuchungsbefund – höchstwahrscheinlich eine gynäkologische Erkrankung. Mach eine Sonografie. Behandle konservativ.
> – ‚Eindrucksvolle' abdominelle Untersuchung ohne offensichtlich gynäkologische Erkrankung. Mach ein CT. Manche sehen das als die vielleicht beste Indikation für eine diagnostische/therapeutische Laparoskopie.
> – ‚Nicht sicher'. Mach ein CT ± stationäre Aufnahme und Überwachung.

Ektope Schwangerschaft

Der große französische Chirurg Henry Mondor hat gesagt: „**Stehst Du vor einem akuten Abdomen, dann ziehe eine ektopische Schwangerschaft in Betracht, denke immer daran, immer. Nur nochmal daran zu denken, reicht nicht; hör nicht auf, daran zu denken.**"

Ektopisch meint, dass die befruchtete Eizelle irgendwo außerhalb ihrer normalen Lage (also nicht im Uteruskörper) implantiert ist. **Häufigster Ort einer ektopen Schwangerschaft sind die Eileiter,** aber die Implantation kann auch im Ovar, der Zervix und der Bauchhöhle vorkommen. Letztere (die **abdominelle ektope Schwangerschaft**) ist selten und geht mit einer höheren Sterblichkeit der Mutter als eine gewöhnliche ektope Schwangerschaft einher. Eine **heterotope Schwangerschaft** (eine zur selben Zeit vorliegende intrauterine und ektope Schwangerschaft) ist so selten, dass eine im Ultraschall erkennbare Schwangerschaft eine ektope ausschließt.

Obwohl das klinische Bild dieser Patientinnen ungeheuer variiert, haben sie typischerweise Bauchschmerzen und eine vaginale Blutung. Viele Frauen wissen noch nicht einmal von ihrer Schwangerschaft, weil sie die damit verbundenen Symptome, wie etwa eine ausgebliebene Periode, ignorieren. Einige Punkte in der Anamnese kann man als Risikofaktoren ansehen: eine vorausgegangene ektope Schwangerschaft, PID, Endometriose- und Eileitereingriffe – **eine vorausgegangene**

Tubenligatur eingeschlossen! Intrauterine Kontrazeptiva (intrauterine devices, IUD) sind als solche kein Risikofaktor, allerdings muss man eine **Frühschwangerschaft** *bei einem liegenden* **IUD bis zum Beweis des Gegenteils als ektopisch ansehen.** Ein IUD verhindert intrauterine Schwangerschaften, aber keine ektopen! IVF ist ein Risikofaktor.

Die Diagnose stützt sich auf die drei Säulen Schwangerschaft, Schmerzen und vaginale (sowie intraabdominelle) Blutung. Typischerweise kommt die Patientin mit einem scharfen und plötzlich aufgetretenen einseitigen Schmerz im Becken, einer leichten bräunlichen vaginalen Blutung und einem positiven Schwangerschaftstest – mit einem bei der Ultraschalluntersuchung leeren Uterus. Die Diagnosestellung ist einfach, wenn die Frau weiß, dass sie schwanger ist und eine vaginale Blutung hat. Sie kann wesentlich schwieriger zu stellen sein, wenn Schmerzen das einzige Zeichen sind, und die Schwangerschaft erst entdeckt werden muss. **Heutzutage ist eine verheerende Blutung selten geworden, aber bis zum Beweis des Gegenteils beruht bei einer Frau jede akute innere Blutung auf einer rupturierten ektopen Schwangerschaft.**

Der Befund bei der körperlichen Untersuchung inkludiert Zeichen des Volumenmangelschocks und einen peritonealen Reizzustand, die proportional zum Blutverlust sind. Bei der Untersuchung des Beckens kannst Du eine schmerzhafte parauterine Resistenz oder wenigstens ‚ein kleines Etwas' neben dem Uterus vorfinden. Der Douglasraum ist schmerzempfindlich und kann eine morastartige Masse (Hämatozele) enthalten.

Ultraschall ist die bildgebende Untersuchung der Wahl zum Nachweis der ektopen Fruchtblase und einer freien intraperitonealen Blutung.

Behandlung

Auch wenn sich manche ektopische Schwangerschaften spontan auflösen und absorbiert werden können, ist das operative Vorgehen in allen Fällen Behandlungsstandard. Als Allgemeinchirurg wirst Du es höchstwahrscheinlich mit dem noch dramatischeren Szenario einer rupturierten Eileiterschwangerschaft zu tun bekommen, die normalerweise das distale Segment der Tube betrifft und bereits in der 4ten Gestationswoche vorkommen kann.

Das plötzliche Auftreten von akuter Peritonitis und hypovolämischem Schock wird Dich zwingen, ohne den Gynäkologen anzufangen. Ob Dir noch Zeit für bildgebende Verfahren zur Bestätigung der Diagnose bleibt – während die Patientin stabilisiert wird – hängt von der Dringlichkeit der Situation ab. Die meisten Patientinnen werden ausreichend stabilisiert werden können, um einen *laparoskopischen Zugang* zu erlauben. Trotzdem, zögere, wenn es schnell gehen muss, nicht eine mediane Laparotomie oder einen Pfannenstielschnitt zu machen – abhängig von der Situation und der Statur der Patientin. Gewöhnlich ist die Salpingektomie die sicherste Option. Kontrolliere die Blutung mit Umstechungsligaturen und erhalte das Ovar.

Wenn die Patientin (wie es normalerweise der Fall ist) nicht ‚zu Tode blutet', dann sollte der Eingriff bevorzugt laparoskopisch durchgeführt werden. In Frühstadien ist der Uterus normal oder leicht vergrößert und man erkennt die ektope Schwangerschaft als durch einen ‚blauen Tumor' angeschwollene Tube, außerdem findet sich eine kleine Menge an schwarzem Blut im Douglasraum. Sauge das freie Blut einfach ab und stille die Blutung, indem Du die Schwangerschaft entfernst; das erreicht man gewöhnlich durch eine **Salpingektomie, da die Tube in den meisten Fällen nicht erhalten werden kann.** Wenn Du weißt, wie man laparoskopisch appendektomiert, dann ist die Entfernung einer Tube ein Spaziergang; nimm, was immer Du hast – Clips, bipolare Diathermie, Endoloops, LigaSure™ … Falls allerdings eine Erkrankung der kontralateralen Tube bekannt ist oder entdeckt wird und eine zukünftige Schwangerschaft gewünscht wird, sollte stattdessen eine *Salpingotomie* erwogen werden. Werden die Ovarien intakt belassen, kann die Patientin nach bilateraler Salpingektomie immer noch eine *in vitro* Fertilisation durchführen lassen.

Ovarialzyste

Ovarialzysten kommen bei jungen Frauen häufig vor – für gewöhnlich handelt es sich um *‚funktionelle' Zysten* (Follikel oder Korpus luteum), die zumeist asymptomatisch sind. Wenn sich allerdings bei der postmenopausalen Frau Zysten entwickeln, muss ein Ovarialkarzinom vermutet und ausgeschlossen werden. **Nur komplizierte Ovarialzysten gleich welchen Ursprungs präsentieren sich als chirurgische Notfälle.**

Wenn eine Zyste einblutet, torquiert oder rupturiert kommt es zu akuten Schmerzen. Die Intensität von Schmerz und peritonealer Irritation sind proportional zum Ausmaß der Blutung. Im Fall einer Torsion ist der Schmerz stark. **Bei Frauen im gebärfähigen Alter können die Komplikationen einer Ovarialzyste eine akute Appendizitis imitieren; um eine unnötige Operation zu vermeiden, musst Du deshalb zur Bildgebung greifen.**

Bildgebung

Typischerweise treten funktionelle Zysten als einzelne, einfache und kleine (<8 cm) Zysten auf. Freie Flüssigkeit im Douglas weist auf eine Ruptur und Blutung hin. Größere und komplexe Zysten weisen auf eine zugrunde liegende Erkrankung wie etwa eine Dermoidzyste hin. **Fehlender Blutfluss im Ultraschall deutet stark auf eine Torsion hin.** Bei den meisten Patientinnen wird zunächst zum Ausschluss einer Appendizitis eine CT-Untersuchung durchgeführt, die zusätzlich zum Nachweis einer normalen Appendix auch freie Flüssigkeit und das erkrankte Ovar nachweisen kann. In diesem Fall würden wir eine transvaginale Ultraschalluntersuchung anschließen, die eine genauere Abgrenzung des Krankheitsgeschehens im Becken ermöglicht.

Behandlung

Kleine (<8 cm), einfache rupturierte Zysten mit minimalen lokalen und systemischen Symptomen sollten konservativ behandelt werden. Wenn die Ruptur allerdings zu einer signifikanten intraabdominellen Blutung führt und eine andere Erkrankung (z. B. eine größere oder komplexe Zyste) nicht ausgeschlossen werden kann, dann ist ein chirurgischer Eingriff indiziert. **Bei kleineren Zysten, und falls kein Verdacht auf Malignität besteht, ist die Laparoskopie vorzuziehen; allerdings ermöglicht die Laparotomie bei sehr großen Zysten (> 10 cm) die Entfernung der intakten ovariellen Raumforderung, ohne sie zu zerreißen.** Ob Du das alles durch einen Pfannenstielschnitt erreichen kannst, hängt von der Statur der Patientin ab, aber diese Aufgabe überlässt Du sowieso besser Deinem Gynäkologen.

Eine Torsion geht gewöhnlich mit stärkeren und anhaltenden Schmerzen sowie mit einem dramatischeren abdominellen Befund einher, verbunden mit systemischen Manifestationen; sie ist eine dringliche OP-Indikation. Wenn es bei der Operation aktiv aus der Zyste blutet, dann stille die Blutung mit welchen Mitteln auch immer. **Es besteht keine Notwendigkeit die Zyste zu aspirieren oder zu resezieren und bitte, denk noch nicht einmal daran, das Ovar zu entfernen.** Falls möglich, können die Tube und das Ovar detorquiert und erhalten werden; nur wenn es sicher nicht lebensfähig ist, wird das Ovar reseziert. Dermoidzysten können reseziert werden. Ovarialtumore würden den Rahmen dieses kleinen Buches sprengen.

Pelvic inflammatory disease (PID)

Entzündliche Erkrankungen des Beckens sind heutzutage selten gewordene chirurgische Notfälle, sie bleiben aber eine häufige Ursache für das Aufsuchen einer Notaufnahme. Es handelt sich um ein Infektionssyndrom, das in mehr oder weniger großem Ausmaß Endometrium, Tuben und Ovarien einbezieht. Die Patientinnen sind in der Regel jung und sexuell aktiv. Das klinische Spektrum der Infektion ist breit und reicht von minimalen Schmerzen, Dyspareunie, Fieber und mit vaginalem Ausfluss einhergehender Endometritis und Salpingitis bis zur schweren Peritonitis und septischem Schock aufgrund eines rupturierten Tuboovarialabszesses. Auch die Befunde der körperlichen Untersuchung hängen vom Krankheitsprozess ab und variieren von lokaler Druckempfindlichkeit bis zur generalisierten Druckempfindlichkeit und Abwehrspannung. Beachte, dass Schmerz und Druckempfindlichkeit gewöhnlich *bilateral* vorliegen. Die Untersuchung des Beckens zeigt einen purulenten Ausfluss mit Portioverschiebeschmerz. Ovarial- oder Beckenabszesse können palpiert oder im Ultraschall oder CT gesehen werden.

Behandlung

Ohne Behandlung kann sich die Infektion zu einem Tubenabszess entwickeln, sich innerhalb des Beckens weiter ausbreiten und zu einer echten Peritonitis führen. Als Spätfolge drohen eine Verklebung der Tube und pelvine Adhäsionen, die zu Unfruchtbarkeit und chronischen Schmerzen im Becken führen. **Die meisten milden Fälle sollten mit Antibiotika behandelt werden.** Wenn die Patientinnen

Nahrung tolerieren, kann die Behandlung ambulant durchgeführt werden. Patientinnen mit einer schweren abdominellen oder systemischen Manifestation sollten zur systemischen Antibiotikagabe stationär aufgenommen werden. Die Antibiotikabehandlung erfolgt empirisch und richtet sich gegen die häufigsten Erreger *Chlamydia trachomatis, Neisseria gonorrhoea, Escherichia coli* und *Hämophilus influenzae,* einzeln oder in Kombination. Es sind viele orale und i.v. Medikamente verfügbar, aus denen Du wählen kannst (z. B. Doxycyclin oder Amoxicillin/Clavulansäure oral, Ampicillin/Sulbactam oder Cefoxitin intravenös).

Patientinnen, die auf die oben genannten Maßnahmen nicht ansprechen oder bei denen die Diagnose unsicher ist, werden laparoskopiert. Das sollte dem Gynäkologen überlassen werden. **Der typische Fall, bei dem Du beteiligt sein wirst, ist der rupturierte Tuboovarialabszess, der zu einer schweren pelvinen oder diffusen Peritonitis geführt hat.** Während der Laparotomie oder Laparoskopie wirst Du Pus finden. Der Abszess sollte drainiert werden; ob Uterus und Ovarien entfernt werden müssen hängt vom Alter der Patientin, dem Befund während der Operation und Deinem Gynäkologen ab.

Wenn von PID die Rede ist, wird in Lehrbüchern meistens das *Fitz-Hugh-Curtis Syndrom* oder ‚Perihepatitis' als Spätfolge erwähnt – aufsteigend aus dem Becken. Obwohl ursprünglich mit einer *Gonokokkeninfektion* assoziiert, sind heutzutage praktisch alle Fälle mit einer Infektion durch *C. trachomatis* assoziiert. Es kann unspezifische abdominelle Beschwerden verursachen und es gibt Berichte, dass es eine akute Cholezystitis vortäuschen könne, aber nach unserer Erfahrung hat es nie eine eigene Entität dargestellt, die eine Operation rechtfertigen würde. Allerdings haben wir es gelegentlich während einer Laparoskopie oder Laparotomie wegen anderer Erkrankungen als Zufallsbefund mit den perihepatischen ‚Klaviersaiten'-Adhäsionen gesehen.

Vaginalrisse

Vaginalrisse sind selten, können aber zu schweren Blutungen führen, die einen echten gynäkologischen Notfall darstellen. Bei jungen Frauen kann es während des ersten Geschlechtsverkehrs zu einem Einriss der Vagina kommen – der ‚blutigen Defloration'. Es kann Frauen jeden Alters treffen, die allein oder mit einem Partner gewalttätige oder merkwürdige sexuelle Beziehungen erleben. **Es besteht immer der Verdacht, dass die auslösende Ursache eine Vergewaltigung gewesen sein könnte.** Klinisch ist die Blutung offensichtlich. Die Diagnose wird durch die Untersuchung mit dem Spekulum gestellt: es findet sich eine laterale Zerreißung, die am Hymen beginnt, sich nach oben fortsetzt und deren Kanten recht glatt sind. In einigen Fällen ist der Riss transmural und reicht bis in den Douglas. Die Behandlung besteht aus der Blutstillung und dem Verschluss der Zerreißung durch eine fortlaufende resorbierbare Naht in Steinschnittlagerung; es hängt vom Ausmaß der Lazeration und der individuellen Patientin ab, ob das in Lokalanästhesie, regionaler oder Allgemeinnarkose getan werden kann.

Akute Bauchschmerzen bei der schwangeren Frau

» *Bei Männern sind neun von zehn Tumoren des Abdomens maligne; bei Frauen sind neun von zehn Schwellungen des Abdomens der schwangere Uterus.*

Rutherford Morrison

Allgemeine Überlegungen

Eine Konsultation wegen Unterleibsschmerzen während der Schwangerschaft oder unmittelbar nach der Entbindung ist für den Allgemeinchirurgen häufig eine angstauslösende Erfahrung. Wir denken, dass die folgenden wenigen Absätze Dir helfen können, diese schwierigen Probleme auf der Basis einiger einfacher Konzepte mit neuem Verständnis und Vertrauen anzugehen.

Abdominelle Notfälle bei schwangeren Frauen sind aus folgenden Gründen eine große Herausforderung

— Der wachsende Uterus verändert schrittweise die normale Anatomie im Abdomen, verdrängt Organe und verändert so das typische klinische Bild.
— Die Physiologie der schwangeren Frau ist anders; im ersten Trimester treten häufig Übelkeit und Erbrechen auf; später werden Tachykardie, eine milde Erhöhung von Temperatur, Leukozyten (und sogar des C-reaktiven Proteins [CRP]) als ‚normal' angesehen.
— Bis zu einem gewissen Grad sind abdominelle ‚Beschwerden und Schmerzen' während der Schwangerschaft üblich.
— Beim Umgang mit einer schwangeren Frau hast Du automatisch mit zwei Patienten zu tun – Leben und Wohlergehen des Fötus müssen ebenfalls beachtet werden.

Bei einer eventuellen Behandlung kann es zu einem Interessenskonflikt zwischen Mutter und Fötus kommen. In der Frühschwangerschaft ist es das Risiko der Fehlgeburt, während gegen Ende der Schwangerschaft vorzeitige Wehen drohen, und in beiden Fällen fällt die Entscheidung schwer, welches Risiko schwerer wiegt – die operative oder die nicht-operative Behandlung.

Das akute Abdomen kommt während der Schwangerschaft entweder ‚wegen' oder ‚unabhängig' von der Schwangerschaft vor.

Schwangerschafts*spezifische* abdominelle Notfälle

Diese sind entweder:
— **Geburtshilflich** – wie etwa die ektope Schwangerschaft (siehe oben), Fehlgeburt und septischer Abort (ein septischer Uterus kann sich sehr eindrucksvoll als ‚akutes Abdomen' präsentieren), Einblutung in ein Myom (im Englischen spricht man von einer ‚red degeneration'), Plazentalösung, Uterusruptur und Präeklampsie. Die werden hier nicht weiter besprochen. Schau, wir haben Dir kein Handbuch der Geburtshilfe versprochen.
— **Allgemein** – wie etwa die akute Pyelonephritis, die bei Schwangeren etwas häufiger vorkommt, oder die Ruptur eines viszeralen Aneurysmas (Beispielsweise der Milzarterie), die selten, aber typisch während einer Schwangerschaft

auftreten. Eine weitere Erkrankung, die mit einer Schwangerschaft in Zusammenhang stehen kann, ist die **spontane Einblutung in die Rektus abdominis Muskulatur** (ein Krankheitsbild, dass auch außerhalb einer Schwangerschaft und bei Männern wie Frauen vorkommen kann, besonders bei antikoagulierten Patienten). Das Hämatom stammt aus einem rupturierten Ast der Arteria epigastrica inferior und entwickelt sich tief im Muskel. Oft kann man bei der Untersuchung des Abdomens eine schmerzempfindliche Raumforderung tasten, die nicht verschwindet, wenn der Patient/die Patientin ihren Bauch anspannt (Fothergill Zeichen). Ultraschall oder CT können die Diagnose bestätigen. Die Behandlung ist konservativ.

Während der Schwangerschaft zufällig auftretende abdominelle Notfälle

Jeder abdominelle Notfall kann während einer Schwangerschaft auftreten. Hier sind ein paar grundsätzliche Überlegungen:

- **‚Denk in Trimestern':** während des *ersten Trimesters* reagiert der Fötus am empfindlichsten auf die möglicherweise schädlichen Effekte von Medikamenten und Röntgenstrahlen. **In diesem Stadium können Operationen einen Abort auslösen.** Während des *dritten Trimesters* führen Operationen eher zu **vorzeitigen Wehen.** Aus diesem Grund **wird eine Operation während des** *zweiten Trimesters* **am besten vertragen** – falls Du Dir den Luxus der Wahl erlauben kannst.
- **Das Wohlergehen der Mutter hat Vorrang vor dem des Fötus.** Wenn Mutter und Fötus während der Untersuchung beide in Not sind, dann sollten sich alle Anstrengungen auf das Wohl der Mutter richten. Ein Kaiserschnitt sollte nur dann in Betracht gezogen werden, wenn der Fötus älter als 24 Wochen ist und sich trotz maximaler Therapie der Mutter in einer anhaltenden Notlage befindet.
- **Schwangere Frauen leiden an einem chronischen abdominalen Kompartmentsyndrom** (▶ Kap. 31). Ein abdominaler Notfall (z. B. eine perforierte Appendizitis oder ein Darmverschluss) wird den intraabdominalen Druck weiter ansteigen lassen und so den venösen Rückfluss und die Auswurfleistung des Herzens verringern. Lagere diese Patientinnen in Linksseitenlage, damit sich der schwangere Uterus von der komprimierten Vena cava inferior weg verlagert.

Du solltest auf eine akute Appendizitis, akute Cholezystitis und einen Darmverschluss achten.

Akute Appendizitis

Häufig wirst Du zu einer schwangeren Frau gerufen ‚um eine Appendizitis auszuschließen'. Geh das Problem so wie in ▶ Kap. 21 besprochen an. Erinnere Dich daran, dass das Zökum, obwohl es normalerweise lokal fixiert ist, durch den schwangeren Uterus verdrängt werden kann. In gleicher Weise wird das Omentum ‚weggehoben' und kann so möglicherweise nicht zur ‚Abschottung' der perforierten Appendix dienen – was eine freie Perforation wahrscheinlicher macht.

Ein **Ultraschall** kann beim Ausschluss einer akuten Cholezystitis sowie einer ovariellen oder uterinen Schmerzursache helfen und die verdickte Appendix dokumentieren. Eine CT ist wegen der möglichen Risiken einer Bestrahlung des Fötus nicht empfehlenswert. **Allerdings hat sich die MRT zu einer sinnvollen diagnostischen Alternative entwickelt – nutze sie, falls sie verfügbar ist, da sie helfen kann, eine unnötige Operation zu vermeiden.**

Die **diagnostische Laparoskopie und/oder laparoskopische Appendektomie** während der Schwangerschaft gelten sowohl für die Mutter als auch für den Fötus als sicher, sind aber nach wie vor etwas umstritten – besonders in der Spätschwangerschaft. **Und wie ganz allgemein bei der Appendizitis, ist an der offenen Appendektomie nichts auszusetzen** – platziere in diesem Fall einen Wechselschnitt dort, wo das Abdomen am empfindlichsten ist, wo immer das sein mag (es kann höher als gewöhnlich liegen). Und natürlich darfst Du nicht vergessen, den Tisch nach links zu kippen. **Denke auch daran: die Behandlung der während der Frühschwangerschaft auftretenden akuten Appendizitis kann konservativ erfolgen – mit Antibiotika. Wir zögern nicht, der Patientin das anzubieten!**

Akute Cholezystitis
Sie ist klinisch und sonografisch während einer Schwangerschaft leicht erkennbar (▶ Kap. 18). **Versuche während des ersten Trimesters konservativ zu behandeln und die Operation auf das zweite Trimester zu verschieben. Falls sie im dritten Trimester auftritt, versuch die Operation nach Möglichkeit bis nach der Entbindung zu verschieben.**

Die laparoskopische Cholezystektomie (LC) während der Schwangerschaft scheint sicher zu sein. Blase das Abdomen mit dem geringstmöglichen Druck auf und kippe den Tisch gut nach links, um den Druck des Uterus auf die IVC zu reduzieren. Wenn eine Cholezystektomie (sehr selten) in der Spätschwangerschaft erforderlich ist, bei der der Uterus die gesamte Bauchhöhle ausfüllt, mag ein offener Zugang durch einen kleinen subkostalen Schnitt einfacher sein… Allerdings wird Dich niemand verurteilen, wenn Du laparoskopisch weiter operierst.

Vielleicht ist es jetzt an der Zeit, um ein paar relativ seltene Syndrome zu erwähnen, die während der Schwangerschaft mit einer Erkrankung der Gallenblase verwechselt werden können.

— **Intrahepatische Schwangerschaftscholestase.** Sie entwickelt sich typischerweise im dritten Trimester und geht mit Juckreiz, dunklem Urin und Erschöpfung einher. Schmerzen im rechten oberen Quadranten sind möglich. Die Leberenzyme sind ebenso wie die Gallensäurewerte erhöht. Dieses Syndrom – von dem man annimmt, dass es durch den Hormonschub und genetische Disposition verursacht wird – verschwindet nach der Entbindung spontan.
— **HELLP Syndrom** (Hemolysis, Elevated Liver enzymes, Low Platelet count). Dieses Syndrom kann sich bei präklamptischen Patientinnen kurz vor der Entbindung entwickeln und mit einer akuten Gallenwegserkrankung verwechselt werden (selbst ein ‚mildes' HELLP Syndrom kann die Leberkapsel dehnen und so zu schweren Schmerzen im rechten oberen Quadranten führen). Leberblutung, Hämatom und sogar Leberrupturen sind schwerwiegende Komplikationen des HELLP Syndroms und sind ein chirurgischer Notfall;

das Kind sollte umgehend entbunden und die Leber nach traumatologischen Prinzipien behandelt werden. Bei instabilen, koagulopathischen Patientinnen sollte die Leber tamponiert werden.
- **Akute Schwangerschaftsfettleber.** Dieses seltene, aber potenziell lebensbedrohliche Syndrom tritt während des dritten Trimesters auf, kann sich aber auch nach der Entbindung entwickeln. Es zeigt sich durch Gelbsucht und fortschreitendes Leberversagen. Google danach…

Darmverschluss

Ein *Sigma-* oder *Zökumvolvulus* tritt häufiger während der Spätschwangerschaft auf. Die Verlagerung abdomineller Strukturen während der Schwangerschaft kann auch lange bestehende Adhäsionen betreffen und so zu einem Dünndarmverschluss oder Volvulus führen. Durch eine Schwangerschaft werden vorhandene Symptome leicht verwischt und die frühe Diagnose so beeinträchtigt. Beachte, dass einige wenige simple Abdomenübersichtsaufnahmen, mit oder ohne Gastrografin®, sogar während der frühen Schwangerschaft vollkommen sicher sind. Also zögere nicht, wenn Du einen Dick- oder Dünndarmverschluss vermutest. **Denk daran, dass strangulierter Darm das Leben von Mutter und Kind gefährdet. Jetzt ist nicht die Zeit für Halbherzigkeiten.**

Trauma während der Schwangerschaft

Die Behandlung des Bauchtraumas während einer Schwangerschaft ist identisch mit der Behandlung bei einer nicht schwangeren Frau (▶ Kap. 30), außer dass es während der Schwangerschaft zwei Patienten betrifft – die Mutter und den Fötus. **Beachte, dass die schwangere Frau ein deutlich erhöhtes Blutvolumen hat, eine Tatsache, die die klinischen Zeichen des Volumenmangelschocks tendenziell maskiert oder verzögert.** Die Beurteilung des Zustands des Fötus, entweder durch Doppler oder durch kontinuierliche Kardiotokografie, ist obligatorisch, sofern es die klinischen Umstände erlauben.

Die wichtigsten spezifischen klinischen Probleme der verletzten Schwangeren sind die **Uterusruptur** und die **Plazentaablösung.** Erstere liegt nahe, wenn das Abdomen druckempfindlich ist und peritoneale Reizzeichen vorliegen, gelegentlich in Verbindung mit tastbaren Teilen des Fötus oder wenn der Fundus uteri nicht palpiert werden kann. Letztere liegt bei einer vaginalen Blutung und Kontraktionen des Uterus nahe. **Ist der Fötus in Gefahr, dann ist in der Regel die rasche Entbindung durch Kaiserschnitt im besten Interesse von Mutter und Fötus.**

Die ‚postpartale' Periode

Während der frühen postpartalen oder post-Kaiserschnitt Periode sind Notfälle im Abdomen ausgesprochen schwierig zu diagnostizieren. Bauchschmerzen und gastrointestinale Symptome werden üblicherweise ‚Nachwehen' zugeschrieben, und Fieber oder allgemeines Krankheitsgefühl den ‚Resten einer Endometritis'. Gleichzeitig ist die Bauchdecke zu diesem Zeitpunkt maximal gedehnt und redundant, sodass Abwehrspannung und andere Peritonealzeichen fehlen können. Während der Entbindung ‚bewegt sich einiges im Bauch', und eine Darmschlinge mag verdreht oder gefangen werden. Während der frühen postoperativen Tage haben wir eine perforierte Appendizitis, ein perforiertes peptisches Ulkus und eine akute Cholezystitis behandelt; wir haben sogar eine Splenektomie aufgrund einer spontanen Ruptur nach unauffälliger vaginaler Entbindung durchgeführt!

Die Diagnose wird gewöhnlich verzögert gestellt, und so auch die Behandlung. **Sei wachsam, misstrauisch und setze großzügig bildgebende Verfahren ein!**

> „Ein männlicher Gynäkologe ist wie ein Automechaniker, der niemals ein Fahrzeug besessen hat."
>
> Carry P. Snow
>
> (Ja, aber was ist mit einer Urologin?)

Abdominelle Notfälle im Säuglings- und Kindesalter

Wojciech J. Górecki

© Der/die Autor(en), exklusiv lizenziert an Springer-Verlag GmbH, DE, ein Teil von Springer Nature 2023
D. Rosin et al. (Hrsg.), *Notfallchirurgie des Abdomens*,
https://doi.org/10.1007/978-3-662-66409-4_34

> *Kinder sind keine kleinen Erwachsenen.*

Das Diktum, dass Kinder keine kleinen Erwachsenen sind, beruht nicht nur auf Unterschiede in der Physiologie und des Stoffwechsels, aber auch auf ein unterschiedliches klinisches Spektrum an abdominellen Notfällen, sowie deren Präsentation und Behandlung.

Das erste Prinzip, das Du Dir merken solltest, lautet, dass Du Dich weniger wahrscheinlich irren wirst, wenn Du von einer atypischen Präsentation einer häufigen Erkrankung ausgehst, als von einer typischen Präsentation einer seltenen Erkrankung. Mit anderen Worten ist ein pädiatrisches akutes Abdomen beim Säugling eine Invagination und beim Kind eine Appendizitis – bis das Gegenteil bewiesen ist. Ein weiteres (anscheinend vergessenes) Prinzip lautet, dass, ähnlich wie bei Erwachsenen, ein beobachtendes Zuwarten auch bei Kindern eine umsichtige Strategie ist.

Allgemeine Vorgehensweise bei Kindern mit Bauchschmerzen

Das Klassifizieren vielfacher Ätiologien des akuten Abdomens in mehreren klar umschriebenen klinischen Mustern (siehe ▶ Kap. 3) kann auch bei Kindern angewendet werden.

Aber lass uns mit ein paar Grundlagen beginnen…
- **Zeitpunkt:** Kinder mit Bauchschmerzen stellen sich zu unterschiedlichen Phasen einer Erkrankung vor, weil der Zeitpunkt der Vorstellung von ihren Eltern abhängt. Manche Eltern zögern, während andere bei den geringsten Anzeichen von Problemen mit ihren Lieblingen in die Notaufnahme eilen. Die Einstellung von Eltern zu Notfällen könnte in etwa so beschrieben werden: wenn das erste Kind eine Münze verschluckt, eilen sie zur Notaufnahme; beim zweiten Kind durchsuchen sie den Stuhl nach der Münze; dem dritten Kind ziehen sie die Münze vom Taschengeld ab. **Als allgemeine Regel – wie ursprünglich von Sir Zachary Cope festgestellt – solltest Du alle Bauchschmerzen, die länger als 6 h anhalten, als potenzielles chirurgisches Problem einstufen.**
- **Vorgeschichte:** von kleineren Kindern erfährst Du keine Vorgeschichte, aber höre den Eltern zu, weil diese ihre Kinder so gut kennen. Ein klassisches Beispiel ist die Invagination, bei der die Schilderung des Verhaltens des Kindes und ein Blick auf den Stuhl (siehe unten) Dich noch vor der körperlichen Untersuchung auf die Diagnose hinführen.
- **Untersuchung:** die Bedeutung einer sanften Palpation des Abdomens kann nicht überbetont werden. Die meisten Kinder mit Bauchschmerzen lehnen die Palpation ihres Bauches ab. Gelegentlich kann ein Spielzeug für eine kurzfristige Ablenkung sorgen, sodass Du den Bauch untersuchen kannst, aber es ist zwecklos, auf eine Untersuchung zu beharren, wenn sich das Kind sträubt. Nutze statt der bei Erwachsenen üblichen ‚von Kopf bis Fuß'-Untersuchung ein kurzes Nickerchen oder eine kurze Unaufmerksamkeit, um mit warmer und sanfter Hand den Bauch unter der Bettdecke abzutasten. **Mit zarter**

Perkussion des Abdomens oder dem Anstoßen des Bettes mit Deinem Knie wirst Du bei gleichzeitigem Beobachten des Gesichtsausdruckes des Kindes und ohne absichtlich Schmerzen auszulösen feststellen können, ob Peritonitisreizzeichen vorliegen.
- **Ein Säugling,** der nicht einmal einen sanften Versuch in den Armen seiner Mutter zulässt, sollte sediert werden, weil die Sedierung eine muskuläre Abwehrspannung nicht beeinflusst. Wir ziehen durch die Mutter applizierten Midazolam-Nasenspray in der Dosierung 0,1–0,2 mg/kg vor.
- **Die Untersuchung des Skrotums** ist aus zwei Gründen unverzichtbar. Erstens können bei einer akuten Erkrankung des rechten Hodens, wie z. B. einer Torsion, Schmerzen in der Leiste und der Fossa iliaca ausgelöst werden. Zweitens kann gelegentlich eine perforierte Appendizitis zu einer schmerzhaften Schwellung des Skrotums führen, weil Eiter über den Processus vaginalis zu einer akuten Samenstrangentzündung führt.
- **Die digitale Rektaluntersuchung** sollte am besten nach Inspektion des Halses und der Ohren bis zum Ende der körperlichen Untersuchung aufgespart werden und wird nicht nötig sein, wenn feststeht, dass operiert werden muss.

Klinische Muster des akuten Abdomens bei Kindern (siehe auch ▶ Kap. 3)

Hier ein paar Schlüsselpunkte:
- **Die Kombination von akuten Bauchschmerzen mit einem Schock ist bei Kindern selten** und sollte Dich an ein okkultes Bauchtrauma mit Ruptur eines vergrößerten soliden Organes oder an einen intraabdominalen malignen Prozess denken lassen. **Bei einer Jugendlichen kann eine rupturierte ektopische Schwangerschaft vorliegen.**
- **Bei Kindern ist eine generalisierte Peritonitis meistens auf eine perforierte Appendizitis zurückzuführen.** Versuche nicht Loslassschmerzen auszulösen, da Du damit das Vertrauen und die Mitarbeit des Kindes verlieren wirst (dies trifft auch auf Erwachsene zu!). Wie an anderer Stelle in diesem Buch beschrieben, würde die gute Angewohnheit, die Serumamylase zu bestimmen, eine explorative Laparotomie bei **akuter Pankreatitis** auch bei Kindern vermeiden.
- **Eine lokalisierte Peritonitis** im linken Unterbauch kann durch eine akute Obstipation ausgelöst werden, während ein druckempfindlicher rechter und linker Oberbauchquadrant in der Regel auf eine akut vergrößerte Leber bzw. Milz hinweist. **Bitte beachte, dass bei Gerichtsverfahren wegen dem Übersehen von pädiatrischen abdominalen Katastrophen die Obstipation die zweithäufigste Diagnose auf Entlassungsberichter der Notaufnahme ist** (z. B. unbeachtete massive Überdehnung des Kolons, die zu einem abdominalen Kompartmentsyndrom führt).
- **Ein Darmverschluss bei einem jungfräulichen Bauch wird entweder durch eine Invagination oder durch eine Appendizitis ausgelöst.** Eines von zehn Kindern

mit komplizierten Rotationsanomalien des Mitteldarmes wird erst nach der Neugeborenenzeit auffällig. Das kritische Problem bei Malrotationen ist der Volvulus des Mitteldarmes mit ausgedehnter akuter Darmischämie. Dieser lebensbedrohliche Zustand kann zu einer schnellen transmuralen Darmnekrose führen. Du solltest schnell handeln, weil eine einfache Derotation gegen den Uhrzeigersinn den Darm retten kann. Setze den Säugling durch das Nachgeben gegenüber dem Anästhesisten „weil das Blut noch nicht bereitsteht" nicht dem Risiko eines elenden Lebens mit einem Kurzdarm aus.

— Bis das Gegenteil bewiesen ist, weist **eine chirurgische Narbe** auf einen Bridenileus hin. In zweifelhaften Fällen kann der *Gastrografin*®-Test (die Dosis bei Kindern beträgt 2 ml/kg bis zu 100 ml) sicher und wirksam bei Kindern angewendet werden.
— **Eine Warnung an Chirurgen des 21. Jahrhunderts bezüglich eines narbenfreien Bauches.** Patienten mit einem nahtlosen plastischen Verschluss einer Gastroschisis oder einem transendorektalen Durchzug bei M. Hirschsprung haben nach großen intraabdominalen Manipulationen absolut keine Narben.
— **Zwei große Fallgruben bestehen beim pädiatrischen Darmverschluss:** das Übersehen einer inkarzerierten Leistenhernie und die zu lange, präoperative, konservative Behandlung.

> **Ein weites Spektrum an nicht chirurgischen Erkrankungen kann einen abdominalen Notfall imitieren.** Insbesondere bei Säuglingen kann jede akute systemische Erkrankung zu Apathie, Erbrechen und Stuhlunregelmäßigkeiten führen. Das Gegenteil trifft auch zu. Ein Kind mit einem akuten Abdomen kann eine Vielzahl von anscheinend nicht zusammenhängenden Symptomen aufweisen, die an eine Meningitis im Frühstadium, an eine neurologische Erkrankung oder an eine Vergiftung denken lassen. **Obwohl eine Gastroenteritis bei Kindern häufig auftritt, sollte sie nur eine Ausschlussdiagnose sein. Bedenke, dass bei Gerichtsverfahren die Fehldiagnose einer Gastroenteritis an erster Stelle steht.**

Spezifische Kindernotfälle

In ◘ Abb. 34.1. wird die relative Inzidenz verschiedener Erkrankungen in den unterschiedlichen Altersklassen gezeigt.

Akute Appendizitis (AA) (siehe auch ► Kap. 21)

AA tritt im ersten Lebensjahr selten auf und ist im zweiten Lebensjahr eher unüblich. **Danach steigt die Inzidenz und erreicht ihren Höhepunkt zwischen dem 12. und 20. Lebensjahr. AA tritt bei Säuglingen typischerweise als generalisierte Peritonitis bei Perforation auf.** Der Säugling sieht unwohl aus, hat Fieber, Tachykardie und Tachypnoe. Das Abdomen ist gebläht, diffus druckempfindlich mit Abwehrspannung. Durchfall ist häufiger als Obstipation. Beachte das ‚Hunger-Zeichen'; ein hungriges Kind hat selten eine AA. **Bei der Differentialdiagnose des**

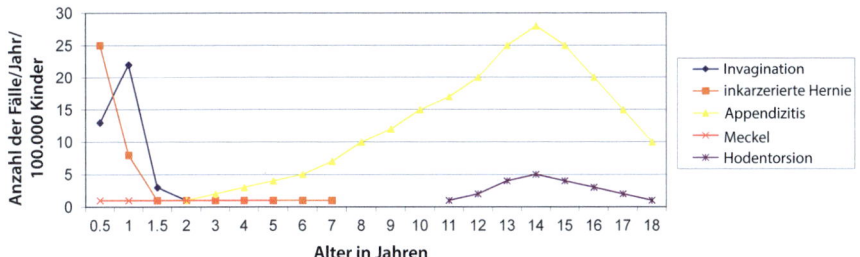

Abb. 34.1 Pädiatrische abdominelle Notfälle

akuten Abdomens sollte eine AA beim Säugling an zweiter und beim Kind unter den ersten drei Stellen stehen. Kinder mit zweideutigen Zeichen zur stationären Beobachtung aufzunehmen stellt eine sichere Option dar, da das Risiko einer Ruptur unter Beobachtung auf einer kinderchirurgischen Station vernachlässigbar ist.

Ein fokussiertes Helix-CT mit rektalem Kontrastmittel kann die Diagnose einer AA bei Kindern mit hoher Treffsicherheit feststellen, aber die klinische Untersuchung durch einen erfahrenen Kinderchirurgen ist genauso gut. Selbst wenn das CT eine AA zeigt, wird eine Appendektomie bei klinischer Besserung des Kindes nicht angezeigt sein. In unserer Klinik erhalten Kinder mit einer Appendizitis im Frühstadium Antibiotika und werden dann während der regulären Arbeitszeit appendektomiert. Es gibt Hinweise dafür, dass die in mehr als 6 h nach Diagnosestellung appendektomierten Patienten keine höhere Perforations- und Komplikationsrate haben im Vergleich zu denen, die in weniger als 6 h operiert werden.

Was für eine Rolle spielt die Laparoskopie bei zweideutigen Fällen? Auch wenn diese diagnostische Modalität den Vorteil aufweist, dass sich eine Appendektomie sofort anschließen kann, wird sie einige Kinder einer unnötigen Operation aussetzen. Wenn bei einem Kind ein CT ohne Allgemeinanästhesie durchgeführt werden kann, dann solltest Du dies einer diagnostischen Laparoskopie vorziehen.

Ich stimme jedoch zu, dass es wichtig ist, die Strahlenexposition in solch einem frühen Alter zu minimieren; wenn die Expertise vor Ort verfügbar ist, **stellt die Ultraschalluntersuchung zum Bestätigen der Diagnose eine wertvolle Alternative zum CT dar.**

Obwohl die laparoskopische Appendektomie bei Kindern eine valide Alternative zur offenen Technik ist, bleibt ihr Wert umstritten, da es keine guten Daten gibt, die auf einen Vorteil hinweisen. Ähnlich wie bei Erwachsenen haben Kinder nach einer laparoskopischen Appendektomie signifikant weniger Wundinfektionen und eine kürzere Verweildauer, weisen aber eine höhere Rate an Wiederaufnahmen, mehr intraabdominale Abszesse und höhere Krankenhauskosten auf. **Dass nach einer laparoskopischen Appendektomie bei Kindern postoperativ weniger Schmerzen auftreten und eine frühere Rückkehr zu normalen Aktivitäten möglich ist, ist nicht belegt.**

Der geringe Abstand und die dünne Bauchdecke bei Kindern ermöglichen eine Appendektomie durch ‚**Aussenverlagerung der Appendix durch eine**

Trokarhülse'[1], die mit zwei Trokaren durchgeführt wird, wobei die Appendix durch die Trokarhülse im rechten Unterbauch nach außen gezogen wird und die Appendektomie dann vollständig außerhalb der Bauchhöhle durchgeführt wird, oder die Appendix auch durch die umbilikale Trokarhülse gezogen werden kann. Falls Du über ein Laparoskop mit einem Arbeitskanal verfügst, dann kannst Du mit der gleichen Technik eine single-port Appendektomie durchführen.

> …was einer konventionellen ‚ohne-port Appendektomie' durch einen 2 cm Schnitt entspricht. **Die Herausgeber.**

Bei einer offensichtlichen AA macht es keinen Sinn, einen Abstrich der Peritonealflüssigkeit zu entnehmen, da die Ergebnisse vorhersehbar sind und bis diese verfügbar sind, die Gabe von Antibiotika in der Regel bereits beendet wurde. Mache die Dauer der Antibiotikagabe vom Grad der Kontamination/Infektion der Bauchhöhle abhängig (siehe ▶ Kap. 40).

Abdominale Drainagen sind nicht nötig. Sie senken die Inzidenz von Wundinfektionen oder Abszessen nach Appendektomie bei perforierter Appendizitis bei Kindern nicht; stattdessen erhöhen sie die Kosten und das Kind wird dem Stress und den Schmerzen beim Entfernen der Drainage ausgesetzt sein (siehe ▶ Kap. 36).

Letztendlich müssen nicht alle Kinder mit einer akuten Appendizitis operiert werden. Die Indikationen für eine konservative Vorgehensweise ist der bei Erwachsenen ähnlich (siehe ▶ Kap. 21).

Invagination

Die Einstülpung eines Darmanteiles in einen anderen kann in wenigen Stunden einen gesunden Säugling in einen kritisch kranken Patienten verwandeln. **Das Problem taucht im Alter zwischen 5 und 7 Monaten auf und die Ursache ist nicht bekannt. Suche bei Kindern, die älter als 2 Jahren sind, nach einer zugrunde liegenden Erkrankung, wobei am häufigsten ein Meckel-Divertikel gefunden wird.** Generell ist eine Invagination im Frühstadium als benigne Erkrankung anzusehen, auch wenn sie ohne sofortige Behandlung früher oder später zu einem strangulierenden Verschluss mit kritischer Ischämie führt. **Die meisten Fälle beginnen mit einer ileoilealen Invagination und entwickeln sich dann mit Durchtritt der ileozoekalen Klappe zu einer ileozoekalen Invagination.**

Bei einem Säugling mit dem klassischen klinischen Syndrom ist die Diagnose eindeutig: ein zuvor gesunder Säugling fängt zu schreien an, zieht seine Beine hoch und hält sich vielleicht seinen Bauch. Der Schmerz lässt dann nach und das Kind kann entspannt sein, bis es einen ähnlichen Anfall 15–30 min später erleidet. Der Säugling wird blass und krank. Erbrechen und ‚Himbeergeleestuhl'

---

1 Anmerkung des Übersetzers: Im Original ‚port-exteriorization appendectomy', üblicherweise mit PEA abgekürzt.

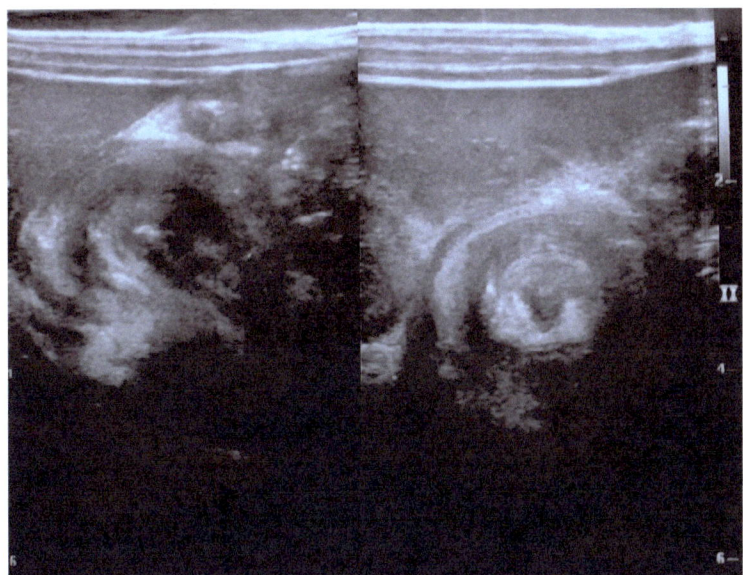

Abb. 34.2 Ultraschallbilder einer Invagination: **a** der Längsschnitt zeigt ein ‚Pseudokidney'-Zeichen; **b** der Querschnitt zeigt das ‚Zielscheibenzeichen'

sind charakteristische Symptome, auch wenn eine Salmonellose ein ähnliches klinisches Bild bieten kann.

Atypische Präsentationen kommen häufig vor und führen zu Fehldiagnosen. Der Säugling kann ohne Schmerzen und Erbrechen quengelig und unruhig sein. Blässe und eine kühle Peripherie können bei Vasokonstriktion auftreten, Lethargie und Krämpfe können das klinische Bild verwirren. **Das entscheidende physische Zeichen ist die Palpation einer abdominalen Raumforderung.** Im Ultraschall sind im Querschnitt das ‚Zielscheibenzeichen'[2] und im Längsschnitt das ‚Pseudokidney'- Zeichen wichtige Ergänzungen der klinischen Diagnose (Abb. 34.2).

Kinder mit einer diffusen Peritonitis, einer Perforation, fortschreitender Sepsis und möglicher Darmgangrän sollten dringlich laparotomiert werden. Eine Invagination in der Frühphase ohne Peritonitis kann konservativ durch hydrostatischen Druck oder durch Luftdruck radiologisch (zur Darstellung von Kontrastmittel oder Luft) oder ultraschallgesteuert (zur Darstellung von Kochsalzlösung) desinvaginiert werden (Abb. 34.3). Wir ziehen, falls verfügbar, die Steuerung mit Ultraschall vor, um die Strahlenbelastung zu senken. Bei Verdacht auf eine Perforation sollte Barium besser nicht eingesetzt werden, ist aber ohnehin kaum verfügbar. Bei den Verdachtsfällen auf eine Perforation sind wasserlösliches Kontrastmittel und beim Ultraschall Kochsalzlösung weitaus sicherer als Barium. In den meisten Fällen gelingt die Desinvagination, benötigt aber

---

2 Anmerkung des Übersetzers: Im Original ‚target' sign. Im deutschen Sprachgebrauch auch mit Target Zeichen, ‚Kokarde in Kokarde' oder nur Kokardenphänomen bezeichnet.

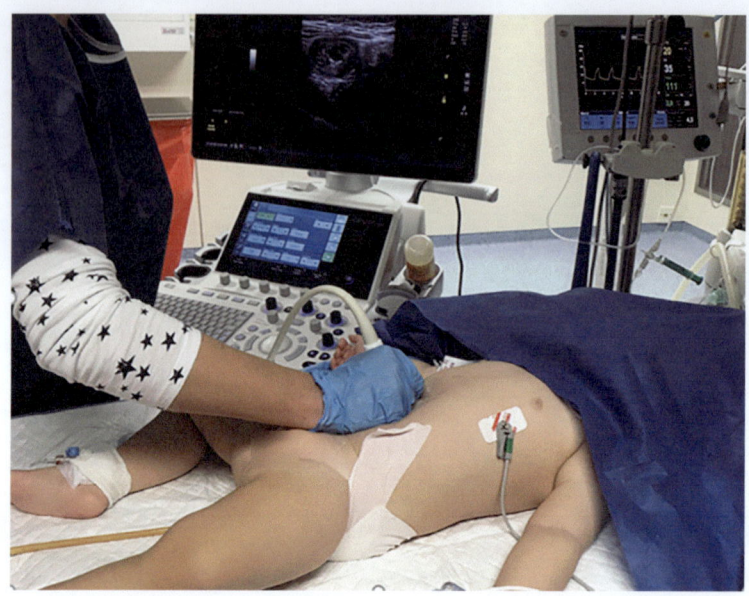

☐ **Abb. 34.3** Hydrostatische Desinvagination einer Invagination (geblockter Blasenkatheter im Rektum) unter Ultraschallsteuerung

eine enge Zusammenarbeit zwischen dem Chirurgen und dem Radiologen. Unter günstigen Voraussetzungen mit früher Vorstellung eines symptomatischen Kindes, sofortiger Diagnose durch Ultraschall, gefolgt von einer hydrostatischen Dekompression können 97 % der Fälle auf diese Weise behandelt werden. Es ist nicht ungewöhnlich, die Facharztausbildung in der Kinderchirurgie, ohne eine einzige Operation einer Invagination gesehen zu haben, abzuschließen. Nach einer erfolgreichen konservativen Desinvagination durch Druck kann das Kind direkt von der Notaufnahme sicher nach Hause entlassen werden.

Jedoch kann eines von zehn Kindern innerhalb von 72 h mit einem Rezidiv wiederkehren. **Wenn die zuvor aufgeführten Kontraindikationen nicht bestehen, sind wiederholte Versuche einer konservativen Desinvagination durch Druck gerechtfertigt. Und noch einmal, hüte Dich vor anatomische Abnormitäten am Ausgangspunkt[3], insbesondere wenn das Kind älter ist. Wiederhole die Druckdekompression nicht nach einer dritten oder vierten Vorstellung des Kindes, sondern exploriere** – das CT zeigt Dir möglicherweise nicht das Meckel Divertikel oder den intraluminalen Polypen.

Drücke **(bei einem offen chirurgischen Vorgehen) bei der operativen Desinvagination einer frühen Invagination,** während der Darm sich im Abdomen befindet, auf die Spitze des Invaginans, sodass das Invaginat beginnt, nach proximal zu gleiten. Wenn Du dabei die rechte Flexur erreicht, kann dies schwieriger

---

[3] Anmerkung des Übersetzers: Im Original ‚leading point', gelegentlich auch im deutschen Sprachgebrauch als ‚Lead Point' bezeichnet.

werden, aber nachdem Du das Zökum auslagerst, kannst Du die Desinvagination durch sanftes Ziehen an der invaginierten Darmschlinge zu Ende führen.

Denke nach einer Invagination daran, den gesamten Darm auf eine pathologische Veränderung als Ausgangspunkt abzusuchen. **Wenn sich die Invagination partout nicht desinvaginieren lässt oder der Darm einen schweren Gefäßschäden erlitten hat – reseziere ihn.**

Meckel-Divertikel

Zwei Drittel der Meckel Divertikel werden zufällig durch Chirurgen gefunden und das restliche Drittel ist mit einer Komplikation verbunden. Kinderchirurgen werden häufiger mit solchen Fällen konfrontiert, da die Inzidenz dieser Komplikationen in den ersten 2 Lebensjahren am höchsten ist. Diese Komplikationen schließen einen Darmverschluss (Brideniileus, Volvulus oder Invagination), Komplikationen eines peptischen Ulkus bei ektopischer Magenschleimhaut (Striktur, Blutung oder Perforation) oder eine akute Entzündung („zweite Appendizitis") ein. Zudem besteht eine ausgeprägte Vorliebe für Fremdkörper in Divertikel zu gelangen und diese zu perforieren. Wir haben ein 5jähriges Mädchen mit komplettem Darmverschluss aufgrund eines mit zu viel genaschten Gummibären gefüllten Meckel-Divertikel behandelt. Eine *Littré*-Leistenhernie enthält ein stranguliertes Meckel-Divertikel und es kann wie bei der *Richter*-Hernie sein, dass die typischen Zeichen eines Darmverschlusses fehlen.

Die Behandlung eines symptomatischen Divertikels besteht in der Resektion. Eine Divertikulektomie ist möglich, wenn die Basis breit und nicht entzündet ist, aber denke daran, sowohl die Basis als auch das benachbarte Ileum zu inspizieren, um ektopische Schleimhaut als potenzielle Blutungsquelle auszuschließen. **Reseziere bei Zweifel oder irgendwelchen technischen Schwierigkeiten das betroffene Ileumsegment.**

Was solltest Du bei einer Notfalloperation wegen einer anderen Ursache mit einem zufällig gefundenen Meckel-Divertikel machen? Ziehe das Ausmaß der peritonealen Infektion (die durch die primäre Ursache für die Laparotomie ausgelöst wurde), das Alter des Patienten und die Form des Divertikels in Betracht. **Unterm Strich wiegen die Argumente gegen eine Resektion eines asymptomatischen Meckel-Divertikels etwas schwerer als die dafür, und nehmen mit dem Alter des Patienten zu.** Dünnwandige, breitbasige, bewegliche (ohne ein fibröses Band zum Nabel oder dem Mesenterium) Divertikel sollten in Ruhe gelassen werden.

Irreponible Leistenhernie

Dieser Notfall tritt hauptsächlich bei Jungen in ihrem ersten Lebensjahr auf. Der grundlegende Unterschied zwischen einer irreponiblen Leistenhernie bei einem Säugling und einem Erwachsenen besteht darin, dass beim Säugling der Hoden bedroht ist, während beim Erwachsenen die Hauptsorge einem strangulierten Darm gilt. Bei Neugeborenen mit länger als 24 h anhaltenden Symptomen und mit einem Darmverschluss ist das Risiko eines Hodeninfarktes am größten. **Die Gangrän eines inkarzerierten Darmes ist bei pädiatrischen Hernien extrem selten.**

Die Diagnosis ist eindeutig, weil das Neugeborene schreit und erbricht und die Eltern eine druckempfindliche Vorwölbung in der Leiste bemerkt haben. Die wichtigsten Differentialdiagnosen schließen eine Torsion bei Hodenhochstand, eine akute Leistenlymphadenitis und eine Hydrozele des Samenstranges („Funikulozele") ein.

Die Behandlung nach Diagnosestellung besteht in der Sedierung des Säuglings und in einer Kopftieflagerung. Bei den meisten Säuglingen wird dies mit zusätzlichem, sanftem, manuellem Druck oder sogar spontan zu einer Reposition führen. Wenn es innerhalb von 1–2 h zu keiner Reposition der Hernie kommt, dann nimm den Säugling zur Notfalloperation in den OP. Wenn die Reposition jedoch erfolgreich war, dann lass das Gewebe für ein bis zwei Tage abschwellen und führe dann eine elektive Herniotomie durch.

Die Operation einer irreponiblen Leistenhernie steckt bei einem Säugling voller Gefahren und sollte nur durch einen Chirurgen durchgeführt werden, der zuvor Erfahrungen in der Kinderchirurgie gesammelt hat. Der Bruchsack ist ödematös und extrem verletzlich und der Ductus deferens fast unsichtbar. Eine einfache Herniotomie in Höhe des Bruchsackhalses reicht völlig aus. Vergewissere Dich stets, dass der Hoden sich sicher im Skrotum befindet. **Bei einem weiblichen Säugling könnte eine druckempfindliche Vorwölbung durch ein irreponibles Ovar bedingt sein.** Das Kind kann fast asymptomatisch sein, muss aber wegen der drohenden Ischämie des Ovars notfallmäßig herniotomiert werden. Nach inkarzerierter Leistenhernie sollte ein Junge auf eine ischämisch bedingte Hodenschädigung nachuntersucht und die Lage des Hodens kontrolliert werden. Störungen der sexuellen Differenzierung können als beidseitige Leistenhernien mit Gonaden als Bruchinhalt auftreten.

Hodentorsion (siehe auch ▶ Kap. 35)

Der Schlüssel zu einer erfolgreichen Behandlung einer Hodentorsion besteht in einer zügigen Detorsion innerhalb von 6 h nach Beginn der Symptome. Nach dem 12. Lebensjahr steigt die Inzidenz einer Torsion steil an, sodass 2 von 3 Fällen zwischen dem 12. und 18. Lebensjahr auftreten. **Manche Jungen stellen sich mit Schmerzen im Unterbauch und in der Leiste vor und Du wirst die Diagnose übersehen, wenn Du das Skrotum nicht untersuchst.** Der Hoden kann sich im unteren Leistenkanal oder hoch im Skrotum befinden und es kann sein, dass das Kind nicht in der Lage ist, die Schmerzen genau zu lokalisieren oder sie höher projiziert. **Ich habe Kinder mit einer negativen Appendektomie in der Vorgeschichte und einer Atrophie des rechten Hodens gesehen!** Kein klinisches Zeichen oder Test ist narrensicher!

Um eine Torsion von anderen Erkrankungen des Hodens zu unterscheiden, ist die Farbdoppleruntersuchung die Untersuchung der Wahl. Ein ‚normaler Blutfluss im Bereich des Hodens' schließt eine Hodentorsion jedoch nicht absolut aus und hängt vom Untersucher ab! Letzte Nacht habe ich bei Verdacht auf eine Hodentorsion das Skrotum eines Kindes exploriert und einen vollständig nekrotischen, verdrehten Hoden gefunden. Einen Tag zuvor wurde er in der Notaufnahme untersucht und aufgrund eines im Ultraschall nachgewiesenen Blutflusses im Bereich des Hodens nach Hause entlassen. Was sollen wir nun den Eltern sagen?

Dass ein 10minütiges operatives Verfahren über einen 1 cm langen Skrotalschnitt diesen Hoden gerettet hätte?

Daher gebietet der gesunde Menschenverstand, dass wir eine niedrige Schwelle für die Exploration eines ‚akuten Skrotums' haben.

Wenn ein Operationssaal nicht sofort frei ist, kann die **manuelle Detorsion** in seitlicher Richtung mit Sedierung oder Lokalanästhesie des Samenstranges die Durchblutung des Hodens wiederherstellen, ist aber kein Ersatz für die Operation. Das Ausmaß der Hodentorsion kann zwischen 180 bis 720° betragen, sodass mehrere Umdrehungen bei der Detorsion erforderlich sind.

Die chirurgische Exploration ist auch nach erfolgreicher manueller Detorsion notwendig (d. h. Schmerzentlastung, Lagekorrektur des Hodens von einer queren zu einer länglichen Ausrichtung, tiefere Lage des Hodens im Skrotalfach, Nachweis arterieller Pulsationen im Farbdoppler). Eine Resttorsion kann korrigiert werden und eine Orchidopexie (Fixierung des Hodens im Skrotum) muss sowieso zur Rezidivprophylaxe durchgeführt werden. **Die Fixierung sowohl des betroffenen als auch des unbeteiligten Hodens der Gegenseite sollte erfolgen, da die unzureichende Fixierung am Gubernaculum in der Regel beidseitig vorliegt.**

Das Zeitfenster, um den Hoden zu retten, ist eng und eine Verzögerung der Detorsion von wenigen Stunden führt zu einer zunehmend höheren Rate an nicht überlebensfähigen Hoden. Die Zeitspanne bis zur Vorstellung des Patienten ist der allerwichtigste Faktor, der die Rate an geretteten Hoden beeinflusst.

Vor der Operation und nach Einleitung der Anästhesie untersuche zuerst das Skrotum, um eine inkarzerierte Hernie oder einen Hodentumor auszuschließen, da beide einen Leistenschnitt benötigen. Fahre dann mit einem Längsschnitt in der Raphe scroti oder alternativ zwei queren Schnitt auf jeder Seite mit der Exploration des Skrotums fort. Gehe in das Skrotalfach ein, lagere den Hoden aus und detorquiere ihn. Hülle ihn mit warmen, feuchten Kompressen ein, bevor Du das andere Skrotalfach explorierst. Sollte der betroffene Hoden sich nicht erholen und nekrotisch bleiben, dann musst Du ihn resezieren. Die **Orchidopexie** eines vitalen Hodens wird durch Naht der um den Hoden umgestülpten Tunica vaginalis testis mit nicht resorbierbarem Nahtmaterial mit der Skrotalwand an vier verschiedenen Punkten durchgeführt. Wenn eine Hydatidentorsion vorliegt, dann reseziere einfach die Hydatide.

Ovarialtorsion

Solltest Du auf eine pädiatrische Ovarialtorsion stoßen, sei es erwartet oder als überraschender Befund bei einer Operation aufgrund einer vermuteten Appendizitis, wird das heranwachsende Mädchen Glück haben, wenn Du als Chirurg das ‚nicht vitale' Ovar detorquierst und in Ruhe lässt. Das makroskopische Aussehen eines Ovars kann weder eine Nekrose noch das Potenzial für eine Erholung des Ovars zuverlässig vorhersagen. Wenn eine zugrunde liegende Erkrankung gefunden wird, sollten eine Zystektomie, eine Tumorexzision (auch bei sehr großen Teratomen verbleibt am Hilum ein Rand mit gesundem Ovargewebe, das erhalten werden kann) oder eine Zystenaspiration mit möglicher Ovariopexie in Erwägung gezogen werden. Wenn Du Dich mit dieser Situation nicht wohl fühlst, dann detorquiere einfach das Ovar und verschließe den Bauch – oder entferne das Laparoskop. **Merke Dir das Grundprinzip: Du wirst eher funktionsfähiges Ovargewebe erhalten als eine Erkrankung auslösen, wenn Du bei kleinen Mädchen ein Ovar, das Dir nicht vital erscheint,** *in situ* **belässt.**

Bezüglich der Fixierung eines detorquierten Ovars (Ovariopexie) bestehen kontroverse Ansichten. Die spontane Ovarialtorsion (ohne zugrunde liegende Erkrankung des Ovars), das Rezidiv der Ovarialtorsion und die Torsion des einzigen Ovars sprechen dafür. Solltest Du mit dieser Situation konfrontiert sein, nähe das Ovar an den Uterus, die Beckenwand oder führe einfach eine Plikatur des Ligamentum teres uteri durch.

Bauchverletzungen bei Kindern (siehe auch ▶ Kap. 30)

Ein Trauma ist die häufigste Todesursache bei Kindern, die älter als ein Jahr sind und führt zu mehr Todesfällen als alle anderen Ursachen zusammen. Bei einem von sieben verletzten Kindern wird die Bauchverletzung im Vordergrund stehen. Das Muster stumpfer Bauchverletzungen und das klinische Bild ähneln dem bei Erwachsenen, wobei Verletzungen der Nieren, der Milz, der Leber und des Darmes am häufigsten vorkommen. Die meisten Fälle können konservativ behandelt werden und eine Laparotomie ist nur in einem von vier Fällen erforderlich. Gegen ein operatives Vorgehen bei Bauchverletzungen beim Kind sprechen die Risiken einer negativen Laparotomie und eines OPSI-Syndroms.

Sogar Kinder, die bei Aufnahme hämodynamisch instabil sind, werden sich nach Gabe von kristalloiden Infusionslösungen häufig schnell erholen und anschließend hämodynamisch stabil bleiben. Stabilisiert sich der Zustand des Kindes nach drei Infusionen mit 20 ml/kg Flüssigkeit, dann kann das Kind auf einer Intensivstation beobachtet werden. Wenn das Kind weiterblutet und keine andere Blutungsquelle erkennbar ist, dann ist eine sofortige Laparotomie angezeigt.

Die Achillesferse dieses konservativen Vorgehens besteht im möglichen Übersehen von Hohlorganverletzungen. Daher besteht auch bei einem Kind mit zunehmender abdominaler Druckempfindlichkeit oder Peritonitis die Indikation zur Laparotomie. Ein nützliches klinisches Zeichen beim stumpfen Bauchtrauma ist die Triade aus angelegtem Sicherheitsgurt, einer Gurtmarke und einer Lendenwirbelsäulenfraktur.

> *Keine Abhandlung des pädiatrischen Traumas kann vollständig sein, wenn nicht betont wird, dass der Verdacht auf Kindesmisshandlung immer im Raum steht.* Zwar ist ein isoliertes Bauchtrauma eine seltene Präsentation einer Kindesmisshandlung, aber ungewöhnlich ausgeprägte oder multiple Prellungen verbunden mit Frakturen langer Röhrenknochen oder unerklärlichen Genitalverletzungen sollten immer den Verdacht auf dieses tragische und potenziell lebensbedrohliche Geschehen lenken.

Besondere Situationen

Drei spezifische Situationen möchte ich hervorheben:
- **Das neurologisch behinderte Kind.** Bei Patienten mit Rückenmarkserkrankungen ist die Vorgeschichte äußerst wichtig, da die körperliche Untersuchung möglicherweise nicht zuverlässig ist. Engmaschige Überwachung und ergänzende Bildgebung sind erforderlich.
- **Das immunsupprimierte Kind. In diesen Fällen steht die Perityphlitis an erster Stelle bis das Gegenteil bewiesen ist – die im CT diagnostiziert und überwacht wird.** Perforation, unkontrollierte Blutung und klinische Verschlechterung erfordern eine chirurgische Intervention.
- **Mädchen in der Adoleszenz.** Menstruationsanamnese, Schwangerschaftstest und Ultraschall kommen zuerst zum Zuge. Eine Raumforderung im Bereich der Adnexe rechtfertigt eine niedrige Hemmschwelle für eine diagnostische Laparoskopie, um eine Ovarialtorsion auszuschließen.

> **Jetzt weißt Du, dass...** die meisten Kinder mit akuten Bauchschmerzen nicht operiert werden müssen und bei einem Drittel dieser Kinder keine spezifische Diagnose gestellt wird. Ziehe die häufigsten Ursachen für chirurgische Bauchschmerzen und die häufigsten Fehldiagnosen beim pädiatrischen Bauch in Betracht, sei vorsichtig bei besonderen Situationen und halte Ausschau nach Kindesmisshandlungen (◘ Tab. 34.1). Und Du verstehst, dass Kinder keine kleinen Erwachsenen sind, aber... (◘ Abb. 34.4).

◘ **Tab. 34.1** Durch den gesunden Menschenverstand geprägte Vorgehensweise bei pädiatrischen abdominellen Notfällen

Die häufigsten Ursachen eines pädiatrischen akuten Abdomens	Die schwerwiegendsten Fehldiagnosen	Besondere Situationen	Fallstricke bei der Diagnose/Zeitablauf
Invagination < 2 Jahre	Obstipation	Neurologisch behinderter Patient	Ischämischer Darmverschluss
		Immunsupprimierter Patient	Übersehene inkarzerierte Leistenhernie
Appendizitis > 2 Jahre	Gastroenterokolitis	Mädchen in der Adoleszenz	Hodentorsion Diabetische Ketoazidose Pankreatitis
Kindesmisshandlung			

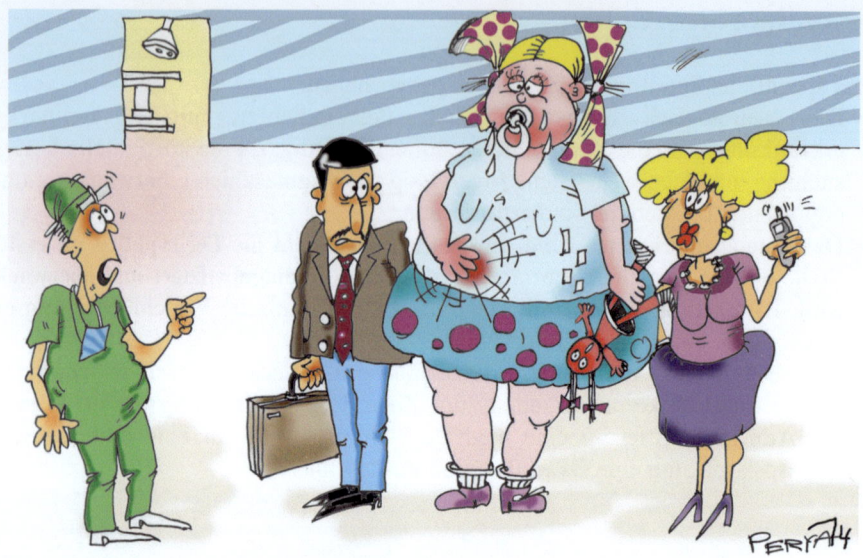

 Abb. 34.4 „Aber… aber ich bin Kinderchirurg…"

"Kinderchirurgie: schreiende Kinder, schwierige Eltern, aber einfache Freilegung!"

Urologische Notfälle

Jack Baniel

> *Has the patient renal stones*
> *Painful, brittle, broken bones*
> *Complaints of thirst and constipation*
> *Next to peptic ulceration*
> *And you doubt his mental state*
> *Determine calcium and phosphate*
> *Sure the underlying mechanism*
> *Might be hyperparathyroidism.*
> *Hat der Patient Nierensteine*
> *Wehe, brüchige, gebrochene Gebeine*
> *Jammert über Durst und Verstopfung*
> *Neben peptischen Geschwüren.*
> *Und zweifelst Du an seinem Geisteszustand*
> *Bestimme Kalzium und Phosphat*
> *Denn der zugrunde liegende Mechanismus*
> *Könnte Hyperparathyreoidismus sein.*

Hajo A. Bruining

In der Urologie gibt es nicht viele Notfälle. Tatsächlich liegt einer der Hauptvorteile, deren sich der Facharzt für Urologie erfreut, darin, dass die meisten unserer Eingriffe elektiv sind und dass er, anders als sein allgemeinchirurgischer Kollege, die Nacht außerhalb des OPs und in seinem warmen Bett verbringen kann. Die meisten akuten urologischen Probleme werden unter Mithilfe der übrigen Disziplinen in der Notaufnahme behandelt. **Ich werde hier die gängigen Szenarien abhandeln, denen der Allgemeinchirurg begegnen und die er lösen kann, während der Urologe schlummert.**

Akute Nierenkolik

Eine Nierenkolik ist recht einfach zu diagnostizieren und beinhaltet normalerweise die primäre Obstruktion des Nierenbeckens oder des Ureters durch einen Stein. **Die klassischen Beschwerden bestehen aus akutem Flankenschmerz bei einem unruhigen Patienten.** Der Schmerz strahlt vom Rücken nach vorne aus, ist krampfartig und wiederkehrend. Er geht oft mit Übelkeit und, seltener, mit Erbrechen einher. Der Schmerz wird durch die Dehnung des proximal des Steins gelegenen Harntrakts verursacht. Weil der Stein, angetrieben vom Druck des fließenden Urins, im Ureter nach unten wandert, ändert sich der Schmerz und strahlt in den Unterbauch, die Leistenregion und dann in die Genitalien aus. Sowie der Stein den distalen Ureter erreicht, wird der Patient über häufigen und dringenden Harndrang klagen, und sobald der Stein in die Harnblase ausgeschieden wird, beruhigt sich wieder alles. **Daher kann man die Wanderung des Steins anhand der Beschwerden des Patienten verfolgen.** Steine müssen auf ihrem

Weg durch das Sammelsystem in die Blase drei Engstellen überwinden: den Übergang vom Nierenbecken in den Ureter, die Iliakalgefäße und den Übergang des Ureters in die Blase. An diesen Stellen bleiben die Calculi gewöhnlich hängen.

> In dieser Situation sind Größe und Lokalisation des Steins die wesentlichsten Faktoren, die es zu beurteilen gilt. **Die meisten Steine mit weniger als 5 mm Durchmesser und solche im distalen Ureter (unterhalb der Iliakalgefäße) sollten spontan abgehen (80–90 %) und werden daher abwartend behandelt. Größere und weiter oben im Ureter gelegene Steine müssen herausmanipuliert werden. Die meisten spontan abgehenden Steine tun das innerhalb von 3–4 Wochen.**

Diagnose

Die meisten Steine sind röntgendicht, daher ist eine gewöhnliche Abdomenübersichtsaufnahme der erste diagnostische Schritt. (Falls Du Dich jemals gewundert haben solltest, warum eine normale Abdomenübersicht in englischsprachigen Texten manchmal KUB – ‚Kidney-Ureter-Bladder' – genannt wird: Schuld daran sind die Urologen, auf der Suche nach Steinen). Bei der Beurteilung der Röntgenaufnahme beachten wir die 4-S Regel:

Achte auf der Suche nach **S**teinen, ob die **S**eite zum Schmerz passt, das **S**kelett keine Überraschungen bereithält (Metastasen) und keine verdächtigen **S**ilhouetten (Tumor) erkennbar sind.

In der Notaufnahme ist ein CT ohne Kontrastmittel (NCCT, non-contrast CT) der Goldstandard zur Diagnose von Steinen. Das NCCT kann alle Steine, unabhängig von ihrer Zusammensetzung (Harnsäure etc.) diagnostizieren. Ultraschall hilft bei der Beurteilung einer Hydronephrose und Obstruktion – der Urinfluss in die Blase wird durch das Einschießen von Harn in die Blase visualisiert; dessen Fehlen ist ein Surrogatmarker für die Obstruktion.

Behandlung

Die bei einer Ureterkolik auftretenden Schmerzen sind Prostaglandin vermittelt, aus diesem Grund sind intramuskulär gegebene NSAID das Medikament der Wahl zur Schmerzbehandlung. Um die Diurese zu steigern und so den Stein den Ureter hinunterzuzwingen gibt man Flüssigkeit, und auf die glatte Muskulatur wirkende Relaxantien (z. B. Papaverin i.v.) haben bei der Schmerzlinderung ebenfalls ihre Verdienste. In der Vergangenheit hat man Steroide und Calciumkanalblocker ohne großen Erfolg ausprobiert. Vor kurzem hat sich gezeigt, dass der zur Behandlung der Prostatahypertrophie eingesetzte α-Blocker Tamsulosin (Flomax®, Omnic®) die Ausscheidung von Steinen erleichtert.

Merke: achte bei der ersten Untersuchung des Patienten auf Anzeichen einer *Infektion* oder *Nierenfunktionsstörung*. Zusammen mit behandlungsresistenten Schmerzen sind dies Indikationen für eine Krankenhausaufnahme.

Die **Laboruntersuchungen** sollten ein großes Blutbild, Kreatinin und Elektrolyte einschließen. Einige der Patienten mit einer Nierenkolik werden septisch sein oder ein schweres Nierenversagen haben (hüte Dich vor Patienten mit einer einzigen Niere). **Diese Patienten müssen stationär aufgenommen und ihre ableitenden Harnwege müssen notfallmäßig entlastet werden, weil die Strafe für die verzögerte Behandlung der Tod aufgrund einer Sepsis sein kann.** Die Entlastung kann man durch Legen eines selbsthaltenden Stents (JJ) (jetzt musst Du den Urologen holen) oder durch perkutane Nephrostomie durch den Radiologen erreichen. Die verfügbaren Optionen, um den obstruierenden Ureterstein loszuwerden, sind (in der Regel) die Stenteinlage und spätere Fragmentation des Steins (Stoßwellenlithotrypsie) oder die sofortige Ureteroskopie und die Steinfragmentation mittels Laser. **Für die meisten Steine im distalen Ureter ist die Ureteroskopie die definitive Lösung. Im proximalen Ureter oder im Nierenbecken gelegene Steine werden normalerweise fragmentiert und durch extrakorporale Stoßwellenlithotrypsie (ESWL) behandelt.** Die offene Nephrolithotomie gehört an den meisten Orten in die Geschichtsbücher, mag aber in unterprivilegierten Teilen dieser Welt noch angewendet werden.

Hodentorsion (siehe auch ▶ Kap. 34)

Als Allgemeinchirurg wirst Du die meisten ‚akuten Erkrankungen des Hodens' deutlich vor dem Urologen zu sehen bekommen – einige können wie in ◘ Abb. 35.1. abgebildet aussehen. Die Samenstrangtorsion ist das dramatischste ‚akute Skrotum'; sie muss als Notfall behandelt werden, und wenn man sie übersieht, ist der Hoden verloren. Sie tritt häufig bei Jungen auf, kann aber in jedem Alter, sogar bei Neugeborenen, vorkommen.

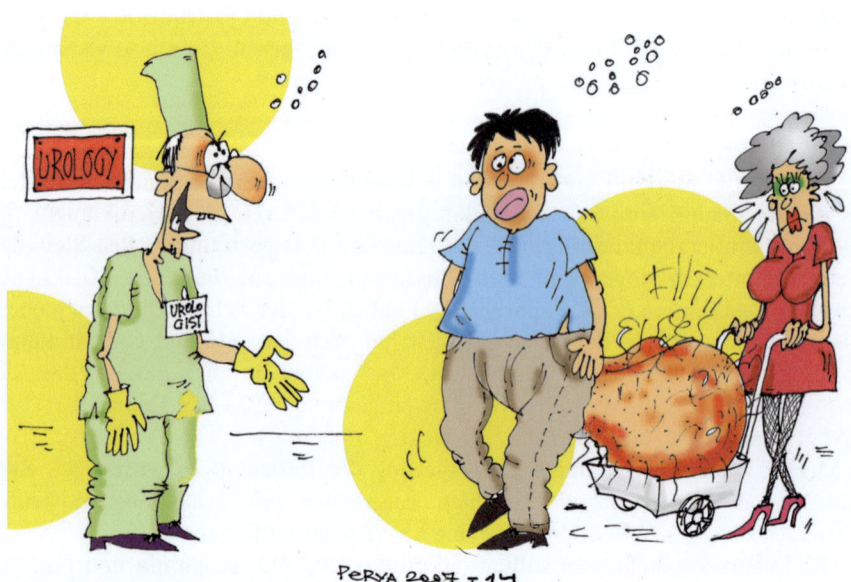

◘ Abb. 35.1 „Was ist das? Eine Wassermelone?"

Während der Hoden durch den Leistenkanal absteigt, schiebt er eine dünne Schicht Peritoneum vor sich her. Wenn der Hoden das Skrotum erreicht, verschließt sich das Peritoneum und es bleibt lediglich der am unteren Hodenpol haftende Teil übrig – das ist die eigentliche Fixation des unteren Hodenpols an der Skrotalwand. Allerdings kann das Peritoneum auch weiter oben um den Samenstrang verkleben und den gesamten Hoden in einem isolierten Peritonealsack umhüllen. In dieser Situation kann der Hoden rotieren, sich um seine Gefäße innerhalb der *Tunika vaginalis* (den erhaltenen Teil des Peritoneums) drehen und eine akute Ischämie verursachen. **Diese Anomalie kommt auf beiden Seiten des Skrotums gleichermaßen vor.**

In der medizinischen Literatur aus den 1960er Jahren wurde häufig eine verspätete Diagnose und eine hohe Orchiektomierate festgestellt. Aber die meisten torquierten Hoden können durch bessere Beachtung der klinischen Symptome und die Verfolgung einer aggressiven operativen Vorgehensweise gerettet werden. **Die klassischen Symptome bestehen aus akuten unilateralen Schmerzen, Schwellung, Übelkeit und Erbrechen ohne Fieber oder Harnwegsymptome.** In der Regel findet sich ein auffälliges Gangbild, da der Patient seine Beine spreizen möchte, um Druck auf das Skrotum zu vermeiden. Oft ist der Befund nicht so eindeutig und Schmerz und Schwellung sind die einzigen Zeichen. **Entzündliche Prozesse innerhalb des Skrotums (z. B. Epididymitis, Orchitis) sind die häufigsten Differenzialdiagnosen, bei jungen Patienten ist eine Hodentorsion allerdings häufiger als eine Entzündung.**

Eine Torsion der *Hodenanhängsel* kann ebenfalls vorkommen und den untersuchenden Arzt verwirren. Der Hoden hat zwei Anhängsel, von denen eines vom oberen Pol des Hodens selbst ausgeht, das andere vom Nebenhoden (Abb. 35.2).

Drehen sie sich um ihren Ansatz, kommt es zu einer ausgedehnten Schwellung des Hodens, die sehr schmerzhaft ist. **In diesem Fall ist der Hoden selbst normal.** Bei der Untersuchung sieht man gelegentlich eine lokale Schwellung durchschimmern (das ‚blue dot Zeichen').

> Die bei der Untersuchung erkennbaren Zeichen einer Hodentorsion schließen ein: einen hochstehenden Hoden, eine transverse Lage, der Kremasterreflex fehlt (normalerweise führt das Bestreichen der Oberschenkelinnenseite zu dessen Elevation) sowie lokale Schmerzen und Empfindlichkeit.

Die Diagnose wird unterstützt durch eine Ultraschall-Doppleruntersuchung, die einen reduzierten testikulären Blutfluss zeigt – eine Indikation für die Exploration! Beachte, dass auch **unklare Ultraschallbefunde zusammen mit typischen Anzeichen und Symptomen eine chirurgische Exploration rechtfertigen. Der Hoden kann eine Ischämie 4–6 h überleben, danach liegen irreversible Schäden vor, die zur Atrophie führen.** In der Praxis ist es in der Regel schwierig, genau einzuschätzen, wann die Torsion begonnen hat, und daher lautet die Empfehlung, den betroffenen Hoden zu explorieren, wann immer deutliche Anzeichen vorliegen.

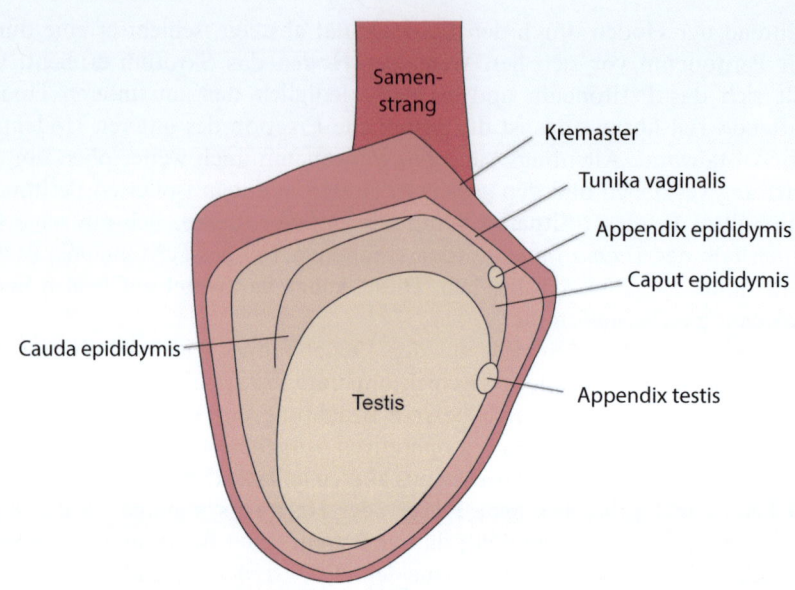

◘ **Abb. 35.2** Die Hodenanhängsel

Die Exploration erfolgt transskrotal. Ich ziehe eine separate Inzision für jede Seite vor. In meinen Händen funktioniert eine vertikale Inzision besser, weil sie in die Leistenregion erweitert werden kann, solltest Du den Samenstrang untersuchen wollen. Wenn Du also den anderen Hoden ‚pexieren' musst (und das musst Du, falls es einen gibt!), nimm einen separaten vertikalen Zugang. Der freigelegte Hoden wird ‚entdreht' und in warme Kompressen gewickelt. Kommt die Durchblutung, an der blassrosa Farbe erkennbar, wieder, wird der Hoden an wenigstens drei Stellen mit nicht resorbierbaren Nähten an der Wand des Skrotums fixiert. Bleibt der Hoden nicht durchblutet, so muss er entfernt werden. Belässt man ihn *in situ*, kann der atrophierte Hoden zu Autoantikörpern führen, die den kontralateralen Hoden schädigen und zur Unfruchtbarkeit führen. **Während desselben Eingriffs muss der kontralaterale Hoden ebenfalls freigelegt und als prophylaktische Maßnahme an der Skrotalwand fixiert werden.** Ist man ‚aggressiv genug', kann man eine Rate an negativen Explorationen von bis zu einem Drittel der Patienten erwarten – (exakt das, was bis vor ein paar Jahrzehnten für die Appendix galt…).

Akuter Harnverhalt

In der Notaufnahme und bei Deinen postoperativen Patienten wirst Du häufig mit einem akuten Harnverhalt zu tun haben. Die Mehrzahl der Patienten mit Harnverhalt sind an einer benignen Prostatahypertrophie (BPH) leidende Männer, die über eine Vorgeschichte von den unteren Harntrakt betreffenden Symptomen wie etwa Harndrang, Nykturie, Nachtröpfeln, Restharnbildung etc.

berichten (im Englischen als LUTS, lower urinary tract symptoms, bezeichnet). Weitere mögliche Ursachen schließen die Urethrastriktur und neurologische Erkrankungen (etwa Multiple Sklerose) ein. Bei einigen BPH-Patienten wird der Harnverhalt durch sympathomimetische (Ephedrin wegen einer Erkältung) oder anticholinerge Medikamente (psychiatrische Pharmazeutika) ausgelöst. Wie Du weißt, **prädestiniert eine mit reichlich Flüssigkeitsgabe kombinierte Anästhesie Patienten für diese Komplikation;** wenn Du Dich also beispielsweise dafür entscheidest, eine Leistenhernie in Lokalanästhesie, statt in Allgemeinnarkose oder Spinalanästhesie zu operieren, ersparst Du Deinem Patienten wahrscheinlich derlei urologischen *Zores*[1].

Die Retention manifestiert sich durch starke Unterbauchschmerzen, die Unfähigkeit, Wasser zu lassen und (nicht überraschend) Unruhe.

Behandlung

Erleichterung schafft in dieser Situation das simple Einführen eines Harnröhrenkatheters (Foley). **In diesem Fall lautet die Regel, einen Katheter mittleren Kalibers und nicht zu dick zu legen, weil er möglicherweise einige Zeit belassen werden muss.** Ein 16 Ch. Foley Katheter ist eine gute Wahl. Eine Blasenhalsstenose, große Prostata oder Urethrastriktur können die Passage durch die Urethra erschweren. Ist die Anlage eines normalen 16 Ch. Katheters nicht möglich, kann man einen 14 Ch. Tiemann Katheter wählen, der hat eine spezielle Spitze und einen Winkel, mit einer besseren Chance, ihn durch die Windungen und Kurven der Harnröhre zu bekommen. **An dritter Stelle kommen festere und transparente Katheter mit einer Tiemann Spitze ohne Ballon sowie unterschiedlichen Kalibers infrage.**

Wenn alle diese Maßnahmen versagen, wird die Anlage einer perkutanen Zystostomie (suprapubischer Katheter) erforderlich. In den meisten Fällen führen wir zunächst eine großlumige Kanüle in der Mittellinie oberhalb der Symphyse ein, und sobald Urin herausläuft, fädeln wir das Zystostomie Kit *subito* in die Blase. **Vorsicht ist bei Patienten mit vorausgegangenen Eingriffen in dieser Region geboten; in diesem Fall legt man die Zystostomie am besten unter Ultraschallkontrolle an.** Natürlich muss man die Nierenfunktion kontrollieren, bei einigen Patienten kann eine chronische Retention zum Nierenversagen führen.

Es ist sehr wichtig, die Urinausscheidung für 2–3 h nach der Anlage eines Katheters zu überwachen. Häufig kommt es zu einer **postobstruktiven Diurese,** bei der sehr große Mengen Harn produziert werden. Pathophysiologische Basis für die Polyurie ist die akute Ausschwemmung gelöster Stoffe, die aufgrund der Retention nicht ausreichend ausgeschieden werden konnten – wie bei einem hyperosmolaren Zustand. Weitere Ursachen sind: das Unvermögen der Medulla aufgrund des Verlusts an Harnstoff Wasser zu speichern; oder ein Pseudodiabetes insipidus – ein vorübergehender Ausfall der ADH Rezeptoren im distalen Nephron. **Diese Situation ist besonders bei älteren Patienten aufgrund des gestörten Flüssigkeits- und Elektrolythaushalts lebensbedrohlich.**

---

1 Für Jiddisch: Leiden; Ärger, Kummer.

Ein Patient mit einer postobstruktiven Diurese (>200 ml/h) muss hospitalisiert werden. Die Urinausscheidung muss stündlich gemessen und i.v. Flüssigkeit (0,45 % Kochsalzlösung) verabreicht werden. Damit man nicht ‚seinem eigenen Schatten hinterherjagt' werden zu Beginn 80 % des ausgeschiedenen Volumens ersetzt; mit abnehmender Urinausscheidung werden 50 % des Harnvolumens ersetzt. Normalerweise handelt es sich um eine selbstlimitierende Situation, die nach 24 h vergeht.

Urologische Traumata

Niere

Verletzungen der Niere können stumpf oder penetrierend sein und treten gewöhnlich im Zusammenhang mit einem Verkehrsunfall, Sturz aus großer Höhe oder Tätlichkeiten auf. Wichtig ist zu prüfen, ob ein Dezelerationstrauma (speziell ein Sturz aus großer Höhe) vorliegt, denn das kann zu einem **Einriss der arteriellen Intima mit nachfolgender Nierenarterienthrombose führen, die ein echter Notfall ist. Ansonsten hat sich über die Jahre bei allen Verletzungen der Niere ein Trend zur konservativen Behandlung entwickelt.**

Der konservative Ansatz zur Behandlung von Stich- und von Schusswunden mit niedriger kinetischer Energie wurde in Südafrika entwickelt. Dort ist den Ärzten, die in überfüllten Notaufnahmen Massen von Verletzten zu versorgen hatten, aufgefallen, dass viele der Patienten, die mit ausgedehnten Nierenverletzungen auf ihre Operation warten mussten, ohne chirurgischen Eingriff überlebten. **Die Niere hat ein gutes Erholungspotenzial, und die meisten Verletzungen heilen mit geringen Folgen ab.** Damit einhergehende Urinleckagen sind leicht durch Drainagen behandelbar, mit denen der Urin entweder intern aus der Niere über einen Stent in die Blase oder durch einen perkutanen Nephrostomiekatheter abgeleitet wird. Offensichtlich gehen penetrierende Verletzungen abhängig vom Ort des Eintritts häufig mit Verletzungen benachbarter Strukturen einher.

Das kennzeichnende Merkmal der Nierenverletzung ist die Hämaturie. Eine Mikrohämaturie ist definiert als >5 rote Blutkörperchen/Hauptgesichtsfeld (HPF, high power field). Wie eine offenkundige Makrohämaturie aussieht, müssen wir Dir ja nicht erklären, nicht wahr?

Welcher Patient braucht bildgebende Verfahren für die Niere?
- **Stumpfes Trauma mit offensichtlicher Hämaturie.**
- **Stumpfes Trauma mit Mikrohämaturie und Schock** (Blutdruck < 90 mmHg, zu einem beliebigen Zeitpunkt nach dem Unfallereignis gemessen).

Das bedeutet nicht, dass Du jeden hämodynamisch instabilen Patienten mit einer Mikrohämaturie durch das CT schieben sollst! **Die Herausgeber**

- **Penetrierendes Trauma:** alle Patienten mit penetrierenden Wunden in anatomischer Nähe zu den Nieren.
- **Pädiatrische Patienten:** setzte die Bildgebung großzügiger ein, weil Kinder anfälliger für erhebliche Nierentraumata sind.

Das bevorzugte Bildgebungsverfahren ist das kontrastmittelverstärkte CT
Die meisten Spiral-CTs sind in einer 2–3-minütigen Sequenz durchgeführt, die sowohl die arterielle als auch die venöse Phase darstellt. Die Urinausscheidung und eine mögliche Verletzung des Sammelsystems können erst nach 10 min sichtbar werden, deshalb muss nach 10 min auch noch eine Spätaufnahme angefertigt werden.

Auf der CT erkennbare wichtige Befunde sind:
- Medial gelegenes perirenales Hämatom – weist auf eine Gefäßverletzung hin.
- Medialer Urinaustritt – Avulsion des uretero-pelvinen Übergangs.
- Fehlende Kontrastmittelanreicherung der Niere – arterielle Verletzung.

Das intravenöse Pyelogramm **(IVP) wurde aufgegeben und wird nur noch für eine einzige Indikation** genutzt – ein intraoperatives ‚Single-shot' IVP   Stößt der Chirurg bei der Laparotomie und ohne vorausgegangene Bildgebung unerwartet auf ein retroperitoneales perirenales Hämatom kann er ein IVP zur Beurteilung der Niere machen.

10 min nach einem i.v. Bolus von 2 ml/kg Kontrastmittel wird eine einzelne Aufnahme angefertigt. Eine Niere, die gut aussieht wird in Ruhe gelassen. Außerdem ist es beruhigend, wenn man weiß, dass die gegenseitige Niere intakt ist, sollte einmal eine Notfallnephrektomie erforderlich werden. (Natürlich, in manchen Regionen spielt die IVP die Rolle des CT des armen Mannes).

> Trotzdem, heutzutage wird sogar das intraoperative IVP nur noch selten genutzt. Die gängige Praxis ist: bei einem expandierenden Hämatom oder einer vermuteten Hilusverletzung – sieh nach; andernfalls – lass es in Ruhe. ▶ Siehe Kap. 30 **Die Herausgeber**

Einstufung des Verletzungsgrades

Wie bei den meisten Organen gibt es auch beim Nierentrauma eine Tendenz, es nach Schweregrad einzustufen und die Behandlung daran zu orientieren. Das in der Urologie üblicherweise verwendete System ist die *Organ Injury Scale* für die Niere der American Association for the Surgery of Trauma. Im Grunde beschreiben die Grade I-III das Ausmaß des perirenalen Hämatoms und die Lazeration des Nierenparenchyms. Grad IV beinhaltet entweder eine von der Rinde bis zum Sammelsystem reichende Lazeration der Niere oder eine Gefäßverletzung. Grad V umfasst eine zerschmetterte Niere oder eine Avulsion des Nierenhilus.

Die Behandlung des Patienten mit einer Nierenverletzung
So lauten die Prinzipien:
- **Grad I-III** Verletzungen können konservativ behandelt werden. Die Patienten müssen eng auf einer Intensiv- oder Überwachungsstation (ICU/HDU – high dependency unit) unter häufigen Hb-Kontrollen überwacht werden.
- **Grad IV und V** Verletzungen erfordern häufig eine chirurgische Exploration.
- **Kommt es unter abwartender Behandlung zu einer Blutung,** kann die Angioembolisation therapeutisch sein.
- Eine **Okklusion der Nierenarterie** aufgrund eines Intimaeinrisses (Dezelerationstrauma) muss innerhalb von 6–8 h repariert (oder gestentet) werden, bevor die Niere stirbt.
- **Die Erfahrung zeigt, dass es im Zweifel besser ist, zu explorieren und die Verletzung zu reparieren, als die Komplikationen zu behandeln.**
- **Absolute Indikationen für eine Operation** sind die anhaltende renale Blutung, ein expandierendes perirenales Hämatom und ein pulsierendes renales Hämatom, welches auf eine Verletzung der Nierenarterie hinweist. **Relative Indikationen** beinhalten eine unvollständige präoperative Bildgebung und eine größere Extravasation von Urin (mit einem medialen Urinom – mit hoher Wahrscheinlichkeit ein Einriss im uretero-pelvinen Übergang, der nicht spontan heilen wird).

Die Operation aufgrund einer Nierenverletzung
Eine isolierte Nierenverletzung wird gewöhnlich aufgrund einer Blutung beim instabilen Patienten oder, selten, aufgrund von Spätkomplikationen exploriert. **Die adäquate Inzision ist in der *Mittellinie*, zwischen Xyphoid bis unterhalb des Nabels.** Auch wenn der klassische Zugang für die elektive Nephrektomie retroperitoneal über einen Flankenschnitt ist, kann es sein, dass man beim Trauma Zugang zu den großen Gefäßen benötigt, und das gelingt über eine lange Mittellinieninzision leichter.

Das alte Dogma besagt, dass die Nierengefäße an ihrem Abgang unter Kontrolle sein müssen, bevor man ein perirenales Hämatom freilegt, allerdings ist das leichter gesagt als getan. Heute wissen wir, dass die frühe Kontrolle der Blutgefäße keinen wirklichen Vorteil bringt. Im Alltag ‚präpariert' das perirenale Hämatom alle Schichten um die Niere. Der Chirurg eröffnet das Retroperitoneum lateral oder oberhalb der verletzten Niere und räumt die Koagel aus. **Das unmittelbare Ziel ist, die Niere zu mobilisieren – sie nach vorne und medial in die Wunde zu heben und das Hilum zu identifizieren, um den Nierenstiel zu kontrollieren und den Schaden am Parenchym zu beurteilen.**

Parenchymrisse werden repariert, indem das Sammelsystem mit feinen resorbierbaren Nähten verschlossen und danach das Parenchym adaptiert wird – über Polstern aus *Tabotamp*®, oder besser noch über Stückchen aus Teflon® Filz; das soll verhindern, dass die Nähte durchschneiden. Dabei verwendet man stumpfe, atraumatische Lebernadeln (wieder mit resorbierbarem Nahtmaterial). Im Anschluss an die Versorgung eines großen Risses im Sammelsystem oder einer ausgedehnten Teil-/Heminephrektomie kann man einen Doppel-J Stent zur Vorbeugung einer Urinleckage am besten retrograd über die Blase einlegen.

Liegt eine zerschmetterte Niere vor oder sind die großen Gefäße nicht mehr rekonstruierbar – ist die Nephrektomie die beste Option. Die Nephrektomie wird auch für den Fall größerer Verletzungen benachbarter Organe wie Pankreas oder Darm empfohlen, da eine Urinleckage aus einer schlecht durchgeführten Teilreparatur lokale septische Komplikationen begünstigen kann. Tierstudien zeigen, dass man mit 33–50 % einer einzelnen Niere ohne Dialyse überleben kann. **Daher gilt über den Daumen gepeilt als sichere Regel: wenn man die Hälfte oder mehr einer Niere retten kann, ist das einen Versuch wert.**

Ureter

Ureterverletzungen sind selten und werden oft erst spät diagnostiziert, wenn nach der Exploration wegen eines Traumas Urin aus einer der dabei gelegten Drainagen austritt. Der Ureter verläuft im Retroperitoneum allseits von Fett umgeben und kann sehr gut ausweichen. Deshalb muss man schon sehr viel Pech haben, damit der Ureter von einer Kugel oder einem Messer durchtrennt wird. Bei manchen dieser Verletzungen handelt es sich um partielle Risse, die entstehen, wenn in der Nähe ein Hochgeschwindigkeitsgeschoss durchtritt, die Wand des Ureters verletzt und so ein Leck verursacht.

Kennzeichen der Ureterverletzung ist der Austritt von Urin, und genau das erscheint auf einem IVP oder Kontrastmittel-CT. Denke im Falle eines penetrierenden Traumas an eine Verletzung des Ureters, wenn die Verletzung im Bereich des lateralen Retroperitoneums oder im Becken liegt. **Man muss sorgfältig nach traumatischen Verletzungen des Ureters suchen, denn sonst werden sie übersehen.**

Während Kaiserschnitten und Kolorektalen Eingriffen kann es zu iatrogenen Ureterverletzungen kommen. Bemerkt man sie während der Operation, sollten sie sofort versorgt werden. Einige versehentliche Verletzungen kommen während laparoskopischer Operationen vor und werden gewöhnlich übersehen und spät diagnostiziert. Manchmal ist der Ureter durch eine Naht oder einen Clip verlegt; der Patient kann über Flankenschmerzen klagen oder eine asymptomatische Hydronephrose entwickeln, die bei der Bildgebung entdeckt wird.

Behandlung des verletzten Ureters

Der Ureter muss sorgfältig untersucht und jegliches nekrotische Segment sollte entfernt werden, auch wenn das die Länge beeinträchtigen kann. **Lege immer einen Stent in die Anastomose, um den Urinabfluss sicherzustellen und die Apposition umgebenden Gewebes zu unterstützen.** Urin findet immer einen Weg aus einer nicht perfekten Anastomose; das ist der Grund, warum Du in der Urologie so viele Arten von Stents und Kathetern findest und warum manche Urologen sich selbst als Klempner betrachten.

Verletzungen des distalen Ureters (distal der Iliakalgefäße) sind häufiger und leichter zu versorgen. Für gewöhnlich opfert man den distalen Anteil des Ureters und reimplantiert den Ureter direkt in die Blase. In dieser Situation kann man, falls der Ureter zu kurz ist, die Blase nach oben ziehen, indem man sie an den

Psoas näht – den Psoas-Hitch; oder man kann einen aus der Blase gehobenen Lappen verwenden – eine Boari Plastik.

Verletzungen des mittleren und oberen Ureters von weniger als 2 cm Länge werden durch eine (spatulierte) End-zu-End-Anastomose mit optimaler Apposition durch feine resorbierbare Nähte versorgt. Langstreckige Verletzungen können erfordern, die ipsilaterale Niere zu mobilisieren und weiter nach unten zu verlagern, was ein paar zusätzliche Zentimeter Länge bringen kann. Im Falle einer ausgedehnten Lücke gibt es mehrere Optionen: eine ist, einen Ureter mit dem anderen zu verbinden, indem man ihn hinter dem Peritoneum untertunnelt – *Transuretero-ureterostomie;* eine weitere Option bei einem vorliegenden großen Defekt ist die Überbrückung mit Dünndarm – ein *Ileumureter*. Die Autotransplantation der Niere in das ipsilaterale Becken wäre eine extreme Maßnahme, um die große Lücke bei fehlendem Ureter zu überbrücken. In erfahrenen Händen werden alle diese Verfahren mit einer hohen Erfolgsrate durchgeführt.

> **Zwei wichtige Anmerkungen**
> - Stößt man bei einem instabilen Patienten während der Behandlung eines ausgedehnten Traumas auf eine Ureterverletzung, bietet es sich an, oberhalb der Verletzung einen Clip auf den Ureter zu setzen. Wenn der Patient stabilisiert ist und innerhalb von 24 h, kann man einen Nephrostomiekatheter legen und so die Drainage der Niere sicherstellen. Die weitere Wiederherstellung wird auf einen geeigneteren Zeitpunkt verschoben.
> - Ein weiterer Punkt, der oft übersehen wird: wenn die Ureterverletzung sehr ausgedehnt ist und deshalb eine komplexe Rekonstruktion benötigt, wenn sie spät diagnostiziert wird oder bereits eine komplexe Harnfistel vorliegt, dann kann – vorausgesetzt, die kontralaterale Niere funktioniert gut – die Nephrektomie die beste Option sein.

Blase

Blasenverletzungen gehen gewöhnlich mit einem Beckentrauma einher. Isolierte Blasenverletzungen kommen besonders im Urlaub vor, wenn ein Patient mit voller Blase nach übermäßigem Trinken einen Schlag in den Unterleib bekommt. Penetrierende Blasenverletzungen sind auch mit Verletzungen weiterer Organe verbunden. **Iatrogene Verletzungen sind häufig, wobei Gynäkologen und Geburtshelfer die Hauptübeltäter sind.**

Eine Blasenruptur zeigt sich durch suprapubische Schmerzen, Druckempfindlichkeit und Makrohämaturie. **In nahezu allen Fällen beweist ein Zystogramm die Diagnose. Dabei ist es wichtig, die Blase ausreichend zu füllen. Beim bewusstlosen Patienten werden mindestens 300 ml Kontrastmittel über einen Katheter instilliert. Bei einem bewusstseinsklaren Patienten kann die Füllung beendet werden, sobald er über Missempfindungen klagt.**

Blasenverletzungen können extraperitoneal (lateral flammenförmig) oder intraperitoneal sein (Kontrastmittel umspült den Dünndarm). **Extraperitoneale Risse können durch Drainage der Blase mit einem großlumigen Foley-Katheter (20–22 Ch) behandelt werden**, der 10–14 Tage lang bis zur abgeschlossenen Heilung *belassen* wird. **Alle intraperitonealen Risse müssen exploriert und primär mit resorbierbaren Fäden genäht werden.** Verletzungen im Bereich des Blasenhalses bedürfen der sorgfältigen Beurteilung der Harnleiteröffnungen.

Skrotum

Ein stumpfes Trauma jeder Art kann zu einer Ruptur der Tunika albuginea testis führen. Ein stumpfes Trauma betrifft gewöhnlich einen einzelnen Hoden, aber bei einem Drittel aller penetrierenden Traumata sind beide Seiten des Skrotums betroffen. Ein Skrotalhämatom findet sich klinisch häufig, korreliert aber nicht immer mit dem Ausmaß des Schadens am eigentlichen Hoden, da die Blutung auch aus anderen Strukturen im Hodensack stammen kann. Ebenso bedeutet eine fehlende Tastbarkeit des Hodens nicht, dass er verletzt ist. **Schwere, in das Abdomen ausstrahlende Schmerzen deuten auf eine Verletzung des Hodens hin.** Wir haben vor Schmerz schreiende Patienten behandelt, die nicht auf Narkotika reagiert haben und bei der Untersuchung nahezu keinerlei Schwellung oder Hämatom des Skrotums gezeigt haben; allerdings fand sich bei der Operation eine Ruptur der Tunika albuginea. **Obwohl die Sonographie das beste bildgebende Verfahren zur Beurteilung von Hodensack und Hoden ist, schließt ein eindeutiger Befund eine Hodenverletzung nicht aus. In Zweifelsfällen wird der Hoden besser freigelegt.**

Behandlung

Die frühe Exploration und Wiederherstellung der Hodenverletzung ist die Regel. Die frühe Wiederherstellung führt zu einer signifikant höheren Überlebensrate des Hodens, schnellerer Rekonvaleszenz und Erhalt der testikulären Funktion. Eröffne den Hoden über einen quer verlaufenden Schnitt, geh (wie beim Schneiden einer Zwiebel) durch die verschiedenen Schichten, bis Du die Tunika albuginea erreichst. Ist die Tunika eröffnet, siehst Du die *Tubuli seminiferi* wie kleine *Spaghettini* herausdrängen. Verletztes Gewebe sollte debridiert und die Tunika verschlossen werden. Sogar das simple Ausräumen eines großen Gerinnsels wird die Erholung beschleunigen.

> „Urologen sind nur glorifizierte Klempner…"

Drainage der Bauchhöhle

Danny Rosin, Paul N. Rogers, Mark Cheetham und Moshe Schein

> *Je unvollkommener die Technik des Chirurgen ist, desto größer ist die Notwendigkeit einer Drainage.*
>
> **William Stewart Halsted**

Die Geschichte der Drainage der Bauchhöhle ist so alt wie die Geschichte der Chirurgie. Dennoch war die Drainage der Bauchhöhle immer Gegenstand einer Kontroverse, wurde uneinheitlich praktiziert und war lokalen Dogmen unterworfen. Vor hundert Jahren gab es leidenschaftliche Befürworter der Drainage, wie Robert Lawson Tait, der erklärte „Im Zweifel drainieren!" Dann gab es die Skeptiker, wie J. L. Yates, der verstanden hatte, dass „die Drainage der allgemeinen Bauchhöhle eine physikalische und physiologische Unmöglichkeit ist." Und wie immer gab es die Unentschlossenen wie Joseph Price: „Es gibt diejenigen, die sie leidenschaftlich befürworten, es gibt diejenigen, die sie größtenteils ablehnen, es gibt diejenigen, die sie lauwarm in Erwägung ziehen und schließlich gibt es einige, die ohne Überzeugung entweder dafür oder dagegen sind... wie der Zufall oder die Laune, aber nicht die Logik es bestimmen."

Ein Jahrhundert ist vergangen, in dem die operative Chirurgie und die unterstützende Behandlung erstaunliche Fortschritte gemacht haben; aber wenn wir uns umsehen, scheint es, dass sich, was den Gebrauch von Drainagen angeht, nicht viel geändert hat – dasselbe alte Chaos. Vergiss also bitte für einen Moment das von Deinem Boss oder Deinem Mentor diktierte lokale Dogma und höre uns zu.

In diesem Kapitel werden wir besprechen, wann und wie man Drainagen nach einem abdominellen Notfalleingriff verwendet. **Die perkutane Drainage** von primären und sekundären Abszessen und von Flüssigkeitsansammlungen wird in ▶ Kap. 43 besprochen. **Wunddrainagen** werden in ▶ Kap. 46 erwähnt.

Beginnen wir mit der Klassifizierung von Drainagen:
Chirurgen können folgende Gründe für eine Drainage der Bauchhöhle anführen.

Therapeutisch:
- Um einer etablierten intraabdominellen Kontamination oder Infektion den Ablauf **zu ermöglichen** (z. B. einem periappendikulären Abszess, einer diffusen fäkalen Peritonitis).
- **Zur Kontrolle** einer Infektionsquelle, die nicht auf andere Weise beherrscht werden kann, indem man eine ‚kontrollierte' externe Fistel schafft (zum Beispiel eine insuffiziente duodenale Nahtreihe).

Prophylaktisch:
- Um einer erneuten Infektion **vorzubeugen** (etwa in der Hoffnung, dass durch den Abfluss von verbliebenem Serum oder Blut eine Abszessbildung verhindert wird).
- **Zur Kontrolle** einer ‚voraussichtlichen' oder ‚erwarteten' Nahtinsuffizienz (z. B. zur Drainage einer Dickdarmanastomose, eines Duodenalverschlusses oder eines Zystikusverschlusses).
- Um vor Komplikationen **zu warnen** (im Glauben, dass Drainagen vor einer postoperativen Blutung oder einer Anastomosenleckage warnen würden).

Viele Chirurgen rund um die Welt, bei denen wir gesehen haben, dass sie Drainagen legen, tun das aus keinem anderen Grund als: „Warum nicht? Was ist daran schlimm?"

Aber anstatt uns weiter mit dem Thema zu befassen und rigide Klassifikationen anzuwenden, lass uns die Sache mit den Augen eines Allgemeinchirurgen betrachten: **Wie sollte die aktuelle Praxis nach gängigen Baucheingriffen aussehen?**

Drainage bei der akuten Appendizitis (▶ Kap. 21)

Solltest Du nach einer Appendektomie wegen einer gangränösen oder perforierten Appendizitis eine Drainage legen?

Nein. Es ist bewiesen, dass Drainagen in dieser Situation postoperative Komplikationen nicht verringern. Selbst wenn die perforierte Appendix mit einer lokalen Eiteransammlung einhergeht, besteht keine Notwendigkeit eine Drainage zu legen. Sie sind niemals ‚nicht-kollabierbar'; deshalb füllt sich der mögliche Raum für einen Abszess mit umliegendem Darm, Mesenterium und Omentum, sobald Du die Wand eröffnet und den Eiter abgesaugt hast. Selbst wenn sich nach einer perforierten Appendizitis eine *diffuse Peritonitis* entwickelt hat, wären Drainagen nutzlos: In dieser Situation – **nachdem die Infektionsquelle beherrscht ist** – sind Drainagen vergebene Liebesmühe!

> So, die Ursache der Infektion ist beseitigt, das Peritoneum wurde durch die ‚Peritonealtoilette' gereinigt; jetzt lass – um Gottes willen – die superben Abwehrmechanismen des Bauchfells die Eradikation der Bakterien, unterstützt durch eine kurze Behandlung mit systemischen Antibiotika, zu Ende bringen, ohne dabei durch einen Fremdkörper – den albernen Drain – gestört zu werden.

Den unsicheren Verschluss des Appendixstumpfes als Rechtfertigung für eine Drainage zu nehmen klingt anachronistisch: der sichere Stumpfverschluss ist (auch bei einer Perforation der Appendix an ihrer Basis) möglich, indem man in die Naht- oder Staplerreihe eine ‚Scheibe' der umgebenden Zökumwand einbezieht.

Drainage nach Cholezystektomie wegen akuter Cholezystitis (▶ Kap. 18)

Würdest Du nach einer offenen oder laparoskopischen Cholezystektomie wegen einer schweren akuten Cholezystitis eine Drainage legen?

Aus Studien, die während der Ära der offenen Cholezystektomie durchgeführt worden sind, wissen wir, dass **routinemäßig gelegte Drainagen keinen Vorteil haben**. Ultraschalluntersuchungen haben gezeigt, dass nach einer Cholezystektomie die meisten Flüssigkeitsansammlungen, egal ob sie nun aus Gallenflüssigkeit,

Serum oder Blut bestehen, asymptomatisch bleiben und vom Peritoneum resorbiert werden.

Andererseits sind Drainagen für den Abfluss von Galle wesentlich effektiver als für den Abfluss von Fäzes oder Eiter. Es macht also daher Sinn, eine Drainage zu legen, wenn der Chirurg einen Grund hat, sich um ein nicht behobenes oder potenzielles Galleleck Sorgen zu machen; zum Beispiel, wenn während einer subtotalen Cholezystektomie die Öffnung des Duktus cysticus nicht sicher versorgt werden kann; oder wenn die Spülflüssigkeit oder das Leberbett gallig gefärbt sind – was auf die Möglichkeit hinweist, das ein Luschkascher Gang übersehen wurde; oder falls man aus welchen Gründen auch immer einen nicht perfekten Verschluss des Zystikusstumpfes vermutet.

> Das Schlüsselwort lautet – SELEKTIV. Die meisten Patienten benötigen nach einer Cholezystektomie keine Drainage, aber wenn Du Dir wegen einem möglichen Galleleck Sorgen machst, dann lege eine Drainage!

Die meisten Drainagen fördern nahezu gar nichts; nur selten wird aus einer prophylaktisch gelegten Drainage eine therapeutische Maßnahme, indem sie eine große und anhaltende Menge an Galle ableitet. **Es ist sehr wichtig, dass die Drainagen so bald wie möglich entfernt werden.** Eine nach 24–48 h trockene Drainage zeigt, dass sie ihre begrenzte Rolle erfüllt hat. Abschließend ein Kommentar von Howard Kelly, der gesagt hat: „Eine Drainage ist das Eingeständnis einer unvollkommenen Operation." Bestätige diese Aussage nicht in Deiner eigenen Praxis; es kann besser sein, einen ultrakurzen Zystikusstumpf sicher zu übernähen (und falls nötig zu konvertieren), als sich auf einen mangelhaften Clipverschluss und eine Drainage zu verlassen.

Drainage nach Omentopexie wegen eines perforierten Ulkus (▶ Abschn. 16.1)

Du hast soeben ein perforiertes Ulkus mit einem Omentumpatch verschlossen. Würdest Du eine Drainage legen?
Die Literatur, die sich mit diesem speziellen Thema befasst, ist dürftig, unterstützt aber keine Drainagen. Ein korrekt durchgeführter und getesteter Patchverschluss sollte dicht sein. Außerdem sind vorhandene Drainagen im Falle einer Nahtinsuffizienz nicht lebensrettend (▶ Kap. 43). Kommt es zu einer Nahtinsuffizienz, verzögert das vergebliche Vertrauen auf die Drainage nur die notwendige erneute Operation und beschleunigt den Tod.

Aber wie verhält es sich mit dem laparoskopischen Patchverschluss? Sollte sich dadurch die (nicht gegebene) Indikation für eine Drainage ändern? Nachdem Insuffizienzen nach einer Omentopexie so selten sind und große vergleichende Serien zwischen offen und laparoskopisch durchgeführten Eingriffen so spärlich sind, ist es schwer zu sagen, ob Insuffizienzen nach laparoskopischen Eingriffen häufiger auftreten. Diejenigen von uns, die an die offene Omentopexie gewohnt sind, sollten jedoch alarmiert sein, wenn sie die Insuffizienzen sehen, über die nach laparoskopischen Eingriffen berichtet werden. Es mag sein, dass ‚die Lernkurven', die fehlende Möglichkeit, die Spannung der den Patch fixierenden Nähte zu fühlen oder das Vertrauen auf einen Verschluss durch direkte Naht, anstatt Omentum zu benutzen, den Eingriff anfälliger für eine Leckage machen. Wenn Du also weißt, wie man einen ordentlichen und sicheren Patch mit Omentum macht, wäre eine Drainage überflüssig. Aber wenn Du immer noch Deine Lernkurve erklimmst (mit der fallenden Inzidenz peptischer Ulzera erreichst Du den Gipfel vielleicht nie…), solltest Du eine Drainage legen. Falls sich eine Insuffizienz entwickelt, wird das zwar in den meisten Fällen die Notwendigkeit einer Re-Operation nicht verhindern, aber es kann Dich frühzeitig warnen, dass das der Fall ist.

Drainage nach einer Notfallresektion des linken Kolons, mit oder ohne Anastomose

Die beiden Fragen, ob man nach einer notfallmäßigen Resektion des perforierten Kolon sigmoideums, mit oder ohne primäre Anastomose, eine Drainage legen sollte, können gemeinsam besprochen werden. In beiden Situationen konnte **die Ursache der Erkrankung durch die Kolektomie beherrscht** werden. Daher wäre die Argumentation für das Legen einer Drainage entweder ‚therapeutisch' – als Unterstützung der Behandlung der assoziierten intraperitonealen Infektion, oder ‚prophylaktisch' – um einer Flüssigkeitsansammlung vorzubeugen oder um eine potenzielle Leckage aus einer Nahtinsuffizienz ‚zu kontrollieren' (zum Beispiel aus der Anastomose oder dem Verschluss des Rektumstumpfs).

Das Thema Drainage nach einer Kolonresektion ist über viele Jahre intensiv debattiert worden; Befürworter behaupten, dass Drainagen im Fall einer Anastomoseninsuffizienz eine Reoperation verhindern würden, während Kritiker argumentieren, dass Drainagen sogar zu Leckagen beitragen.

Die von den Befürwortern der Drainage aufgeführten Gründe sind vielfältig
- Der Erste ist, **die Bekämpfung einer verbliebenen oder die Prävention einer erneuten intraabdominalen Infektion,** indem der perikolische Abszess, der während der Operation gefunden und bereits drainiert wurde, abgeleitet oder Sekrete entfernt werden. Allerdings wurde die Nutzlosigkeit von Drainagen in der Bauchhöhle zur Erreichung dieser Ziele bereits oben besprochen (siehe Appendizitis) und wird unten erneut betont (siehe nächster Abschnitt).
- Der Zweite ist, **die Anastomose im Fall einer Nahtinsuffizienz zu drainieren.** Aber Hochrisiko-, für eine Nahtinsuffizienz anfällige, Anastomosen sollten in einer Notfallsituation ohnehin nicht angelegt werden. Wie in der Literatur zu lesen ist, helfen Drainagen auch nicht viel, wenn es zur Leckage kommt – ganz zu schweigen von dem falschen Gefühl von Sicherheit, das sie vermitteln.

– Der dritte Grund, der angeführt wird, ist **die Drainage des Stumpfverschlusses (Hartmann-Stumpf)** – sollte der undicht werden. Aber ein solider Klammer- oder Handnahtverschluss des gesunden Rektums abseits der Dickdarmentzündung sollte für einen insuffizienz-sicheren Verschluss sorgen. Wenn der Verschluss jedoch für ‚zu schwierig' gehalten wird, dann sollte der Rektumstumpf wie vom verstorbenen John Goligher aus Leeds vertreten, teilweise offengelassen werden (und es sollte erwogen werden, ein Darmrohr ins Rektum zu legen – siehe ▶ Kap. 24). In jedem Fall **kann nur ein krankhafter Optimist hoffen, dass Stuhl die Drainage hinauf und aus dem Becken klettert, d. h., falls der Drain nicht bereits durch Fibrin, Gerinnsel oder Stuhl verstopft ist.**

> Zusammengefasst: nach einer Notfallresektion des Kolons sind Drainagen Zeitverschwendung und möglicherweise gefährlich!

Drainage bei generalisierter Peritonitis (▶ Kap. 13)

Bei Patienten mit diffuser Peritonitis wurden nie vergleichende Untersuchungen zwischen Drainage versus keine Drainage durchgeführt, weil die Experten für chirurgische Infektionen die Sinnlosigkeit von Drainagen in dieser Situation schon lange erkannt haben. Die moderne Auffassung geht, von den Fachleuten für chirurgische Infektionen unterstützt, von Folgendem aus:

> **Bei Patienten mit diffuser Peritonitis ist es unmöglich, die Peritonealhöhle zu drainieren.** Daher ist die Verwendung von Drainagen bei diesen Patienten nicht indiziert, es sei denn: (a) die Drainage wird in eine klar definierte Abszesshöhle gelegt; (b) die Drainage wird verwendet, um eine kontrollierte Fistel zu schaffen.

Aus unserer Zeit als junge Assistenzärzte erinnern wir uns noch an postoperative Patienten, denen aus jedem Quadranten ihrer aufgeblähten Bäuche mehrere Gummidrainagen herausstachen – wie Stachelschweine. Diese Drainagen förderten etwas altes Blut, oder vielleicht ein wenig Eiter oder faulig stinkende Flüssigkeit. Dann ist der Patient verstorben und sein Tod wurde auf eine ‚Pneumonie' geschoben. Wie dumm wir waren – dass wir geglaubt haben, diese Drainagen wären nützlich! Nach und nach haben wir begriffen, wie wertlos sie sind – jede intraperitoneale Drainage wird innerhalb von 24–48 h durch das umliegende Gewebe verlegt, es sei denn, sie wird von umgebender Flüssigkeit ‚durchgespült', etwa durch Galle. Wenn Du also bei einer Peritonitis eine Saugdrainage legst, fördert sie nahezu nichts, und wenn Du eine Gummidrainage (etwa einen Penrose oder einen ‚gewellten' Drain) als Docht legst, **dann fördert sie einfach nur aus dem durch sie geschaffenen infizierten Gang.**

Bei einer generalisierten Peritonitis ist die *einzige* Indikation für eine Drainage die Kontrolle einer unkontrollierbaren Infektionsquelle wie einer undichten Naht im Duodenum oder einer insuffizienten gastroösophagealen Anastomose. Wie bereits erwähnt, sind wir skeptisch, was die Begriffe ‚klar definiert' oder ‚ausgebildet' als Indikation für eine peritoneale Drainage angeht. Derartige ‚Abszesse' sind Eiteransammlungen, die zum Spektrum jeder Peritonitis gehören; nach ihrer Entleerung sollten sie wie der Rest des infizierten Peritoneums behandelt werden. Lass die peritoneale Abwehr und Antibiotika ihren Job erledigen. **Fazit: Drainagen sind bei einer diffusen Peritonitis sinnlos. Es kann allerdings zu einer erneuten oder fortbestehenden intraabdominellen Infektion kommen, die eine perkutane Drainage (Kap. 42) oder eine Operation (Kap. 44) erfordern kann. Drains werden daran nichts ändern.**

In ◘ Tab. 36.1 findest Du eine Zusammenfassung, in welchen Situationen eine Drainage indiziert ist oder indiziert sein könnte. Aber wie verhält es sich mit dem Legen einer Drainage wegen einer Blutung?

Nun, über Drainagen wegen **zu erwartenden Blutungen** ist gesagt worden: „**Wenn Du zur Versorgung einer postoperativen Blutung Drainagen legen musst, dann hast Du den Eingriff nicht beendet.**" In den meisten Fällen, in denen Du wegen einer Blutung oder Sickerblutung Drainagen legst, sind sie unnötig und fördern wenig; sie fördern aber selbst dann wenig, wenn es zu einer schweren Blutung kommt – und zeigen nur die Spitze des Eisbergs. Wenn es Dich also glücklich macht, wegen einem nässenden Gallenblasenbett für 24 h eine Drainage zu legen, dann nur zu. Solange Du weißt, dass sie nicht immer das tatsächliche Ausmaß der Blutung widerspiegelt.

Der ‚optimale' Drain

Alle Drains sollten vorzugsweise weich und verformbar sein, um das *reale* Risiko von Drucknekrose und Erosion von Darm und Blutgefäßen zu minimieren. Drainagen sind entweder ‚aktiv' oder ‚passiv'.

- **Aktive Drainagen werden an eine Saugvorrichtung angeschlossen.** Sie neigen dazu, durch Gewebe oder ‚eingesogene' Gerinnsel zu verstopfen – je höher der Sog, um so mehr neigt der Drain dazu, verlegt zu werden. Doppellumige ‚Sumpf[1]'-Drainagen neigen weniger dazu, verlegt zu werden, sind aber in der Regel von starrer Bauweise, deshalb werden sie für eine längere Lage in der Bauchhöhle nicht als sicher angesehen.
- **Passive Drainagen** wirken durch Kapillarkraft, Schwerkraft oder Überlauf aufgrund geringer Druckunterschiede. Sie werden als ‚offenes System' angesehen, das nachweislich mit Kontamination des Drainagetracks durch retrograde Ausbreitung von Hautbakterien verbunden ist („Drainagen drainieren in beide Richtungen"). Theoretisch sollte das Anlegen eines sterilen Stomabeutels über der Drainagestelle das offene System in ein

---

1 ‚Sumpf-Drainagen (sump drains) sind doppellumige Drains, bei denen durch das kleinere Lumen Luft in die drainierte Region eindringt und so Flüssigkeit in das größere Lumen verdrängt.

◘ **Tab. 36.1** Wann drainieren?

Hier sind die Situationen, die erfahrene Chirurgen (wie wir…) als ‚triftigen Grund' für eine Drainage sehen		
Hohe Wahrscheinlichkeit für eine Leckage von Gallenflüssigkeit oder Pankreassaft. Eine wegen eines Galle- oder Pankreaslecks gelegte Drainage kann lebensrettend und kurativ sein	Das ist die Indikation Nummer 1, und zwar zu Recht	Gallenflüssigkeit und Pankreassaft werden durch Drainagen gut gesammelt und abgeleitet
Ausgebildete, Eiter enthaltende Abszesse. Das bedeutet, dass der Abszess ‚nicht zusammenfallen' kann oder ‚dickwandig' ist	Das ist die Indikation Nummer 2. Die meisten Chirurgen sind der Ansicht, dass bei einer gut ausgebildeten Eiteransammlung eine Drainage angebracht ist	Eiteransammlungen im Zusammenhang mit einer akuten Peritonitis sind etwas völlig anderes. Hier sind keine Drainagen erforderlich
Nicht zufrieden mit der Beherrschung der Krankheitsursache	Diese Indikation überschneidet sich mit anderen Indikationen wie Galleleck, Urinleck oder der Unmöglichkeit, ein undichtes proximales Jejunum oder Duodenum zu exteriorisieren	
Der ‚schwierige' Nahtverschluss am Duodenum	Der ‚schwierige' Verschluss des Duodenalstumpfs nach einer Billroth II Operation ist eine vernünftige Indikation für eine prophylaktische Drainage	Das *retroperitoneale* Duodenum neigt häufiger zu einer Insuffizienz, deshalb würde eine Drainage Sinn machen (z. B. nach einer Duodenotomie zur Versorgung einer Blutung nach retrograder Cholangiopankreatikografie)
Der Harntrakt	Drainiere, wenn ein Urinleck zu erwarteten ist…	Nach der Versorgung einer Nieren-, Ureter- oder Blasenverletzung…
Anastomosen mit hohem Risiko im oberen Gastrointestinaltrakt	Nach Ösophagus- oder bariatrischen Operationen, die ein hohes Risiko für eine Nahtinsuffizienz haben	Allerdings ist es unwahrscheinlich, dass Du derartige Anastomosen in einer Notfallsituation anlegen wirst…
Erwartbare Blutung	Sei selektiv. Fast nie	Siehe den obigen Text

geschlossenes verwandeln, allerdings bezweifeln wir, dass es länger als einen Tag ‚geschlossen' bleibt. Ob passive Drainagen im Oberbauch, wie von einigen behauptet, wegen des bei der Atmung entstehenden negativen Saugdrucks relativ ineffizient sind, ist umstritten. **Offensichtlich gilt, je dicker der Drain, umso größer die Öffnung in der Haut – desto effektiver fördert die Drainage, aber umso anfälliger ist sie für Komplikationen.**

Aber ganz praktisch:
- Der flache und weiche ‚aktive' JP (oder der Blake® Drain) ist die einzige intraperitoneale Drainage, die wir heutzutage in unserer Praxis routinemäßig verwenden (zum Beispiel nach einer ‚schwierigen' Cholezystektomie). Diese Drainage würden wir auch für Indikationen wie eine mögliche Duodenal- oder Pankreasfistel verwenden.
- **Falls Du zu denjenigen gehörst, die eine *Peritonitis* drainieren, dann erinnere Dich, dass Deine Saugdrainage nach wenigen Stunden von Fibrin und Eiter verstopft sein wird und Deine offene passive Drainage hauptsächlich als Einbahnstraßen *Autobahn* für Hautbakterien dienen würde.**
- **An diejenigen, die Drainagen in die Nähe von *Kolonanastomosen* legen – glaubt Ihr wirklich, das Saugdrainagen Stuhl ableiten werden?** Um einen Kanal zu bilden, der Stuhl nach außen ableiten kann, muss man einen dicken passiven (beispielsweise gewellten) Drain durch eine großzügige, zwei Finger breite Öffnung in Haut und Bauchwand verwenden. Auf diese Weise würden wir zu den alten Zeiten von Hernien an der Drainagestelle, Darmverschluss, Blutung und Abszessen an der Drainagestelle zurückkehren.

Wirf für eine Liste der **Komplikationen durch Drainagen** einen Blick auf die ◘ Tab. 36.2. Diese Komplikationen kommen *tatsächlich* vor; manche sind selten, aber jede von ihnen haben wir in den dunklen Zeiten exzessiver Drainage selbst erlebt. Man kann diese Komplikationen durch korrekte Anlage und Handhabung von Drainagen vermeiden (siehe ◘ Tab. 36.3) oder, besser noch, indem man nicht indizierte Drainagen vermeidet. **Die goldenen Tage der Drainagen sind aus mehreren Gründen vorbei:**
- Durch verbesserte chirurgische Techniken, Antibiotikagabe und bessere Bildgebung verbessern sich die Ergebnisse von abdominellen Notfalleingriffen.

◘ Tab. 36.2 Komplikationen intraperitonealer Drainagen
– Drain-‚Fieber'
– Infizierter Drainagetrakt
– Hernie im Drainagetrakt
– Blutung aus dem Drainagekanal
– Darmverschluss
– Darmerosion
– Erosion von Blutgefäßen
– Kontamination steriler Gewebe
– Verhinderte Abheilung von Fisteln
– Kann nicht gezogen werden: in einer Fasziennaht gefasst, abgerissen, verknotet oder in den Drain eingesogenes/eingewachsenes Gewebe
– ‚Verlorene' Drainage: in die Bauchhöhle gewandert oder gebrochen

Tab. 36.3 Die Anlage von und der Umgang mit Drainagen

Anlage

– Wähle eine für die jeweilige Aufgabe geeignete Drainage aus, aber im Allgemeinen solltest Du Dich für das weichste und dünnste Modell entscheiden
– Platziere die Drainage sorgfältig in der gewünschten Region, kürze sie und entferne exzessive Länge, aber lass etwas ‚Spielraum'
– Lege sie von Darmwand oder Gefäßen entfernt
– Versuche Omentum zwischen Drain und vitale Strukturen zu bringen, um Erosionen vorzubeugen
– Leite die Drainage entfernt von der Hauptwunde aus, um einer Wundinfektion vorzubeugen
– Plane den kürzest möglichen Trakt und versuche, abhängig von der Indikation für die Drainage und der Art des Drain, in einer möglichst abhängigen Region auszuleiten
– Achte beim Verschluss der Hauptwunde sorgfältig darauf, den nahegelegenen Drain nicht mit Deinen Fasziennähten zu fassen
– Sichere den Drain mit Nähten und Tape an der Haut

Umgang

– Verwende wenn immer möglich ein geschlossenes System
– Wähle niedrigen Sog, um zu verhindern, dass umgebendes Gewebe in die Löcher der Drainage gesaugt wird
– Um dünnkalibrige Drainagen offen zu halten, können sie zweimal täglich mit einer kleinen Menge Kochsalzlösung unter sterilen Kautelen gespült werden
– Hat sich eine (beispielsweise biliäre) Fistel gebildet, kann die Saugung entfernt und der Drain unter Ausnutzung der Schwerkraft an einen abhängigen Beutel angeschlossen werden
– Achte darauf, dass die Spitze des Drains nicht an den viszeralen Defekt angrenzt, den sie drainiert – das würde den Verschluss des Defekts verhindern: überprüfe die Position des Drains mit einem Sinogramm

Entfernung

– Entferne die Drainage, sobald sie nicht mehr fördert oder ihre prophylaktische Aufgabe anscheinend erfüllt hat
– Langzeitdrainagen sollten etappenweise entfernt werden, um einer Abszessbildung in der Tiefe des Trakts vorzubeugen
– Die Entfernung und das Kürzen von Drainagen sollte (in ausgewählten Fällen) von Sinogrammen und/oder CTs begleitet sein
– Fixiere den Drain erneut an der Haut, wenn Du ihn gekürzt hast – um einer Migration nach proximal vorzubeugen

Chirurgen sehen also weniger Komplikationen, die angeblich durch Drainagen vermieden werden können. Das hat Chirurgen ein neues Gefühl der Zuversicht gegeben – warum sollten sie Drainagen legen, wenn die meistens unnötig erscheinen?
— Jederzeit verfügbare CT-Untersuchungen haben zu dieser Zuversicht der Chirurgen beigetragen. Die rätselhafte postoperative Bauchhöhle ist jetzt nicht mehr länger eine Black Box. Wir brauchen keine Drainage mehr, die uns vor einem Abszess warnt – wir können ihn im CT sehen.
— Der immense Erfolg der bildgesteuerten perkutanen Drainage intraabdomineller Ansammlungen und Abszesse hat offensichtlich zu diesem Vertrauen beigetragen. Und es hat uns auch viel über die Methodik der Drainage selbst gelehrt – **dass Du keine dicken Schläuche über viele Tage hinweg benötigst, um einen Abszess loszuwerden – die aufwendigen Rituale, die den Umgang mit Drainagen begleiten, verschwinden ebenfalls.**
— Moderne Chirurgen haben also herausgefunden, dass sie keine Drainagen brauchen, um hartnäckige oder wiederholte Infektionen nach einer, sagen wir mal, perforierten Appendizitis ‚zu verhindern oder zu behandeln'. Sie haben gelernt, dass es den meisten Patienten nach der Kontrolle des Infektionsherds (Appendektomie) und mit Antibiotika gut geht. Und wenn nicht, dann schieben sie sie durchs CT und drainieren was immer nötig ist durch eine CT-gesteuerte Punktion.

Lass uns also William Stewart Halsteds Motto wiederholen: **„Keine Drainage ist besser als ihre ignorante Verwendung."**

Abschließende Worte…

Die routinemäßige Verwendung von Drainagen ist bei kontaminierten und infizierten Eingriffen im Abdomen rückläufig, wird aber in manchen Regionen der Welt immer noch praktiziert. Drains sollten sehr gezielt eingesetzt werden: wenn sie der einzige Weg zur Bekämpfung der Infektionsquelle sind, um einen Ablauf für hochgradig vorhersehbar austretende Flüssigkeiten (Galle, Pankreassaft, Urin) zu bieten, um einen nicht kollabierbaren Abszess zu drainieren (ein seltenes Ereignis!) oder um für kurze Zeit eine stark nässende Oberfläche zu drainieren. **Die prophylaktische Drainage der allgemeinen Bauchhöhle ist sinnlos** (Abb. 36.1).

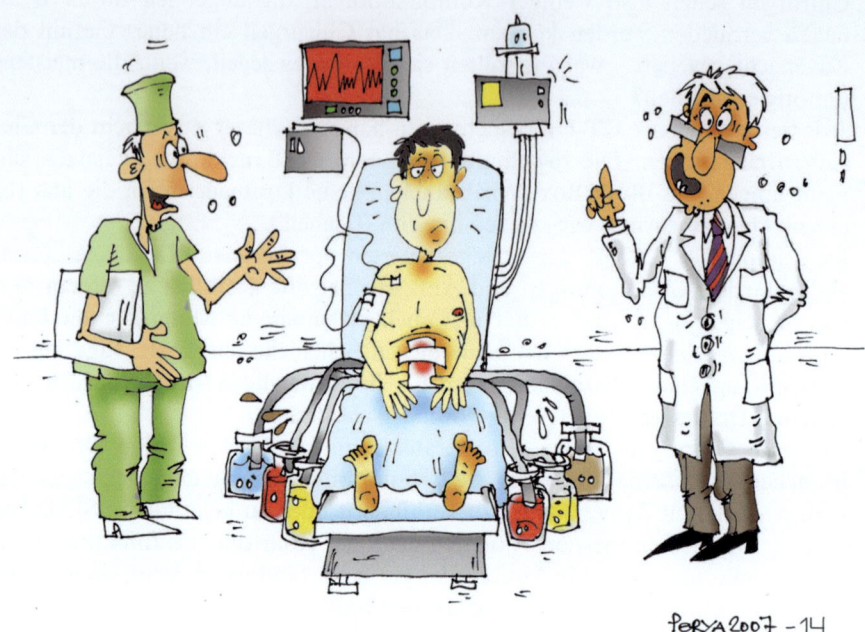

Abb. 36.1 Verwirrter Assistenzarzt: „Chef, er ist immer noch krank." Altmodischer Chirurg: „Vielleicht hätten wir mehr Drainagen legen sollen…"

> „Obwohl in den Vereinigten Staaten jedes Jahr mehr als 5 Mio. Drainagen verwendet werden, bleiben ihre Effektivität, therapeutischen Indikationen und ihr Nutzen ein ungelöster Streit."
>
> J.P. Moss

Bauchdeckenverschluss

Danny Rosin, Paul N. Rogers, Mark Cheetham und Moshe Schein

> *Große Abstände, ein fortlaufender monofiler Faden und – vor allem – Spannung vermeiden – so vermeiden wir Dehiszenz und Hernierung.*

Mit diesen Worten haben wir dieses Kapitel in den vorangegangenen Ausgaben begonnen. Aber wie Du unten sehen wirst, wird ein Teil dieses Aphorismus heute als anachronistisch betrachtet.

Eine Redensart besagt, wenn sich drei Juden treffen – dann bilden sie sofort fünf gegeneinander opponierende Parteien. Dasselbe gilt auch für den Bauchdeckenverschluss. Fragst Du 50 Chirurgen, wie sie die Bauchdecke verschließen (wir haben gefragt), dann bekommst Du 55 unterschiedliche Versionen. Bei manchen Vorschlägen fällt Dir die Kinnlade runter. Sei's drum, hier werden wir mit Dir teilen, wie es unserer Ansicht nach gemacht werden sollte. Wenn Du so weiter machen willst, wie es Dir Dein alter Chef beigebracht hat – das ist Deine Entscheidung.

So, endlich ist es „an der Zeit, sich zu verp*****". Du hast die Nacht durchgearbeitet und bist versucht, schnell fertig zu werden. Ungeduld ist allerdings nicht empfehlenswert, weil ein korrekter Bauchdeckenverschluss Deinen Patienten vor einer Wunddehiszenz (und vor einer späteren Hernie) bewahrt; und Dir erspart er eine mögliche Demütigung („weiß ja jeder, dass…'). **Ja, Du bist müde, aber halte kurz inne und denk nach, bevor Du zumachst; frag Deine Assistenten: „Haben wir irgendwas vergessen, was wir hätten tun sollen?" Siehe die Checkliste im nächsten Kapitel.**

Normalerweise versagt der Bauchdeckenverschluss aufgrund der schlechten Qualität des Gewebes, von erhöhtem intraabdominellem Druck, mangelhafter Technik oder einer Kombination dieser Faktoren. Sehr selten geht ein Knoten auf oder eine beschädigte Naht bricht, aber typischerweise liegt die Schuld eher beim Gewebe und nicht bei der Naht. Um einen sicheren Wundverschluss zu erreichen, solltest Du Folgendes im Kopf (und in der Hand) behalten.

Nahtmaterial

Verwende langsam resorbierbare monofile Fäden (z. B. PDS® oder Maxon®), nicht-resorbierbare monofile (wie Nylon oder Prolene®) würden es aber auch tun. Schnell resorbierbares Material wie Vicryl® wird weiterhin häufig benutzt, obwohl seine Anwendung angesichts der Kinetik der Wundheilung suboptimal ist. Wer solches Nahtmaterial gerne verwendet, produziert die Hernien, die der Rest von uns reparieren darf. **Andererseits hält langsam resorbierbares Nahtmaterial die Wundränder so lange zusammen, bis deren eigene Zugfestigkeit übernimmt.**

Monofile Fäden haben den Vorteil, dass sie besser gleiten und so weniger ‚Sägeverletzungen' im Gewebe verursachen und, wenn sie in der bevorzugten fortlaufenden Weise gelegt werden, die Spannung entlang der vollen Länge der Wunde verteilen. **Es ist schwer zu verstehen, warum viele Chirurgen weiterhin geflochtenes, nicht resorbierbares Material (z. B. Seide) verwenden – wenn doch so viele bessere Alternativen erhältlich sind. Diese Fäden führen tendenziell zu chronisch infizierten Fisteln; sie sind hochreaktiv und fördern deshalb (wenn intraabdominell eingesetzt) Fibrose und Adhäsionen. Also hör um Gottes willen auf, sie zu verwenden. Warum bist Du so dogmatisch?!

Die Stärke des Fadenmaterials macht einen Unterschied. Je dicker der Faden – desto klobiger wird der Knoten. Derart dicke Knoten verhalten sich in der Tiefe einer kontaminierten Wunde tendenziell wie Fremdkörper – sie unterhalten eine infizierte Fistel. Das haben wir auch bei PDS® beobachtet. Die Fistel hat sich nicht verschlossen, solange die Knoten nicht entfernt wurden (PDS® braucht 200 Tage, bis es sich vollständig aufgelöst hat).

Monofiles Material neigt als solches nicht dazu, zu brechen, allerdings erhöht eine Beschädigung des Fadens während der Naht die Wahrscheinlichkeit dafür. **Deshalb ist es wichtig, das eigentliche Material nicht mit Klemmen zu fassen, weil das die Integrität des Fadens schädigen und ihn schwächen kann.**

> Der Bauchdeckenverschluss ähnelt dem Fangen eines großen Fischs – die Regeln sind die gleichen: verbinde eine Schnur von guter Qualität und korrekter Stärke mit perfekten Knoten mit dem Haken; beschädige die Schnur nicht und halte sie unter konstanter Spannung; wenn der Fisch kämpft, dann spiel eine Weile mit ihm – beginnt der Patient wach zu werden, warte, bis er wieder einschläft – nimm Dir Zeit und sei geduldig. **Hältst Du Dich nicht an die Regeln, endet das in einer postoperativen Dehiszenz… oder Hernie… und der Fisch ist weg.**

Verschluss von medianen Laparotmien: ‚Massenverschluss' vs. ‚small bites' Technik

Bis vor kurzem galt der Massenverschluss als bevorzugte Technik. Viele Chirurgen halten sich immer noch daran.

Massenverschluss meint eine Allschichtnaht, bei der ALLE Strukturen der Bauchwand mit kräftigem Nahtmaterial fortlaufend genäht werden, um ‚eine starke Narbe' zu schaffen. Das Dogma besteht hier darin, mit der Nadel reichlich Gewebe zu fassen, mindestens 1 cm vom Wundrand entfernt; die Stiche eng beieinander, sodass keine Abstände von mehr als 1 cm entstehen. Hineinreichende Muskulatur wird in die Naht eingeschlossen.

Allerdings tauchten im letzten Jahrzehnt wiederholt randomisierte Studien aus Europa auf. Sie behaupteten, die ‚Small-bite-Technik' sei dem oben erwähnten ‚Massenverschluss' überlegen.

Die ‚Small-bite' Methode verficht **die Verwendung feineren Nahtmaterials (z. B. PDS® 2–0) mit kleineren Nadeln, das Fassen von 0,5 cm am medialen Faszienrand, engere Abstände (0,5 cm) und die völlige Vermeidung von Muskelgewebe.** Die Ergebnisse dieser Studien zeigten eine geringere Inzidenz an Dehiszenzen und Hernienbildung als bei der Verwendung von Massennähten. In einer Studie war sogar die Rate an Wundinfektionen im Vergleich zu Massennähten geringer. Zu den theoretischen Erklärungen für diese überraschenden Ergebnisse

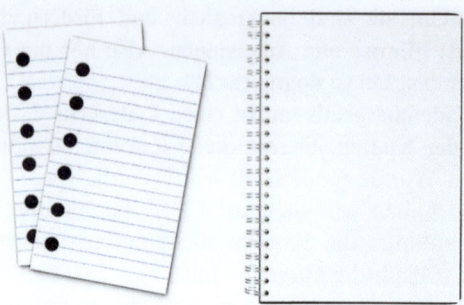

Abb. 37.1 Versuch mal, eine Seite aus einem 6-Ring ‚Massenverschluss' Ordner zu rupfen, im Vergleich zu einer Seite aus einer ‚Small-bite' Spiralheftung eines Notizbuchs. Kapische?

gehören: geringere Gewebeschädigung/Entzündungsreaktion; das höhere Verhältnis von Faden zu Wunde, das man für die verkürzten Abstände zwischen den Stichen braucht, führt zu einem besseren ‚Feder' Effekt, der dem Gewebe erlaubt zu ‚atmen'; bessere Kraftverteilung entlang der Faszienkante (Abb. 37.1).

Wie so oft waren Chirurgen recht misstrauisch (einige sind es immer noch): was ist mit fetten Patienten? Was ist mit aufgeblähten Patienten? Wären die ‚Small-bites' adäquat? Doch mit der Erfahrung kam auch das Vertrauen; immerhin – erfahrene Angler schaffen ja auch, einen 25 kg Fisch mit einer 2,5 kg Testschnur zu fangen ☺.

Selbst die Herausgeber unterscheiden sich in der Art, wie sie die Bauchdecke verschließen: Paul bevorzugt immer noch den Massenverschluss, wenn auch so modifiziert, dass möglichst nicht zu viel Muskulatur gefasst wird; Moshe hat sich jetzt auf die ‚2–0 PDS® Small-bites' festgelegt (nach seinem Eindruck führt diese Technik postoperativ zu weniger Schmerzen – kein Wunder: weniger stranguliertes Gewebe); und Danny versucht generell mediane Laparotomien zu vermeiden.

Es gibt jedoch noch einige zusätzliche Punkte, die für jede von Dir gewählte Verschlusstechnik gelten:

— **Die korrekte Spannung der Naht ist wichtig** (Abb. 37.2). Ziehst Du **zu stark** am Faden, wird das Gewebe stranguliert und nekrotisiert, was dazu führen kann, dass die Naht durch das Gewebe schneidet – die Ursache für die sogenannten ‚Knopflochhernien'. Lässt Du den Faden allerdings **zu locker,** klaffen die Wundränder auseinander. Behalte im Kopf, dass die Muskulatur während Du nähst, relaxiert ist (oder es sein sollte), und dass sie postoperativ wieder ihren normalen Tonus aufnimmt; die Gewebe in der Wunde werden anschwellen und der Bauchumfang wird zunehmen. Alle diese Veränderungen werden den Wundverschluss straffer machen; wenn der schon straff ist, während Du noch nähst, dann muss irgendetwas nachgeben, wenn diese Veränderungen eintreten – das Gewebe reißt. **Ein Verhältnis von Fadenlänge zur Länge der Wunde von mindestens 4:1 sorgt für eine moderate, aber sicher Spannung des Wundverschlusses** (gut, man braucht immer etwas mehr an Länge, damit man Knoten kann… nachdem wir regelmäßig von beiden Enden

37 Bauchdeckenverschluss

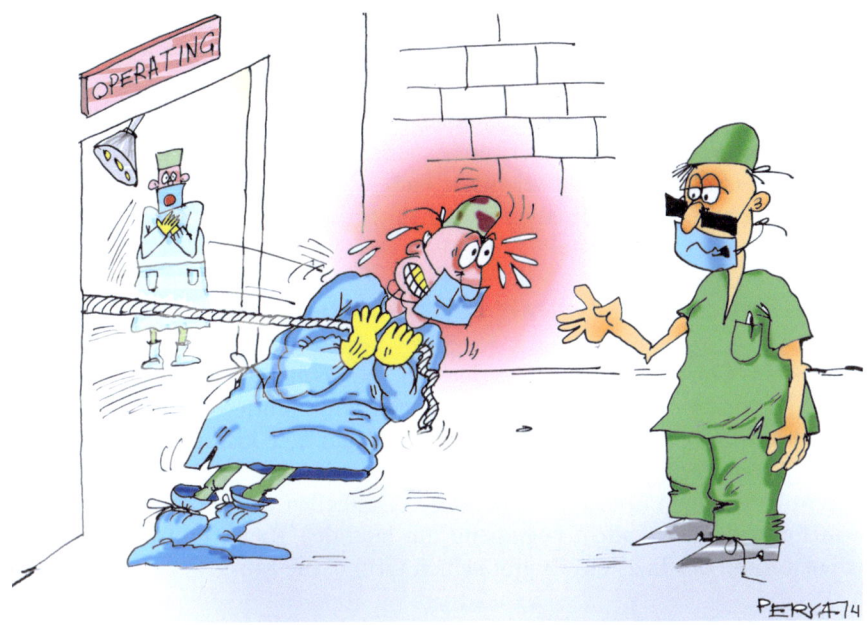

Abb. 37.2 „Jack, was machst Du da?"… „Der Chef hat gesagt, ich soll fest zunähen…"

anfangen zu nähen, brauchen wir auch mehr Fadenlänge… deshalb sind wir auch nicht allzu sehr auf das Messen der exakten Fadenlänge fixiert…).

- **Die Ecken (Enden) der Inzision** sind die Achillesferse des Wundverschlusses, besonders die zuletzt verschlossene Ecke. Verzichte nicht auf den vollständigen Verschluss der Ecken aus Angst, den darunterliegenden Darm zu verletzen; es gibt ein paar gute Tricks, um dieses Unterfangen erfolgreich zu Ende zu bringen – lerne sie von einem Deiner Mentoren. (Wenn Du keinen Mentor hast, schick uns einfach eine E-Mail.) Ein guter Weg zur Vermeidung der ‚schwierigen Ecken' besteht darin, von beiden Enden aus mit der Naht zu beginnen und die beiden Fäden in der Mitte zu verknoten. Wenn jemand die Wunde mit einer einzigen Naht verschließt, dann würden wir für den letzten (Eck-) Knoten einen ‚Aberdeen' wählen – den kannst Du auf Youtube lernen. Wir schneiden ihn lang ab – etwa 5 mm – und versenken ihn mit jedem beliebigen dünnen resorbierbaren Faden tief im subkutanen Raum. Sei vorsichtig mit den Knoten. Unser Freund Berni Cristalli aus Paris meinte: „Einmal habe ich meinen Boss gefragt, warum er sieben Knoten macht? ‚Das letzte Mal habe ich sechs gemacht, das hat nicht gehalten' war seine Antwort."
- **Verletze den darunterliegenden Darm nicht**, der sich oft gegen Deine Nadel wölbt. Am Ende der Operation schwört der Anästhesist jedes Mal bei Gott, dass der Patient ‚maximal relaxiert' ist; oft lügt er. Zwing ihn dazu, den Patienten noch einmal zu relaxieren – gib nicht nach. Schütze den Darm mit egal welchem verfügbaren Instrument, nach unserer Erfahrung ist das der kommerziell erhältliche Fish® Retraktor aus Gummi. Auch die Hand des

Assistenten kann sich für diesen Zweck eignen, aber mit all der Hepatitis und HIV um uns herum finden sich nur wenige, die freiwillig eine haltende Hand anbieten, es sei denn unsere eigene.
- Was ist mit den monofilen ‚Schlingennähten', die sich beim Bauchdeckenverschluss so großer Beliebtheit erfreut haben? Tja, seit dem Wechsel zum ‚Smallbite' Verschluss machen zwei dicke Fadenstränge (und der daraus resultierende wuchtige Knoten) keinen Sinn mehr für uns. Weg damit!

Der Verschluss von ‚queren' Laparotomien

Die meisten Chirurgen, wir eingeschlossen, bevorzugen den schichtweisen Verschluss. Für den Verschluss eines Rippenbogenrandschnittes würden wir zum Beispiel mit einem 2-0er PDS®-Faden (hier geht sogar eine kräftige Vicryl®-Naht in Ordnung) von der Mitte nach lateral nähen – und das hintere Blatt zusammen mit dem Peritoneum fassen. Als nächstes verschließen wir die vordere Faszie mit einem fortlaufenden Faden, beginnend am lateralen Rand, und knoten ihn am medialen Rand der Inzision. Es gibt keinen Grund, die Muskeln zu adaptieren.

Der Subkutanraum

Wenn die Faszie jetzt verschlossen ist, was machen wir mit der Subkutis? Manche (uns eingeschlossen) haben ‚gar nichts' gesagt und argumentiert, es gebe keinen Beweis, dass die Verkleinerung des sogenannten Totraums durch die Adaptation des subkutanen Fettgewebes die Rate an Wundkomplikationen verringern würde; dass Subkutanfäden sich wie Fremdkörper verhalten und das subkutane Fett strangulieren würden, ohne dass eine zufriedenstellende Wunde entsteht. Über die Jahre haben wir allerdings festgestellt, dass die sorgfältige Adaptation der subkutanen Schicht (wir verwenden Einzelnähte mit Vicryl® 3–0) zu ‚gesünderen' und besser aussehenden Wunden führt. Die subkutanen Nähte unterstützen den Hautverschluss. Von Zeit zu Zeit sehen wir Patienten, die wenige Stunden nach dem die Hautfäden (oder die Klammern) entfernt wurden, mit klaffenden, aufgegangenen Wunden zurückkommen. Wir wissen sofort, dass ihr Chirurg die Subkutanschicht ignoriert hat. Darüber hinaus verhindert ein ordnungsgemäßer Verschluss des Subkutan-Haut-Komplexes im Falle einer Fasziendehiszenz eine „vollständige Dehiszenz" und die Notwendigkeit einer sofortigen Reoperation, wie in ▶ Kap. 45 beschrieben. Besser, man hat eine Hernie, als wenn der Darm herausfällt. Oder?

Subkutane Drains erhöhen die Rate an Wundinfektionen und sind lediglich in ausgewählten Situationen indiziert – siehe unten und in ▶ Kap. 46. Hast Du das Pech und einen Chef, der Dich dazu zwingt, solche Drains routinemäßig zu legen, dann zieh sie innerhalb von 24–48 h – feuchtes Fett abzusaugen hat keinen wirklichen Wert.

Spülen mit einfacher *Kochsalzlösung* ist erwiesenermaßen wirkungslos, Du kannst die Wunde aber großzügig spülen und der Schwester sagen „bring das heilige Wasser!". Das OP-Team glücklich machen ist fast so wichtig, wie Wundkomplikationen vorzubeugen..., wenn nicht wichtiger. Du könntest sogar versuchen, das OP-Team über die Sinnlosigkeit von Dogmen aufzuklären...

Die Verwendung von topischen Antibiotika (Lösungen oder Pulver) verringert nachweislich die Wundinfektionsraten in kontaminierten Wunden bei Patienten, die bereits eine systemische Antibiotikaprophylaxe erhalten haben. Einer der Herausgeber (rate mal wer?) glaubt immer noch daran...

‚Verzögerte Primärnaht' oder ‚sekundärer' Wundverschluss

Was ist dran am Ritual des verzögerten primären oder sekundären Wundverschlusses nach kontaminierten oder infizierten Laparotomien?

Wir glauben, dass diese Verfahren nur selten indiziert sind. Trotz des Traditionsbewusstseins von Chirurgen sind die Lektionen, die Jahre zuvor unter anderen Umständen erlernt wurden, heute nicht mehr notwendigerweise wahr. Heutzutage kann eine Laparotomie nach einem Notfalleingriff bei richtiger Operationstechnik und moderner Antibiotikaanwendung in nahezu allen Fällen ohne besondere Folgen primär verschlossen werden. Entwickelt sich eine Wundinfektion, spricht sie normalerweise auf lokale Maßnahmen an. **Lässt man alle kontaminierten Wunden klaffend offen – und wartet auf den spontanen oder sekundären Wundverschluss – führt das zu unnötiger physischer und finanzieller Morbidität.**

Wir lassen nur selten eine Wunde offen, meist bei Patienten mit einer geplanten Reoperation oder beim relaparotomierten Abdomen. Bei den meisten Patienten – auch bei denen mit nachgewiesener eitriger oder sogar fäkaler Peritonitis – spülen wir das Subkutangewebe und verschließen es wie die Haut mit einzelnen Nähten.

Studien zeigen, dass eine frühe Ausräumung von Exsudat, dass sich in der Tiefe frischer, kontaminierter Inzisionen bildet, Infektionen vorbeugt. Deshalb wählen wir bei Patienten mit hohem Risiko für eine postoperative Infektion, z. B. auch bei „diesem fetten Kerl mit der üblen perforierten Appendizitis", die **‚mittlere' Option.** Das schließt das Legen von ‚Dochten' (wie in Kerzendocht) zwischen den Nähten in die Tiefe der Wunde ein; diese ‚Dochte' – die Du Dir basteln kannst, indem Du Streifen aus einem Stück Telfa™1-Gaze schneidest – werden am dritten postoperativen Tag entfernt. Das Hinterlassen eines **Penrose Drains** für 48–72 h in der Tiefe der Wunde (unter dem schichtweisen Verschluss) ist eine simplere Alternative. Wir verwenden diese Techniken recht häufig – und trotz der verschlossenen Haut haben wir nur sehr selten eine Wundinfektion. Glaub uns.

Eine gelegentliche Wundinfektion ist kein Desaster und einfach zu behandeln (Kap. 46).

---

1 Die erwähnten Telfa™ Kompressen bestehen aus mit nicht-haftendem Material beschichteter Baumwolle.

Natürlich **können moderne Chirurgen** nach einem unkomplizierten Eingriff mit wenig oder gar keiner Kontamination **die meisten Wunden mit einer intrakutanen Naht aus resorbierbarem Material verschließen.** Das erspart die Unannehmlichkeiten und Kosten für die Entfernung von Klammern oder Nahtmaterial und führt zu einer viel hübscheren Narbe. (Das ist der einzige Teil unseres Handwerks, den Familie und Patient sehen können, und Du wärest überrascht zu sehen, wie wichtig diese Kleinigkeit für die meisten Patienten ist!). Eine Schicht *Dermabond*® (oder Dein Cyanoacrylat basierter Lieblingsklebstoff) über der Wunde scheint sie vor ‚kleineren Problemen' und dem Ausfluss aus einem benachbarten Stoma zu schützen. Allerdings ist nichts im Leben vollkommen, und sogar perfekt platziertes, intrakutanes, resorbierbares Monofilament kann noch Wochen nach der Operation anfangen aus der Wunde zu ‚spucken'.

Der hochriskante Bauchdeckenverschluss

Klassischerweise haben Chirurgen bei Patienten mit systemischen (z. B. Krebs) oder lokalen (z. B. gespanntes Abdomen) Faktoren, die zu einer Bauchdeckendehiszenz prädisponieren (▶ Kap. 45), ‚Retentionsnähte' verwendet (und verwenden sie noch). Diese dicken ‚durchgehenden' Einzelknopfnähte fassen mindestens 2 cm aller Schichten auf jeder Seite – die Haut eingeschlossen – und verhindern eine Eviszeration, aber nicht die spätere Hernienbildung.

Wir mögen diese klassischen *Retentionsnähte,* die durch die Haut schneiden und zu Kollateralschäden (wie Gewebsnekrosen und Bauchwandinfekten) sowie zu hässlichen Hautwunden und Narben führen, nicht. **Darüber hinaus führt die Verwendung von Retentionsnähten in Verbindung mit der unter Spannung stehenden Bauchdecke zum intraabdominellen Hochdruck.** Der erzwungene Verschluss unter exzessiver Spannung kann zu einem abdominellen Kompartmentsyndrom mit seinen deletären physiologischen Auswirkungen führen (▶ Kap. 31). Wenn die Faszie wie so oft nach multiplen Eingriffen zerstört ist oder wenn der Verschluss zu exzessivem intraabdominellem Druck führen würde, empfehlen wir Dir daher **das Abdomen nicht zu verschließen, sondern mit einem temporären Bauchdeckenverschluss (temporary abdominal closure device – TACD – ‚Laparostomie')** abzudecken (▶ Kap. 44).

Im Zweifel und wenn in unklaren Situationen ein hohes Risiko für eine Dehiszenz ohne unmittelbare abdominelle Hypertension besteht, können ein paar Retentionsnähte einer Eviszeration und der Notwendigkeit einer erneuten Operation **vorbeugen.** Legt man sie als horizontale Matratzennaht, ohne die Haut zu überqueren, führt das zu weniger entstellenden Narben und erlaubt eine angemessene Wundversorgung (◘ Abb. 37.3).

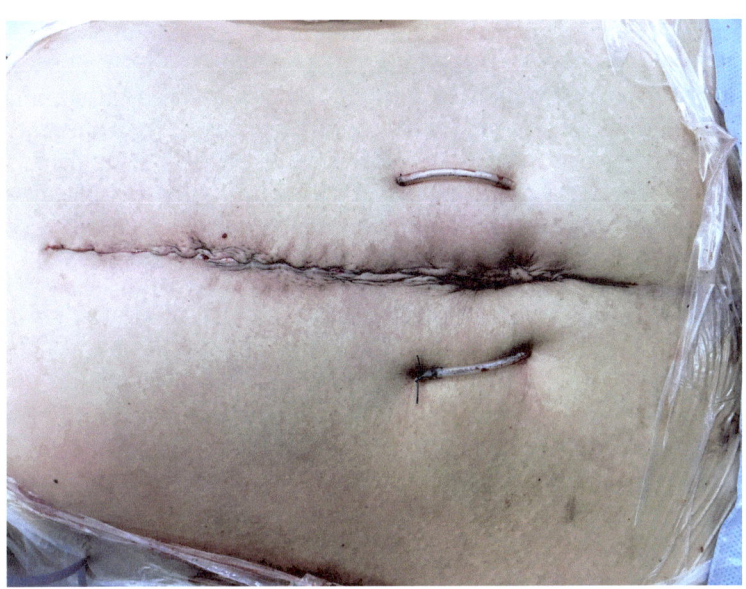

Abb. 37.3 Eine einzelne Retentionsnaht, als horizontale Matratzennaht gestochen, wurde in dem Bereich zur Verstärkung gelegt, in dem ein Tumor aus der Bauchwand reseziert worden war. Sie ist ohne exzessive Spannung geknotet, wird den Verschluss aber verstärken, wenn die Spannung im Abdomen postoperativ ansteigt. Ihre Konfiguration lässt die Bauchwunde frei, sodass sie nach Bedarf versorgt werden kann. Das führt auch zu einem besseren kosmetischen Ergebnis, weil es lange hässliche Narben quer über die Inzision vermeidet

Alleiniger Hautverschluss

Gelegentlich, wenn wir den Verschluss der Faszie vermeiden wollen – oder er nicht möglich zu sein scheint -, wir aber den Patienten nicht zu der nicht unerheblichen Morbidität verurteilen wollen, die mit einer Laparostomie verbunden ist, **lassen wir die Faszie offen, verschließen aber die Haut.**

Ideal für diesen Ansatz geeignete Szenarien wären es, wenn Du das Gefühl hast, dass kein weiterer Eingriff erforderlich werden wird, aber die ‚vorgewölbten' Eingeweide einen Faszienverschluss ohne exzessive Spannung verhindert.

> **Ein klassisches Beispiel:** Ein krankhaft adipöser Patient mit einer riesigen eingeklemmten Narbenhernie, die eine Darmresektion erforderlich macht. Da muss man fast verrückt sein, um auf dem Verschluss der Faszie zu bestehen… (ach ja, da laufen ja genügend Verrückte herum…).

Natürlich werden alle überlebenden Patienten eine große Narbenhernie entwickeln (oder weiter behalten); die sehr Alten und Gebrechlichen werden für den Rest ihres Lebens damit leben. Bei anderen ist der elektive Verschluss mit einer geringeren Morbidität behaftet als die stufenweise Behandlung eines Laparostomas. **Vorgehensweise:** das Omentum, so vorhanden, immer über den Eingeweiden ausbreiten; die Haut wird durch einzeln gestochene Matratzennähte mit 2–0 Nylon verschlossen, wobei jeweils mindestens 1 cm vom Hautrand gefasst wird. Wir empfehlen zusätzlich eine großzügige subkutane Schicht, um das Ganze wasserdicht und ‚stärker' zu machen. **Und bitte, bitte, erlaube niemandem, diese Fäden zu ziehen, bevor Du Deinen Segen gibst – in der Regel nicht vor 3 Wochen.** Wir hoffen, Du verstehst warum…

Merke – die eigene, normale Haut des Patienten ist besser als ein VAC-System oder Hautverpflanzungen.

P.S.: Manch einer, der von der Notwendigkeit ‚die Faszie zu verschließen' besessen ist – sogar, wenn das nicht machbar ist – würde den Defekt mit einer dieser Mega-€-‚Bioprothesen' überbrücken – deren Marke und Zusammensetzung sich von einem Kongress zum nächsten zu ändern scheint. Sie glauben, dass Sie damit eine Hernie verhindern. **Lass ihnen ihren Glauben.**

> Zusammengefasst: wenn alte Hunde wie wir neue Tricks lernen können, dann kannst Du das auch. Versuch die ‚Small-bite-Technik'. Lass eine Wunde nicht unnötig offen!

Der Verschluss von Laparoskopie Ports

So klein sie auch sein mögen, Trokarwunden sind nicht frei von Komplikationen und Trokarhernien gibt es wirklich. Während bei Kindern selbst 5 mm Inzisionen relevant sein können, lässt man diese kleinen Löcher bei Erwachsenen in Ruhe und verschließt nur die Haut. **Wunden, die 10 mm und größer sind, können (selten) zur akuten postoperativen Einklemmung von Darm oder später zur Entwicklung von kleinen und weniger kleinen Hernien führen.**

Den Fasziendefekt zu verschließen ist (besonders bei adipösen Patienten) so nervtötend, dass viele Chirurgen es lieber vermeiden. Manche Chirurgen platzieren die Trokare bewusst schräg, in der Hoffnung, der transabdominelle ‚Kanal' werde kollabieren und sich verschließen. Andere lassen ihn einfach offen im Vertrauen, dass die resultierende Hernie von einem Hernienchirurgen repariert werden wird… und in der Tat – warum sollte die Patientin zurück zu ihrem Gynäkologen gehen?

Wir vertrauen allerdings darauf, dass Du keinen Bauchwanddefekt hinterlassen möchtest, der Deine perfekte Laparoskopie ruinieren könnte – und Dich zwingen würde, mitten in der Nacht wiederzukommen, um den eingeklemmten Darm zu befreien (oder, Gott bewahre, zu resezieren – ◘ Abb. 37.4). Und Du würdest gewiss nicht wollen, dass die hübsche Patientin mit der gut im Nabel versteckten Narbe (warst Du in Versuchung, einen Single Port Eingriff zu probieren?) mit einer unansehnlichen Vorwölbung im Nabel zurückkommt?

Wie also vorgehen? In den meisten Fällen hilft Dir ein Paar schmaler Wundhaken, die Faszie darzustellen und einfach mit einer resorbierbaren Achter-Naht zu verschließen – das sollte reichen. In schwierigeren Situationen kannst

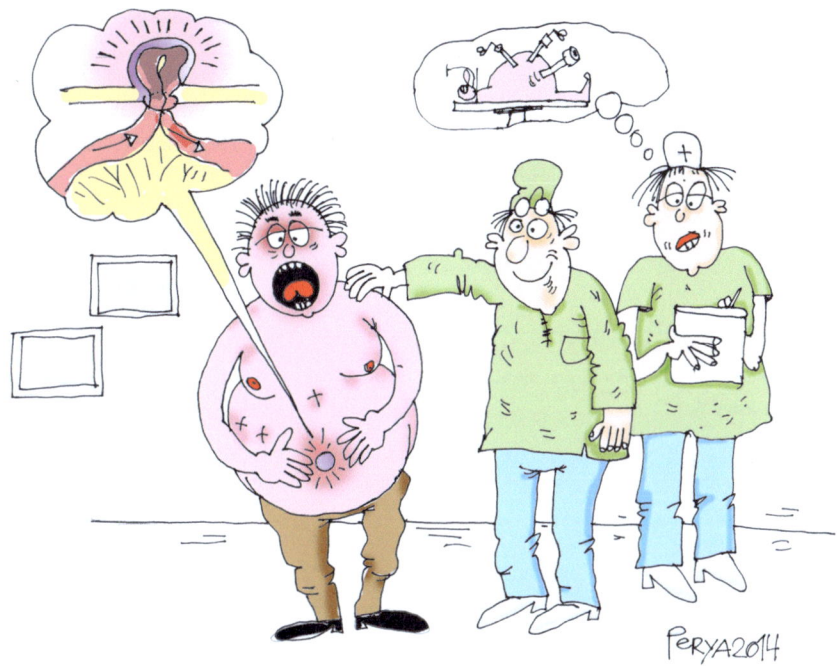

◘ **Abb. 37.4** Assistenzarzt: „Chef, vorige Woche hat sich der Patient einer laparoskopischen Cholezystektomie wegen einer biliären Dyskinesie unterzogen…" Chirurg: „Die gute Nachricht lautet, die Dyskinesie ist jetzt geheilt…"

Du die Faszie unter laparoskopischer Sicht mithilfe eines **Führungsinstruments**[2] für die Naht verschließen, wobei die Kamera in einem anderen Port sitzt. Wenn es das Budget erlaubt, dann sind auch ein paar ausgefeiltere Geräte für den Portverschluss auf dem Markt, mit denen es ein Kinderspiel ist. Falls Du ein vielbeschäftigter Bariatrischer Chirurg bist, kannst Du überlegen, ob Du sie dem Patienten auf die Rechnung setzt. Zeit ist Geld!

Stützbandagen

Bevor der Patient am Ende der Operation vom Tisch gerollt wird, legen wir (über dem Verband) eine Stützbandage mit *Klettverschluss* an um den Bauchdeckenverschluss ‚zu unterstützen'. Die Bandage übt einen Gegendruck auf den intraabdominellen Druck aus und hebt so die Berstungskräfte auf. Mit angelegtem Bauchgurt mag der Patient eine Narbenhernie entwickeln, aber eine freie Dehiszenz wirst Du niemals sehen. Mach Dich nicht über die Stützbandage lustig, bevor Du nicht gesehen hast, wie sie dem Patienten hilft früher und mit weniger Beschwerden mobil zu werden. Selbstverständlich sind die Bandagen in allen

---

2 Anmerkung der Übersetzer: Auch hier hat sich im Deutschen der englische Begriff ‚Suture Passer' etabliert.

Größen erhältlich und dürfen nicht so eng angelegt werden, dass sie zu einem abdominellen Kompartmentsyndrom führen. Wenn der Patient im Bett liegt, sollten sie geöffnet sein.

Ein letzter Punkt: nähe selbst zu! Wenn Du Assistenten hast, dann sei anwesend und bringe ihnen bei, wie man das richtig macht. Ein Assistent im zweiten Jahr, der den Bauch ohne Aufsicht verschließt, ein angehender Facharzt im ersten Jahr, der die Haut ohne Aufsicht näht – das ist eine gute Methode, um eine nette Serie von Wunddehiszenzen zu produzieren und die Rate der Wundkomplikationen zu erhöhen.

> „Der Bauchdeckenverschluss: sieht alles gut aus, ist es zu stramm – sieht es zu locker aus, ist alles gut."
>
> Matt Oliver

Vor der Landung

Danny Rosin, Paul N. Rogers, Mark Cheetham und Moshe Schein

> *Starts sind freiwillig, Landungen sind unausweichlich.*

> *Piloten haben möglicherweise einen größeren Anreiz, perfekt zu sein, egal ob es richtig oder falsch ist. Wenn sie eine Landung verbocken, dann ist es in der Regel ihre letzte. Glücklicherweise sind moderne Flugzeuge weitaus berechenbarer und zuverlässiger als alle unserer Patienten.*

Tim Eldridge

[Offensichtlich stammt dieses Zitat aus der Zeit vor der Boeing 737 Max Affäre… Die Herausgeber]

Jeder weiß, dass eine ‚gute Landung' dann vorliegt, wenn Du danach weggehen kannst. Aber sehr wenige kennen die Definition einer ‚großartigen Landung'. **Sie liegt dann vor, wenn Du das Flugzeug ein weiteres Mal nutzen kannst.** Ja, wir wissen, dass Du müde bist; Du hast vielleicht die ganze Nacht durchgearbeitet, und dies könnte der letzte von vielen langen Fällen sein. Aber jede Landung muss perfekt sein und auch diese letzte Operation muss gelingen.

Vor dem Bauchdeckenverschluss musst Du absolut zufrieden sein mit dem, was Du bewerkstelligt hast. Du möchtest nicht die nächste Woche mit Schuldgefühlen und Sorgen verbringen, wenn sich Dein Patient nicht schnell erholt. Vermeide ‚Schuld-Sorgen'. Frage Dich immer ‚Bin ich mit meinem Werk vollständig zufrieden?" (◘ Abb. 38.1).

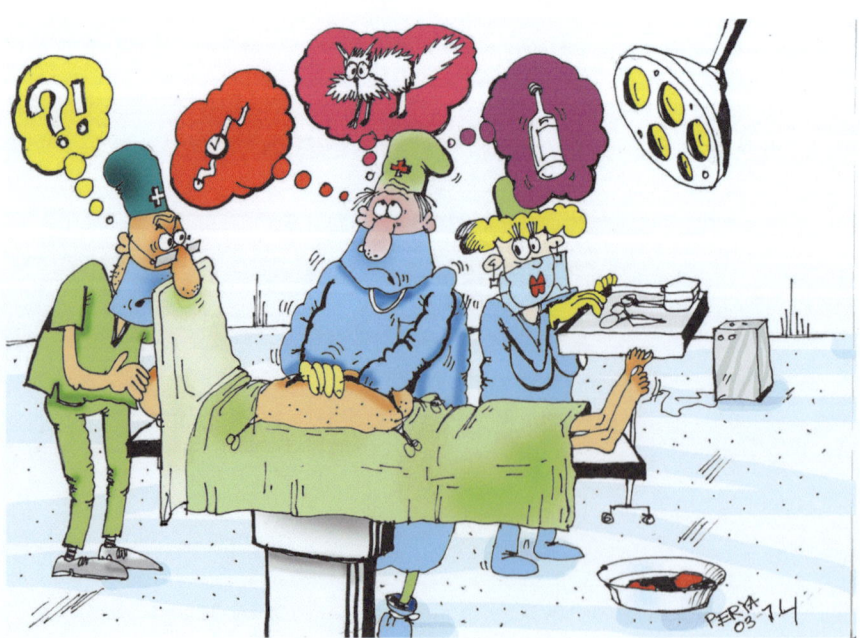

◘ **Abb. 38.1** „Bin ich zufrieden?"

> Höre auf die leise Stimme in Dir, die Dir zuflüstert, dass die Anastomose etwas dunkel aussieht oder noch eine weitere Naht braucht. Ein wenig Paranoia macht Dich zu einem besseren Chirurgen und Deine Patienten werden weniger Komplikationen haben. Du musst zu diesem Zeitpunkt absolut überzeugt sein, dass Du das Beste getan hast, das Dein Patient verdient.

Falls nicht, schlucke Deinen Stolz hinunter, kratze den letzten Rest Deiner Geduld zusammen und revidiere Dein Werk oder lass Dir helfen. Das Verstecken eines potenziellen Problems wird es nicht lösen. Und Du wirst viel besser einschlafen können. Bedenke jedoch – um es mit den Worten Voltaires zu sagen – **das Bessere ist der Feind des Guten.** Du musst Dir sicher sein, dass jeder Versuch, eine nicht ganz perfekte Situation zu verbessern, gerechtfertigt ist. (Denke an die Philosophie der verkürzten Laparotomie). Es ist ein schmaler Grat zwischen gesundem Perfektionismus und pathologischer Zwangsstörung.

Vielleicht wirst Du vor dem Bauchdeckenverschluss eine Checkliste durchgehen wollen – siehe Tab. 38.1.

Gehe keine Kompromisse ein. Schau Dich um; es wird immer etwas geben, das Du übersehen hast. **Merke Dir: Du hast die Kontrolle über einen offenen Bauch, wenn er aber verschlossen ist, kontrolliert er Dich!**

Tab. 38.1 Vor dem Verschluss-Checkliste

- **Blutstillung perfekt?** Dies bedeutet nicht, dass Du jedes einzelne rote Blutkörperchen aufspüren musst...
- **Kontrolle über die auslösende Ursache?**
- **'Bauchhöhlentoilette'** vollständig? Die gesamte Flüssigkeit abgesaugt?
- **Anastomose:** Gut durchblutet? Liegt spannungsfrei da?
- Hast Du Dich um die möglichen Stellen für eine **innere Hernie** gekümmert?
- Liegt der **Dünndarm** locker unter dem Colon transversum? (Denke daran, dass das Jejunum in den Oberbauch und das Ileum in den Unterbauch gehören...☺)
- Liegt das **Omentum** zwischen Darm und dem Bauchdeckenschnitt; und falls möglich, bedeckt es die Anastomose?
- Sind alle zusätzlichen **Faszienlücken** (z. B. Trokarinzisionen) verschlossen?
- Liegt die **Magensonde** richtig (falls sie nötig ist)?
- Liegen die **Drainagen** (nur wenn nötig) richtig?
- **Zählkontrolle der Instrumente und Tupfer vollständig?** (Ist sich jeder sicher?)
- Soll ich eine **perkutane Nahrungssonde in das Jejunum** einbringen?
- **Soll ich** die Bauchhöhle überhaupt **verschließen?** Oder soll ich sie offenlassen?

> **Und dann, selbst wenn alles völlig in Ordnung zu sein scheint, wirst Du anfangen, Dir Sorgen zu machen, nein, musst Du Dir Sorgen machen.** Je mehr Erfahrungen Du sammelst, desto mehr Sorgen wirst Du Dir machen und in Deinem Kopf alles durchgehen, was von nun an in dieser abdominalen ‚black box' schiefgehen könnte.

Glückliche Landung!

> „Ich habe viele Kollegen mit unterschiedlichem Wissen und Können. Aber ich vertraue denjenigen am meisten, die sich Sorgen machen. Du kannst an ihrem Gesichtsausdruck die Sorgen und manchmal sogar die Verzweiflung ablesen. Und dann gibt es die Soziopathen…"
>
> Tom Gilas
>
> „Es gibt alte Piloten und es gibt leichtsinnige Piloten, aber es gibt keine alten, leichtsinnigen Piloten. Es gibt jedoch alte, leichtsinnige Chirurgen – aber ihre Patienten haben nicht lange zu leben…"
>
> Moshe

Nach der Operation

Inhaltsverzeichnis

Kapitel 39 Postoperative Nachsorge – 559
Danny Rosin, Paul N. Rogers, Mark Cheetham und Moshe Schein

Kapitel 40 Postoperative Antibiotikagabe – 577
Danny Rosin, Paul N. Rogers, Mark Cheetham und Moshe Schein

Kapitel 41 Postoperativer Ileus vs. mechanische Obstruktion – 583
Danny Rosin, Paul N. Rogers, Mark Cheetham und Moshe Schein

Kapitel 42 Intraabdominelle Abszesse – 595
Danny Rosin, Paul N. Rogers, Mark Cheetham und Moshe Schein

Kapitel 43 Anastomoseninsuffizienz und Fisteln – 607
Danny Rosin, Paul N. Rogers, Mark Cheetham und Moshe Schein

Kapitel 44 Relaparotomie und Laparostoma aufgrund intraabdominaler Infektionen – 619
Danny Rosin, Paul N. Rogers, Mark Cheetham und Moshe Schein

Kapitel 45 Bauchwanddehiszenz – 637
Danny Rosin, Paul N. Rogers, Mark Cheetham und Moshe Schein

Kapitel 46 Wundbehandlung – 645
Danny Rosin, Paul N. Rogers, Mark Cheetham und Moshe Schein

Kapitel 47 Die Zeit danach – 655
Danny Rosin, Paul N. Rogers, Mark Cheetham und Moshe Schein

Postoperative Nachsorge

Danny Rosin, Paul N. Rogers, Mark Cheetham und Moshe Schein

> *Wann ist ein Chirurg... nervös? Nicht während der Operationen. Aber im Grunde genommen beginnt seine Nervosität nach den Operationen, wenn sich die Temperatur des Patienten aus irgendeinem Grund weigert zu sinken oder der Bauch aufgebläht bleibt und man ihn nicht mit dem Messer, sondern im Geist, wieder aufmachen muss, um zu sehen, was passiert ist, es zu verstehen und in Ordnung zu bringen. Wenn Dir die Zeit aus den Händen rinnt, musst Du sie beim Schwanz fassen.*
> **Alexander Solschenizyn (Krebsstation)**

> *Wir wiederholen: solange das Abdomen offen ist, hast Du es unter Kontrolle. Ist es einmal geschlossen, kontrolliert es Dich.*

Die lange Operation ist beendet und Du genießt das süße Gefühl des postoperativen ‚high seins' und die Euphorie. Aber wenn die Serum-Endorphine wieder fallen, fängst Du schon sehr bald an, Dir über den Verlauf Sorgen zu machen. Und Du musst Dir Sorgen machen, denn eine selbstherrliche Macho-Attitüde ist ein Rezept für Katastrophen. Wir wollen hier keine detaillierte Diskussion über postoperative Versorgung führen oder ein neues Manual der chirurgischen Intensivmedizin schreiben. (Schau für eine detaillierte Diskussion zur Vorbeugung und Behandlung postoperativer Komplikationen in unser *Schein's Common Sense Prevention and Management of Surgical Complications*.) Wir wollen Dir nur ein paar grundlegende Regeln mit auf den Weg geben, die möglicherweise in Vergessenheit geraten sind, weil sie in einem Meer von schicken Apparaten und Gimmicks (und von endlosem elektronischem Papierkram) untergegangen sind. **Was folgt, sind ein paar praktische Gebote für die postoperative Nachsorge.**

Kenne Deinen Patienten

Das ist kein Scherz! Wie oft erleben wir, dass ein postoperativer Patient von jemandem betreut wird, der keine Ahnung von den prä- und intraoperativen Details des Patienten hat? Die sich ausbreitende ‚Stechuhrmentalität', das ewig zunehmende Durcheinander in der Notaufnahme und die zunehmende Abhängigkeit von Ärzten, die sich selbst ‚Hospitalist[1] ' nennen, berauben den Patienten heutzutage des direkten Kontakts zu seinem Chirurgen! Behandlungsfehler kommen häufiger bei denjenigen vor, die den Fall nur ‚vorübergehend übernehmen'. **Wenn Du einmal einen Patienten operiert hast, bleibt er oder sie Dein für alle Ewigkeit…!**

Geteilte Verantwortung bedeutet oft, dass niemand verantwortlich ist! (Mehr dazu im Abschnitt „Sei der Anführer und übernimm Verantwortung".)

---

[1] Von einer Klinik beschäftigte Ärzte, die nichts anderes tun, als am Kopfende des Patientenbetts zu sitzen, jeden Spezialisten überstimmen können und die letztendliche Entscheidungshoheit haben.

Berühre/Untersuche Deinen Patienten

Nicht nur vom Fußende des Bettes aus. Ein Blick in die Krankenakte – oder zu Hause auf Deinem Laptop durch die elektronische Patientenakte scrollen – und selbst ein Blick auf den Monitor auf der Intensivstation reichen nicht aus. **Sieh Dir den Patienten an, rieche ihn und taste ihn mindestens zweimal am Tag ab.** Wäre es nicht beschämend, Deinen Patienten mit Antibiotika vollzupumpen oder sein Abdomen mit einem CT zu scannen, während sich unter dem Wundverband unvermutet ein Abszess zusammenbraut und darum bettelt, einfach am Bettrand drainiert zu werden?

Leo Tolstoi hat in *Krieg und Frieden* geschrieben:

» *Als er wieder zu sich kam, waren die zersplitterten Teile seines Hüftknochens entfernt worden, das zerrissene Fleisch weggeschnitten und die Wunde bandagiert. Wasser wurde auf sein Gesicht gesprenkelt. Sobald Prinz Andreji seine Augen öffnete, beugte sich der Doktor über ihn, küsste ohne ein Wort seine Lippen und eilte hinweg.*

Wir bitten Dich nicht darum, Deine Patienten zu küssen – berühre sie einfach! Und Du darfst ihre älteren Ehefrauen in den Arm nehmen (aber sei bei den Jüngeren bitte vorsichtig…).

Behandle die Schmerzen

Du kennst die unterschiedlichen Medikamente und wie man sie verabreicht. Sicher, Du verordnest postoperativ immer Analgetika, aber verordnen reicht nicht einmal annähernd aus. Die meisten zufällig ausgewählten postoperativen Patienten klagen, dass ihre Schmerzen nicht ausreichend behandelt werden. Schwestern sind mit Analgetika eher knauserig. Du bist der Mann vor Ort; sieh zu, dass Dein Patient nicht unnötig leidet. Finde die richtige Balance zwischen effektiver Analgesie und übermäßigem Betäubungsmittelgebrauch. Es gibt auf dem Markt viele Alternativen, aber scheue Dich nicht vor Morphin, wenn dieses billige und wirksame Medikament erforderlich ist.

‚Kreuzige' Deinen Patienten nicht in der Horizontalen

Typischerweise ist der Patient heutzutage in der Horizontalen ‚gekreuzigt', spaghettiartig verkabelt mit einem Wirrwarr aus Monitorkabeln, Magensonden, Venenkathetern, Drainagen, Antithrombosepumpen und Blasenkathetern. **Befreie den Patienten so früh wie möglich von diesen Utensilien; ohne Deine Anweisungen wird es das Pflegepersonal nicht tun. Je früher Dein Patient aus dem Bett kommt, sitzt oder herumläuft, umso früher wird er heimgehen.** Umgekehrt erhöht es die Inzidenz von Atelektasen/Pneumonien, tiefen Beinvenenthrombosen,

Dekubitalgeschwüren und verlängert die Dauer des paralytischen Ileus, wenn man den Patienten in Rückenlage hält. All das schüttet Benzin in das Feuer der Entzündung. **Hole Deinen Patienten so schnell wie möglich aus dem Bett, und das bedeutet oft nur wenige Stunden nach der Operation. Wenn das Pflegepersonal unwillig oder ‚zu beschäftigt' ist, dann hilf dem Patienten selbst aus dem Bett – geh mit gutem Beispiel voran!**

Senke die Belastung durch Plastik und Gummi

Das Monitoring der Vitalzeichen wirkt als Frühwarnsystem zur Erkennung von Störungen der physiologischen Abläufe, sodass eine korrigierende Therapie zügig eingeleitet werden kann. **Die Invasivität des beim individuellen Patienten angewendeten Monitorings sollte proportional zur Schwere der Erkrankung sein: je kränker der Patient, umso größer die Anzahl der zur Überwachung verwendeten Kabel, desto höher die wahrscheinliche Morbidität und Mortalität.**

Eine vollständige Diskussion der kontinuierlich wachsenden Anzahl an verfügbaren Überwachungsmethoden geht über den Umfang dieses Kapitels hinaus. Beachte bitte trotzdem:

- Um in der Lage zu sein, auf die vom Monitor generierten Warnzeichen reagieren zu können, musst Du die verwendete Technologie vollständig verstanden haben. **Du solltest in der Lage sein, zwischen tatsächlich akuten physiologischen Veränderungen und elektrischen oder mechanischen Beobachtungsartefakten zu unterscheiden.**
- Sei Dir im Klaren, dass alle Arten von Monitoring anfällig für Myriaden von Fehlern sind, technikspezifisch oder durch patientenbezogene Variablen verursacht. Wachsamkeit und solide klinische Beurteilung sind von größter Bedeutung!
- Aufgrund verbesserter Verfahren wird das Monitoring immer komplexer (und teurer). Darüber hinaus sind Monitoringverfahren für eine signifikante Anzahl iatrogener Komplikationen auf der chirurgischen Intensivstation verantwortlich. **Gehe bei der Anwendung des Monitorings differenziert vor und erliege nicht dem Everestsyndrom: „Ich besteige ihn, weil er da ist."** Frage Dich, bevor Du Dich für eine invasive Überwachung entscheidest, „braucht dieser Patient das wirklich?" Denke daran, dass es zum invasiven Monitoring billigere und sicherere Alternativen gibt: entferne beispielsweise bei einem stabilen Patienten den arteriellen Zugang, denn der Blutdruck kann auch mit einem konventionellen Sphygmomanometer gemessen, PO2 transkutan bestimmt und Blutentnahmen durch eine Punktion entnommen werden. **Frage Dich jedes Mal, wenn Du Deinen Patienten siehst, was von den folgenden Dingen gezogen werden kann:** Magensonde, Swan-Ganz-Katheter, zentraler Venenkatheter, arterieller Zugang, peripherer Venenkatheter, Blasenkatheter?

Magensonden (MS). Die prolongierte postoperative nasogastrale Dekompression ist ein gängiges Ritual, um den Ileus von Magen und Intestinum zu bekämpfen. Das Konzept, dass eine MS die distal davon liegenden Darmanastomosen ‚schützt', ist lächerlich, da jeden Tag literweise Säfte unterhalb des entlasteten Magens produziert werden. Magensonden sind für den Patienten äußerst störend, beeinträchtigen seine Atmung, verursachen Erosionen im Ösophagus und fördern gastroösophagealen Reflux. Traditionell belassen Chirurgen die Sonde, bis die täglich geförderte Menge unter ein gewisses Volumen (z. B. 400 ml) sinkt; eine derartige Politik ist oft eine unnötige Quälerei. Es wurde wiederholt nachgewiesen, dass die meisten Patienten nach einer Laparotomie keine nasogastrale Dekompression benötigen – noch nicht einmal nach Eingriffen am oberen Gastrointestinaltrakt – oder höchstens für einen oder maximal zwei Tage. **Bei vollständig bewusstseinsklaren Patienten, die in der Lage sind, ihre Atemwege vor Aspiration zu schützen, können MS bei den meisten Patienten sicher weggelassen werden. Trotzdem ist die nasogastrale Dekompression bei mechanisch beatmeten Patienten, bei bewusstseinsgetrübten Patienten und nach einer Operation wegen einer intestinalen Obstruktion nach einem abdominalen Notfalleingriff obligatorisch.** Überlege in allen anderen Fällen, ob Du die MS nicht am Morgen nach dem Eingriff entfernen kannst. Im Zweifelsfall kannst Du die Sonde auch für 12 h abklemmen oder abstöpseln und beobachten, wie der Patient das toleriert, bevor Du sie entfernst. Bei einer kleinen Zahl Patienten wird es erforderlich werden, die Sonde wegen eines prolongierten Ileus oder einer frühen postoperativen Dünndarmobstruktion (▶ Kap. 41) neu zu legen.

Drainagen. Trotz des ausgiebig publizierten Diktums, dass die effektive Drainage der freien Bauchhöhle unmöglich ist, werden Drainagen immer noch häufig gebraucht und missbraucht. Wie Du bereits in ▶ Kap. 36 gelesen hast, empfehlen wir Dir, die Verwendung von Drainagen auf die Entlastung bereits etablierter Abszesse, den Ablauf potenzieller Sekrete (etwa Galle oder Pankreassaft) und die Kontrolle intestinaler Fisteln zu beschränken, wenn der Darm nicht nach außen verlagert werden kann. **Entferne die Drainagen, sobald sie ihre Aufgabe erfüllt haben.**

Überlege Dir postoperative Untersuchungen gut

Aus *unnötigen* diagnostischen Maßnahmen oder Fehlern bei der *Interpretation indizierter* diagnostischer Maßnahmen resultieren häufig *falsch positive* Befunde, die wiederum zu immer invasiver werdenden diagnostischen oder therapeutischen Maßnahmen führen. Der unvermeidliche Preis dafür ist eine zusätzliche Morbidität. Wenn die Ergebnisse einer Untersuchung keinen Einfluss auf Deine Behandlung haben, dann ordne diese Untersuchung nicht an. **Wer jeden Tag routinemäßig ein Blutbild oder CRP anordnet, beweist damit seine klinische Unreife.**

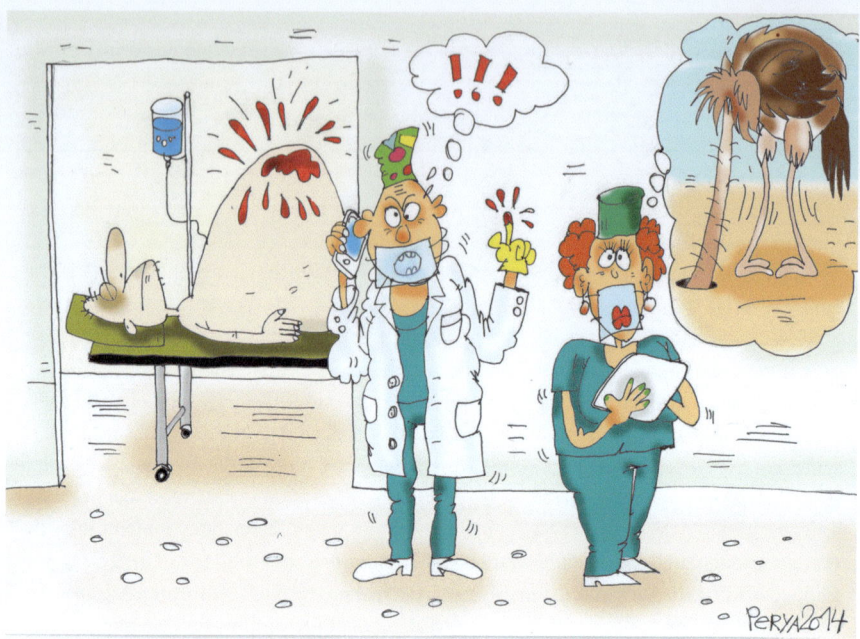

Abb. 39.1 „Bist Du ein chirurgischer Vogel Strauß?"

Sei Dir im Klaren, dass das Problem gewöhnlich auf der operativen Seite liegt

Bei einem chirurgischen Patienten liegt die Ursache für einen ‚septischen Zustand' normalerweise am Ort der ursprünglichen Operation, bis das Gegenteil bewiesen ist. Werde nicht zu einem ‚chirurgischen Vogel Strauß', indem Du Deinen Patient wegen einer ‚Pneumonie' behandelst, während er aufgrund eines intraabdominellen Abszesses langsam in ein Multiorganversagen rutscht (Abb. 39.1).

> **Merke:** beim postoperativen Patienten hängt so lange alles mit der Operation zusammen, bis das Gegenteil bewiesen ist – Dein Patient ist nach seiner Laparotomie also nicht nur wegen einer Exazerbation seiner COPD tachypnoisch, sondern hauptsächlich, weil Du sein Bäuchlein zu eng vernäht hast!

Temperatur ist keine Krankheit; behandle sie nicht als solche

Postoperatives Fieber ist eine inflammatorische Reaktion des Patienten auf unterschiedliche Attacken, darunter Infektionen, chirurgische Traumata, Atelektasen, Transfusionen und andere. Fieber ist nicht gleich Sepsis **und sollte deshalb nicht** automatisch mit Antibiotika behandelt werden. Und es sollte auch nicht mit Antipyretika unterdrückt werden, weil die fieberhafte Reaktion nachweislich gut für die körpereigene Abwehr ist. Darüber wirst Du mit Deinem Pflegepersonal streiten müssen. „Der Patient wird sich besser fühlen, er wird krampfen, wir geben immer Paracetamol®" werden sie sagen. **Die absolute Höhe der Temperatur ist weniger wichtig als ihr Trend und es ist schwierig, dieses wichtige Zeichen zu beurteilen, wenn Du es künstlich unterdrückst.** Weißt Du, Fieber ist keine Krankheit, die durch fehlende Antibiotika verursacht wird.

» *Fieber ist in gewisser Weise ein nützlicher Prozess, der zum Schutz der Ökonomie abläuft.*

Augustus Charles Bernays

(Das hat dieser deutsche Chirurg im 19ten Jahrhundert gesagt...[2]).

Vergifte Deinen Patienten nicht mit Antibiotika

Passe die Antibiotikagabe dem Patienten an. Vermeide die oft geübte Praxis, Deinem Patienten während seines gesamten Krankenhausaufenthalts und darüber hinaus Antibiotika zu geben (▶ Kap. 40).

Geh sparsam mit der Transfusion von Blutprodukten um

Im Allgemeinen korreliert die Menge an transfundiertem Blut oder Blutprodukten invers und unabhängig mit dem Ausgang der akuten chirurgischen Erkrankung. Blutspenden wirken immunsuppressiv und gehen mit einem erhöhten Risiko für Infektionen, Sepsis und Organversagen einher, ganz zu schweigen von den übrigen wohlbekannten Risiken. Krebspatienten fahren auf lange Sicht besonders schlecht, wenn sie Bluttransfusionen erhalten. **Transfundiere Deinen Patienten nur, wenn absolut nötig.** Ein Patient, der nur eine einzige Konserve ‚benötigt', braucht vielleicht überhaupt keine, aber wenn er sie braucht, sollte die zweite Konserve nicht automatisch folgen. **Für die große Mehrheit der Patienten ist ein Hämatokrit von 30 % mehr als ausreichend. Wir würden einen postoperativen Patienten mit einem Hämoglobin von über 8 g/dl nur selten transfundieren, es sei denn er ist kritisch krank oder leidet an einer kardiorespiratorischen Grunderkrankung.** Patienten mit einem größeren Risiko für eine erneute Blutung, zum Beispiel aus dem oberen GI, mögen einen höheren Ausgangswert brauchen.

---

2 Da muss der Übersetzer leise ein ‚deutschstämmig' einwerfen. Die Geschichte der Familie Bernays ist allerdings faszinierend und teilweise hier zu lesen: ▶ https://archive.org/details/augustuscharlesb00bern

Ertränke Deinen Patienten nicht in Salzwasser

Die exzessive postoperative Gabe von Flüssigkeit führt zu viel Wasser und Salz zu, was zu einer obligaten Gewichtszunahme und Schwellung des Gewebes führt. **Und ödematöse Gewebe funktionieren nicht richtig und heilen auch nicht gut – was eine höhere Rate an medizinischen und chirurgischen Komplikationen verursacht** (siehe ▶ Kap. 6). Alles, was Dein Patient braucht, ist ausreichend Wasser, um die perspiratio insensibilis (500–1000 ml) zu ersetzen und eine Urinproduktion von 0,5 ml/kg pro Stunde aufrecht zu erhalten. Zusätzliche Verluste (etwa über die MS) sollten gezielt und nach Bedarf ersetzt werden, aber leichtfertig 150 ml/h Kochsalzlösung zu verordnen und dann schlafen zu gehen, wird zu einem aufgedunsenen Patienten führen.

Nach Tim Fabian **„sterben Patienten in der inneren Medizin nie an Volumenüberladung oder in der Chirurgie an Dehydration."** Aber das Gegenteil könnte der Fall sein. **Du musst die Flüssigkeit in Echtzeit fein ausbalancieren, und das bedeutet, das öfter als einmal am Tag zu tun…** Wir zögern nicht, frühzeitig einen Tropfen Lasix® (Furosemid) dazu zu geben, um die für die postoperative Phase typische ‚antidiuretische Antwort' (und die obligate Volumenüberladung durch die Anästhesie…) zu überwinden – das nützt besonders den Patienten, die bereits vor der Operation Diuretika erhalten haben. **Und werde den intravenösen Zugang so schnell wie möglich los!**

> *Intravenös gegebene Flüssigkeiten umgehen alle Abwehrmechanismen, die der Körper aufgebaut hat, um sich gegen ein Übermaß von Bestandteilen jeder Art zu schützen, gegen den Eintritt von Bakterien… sie geben dem Patienten was der Chirurg denkt, dass sein Gewebe bräuchte und was sie verdammt noch mal auch bekommen werden.*
>
> **William Heneage Ogilvie**

Lass Deinen Patienten nicht hungern und überfüttere ihn nicht

Lies am Ende dieses Kapitels mehr über postoperative Ernährung.

Erkenne und behandle postoperative intraabdominelle Hypertension

Das ist so wichtig, dass wir entschieden haben, dem ein ganzes Kapitel zu widmen. Lies bitte ▶ Kap. 31 – „Das abdominelle Kompartmentsyndrom". Sei nicht so faul!

Tiefe Beinvenenthrombose (TVT) und Lungenembolie

Über dem präoperativen Chaos eines Notfalleingriffs vergisst man leicht die Thromboseprophylaxe[3]. So, wie ein Pilot vor jedem Flug eine Checkliste durchgeht solltest Du derjenige sein, der subkutan Heparin injiziert und die pneumatischen Antithrombosekompressen anlegt – *vor* der Operation. Die Prophylaxe der TVT sollte *postoperativ* so lange fortgesetzt werden, wie der Patient ein erhöhtes Thromboserisiko hat. **Ausgewählte Patienten (z. B. nach Krebsoperationen) müssen die TVT Prophylaxe eventuell zu Hause weiterführen.** Denke trotzdem daran, dass eine Antikoagulation für Patienten, bei denen die Gefahr besteht, dass sie zu Tode bluten, nicht gut ist…

Sei der Anführer und übernimm Verantwortung

Tendenziell tanzen postoperativ eine Menge Leute um Deinen Patienten herum und geben Hinweise und Ratschläge. Aber denk daran, dass das nicht deren Patient ist; er oder sie ist Dein Patient. Bei der Mortalitäts- und Morbiditätskonferenz (oder vor Gericht) werden die anderen sagen „ich habe bloß einen Rat gegeben – es war sein Patient…" (▶ Kap. 47). **Die ultimative Verantwortung für alle Aspekte der Behandlung Deines Patienten fällt direkt auf Dich zurück.**

Erkenne, wann Du Hilfe brauchst und bitte darum, vorzugsweise von einem Deiner Mentoren. Wie Francis D. Moore gesagt hat: **„Suche die Konsultation, auch wenn nicht sicher ist, ob sie hilft; sei niemals ein einsamer Wolf."** Aber hole nur gezielt Ratschläge ein und wende sie auch nur selektiv an. **Die Versorgung Deines postoperativen Patienten blind Anästhesisten, internistischen Intensivmedizinern, Hospitalisten oder anderen modernen ‚Experten' zu überlassen kann in der Katastrophe enden** – ach, wie häufig kommt das vor und wie oft mussten wir diese Botschaft aus trauriger Erfahrung neu lernen.

Heutzutage ist es viel besser, eine enge Arbeitsbeziehung mit Kollegen aufzubauen, die Deine Behandlungsphilosophie teilen und die über Erfahrungen in anderen Bereichen verfügen als Du selbst. Wir alle brauchen Hilfe bei Patienten, die an Multiorganversagen leiden; während wir uns um das Problem im Abdomen kümmern, brauchen wir angemessenen Rat und Hilfe bei der Behandlung von Herz-, Lungen- und Nierenversagen. Wie Mark M. Ravitch sagte: **„Das Problem beim Hinzuziehen eines Konsiliarius besteht darin, dass Du verpflichtet sein könntest, seinen Ratschlag anzunehmen"** (◘ Abb. 39.2).

Eins noch: wenn die Ratschläge des Konsiliarius offensichtlich nach Blödsinn aussehen, wechsle den Konsiliarius. Oder ignoriere ihn!

---

3 Das ist eine der wenigen Momente, wo die Herausgeber der deutschen Übersetzung auf die jeweils aktuelle Fassung der deutschsprachigen Leitlinien verweisen: ▶ https://www.awmf.org/leitlinien/detail/ll/003-001.html

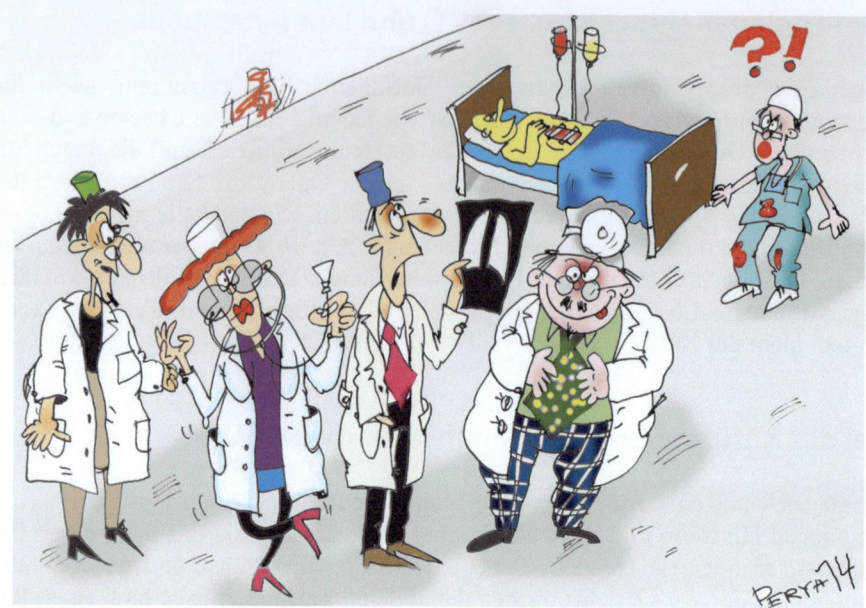

Abb. 39.2 „Wer fehlt noch, Leute? Wo ist der Podologe?"

Analysiere Deine Versorgung

Tritt, nachdem alles gesagt und getan ist, einen Schritt zurück und bewerte Deine Behandlung. Frage Dich „Was habe ich gut gemacht?", „Was könnte ich beim nächsten Mal besser machen, wenn ich vor so einer Situation stehe?" Wie willst Du sonst besser werden?
Ups, wirst Du Dich fragen, was ist mit ERAS (Enhanced Recovery After Surgery) – warum haben sie dieses Schlagwort nicht erwähnt? Tja, trotz der ständig steigenden Zahl von Leitlinien und Protokollen und Abstracts und Publikationen gibt es hier nichts Neues. All das ist ‚common sense – gesunder Menschenverstand', oben besprochen und in ◘ Abb. 39.3 dargestellt.

> *Die Operation ist dann vorbei, wenn der Patient einen Cheeseburger isst und sich nicht mehr an Deinen Namen erinnern kann.*
>
> Leo A. Gordon

> *Große Chirurgen sind die, die nicht zu groß sind, um sich um die kleinen Dinge zu kümmern!*

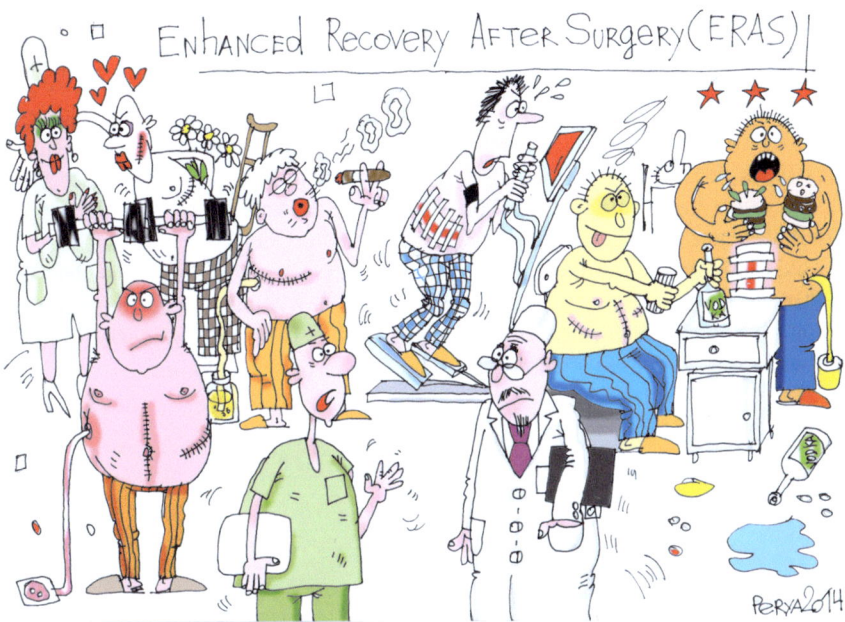

Abb. 39.3 Ein Chirurg zum Gastprofessor: „Sir, wir haben ein ERAS-Protokoll implementiert."

Postoperative Ernährung[4]

》 *Bei jeder Krankheit ist es ein gutes Zeichen, wenn der Intellekt des Patienten klar und er bereit ist, jede Art von Nahrung zu sich zu nehmen, die ihm angeboten wird; das Gegenteil ist jedoch schlecht.*

Hippokrates

》 *Gott schuf den Menschen mit einem Mund, einem Magen und Darm – nicht mit einem parenteralen Ernährungszugang.*

Verwende wenn immer möglich die enterale Route. Halte die Enterozyten bei Laune, beginn am ersten Tag mit der oralen Ernährung, lass den Patienten entscheiden, wie viel er essen oder trinken möchte, und höre nur auf, wenn der Patient erbricht. Das dürfte alles sein, was man wissen muss. Einige von Euch möchten jedoch gerne mehr dazu hören…

Hungern

Hungern führt dazu, dass sich der Körper adaptiert. Nachdem die hepatischen Glykogenspeicher innerhalb von 24–48 h verbraucht sind, synthetisiert die Leber

---

4 Dr. James Rucinski, MD FACS, hat in früheren Auflagen zu diesem Abschnitt beigetragen.

Glukose, wozu sie aus abgebautem Eiweiß stammende Aminosäuren verwendet. Diese ‚Selbstkannibalisierung' funktioneller Proteinspeicher wird bis zu einem gewissen Grad durch den Übergang zum Ketonstoffwechsel zweier ‚obligater' Glukosenutzer gemildert: das zentrale Nervensystem und die Niere. Fettspeicher helfen bei der Bereitstellung von Ketonkörpern und fügen über den Glycerinstoffwechsel eine kleine Menge Glukose hinzu. **Verletzungen, Krankheit oder Operationen erhöhen den Bedarf an Glukose erheblich, als Antwort auf den hyper-metabolen Bedarf und um Energie für die Wundheilung und das Knochenmark sowie dessen Abkömmlinge, die Leukozyten, bereitzustellen. Das Endresultat ist der Abbau von Protein, der zu allgemeiner Schwäche, gestörter Wundheilung, abgeschwächter Immunfunktion und Schwäche der Atemmuskulatur führt, die wiederum Atelektasen, Pneumonie, Ventilatorabhängigkeit und Tod verursachen kann.**

Die Notwendigkeit unterstützender Ernährung basiert auf
- Deiner Beurteilung der klinischen und laborchemischen *Ernährungsreserven* Deines Patienten.
- Einer Einschätzung der *mit der zugrunde liegenden Erkrankung verbundenen Belastung.*
- Einer Einschätzung, *wieviel Zeit vergehen wird,* bis Dein Patient seine normale Diät wieder aufnehmen kann.

Den Bedarf an Nahrungsunterstützung einschätzen

Du musst die Patienten fragen, wie lange sie sich schon krank gefühlt haben, wann sie zuletzt gegessen haben und wie viel Gewicht sie verloren haben, falls überhaupt. **Ein Verlust von mehr als 10 % ist mit einer erhöhten Rate an Komplikationen und Tod nach abdominellen Eingriffen assoziiert.**

Der Serumalbuminspiegel reflektiert das Gleichgewicht von Synthese und Abbau eines der Produkte des hepatischen Stoffwechsels. In einer Notfallsituation sind die Höhe des Serumalbumins und die Gesamtzahl der Lymphozyten die einzigen Dir verfügbaren Laborparameter, um die *verfügbaren* Reserven abzuschätzen. **Ein Serumalbuminwert von < 3 mg/dl und eine Gesamtlymphozytenzahl < 1500 Zellen/μl prognostizieren eine erhöhte postoperative Morbidität und Mortalität.**

Wichtig ist das voraussichtliche Zeitintervall, das vergehen wird, bis der Patient seine normale Diät wieder aufnehmen kann. Bei einer Person mit einer ‚normalen' Appendizitis wird die gewohnte Nahrungsaufnahme für etwa 24–72 h beeinträchtigt sein; bei einer Person mit einer perforierten Divertikulitis und generalisierten Peritonitis kann die Nahrungsaufnahme für 5–7 Tage unterbrochen sein. Bei Patienten, die Komplikationen wie eine undichte Anastomose oder einen Ileus entwickeln, kann die normale enterale Ernährung jedoch bis zu 10–14 Tagen – oder sogar länger – nicht möglich sein.

Anhand der obigen Informationen kannst Du beurteilen, welche Patienten am ehesten von einer Ernährungstherapie profitieren:
- An einem Ende des Spektrums steht der Patient mit normalen Reserven laut Anamnese und Untersuchung; mit minimaler bis mäßiger Belastung und mit weniger als 7–10 Tagen bis zur Wiederaufnahme einer normalen Ernährung, der wahrscheinlich nicht von einer Ernährungstherapie profitieren wird.
- Am anderen Ende des Spektrums steht der Patient mit erschöpften Reserven, mäßigem bis schwerem Stress und schätzungsweise mehr als 7–10 Tagen bis zur Wiederaufnahme einer normalen Ernährung, der wahrscheinlich von einer Ernährungstherapie profitieren wird.

Enterale versus parenterale Ernährung

Künstliche Ernährung kann *enteral* (über den Verdauungstrakt) oder *parenteral* intravenös) erfolgen. **Der Vorteil der enteralen Ernährung liegt darin, dass sie mit geringeren Infektions- und Sepsisraten, kürzerer Krankenhausverweildauer und niedrigeren Kosten verbunden ist.** Mehr noch, **fast alle Outcome-Studien an akut erkrankten Erwachsenen mit funktionierendem Verdauungstrakt können kein besseres Ergebnis durch parenterale Ernährung belegen.** Der einzige Vorteil der parenteralen Ernährung liegt darin, dass sie genutzt werden kann, wenn der Gastrointestinaltrakt nicht funktioniert.

Hier gibt es keine Kontroverse mehr; wenn der Darm funktioniert, dann nutze ihn! *Enterale* Ernährung ist eindeutig sicherer, billiger und physiologischer als *parenterale* Ernährung.

Alexander Solschenizyn (wenn Dir der Name nichts sagt, dann Google ihn bitte) wusste das bereits vor mehr als 50 Jahren, als er in *Krebsstation* schrieb: „Wenn ich Traubenzucker brauche, dann gib ihn mir durch meinen Mund! Warum diese Spielerei des zwanzigsten Jahrhunderts? Warum sollte jede Arznei durch eine Injektion verabreicht werden? In der Natur oder unter Tieren findest Du doch nichts Vergleichbares, oder? In hundert Jahren wird man über uns lachen und uns Wilde nennen..."

Enterale Ernährung

Ideal ist leckeres, über den Mund verabreichtes Essen. Orale Ernährung erfordert die Kooperation des Patienten, einen normalen Schluckmechanismus und normale Motilität des Magens. Bewusstlose und intubierte Patienten können offensichtlich nicht schlucken, aber nach Operationen besteht das wesentliche Problem im Abdomen darin, dass der Magen fauler als der Darm ist. Mit anderen Worten, nach einer Laparotomie erholt sich die Dünndarmmotilität vor der des Magens. In den meisten Fällen ist der Darm am ersten postoperativen Tag dazu in der Lage, Nährstoffe zu absorbieren, während die Magenentleerung noch für einige Tage eingeschränkt sein kann (▶ Kap. 41). **Wenn eine frühe postoperative**

Ernährung für notwendig gehalten wird oder wenn die orale Nahrungsaufnahme inadäquat ist, sollte die Nahrung daher distal – jenseits von Speiseröhre und Magen – zugeführt werden.

Wege der enteralen Ernährung

Wenn der Mund nicht zur Verfügung steht, bieten sich im Allgemeinen die folgenden Wege an:

- **Nasogastrisch und nasoenterisch.** Ersterer ist natürlich nicht nutzbar, wenn der Magen nicht funktioniert. Letzterer leitet die Nährstoffe direkt in Duodenum und Jejunum. Bei bewusstseinsklaren Patienten wird die **transnasale Intubation** nur mit dünnen und weichen Sonden toleriert. Die seltenen Komplikationen schließen Verletzungen der Nase, Infektion der Nebenhöhlen und sogar (sehr selten) die Fehlplatzierung in den Bronchialbaum mit versehentlicher Zufuhr der Nährlösung in die Lungen ein.
- **Gastrostomie und transgastrische Jejunumsonde.** Die Ernährungssonde wird operativ direkt in den Magen platziert und kann durch den Pylorus direkt in das Jejunum gelegt werden. Hauptkomplikation ist die Leckage an der Insertionsstelle: nach außen und um die Sonde – was nicht selten vorkommt – oder in die Bauchhöhle – was selten, aber potenziell fatal ist.
- **Jejunostomiesonde.** Die Ernährungssonde (oder Katheter) wird, wie unten diskutiert, direkt in das proximale Jejunum eingeführt.

Im Gegensatz zur gastralen Ernährung ist die direkte Zufuhr ins Jejunum mit einem geringeren Aspirationsrisiko, besserer Nährstoffzufuhr und mit weniger Problemen durch die Retention im Magen verbunden.

Sollte ich eine Ernährungssonde ins Jejunum legen?

Das ist die Frage, die Du Dir am Ende der Notfalllaparotomie stellen solltest. Es ist wesentlich bequemer, das zu diesem Zeitpunkt, als postoperativ zu tun. Du solltest die oben erwähnten drei Fragen berücksichtigen: Wie hoch ist die Wahrscheinlichkeit, dass dieser Patient innerhalb von 7–10 Tagen essen wird? Ist er mangelernährt oder nicht? Wie schwerwiegend ist diese Erkrankung?

Ein mangelernährter alkoholkranker Patient, der aufgrund einer massiven oberen gastrointestinalen Blutung eine totale Gastrektomie mit esophagojejunaler Anastomose benötigt, ist die klassische Indikation für eine jejunale Ernährungssonde. Ein polytraumatisierter Fall mit Beteiligung von Thorax, Becken und langen Röhrenknochen, der aufgrund einer Leberverletzung laparotomiert wird, könnte ebenfalls von einer sofortigen Ernährung über eine Jejunumsonde profitieren. Andererseits ist die Anlage einer Jejunumsonde bei einem zuvor gut ernährten Patienten nach einer partiellen Gastrektomie nicht indiziert, da die möglichen Risiken die angenommenen Vorteile überwiegen.

Es gibt drei Methoden, wie man eine Jejunumsonde während der Operation legen kann:

- **Transnasal (nein, nicht transanal)** – in den Magen, aus dem Du die Sonde unter Palpation ins proximale Jejunum manipulieren kannst. Der Vorteil

liegt darin, dass man dafür keine Gastrotomie oder Enterotomie benötigt; die Nachteile sind die Lage in der Nase und das Risiko der akzidentellen Dislokation. Außerdem ist es bei Patienten mit Peritonitis und ödematösen Eingeweiden schwierig, den Tubus den ganzen Weg bis ins Jejunum zu schieben.
— **Transgastrisch** – es sind kombinierte Gastrostomie/Jejunostomie-Sonden erhältlich, die zur gleichen Zeit das Absaugen des Magens und die Ernährung über das Jejunum erlauben. Die Gastrostomie hat offensichtlich ihre eigenen Komplikationen – hauptsächlich Leckagen um die Sonde herum, Leckagen in die Peritonealhöhle und eine Bauchwandphlegmone. **Die peinlich genaue Fixation des Magens an der Bauchwand ist zwingend.**
— **Jejunostomie** – durch eine mit einer Tabaksbeutelnaht gesicherte Enterotomie kann eine Sonde mit einem Durchmesser von 14 Ch oder größer geführt werden, über der anschließend über eine Strecke von 5–7 cm nach proximal mit Serosanähten ein Tunnel gebildet wird (Witzel-Technik). Alternativ kann ein 12–14-Gauge Katheter über eine Nadel in das Lumen des Jejunums getunnelt werden (,Nadel-Katheter-Technik'). **Bei beiden Techniken muss der Darm an der Stelle, wo er durch die Bauchwand tritt, durch Naht fixiert werden, um einer intraabdominellen Leckage von Dünndarminhalt vorzubeugen** – oder der Leckage von Nährflüssigkeit, falls die Sonde unbeabsichtigt entfernt wird, bevor sich (innerhalb von 7 bis 10 Tagen) ein enterokutaner Trakt entwickelt hat. Weitere nützliche Tricks sind die Naht des afferenten und des efferenten Teils der Schlinge an die Bauchwand, um ein Abknicken und eine Obstruktion am Ort der Jejunostomie zu verhindern. Weiterhin sollten Nadel und Katheter *schräg* in einer Linie mit dem Tunnel in der Darmwand durch die Bauchwand geführt werden; das beugt dem Abknicken – gefolgt von einem Bruch – der empfindlichen Sonde an der Schnittstelle von Darm und Bauchwand vor.

In den meisten Fällen kann sofort nach der Operation mit der kontinuierlichen Ernährung über die Jejunumsonde begonnen werden. Durchfall ist ein häufiges Problem und erfordert die Anpassung von Volumen und Konzentration der von Dir bevorzugten spezifischen Nährlösung. Beachte, dass die Ernährung über die nasojejunale Sonde proximal der Darmnähte erfolgen kann. Wie P. O. Nyström aus Schweden gesagt hat: „Der Patient wird auf keinen Fall ein Loch in die Anastomose fressen."

Beachte, dass bei kritisch kranken Patienten, die früh postoperativ jejunal ernährt wurden, Fälle von massiven intestinalen Infarkten beschrieben worden sind. Das liegt möglicherweise am gesteigerten metabolischen Bedarf in einem bereits schlecht durchbluteten Darm – besonders, wenn Du große Mengen Sondennahrung zuführst, die 60 ml/h überschreiten. **Pausiere die jejunale Nahrungszufuhr deshalb bei instabilen Patienten und bei Patienten, die Vasopressoren bekommen!**

Ein Dünndarmileus kann die adäquate Ernährung über eine Jejunumsonde verhindern; berücksichtige immer, dass hinter einem Ileus, der sich nicht auflöst oder der wiederkehrt, eine behandelbare Ursache stehen kann (▶ Kap. 41).

Postoperative Anlage einer transnasalen Jejunumsonde

Du kannst eine transnasale Jejunumsonde auch postoperativ legen – falls indiziert. Das ist allerdings nicht einfach und erfordert eine längere Manipulation unter Durchleuchtung. Alternativ kann man ein Gastroskop mit einer langen (beispielsweise nasobiliären) Sonde verwenden, die mithilfe des Endoskops unter Sicht ins distale Duodenum oder sogar weiter bis ins Jejunum geschoben wird. **Es liegt auf der Hand, dass die intraoperative Anlage viel einfacher ist. Bitte vergiss diese Option nicht, bevor Du das Abdomen verschließt.**

Parenterale Ernährung

Patienten, die nicht essen können und eine enterale Ernährung nicht vertragen, benötigen möglicherweise parenterale Nahrungszufuhr, die unter diesen Umständen lebensrettend sein kann. Parenterale Ernährung gibt es in drei ‚Geschmacksrichtungen':

- **Eiweißsparende Flüssigkeitszufuhr** macht sich die Tatsache zunutze, dass 100 g Glukose pro Tag die hepatische Glukoneogenese durch die Zufuhr eines wesentlichen Teils des obligaten täglichen Glukosebedarfs unterdrückt. **Zwei Liter Dextrose 5 % enthalten diese Zuckermenge. Für den durchschnittlichen ‚weniger gestressten' Patienten ist das in den ersten 7 postoperativen Tagen mehr als genug.**
- **Periphere parenterale Ernährung (PPN, peripheral parenteral nutrition)** enthält neben einer niedrigen Glukosekonzentration auch Aminosäuren und kann einen additiven eiweißsparenden Effekt haben, wenn ‚Stress' auf Hungern trifft. Sie ist für die Aufrechterhaltung der Ernährung während einer mittellangen postoperativen Fastenperiode von 7–14 Tagen nützlich oder solange die peripheren Venen des Patienten durchhalten. Das liegt daran, dass PPN ‚Venen zerstört', sodass der venöse Zugang oft häufig gewechselt werden muss. Falls Du noch ein paar Tage bis zu einem ordentlichen TPN-Zugang warten kannst, empfehlen wir Dir Deinem Patienten die Qualen der unvermeidlichen Phlebitis zu ersparen.
- **Total parenterale Ernährung (TPN)** enthält Aminosäuren und eine konzentrierte Glukoselösung, der in der Regel noch eine Lipidlösung hinzugefügt wird. So kann selbst bei maximalem Stress der gesamte Nährstoffbedarf auf unbestimmte Zeit gedeckt werden. Wie gewohnt hat das Umgehen physiologischer Abläufe seinen Preis – TPN geht mit einer langen Liste mechanischer, katheterassoziierter, infektiöser und metabolischer Komplikationen einher und ist sehr kostspielig. **Heutzutage geben wir die TPN vorzugsweise über einen PICC (peripherally inserted central catheter, einen peripher eingeführten zentralen Katheter), um so die mit dem Legen eines zentralen Zugangs einhergehenden Komplikationen zu vermeiden.**

Vergiss nicht, dass der Ersatz von Elektrolyten (z. B. Magnesium, Phosphat), Spurenelementen und Vitaminen bei Patienten, die parenteral ernährt werden müssen, von entscheidender Bedeutung ist und dazu beitragen kann, die Entwicklung des ‚Refeeding Syndroms' zu verhindern –potenziell tödliche Flüssigkeits- und Elektrolytverschiebungen, die man bei mangelernährten Patienten sehen kann, die künstlich (enteral oder parenteral) ernährt werden.

Kontrolle der Hyperglykämie

Daten aus den letzten 5–10 Jahren deuten darauf hin, dass die optimale Kontrolle des Blutzuckerspiegels bei kritischen Erkrankungen weitaus wichtiger ist als der Weg, über den die Nahrung zugeführt wird. **Es hat sich gezeigt, dass eine Begrenzung der Blutzuckerwerte auf unter 180 mg/dl, mit einem Zielbereich zwischen 140 bis 180 (7,8–10 mmol/l) sowohl die Morbidität als auch die Mortalität bei kritisch kranken Patienten verringern kann.** Das steht im Gegensatz zu früheren Erkenntnissen, die eine strengere Kontrolle (80–110 mg/dl, 4,4–6,2 mmol/l) empfohlen hatten. Eine strikte Einhaltung ist bei enteraler Ernährung leichter zu erreichen als bei parenteraler. Starke Schwankungen des Serumglukosespiegels, die entweder zu Hypo- oder zu Hyperglykämie führen, sollten vermieden werden.

Orale ‚Routine'ernährung

Glücklicherweise erholen sich die meisten unserer abdominellen Notfallpatienten innerhalb weniger Tage von dem durch die zugrunde liegende Krankheit und deren chirurgische Behandlung ausgelösten Ileus. **Die Wiederaufnahme der oralen Nahrungsaufnahme erfolgte traditionell in mehreren Schritten.** Zunächst gab es da die Magensonde, die über einen variablen Zeitraum *in situ* belassen wurde; anschließend wurde die Sonde (nach den vom örtlichen Dogma-Guru festgelegten Regeln) entfernt. Nachdem der Patient die gesegneten Klänge eines Flatus von sich gegeben hatte, durfte er ‚schluckweise' trinken; danach wurde von ‚klarer Flüssigkeit' über ‚jegliche Flüssigkeit' zur ‚Breikost' gesteigert, bis der große Tag kam, an dem ‚Normalkost' erlaubt wurde, was für gewöhnlich ein Zeichen für die unmittelbar bevorstehende Entlassung nach Hause war.

Inzwischen wissen wir, dass dieses Vorgehen überholt und albern ist – Patienten können feste Nahrung vertragen, sobald ihr GI Trakt dazu bereit ist.

Ein paar abschließende Worte...

Auf der anderen Seite gibt es Chirurgen, die behaupten, dass ein Patient, der einen Tag nach einer Kolektomie ein Beefsteak verschlingt, ein Zeugnis ihrer überragenden chirurgischen Fähigkeiten ist. Diese Einstellung ist wahrscheinlich ebenso falsch – was bringt es, einen Patienten zwanghaft zu füttern, wenn er keinen Appetit hat? Es werden Maßnahmen angepriesen, die die Auflösung des postoperativen Ileus beschleunigen sollen (wie etwa µ-Opioid-Rezeptor-Antagonisten und frühes postoperatives Kaugummikauen), aber der physiologische

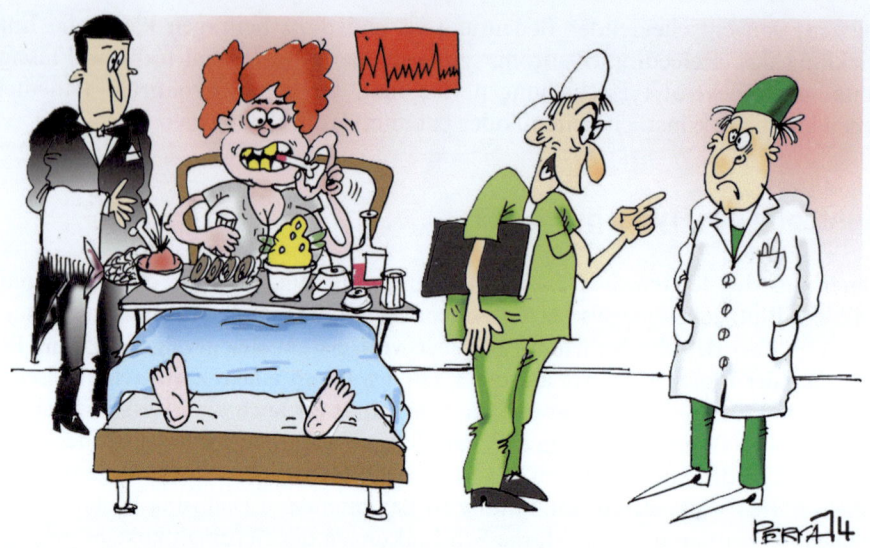

Abb. 39.4 Erster postoperativer Tag: „Lass sie so viel essen, wie sie will…"

postoperative Ileus ist eine Reaktion, die einen Sinn haben muss; der Appetit und das Verlangen zu Essen kehren zurück, wenn sich die intestinale Motilität erholt. **Unser Ansatz ist daher, den Patienten entscheiden zu lassen, wann er isst, was er isst und wie viel; er wird Dir sagen, wenn sein Magen für ein Steak oder den Maisbrei bereit ist** (Abb. 39.4).

> „Manche Menschen scheinen nie in der Lage zu sein, ihren Patienten den Gebrauch der von der Natur für die Nahrungsaufnahme vorgesehenen Kanäle zu erlauben… über den Verdauungstrakt verabreichte Nahrung und Flüssigkeit erlaubt dem Gewebe auszuwählen und zu behalten, was es will und auszuscheiden, was gefährlich ist oder über seinen Bedarf hinausgeht."
>
> William Heneage Ogilvie
>
> „Bei den meisten Erkrankungen kann Nahrung, die der Patient verträgt, gegessen werden; welche er nicht verträgt, sollte nicht gegessen werden."
>
> Mark M. Ravitch

Postoperative Antibiotikagabe

Danny Rosin, Paul N. Rogers, Mark Cheetham und Moshe Schein

> *Keine noch so große Menge an postoperativ gegebenen Antibiotika kann während der Operation gemachte Fehler und mangelhafte Technik kompensieren oder eine postoperative Eiterung, die drainiert werden muss, verhindern.*

Das Thema

Möglicherweise verdient ein anscheinend so banales Thema wie die postoperative Antibiotikagabe kein eigenes Kapitel. In ▶ Kap. 7 hast Du bereits über präoperative Antibiotika und welche Du wählen solltest gelesen; und in ▶ Kap. 13 bist Du in die Konzepte von Kontamination und Infektion sowie deren Bedeutung für die Therapie eingeführt worden.

Du fragst Dich vielleicht: warum gibt man nicht einfach nach jedem Notfalleingriff im Abdomen postoperativ so lange Antibiotika, bis der Patient ‚gesund' ist? Tatsächlich ist das in manchen ‚chirurgischen Gemeinschaften' rund um die Welt keine ungewöhnliche Praxis – Patienten erhalten postoperativ über viele Tage Antibiotika, viele von ihnen werden sogar mit oralen Medikamenten nach Hause entlassen, „nur für den Fall". Was ist falsch an diesem Ansatz?

Ein wichtiges Problem bei diesem Vorgehen ist, dass der gedankenlose Einsatz von Antibiotika Komplikationen hat, Antibiotika-assoziierte Diarrhoe, Kolitis und das Auftreten resistenter Stämme eingeschlossen (*Methicillin-resistenter Staphylococcus aureus* **[MRSA] und die** *Clostridium difficile* **Kolitis sind große, weltweite Gesundheitsprobleme).** Das andere Problem sind die Kosten – nicht nur für die Medikamente, sondern auch die Ausgaben für deren Verabreichung und die Behandlung der Komplikationen. Unser Ziel ist, Dich davon zu überzeugen, dass die wahllose postoperative Antibiotikagabe **falsch** ist und Dir Leitlinien an die Hand zu geben, um das Thema auf rationalere Weise anzugehen.

In der Literatur ist die Thematik der *Dauer* der Antibiotikagabe erst in den letzten ein oder zwei Dekaden angesprochen worden (ach, wie langsam werden alte Dogmen ausgemerzt); jahrelang haben wir die üblichen lakonischen Empfehlungen ertragen, dass Antibiotika so lange gegeben werden sollten, bis alle Zeichen einer Infektion, einschließlich Fieber, Leukozytose und sogar Ileus, abklingen und es dem Patienten klinisch gut geht. **Allerdings gab es keine Beweise dafür, dass eine daran orientiert fortgeführte Antibiotikagabe eine sich entwickelnde Infektion abbrechen oder eine bestehende Infektion heilen könnte** (siehe ◘ Abb. 40.1).

Dauer der postoperativen Antibiotikagabe

In den 1990er Jahren haben wir gelernt, dass Fieber und Leukozytenreaktion Teil der Entzündungsantwort des Patienten auf eine Vielzahl von infektiösen und nicht infektiösen Ursachen sind. **Wir haben erkannt, dass sich eine *sterile Entzündung* in gewissem Umfang und für eine unterschiedliche Dauer nach jeder Operation manifestieren kann (mit Fieber, erhöhter Leukozytenzahl oder CRP). Ist es notwendig Antibiotika zu geben, wenn die Bakterien bereits abgetötet sind?**

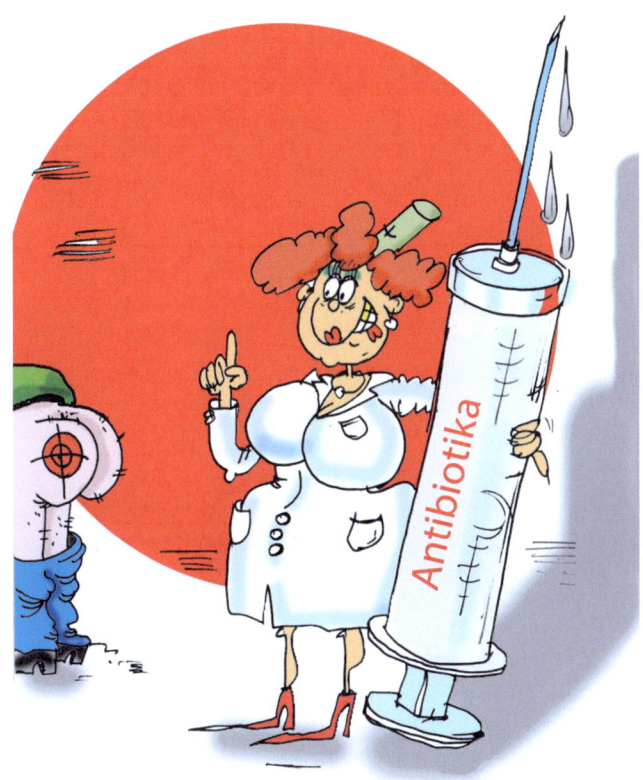

Abb. 40.1 „Das wird Dein Fieber heilen…".

Die sich herausbildende Politik der zeitlich begrenzten Antibiotikagabe (nachdrücklich unterstützt von der Surgical Infection Society [SIS] – siehe Mazuski JE, *et al.,* 2017[1] – ▶ https://www.ncbi.nlm.nih.gov/tubmed/28085573) stellt einen Trend weg von der postoperativen therapeutischen Gabe über einen festen und oft langen Zeitraum dar. **Du solltest vielmehr versuchen, den Infektionsprozess in Risikostufen einzuteilen und die Dauer der Antibiotikagabe an die Schwere der Infektion anzupassen.**

In Tab. 40.1 haben wir die Art und Weise zusammengefasst, wie wir die Dinge angehen. Sie basiert auf den folgenden Argumenten:

---

1 Mazuski JE, Tessier JM, May AK, *et al.* The Surgical Infection Society revised guidelines on the management of intra-abdominal infection. *Surg Infect* 2017; 18: 1–76.

Tab. 40.1 Vorgeschlagene Dauer der postoperativen Antibiotikagabe*

- **Kontamination: keine postoperativen Antibiotika (eine angemessene prophylaktische präoperative Gabe vorausgesetzt)**
  - Innerhalb von 12 h operierte peptische gastroduodenale Perforation
  - Innerhalb von 12 h operierte traumatische enterale Perforation
  - Kontamination der Bauchhöhle mit Darminhalt im Rahmen eines elektiven oder eines Notfalleingriffs
  - Appendektomie wegen einer frühen oder phlegmonösen Appendizitis
  - Cholezystektomie wegen einer frühen oder phlegmonösen Cholezystitis
- **‚Resektable' Infektion: postoperative Antibiotikagabe über 24 h**
  - Appendektomie wegen gangränöser Appendizitis
  - Cholezystektomie wegen gangränöser Cholezystitis
  - Darmresektion wegen ischämischem oder eingeklemmtem nekrotischem Darm ohne freie Perforation
- **‚Leichte bis mäßige' Infektion: postoperative Antibiotikagabe für 2–5 Tage**
  - Intraabdominale Infektion aus diversen Quellen mit lokalisierter Eiterbildung
  - ‚Späte' (>12 h zurückliegende) traumatische Darmverletzung und gastroduodenale Perforation ohne eingetretene intraabdominelle Infektion
  - Diffuse, ausgebildete intraabdominelle Infektion jeder Ursache
- **‚Schwere' Infektion: postoperative Antibiotikagabe für mehr als 5 Tage**
  - Schwere intraabdominelle Infektion mit einer nicht einfach kontrollierbaren Ursache (z. B. infizierte Pankreasnekrose)
  - Postoperative intraabdominelle Infektion

*So lautet unsere allgemeine Empfehlung. Sie ist nicht in Stein gemeißelt – also nutze beim individuellen Patienten Dein klinisches Urteilsvermögen. Heutzutage musst Du auch an die Anwälte denken, die Dein Handeln möglicherweise früher oder später bewerten. Behalt den Anwalt im Hinterkopf und hinterlass ihm kurze Notiz im Krankenblatt oder der elektronischen Patientenakte. Nach der Entfernung eines nicht perforierten Blinddarms kannst Du zum Beispiel schreiben: „Postoperativ sind keine Antibiotika indiziert, weil…". Und bei der Entlassung eines Patienten einen Tag nach der Entfernung seines gangränösen Blinddarms würden wir schreiben: „Der Patient hat eine ausreichende Abdeckung mit Antibiotika über 24 Stunden erhalten…". Es zeigt, dass Du ein sorgfältiger Chirurg bist und weißt, was Du tust…

- **Situationen, die eine Kontamination darstellen** (etwa eine früh behandelte Schusswunde des Kolons), **erfordern keine postoperative Gabe,** weil die Infektionsquelle bereits bei der Operation versorgt worden ist; Bakterien und die Infektion begünstigende Faktoren werden von der körpereigenen Abwehr effektiv bekämpft, unterstützt durch die Peritonealtoilette sowie ausreichende prä- und intraoperative Antibiotikaspiegel. **Per Definition sollte eine Prophylaxe nicht über die unmittelbare operative Phase hinaus fortgeführt werden.** Nachdem das gesagt ist, würden wir Dich wegen ein paar zusätzlich gegebenen Dosen nicht auf die Guillotine schicken; besonders nicht bei Hochrisikopatienten (z. B. immunsupprimiert, krankhaft adipös, etc.).
- Bei Prozessen, die auf ein für eine Exzision geeignetes Organ beschränkt sind (wir nennen das eine ‚resektable Infektion' – beispielsweise eine gangränöse Appendizitis), ist die verbleibende Menge an Bakterien minimal. **Hier sollte eine postoperative antimikrobielle Behandlung über 24 h ausreichen, um die umgebende inflammatorische Reaktion zu sterilisieren und mit den Darmbakterien fertig zu werden, die möglicherweise per Translokation über die nekrotische Darmwand entkommen sind.** Aber noch einmal, wir würden Dich bei der M & M Konferenz nicht verspotten, weil Du die Antibiose noch einen Tag länger fortgeführt hast…
- ‚Nicht resektable Infektionen', die sich signifikant über die Grenzen des betroffenen Organs hinaus ausgebreitet haben (z. B. eine perforierte Appendizitis), sollten anhand ihres Schweregrades stratifiziert werden. **Eine mehr als 5 Tage dauernde antibiotische Behandlung ist in der Regel nicht notwendig.** Trotzdem kann in gewissen komplexen Situationen eine **verlängerte** postoperative Gabe von Antibiotika erforderlich sein. Die infizierte Pankreasnekrose, bei der der Infektionsherd nicht ohne weiteres mit einem ein-für-allemal Eingriff ausgerottet wird, ist ein typisches Beispiel dafür. **Ähnlich sollte auch bei Patienten mit postoperativer Peritonitis, bei denen die Kontrolle der Infektionsquelle fraglich ist, eine verlängerte postoperative Antibiotikagabe erwogen werden.** (Aber selbst in dieser Situation empfiehlt die SIS keine länger als 5–7 Tage dauernde Gabe.)

Merke Dir: Sobald der Patient nach der Operation essen kann, sollte die Antibiotikagabe oral zu Ende geführt werden – wenn möglich, zu Hause.

Inzwischen solltest Du verstanden haben, dass eine über die Dauer der situationsgerechten therapeutischen Antibiotikagabe fortbestehende Entzündung keine Indikation für die Fortführung, erneute Gabe oder einen Wechsel der Antibiotika ist.

Was stattdessen zuerst getan werden sollte, ist das Absetzen der Antibiotika. Bei den meisten Patienten kann das Fieber innerhalb von einem oder zwei Tagen spontan vergehen. **Gleichzeitig wird gezielt nach einer behandelbaren intra- oder extraperitonealen Infektionsquelle gesucht.** Du weißt, wie das geht: klinische Untersuchung, Bildgebung…

Wir hoffen, dass Du begreifst, dass unnötige Antibiotika falsch sind, denn in der Medizin ist alles Unnötige schlechte Medizin. Außerdem ist der Preis, der dafür bezahlt werden muss, nicht nur finanziell hoch. Antibiotika haben patientenassoziierte Nebenwirkungen (die Liste ist lang, denk nur an die Schwere einer *C. difficile* Kolitis) und ökologische Auswirkungen wie etwa antibiotikaresistente nosokomiale Infektionen in Deinem Krankenhaus.

Bist Du überzeugt?

> „Beginne die Antibiose vor jedem Notfalleingriff; ob sie nach der Operation fortgesetzt werden soll, hängt davon ab, was Du vorfindest. Kenne die zu erwartende Flora und verwende das billigste und einfachste Regime. Bakterien können nicht durcheinandergebracht werden, Du solltest es auch nicht sein."

Postoperativer Ileus vs. mechanische Obstruktion

Danny Rosin, Paul N. Rogers, Mark Cheetham und Moshe Schein

> *Bei einem Ileus wird der Bauch hart, es gibt keine Bewegung, das ganze Abdomen ist schmerzhaft, der Patient hat Fieber und Durst und manchmal ist er so gepeinigt, dass er Galle erbricht… Medikamente werden nicht behalten und Einläufe dringen nicht durch. Es handelt sich um eine akute und gefährliche Krankheit.*
>
> **Hippokrates**

Fünf Tage zuvor hast Du die perforierte Appendix des Patienten laparoskopisch entfernt; Du hast ihm zwei, drei Tage lang Antibiotika gegeben und für heute hast Du erwartet, dass er isst und nach Hause geht. Stattdessen liegt Dein Patient mit langem Gesicht und aufgeblähtem Bauch im Bett und erbricht von Zeit zu Zeit gallig. Seine Frau sieht Dich misstrauisch/anklagend an und sagt: „unserem Sohn hat man den Blinddarm in Minneapolis entfernt… er wurde am selben Tag entlassen… der alte Chirurg hat das ohne Videokamera gemacht…" Die Tochter weigert sich, Dir in die Augen zu sehen; Du hörst, wie sie ihrer Mutter zuflüstert: „Wir hätten nicht zulassen sollen, dass er in diesem provinziellen D*****loch operiert wird." **Also, was ist das Problem? Und wie geht's jetzt weiter?**

Definitionen und Mechanismen

Der Terminus ‚Ileus', wie er in diesem Buch und auch in der täglichen Praxis verwendet wird, bezeichnet einen ‚paralytischen Ileus' – im Unterschied zum ‚mechanischen Ileus', der ein Synonym für die mechanische Obstruktion ist. Im Wesentlichen besteht letzterer aus einem mechanischen Stopp des normalen Transits durch den Darm, während ersterer die Beeinträchtigung des Transits beschreibt, weil der Darm ‚faul' ist.

In vorausgegangenen Kapiteln hast Du bemerkt, dass ein Ileus von Dünndarm, Dickdarm oder von beiden als Folge einer ganzen Reihe von intraabdominellen (z. B. akute Appendizitis), retroperitonealen (z. B. Einblutung) oder extraabdominellen (z. B. Hypokaliämie) Ursachen auftreten kann, die die normale Motilität des Darms negativ beeinträchtigen. **Nach Bauchoperationen ist der Ileus jedoch eine ‚normale' physiologische Reaktion.**

Ileus

Anders als beim mechanischen Darmverschluss, der ein Segment des (Dünn- oder Dick-) Darms involviert, **ist der Darm beim postoperativen Ileus in seiner gesamten Länge vom Magen bis zum Rektum betroffen.** Der physiologische postoperative Ileus löst sich schrittweise: der Dünndarm nimmt seine Tätigkeit fast sofort wieder auf, etwa einen Tag später folgt der Magen und danach kommt, am trägsten von allen, das Kolon wieder in Gang.

Das Ausmaß des postoperativen Ileus korreliert bis zu einem gewissen Grad mit dem des durchgeführten Eingriffs und der spezifischen Grunderkrankung. Je mehr Du tust, umso mehr bekommst Du zurück. Ausgedehnte Dissektionen,

Verlagerung und Exposition des Darms über längere Zeit, denudiertes und entzündetes Peritoneum, verbliebener intraperitonealer oder extraperitonealer Eiter oder Gerinnsel sind allesamt mit einem verlängerten Ileus assoziiert. Daher sollte es nach einer einfachen Appendektomie wegen einer nicht perforierten Appendizitis praktisch nie zu einem Ileus kommen, demgegenüber ist nach einer Laparotomie wegen eines perforierten Aortenaneurysmas ein längerer Ileus zu erwarten. **Zu den postoperativ häufig vorkommenden Faktoren, die einen Ileus verschlechtern können, gehören die Opioidgabe und eine Elektrolytimbalance.** Im Allgemeinen kommt es nach laparoskopischen abdominellen Eingriffen zu einem weniger ausgeprägten Ileus als nach den entsprechenden ‚offenen' Operationen.

Während der physiologische postoperative Ileus *diffus* **ist, kann der nach bestimmten Komplikationen vorkommende Ileus** *lokal begrenzt* **sein.** Ein klassisches Beispiel ist der postoperative Abszess, der einen anliegenden Darmabschnitt ‚paralysieren' kann. Weitere Beispiele beinhalten die umschriebene Insuffizienz der ileo-transversalen Anastomose nach rechter Hemikolektomie, durch die das anliegende Duodenum paralysiert werden und das Bild einer Magenausgangsstenose imitiert werden kann, oder eine Pankreasphlegmone mit Lähmung des benachbarten Magens.

Früh-postoperative Dünndarmobstruktion (Early postoperative small bowel obstruction, EPSBO)

Postoperativ lautet die Frage oft: haben wir es mit einem Ileus oder mit einer mechanischen Verlegung zu tun?

In ▶ Kap. 19 hast Du Dich mit dem Dünndarmverschluss (small bowel obstruction, SBO) vertraut gemacht. **Der frühe postoperative Darmverschluss (EPSBO) tritt per Definition innerhalb der ersten Tage bis zu 4 Wochen nach der Operation auf.** Verantwortlich sind zwei primäre Mechanismen: **Adhäsionen** und **innere Hernien.**

Frühe postoperative Adhäsionen sind nach einer Laparotomie unreif, entzündlich, enthalten wenig Kollagen – sind also ‚weich' – und sie sind vaskularisiert. **Diese Charakteristika deuten darauf hin, dass sich frühe Adhäsionen** *spontan auflösen* **können, und dass eine chirurgische Lösung schwierig, traumatisch für die beteiligten Viszera und blutig sein kann.**

Postoperative Adhäsionen können diffus auftreten und die gesamte Länge des Dünndarms an multiplen Stellen betreffen, wie es gelegentlich nach der ausgedehnten Lösung von Verwachsungen vorkommt. Lokal obstruierende Adhäsionen können sich auch an der Operationsstelle entwickeln, wenn der Darm beispielsweise an einem exponierten Netz oder einer wunden peritonealen Oberfläche liegt.

Die vorausgegangene Operation kann auch neue potenzielle Räume geschaffen haben, in denen der Darm gefangen und verlegt werden kann – es entsteht eine innere Hernie. Typische Beispiele sind das nach einer abdominoperinealen Resektion partiell verschlossene Peritoneum im kleinen Becken, der Raum hinter einer angelegten Kolostomie oder ein zufällig bei einer laparoskopischen präperitonealen Leistenhernienreparation geschaffener Defekt im Peritoneum. Je schmaler die Öffnung in diesen Raum ist, umso wahrscheinlicher ist es, dass der Darm eingeklemmt wird. **Und vergessen wir die laparoskopischen Trokarstellen nicht!**

Diagnose

Wenn Dein Patient nicht innerhalb von fünf Tagen nach dem abdominellen Eingriff isst, Winde absetzet oder seinen Darm entleert, deutet das auf einen anhaltenden Ileus oder eine mögliche EPSBO hin. Das bedeutet nicht, dass Du nicht bereits lange vorher beginnst, Dir Sorgen zu machen – es hängt vom individuellen Fall ab. So würdest Du Dir zum Beispiel wesentlich mehr Sorgen machen, wenn Dein Patient einen Tag nach der Versorgung einer Nabelhernie zu erbrechen beginnt und sein Bauch aufgebläht ist, als wenn er sich einer totalen Kolektomie unterzogen hätte.

Bei einem **Ileus** ist das Abdomen normalerweise aufgebläht und bei der Auskultation still. Die einfache Abdomenübersichtsaufnahme zeigt typischerweise sowohl im Dünn- als auch im Dickdarm eine erhebliche Luftüberblähung (▶ Kap. 4 und 5). Die Diagnose einer **EPSBO** ist bei einem kürzlich operierten Abdomen allerdings wesentlich schwieriger. Lehrbücher bringen Dir bei, dass bei der Auskultation des Bauches „der Ileus leise und der Dünndarmverschluss laut ist" – das mag in der Theorie stimmen, ist beim frisch operierten Bauch aber nahezu unmöglich zu beurteilen.

> Wenn Dein Patient bereits Winde oder Stuhl abgesetzt hat und diese beruhigenden Zeichen anschließend nicht mehr auftreten, lautet die wahrscheinlichste Diagnose Dünndarmverschluss. Tatsächlich wird sich der Patient allerdings in den meisten Fällen wieder spontan erholen, ohne dass Du jemals wissen wirst, ob es sich um eine EPSBO oder *nur* um einen Ileus gehandelt hat.

Der Operateur hat die natürliche Tendenz, den ‚fehlenden Fortschritt' eher einem Ileus als einem Darmverschluss zuzuschreiben – und zu zögern. Hinauszögern ist allerdings keine gute Idee. Einem Patienten, dessen Bauch überbläht ist und der nicht isst, drohen immer die iatrogenen Gefahren von Magensonden, venösen Zugängen, parenteraler Ernährung und Bettruhe (▶ Kap. 39).

Du musst wachsam und aktiv sein und parallel zur Therapie mit den diagnostischen Schritten weitermachen.

Behandlung

Wir müssen Dich nicht daran erinnern, dass eine optimale perioperative Behandlung (beispielsweise das Vermeiden einer Überwässerung und der nachfolgenden Gewebeschwellung) und eine perfekte Operation dem Ileus vorbeugen oder seine Schwere abmildern können. Eine korrekte postoperative Behandlung (Deine zu Gemeinplätzen neigenden Führungskräfte würden den Begriff ‚ERAS' oder ‚zielorientiert' verwenden) wäre ebenfalls von Vorteil.

Was solltest Du sonst noch tun?
- **Reduziere Die Dosis und Dauer von Opiaten, sie sind der häufigste Auslöser eines Ileus.** Schmerzen sollten behandelt werden, aber nicht exzessiv oder über zu lange Zeit. Erwäge die Verwendung alternativer Medikamente (z. B. NSAIDs).
- Miss und korrigiere **Elektrolytimbalancen,** besonders Kalium!
- Erwäge eine **parenterale Ernährung** wie in ▶ Kap. 39 beschrieben, falls der Ileus/die EPSBO länger andauert.
- Es gibt Hinweise darauf, dass eine **frühzeitige Mobilisierung, Lagewechsel, manuelle Bauchmassagen und/oder das Kauen von Kaugummi** die Auflösung des Ileus beschleunigen. Lass die Patienten also Kaugummi kauen – selbst, wenn es den Ileus nicht behebt, wird es sicher den Speichelfluss anregen, die Mundhygiene verbessern und seine/ihre Stimmung heben.
- **Gimmicks?** Es sieht nicht danach aus, als ob **prokinetische Wirkstoffe** wie Metoclopramid oder Erythromycin den Ileus mildern oder verkürzen. Patienten, die Laxantien (etwa Bisacodyl Zäpfchen) erhielten, konnten nachweislich ein wenig früher Stuhl absetzen, blieben aber genauso lange im Krankenhaus. Was ist mit *Alvimopan* – einem peripher wirkenden µ-Opioid-Rezeptor-Agonisten, der in einigen wenigen randomisierten Studien gezeigt hat, dass er nach elektiven Eingriffen die Zeit bis zur Erholung des GIT beschleunigen kann? Wir haben mit diesem sehr teuren Medikament keine persönlichen Erfahrungen und kennen niemanden, der es in der Bauchchirurgie nach Notfalleingriffen eingesetzt hat. Und schließlich hat die **Epiduralanästhesie** keinen großen Einfluss.

In ◘ Abb. 41.1 ist ein Behandlungsalgorithmus dargestellt. **Lege eine MS** – falls noch nicht vorhanden – um den Magen zu entlasten, der Aerophagie vorzubeugen, Übelkeit und Erbrechen zu lindern und den verbliebenen Mageninhalt beurteilen. **Suche dann sorgfältig (per abdomineller Bildgebung) nach allen potenziell behandelbaren Ursachen für einen prolongierten Ileus:** ein Hämatom, ein Abszess, eine Nahtinsuffizienz, postoperative Pankreatitis, postoperative akalkulöse Cholezystitis – sie alle können zu einer EPSBO führen oder sie imitieren.

Und denke daran, dass eine signifikante *Hypoalbuminämie* zu einem generalisierten Ödem führt, das auch den Darm betrifft. Ödematöser und geschwollener Darm bewegt sich nicht gut; das nennt man ‚**hypoalbuminämische Enteropathie**' und sollte beachtet werden.

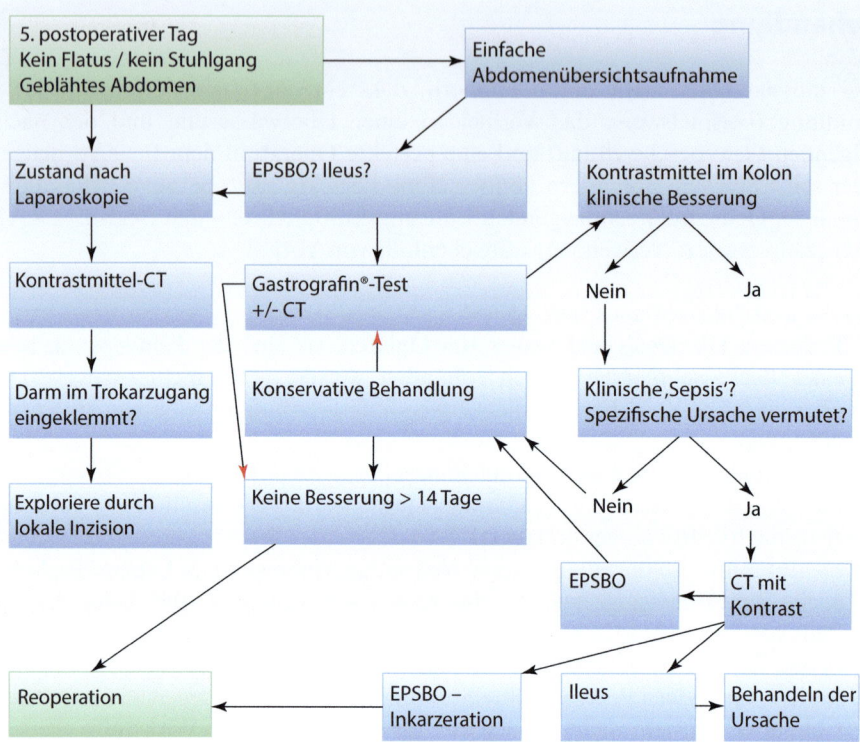

Abb. 41.1 Behandlungsalgorithmus von Ileus und EPSBO

Praktisch gesprochen empfehlen wir eine CT-Untersuchung, falls Dein Patient am fünften Tag nach der Laparotomie immer noch Zeichen eines Ileus/EPSBO hat. Finden sich dort Hinweise auf einen Ileus oder eine EPSBO, kann ein Gastrografin®-Test, wie in ▶ Kap. 19 beschrieben, bei der Behebung beider Erkrankungen helfen und das Problem lokalisieren. Wir fordern oft ein CT mit oralem Kontrastmittel an – mit einem einzigen bildgebenden Verfahren erreicht man alle oben genannten Ziele auf einen Schlag.

Wenn keine intra- oder extraabdominellen Ursachen für den Ileus vorhanden sind oder wenn der ‚Ileus' nicht auf den Gastrografin®-Test anspricht (wenn das Kontrastmittel also nicht im Kolon ankommt) – dann lautet die wahrscheinlichste Diagnose EPSBO.

> In der frühen postoperativen Phase ist das KEINE Indikation für eine Reoperation, weil es bei der adhäsiven EPSBO praktisch nie zu einer Strangulation kommt. Evidenz und Erfahrung zeigen, dass sich die meisten dieser Fälle innerhalb von zwei Wochen spontan von selbst lösen.

Solange Du (durch bildgebende Verfahren) ausgeschlossen hast, dass die Obstruktion durch eine in einem klar definierten Raum (siehe unten) ‚gefangene' Darmschlinge verursacht ist, wäre es ein schwerer Fehler in den OP zu hetzen. Behandle konservativ, indem Du unterstützend parenteral ernährst und den Allgemeinzustand des Patienten verbesserst.

Eine länger als zwei Wochen ausbleibende Besserung ist eine Indikation für eine erneute Operation, die schwierig und gefährlich sein kann, weil die typischen frühen, dichten und vaskularisierten Verwachsungen den Darm an vielen Stellen zementieren. **Wenn Du mal erlebt hast, wie es ist, einen dieser Fälle zu reoperieren, wirst Du verstehen, warum es so eine gute Idee ist, eine Reoperation bei der EPSBO zu vermeiden…**

EPSBO nach Laparoskopie

Eine sich nach einem laparoskopischen Eingriff entwickelnde EPSBO bedarf besonderer Beachtung. Da es weniger häufig zu Adhäsionen kommt, sollte aktiver nach einer korrigierbaren Ursache gesucht werden. Cholezystektomie, Appendektomie und die verschiedenen laparoskopischen Hernienoperationen sowie gynäkologische Laparoskopien sind die am häufigsten mit einer EPSBO assoziierten Eingriffe. **Trotz ihrer Seltenheit sind bei der einen Hälfte dieser Patienten Adhäsionen und bei der anderen Hälfte eingeklemmte Trokarhernien die Ursache.** In der Praxis hängen alle Trokarhernien mit dem Gebrauch von 10 oder 12 mm Trokaren zusammen und treten am häufigsten am Nabelzugang auf. **Entweder wurde bei dem ursprünglichen Eingriff kein adäquater Faszienverschluss versucht oder es wurde angenommen, er sei erreicht worden.** Selbst bei einem Faszienverschluss kann sich eine eingeklemmte Hernie entwickeln, bei der der Darm hinter dem verschlossenen Defekt im präperitonealen Raum gefangen ist. Wie oben erwähnt, können nach laparoskopischer Hernienreparation (gleich ob transabdominal [TAPP] oder total extraperitoneal [TEP]) Defekte im Peritoneum verbleiben, durch die eine Darmschlinge in den präperitonealen Raum wandern kann. Eine weitere Ursache für eine EPSBO nach laparoskopischer Cholezystektomie sind **verlorene Gallensteine,** die zu einem entzündlichen Konglomerat führen können, mit dem der Darm verklebt.

> Wenn eine EPSBO nach einer Laparoskopie auftritt, wird daher eine CT Untersuchung des Abdomens zur frühen und genauen Diagnosestellung empfohlen.

Physische Zeichen, die auf diese Befunde hinweisen (wie eine Raumforderung oder ungewöhnliche Druckempfindlichkeit an der Trokarstelle) können fehlen, und die Identifizierung der für die EPSBO verantwortlichen Ursache mittels der CT erlaubt die umgehende Operation zur Beseitigung der Obstruktion. Im Fall einer Trokarhernie kann der Eingriff durch die (erweiterte) ursprüngliche

Inzision oder laparoskopisch, zur Reposition des gefangenen Darms und zum Defektverschluss unter Sicht, erfolgen.

> Merke: Im Gegensatz zur EPSBO nach offenen Eingriffen vergeht die Obstruktion nach einer Laparoskopie normalerweise nicht ohne erneuten Eingriff. Du musst Dir darüber im Klaren sein, dass es sich bei der EPSBO nach Laparoskopie um eine eigene Entität handelt, die sofortiges Handeln verlangt. (Siehe auch ▶ Kap. 12 und 37).

Ergänzende Überlegungen

Das ‚feindliche' Abdomen (siehe auch ▶ Kap. 19)

Jede gemischte Serie von Patienten mit einem EPSBO enthält eine Untergruppe von Patienten, bei denen die Indexoperation eine ‚feindliche' Peritonealhöhle gezeigt hat; was nahelegt, dass jeder weitere Eingriff zur Behebung des Obstruktionsgeschehens riskant und vergeblich wäre. Zu dieser Gruppe gehören Patienten mit einer **extensiven Strahlenenteritis**, bei denen man die anhaltende Obstruktion als ‚versagenden Darm' definieren kann und die am besten durch parenterale Langzeiternährung behandelt werden. **Willkürliche Reoperationen führen bei diesen Patienten oft zu massiven Darmresektionen, multiplen Fisteln und Tod und sollten vermieden werden.** Patienten mit bei der Indexoperation nachgewiesener **Peritonealkarzinose** gehören ebenfalls in diese Gruppe. **Generell gilt, dass es nur bei einem Drittel der Patienten mit einem ‚malignen' Darmverschluss wegen einer Peritonealkarzinose postoperativ zu einer anhaltende Palliation kommt.** Eine EPSBO ist bei diesen Patienten daher ein unheilvolles Zeichen; eine erneute Operation im Abdomen sollte vermieden und eine auf dem individuellen funktionellen Status des Patienten und der Tumorlast basierende weitere palliative Behandlung geplant werden.

Und schließlich hat jeder Chirurg seine eigene persönliche Erfahrung mit einer Entität, über die wenig berichtet wird: dem Verwachsungsbauch – auch im Deutschen unter dem englischen Begriff ‚**frozen abdomen**' bekannt –, bei dem ein hartnäckiger Dünndarmverschluss durch massive, vaskularisierte und untrennbare Adhäsionen verursacht ist, die den Darm an vielen Stellen fixieren. **Der clevere Chirurg weiß früh, wann er mit der aussichtslosen Dissektion aufhören muss, bevor es zu multiplen Enterotomien kommt – die dann eine ausgedehnte Darmresektion erforderlich machen.** Und er weiß auch, dass er bei solchen Patienten nicht reoperieren darf, selbst wenn sich nach einer scheinbar erfolgreichen Adhäsiolyse eine persistierende EPSBO entwickelt. Parenterale Langzeiternährung über einen Zeitraum von Monaten mit vollständiger gastrointestinaler Ruhigstellung kann die Adhäsionen reifen lassen – mit Auflösen der SBO oder wenigstens mit der Aussicht auf eine sicherere Reoperation.

Eingeengte Anastomose

Eine Darmanastomose kann, egal in welcher Höhe, zu einer frühen postoperativen Obstruktion im oberen Gastrointestinaltrakt, Dünndarm oder Kolon führen. In der Regel schiebt man die Schuld auf ‚das Ödem', aber manchmal liegt die Ursache in mangelhafter Technik (▶ Kap. 14). Oft ist eine selbstlimitierende ‚mini'-Anastomoseninsuffizienz verantwortlich, wird aber unterdiagnostiziert (▶ Kap. 43). Eine Untersuchung mit Kontrastmittel (wasserlöslich, bitte!) und/oder CT führt zur Diagnose. **Die meisten dieser frühen postoperativen Obstruktionen von Anastomosen sind ‚weich' und ödematös, sie lösen sich innerhalb von einer oder zwei Wochen spontan. Keine voreilige Operation**; falls möglich, kann eine vorsichtige Passage mit einem Endoskop die Diagnose bestätigen und das Lumen ‚dilatieren'.

Verzögerte Magenentleerung

Nach einer partiellen Gastrektomie oder einer Gastrojejunostomie, die aus welchen Gründen auch immer durchgeführt wurde, kann sich der Magen oft nicht entleeren. Das ist häufiger der Fall, wenn zusätzliche eine Vagotomie durchgeführt oder eine Y-Roux Schlinge angelegt worden ist. Eine Kontrastmittelstudie wird zeigen, dass das Kontrastmittel im Magen bleibt. **Als Differenzialdiagnose kommen ein Magenileus (Gastroparese) oder eine mechanische Obstruktion der Gastrojejunostomie oder** *im Anschluss daran* **infrage** (ja, übersieh die mechanische Dünndarmobstruktion direkt ‚unterhalb' des Magens nicht!). Eine vollständige Erörterung der verschiedenen Postgastrektomiesyndrome sprengt den Rahmen dieses bescheidenen Kapitels, aber denke an das Grundprinzip – **die postoperative Gastroparese ist selbstlimitierend – sie wird immer spontan vergehen, aber es kann bis zu 6 Wochen dauern, bis es so weit ist. Schließe eine mechanische Verlegung des Magens durch eine Endoskopie und eine Kontrastuntersuchung aus und behandle dann konservativ mit einer Magensonde und unterstützender Ernährung.** Versuche, eine Nährsonde distal des Magens zu platzieren. Parenteral gegebenes *Erythromycin* steigert nachweislich die Magenmotilität und ist in dieser Situation immer einen Versuch wert. **Widerstehe dem Teufel in Dir – er führt Dich in Versuchung, die Gastroparese zu operieren – denn sie wird am Ende vergehen, während ein Revisionseingriff die Lage nur noch schlimmer macht.**

Akute Magenerweiterung

Dieses Kapitel gibt uns die Gelegenheit, die Entität der **akuten Magendilatation** zu erwähnen – die früheren Generationen von Chirurgen wohlbekannt und gefürchtet war – aber aus irgendeinem Grund aus dem kollektiven Bewusstsein verschwunden ist. Sie kann sich nach jeder Operation oder als Folge eines Traumas entwickeln, kann aber auch spontan auftreten – besonders bei geschwächten und immobilen Patienten. Sie ist bei Patienten mit Essstörungen wie der Bulimie beschrieben worden.

Die akute Magendilatation manifestiert sich durch ein geblähtes Abdomen, Schmerzen, Übelkeit und Erbrechen und kann, wenn sie nicht umgehend behandelt wird, zur Aspiration, einem abdominellen Kompartmentsyndrom und sogar zur Magennekrose führen.

Der abnehmende Einsatz von Magensonden mag erklären, warum wir solche Fälle in der postoperativen Phase immer noch gelegentlich sehen. Hier sind zwei Fälle zum Nachdenken...

> **Eine junge Dame** hatte sich einer Reparation ihrer Nabelhernie unter Lokalanästhesie und i.v. Sedierung unterzogen. Eine Stunde nach der Operation klagte sie über schwere, diffuse abdominelle Schmerzen. Ihr Puls betrug 120/min und das Abdomen war diffus druckempfindlich. „Habe ich ihren Darm verletzt?", fragte sich der besorgte Chirurg. Die Abdomenübersicht zeigte einen riesigen Magen. Eine für ein paar Stunden *in situ* belassene Magensonde heilte die akute Magendilatation.
>
> **Ein mittelalter Mann** unterzog sich einer komplikationslosen Cholezystektomie. Der Anästhesist hatte ihm für die Dauer des Eingriffs eine transorale Magensonde gelegt und am Ende der Operation wieder entfernt. Eine Stunde nach seiner Entlassung aus dem Aufwachraum klagte der Patient über heftige abdominelle Schmerzen, die trotz wiederholter Opiatgabe persistierten. Er entwickelte trotz adäquater Hydrierung eine Tachykardie. Das Abdomen war diffus schmerzempfindlich. Diese über einige Stunden persistierenden beunruhigenden Anzeichen für eine mögliche Darmverletzung oder ein frühes Galleleck veranlassten den Chirurgen, den Patienten zur Relaparoskopie erneut in den OP zu bringen – dabei war bis auf eine massive Erweiterung des Magens alles normal. Eine MS wurde gelegt und der Patient ging am nächsten Morgen nach Hause.

Botschaft: Wenn Du nicht daran denkst, dann verpasst Du die Möglichkeit der simplen, sicheren und effektiven Behandlung in Form einer MS.

Prävention

Wie überall gilt auch hier „ein Gramm Vorbeugung ist so viel wert wie ein Pfund Heilung" (ein Klischee, wir wissen es).

Es ist unbedingt zu betonen, dass Du einen anhaltenden postoperativen Ileus oder SBO durch solide Operationstechnik und Aufmerksamkeit fürs Detail verhindern kannst und sollst. Schonende Dissektion und Behandlung des Gewebes, sorgfältige Hämostase zur Vorbeugung von Hämatomen, den Kauter nicht wie eine Lötlampe einsetzen, so wenig Fremdmaterial wie möglich zurücklassen (z. B. ausgedehnte Knoten aus Seide, während der laparoskopischen Cholezystektomie verstreute Gallensteine), das Peritoneum nicht unnötig denudieren, keine Öffnungen für innere Hernien schaffen, die Darmschlingen in eine nette, hübsch geschwungene Position zurückverlagern, große Portzugänge gewissenhaft verschließen und beim Bauchdeckenverschluss keine Darmschlingen fassen, sind selbsterklärende Basics. Bislang sind wir von den Daten, die den Nutzen teurer

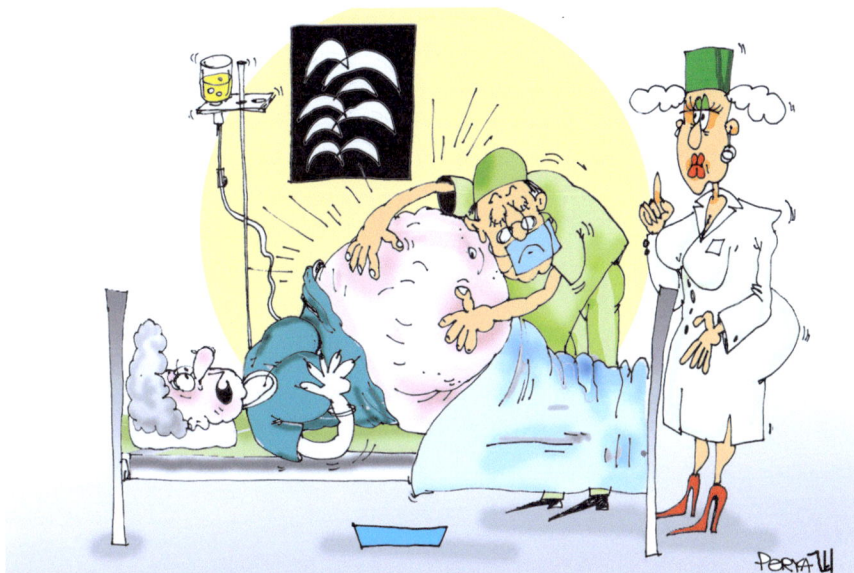

Abb. 41.2 „Doktor, ist es eine mechanische Obstruktion oder ein Ileus?" … „Pssst… lass mich mal hören…"

kommerzieller Produkte ‚zur Prävention von Adhäsionen' belegen sollen, nicht allzu beeindruckt. Sieht so aus, als sei das niemand…

> **Zusammengefasst**: diagnostiziere und behandle die Ursachen für einen persistierenden Ileus, behandle die EPSBO konservativ, solange dies angezeigt ist, ziehe spezifische Ursachen einer SBO (z. B. Trokarhernien) in Betracht und operiere erneut, wenn nötig. **In den meisten Fällen wird der Ileus/die EPSBO spontan vergehen**, ohne dass Du wissen kannst, ob er ‚mechanisch' oder ‚paralytisch' war… (Abb. 41.2).

Lies dazu auch Kap. 8 in *Schein's Common Sense Prevention and Management of Surgical Complications*.

> „Lass lieber ein wenig Peritoneum am Darm als ein wenig Darm am Peritoneum."
> „Der postoperative Furz ist die beste Musik in den Ohren des Chirurgen…"

Intraabdominelle Abszesse

Danny Rosin, Paul N. Rogers, Mark Cheetham und Moshe Schein

> *Anzeichen von Eiter irgendwo, Anzeichen von Eiter nirgendwo sonst, Anzeichen von Eiter dort – unter dem Zwerchfell (das war zu 100 % richtig, als wir Studenten waren, zu 50 %, als wir Assistenzärzte waren. Heute ist es irrelevant…).*

Den Inhalt dieses Kapitels hätte man in einem Satz zusammenfassen können: ein Abszess ist eine abgegrenzte, Eiter enthaltende Struktur, die mit allen zur Verfügung stehenden Mitteln drainiert werden muss. Unsere Vorfahren haben es sogar noch treffender ausgedrückt – Ubi pus, ibi evacua. Wir glauben allerdings, dass Du von uns eine ausführlichere Erläuterung erwartest.

Abszesse können sich überall im Bauchraum entwickeln und von zahlreichen Erkrankungen ausgehen. Spezifische Formen, wie sie bei der Divertikulitis oder um die Appendix vorkommen, werden an anderer Stelle in diesem Buch besprochen; dieses Kapitel gibt Dir eine Einführung in die allgemeinen Behandlungsprinzipien – mit besonderer Betonung dessen, was in Deiner Praxis wahrscheinlich am häufigsten vorkommt – dem **postoperativen Abszess**.

Definition und Bedeutung

Der Begriff ‚intraabdomineller Abszess' wurde und wird fälschlicherweise immer noch als Synonym für eine sekundäre Peritonitis verwendet (▶ Kap. 13). **Das stimmt nicht, denn ein Abszess entwickelt sich als Resultat einer effektiven Körperabwehr und stellt das relativ erfolgreiche Outcome einer Peritonitis dar.** Der Begriff ‚Ansammlung' (wie im CT erkennbar) wird häufig verwendet, aber nicht jede Ansammlung ist infiziert und nicht jede Ansammlung ist ein Abszess – wie unten besprochen.

> Um als Abszess bezeichnet zu werden, muss die abgegrenzte Struktur von einer entzündlichen Wand umgeben sein und ein bösartiges Inneres aufweisen. Im Gegensatz dazu stellen in der Bauchhöhle frei fließende kontaminierte Flüssigkeit oder gekammerte Ansammlungen ohne abgrenzbare Wand eine Phase im Spektrum der peritonealen Infektion und keinen Abszess dar.

Pathogenese und Klassifikation

Alle Abszesse bedeuten ein natürliches Zwischenergebnis einer Infektion. An einem Ende des Spektrums besteht die Infektion weiter, breitet sich aus und tötet, am anderen Ende wird der Prozess vollständig von der Körperabwehr beseitigt – mithilfe Deiner Behandlung. **Abszesse liegen im Niemandsland, wo die Abwehrkräfte des Körpers nur eingeschränkt wirksam sind** – gestört von der überwältigenden Menge an Bakterien, Hypoxämie oder Azidose der Mikro-Umgebung und den Adjuvantien der Infektion wie nekrotischen Gewebsresten, Hämoglobin, Fibrin und (Gott bewahre) Bariumsulfat. **Ein unbehandelter Abszess im Bauchraum wird Deinen**

42 Intraabdominelle Abszesse

Tab. 42.1 Die Klassifikation abdominaler Abszesse

Klassifikation	Beispiele
Viszeral versus nicht viszeral	Hepatisch versus subhepatisch
Primär versus sekundär	Milz versus Blinddarm
Spontan versus postoperativ	Divertikulär versus um eine Anastomose
Intraperitoneal versus retroperitoneal	Tuboovarial versus Psoas
Einfach versus komplex	Komplex: Multipel (Leber) Vielfach gekammert (multilokulär) Mit dem Darm kommunizierend (insuffiziente Anastomose) Im Zusammenhang mit nekrotischem Gewebe (Pankreas) Im Zusammenhang mit Krebs
Anatomisch	Subphrenisch, subhepatisch, Bursa omentalis, parakolisch, pelvin, Schlingenabszess, perinephritisch, Psoas

Patienten nicht sofort umbringen; wenn man ihn aber ignoriert und nicht drainiert, wird er allmählich tödlich, es sei denn, es kommt zu einer spontanen Entlastung.

Die Myriaden unterschiedlichen Formen von intraabdominellen Abszessen machen die Klassifikation komplex (■ Tab. 42.1), aber praktisch sind Abszesse **viszeral** (z. B. intrahepatisch oder -splenisch) oder **nicht viszeral** (z. B. subphrenisch, pelvin), **intraperitoneal** oder **extraperitoneal**.

Viszerale Abszesse werden gewöhnlich durch eine hämatogene oder lymphogene Streuung von Bakterien in ein solides Organ verursacht; aber eine direkte Invasion ist ebenso möglich, etwa bei einem Leberabszess als Folge einer Perforation der posterioren Gallenblasenwand, oder bei einem Leberabszess im Zusammenhang mit einer Perforation der linken Flexur wegen eines Karzinoms oder einer akuten Divertikulitis.

Nicht-viszerale Abszesse entstehen nach Abklingen einer diffusen Peritonitis, bei der gekammerte Areale von Infektion und Eiterung ‚eingemauert' werden und persistieren; oder sie entstehen nach der Perforation eines Organs, das von der örtlichen Abwehr effektiv eingegrenzt wird.

Retroperitoneale Abszesse können sowohl das Resultat der Perforation eines Hohlorgans in das Retroperitoneum als auch Folge einer hämatogenen oder lymphogenen Streuung sein.

Eine weitere Unterscheidung ist die zwischen einem **postoperativen Abszess** – für dessen Entstehung wir Chirurgen uns verantwortlich fühlen – und einem **spontanen Abszess,** ohne Zusammenhang mit einer vorausgegangenen Operation.

Eine weitere klinisch bedeutsame Unterteilung ist zwischen **einfachem versus komplexem Abszess (z. B. multipel; multilokulär; oder im Zusammenhang mit einer Gewebsnekrose, Kommunikation mit dem Darm oder Tumor) – die zuletzt** erwähnten erfordern eine aggressivere Behandlung und haben eine schlechtere Prognose.

Die traditionelle **anatomische Klassifizierung,** die auf der spezifischen anatomischen Lage eines Abszesses basiert – der sich typischerweise in einem der wenigen konstant möglichen Räume entwickelt – hat seit dem Aufkommen von leicht verfügbaren modernen Bildgebungsverfahren und perkutanen Drainagetechniken an Bedeutung verloren.

Mikrobiologie

In der Regel sind abdominelle Abszesse polymikrobiell. Abszesse, die sich im Nachgang einer sekundären Peritonitis entwickeln (z. B. ein periappendikulärer oder divertikulärer Abszess), enthalten die gemischt aerobe-anaerobe Flora der sekundären Peritonitis (▶ Kap. 7 und 13).

Es hat den Anschein, dass Endotoxin erzeugende fakultative Anaerobier, wie beispielsweise *Escherichia coli,* für die akute Phase der Peritonitis verantwortlich sind, während die obligaten Anaerobier wie *Bacteroides fragilis* für die späte Formation von Abszessen verantwortlich sind. Diese Bakterien wirken **synergistisch;** es braucht beide, damit sich ein Abszess ausbildet, und der obligat Anaerobe kann die Letalität einer sonst nicht tödlichen Besiedlung durch die fakultativen Mikroorganismen erhöhen. Die überwiegende Mehrzahl der viszeralen (z. B. hepatischen oder splenischen) Abszesse ist polymikrobiell – aerob, anaerob, gramnegativ und -positiv. Das gilt auch für retroperitoneale Abszesse. **Primäre Abszesse** (etwa ein Psoasabszess) sind oft monobakteriell, wobei *Staphylokokken* dominieren. **Postoperative Abszesse sind oft durch die typische Flora nosokomialer Infektionen gekennzeichnet – die eine Superinfektion mit Hefepilzen und anderen Opportunisten darstellt** (▶ Kap. 13). Die geringe Virulenz dieser Organismen spiegelt die globale Immundepression der betroffenen Patienten.

Klinische Merkmale

Das klinische Bild intraabdominaler Abszesse ist so heterogen und vielschichtig wie die Abszesse selbst. **Das Spektrum ist breit gefächert; die systemischen Auswirkungen reichen vom offenen septischen Schock bis hin zu gar nichts, wenn sie durch Immunoparese und Antibiotika unterdrückt werden.** Gelegentlich kann man den Abszess lokal durch die Bauchdecke, das Rektum oder die Vagina tasten, in den meisten Fällen bleibt er allerdings physisch okkult.

Nachdem heutzutage jegliches Fieber vermeintlich eine Indikation zur Antibiotikagabe ist, werden manche Abszesse initial nur anbehandelt oder maskiert – sie stellen sich als systemische Entzündung mit variabler Organdysfunktion dar. **Ein Ileus ist eine weitere erwähnenswerte Form eines intraabdominellen Abszesses;** in der postoperativen Phase ist das ein ‚Ileus, der sich nicht auflöst' (▶ Kap. 41).

42 Intraabdominelle Abszesse

Im Zeitalter der unmittelbaren und wiederholten Bildgebung, des obsessiven Umgangs mit Nadeln und Messern, vergessen wir oft den *tatsächlichen* natürlichen Verlauf eines intraabdominellen Abszesses. Der folgende Fall soll als Beispiel dienen.

> Eine 88-jährige Dame stellt sich mit einer massiven *Fäkalurie* vor. In der Bildgebung zeigte sich eine Phlegmone/Abszess mit Beteiligung des Sigmas und einer großen kolovesikalen Fistel. Die Familie lehnte unseren Vorschlag der sofortigen notfallmäßigen Sigmaresektion oder einer Kolostomie plus perkutaner Drainage des Abszesses ab. Die Angehörigen baten darum „sie in Frieden sterben zu lassen" und riefen ihren Pfarrer. Die Patientin ging zurück ins Pflegeheim, weigerte sich aber zu sterben. Stattdessen blühte sie weiter auf, während der Stuhl über den Urin abging. Sechs Monate später entwickelte sie in der Wand des Unterbauchs einen subkutanen Abszess. Wir drainierten ihn unter Lokalanästhesie – es lief Stuhl heraus. Ein Kolostomiebeutel wurde darüber geklebt – voilà, eine *spontane* Kolostomie. Der Urin wurde klar. Ein Jahr später blühte die Patientin weiter auf. Sie verstarb im Alter von 90 Jahren.

Das lässt Dich innehalten und nachdenken…

Diagnose

Das Leben ist einfach geworden! Moderne abdominelle Bildgebung hat die Diagnose revolutioniert. Ja, Du musst den Abszess immer noch vermuten und den Patienten sorgfältig untersuchen, aber die definitive Diagnose (und in der Regel auch die Behandlung) hängt an der Bildgebung. Computertomografie (CT), Ultraschall (US) und selbst radioisotopen-szintigrafische Verfahren sind verfügbar. Welches ist das Beste?

Sowohl US und CT bieten eine gute anatomische Darstellung, Ort, Größe und Struktur des Abszesses eingeschlossen (◘ Abb. 42.1). Beide können die perkutane Drainage steuern. US ist transportabel, billiger und erkennt Abszesse im rechten Oberbauch und im Becken genauer. Er ist allerdings extrem benutzerabhängig. **Wir Chirurgen sind besser im Lesen von CT- als von US-Bildern ausgebildet; daher bevorzugen wir die CT, die es uns ermöglicht, den gesamten Bauchraum zu visualisieren, die Anatomie des Abszesses unabhängig zu beurteilen und dessen optimale Behandlung zu planen. Verstärkt mit intravenösem und intraluminalem Kontrastmittel hilft das CT auch bei der Klassifikation des Abszesses als einfach oder komplex** (◘ Tab. 42.1).

Versteh bitte, dass bildgebende Verfahren während der ersten postoperativen Wochen nicht zwischen einer sterilen Flüssigkeitsansammlung (z. B. verbliebener Spülflüssigkeit) und einer infizierten Flüssigkeitsansammlung noch vor der Ausbildung eines klaren, reifen Abszesses unterscheiden können. Die einzige Möglichkeit, die infektiöse Natur jeglicher erkannten Flüssigkeit zu dokumentieren ist

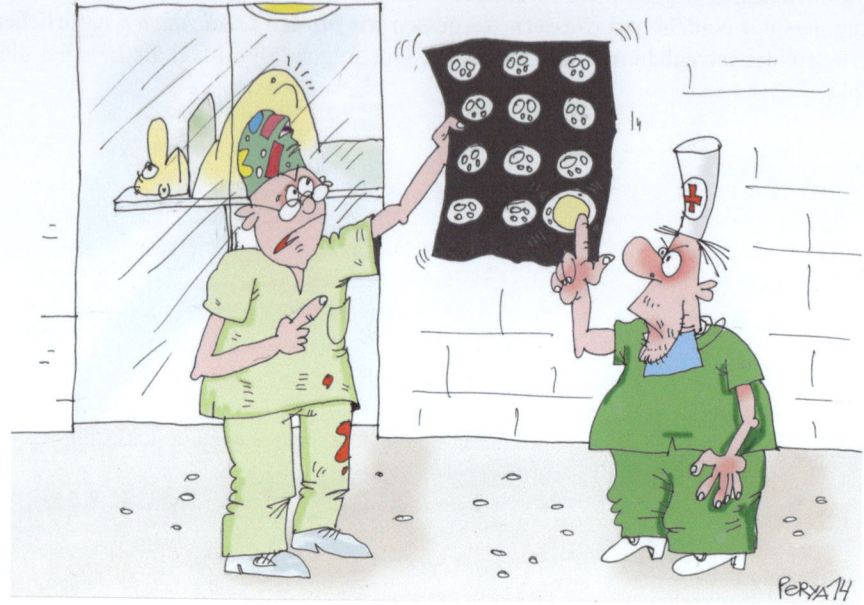

Abb. 42.1 „Das nennst Du einen Abszess? DAS ist ein Abszess!"

eine **diagnostische Aspiration** – indem man das Aspirat nach Gram färbt und eine Kultur anlegt.

> Merkmale, die im CT auf einen echten Abszess hindeuten sind Kontrastmittelanreicherung, ein gut definierter Rand und vorhandene Gasbläschen.

Behalte deshalb im Hinterkopf, dass nicht alle im postoperativen Abdomen entdeckten Flüssigkeitsansammlungen eine aktive Behandlung erfordern; lass Dich immer vom klinischen Zustand des Patienten leiten. Widerstehe den Angeboten aggressiver Radiologen, alle zugänglichen Flüssigkeitsansammlungen zu drainieren, besonders in der frühen postoperativen Periode.

Antibiotika

Abszesse im Bauch sollten drainiert werden. Hat der Abszess eine ‚aktive' Ursache, dann sollte diese behandelt werden. Die Antibiotikabehandlung ist zweitrangig.

Die Wahrheit ist, dass es keinen wirklichen Nachweis gibt, dass antimikrobielle Agenzien, die sowieso nur schlecht in einmal etablierte Abszesse penetrieren, als Ergänzung zur vollständigen Entleerung von Eiter notwendig sind. Denk an die guten alten Tage, vor nicht allzu vielen Jahren, als pelvine Abszesse beobachten wurden, bis sie ‚reif' waren, und dann durch das Rektum oder die Vagina drainiert wurden; es wurden keine Antibiotika verwendet, und die Erholung war vollständig und trat sofort ein. (Aber nochmal, wer stört sich schon an ‚Wahrheit' und ‚Evidenz' – wir folgen den Trends…).

Der vorherrschende Therapiestandard besagt, dass bei starkem Verdacht auf einen Abszess oder bei dessen Diagnose eine Antibiotikatherapie eingeleitet werden sollte, auch wenn es dafür an Evidenz fehlt. Diese sollte zunächst empirisch gegen das üblicherweise zu erwartende polymikrobielle Bakterienspektrum gerichtet sein; sobald die verursachenden Bakterien identifiziert sind, kann die Abdeckung je nach Bedarf angepasst oder reduziert werden.

Wie lange soll man Antibiotika geben? Noch einmal, es existieren keine wissenschaftlichen Daten zur Formulierung logischer Leitlinien. Der gesunde Menschenverstand legt nahe, dass eine fortgeführte Gabe nach effektiver Drainage unnötig ist. Theoretisch bekämpfen Antibiotika vielleicht während der Drainage eine Bakteriämie und eradizieren lokal verstreute Mikroorganismen; **aber wenn die Entlastung des Eiters zu einer klinischen Besserung geführt hat, sollten die Antibiotika abgesetzt werden.** Eine liegende Drainage ist keine Indikation für eine fortgeführte Antibiotikagabe.

Konservative Behandlung

Traditionell werden als Folge einer portalen Pyämie aufgetretene, für eine Drainage nicht zugängliche, **multiple intrahepatische Abszesse** mit Antibiotika behandelt; mit variablen Ansprechraten.

Es gibt Menschen, die behaupten, dass die nicht-operative Behandlung mit prolongierter Antibiotikagabe auch bei **Kindern, die nach einer Appendektomie wegen akuter Appendizitis einen Abszess im Bauch entwickeln,** effektiv ist. Das Problem bei diesen ‚Erfolgsgeschichten' ist, dass die angeblichen ‚Abszesse', die im CT oder US beschrieben wurden, nie als solche bewiesen worden sind. Stattdessen hat es sich wahrscheinlich um sterile Flüssigkeitsansammlungen gehandelt – die in der Mehrzahl überhaupt keine Behandlung erfordern – oder um frühe, nicht abgegrenzte, infizierte Flüssigkeitsansammlungen, in die Antibiotika penetrieren. Außerdem können sich kleine (< 5 cm) perikolische ‚Divertikel' Abszesse unter alleiniger Antibiotikagabe auflösen – ohne die Notwendigkeit einer Drainage.

Drainage

Was die allgemeine Philosophie und den Zeitpunkt von Drainagen betrifft lautet das derzeit vorherrschende Paradigma, den Patienten mit Antibiotika zu bombardieren und zügig zu drainieren, sobald ein Abszess in CT oder US vermutet wird. Bei diesem hysterischen Drang ‚etwas zu tun' werden klinische Lektionen, die über Jahrhunderte gelernt wurden, oft ignoriert. Noch vor ein paar Generationen wurde ein Patient, dessen Temperatur nach einer Appendektomie nach oben zackte, geduldig, aber sorgfältig, ohne Antibiotika beobachtet (die existierten ja nicht); gewöhnlich sank die Temperatur – Anzeichen einer verbliebenen Entzündungsreaktion – spontan. Bei einer Minderheit von Patienten persistierte das ‚septische' Fieber als Zeichen der Reifung der lokalen Eiterung. Letztere wurde schließlich durch das Rektum drainiert, sobald sie als ‚reif' beurteilt wurde. Andererseits werden heute sofort Antibiotika gegeben, die das klinische Bild maskieren und es werden sofort bildgebende Verfahren angeordnet, mit denen man nur ‚falschen Spuren folgt', die wiederum zu unnötigen invasiven Verfahren verführen.

   Merke Dir, Fieber ist bei einem stabilen Patienten ein *Symptom* für eine effektive Körperabwehr – und keine Indikation für aggressiv invasives Handeln.

   Gerechtigkeitshalber dürfen wir nicht vergessen, dass in der vorantibiotischen Ära Patienten an einer Appendizitis und ihren Komplikationen verstorben sind… und dass eine septische Komplikation, die nicht mit Antibiotika behandelt wurde, vor Gericht schwer zu verteidigen ist. Wir bitten Dich nur dringend, vernünftig zu handeln.

Praktisches Vorgehen

Wenn man einen Abszess vermutet, ergeben sich einige Dilemmata, die Schritt für Schritt abgearbeitet werden sollten:
- **Handelt es sich um einen Abszess oder um eine sterile Flüssigkeitsansammlung?** Die oben erwähnten Kennzeichen im CT können hilfreich sein, aber das klinische Bild ist genauso wichtig – besonders, wenn es sich um postoperative Abszesse handelt. **Abszesse sind in der ersten postoperativen Woche selten reif für eine Drainage. Drei Wochen nach der Operation liegt die Ursache der ‚Sepsis' selten im Bauchraum.** Im Zweifel ist die bildgesteuerte diagnostische Aspiration indiziert.
- **Perkutane (PC) versus offen chirurgische Drainage?** In den 1980er Jahren wurde von einigen behauptet, dass trotz des für schwerstkranke Patienten zur Abszessdrainage attraktiven PC-Verfahrens paradoxerweise durch ein chirurgisches Vorgehen eine bessere Überlebenschance erreicht werde, und dass ein chirurgisches Vorgehen nicht deshalb vermieden werden solle, weil der Patient als zu krank angesehen wird. Wir glauben nicht mehr an diese Theorie. **Stattdessen denken wir, dass Pus durch die am wenigsten invasive Methode drainiert werden muss, was dem Patienten die Unannehmlichkeiten und offensichtlichen Risiken einer weiteren offenen Bauchoperation ersparen kann. Wenn der Abszess also für eine bildgesteuerte Drainage zugänglich zu sein scheint – dann ist das der Weg, den man nehmen muss.**
- **Das Konzept des komplexen Abszesses ist klinisch nützlich. Multiple, gekammerte, mit einer Gewebsnekrose, eröffnetem Darm oder einem Tumor assoziierte Abszesse werden als komplex definiert und sprechen mit geringerer Wahrscheinlichkeit auf eine Drainage an,** was die meisten **einfachen** Abszesse

hingegen tun. Trotzdem kann eine PC-Drainage bei schwer kranken Patienten mit einem **komplexen** Abszess einen **vorübergehenden** therapeutischen Nutzen bringen – der eine definitive, halbelektive Operation bei einem besser stabilisierten Patienten erlaubt.

— **PC-Drainage und chirurgische Drainageverfahren sollten nicht als konkurrierend, sondern als sich ergänzend betrachtet werden.** Es ist vernünftig, einen nichtoperativen Ansatz für das Problem zu erwägen, wenn ein Abszess für PC-Verfahren zugänglich ist. Du, der Chirurg, solltest jeden Abszess zusammen mit dem Radiologen individuell betrachten und das in ◘ Tab. 42.2 präsentierte Für und Wider abwägen.

— **Alleinige perkutane Aspiration versus Katheterdrainage?** Eine einzelne perkutane Nadelaspiration kann einen Abszess erfolgreich ausheilen – besonders, wenn er klein ist und dünnflüssiges Sekret enthält oder wenn er in einem soliden Organ wie der Leber oder der Milz liegt. **Allerdings gibt es gute Belege für eine bessere Wirksamkeit der PC-Katheterdrainage.**

— **Durchmesser der PC-Katheter/Drainagen?** Manche behaupten, dass großlumige Trokarkatheter überlegen sind, allerdings belegt die Evidenz, dass 7 Ch Ablaufkatheter genauso effektiv wie 14 Ch Katheter sind. Notfalls kann ein schmaler Katheter in perkutaner Technik gegen einen dickeren ausgewechselt werden.

— **Umgang mit PC-Drainagen.** Da ist nicht viel Wissenschaftliches dran; diese schmalen Schläuche sollten regelmäßig mit Kochsalzlösung gespült werden,

◘ **Tab. 42.2** Intraabdominale Abszesse: perkutane (PC) versus offene chirurgische Drainage. Überlegungen zur Wahl des Zugangs. *

	Vorzugsweise PC-Drainage	**Vorzugsweise offene Drainage**
Chirurgische Zugänglichkeit	Feindliches Abdomen	Zugänglich
PC Zugänglichkeit	Ja	Nein
Ursache beherrscht	Ja	Nein
Lage	Viszeral	Schlingenabszess
Anzahl	Einzelner Abszess	Multiple Abszesse
Gekammert	Nein	Ja
Kommunikation mit Darm	Nein	Ja
Assoziierte Gewebsnekrose	Nein	Ja
Assoziiertes Malignom	Nein	Ja
Viskosität	Dünn	Zähe Ablagerungen
Invasiver Radiologe	Verfügbar	Nicht verfügbar
Schwere der Erkrankung	‚Stabil'	Kritisch krank – toleriert keine Verzögerung
Fehlgeschlagene PC-Drainage	Nein	Ja

*Diese Faktoren sind nicht ‚in Stein gemeißelt' und sollten im Zusammenhang mit der klinischen Situation gesehen werden

damit sie durchgängig bleiben. PC-Drainagen neigen notorisch dazu, (zu früh) herauszufallen. Radiologen sind hervorragend darin, sie zu legen, aber nutzlos, wenn es gilt, sie an der Haut zu sichern. Hilf ihnen! Die Drainagestelle sollte regelmäßig gereinigt und beobachtet werden; es gibt vereinzelte Berichte über eine **nekrotisierende Fasziitis** der Bauchwand um die Drainagestelle. Drainagen werden entfernt, wenn die Entzündung klinisch verschwunden ist und der tägliche Ablauf (abzüglich der injizierten Kochsalzlösung) weniger als 25 ml beträgt. **Nach einem einfachen intraabdominellen Abszess wird die Drainage im Durchschnitt nach 5–7 Tagen entfernt.**

- **Erneute Bildgebung.** 24–72 h nach legen einer PC-Drainage sollte man eine klinische Besserung sehen. Anhaltendes Fieber und Leukozytose am vierten Tag nach Legen einer perkutanen Drainage korrelieren mit Behandlungsversagen. **Patienten, die nicht darauf ansprechen, sollten ein neues CT erhalten. Durch den Drain injiziertes wasserlösliches Kontrastmittel kann hilfreich sein.** Abhängig vom Befund sollte über den nächsten geeigneten Behandlungsschritt entschieden werden: die erneute perkutane Drainage oder eine Operation. Anhaltend hoher Ausfluss aus einer Drainage bei einem Patienten, dem es klinisch gut geht, kann besser durch ein Kathetersinogramm untersucht und so die Größe der verbliebenen Abszesshöhle bestimmt werden. **Abszesshöhlen, die nicht kollabieren neigen dazu, wiederzukommen.**

Fehlgeschlagene PC-Drainage: wann auf eine chirurgische Drainage ‚umschalten'?

Patienten, die sich nach initialen PC-Drainageversuchen verschlechtern, sollten umgehend operiert werden; weiteres Zögern kann desaströs sein.

Bei stabilen Non-Respondern auf die initiale PC-Drainage kann noch ein zweiter Versuch nach Maßgabe der in ◘ Tab. 42.2 angestellten Überlegungen angemessen sein. Kann die zweite Drainage nicht erfolgreich gelegt werden, oder versagt sie klinisch, ist ein offenes Vorgehen erforderlich.

Chirurgische Behandlung intraabdominaler Abszesse

Zumindest im modernen Umfeld ist es ungewöhnlich, dass sich ein intraabdomineller Abszess nicht für eine PC-Drainage eignet und eine offene Operation erfordert. Aber wenn das passiert, gibt es ein paar praktische Probleme:

- **Explorative Laparotomie versus direkter chirurgischer Zugang.** Die ‚blinde' explorative Laparotomie, um ‚irgendwo' nach einem Abszess zu suchen – so häufig sie auch vor 30 Jahren war – ist heutzutage nur sehr selten notwendig. **Ein direkter Zugangsweg ist offensichtlich ‚gutartiger', spart die bislang nicht betroffenen peritonealen Räume aus und vermeidet Darmverletzungen sowie Wundkomplikationen.** Das ist bei im CT gut abgegrenzten spontanen Abszessen fast immer möglich (aber das ist auch die Sorte von Abszess, die gut auf eine PC-Drainage anspricht). Heutzutage sind postoperative Abszesse im

CT zwar anatomisch gut lokalisiert, aber diejenigen, die sich nicht durch eine PC-Drainage beherrschen lassen, sind in der Regel „komplex" und daher oft nicht für einen direkten Zugang geeignet (z. B. Schlingenabszesse), oder sie erfordern zusätzliche Verfahren zur Kontrolle ihres intestinalen Ursprungs. Die Kriterien für die Wahl des korrekten Vorgehens sind in ◘ Tab. 42.3 zusammengefasst. Und bei der Gelegenheit, falls Du schon einen Drain vor Ort hast, der aber nicht fördert: Die offene Exploration wird einfacher, wenn Du ‚der Drainage folgst'.

— **Direkter Zugang: extraperitoneal versus transperitoneal?** Es gibt keine signifikanten Unterschiede in der allgemeinen Morbidität und Mortalität zwischen den beiden Verfahren; allerdings kommt es bei der transperitonealen Route häufiger zu Darmverletzungen. Logischerweise sollte daher wann immer anatomisch möglich der extraperitoneale Zugangsweg gewählt werden. Subphrenische und subhepatische Abszesse können extraperitoneal durch eine subkostale Inzision oder – falls posterior – durch das Bett der 12. Rippe angegangen werden. Alte Hasen sind mit diesen heute kaum noch gebräuchlichen Verfahren vertraut – sie wurden durch die PC-Drainage ersetzt. Perikolische- und Blinddarmabszesse sowie retrokolische Abszesse aller Art werden am besten durch einen Lendenschnitt angegangen. Spät auftretende Pankreasabszesse können ebenfalls extraperitoneal – über die Flanke – entlastet werden, brauchen aber gelegentlich einen bilateralen Zugang. Abszesse im Becken werden am besten über Rektum oder Vagina entlastet.

— **Drainagen?** Klassischerweise wurden am Ende des Eingriffs Drainagen in die Abszesshöhle gelegt – und vom Hautschnitt entfernt ausgeleitet. Art, Durchmesser und Anzahl der Drainagen haben mehr mit örtlicher Tradition und

◘ **Tab. 42.3** Explorative Laparotomie versus ‚direktes' offenes Ausräumen abdomineller Abszesse

	Vorzugsweise explorative Laparotomie	Vorzugsweise direkte offene Entlastung
Abszess im CT exakt lokalisiert	–	✓
Frühe postoperative Phase	✓	–
Späte postoperative Phase	✓	–
Einzelner Abszess	–	✓
Multiple Abszesse	✓	–
In der Bursa omentalis gelegen	✓	–
Schlingenabszess	✓	–
Infektionsquelle nicht beherrscht	✓	–
Subphrenisch/subhepatisch	–	✓
Parakolisch	–	✓
Pelviner Abszess	–	✓

Vorlieben als mit Wissenschaft zu tun. Auch der postoperative Umgang mit Drainagen war mit lästigen Ritualen verbunden, wie dem von wiederholten Kontrastmittelsinogrammen abhängig gemachten schrittweise Kürzen, um sicherzustellen, dass Höhlen und Drainagekanäle allmählich kollabierten. PJ-ler und Pflegepersonal haben endlos Verbände gewechselt und Drainagen gespült – wiederum nach dem örtlich bevorzugten Ritual. **Nach unserer Erfahrung sollten diese Rituale Geschichte sein. Nach adäquater chirurgischer Entlastung, wenn die Infektionsquelle kontrolliert ist, wenn die Abszesshöhle mit Omentum oder umgebenden Strukturen ‚gefüllt' ist und wenn prophylaktisch perioperative Antibiotika gegeben werden – sind keine Drainagen notwendig.** Vertrau darauf, dass die Bauchhöhle ohne verbliebenen Fremdkörper – die Drainage – besser in der Lage ist, mit verbliebenen Bakterien umzugehen. Schlag für eine ausführlichere Diskussion in ▶ Kap. 36 nach.

Und um es zusammenzufassen…

Passe Deine Vorgehensweise der Anatomie des Abszesses, der Physiologie des Patienten und den Dir vor Ort zugänglichen Möglichkeiten an. Zögere nichts hinaus, Vergiss nicht, Dich um den Ursprung der Infektion zu kümmern, verlass Dich nicht zu sehr auf Antibiotika und werde den Eiter los. Die Sepsis, die vom Wirt generierte systemische Entzündungsantwort auf den Abszess, kann weiterbestehen und sogar nachdem der Abszess ausreichend drainiert worden ist bis zum Organversagen fortschreiten. Versuch, nicht zu spät zu kommen.

> „Keine Drainage ist besser als ihr ignoranter Einsatz… Ein Drain führt unweigerlich zu einer Nekrose des Gewebes, mit dem er in Berührung kommt, und schwächt die Widerstandskraft des Gewebes gegen Organismen."
>
> William Stewart Halsted

Anastomoseninsuffizienz und Fisteln

Danny Rosin, Paul N. Rogers, Mark Cheetham und Moshe Schein

© Der/die Autor(en), exklusiv lizenziert an Springer-Verlag GmbH, DE, ein Teil von Springer Nature 2023
D. Rosin et al. (Hrsg.), *Notfallchirurgie des Abdomens*,
https://doi.org/10.1007/978-3-662-66409-4_43

> *Eine Anastomoseninsuffizienz ist eine vollständig vermeidbare Komplikation, vorausgesetzt, Du legst keine Anastomosen an.*
>
> **Brendan Moran**

> *Besteht die Möglichkeit, dass mehrere Dinge schiefgehen können, dann wird dasjenige, das den größten Schaden anrichten kann, auch dasjenige sein, das schiefgeht.*
>
> **Murphy's Law, Arthur Bloch**

> *Und wenn etwas daneben geht, dann geht es gründlich daneben….*
>
> **Ari Leppäniemi**

In diesem Kapitel werden wir uns auf vom Dünndarm ausgehende Insuffizienzen fokussieren.

Für eine umfassende Darstellung über den Umgang mit Insuffizienzen jeder Art (vom Ösophagus bis zu Kolon und Rektum) empfehlen wir Dir das Studium von Kap. 6 in Schein's Common Sense Prevention and Management of Surgical Complications. (Oder sende ganz einfach eine Emailanfrage an moshesschein@gmail.com oder drosin@mac.com und wir werden Dir ein kostenloses PDF senden ☺.)

Hier bieten wir eine gekürzte Version, bei der wir die *Grundlagen* aus einem anderen Blickwinkel betrachten.

Postoperative Leckagen zeigen sich klinisch in zwei wesentlichen Formen:
- **Das Leck ist offensichtlich** – Du siehst, wie sich Darminhalt aus der Operationswunde entleert (oder aus der Drainage, aber wir sind uns sicher, dass Du die selten verwendest…)
- **Das Leck wird vermutet** – Du siehst es nicht…

Szenario 1: das offensichtliche Leck

> Es ist der 6. postoperative Tag nach einer Laparotomie aufgrund eines Dünndarmverschlusses (▶ Kap. 19). Der Eingriff verlief komplikationslos, bis auf zwei versehentliche Enterotomien, die mit 3-0er Vicryl® Einzelknopfnähten einschichtig versorgt wurden. Während der morgendlichen Visite beschwert sich der Patient: „Sehen Sie mal, Doktor, mein Bett ist voll von diesem grünen Zeug." Du schlägst die Decke vom Bauch des Patienten und siehst, wie sich gallig gefärbtes Darmsekret aus der Inzision entleert! Jetzt bist Du völlig aus der Fassung – *warum ist das mir passiert?! Meine Operation war perfekt…* Stimmt, der Verlauf war bei diesem Patienten nicht ganz glatt; er hat gefiebert und die Leukozyten waren erhöht. Und jetzt dieses furchtbare Desaster! Es handelt sich tatsächlich um ein Desaster, denn die Morbidität dieser Komplikation ist erschreckend und die Mortalität erheblich.

43 Anastomoseninsuffizienz und Fisteln

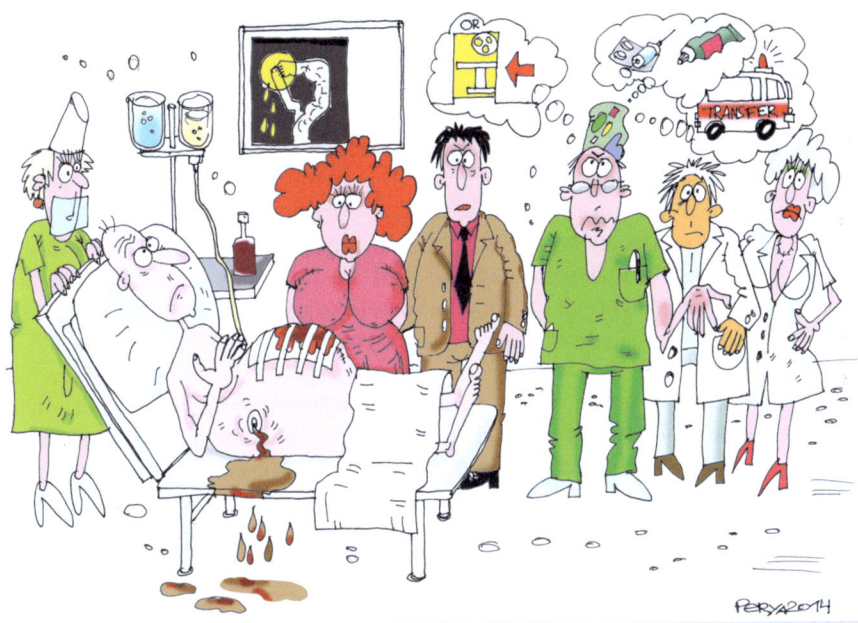

Abb. 43.1 Was geht in ihren Köpfen vor? „Reoperieren?" „Wie eine Fistel behandeln?" „Verlegen?" „Warum passiert das mir?"

Deine erste Reaktion ist: *wir bringen ihn sofort in den Operationssaal und beheben diese Sauerei...* Oder vielleicht behandeln wir ihn konservativ? Und wenn wir ihn verlegen – sollen sich die Jungs an der Uni darum kümmern...?

Was macht man mit so einem Albtraum (Abb. 43.1)?

Die Kontroverse

Es ist kaum umstritten, dass postoperativ aufgetretene externe enterokutane Fisteln, die in der Regel aus einer Anastomoseninsuffizienz oder einer unbeabsichtigten Enterotomie stammen, am Anfang, wenn möglich, *konservativ* behandelt werden sollten. Wie in früheren Kapiteln erwähnt, gibt es ebenfalls wenig Kontroverse darüber, dass eine akute gastrointestinale Perforation, gleich ob spontan oder traumatisch, eine Indikation für eine Notfalllaparotomie darstellt, um die Quelle der Kontamination/Infektion zu versorgen (▶ Kap. 13).

Wo ordnen wir die frühe postoperative Dünndarmleckage nun ein? Ähnelt sie der ‚simplen Perforation' und erfordert eine sofortige Operation oder der ‚Fistel', die konservativ behandelt wird?

Wir sind der Meinung, dass dieses Szenario beide Formen repräsentiert und daher beim einzelnen Patienten selektiv vorgegangen werden sollte.

Die Rolle der nichtoperativen Behandlung

Mit der richtigen supportiven Behandlung und ohne distale Obstruktion oder Verlust der Darmkontinuität (d. h. es handelt sich um eine ‚Fistel-aus-der-Seite' und nicht um eine ‚Fistel-aus-einem-Ende') schließt sich ein hoher Prozentsatz der postoperativen **Dünndarmfisteln** innerhalb von 6 Wochen spontan. Fisteln, die sich bis zu diesem Zeitpunkt nicht schließen, erfordern eine *elektive* Operation. **Solange dies bei einem anabolen Patienten ohne Sepsis oder Entzündung in einer weniger feindlichen Umgebung geschieht, wird die Integrität des Gastrointestinaltrakts so mit einem akzeptablen Komplikationsrisiko wiederhergestellt.**

Bei der Entscheidung über einen konservativen Behandlungsversuch spielt die Tatsache, ob eine signifikante Peritonitis oder Sepsis vorliegt oder nicht, eine entscheidende Rolle – liegen sie vor, ist die Indikation zur unverzüglichen Kontrolle der Infektionsquelle gegeben; in der Regel durch eine Operation oder, falls möglich, mittels einer perkutanen Drainage. Selbst wenn keine klinische Peritonitis vorliegt, sollten Anzeichen einer Sepsis Anlass für eine aggressive Suche nach drainierbarem intraabdominellem Eiter sein. Das geschieht am besten durch eine CT-Untersuchung; entsprechende Abszesse sollten drainiert werden (▶ Kap. 42).

> **Merke:** Die Haupttodesursache bei Patienten, die eine Anastomoseninsuffizienz entwickeln, ist eine vernachlässigte intraabdominelle Infektion.

Die Rolle der frühen operativen Behandlung

Wie bereits erwähnt, sind eine diffuse Peritonitis oder komplexe intraabdominale Abszesse, die für eine perkutane Drainage nicht infrage kommen – oder nicht darauf ansprechen – Indikationen für eine Laparotomie (manchmal auch für eine Laparoskopie), um die Infektionsquelle zu beseitigen. **Aber warum werden diese Patienten nicht alle operiert?** Warum nicht einfach der Versuchung nachgeben, die Dir durchs Hirn schießt: „Ich weiß, wo dieses Leck herkommt; lass mich den Bauch einfach noch mal aufmachen und dieses frustrierende Problem mit ein paar weiteren Nähten beseitigen... und diesen bösen Traum beenden?"

Warum nicht? Weil – fast immer – die erneute Übernähung der Insuffizienz das Problem nicht lösen wird!

> Der primäre Verschluss einer aufgegangenen Darmnaht ist zum Scheitern verurteilt.

Jeder von uns kann sich an einen vereinzelten Erfolg nach der Übernähung einer insuffizienten Naht erinnern (siehe unten für spezifische Indikationen), aber die kollektive Erfahrung zeigt, dass die Versagensrate überwältigend hoch ist. Versuche, eine insuffiziente Darmnaht in einer infizierten Peritonealhöhle zu übernähen sind, auch wenn erst ein oder zwei Tage vergangen sind, selten erfolgreich. Auch die Neuanlage einer intestinalen Anastomose bei postoperativer Peritonitis ist vergebliche Liebesmüh. (Das gilt übrigens für alle insuffizienten Nahtreihen – an Ösophagus, Magen, Duodenum oder Kolon.)

Natürlich ist der Chirurg im Erfolgsfall ein Held, der entweder das Leben des Patienten gerettet oder wenigstens einen langen Krankenhausaufenthalt und Morbidität verhindert hat. **Entwickelt sich aber wieder eine Nahtinsuffizienz, was die Regel ist, kommt es – zusätzlich zur Belastung durch die Operation – zu einem gewaltigen ‚zweiten Schlag', der auf einen bereits vorgeschädigten, anfälligen und verwundbaren Wirt trifft. Dann sind Sepsis und Tod fast unausweichlich.**

Empfohlenes Vorgehen bei frühen Nahtinsuffizienzen/ postoperativen Darmfisteln

Ein konservativer Behandlungsversuch ist gerechtfertigt, wenn das Leck unter Kontrolle ist:
— Es liegt keine klinische Peritonitis vor.
— Im CT sind keine damit assoziierten Abszesse zu sehen.

Eine umgehende Laparotomie ist gerechtfertigt, wenn das Leck nicht unter Kontrolle ist:
— Es gibt Anhaltspunkte für eine klinische Peritonitis.
— Klinisch besteht eine Sepsis mit einem nachgewiesenem oder vermutetem Abszess, der nicht perkutan drainiert werden kann.

Was ist bei einer Notfalllaparotomie zu tun?

Drei Dinge gilt es zu beachten:
— **Den Zustand des Darmes.**
— **Den Zustand der Bauchhöhle.**
— **Den Zustand des Patienten.**

Sehr selten – bei einem stabilen, nur minimal beeinträchtigten Patienten, wenn die Peritonitis minimal erscheint, wenn der Darm von ‚guter Qualität' zu sein scheint (das bedeutet, er hat die Konsistenz einer dicken Scheibe *Prosciutto* – nicht von *Mortadella*), wenn der Patient akzeptable Serumalbuminwerte hat – würden wir den betroffenen Darmabschnitt resezieren und neu anastomosieren. Dieser Ablauf ist nur möglich, wenn das Leck innerhalb von ein oder zwei Tagen nach der Operation bemerkt wird (in der Regel durch einen technischen Fehler verursacht). Eine sofortige Reoperation, noch bevor sich negative lokale und systemische Auswirkungen entwickeln, kann daher eine definitive Heilung ermöglichen. Andere Umstände, unter denen ein operativer Versuch, das Leck zu reparieren sinnvoll ist, sind frühe Reoperationen wegen einer Nahtinsuffizienz am oberen Gastrointestinaltrakt (z. B. nach Omentopexie wegen eines perforierten peptischen Ulkus oder eine insuffiziente Naht am Magen nach einem bariatrischen Eingriff) bei denen die Exteriorisation unmöglich ist. **Also versucht man einen Patch und eine adäquate Drainage zu erreichen. Und wenn sich erneut ein Leck entwickelt – was meistens der Fall ist – hofft man, dass sich eine kontrollierte Fistel entwickelt.**

Unter allen anderen Umständen sollte die weniger heroische, aber logische und lebensrettende Option der Exteriorisation der undichten Stelle (falls technisch möglich) durchgeführt werden, in jeder Höhe – sogar grade eben distal der Flexura duodenojejunalis. Wenn dies unmöglich erscheint, versuche einfach eine kontrollierte externe Fistel zu erreichen – lege einen passenden Katheter in das Loch und drainiere!

> Deine Aufgabe lautet also im Wesentlichen: „Lass die Sch***e raus und sorg dafür, dass sie weiter rausläuft…". Chirurgen werden nicht umsonst mit Klempnern verglichen, die sich auf Toiletten spezialisiert haben.

Konservative Behandlung

Die Grundsätze der Behandlung sind einfach und überschaubar:
- Aggressive unterstützende Behandlung.
- **Wiederherstellung der Wasser- und Elektrolytbalance.** Sämtliche Verluste über die Fistel sollten gemessen und ersetzt werden.
- **Behandle die damit einhergehende Infektion.** Das wurde bereits erwähnt und wird hier nur aus dem Grund wiederholt, dass der Tod Deines Fistelpatienten in der Regel darauf zurückzuführen ist, dass Du unsere Ratschläge nicht aggressiv genug umgesetzt hast. Versuch, dies perkutan zu tun. Wenn eine Operation erforderlich ist, dann versuche den Abszess über einen direkten lokalen Zugang zu drainieren und so die Risiken einer ‚vollständigen' Laparotomie zu vermeiden (▶ Kap. 42).
- **Schütze die Haut** um die Fistel vor ätzenden Sekreten aus dem Darm. Ein gut sitzender Stomabeutel um die Fistel reicht oft schon aus. Platziere andernfalls einen an kontinuierlichen Sog angeschlossenen Saugkatheter nahe der Fistel, lege **Stomahesive®**-Platten um den Defekt und bedecke das ganze Areal mit einer transparenten Folie – ähnlich dem in ▶ Kap. 44 erwähnten ‚Sandwich'. (Alternativ magst Du vielleicht den Aktienkurs einer Firma stützen, die eines der kommerziellen Vakuum-assistierten Systeme für den Wundverschluss [VAC] herstellt.) Sei großzügig mit Karaya-Paste und/oder Zinkpaste, um die umgebende Haut bei schwer zu behandelnden komplexen Fisteln zu schützen. Auch wenn diese Wunden eine Menge Aufwand und viel Hingabe erfordern, sind sie fast immer beherrschbar – aber nur, wenn Du Dich darum kümmerst. **So wie die Bauchdecke Deines Fistelpatienten aussieht, so siehst auch Du aus!**

- **Versorge ihn mit Nahrung.** Proximal gelegene gastrointestinale Fisteln erfordern anfangs eine total parenterale Ernährung (TPN), bis eine nasale Ernährungssonde bis distal der Insuffizienz gelegt wird. Die meisten distalen Dünndarm- und Kolonfisteln schließen sich spontan, unabhängig davon, ob der Patient oral ernährt wird oder nicht. Wie in ▶ Kap. 39 betont, ist es besser den Darmtrakt für die Ernährung zu nutzen, wenn das möglich ist. Bei proximalen Fisteln ist es oft möglich, und vorteilhaft, den Ablauf aus der Fistel zu sammeln und ihn zusammen mit enteraler Nährlösung wieder in den distal der Fistel gelegenen Darm zu reinfundieren. Das ist, wie Du sicher von Deinem Pflegepersonal hören wirst, arbeitsintensiv, aber der Mühe wert.
- **Stell die Anatomie dar.** Das erreichst Du am besten mit einem Sinogramm – injiziere wasserlösliches Kontrastmittel in den Fistelgang. Dadurch wird die Höhe des Defektes im Darm dokumentiert und, hoffentlich, eine distale Obstruktion und ein Kontinuitätsverlust ausgeschlossen – Voraussetzungen für eine erfolgreiche konservative Behandlung. Dein moderner Radiologe wird dem ‚dreckigen' Sinogramm wahrscheinlich ein CT mit oralem Kontrast vorziehen, aber Deine Anwesenheit bei dieser dynamischen Untersuchung wird Dir helfen, sie zu bekommen und auch die Anatomie besser zu verstehen.
- **Strebe einen spontanen Verschluss an** – die Wahrscheinlichkeit dafür hängt von Ort und Anatomie der Fistel ab; **in den meisten Fällen sollte dies möglich sein, vorausgesetzt, die folgenden Faktoren liegen *nicht* vor:** distale Obstruktion; Verlust der Darmkontinuität; nicht drainierte Infektion; oberflächliche Fistel ohne angrenzende Strukturen, die sie abdecken; im Zusammenhang mit einer Krebserkrankung, einem Fremdkörper oder nekrotischem Gewebe. Upps, beinahe hätten wir vergessen Tuberkulose, bestrahlten Darm oder Aktinomykose zu erwähnen…
- **Führe den chirurgischen Fistelverschluss durch, wenn er indiziert ist**, aber warte ab, bis der Patient, seine Bauchwand und die Peritonealhöhle bereit sind – **in der Regel frühestens nach 3 Monaten**. Bei Patienten, die sich von größeren abdominellen Katastrophen erholen (die zu einem Bauchwanddefekt und komplexen Fisteln geführt haben – siehe unten), haben wir oft 6–12 Monate gewartet. **Je länger Du wartest, umso einfacher wird die Reoperation sein.**
- **Verlege den Patienten in ein spezialisiertes Zentrum**, falls Deine eigene Einrichtung die anspruchsvolle Versorgung von Fistelpatienten nicht leisten kann.

Gimmicks oder keine Gimmicks

Die initiale Fördermenge einer Fistel hat nur geringe prognostische Bedeutung. Eine Fistel, aus der sich in der ersten Woche 1000 ml/Tag entleeren, hat die gleiche Chance sich spontan zu verschließen wie eine, aus der sich 500 ml/Tag entleeren. **Das künstliche Absenken der Fördermenge durch vollständiges Fasten und die Gabe eines Somatostatin-Analogons hat einen gewissen kosmetischen Reiz, ist aber ohne erwiesenen Nutzen.**

Bei Patienten mit einem gut ausgebildeten (und langen) Fistelgang (der einige Wochen braucht, um sich zu entwickeln) kann man die Abheilung der Fistel beschleunigen, indem man den Trakt blockiert. Viele ‚innovative' Methoden wurden als erfolgreich beschrieben (in der Regel bei winzigen Patientenserien), das reicht von der Injektion von Fibrinkleber tief in den Fisteltrakt (über ein Endoskop) bis zum Verschließen der Fistelöffnung mit Kaugummi (gekaut vom Patienten, nicht von Dir…).

Versuche, das Leck frühzeitig **endoskopisch** mit Clips, Kleber und Stents zu verschließen, kommen unter Ösophagus-, bariatrischen und Kolonchirurgen zunehmend in Mode, eignen sich aber offensichtlich nicht für Insuffizienzen im Dünndarm.

Fisteln in Verbindung mit einem großen Bauchwanddefekt

Nicht selten ist das Endresultat von Nahtinsuffizienzen und wiederholten Operationen ein Bauchwanddefekt mit multiplen Darmfisteln in seiner Basis. Manchmal sind solche Defekte die Folge einer spontanen Wunddehiszenz, aber durch die weit verbreitete Praxis der offenen Wundbehandlung am Abdomen beobachtet man diese Art von Fisteln zunehmend häufiger.

In dieser Situation haben der Abstand der Fistelöffnung im Darm zur Defektoberfläche und der Zustand der Bauchhöhle einen entscheidenden Einfluss auf die Behandlung.

Es bietet sich an, zwischen zwei klinischen Situationen zu unterscheiden (◘ Abb. 43.2):
— Die ‚**unkontrollierten**' Fisteln. **Hier handelt es sich um ein Szenario, das früh, nachdem sich die Insuffizienz entwickelt hat, vorkommt** (z. B. Nahtinsuffizienz am Magen nach subtotaler Gastrektomie in Verbindung mit einer Dehiszenz der Wunde im Oberbauch). In diesem Fall liegt der Defekt tief und der Mageninhalt verteilt sich, was zu einem längeren Kontakt der peritonealen Oberfläche mit Mageninhalt führt. Das steigert die Absorption toxischer Produkte und unterhält die lokale und systemische Entzündungsreaktion sowie die Organdysfunktion. **In diesen Fällen ist eine erneute Operation erforderlich, um das Leck zu exteriorisieren oder umzuleiten und/oder zu drainieren und vom Defekt wegzuführen.** Andernfalls ist der Patient dem Untergang geweiht, da viele Patienten mit dieser Form einer postoperativen Fistel sterben!
— Die ‚**kontrollierten Fisteln**'. **Hierbei handelt es sich um ein Spätphänomen im natürlichen Verlauf einer Insuffizienz in Verbindung mit einem Bauchwanddefekt.** Es handelt sich um ‚exponierte' Fisteln nahe der Oberfläche des Defektes. Man nennt sie auch ‚enteroatmosphärische' oder ‚Knospenfisteln' und sie resultieren aus der Schädigung von verfilztem Darm, der das ‚Bett' dieses Defekts bildet (der sogenannte ‚zentrale viszerale Block'). Weil die Bauchhöhle üblicherweise sauber und gegenüber dem Darminhalt abgedichtet ist, hat der Patient keine Sepsis, allerdings verlangt der Umgang mit solchen Fisteln eine Menge an Einfallsreichtum.

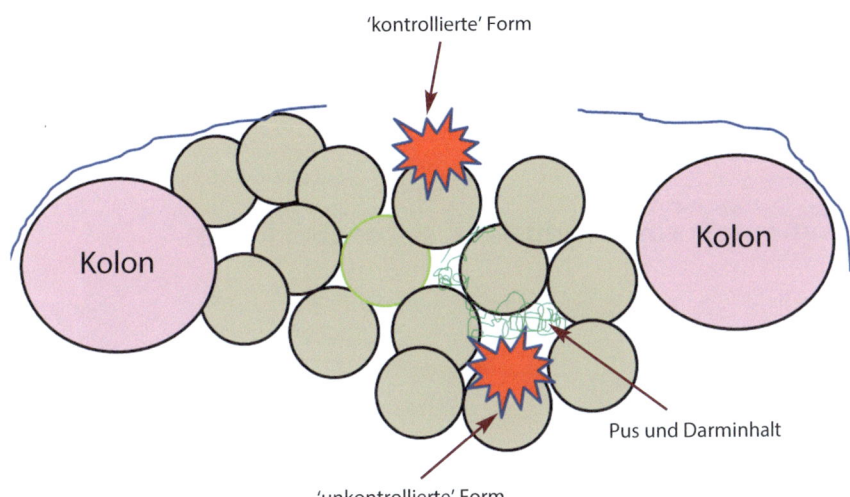

◘ **Abb. 43.2** Fisteln, wie sie bei einem ausgedehnten Bauchwanddefekt vorkommen

Behandlung

Bei der Behandlung der unkontrollierten Form besteht Dein Ziel darin, das Leck nach außen zu verlagern oder es umzuleiten. Falls das technisch nicht möglich ist, solltest Du das Leck ‚intubieren' oder wenigstens ausreichend drainieren. Sobald der Darminhalt aufhört, irgendwo in die Bauchhöhle zu fließen, ist die Situation nicht mehr unmittelbar lebensbedrohlich.

Bei kontrollierten Fisteln gilt es zunächst die Fördermenge der Fistel zu beherrschen – um die Pflege zu erleichtern! Nutze Deine kreativen Fähigkeiten zur Konstruktion einer Vakuumversiegelung Deiner Wahl, die den gesamten Defekt bedeckt – und den Ausfluss der Fistel absaugt. Wir verwenden dazu eine Modifikation unserer ‚Sandwich'-Technik (▶ Kap. 44). Andere nähen einen großen Stomabeutel mit einer Saugdrainage darin um den Rand der Fistel (Beutelenterostomie). Und dann gibt es noch all die kommerziellen Produkte…

Einige Chirurgen haben Versuche beschrieben, kleinere enteroatmosphärische Fisteln ‚lokal' zu verschließen, indem sie den Darm übernäht und mit Kleber versiegelt, biologische Verbände angelegt, Haut verpflanzt oder muskulokutane Lappen verwendet haben. Manchmal hat man Glück und der Defekt ist so klein, dass man das Loch im Darm übernähen und gesunde Haut in der Umgebung mobilisieren kann, um die Nahtreihe zu bedecken und den Defekt zu schließen.

Bei den meisten dieser Patienten musst Du allerdings die Fistel unter Kontrolle bringen, den Patienten unterstützend behandeln, das Schrumpfen des Bauchwanddefekts abwarten, das Abklingen der Entzündung in der Bauchhöhle und die Reifung der intraabdominellen Adhäsionen abwarten und erst dann – nach frühestens 6 und in der Regel sogar mehr Monaten – die Resektion der Fistel und die Wiederherstellung der Bauchdecke erwägen.

Eine einfache Daumenregel lautet, dass die Verhältnisse der Bauchwand den Zustand in der Bauchhöhle widerspiegeln. Ein schön geschrumpfter Bauchwanddefekt, Fisteln, die wie chirurgisch angelegte Stomata aussehen, sind Indikatoren dafür, dass ein elektiver Eingriff möglich und sicher ist (siehe auch ▶ Kap. 44).

Merke: bei diesen Patienten lautet das Zauberwort W.W.W. – warte, warte und warte!

Du vermutest eine Insuffizienz, siehst aber keine

> Es ist jetzt eine Woche her, seit Deine Patientin eine komplikationslose rechte Hemikolektomie wegen eines Zökumkarzinoms hatte. Sie befindet sich bereits zu Hause und isst, als rechtsseitige, von Erbrechen begleitete Bauchschmerzen, auftreten. Die Patienten stellt sich in der Notaufnahme vor. Sie fiebert, das rechtsseitige Abdomen ist druckempfindlich mit einer fraglich tastbaren Resistenz, die Abdomenübersichtsaufnahme deutet auf einen Ileus oder eine partielle Dünndarmobstruktion hin, die Leukozytenzahl ist erhöht. Du vermutest eine Nahtinsuffizienz.

Aus klinischer Sicht gibt es drei Arten von Insuffizienzen, ‚die man nicht sehen kann':
- **Die freie Leckage.** Die Anastomose ist aufgegangen, das Leck ist nicht durch die umgebenden Strukturen eingegrenzt. Die Patienten wirken normalerweise ‚krank', mit Zeichen der diffusen Peritonitis. **Wie oben beschrieben ist eine sofortige Laparotomie indiziert.**
- **Das abgegrenzte Leck.** Das Leck wird teilweise durch umgebende Adhäsionen zu Omentum und der Anastomose anliegenden Viszera eingegrenzt. Die klinischen Manifestationen im Abdomen sind lokalisiert. Ein Abszess um die Anastomose ist die natürliche Folge.
- **Ein Mini-Leck.** Das ist eine ‚winzige' Anastomoseninsuffizienz – in der Regel tritt sie spät nach der Operation auf, wenn die Anastomose gut abgeschirmt ist. Die klinischen Zeichen im Abdomen sind lokalisiert und der Patient ist nicht ‚toxisch'. Ein ‚Mini-Leak' ist eigentlich eine ‚**Perianastomositis**' – eine entzündliche Phlegmone um die Anastomose. Normalerweise geht sie nicht mit einem drainierbaren Abszess einher.

Liegt keine diffuse Peritonitis vor, solltest Du die Insuffizienz dokumentieren und einstufen, was man am besten durch die Kombination einer Kontrastmitteluntersuchung mit einem CT erreicht – auf der Suche nach freiem intraperitonealem Kontrastmittel oder einem Abszess. Hier gibt es mehrere Möglichkeiten:
- **Freier Abfluss** von Kontrastmittel in die Bauchhöhle (reichlich Kontrastmittel und Flüssigkeit im CT). Du musst erneut operieren. Wir haben bereits besprochen was zu tun ist: Es ist am besten, die Anastomose aufzulösen, falls technisch machbar.

- **Das lokal begrenzte Leck** (eine lokalisierte Ansammlung oder Abszess im CT). Der Rest der Bauchhöhle ist ‚trocken'. Das wird zunächst mit Antibiose und perkutaner Drainage behandelt.
- **Kein Kontrastmittelaustritt auf den Aufnahmen** (im CT eine Phlegmone um die Anastomose). Das entspricht einem Mini-Leck oder einer ‚Perianastomositis' und vergeht in aller Regel nach einigen Tagen Antibiotikatherapie.

Ein lokal begrenztes Leck oder ein Mini-Leck kann mit einer Einengung der Anastomose einhergehen – eine Folge der lokalen Entzündung. Eine solche Einengung vergeht in der Regel (innerhalb von etwa einer Woche) spontan, nachdem der Eiter drainiert wurde und sich die Entzündung beruhigt hat.

> Wir haben versucht, Dich zu überzeugen, dass es sich bei der Anastomoseninsuffizienz nicht um eine einzige Krankheit handelt, sondern um eine Vielzahl von Erkrankungen, die eine maßgeschneiderte Behandlung erfordern. Pass Deine Behandlung an das spezifische Leck, dessen Schweregrad und den Zustand des Patienten an, um die Morbidität im Rahmen zu halten. **Denk vor allem daran, dass undrainierter Darminhalt und Pus im Abdomen – oft lautlose – Killer sind.** Und lies
> ▶ Kap. 6 in unserem Buch über Komplikationen!

„Wir neigen dazu, uns am besten an die Patienten zu erinnern, die wir beinahe umgebracht haben; diejenigen, die wir tatsächlich umbringen konnten, vergessen wir nie."

„Gute Chirurgen operieren gut; große Chirurgen wissen, wie sie mit ihren eigenen Komplikationen umgehen müssen."

Relaparotomie und Laparostoma aufgrund intraabdominaler Infektionen

Danny Rosin, Paul N. Rogers, Mark Cheetham und Moshe Schein

Roger Saadia, MD, FRCS (Ed), hat zu früheren Versionen dieses Kapitels beigetragen.

© Der/die Autor(en), exklusiv lizenziert an Springer-Verlag GmbH, DE, ein Teil von Springer Nature 2023
D. Rosin et al. (Hrsg.), *Notfallchirurgie des Abdomens*,
https://doi.org/10.1007/978-3-662-66409-4_44

> **Dieses Kapitel wurde in die folgenden 3 Abschnitte unterteilt**
>
> 1. Relaparotomie
> 2. Laparostoma
> 3. Laparoskopische Re-Exploration des Abdomens

> *Es ist nur so, dass ich mir als altem Allgemeinchirurgen Optimismus für den Tag nach der Entlassung oder häufig für den Tag der ersten poststationären Nachsorge aufhebe. Bis dahin rechne ich mit dem nächsten schlimmstmöglichen Problem.*
>
> **Jerry Kaplan**

Du erinnerst Dich wahrscheinlich an die Behandlungsprinzipien der intraabdominellen Infektionen (IAI), die wir früher besprochen haben (▶ Kap. 13). Wir hatten Dir gesagt, dass Du zur Verbesserung der Überlebenschancen bei einigen Patienten die Quellenkontrolle[1] und die Peritonealtoilette noch intensiver vorantreiben musst; **einige Patienten müssen relaparotomiert und der Bauch muss offengelassen werden (Laparostoma).** Diese Modalitäten werden wir nur im Detail erörtern. Am Ende des Kapitels werden wir die **laparoskopische Re-Exploration des Abdomens** nach offenem chirurgischem Eingriff besprechen.

1 Relaparotomie

Definitionen

Bevor wir fortsetzen, möchten wir einige Definitionen erneut vorstellen.

> **'Bei Bedarf'[2] versus 'geplante' Relaparotomie**
>
> — **'Bei Bedarf':** nach einer ersten Laparotomie zwingen klinische oder radiologische Hinweise auf eine intraabdominale Komplikation den Chirurgen zur Reoperation.
> — **'Geplant'** (oder 'elektiv durchgeführt'): bei der ersten Laparotomie trifft der Chirurg die Entscheidung, ungeachtet des unmittelbaren postoperativen Verlaufes innerhalb von 1–3 Tagen erneut zu operieren.

Beide Formen der Relaparotomie haben ihren Platz in der postoperativen Behandlung einiger Patienten nach einer Laparotomie, aber sie werden in unterschiedlichen klinischen Zusammenhängen angewendet.

---

1 Anmerkung des Übersetzers: Im Original 'source control'.
2 Anmerkung des Übersetzers: Im Original 'on demand'.

Relaparotomie ‚bei Bedarf'

Die klassische Indikation für eine notfallmäßige Relaparotomie ist die generalisierte Peritonitis bei einer Anastomoseninsuffizienz. Insuffizienzen treten typischerweise zwischen dem fünften und achten postoperativen Tag auf, können aber auch früher oder später erfolgen. Wenn nicht ‚kontrolliert' oder ‚eingedämmt' und damit keiner perkutanen Drainage zugänglich, kann es sein, dass das Abdomen erneut exploriert werden muss (▶ Kap. 43).

Es gibt viele andere Situationen, die eine Reoperation erfordern: akzidentielle Darmverletzung (Duodenum bei einer laparoskopischen Cholezystektomie); inkarzerierter Darm (in einer Trokarinzision); ischämischer Darm (manche ligieren die AMS versehentlich…); komplette Bauchdeckendehiszenz (peinlich); abdominelles Kompartmentsyndrom (warum habe ich den Bauch verschlossen?); nekrotisierende Fasziitis der Bauchdecke; zurückgelassene Tupfer, Instrumente oder Drainagen (*oy vey*[3]); retrahiertes oder nekrotisches Stoma (warum habe ich es nicht besser angelegt?): übersehene Diagnose (hauptsächlich bei penetrierenden Verletzungen) – die Liste ist lang, nutze Deine Fantasie. **All diese Situationen werden in den spezifischen Kapiteln diskutiert; an dieser Stelle werden wir uns auf den gemeinsamen Nenner konzentrieren – der postoperativen Peritonitis.**

Postoperative Peritonitis

Eine Peritonitis als Komplikation einer Laparotomie wird ‚postoperative Peritonitis' bezeichnet. **Dies ist aus den folgenden drei Gründen einer der tödlichsten Formen einer Peritonitis – ein großer Anteil der Betroffenen stirbt:**

— **Die Diagnose wird in der Regel verspätet gestellt,** hauptsächlich weil die abdominellen und systemischen Zeichen zunächst durch die erwarteten ähnlichen Zeichen eines normalen postoperativen Abdomens, durch die Analgesie und der Antibiotikagabe verdeckt werden.
— **Sie tritt in der postoperativen Phase auf,** in der der Patient katabol ist und eine systemische Inflammation und Immundepression aufweist.
— **Dies ist ein Fall einer *nosokomialen* sekundären Peritonitis,** deren Mikrobiologie weniger vorhersehbar ist und die aufgrund der vorangegangenen Antibiotikagabe und der vorherrschenden Krankenhausflora weitaus mehr Schaden zufügt.

Es bestehen mehrere mögliche klinische Präsentationen, die sich innerhalb von Tagen nach einer Laparotomie entwickeln können, und die im Folgenden ausgeführt werden.

---

3 Anmerkung des Übersetzers: Jiddischer Ausdruck für ‚oh weh'.

Generalisierte Peritonitis

Der abdominale Befund steht nicht im Verhältnis zum normalen postoperativen Zustand (heftige Bauchschmerzen und Druckempfindlichkeit, massive oder anhaltende Darmatonie). Es kann zu systemischen Auswirkungen (Fieber, Leukozytose) kommen, die untypisch für die erwartete postoperative Erholung sind. In manchen Fällen kann die Diagnose durch das zusätzliche Auftreten einer enterokutanen Fistel (▶ Kap. 43), einer tiefen Wundheilungsstörung[4] (▶ Kap. 46) oder einer Bauchdeckendehiszenz (▶ Kap. 45) leichter gestellt werden. Offensichtlich hilft bei der Diagnose jedes klinische Merkmal, wie z. B. eine anhaltende postoperative Darmatonie (▶ Kap. 41), das zu einer frühen Bildgebung des Abdomens führt.

Organdysfunktion

Ein Nierenversagen oder ein sich anbahnendes akutes Atemnotsyndrom (ARDS) können sich als Atelektase oder Pneumonie tarnen. Nicht selten wendet sich der Chirurg dabei an internistische Fachärzte (Nephrologen, Pneumologen, Spezialisten für Infektionskrankheiten oder Intensivmediziner). Natürlich kann im postoperativen Verlauf ein Nierenversagen oder eine Pneumonie aus unterschiedlichen Gründen auftreten, die nichts mit einer intraabdominalen Komplikation zu tun haben. **Eine anhaltende oder rezidivierende intraabdominale Infektion kann jedoch als einzelne Organdysfunktion beginnen und mit der Zeit zum Multiorganversagen (MOV) fortschreiten.**

Es ist von großer Bedeutung, sich erstens der Beziehung zwischen einer IAI und einer Organdysfunktion bewusst zu sein und zweitens ausreichend bescheiden zu bleiben, um die Möglichkeit einer chirurgischen Komplikation bei einem eigenen Patienten in Erwägung zu ziehen (▶ Kap. 39). **Die Diagnose wird durch eine sorgfältige klinische Beurteilung des Patienten gestellt und durch bildgebende Verfahren – hauptsächlich die Computertomographie (CT) – ergänzt.**

Die Intensivstation

Die Diagnose einer IAI sollte bei länger notwendiger Beatmung oder bei Verschlechterung mehrerer Organdysfunktionen eines postoperativen, schwerkranken Patienten, z. B. nach massivem Trauma oder einer größeren abdominalen Operation, in Erwägung gezogen werden. Intensivmediziner weisen in der Regel schnell auf das Abdomen als Schuldigen hin und spornen den Chirurgen zu einer erneuten Exploration eifrig an. **Bei einem beatmeten und sedierten Patienten kann das Abdomen nicht klinisch beurteilt werden.** Es ist daher ein richtiges Dilemma, zwischen einer abdominalen Infektionsquelle auf der einen Seite und einer systemischen Entzündung (ohne Infektionsquelle) oder einer Infektion an anderer Stelle auf der anderen Seite zu unterscheiden.

---

4   Anmerkung des Übersetzers: Im Original ‚deep space SSI'. SSI ist die geläufige Abkürzung für surgical site infection.

Ein Abdomen CT ist sehr nützlich, aber dies trifft leider in den ersten postoperativen Tagen weniger zu. Nach jeder Laparotomie können sich die Gewebsschichten verändern und mögliche Zwischenräume können Flüssigkeit enthalten; selbst der beste Radiologe kann sich – am 3. postoperativen Tag – nicht sicher sein, ob diese Flüssigkeit Blut, seröse Flüssigkeit, Darminhalt oder Eiter ist; oder ob die freie Luft dem durchgeführten Eingriff angemessen ist. Darüber hinaus ist der Transport eines schwerkranken Patienten mit maximaler unterstützender Therapie in den CT kein harmloses Unterfangen. **Daher kann der Entschluss zur Reoperation in den ersten postoperativen Tagen sehr schwierig sein und benötigt eine gute Zusammenarbeit zwischen den Chirurgen, Intensivmedizinern und Radiologen. Es hilft auch, wenn der Chirurg große (geschlechtsneutrale) Eier hat!**

Intraabdominale Abszesse (▶ Kap. 42)

> **Merke:** Die Diagnose einer postoperativen, intraabdominalen ‚septischen' Komplikation ist extrem schwer zu stellen. **Bei ‚übersehenen' Fällen ist die Verleugnung die Hauptursache!** Chirurgen hassen es, eigene Fehler zuzugeben und sich ihnen zu stellen. Denke nur für einen Moment an Deine eigene Erfahrung: hast Du nicht dahinsiechende Patienten gesehen, deren Verschlechterung auf eine Pneumonie zurückgeführt wird? Bei einem großen Teil dieser Patienten hätte eine Autopsie nicht vermutete intraabdominale Komplikationen aufgezeigt.

Wohlweislich erinnert uns Mark M. Ravitch daran: „Der Letzte, der die Notwendigkeit einer Reoperation sieht, ist derjenige, der die erste Operation durchgeführt hat."

Die folgende Ermahnung sollte sich tief in Deine chirurgische Seele einprägen: „Schau nach der ‚Pneumonie' im Abdomen nach."

‚Geplante' (elektiv durchgeführte) Relaparotomie

> *Eine negative Relaparotomie ist einer positiven Autopsie vorzuziehen, ist aber nichtsdestoweniger kein harmloses Verfahren.*

Der Entschluss zur geplanten Relaparotomie wird während oder unmittelbar nach der ersten Notfalloperation gefasst. Der Chirurg entschließt sich, unabhängig vom unmittelbaren postoperativen Verlauf des Patienten, zur Reoperation innerhalb von 1–3 Tagen. Historisch gesehen wurde eine geplante Relaparotomie wahrscheinlich zuerst bei der Mesenterialischämie (▶ Kap. 22) befürwortet. Im Rahmen von IAI besteht der hauptsächliche Grund für eine Relaparotomie in der Kontrolle der Kontaminations-/Infektionsquelle (ein Ziel, das aus den verschiedensten Gründen nicht während der ersten Operation erreicht werden konnte, wie unten beschrieben wird) und um der Ausbildung neuer Quellen zuvorzukommen, bevor diese die Zeit haben, eine bestehende Sepsis zu verstärken und den Patienten in ein irreversibles Multiorganversagen zu stürzen.

Indikationen für geplante Relaparotomien

Diese müssen besser umschrieben und auf ausgewählte Patienten beschränkt werden. Eine Relaparotomie wird am besten in den ersten wenigen postoperativen Tagen durchgeführt, einem Zeitraum mit ‚unspezifischen' CT-Befunden, in dem CT gesteuerte perkutane Verfahren keine Option sind.

Dies sind somit Konstellationen, eine geplante Relaparotomie in Erwägung zu ziehen
- **Eine geplante Relaparotomie ist insbesondere dann angezeigt, wenn bei der ersten Operation eine adäquate Kontrolle der Infektionsquelle misslingt.** Ein klassisches Beispiel sind infizierte Pankreasnekrosen (▶ Kap. 17). Ein weiteres Beispiel ist eine Darmleckage, die nicht sicher verschlossen oder ausgelagert werden kann (z. B. eine übersehene Leckage des retroperitonealen Duodenums).
- Bei einem notwendigen **erneuten Debridement oder einer erneut notwendigen Drainage von schlecht umschriebenem, ‚hartnäckig ' infizierten Gewebe;** zum Beispiel bei einer diffusen retroperitonealen nekrotisierenden Infektion (manche bezeichnen sie als ‚retroperitoneale Fasziitis') aufgrund einer retroperitonealen Perforation des Duodenums oder des Kolons.
- Bei einem massiven Trauma (▶ Kap. 30) kann der schlechte Allgemeinzustand des Patienten während der ersten Operation gelegentlich zu einer verkürzten ‚Schadensbegrenzung' **mit obligater nachfolgender geplanter Relaparotomie zur vollständigen Kontrolle der Quelle und Peritonealtoilette** führen. Kurz gesagt, dient die Reoperation dazu, die ‚Arbeit abzuschließen' (z. B. eine aufgeschobene Anastomose) – **die erste Operation dient der Physiologie, die zweite der Anatomie.** Offensichtlich ist auch beim Packing eine Relaparotomie notwendig, um die *in situ* belassenen Bauchtüchern zu entfernen.
- In der Vergangenheit wurde eine **diffus kotige Peritonitis** als relative Indikation für eine geplante Relaparotomie angesehen und mit der massiven kotigen Kontamination, die eine weitere Laparotomie erforderlich machte, um eine adäquate Peritonealtoilette durchzuführen, begründet. Heutzutage glauben wir, dass die meisten dieser Patienten mit einer ‚einzelnen' Operation behandelt werden können – ergänzt, falls erforderlich, durch eine perkutane Drainage oder durch eine Operation ‚bei Bedarf'.

Das Durchführen einer Relaparotomie

Der wichtigste Rat für einen Chirurgen, der ein kürzlich operiertes Abdomen relaparotomieren möchte, lautet: Sei behutsam! Nicht nur das Peritoneum ist ödematös aufgequollen, leicht verletzlich und stark vaskularisiert, sondern auch der Darm. Für die Chirurgie der Reoperation des Abdomens steht der Grundsatz des „primum nil nocere" besonders im Vordergrund. **Verletze nicht den Darm, Setze keine Blutungen – solche Missgeschicke sind bei einem bereits kompromittierten Patienten häufig ein Todesurteil.**

Ein weiterer wichtiger Tipp: Sei mit dem Situs vertraut. Idealerweise sollte der Chirurg, der die erste Operation durchgeführt hat, entweder auch die zweite Operation durchführen oder zumindest bei der Reoperation teilnehmen. Stelle Dir ein infiziertes voroperiertes Abdomen als einen dichten Dschungel vor; eine frühere Reise erleichtert Dir die Rückkehr. Du wirst Dich z. B. daran erinnern, dass der Dickdarm mit dem unteren Ende des Schnittes ‚verklebt' war; Dein Partner, der Dich bei der ersten Reise nicht begleitet hat, könnte stattdessen den Dickdarm mit entsetzlichen Konsequenzen eröffnen. **Selbst in diesem glorreichen Zeitalter der ‚chirurgischen Krankenhausärzte' und der ‚Schichtmentalität' sehen wir es als nachlässig an, wenn ein Chirurg es anderen überlässt,** *seine* **Patienten in Ordnung zu bringen, ohne sich selbst daran zu beteiligen!**

Ziele einer abdominalen Reoperation sind alle infizierten Flüssigkeitsansammlung zu drainieren und, falls notwendig, weiterbestehende Quellen der Kontamination zu kontrollieren. Wie gründlich Du explorierst, hängt vom Einzelfall ab. Manchmal bestehen interenterische Abszesse, die drainiert werden müssen und der gesamte Darm muss vorsichtig aufgedröselt werden. **Aber vor allem im späteren natürlichen Verlauf einer Peritonitis kleben die Darmschlingen zusammen und bilden einen ‚zentralen viszeralen Block'; es ist dann ratsam, lediglich die Räume** *um* **das Darmkonvolut herum zu explorieren – den subphrenischen Raum, die parakolischen Rinnen, das Becken. Lass den zusammengeklebten Darm in Ruhe!**

Das Ausmaß der Exploration ist deshalb von Bedeutung, da je ausgedehnter diese ist, desto größer die Gefahr für das Eingeweide. Wie Dir bereits immer wieder gesagt wurde, je mehr Du machst, desto mehr lokale und systemische Entzündungen löst Du aus. **Das Ausmaß der Exploration hängt sowohl davon ab, ob Du während der Operation ‚gezielt' oder ‚ungezielt' vorgehst, als auch vom Zeitpunkt der Operation.**

‚Gezielte' versus ‚ungezielte' Nachschau

Lass Dich vom CT leiten. Eine ‚gezielte' Nachschau impliziert, dass Du genau weißt, was Du vorhast. Im CT ist eine subhepatische Flüssigkeitsansammlung zu sehen, während das restliche Abdomen unauffällig ist. Du kannst Dich direkt dem Problem zuwenden und dem restlichen Abdomen den potenziellen Schaden Deiner Manipulationen ersparen. Umgekehrt ist eine ‚ungezielte' Nachschau eine blinde Exploration, bei der Du Dir nicht sicher bist, wo das Problem liegt, z. B. wenn das CT diffus verteilte Flüssigkeitsansammlungen zeigt; in diesem Fall ist eine gründliche Suche notwendig.

Der Zeitpunkt der Nachschau

Wenn Du 24–72 h nach der ersten Operation das Abdomen erneut explorierst, lassen sich die Adhäsionen zwischen dem viszeralen und parietalen Peritoneum leicht lösen; Du kannst jeden Bereich mit atraumatischer Dissektion erreichen. Zu diesem Zeitpunkt ist eine vollständige Exploration des Abdomens ohne weiteres möglich. **Mit der Zeit werden aber die intraabdominalen Strukturen zunehmend**

miteinander verkleben und dichte, gefäßreiche, unreife Adhäsionen bilden, die mühsam zu lösen sind. Offensichtlich kann eine erneute Laparotomie 1–4 Wochen nach der ersten Operation gefährlich sein und wird dies auch bis zum eventuellen Reifen der Adhäsionen Monate später bleiben.

Das Lösen der einzelnen Darmschlingen in dieser Zwischenphase ist gefährlich und unproduktiv, weil wesentliche Flüssigkeitsansammlungen nur in der Peripherie gefunden werden – **oberhalb** (subphrenisch oder subhepatisch), **unterhalb** (im Becken), oder **seitlich** (in den parakolischen Rinnen). **Lass den ‚zentralen viszeralen Block' in Ruhe!**

> Bei einer Re- Exploration wirst Du selten scharfe Instrumente brauchen. Deine Finger sind das sicherste Instrument für die Dissektion. Merke: wenn Gewebsschichten miteinander verklebt sind und Deinen sanft probenden Fingern den Zugang verwehren, dann wird da auch nichts zu finden sein. **Folge Deinen Fingern dahin, wo sich der Eiter befindet.** Erinnerst Du Dich an den alten Werbespruch über die Gelbe Seiten? „Überlasse Deinen Fingern das Gehen."[5] **Durchtrenne in einem vernarbten Operationsgebiet nichts, durch das Du nicht durchschauen kannst.**

Die Darmleckage

Insuffiziente Nahtreihen und Anastomosen müssen funktionell ausgeschaltet werden, idealerweise durch die Anlage entsprechender Stomata, oder, falls dies nicht möglich sein sollte, durch eine Rohrdrainage[6]. **Die erneute Naht einer Darmleckage in einer infizierten Bauchhöhle ist zum Scheitern verurteilt und mit einer prohibitiven Mortalität verbunden.** Nein, wir werden nicht müde, diesen Punkt immer wieder zu betonen! (▶ Kap. 43).

Drainagen

In diesem Rahmen ist der Einsatz intraperitonealer Drainagen umstritten. Wenn weitere Relaparotomien geplant werden, sind sie bestimmt nicht nötig. Dagegen ist das Platzieren einer Drainage bei der **letzten Laparotomie** eine andere Angelegenheit; die Vorteile müssen gegen die Gefahr einer Verletzung des nach kürzlich wiederholten Explorationen extrem vulnerablen Eingeweides abgewogen werden. **Der Einsatz von Drainagen ist in unserer Praxis streng auf umschriebene Situationen begrenzt, wie an anderer Stelle besprochen wird** (▶ Kap. 36).

---

5 Anmerkung des Übersetzers: Im Original „Let your fingers do the walking.".
6 Anmerkung des Übersetzers: Im Original ‚tube drainage'.

Wann höre ich mit ‚geplanten' Relaparotomien auf (◘ Abb. 44.1)?

Wie in den meisten wesentlichen Bereichen im Leben gilt, dass zu viel von allem nicht gut ist und zu viele Relaparotomien schädlich sind. Wann aufhören? Bei solch einem Behandlungskonzept muss sich die Entscheidung mit Relaparotomien aufzuhören auf eine makroskopisch saubere Bauchhöhle und auf Belege für die definitive Kontrolle der Kontaminationsquellen stützen. Ob eine Kontaminationsquelle unter Kontrolle ist oder nicht, ist offensichtlich, aber ob eine Bauchhöhle ‚sauber' ist oder nicht, bedarf Erfahrung und Urteilsvermögen. **Schicke also nicht Deinen jüngeren Partner oder erfahrenen Assistenzarzt alleine zur Re-Exploration.** (Wir wetten, Du bist mit diesem Szenarium vertraut: der international berühmte Meister der laparoskopischen Chirurgie führt eine wunderschöne Operation durch. Er verweilt nun bei einem Treffen im Ausland, während seine Kollegen am 2. postoperativen Tag versuchen, die Katastrophe in den Griff zu bekommen. Das Ergebnis ist vorhersehbar…).

Häufiges Dilemma: „Führst Du Deine Frau zum Essen aus oder gehst Du mit dem Patienten zurück in den OP?" (Du kannst, auch wenn Du Dich richtig entscheidest, nur verlieren!).

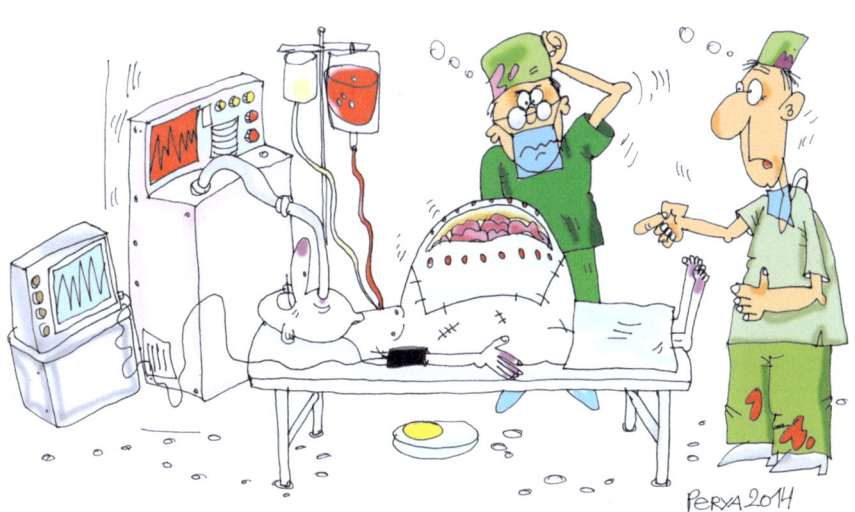

◘ **Abb. 44.1** Chirurgischer Assistenzarzt zum Professor: „Chef, diesen Morgen wurde der Patient zum 21. Mal relaparotomiert. Wann sollten wir mit einer erneuten Exploration aufhören?" Professor: „Wenn sich das C-reaktive Protein normalisiert hat…"

Haben ‚geplante' Relaparotomien einen Nutzen?

Wie lautet das Urteil? Führen ‚geplante' Relaparotomien dazu, eine Sepsis und eine Multiorgandysfunktion umzukehren, sie zu verhindern oder sie zu verschlimmern? Ist das Nutzen-Risiko-Verhältnis günstig? Hier folgt das Urteil, auch auf die Gefahr hin, dass wir uns wiederholen.

Jeder chirurgische Eingriff, bei dem eine Infektionsquelle erfolgreich beseitigt und kontaminiertes Gewebe und Eiter entfernt werden, nützt dem Patienten; das ist ein Grundsatz. **Das Problem jedoch besteht darin, dass ‚geplante' Relaparotomien ein zweischneidiges Schwert sind** – sie können das oben genannte Ziel erreichen, aber sie können auch den Patienten verletzen. **Tatsächlich ist das strenge Befolgen des Konzeptes der ‚geplanten' Relaparotomien definitiv ein Overkill.** Wenn so lange operiert wird, bis das Abdomen sauber ist, dann war – retrospektiv betrachtet – die letzte Operation unnötig. Mehrfache Relaparotomien haben eine hohe Morbidität aufgrund der Destabilisierung von Intensivpatienten bei wiederholten Transporten in den OP, aufgrund iatrogener Darmverletzungen und aufgrund der möglichen Stimulation einer gesteigerten inflammatorischen Antwort (ganz zu schweigen von den negativen Spätfolgen für die Bauchdecke).

Wir glauben, dass wir auf lange Sicht unseren Patienten besser mit einer niedrigen Hemmschwelle für postoperative perkutane CT-gesteuerte Drainageverfahren *bei Bedarf* **oder CT angeleitete Relapartomien** *bei Bedarf* **dienen. Eine oder zwei geplante Relaparotomien können bei den oben angeführten Indikationen berechtigt sein, dies aber nur in der ersten postoperativen Woche, wenn sowohl die Bildgebung weniger zuverlässig ist und das Wiedereröffnen des Abdomens noch relativ gefahrlos möglich ist.** Aber das pauschale Anwenden solch eines Konzeptes und das Delegieren der Relaparotomien an jüngere Kollegen am Ende eines OP-Programmes sind Rezepte für eine Katastrophe.

Wir sind der Meinung, dass eine Operation ‚bei Bedarf' aufgrund des klinischen Zustandes des Patienten und aufgrund überzeugender Bildgebung der richtige Weg ist. **Gesunder Menschenverstand und Erfahrung müssen sich durchsetzen, wenn es an hochwertigen Beweisen mangelt.**

2 Laparostoma

P. Fagniez aus Paris hat den Begriff *Laparostomie* **(Laparostoma), bei dem das Abdomen offengelassen wird, geprägt.** Die offene Behandlung eines infizierten Abdomens wurde aufgrund der Überzeugung, dass eine infizierte Bauchhöhle wie eine Abszesshöhle offengelassen werden sollte, eingeführt. Es wurde aber bald klar, dass bei vielen Fällen eine gründliche Exploration des Abdomens mit der Suche nach tiefen infizierten Nischen dennoch notwendig ist. **Ein Laparostoma ist zu einem** *zusätzlichen Hilfsmittel* **für wiederholte Relaparotomen geworden; in der Tat, wenn das Abdomen nach 48 h wiedereröffnet werden soll, warum überhaupt verschließen?**

Die potenziellen Vorteile eines Laparostomas sind erheblich: die Nekrose eines mazerierten Mittellinienschnittes, welcher bei ödematösem und aufgequollenem Darm wiederholt unter Zug verschlossen wird, wird vermieden; eine erleichterte Zwerchfellbeweglichkeit kann erwartet werden; und – durch das offengelassene Abdomen – **ein abdominales Kompartmentsyndrom mit seinen renalen, respiratorischen und hämodynamischen Folgen wird vermieden** (▶ Kap. 31).

Indikationen

Ziehe aus praktischen Gründen ein **Laparostoma** dann in Betracht, **wenn das Abdomen entweder nicht verschlossen werden kann oder nicht verschlossen werden sollte.**

Das Abdomen kann nicht verschlossen werden
— Nach größerem Bauchdeckenverlust bei Trauma oder Debridement bei nekrotisierender Fasziitis.
— Bei extremer Schwellung des Eingeweides oder des Retroperitoneums nach größerem Trauma, Resuszitation oder größerer Operation (z. B. rupturiertes Bauchaortenaneurysma).
— Bei schlechten Faszienverhältnisse nach mehrfachen Laparotomien.
— Bei einem ‚Platzbauch' mit erhöhtem intraabdominalen Druck und/oder nekrotischen Faszienrändern.

Das Abdomen sollte nicht verschlossen werden:
— Bei geplanter Reoperation innerhalb von ein bis zwei Tagen – warum das Tor verschließen, durch das Du sehr bald wiedereintreten möchtest?
— Wenn der Verschluss nur mit extremer Spannung möglich ist und damit die Faszie in Mitleidenschaft zieht und zu einem intraabdominalen Hochdruck (IAH[7]) führt.

Technische Aspekte eines Laparostomas

Wenn Du Dich entschlossen hast, das Abdomen offenzulassen, wie solltest Du damit umgehen?
Auch wenn das Abdecken des exponierten Eingeweides mit feuchten Gazepackungen seit Generationen praktiziert wird, raten wir davon ab; wenn nicht miteinander verklebt, kann es zu einer Eviszeration kommen; es ist unordentlich und

---

[7] Anmerkung des Übersetzers: Im Original ‚intraabdominal hypertension'.

benötigt intensive Pflege, um den Patienten und das Bett sauber und trocken zu halten. Noch wichtiger ist, dass ein beträchtliches Risiko besteht, dass spontan, ‚atmosphärische' (d. h. der freien Luft ausgesetzt und ohne Schienung) Darmfisteln entstehen (▶ Kap. 43). Der verletzliche, erweiterte Darm toleriert das Trauma der Exposition und wiederholter Verbandswechsel schlecht und wird wahrscheinlich irgendwann nachgeben. **Hilfsmittel für den temporären Bauchdeckenverschluss (TAC[8]) bei einem Laparostoma werden daher dringend empfohlen.**

44 Temporärer Bauchdeckenverschluss (TAC[9])

Die ideale Methode (die noch nicht erfunden ist) muss:
- **Eine Re-Exploration ermöglichen,** und damit einen einfachen Zugang für Relaparotomien, sollten diese erforderlich sein, bieten.
- **Eine Drainage** des Peritonealexsudates und später der möglichen Fisteln **ermöglichen.**
- **Die Faszie** für den späteren Bauchdeckenverschluss **erhalten.**
- **Das ‚Heimatrecht' behaupten:** wenn sich die Faszienränder retrahieren, quillt das Eingeweide hervor und kann nicht in die Bauchhöhle zurückverlagert werden.
- **Den darunterliegenden Darm schonen,** insbesondere wenn das Omentum fehlt.

Dein lokaler Guru hat wahrscheinlich seine bevorzugte Methode für einen TAC, sei es eine aus einem großen, sterilen Infusionsbeutel hergestellte ‚Bogota bag', ein gebrauchsfertiger Stomabeutel, ein synthetisches Netz (resorbierbar oder nicht-resorbierbar), mit Klettverschlüssen behaftete Kunststoffblätter, die wie Deine Tennisschuhe verschlossen werden können (‚Wittmann Patch') oder irgendeine ‚Innovation', wie in ◘ Abb. 44.2 dargestellt. Wir kennen sogar jemanden in Südamerika, der entsorgte Nylonhosen für diesen Zweck verwendet. Heutzutage gibt es eine ganze Reihe von hausgemachten oder kommerziellen Produkten, die auf dem Vakuumkonzept beruhen.

In der Tat war einer der Herausgeber (MS) der Erste, der ein System mit Vakuumsog für einen TAC vorstellte (The ‚sandwich technique' in the management of the open abdomen. *British Journal of Surgery* 1986; 73(5); 369–70). Anschließend, wie es meistens der Fall ist, übernahm die Industrie und heute sind die meisten von Euch wahrscheinlich einem kommerziellen ‚VAC'-Produkt verfallen. Daher vermeiden wir in dieser Ausgabe eine ausführliche Erörterung des spezifischen Systems.

---

8   Anmerkung des Übersetzers: Im Original benutzte Abkürzung für ‚temporary abdominal closure' (siehe nachstehender Abschnitt).
9   Anmerkung des Übersetzers: Im Original benutzte Abkürzung für ‚temporary abdominal closure'.

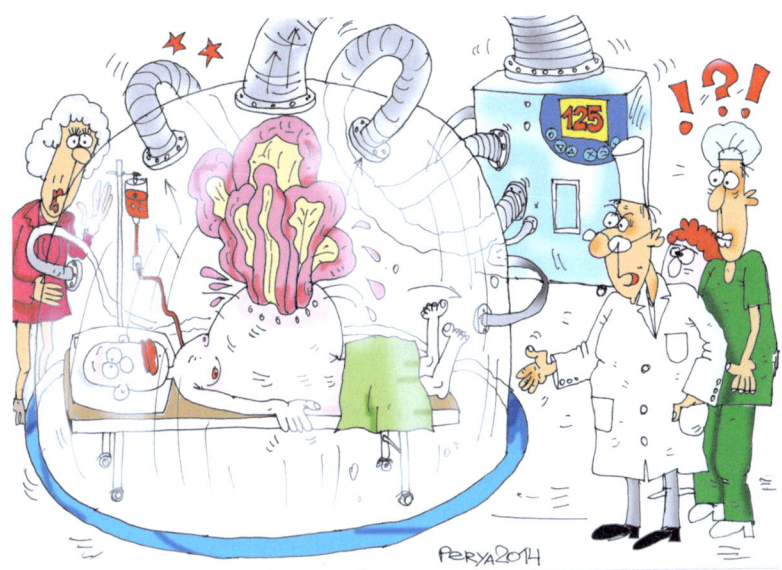

◘ Abb. 44.2 Chirurg zu Besuchern: „Das ist unser neues Gerät für den temporären Bauchdeckenverschluss. Es ermöglicht uns, einen negativen Druck auf den ganzen Patienten auszuüben…"

Das Beenden eines Laparostomas

Wenn das Laparostoma seinen Nutzen verloren hat, ist es an der Zeit, den Bauchdeckenverschluss zu planen. Abhängig von den Vorlieben des Chirurgen und dem vorliegenden abdominellen Befund bieten sich zwei Optionen an: **ein früher Bauchdeckenverschluss oder eine aufgeschobene Rekonstruktion der Bauchdecke**.

Früher Bauchdeckenverschluss
Das optimale Zeitfenster ist recht eng, etwa eine Woche nach der letzten Exploration. Danach retrahieren sich die Faszien nach lateral und zwischen Darm und Bauchdecke bilden sich Adhäsionen. Du wirst dann feststellen müssen, dass es nicht möglich ist, das hervorquellende Eingeweide zu mobilisieren und in die Bauchhöhle zurückzuverlagern („Verlust des Heimatrechtes'), ganz zu schweigen von der hartnäckigen Weigerung der Faszienrändern, sich in der Mittellinie zu treffen. **Sogar bereits während der ersten Woche gilt, dass je größer der zeitliche Aufschub, desto schwieriger und riskanter das Unterfangen.**

Es versteht sich von selbst, dass ein früher Verschluss von mehreren Faktoren, einschließlich der Größe der Lücke, dem Abklingen der Darmatonie, der Abwesenheit von Fisteln und einer negativen Flüssigkeitsbilanz, abhängt. In seltenen Fällen ist die Lücke so klein, dass sich eine spannungsfreie Naht der Faszienrändern in der Mittellinie anbietet (in solchen Fällen fragt man sich jedoch, ob ein Laparostoma überhaupt angezeigt war!). Bei kleinen Lücken wird häufiger die Faszie offengelassen und die Haut nach Mobilisieren der Ränder primär verschlossen. Der Patient behält eine ventrale Hernie, aber **der Hautverschluss ist jedem künstlichen Material überlegen** (▶ Kap. 37).

Die meisten Laparostomawunden nach einer *richtigen* abdominalen Katastrophe sind groß, haben fixierte, retrahierte Ränder und das Eingeweide hat sein Heimatrecht verloren. Kürzlich entwickelte Biomaterialien werden für diese Befundkonstellation aggressiv vermarktet (solch neue Produkte werden fast jeden Monat als ‚überlegen' angepriesen). Es wird behauptet, bei kontaminierten Wunden könnten sie Infektionen im Vergleich zu synthetischen Netzen besser widerstehen. Es hat sich herausgestellt, dass sie nicht völlig immun gegen Infektionen sind. Während sie die Lücke vorübergehend ‚überbrücken', stellen sie ihren anderen Anspruch auf Ruhm mit der angeblichen Fähigkeit, das Wachstum ortsspezifischer Zellen anzuregen, die das Implantat durch eine neue Faszie (keine Narbe) ersetzen sollen. **In der Praxis haben die meisten dieser Patienten, bei denen ein früher Bauchdeckenverschluss mit diesen ‚Wunderbioprothesen' durchgeführt wurde, bereits nach einer kurzfristigen Nachsorge große ventrale Hernien. Es scheint daher, dass in vielen Fällen diese sogenannten ‚Bioprothesen' nichts mehr als ein enorm teurer TAC sind.**

Einige Chirurgen plädieren für eine frühe Rekonstruktion mittels ‚Komponentenseparations-Technik', um die Faszienränder zu approximieren und verstärken gelegentlich zusätzlich die Mittellinie mit einer untergelegten Bioprothese. Das Experimentieren mit diesen neuen Techniken ist für nicht Eingeweihte nicht ratsam. In unserer Praxis wird bei den meisten Patienten die **Bauchdecke aufgeschoben rekonstruiert.**

Wie auch immer Du einen Bauchdeckendefekt behandelst, denke daran, dass sich Dein Patient gerade von dem immensen Stress einer schweren Peritonitis und mehrfachen Operationen erholt hat – er kann zu diesem Zeitpunkt nicht viel mehr ertragen.

Aufgeschobene Rekonstruktion der Bauchwand
Ziehe folgendes Szenarium in Betracht:

> Bei einem adipösen Patienten kommt es zu einer Insuffizienz der kolorektalen Anastomose mit schwerer kotiger Peritonitis. Der Patient hat ein massiv gebläthes Abdomen, ist ‚septisch' und respiratorisch insuffizient. Eine Hartmann-Operation wird durchgeführt und offensichtlich kann die Bauchdecke nicht verschlossen werden – also wird ein Laparostoma angelegt. Ein früher Verschluss ist keine realistische Option. Wie geht es weiter?

Zu diesem Zeitpunkt würden wir ein VAC-System einsetzen, um das Abdomen abzudecken. Zwei Wochen später wird sich gesundes Granulationsgewebe über dem Darm/Omentum gebildet haben. **Jetzt kann mit einem Spalthauthauttransplantat die granulierende Faszienlücke abgedeckt werden.** Die sich dann ergebende ventrale Hernie hat in der Regel eine weite Bruchpforte und wird, bis auf den kosmetischen Aspekt, gut toleriert. Viele Patienten sind einfach glücklich, ihre ‚chirurgische Odyssee' überlebt zu haben und sind mit dem Endergebnis mit zusätzlicher Stütze durch ein Mieder mit Klettverschluss zufrieden.

Eine ausführlichere Erörterung der aufgeschobenen *elektiven* Rekonstruktion eines Bauchwanddefektes nach Laparostoma sprengt den Rahmen dieses ‚Notfallchirurgie'-Buches. Nachfolgend jedoch die zugrunde liegenden Prinzipien:

— **Schiebe die Rekonstruktion 12 Monate und sogar mehr auf,** bis das Abdomen wie ein ‚Wackelpudding' aussieht und sich anfühlt: die Spalthaut liegt ‚locker' und kann von den darunterliegenden Strukturen mit zwei Fingern abgehoben werden, die Narbe ist weich, Stomas und Fisteln, falls vorhanden, prolabieren.
— **Bei der Operation** exzidiere die Spaltheut, löse alle Adhäsionen und nutze die ‚Komponenentenseparationstechnik' (anscheinend wird diese Technik täglich modifiziert…), um die Faszienlücke, falls nötig mit einem zusätzlichen Kunststoffnetz, zu verschließen. Du solltest wahrscheinlich bei einem kontaminierten Situs auf ein Kunststoffnetz verzichten; wenn z. B. Du bei der Operation eine Darmfistel resezierst oder ein Stoma zurückverlagerst.

Zusammenfassend…

Eine *Relaparotomie* und ein *Laparostoma* sind therapeutische Maßnahmen, die in nur einer geringen Minderheit der Patienten angezeigt sind. Zurzeit stellen sie die schwersten Waffen des mechanischen Handwerkszeuges eines Chirurgen bei der Behandlung schwerer intraabdominaler Infektionen und anderer postoperativer abdominaler Katastrophen dar. **Merke Dir, dass unnötige Laparotomien bei diesen Patienten eine signifikante Morbidität aufweisen.**

Eine aggressive aber selektive Strategie mit gezielten Relaparotomien ‚bei Bedarf', zurückhaltend unterstützt durch ein Laparostoma, ist einem wahllosen Einsatz ‚blinder' geplanter Relaparotomien mit regelhaftem Laparostoma überlegen.

» *Wer operiert und wegläuft, wird denselben Patienten an einem anderen Tag erneut operieren.*

3 Laparoskopische Re-Exploration des Abdomens

Warum lieber eine Laparoskopie statt einer Relaparotomie?

Bei einer frischen abdominalen Wunde ist es verlockend, die Re-Exploration durch den gleichen Schnitt vorzunehmen. Jedoch können das Wiedereröffnen eines frischen Hautschnittes und die Re-Exploration mittels Laparotomie die kurz- und langfristige Morbidität erhöhen. Eine Relaparotomie ist verbunden mit Schmerzen, Darmatonie und einem erhöhten Risiko einer abdominalen Infektion. Sie kann das Risiko einer Wundinfektion und einer möglichen Wunddehiszenz oder einer späteren Narbenhernie erhöhen. Insgesamt kann sie als

‚zweiten Schlag' die Erholungszeit des Patienten, zusätzlich zur zugrunde liegenden Erkrankung verlängern.

Häufig wird versucht, Komplikationen nach laparoskopischer Chirurgie mit einer erneuten Laparoskopie zu behandeln – um eine formale Laparotomie zu vermeiden (siehe auch ▶ Kap. 12). Tatsächlich können Komplikationen wie eine Blutung oder eine Galleleckage nach laparoskopischer Cholezystektomie durch eine erneute Laparoskopie erfolgreich behandelt werden (▶ Kap. 18).

Eine Laparoskopie wird häufig bei abdominalen Narben und Voroperationen durchgeführt und daher werden Adhäsionen und mäßig erweiterte Darmschlingen nicht länger als Kontraindikationen für einen laparoskopischen Eingriff angesehen. Angesichts der Morbidität einer Relaparotomie sowie der Fähigkeiten eines geübten laparoskopischen Chirurgen im Umgang mit akuten abdominalen Zuständen, **folgt natürlicherweise daraus, dass akute postoperative Komplikationen optimal mit einem minimal invasiven Zugang behandelt werden können.**

Postoperative Zustände, die durch eine Laparoskopie behandelt werden

Mesenterialischämie (▶ Kap. 22)

Einer der ersten Einsätze der Laparoskopie nach einer kürzlich durchgeführten Laparotomie war die ‚second look'-Operation nach der Behandlung einer akuten mesenterialen Ischämie. Zweck dieses Verfahrens war es, sich von der Vitalität potenziell ischämischer Darmsegmente, zum Beispiel im Bereich der Anastomose nach Resektion von gangränösem Darm, zu überzeugen. Da diese zweite Intervention eine einfache diagnostische Prozedur war, konnte sie ohne Weiteres mittels einer Laparoskopie durchgeführt werden. Es wurde sogar vorgeschlagen, die laparoskopischen Trokarhülsen am Ende der ersten Operation zu belassen. Wie im ▶ Kap. 22 bereits erklärt wurde, ist dies nicht länger ratsam, weil bei einem Darm mit fraglicher Vitalität eine Anastomose gar nicht erst angelegt werden sollte und eine Relaparotomie daher notwendig ist. Die Laparoskopie kann jedoch in den sehr seltenen Fällen eingesetzt werden, bei denen eine Anastomose bei vermeintlich perfekt vitalem Darm angelegt wurde und deren Zustand sich dann unerwartet verschlechtert.

Früher postoperativer Darmverschluss

Der frühe postoperative Darmverschluss (▶ Kap. 41) tritt im Vergleich zur häufigen postoperativen Darmatonie relativ selten auf. Gelegentlich wird eine weitere Operation nötig. Die laparoskopische Behandlung des Darmverschlusses ist ein etabliertes Verfahren und wir haben es bei mehreren Fällen von frühen postoperativen Darmverschlüssen nach Appendektomie, Kolektomie und Laparotomie bei Trauma erfolgreich eingesetzt. Sie lohnt sich besonders, wenn eine einzelne Adhäsion den Darmverschluss ausgelöst hat.

Perforation eines peptischen Ulkus

Die Perforation eines peptischen Ulkus (▶ Abschn. 16.1) stellt eine weitere seltene postoperative Komplikation dar, die nicht direkt mit dem durchgeführten Verfahren zusammenhängt, aber wahrscheinlich durch den postoperativen Stress oder ulzerogene Medikamente ausgelöst wird. Diese Fälle können wie bei einer ‚primären' peptischen Duodenalperforation mit einer laparoskopischen Omentopexie behandelt werden. Stell Dir Deine Erleichterung vor, wenn Du bei der Re-Exploration aufgrund freier postoperativer Luft eine intakte Anastomose und eine kleine Duodenalperforation vorfindest. Wärst Du dann nicht froh, dass Du eine erneute Laparotomie vermieden hast?

Intraabdominale Abszesse (▶ Kap. 13, 42 und zuvor in diesem Kapitel)

Die meisten postoperativen Abszesse können perkutan CT-gesteuert drainiert werden, aber einige wenige sind einer Punktion nicht zugänglich und müssen auf chirurgischem Wege drainiert werden. Wenn der Patient sich nicht in kritischem Zustand befindet, kann die Abszesshöhle laparoskopisch dargestellt, gespült und durch eine Sogdrainage drainiert werden.

Anastomoseninsuffizienz (▶ Kap. 43)

Eine Laparoskopie ermöglicht eine Auslagerung des Darmes und eine Peritonealtoilette, ohne die ursprüngliche Laparotomiewunde zu tangieren. Des Weiteren kann bei freier Luft eine ‚Perianastomositis' ohne Austritt von Darminhalt vorliegen, die üblicherweise auf eine Antibiotikabehandlung anspricht. Diese wird häufig durch Resektion der Anastomose oder einer proximalen Umleitung behandelt. Jedoch können sich einige Patienten, bei denen die Laparoskopie einen lokal begrenzten entzündlichen Vorgang um eine abgedichtete Anastomoseninsuffizienz gezeigt hat, allein mit einer Drainage vollständig erholen.

Die Technik

Der Zugang zur Bauchhöhle sollte mit der offenen Technik erfolgen, da der Darm erweitert und mit der Bauchdecke verklebt sein kann. Der Trokar wird in der Regel entfernt vom ursprünglichen Hautschnitt in der seitlichen Bauchwand platziert, um zu vermeiden, dass die später unumgänglichen Adhäsionen mit der frischen Wunde verkleben.

Einige der Adhäsionen können durch vorsichtig stumpf gelöst werden, da der Darm ödematös angeschwollen und verletzlich sein kann. Wenn genügend Raum geschaffen worden ist, werden die Trokare so platziert, dass eine vollständige Exploration des Abdomens möglich wird. Atraumatische Instrumente sollten eingesetzt werden und der Darm sollte vorzugsweise durch Fassen des Mesenteriums möglichst wenig manipuliert werden, um Serosaeinrisse und Perforationen zu vermeiden. Obwohl gelegentlich pathologische Befunde gleich zu sehen sind, werden sie häufig durch Adhäsionen des Omentums mit dem Darm verdeckt. **Das**

Abdomen kann zu Beginn ‚benigne' erscheinen, aber eine gründliche Inspektion des Beckens, sowie subphrenisch und retroperitoneal kann einen abgekapselten Prozess aufdecken. Das zuvor durchgeführte CT sollte Dich bei der Exploration leiten und falsch negative Explorationen sowie das Übersehen von pathologischen Befunden vermeiden.

Abschließend sei festgestellt, dass die Laparoskopie ein wertvolles Instrument ist, um in ‚guten Händen' postoperative Zustände zu behandeln, die einst als klare Indikation für eine Relaparotomie angesehen wurden. Sie kann Dir und dem Patienten gute Dienste leisten, aber gute Hände reichen nicht aus, wenn sie nicht durch den gesunden Menschenverstand geleitet werden.

> „Ein Chirurg… gleicht einem Skipper einer hochseetauglichen Rennyacht. Er kennt den Hafen, den er erreichen muss, aber er kann nicht den Kurs der Reise vorhersehen. Zu jedem Zeitpunkt muss er aufgrund seiner Position einen Plan haben, der es ihm, falls sich die Lage verschlechtert, ermöglicht, den bestmöglichen verfügbaren Hafen anzusteuern oder, falls kein Hafen in Sicht ist, kurzfristigen Schutz auf der Leeseite des Landes zu finden, bis er seine Reise fortsetzen kann."
>
> William Heneage Ogilvie

Bauchwanddehiszenz

Danny Rosin, Paul N. Rogers, Mark Cheetham und Moshe Schein

Modifiziert aus Kap. 7, *Schein's Common Sense Prevention and Management of Surgical Complications*. Shrewsbury, UK: tfm publishing, 2013

© Der/die Autor(en), exklusiv lizenziert an Springer-Verlag GmbH, DE, ein Teil von Springer Nature 2023
D. Rosin et al. (Hrsg.), *Notfallchirurgie des Abdomens*,
https://doi.org/10.1007/978-3-662-66409-4_45

> Es gibt für einen Chirurgen kaum etwas Peinlicheres, als den Anblick seines kürzlich operierten Patienten, dessen Abdomen auseinanderklafft und dessen Darm sich überall verteilt…

Zu einer derartigen Katastrophe kommt es entweder, weil Du den Bauch nicht ordentlich verschlossen hast (d. h. weil Du Dir nicht die Mühe gemacht hast, ▶ Kap. 37 zu lesen…), oder weil er gar nicht erst hätte verschlossen werden dürfen.

Weil wir alle so gute Chirurgen und mit superbem Urteilsvermögen gesegnet sind, sollte unsere Inzidenz an *vollständigen* postoperativen Wunddehiszenzen vernachlässigbar sein. Wir können uns nicht erinnern, dass wir in den letzten 20 Jahren einmal einen Patienten in den OP bringen mussten, um eine geplatzte Bauchdecke wieder zu verschließen. Aber von Zeit zu Zeit mussten wir das für andere Chirurgen (z. B. für Gynäkologen) tun, und das bot uns die Gelegenheit zu lernen, was sie falsch gemacht hatten und den süßsauren Geschmack der *Schadenfreude* zu genießen…

Von Kollegen, die in Entwicklungsländern (z. B. in Indien) arbeiten, sowie aus der Literatur erfahren wir, dass Bauchwanddehiszenzen in einigen benachteiligten Regionen immer noch recht häufig vorkommen und manche Zentren in der Lage sind, bis zu 60 Fällen in 4 Jahren zu sammeln. Das spiegelt offensichtlich die Tatsache wider, dass sie vernachlässigte, unterernährte Patienten unter schlechten Bedingungen operieren – oft mangelt es an geeignetem Nahtmaterial oder sogar an Ausbildung.

Fangen wir mit einigen **grundlegenden Definitionen** an; wie alles in der Chirurgie (und im Leben) hat auch die Dehiszenz ein Spektrum, von der ärgerlichen ‚geschlossenen Eventeration' bis zur dramatischen Eviszeration:

- **Vollständige Dehiszenz:** Das ist das völlige Aufreißen von Faszie und Haut. Wenn sie nicht durch Adhäsionen verklebt sind, fallen Darmschlingen heraus oder sind auf dem Grund der klaffenden Wunde vollständig exponiert.
- **Partielle Dehiszenz:** hier gehen die Faszienränder ohne Eviszeration auf, aber oft sind das darunter liegende Omentum oder Eingeweide exponiert. Die Faszienlücke variiert in Weite und Länge – in manchen Fällen kannst Du einen Blick auf eine Darmschlinge am Boden des Defekts werfen; in anderen Fällen ist etwas aus der Wunde sickernde serosanguinöse Peritonealflüssigkeit das einzige Zeichen einer Dehiszenz.

In einigen Fallserien übersteigt die Zahl der *vollständigen* Dehiszenzen die der *partiellen*. Allerdings handelt es sich dabei um einen Artefakt: während die tatsächliche Inzidenz der ersteren bekannt ist, gilt das nicht für letztere. **Bei einer nicht bekannten Anzahl von Patienten bleibt die partielle Dehiszenz *gedeckt* oder latent (manche Chirurgen ziehen es vor, das nicht zu bemerken…), nur um sich später als Narbenhernie zu präsentieren.** Eine partielle Dehiszenz ist deshalb auf kurze Sicht eine ‚gute Nachricht' – Du musst nicht noch einmal operieren; auf lange Sicht kündigt sie die Entwicklung einer Narbenhernie an.

Eine Dehiszenz, egal ob vollständig oder partiell, ist mit einer erheblichen Morbidität und Mortalität verbunden. Offensichtlich tragen lokale und systemische Faktoren ihren Anteil zu diesem Outcome bei, aber die richtige Behandlung entscheidet über die Folgen dieser Komplikation.

Warum entwickelt sich eine Dehiszenz?

Der Verschluss des Abdomens scheitert aus einem oder mehreren der folgenden drei Hauptgründe:
- **Der Patient ist schuld** – das scheint das Hauptproblem zu sein.
- **Die Naht reißt** – selten!
- **Der Chirurg ist schuld:** Schlechtes chirurgisches Urteilsvermögen oder Technik – nicht so selten…

Zu den patientenbezogenen Faktoren gehören multiple systemische und lokale Probleme (siehe ◘ Tab. 45.1), die vor der Operation auftreten oder sich im Anschluss daran entwickeln und bewirken, dass die Zugfestigkeit des Faszienverschlusses nicht ausreicht. **Diese Faktoren führen entweder dazu, dass** *das Gewebe schlecht heilt* **oder sie steigern den** *intraabdominellen Druck (IAD)* **– und erlauben so, dass die Fäden durch die Faszie schneiden. Einige dieser Faktoren wirst Du bei den meisten Patienten, die eine Dehiszenz erleiden, finden.**

◘ Tab. 45.1 Prädisponierende Faktoren für eine Bauchwanddehiszenz

Patientenbezogen		Operateurbezogen
Schlechte Wundheilung	**Erhöhter intraabdomineller Druck**	**Urteilsvermögen**
Hypoalbuminämie – Mangelernährung	Ileus oder früh-postoperative Dünndarmobstruktion	Faszie verschließen oder nicht? Nur die Haut verschließen?
Systemische oder lokale Infektion (tiefe Wundinfektion)	Adipositas	Wahl der **Inzision**: *Mediane Schnittführung* für die meisten Fälle verantwortlich!
	Aszites	
Schock (reduzierte Durchblutung der Bauchwand)	Chronischer Husten	Wahl des **Nahtmaterials**
Anämie	Erbrechen	Inadäquate **Verschlusstechnik**
Hypoxie		**Stomas** oder **Drainagen** durch die Hauptwunde leiten
Urämie		
Bösartige Erkrankung		
Kortikosteroide		
Unkontrollierter Diabetes		

Wie man einer Dehiszenz durch den korrekten Bauchdeckenverschluss vorbeugt, wirst Du in ▶ Kap. 37 gelesen haben. Und Du musst daran denken, dass:

- **Es Situationen gibt, in denen das Abdomen nicht verschlossen werden kann oder nicht verschlossen werden soll** (siehe ▶ Kap. 44).
- **Manchmal wird der Rückzug auf eine ‚geplante Hernie'** (also der alleinige Hautverschluss) **viel besser toleriert als eine Fasziendehiszenz oder ein Laparostoma!**

Nach der Operation

Nach der Operation trägt alles, was exzessive Spannung auf die Nahtlinie ausübt – alles, was den intraabdominellen Druck erhöht – zum Risiko einer Dehiszenz bei. Deshalb sollen heftiges Husten, Würgen, Erbrechen, ein aufgeblähter Bauch und Verstopfung allesamt vermieden werden. Auch wenn Deine Kollegen ‚die Augen verdrehen' ist es keine ganz schlechte Idee, Deinem Patienten einen Bauchgurt zu verpassen.

Manche behaupten, dass Wundinfektionen die Entstehung einer Fasziendehiszenz begünstigen. Wir sind nicht sicher, ob das für oberflächliche Wundinfekte gilt – eine plausiblere Erklärung für solch einen Zusammenhang wäre, dass beide Komplikationen einfach deshalb nebeneinander vorkommen, weil sie gemeinsame Risikofaktoren haben (z. B. Mangelernährung, Notfalleingriff, etc.).

Es besteht allerdings kein Zweifel, dass **tiefe Wundinfektionen** (SSI – Surgical Site Infection) die Faszie wegfressen und zu einer Dehiszenz führen können. Es bleibt in diesen Fällen unklar, was zuerst da war – die Henne oder das Ei –, denn in manchen Fällen (in denen das Abdomen nie hätte verschlossen werden dürfen – siehe dazu den zweiten Teil von ▶ Kap. 44) ist es möglich, dass die besonders straffen Fasziennähte die Faszie ‚strangulieren' und so die Nekrose und subsequente Infektion begünstigen. **Außerdem kann die tiefe SSI mit einer intraabdominellen Infektion einhergehen; häufig offenbaren sich unbeachtete Formen der letzteren durch eine Dehiszenz.**

Erkenne die Warnzeichen…

Bringe Deinen Assistenzärzten und Mitarbeitern (und Dir selbst) bei, die Anzeichen einer drohenden Fasziendehiszenz zu erkennen: **mäßige bis große Mengen serosanguinöser, lachsfarbener Flüssigkeit, die während der ersten postoperativen Woche aus der Wunde austritt.** Dass es sich dabei nicht um Pus, sondern um intraperitoneale Flüssigkeit handelt, wird von unerfahrenen Ärzten oft übersehen, die dann im Glauben, sie würden eine infizierte Wunde behandeln, ‚schnell mal ein paar Fäden' ziehen. Eine Stunde später ruft die Schwester zurück: „Hey Doc, ich glaube, der Bauch ist offen!" – „Was zum T…!" (◘ Abb. 45.1).

Grundsätzlich gilt (und das bezieht sich nicht nur auf Fäden, sondern auch auf Klammern, Sonden, Drainagen, Zugänge): **Erlaube niemandem, irgendetwas aus dem Körper Deines Patienten zu entfernen, das Du selbst dort angebracht hast!** Heutzutage ist das in unserem modernen, pseudodemokratischen (*chaotisch* wäre der passendere Ausdruck) Gesundheitswesen nicht einfach, aber Du musst es versuchen.

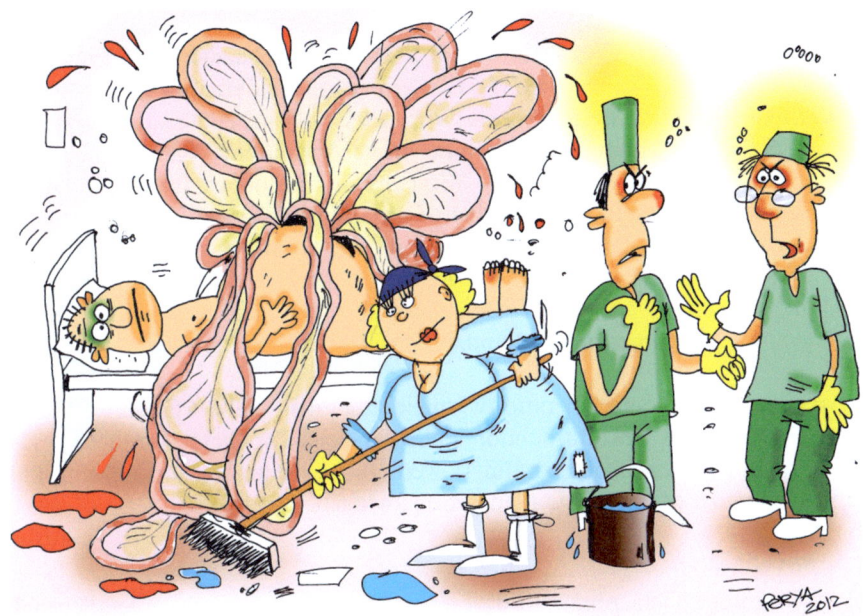

Abb. 45.1 Der Chirurg zu seinem Kumpel: „Ich verstehe nicht, was passiert ist – ich habe doch PDS 2 genommen…"

Behandlung der Dehiszenz

> *Das Austreten von serosanguinöser Flüssigkeit aus einer geschlossenen Bauchwunde ist ein Frühzeichen einer Bauchwanddehiszenz mit möglicher Eventeration. In diesem Fall sollte der Chirurg einen oder zwei Hautfäden entfernen und die Wunde manuell mit einem sterilen Handschuh explorieren. Ist die Rektusfaszie offen, dann sollte der Patient zum primären Wundverschluss in den OP gebracht werden. Eine Wunddehiszenz kann mit oder ohne Austritt von Darm vorkommen. Liegt die letztgenannte Komplikation vor, steigt die Mortalität dramatisch und kann bis zu 30 % betragen.*

Das obige Zitat stammt aus einem der zahlreichen chirurgischen Online-Texte. **Wir glauben, dass die darin gegebenen Ratschläge falsch sind!** Leider gibt es die auch in anderen modernen Texten gemachten Empfehlungen wieder. Und warum ist die angegebene Mortalität so hoch? **Weil nicht die Dehiszenz selbst für die hohe Mortalität und Morbidität verantwortlich ist – es sind die Bedingungen, die zu einer Dehiszenz prädisponieren und die notfallmäßige Reoperation zu ihrer Korrektur, die zu dem schlechten Outcome beitragen.** Das Zurückdrängen des erweiterten Darms in eine Höhle von begrenzter Größe kann den Patienten durch den so verursachten intraabdominellen Hochdruck mit all seinen deletären physiologischen Folgen töten.

Wir sind der Meinung, dass eine partielle Dehiszenz im Großen und Ganzen konservativ behandelt werden kann (und sollte), und dass nur eine vollständige Dehiszenz operiert werden muss.

Partielle Dehiszenz

Eine partielle Dehiszenz wird am besten konservativ behandelt. Die Eingeweide hängen nicht heraus, warum also die Eile erneut zu operieren? Nach unserer Erfahrung heilt eine teilweise dehiszente Wunde im natürlichen Verlauf durch Granulation und Narbenbildung ab, mit oder ohne Ausbildung einer Narbenhernie. Andererseits birgt eine erneute Operation durch eine derart fragile Wunde bei einem kranken Patienten das zusätzliche Risiko einer Narkose und der erneuten Eröffnung des Bauches, ohne, dass eine eventuelle Hernie ausgeschlossen werden kann. Wenn der Darm teilweise freiliegt, adaptieren wir (falls möglich) darüber die Haut, um ihn zu schützen. Ansonsten wird die Wunde bis zu ihrer Heilung wie jede andere offene Wunde behandelt. Ein VAC-System kann hier von Nutzen sein...

Falls Du eine erneute Operation vermeiden kannst, solltest Du ein CT in Erwägung ziehen, um eine intraabdominelle Ursache für dieses Malheur auszuschließen. Ein Abszess sollte drainiert werden, und eine Nahtinsuffizienz kann Dich trotzdem zu einer erneuten Operation zwingen.

Vollständige Dehiszenz

Eine vollständige Dehiszenz erfordert eine Operation, um den vorgefallenen Inhalt der Bauchhöhle zu reponieren. **Was bei der Laparotomie nach der Reposition der Eingeweide noch getan werden sollte, hängt von der vermuteten Ursache für die Dehiszenz ab.** Du kannst die Faszie erneut verschließen, wenn Du einen gerissenen Faden oder fehlerhafte Nahttechnik als Ursache vermutest. Die Verwendung von ‚onlay' Netzen wurde mit ‚gutem Erfolg' vorgeschlagen, trotz des Infektionsrisikos. Bis jetzt sind wir noch nicht auf diesen Zug aufgesprungen... Verschließ den Bauch aber nur, wenn es die äußeren Umstände erlauben – wenn die Ränder ohne exzessive Spannung adaptiert werden können und die Faszie tragfähig und frei von schweren Infektionen ist. **Ist das nicht der Fall, dann solltest Du den Bauch temporär offenlassen und eine der Methoden für den temporären Bauchdeckenverschluss (TAC, temporary abdominal closure) verwenden,** die in Deinem Zentrum bevorzugt werden (▶ Abschn. 44.2). Wie oben erwähnt, ist der alleinige Hautverschluss (die ‚geplante Hernie') eine weitere exzellente Option.

Vermeide den Bauchdeckenverschluss grundsätzlich dann, wenn die Ursache der Eviszeration weiterhin besteht oder wenn Du vorhersiehst, dass Du das Abdomen in den nächsten Tagen erneut explorieren musst.

„Momentchen, Ihr habt was vergessen" rufen jetzt vielleicht einige unserer Leser, „Ihr habt die Anlage von ‚Retentionsnähten' vergessen!" Hat unser Professor nicht ein paar Platzbäuche mit einigen dicken Nähten fest verschlossen, und den Patienten ging es gut? Schau noch einmal in ▶ Kap. 37, dann erfährst Du, warum wir über diese hässlichen Nähte die Stirn runzeln.

Wir hoffen, dass Du nach der Lektüre dieses Kapitels mit uns übereinstimmst, dass…

- Die Bauchwanddehiszenz eher ein *Symptom* als eine *Erkrankung* ist.
- Ein Platzbauch manchmal die spontane Dekompression des erhöhten intraabdominellen Drucks darstellt und man ihn deshalb als ‚nützliche' Komplikation sehen kann.
- Du einen vollständigen Platzbauch mit Evisceration operieren musst; näh' das Abdomen erneut zu oder behandle es wie ein Laparostoma.
- Eine partielle Dehiszenz am besten konservativ behandelt wird.

„Der Darm platzt entweder heraus, weil Du den Bauch nicht vernünftig zugenäht hast, oder weil er darin keinen Platz hat."

„Die Dehiszenz der Bauchwunde stellt eine spontane Dekompression der intraabdominellen Hypertension dar."

Wundbehandlung

Danny Rosin, Paul N. Rogers, Mark Cheetham und Moshe Schein

© Der/die Autor(en), exklusiv lizenziert an Springer-Verlag GmbH, DE, ein Teil von Springer Nature 2023
D. Rosin et al. (Hrsg.), *Notfallchirurgie des Abdomens*,
https://doi.org/10.1007/978-3-662-66409-4_46

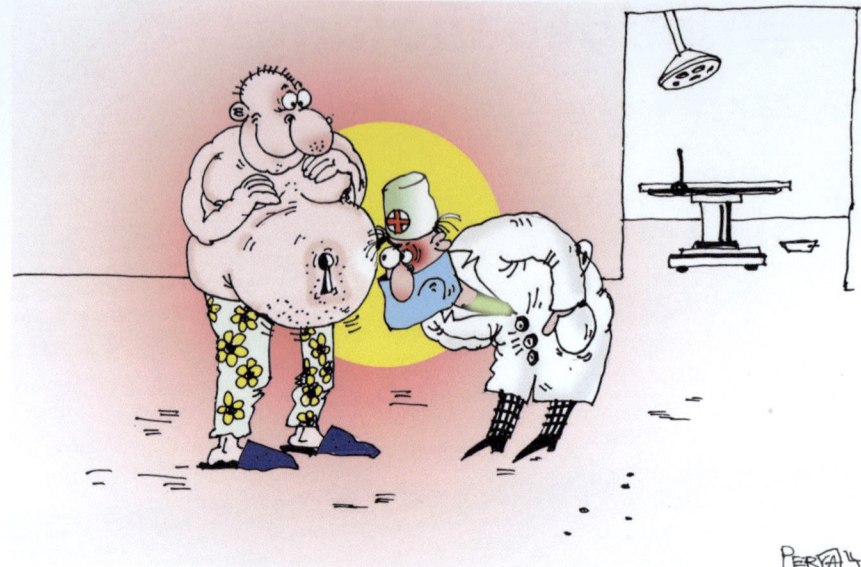

Abb. 46.1 „Ich hoffe jedenfalls, Sie sind mit Ihrer wunderschönen Wunde zufrieden"

> *Eine kleinere Komplikation ist das, was jemand anderem passiert.*

Die chirurgische Wunde ist das Einzige, was für den Patienten von Deiner wunderschönen, lebensrettenden Notoperation an seinem Bauch sichtbar ist (Abb. 46.1). Wundkomplikationen sind zwar nicht lebensbedrohlich, aber eine lästige Quelle schmerzhafter und oft langwieriger Morbidität, die sowohl den Patienten als auch den Chirurgen belastet. Es ist daher kein Wunder, dass Chirurgen seit Generationen ausgefeilte Rituale entwickelt haben, um Wundkomplikationen vorzubeugen und zu behandeln. Wir hoffen, dass Dein Gehirn jetzt, wo Du eines der letzten Kapitel dieses Buches liest, ausreichend durchgelüftet worden ist, um ausgefeilte Gimmicks abzulehnen und stattdessen pragmatische Lösungen zu fordern.

Definitionen und Bandbreite

Im Alltag brauchst Du keine komplizierten Definitionen, wie sie von Epidemiologen und Hygienefachkräften verwendet werden – die (meistens humorlosen) ‚zuständigen Stellen', die Dir vorschreiben, dass Du nicht in Grün (oder Blau) aus dem Operationssaal laufen darfst (in manchen Ländern zwingen sie Dich sogar dazu, Deine hübsche Krawatte abzulegen und Dich Deiner abgefahrenen Schweizer IWC Armbanduhr zu entledigen.

Wunden sind entweder unkompliziert oder kompliziert.

Eine **unkomplizierte Wunde** ist eine vernähte Wunde, die reibungslos per primam intentionem abheilt. Beachte, dass eine völlig unkompliziert abheilende

Wunde nach einem abdominellen Notfalleingriff die Ausnahme ist! Du glaubst uns nicht? Dokumentiere von jetzt an alle Deine Wunden und sieh selbst, wie viele nässende oder rote oder geschwollene Wunden Deine Patienten haben.

Lässt man sie prospektiv durch *unabhängige Beobachter* beurteilen, dann sind **komplizierte Wunden** nach Notfalleingriffen extrem häufig. Lässt man sie umgekehrt von Chirurgen beurteilen, dann werden sie aufgrund unserer natürlichen Neigung unerwünschte Ergebnisse zu unterdrücken oder zu ignorieren ‚selten' oder ‚unbedeutend'. Abgesehen davon manifestieren sich die meisten dieser Wundprobleme, nachdem der Patient entlassen worden ist. Kennst Du irgendeinen Chirurgen, der dem Infektionshäuptling in seinem Krankenhaus hinterherlaufen und ihn bitten würde, seine Rate an Wundkomplikationen zu inserieren? Deshalb wird die Häufigkeit von Wundkomplikationen im wirklichen Leben längst nicht ausreichend berichtet und zu niedrig eingeschätzt, die zugehörigen Krankenhausstatistiken sind verzerrt!

Das Spektrum an Wundkomplikationen ist breit und umfasst infektiöse und nichtinfektiöse, geringfügige und schwerwiegende Komplikationen.

- **Geringfügige Komplikationen** sind diese irritierenden Abweichungen vom normalen Heilverlauf, welche die primäre Wundheilung trotzdem nicht verhindern: Ein kleiner Bluterguss, eine leichte Rötung, etwas seröse Sekretion, ein kleiner Fadenabszess. Die Unterscheidung zwischen infektiöser und nichtinfektiöser Komplikation ist so schwierig wie unnötig; warum Abstriche bebrüten, die keinen Einfluss auf die Therapie haben?
- **Schwerwiegende Komplikationen** sind solche, die den Prozess der primären Wundheilung beeinträchtigen und Deine Intervention erfordern: Ein ausgedehnter Bluterguss oder ein Wundabszess, der entlastet werden muss.
- **Wundinfektion – aus Gründen der Praktikabilität ist das eine Wunde, die Eiter enthält und drainiert werden muss.** Normalerweise handelt es sich bei einer solchen Infektion um einen ‚abgekapselten' Wundabszess, mit minimaler Beteiligung des umgebenden Weichteilgewebes oder der darunter liegenden Faszie (der aktuelle Terminus dieser Entität lautet Oberflächliche Wundheilungsstörung – ‚superficial surgical site infection/SSI'). Manchmal kann eine erhebliche Phlegmone vorliegen oder die tiefe Faszie beteiligt sein, was auf eine **invasive** Infektion hinweist (tiefe Wundheilungsstörung – deep-space SSI).

Prävention

Die chirurgische Technik und die Versorgung des Patienten insgesamt sind von großer Bedeutung für die Minimierung der Inzidenz von Wundinfektionen. **Nur selten ist ein einzelner Aspekt der Behandlung von herausragender Bedeutung, vielmehr ist es die Summe der Maßnahmen, die zu guten Ergebnissen führt (der moderne Ausdruck dafür lautet ‚ein Bündel').** Notfalleingriffe sind aus mehreren

Gründen besonders mit Wundproblemen assoziiert. Eine Wundinfektion kann von den zum Zeitpunkt der Darmresektion freigesetzten Bakterien verursacht sein, oder von den in der etablierten Infektion vorhandenen Mikroorganismen stammen, zu deren Behandlung die Operation durchgeführt wurde (▶ Kap. 13).

> **Es gibt Hinweise darauf, dass Gewebshypoxie, Hypothermie und ein schlecht eingestellter Blutzucker** Wundkomplikationen begünstigen. Versuche also, den Patienten in den wenigen Stunden, die Du (wenn überhaupt) bis zur Operation hast, so gut Du kannst zu oxygenieren (ja, gib ihm die Sauerstoffmaske!), wärme ihn und gib ihm, wenn nötig Insulin. Nein, für ein paar Stunden mit dem Rauchen aufzuhören, wird Dir wahrscheinlich nicht helfen… ☺.
> *Wenn man mit komplizierten Wunden umgeht, kommt es zu Wundkomplikationen.*

Ja, dieser Aphorismus stimmt, und eine gewisse Rate an Wundkomplikationen ist dieser Art von Chirurgie inhärent und obligatorisch. **Nichtsdestoweniger sollst Du Dich bemühen, sie so niedrig wie möglich zu halten. Wie?**

Lass uns wiederholen: „Das Schicksal der chirurgischen Wunde wird *während der Operation* besiegelt; nach der Operation kann man nahezu nichts mehr tun, um das Ergebnis der Wunde zu beeinflussen." Ob Dein Patient ein Hämatom oder eine Infektion entwickelt, hängt von Deinem Patienten und von Dir ab und entscheidet sich während der Operation – nicht danach. Wir zitieren nochmal Mark Ravitch: „**Die Wahrscheinlichkeit für eine Wundinfektion wird durch den Zeitpunkt bestimmt, zu dem der letzte Stich in die Wunde gesetzt wird.**"

Sorgfältige Technik, wie in ▶ Kap. 37 beschrieben, ist entscheidend. Hier greifen wir einige präventive Punkte noch einmal auf:

— Operiere effizient und sorgfältig; vermeide die ‚Masturbation' des Gewebes.
— Stranguliere die Faszie nicht mit einzeln gestochenen Achterknoten aus Draht, Ethibond® oder Vicryl®; nimm stattdessen eine mit fortlaufendem monofilem Faden wenig ausgreifend gestochene, federnde Naht mit geringer Spannung – lass die Bauchwand atmen (▶ Kap. 37).
— ‚Grill' die Haut und das darunterliegende Gewebe nicht durch übermäßigen Gebrauch der Diathermie.
— Versenke nicht tonnenweise hochreaktives Chrom-Catgut (oder irgendwas ähnlich Widerliches) im subkutanen Fettgewebe. Versuch, den Totraum trotzdem zu verkleinern, falls die subkutane Schicht dick ist…
— Verschließ die Haut nicht mit der sogar noch schädlicheren Seide.
— Führe keine kontaminierenden Kolostomien durch die abdominelle Hauptwunde.
— Lege keine sinnlosen Drainagen in die Wunde. Und wenn Du eine Drainage legst, dann zieh sie so bald wie möglich. **Vergiss nicht, dass Drainagen das Risiko einer Wundinfektion erhöhen.**

Übertrage Deine akribische Technik auch auf die Station. Nosokomiale (im Krankenhaus erworbene) Infektionen sind für unsere Patienten eine Plage. Wir haben bereits erwähnt, welchen Anteil der unkritische Gebrauch nicht indizierter Antibiotika an der Ausbreitung resistenter Organismen hat. Die Prävalenz dieser Keime als Kolonisatoren unserer Patienten steigt, und die Ausbreitung von Patient zu Patient ist ein großes Problem. Ärzte sind bei dieser Verbreitung ein wichtiger Vektor. Wasch Deine Hände jedes Mal, wenn Du einen Patienten berührst. Es scheint erstaunlich, dass man diese Botschaft heutzutage wiederholen muss, aber Studien haben wieder und wieder gezeigt, dass das Pflegepersonal mit diesem Thema wesentlich akribischer umgeht als Doctores. **Dieser Akt, sich nach jedem Patientenkontakt die Hände zu waschen sollte so tief in Dir verwurzelt sein, dass Du Dich unvollständig fühlst, bis Du es getan hast.** Gut, bei der gegenwärtigen COVID-19 Pandemie gehen wir davon aus, dass Du bis zum Ende Deiner Karriere nicht mehr aufhören wirst, Dir die Hände zu waschen…

Antibiotika

Eine Antibiotikaprophylaxe senkt die Rate an Wundinfektionen; ihre antiinfektiösen Effekte sind in der chirurgischen Wunde tatsächlich ausgeprägter als in der Peritonealhöhle (▶ Kap. 7). **Postoperativ gegebene Antibiotika können das Schicksal der Wunde nicht mehr ändern**, weil sie nicht in den Bereich eindringen können. Eine kurze *peri-operative* Abdeckung mit Antibiotika ist bei der Prävention von Wundinfektionen genauso effektiv wie eine verlängerte post-operative Gabe (▶ Kap. 40).

Nichtverschließen oder verzögerter Verschluss der Wunde

Manche ‚Autoritäten' vertreten immer noch das teilweise oder vollständige Offenlassen von Haut oder Subkutis nach *kontaminierten* oder *schmutzigen* Eingriffen. Es stimmt, es mag eine Wundinfektion bei der Minderheit von Patienten, die sonst eine entwickeln werden, verhindern, aber nicht jede stark kontaminierte Wunde wird eine Infektion entwickeln (tatsächlich kannst Du sogar Sch***e in eine offene Wunde schmieren, ohne dass es zu einer Infektion kommt!). **Gleichzeitig verurteilt das Offenlassen dieser Wunden die Mehrheit, deren Wunden mehr oder weniger ereignislos abheilen würden, zur Morbidität offener Wunden, zu den damit verbundenen Problemen bei der Behandlung und zum Risiko einer Superinfektion.** Schau noch mal in ▶ Kap. 37, um zu erfahren, warum wir den sogenannten ‚verzögerten Wundverschluss' nur sehr selten anwenden würden…

Behandlung

Die unkomplizierte Wunde

Im Lauf der Geschichte waren Chirurgen von der Wundbehandlung fasziniert, weil die Behandlung äußerer, posttraumatischer Wunden alles war, was sie tun konnten. Über Jahrhunderte haben sich führende Chirurgen für Einfachheit im Umgang mit Wunden eingesetzt:

— Felix Wurtz schrieb im 14ten Jahrhundert: **„Halte sie so ordentlich und sauber wie möglich und störe sie so wenig, wie Du kannst; schließe die Luft so weit wie praktikabel aus; bevorzuge die Heilung unter dem Schorf; und … füttere sie wie eine Frau, die sich von der Entbindung erholt."**
— Der große Joseph Lister sagte im 19. Jahrhundert: **„Haut ist der beste Verband."**
— Der berühmte William Osler behauptete: **„Wasser und Seife sowie gesunder Menschenverstand sind die besten Desinfektionsmittel."**

Aber die meisten Chirurgen haben das berühmte Sprichwort des Kriegschirurgen Ambroise Paré (14. Jahrhundert) wörtlich genommen: **„Ich verband ihn und Gott heilte ihn"**, und eine unnötig aufwendige Wundbehandlung betrieben.

Die unkomplizierte, primär verschlossene Wunde braucht fast keine Pflege. Einen Tag nach der Operation ist die Wunde durch eine Fibrinschicht gut von der äußeren Umgebung abgedichtet. Sie kann offengelassen werden.

Wir meinen, dass auch die Methode des Wundverschlusses eine Rolle spielt: Ein sorgfältiger schichtweiser Verschluss mit Nähten ist dem Verschluss mit Staplern nicht gleichwertig; letztere neigen während der ersten postoperativen Tage eher zu einer Kontamination von außen. Wenn wir die Haut subkutan verschließen, tragen wir üblicherweise eine dünne Schicht Gewebskleber auf, der die Wunde vollständig versiegelt. Sei dem wie es wolle, ist es nicht lächerlich zu sehen, wie mit Maske und Handschuhen ausgestattete Pfleger sterile Verbände bei chirurgischen Routinewunden wechseln?

Manche Patienten fordern, dass ihre Wunden abgedeckt sein sollen; billiger, trockener Mull reicht für diesen Zweck mehr als aus – in der kommerzialisierten Welt von heute ist es allerdings wahrscheinlicher, dass Dein Pflegepersonal schicke, teure Produkte verwenden möchte. **Die wichtigste Errungenschaft der ‚modernen' aufwendigen, mit Antibiotika, Silber oder was auch immer imprägnierten Verbandsmaterialien ist die Bereicherung des medizinisch-industriellen Komplexes.** Wir versuchen, sie zu meiden. **Patienten mit unkomplizierten Wunden können (nein, sie sollten) jederzeit duschen oder ein Bad nehmen.**

Die komplizierte Wunde

Hier sollte ‚die Strafe dem Verbrechen entsprechen'. Kleinere, unspezifische Komplikationen sollten beobachtet werden – die Mehrzahl wird spontan abheilen. Ein ‚auswandernder' Subkutanfaden muss möglicherweise herausgefischt werden. Nochmal, eine Antibiose wegen einer Wunde anzusetzen, die ein wenig serös sezerniert, wird nichts ändern; ist die Wunde zur Entwicklung einer Infektion bestimmt, wird sie das tun, mit oder ohne Antibiotika! Größere Wundhämatome erfordern die Entlastung, das kommt aber nach bauchchirurgischen Eingriffen selten vor – häufiger, wenn Dein Patient wieder mit der Einnahme seines Cumarins oder Plavix® (Clopidogrel) beginnt, und Du den Bauch lediglich mit einer Fasziennaht und Hautklammern verschlossen hast.

Wundinfektionen

Die Wundinfektion wird nach einem abdominalen Notfalleingriff in der Regel durch *endogene* Bakterien verursacht – die residenten Bakterien der während der Operation verletzten Bauchorgane oder die Bakterien, die die intraabdominale Infektion überhaupt erst verursacht haben. Nach nicht-kontaminierten Eingriffen (z. B. stumpfes Milztrauma) wird die Wundinfektion durch *exogene* Keime verursacht – Hautbewohner, in der Regel ein *Staphylococcus*. MRSA-Träger (Methicillin-resistenter *Staphylococcus Aureus*) neigen zu durch diesen Keim hervorgerufenen Wundinfektionen, aber das ist eine andere Geschichte. **Das Gleiche gilt für die durch *Streptokokken* verursachte Wundphlegmone, die sich innerhalb eines Tages (ach was, sogar innerhalb von Stunden) nach einer Operation entwickeln kann; mit lokalen Schmerzen (typisch sind starke Schmerzen am Ort des Eingriffs) und unerklärlicher systemischer Toxizität.** Im frühen Verlauf der Infektion ist die Wunde selbst ein wenig gerötet – das typische dünne Exsudat liegt in tieferen Schichten. **Es handelt sich um eine seltene, aber lebensbedrohliche Komplikation; wenn Du nicht an die Behandlung denkst (breite Drainage der Wunde, einschließlich der tieferen Schichten, sowie entfernen eines Kunststoffnetzes, falls vorhanden – sowie geeignete Antibiotika), kann es zu spät sein; mit bitteren Konsequenzen**[1].

Wie oben angedeutet kann sich eine Wundinfektion sogar noch Wochen nach der Operation in Deiner Sprechstunde zeigen, und die ausgeklügelte Statistik der Infektionserfassung Deines Krankenhauses – nach unten – verfälschen.

Im Zweifel solltest Du die Wunde nicht überstürzt eröffnen oder darin herumstochern – und Komplikationen in Wunden schaffen, die anderenfalls heilen würden. Sei stattdessen geduldig, warte einen oder zwei Tage, lass die Infektion reifen und sich selbst erklären.

> **Merke:** Eine ‚feuerrote' chirurgische Wunde mit umgebendem Erythem bedeutet nicht ‚Phlegmone'. Es bedeutet, dass sich in dieser Wunde Eiter befindet, der entlastet werden muss. In aller Regel besteht die Behandlung bei den meisten Wunden in der Entfernung einiger Fäden und der Entlastung des Eiters. Zur Diagnose einer Wundinfektion brauchst Du keine CT-Untersuchung (das ist kein Witz… das ist, wozu die ‚moderne Medizin' die Leute erzieht). Alles, was du tun musst, ist ein

---

1 Schau in ▶ Kap. 5 über Wundkomplikationen in *Schein's Common Sense Prevention and Management of Surgical Complications*. Shrewsbury, UK: tfm publishing, 2013.

> paar Fäden oder Klammern zu entfernen und die Wunde zu sondieren. Reicht die Höhle nicht weiter nach aufwärts – oder abwärts – brich an dieser Stelle ab und lass nur diesen Teil offen.

Nachbehandlung

Die Nachbehandlung sollte einfach sein. Offene, flache Wunden werden mit trockener, nicht haftender Gaze bedeckt und ein- oder zweimal täglich mit Wasser und Seife gereinigt. Nichts ist besser für eine offene Wunde als eine Dusche oder ein Bad! Tiefere Wunden werden **locker** – locker, nicht ausgestopft! – mit Gaze gefüllt, um den Ablauf zu erlauben und einen vorzeitigen Verschluss der oberflächlichen Schichten zu verhindern. Antibiotika sind in der Regel nicht erforderlich. Gibst Du nach der Inzision und Drainage eines perianalen Abszesses Antibiotika? Natürlich nicht. Warum also eine Wundinfektion mit Antibiotika behandeln? Eine kurzzeitige Antibiotikagabe ist dann indiziert, wenn eine schwere Phlegmone vorliegt oder wenn die Bauchwandfaszie beteiligt ist, was auf eine massive Infektion hinweist.

Wundabstriche? Kulturen anlegen? Gramfärbungen? Die sind in den meisten Fällen nicht erforderlich. Wie Du jetzt weißt, sind die verursachenden Bakterien meistens vorhersehbar (▶ Kap. 13) und im Übrigen, wie könnte das mikrobiologische Ergebnis die oben dargestellte Behandlung ändern? Die Antwort lautet natürlich, dass es das nicht tut. Aber manche Wunden entwickeln sich zu einem Problem, und dann ist es wichtig zu wissen, welche Organismen beteiligt sind. Dann kann man das richtige Antibiotikum geben ohne Sensitivitäten schätzen oder das Abstrichergebnis abwarten zu müssen. MRSA ist derzeit in den USA und in vielen Teilen der Welt endemisch und zunehmend für unsere postoperativen Wundinfektionen verantwortlich. Die frühzeitige Behandlung der von diesen Wundinfektionen ausgehenden Komplikationen ist offensichtlich wünschenswert. Frühzeitig entnommene Abstriche aus sezernierenden Wunden spielen deshalb eine gewisse Rolle, aber sorge dafür, dass Deine jüngeren Kollegen keine Antibiotika verschreiben, nur weil ein positiver Abstrich auftaucht. Erkläre ihnen, dass selbst aus einem Abstrich von ihren eigenen Händen ein ganzer Zoo wachsen würde…

Pflegepersonal und gewinnorientierte Home-care Firmen forcieren aufwendige und teure Wundbehandlungsmethoden, um ihre dauerhafte Beteiligung zu rechtfertigen. Die lokale Applikation antiseptischer oder antibiotischer Lösungen oder Salben zerstört Mikroorganismen wie menschliche Zellen gleichermaßen, induziert Allergien und befördert Bakterienresistenzen.

Einfach ist schön. Nimm Wasser und Seife; und bei Problemwunden sind wir begeisterte Anwender von Honig. Versuch es!

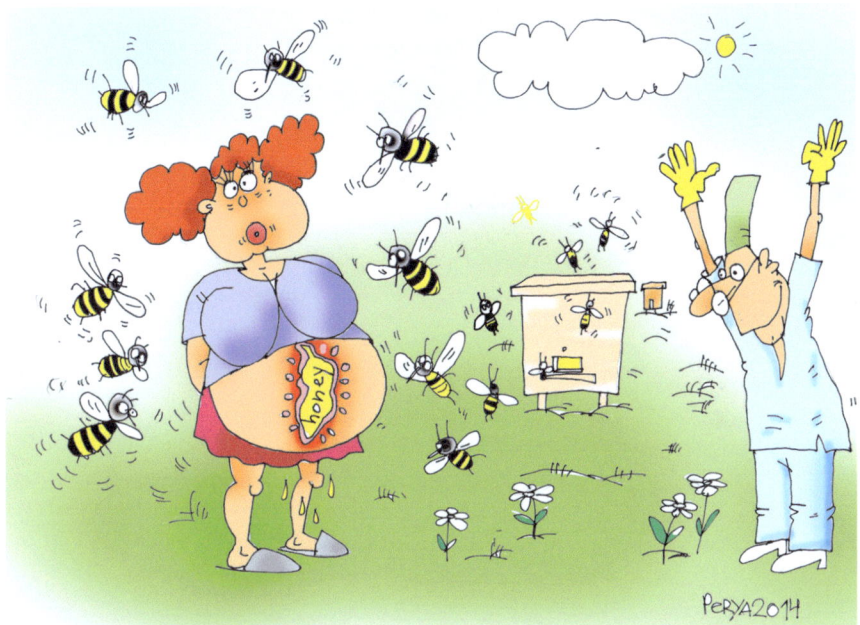

Abb. 46.2 „Willkommen in meinem Zentrum für die Wundbehandlung mit Honig."

Trotzdem kann die Applikation eines **Unterdrucksystems zur Wundbehandlung (VAC)** die Behandlung in ausgewählten Situationen erleichtern und den Wundverschluss beschleunigen. Wir würden sie bei tiefen, sezernierenden Wunden anwenden, niemals für einfache.

(Für eine weitergehende Erörterung zu Wundkomplikationen und ihrer Behandlung – einschließlich der Verwendung von Honig, wie in ◘ Abb. 46.2 dargestellt – empfehlen wir Dir das entsprechende Kapitel in der zuvor erwähnten Fußnote zu lesen.)

Unser Freund Barry Alexander aus Australien (auch bekannt als Baz) hat die Wundbehandlung sehr elegant zusammengefasst:

„Ich beschreibe meinen Studenten, was ein verletztes Tier tut: Es liegt unter einem schattigen Busch (Ruhe, Schienung) in der Nähe einer Wasserquelle (Flüssigkeit, Ernährung), leckt sich häufig die Wunde (Verbandswechsel), bis sie sauber ist und heilt (Zeit und Geduld) – und hoffe, dass sie weiter als bis zu den grandiosen Verbänden denken, die die Firmenvertreter anpreisen."

> Verbände über nicht eröffneten Wunden dienen nur dazu, die Wunde zu verstecken, behindern deren Beurteilung und laden zu einer Pflasterunverträglichkeit ein."
>
> **Mark M. Ravitch**

Die Zeit danach

Danny Rosin, Paul N. Rogers, Mark Cheetham und Moshe Schein

© Der/die Autor(en), exklusiv lizenziert an Springer-Verlag GmbH, DE, ein Teil von Springer Nature 2023
D. Rosin et al. (Hrsg.), *Notfallchirurgie des Abdomens*,
https://doi.org/10.1007/978-3-662-66409-4_47

» *Wieder und wieder stelle ich fest, dass es nur wenige Dinge gibt, die das chirurgische System so schnell vergisst wie einen toten Patienten.*

P.O. Nyström.

» *Eine ‚große' Operation kann bei einem fitten Patienten ‚klein' sein.*
Eine ‚kleine' Operation kann bei einem kranken Patienten ‚groß' sein.
Ein ‚großer' Chirurg weiß, wie er die Operation und ihr Trauma dem Patienten und seiner Krankheit anpassen kann.

Hoffen wir, dass Dein Patient die Notoperation an seinem Abdomen überlebt und dass der postoperative Verlauf unauffällig ist. Leider ist die Gesamtsterblichkeit nach derartigen Eingriffen immer noch weit davon entfernt, vernachlässigbar zu sein und die Morbiditätsrate ist im Allgemeinen hoch. Wie jemand mal gesagt hat: „Aus Hühnerscheiße kannst Du keinen Hühnersalat machen" – **shit happens!**

Jetzt, nachdem sich der Sturm gelegt hat, ist es an der Zeit sich hinzusetzen und darüber nachzudenken, was falsch gelaufen ist. Wie Francis D. Moore gesagt hat: **„Du willst ein chirurgisches Team, das jeden Irrtum, jedes Missgeschick offen anspricht, beim Namen nennt und alles unternimmt, um eine Wiederholung zu vermeiden."**

Das chirurgische Audit und die Morbiditäts- & Mortalitätskonferenz

Der größte Pionier bei der Einführung eines objektiven chirurgischen Audits und der Morbiditäts- und Mortalitätskonferenz (M&M) war (zumindest in den USA) ein Chirurg, der vor einem Jahrhundert praktiziert hat – Dr. Ernest Amory Codman (1869–1940) aus dem Massachusetts General Hospital in Boston, der erklärte: „Humbug, Selbstbetrug, Heuchelei, Selbstgefälligkeit, Habgier und Ungerechtigkeit widern mich von Natur aus an". Über einen Patienten, bei dem Codman den Ductus hepaticus communis ligiert hatte, was zum Tod geführt hatte, sagte er: „Ich habe einen handwerklichen Fehler gröbster Art gemacht und sogar [während der Operation] nicht erkannt, dass ich ihn begangen hatte." **Codman klassifizierte Fehler nach Mangel an Wissen oder Können, chirurgischem Urteilsvermögen, mangelnder Sorgfalt oder Ausrüstung sowie fehlenden diagnostischen Fähigkeiten.**

Überall wo eine Gruppe von Chirurgen arbeitet, ist es unerlässlich in irgendeiner Form eine regelmäßige M&M Konferenz (MMM, morbidity & mortality meeting) abzuhalten. Das ist der Rahmen, in dem Du und Deine Kollegen alle aktuellen Komplikationen und Todesfälle *objektiv* im Nachhinein analysieren und diskutieren solltest.

> Du kennst das Klischee „manche Chirurgen lernen aus ihren eigenen Fehlern, manche lernen aus den Fehlern anderer und manche lernen es nie". Das Ziel der MMM ist die Abschaffung der letzteren Gruppe.

Habt Ihr in Eurer Abteilung regelmäßige M&M Konferenzen? Falls Du als Assistenzarzt oder Facharzt an einem Lehrkrankenhaus in den USA arbeitest, dann müsst Ihr eine wöchentliche MMM haben, denn ohne Routine-MMM kann die Abteilung nicht als Weiterbildungsstätte anerkannt werden. Wir wissen allerdings, dass in vielen Ecken dieser Welt keine MMMs abgehalten werden; **jeder Pfusch und alles Versagen werden unter den Teppich gekehrt.**

Anderswo werden MMMs nur dem Namen nach abgehalten, um ‚interessante Fälle' oder die letzte ‚Erfolgsgeschichte' zu präsentieren. Das ist falsch! Wie David Dent sagte: **„Eine Handvoll freundlich präsentierter Fallbeispiele macht noch keine wirkliche M&M Konferenz."**

Die MMM ist dazu da, um Deine Fehler und Komplikationen objektiv zu analysieren – nicht um irgendjemanden zu bestrafen oder zu demütigen, sondern um zu lernen und die Ergebnisse zu verbessern. Du willst denselben Fehler nicht zweimal machen. Also schau, dass überall dort, wo Du chirurgische Leistungen erbringst, ordentliche MMMs angeboten werden. Selbst in kleinen Landkrankenhäusern. Und wenn Deine Partner kein Interesse daran haben, oder falls Du der einzige Chirurg bist – dann halte Deine eigene MMM ab!

> **Das optimale Format für ein MMM:**
>
> − Eine regelmäßige Stunde pro Woche sollte dafür eingeplant werden.
> − ALLE PJler, Assistenzärzte und Chirurgen sollten teilnehmen – regelmäßig.
> − ALLE Komplikationen und Todesfälle bei jedem Patienten, der von einem Mitglied der Abteilung behandelt wurde, sollte vorgestellt werden.
> − Eine Komplikation ist eine Komplikation – egal, ob im Ergebnis ein Triumph oder eine Tragödie herauskam. Alles muss vorgestellt werden.
> − Das MMM ist ein demokratisches Forum. Die Schnitzer des Bosses oder der Patzer des örtlichen ‚Übervaters' sind genauso ‚interessant' wie die des jüngsten Assistenzarztes – wenn nicht sogar interessanter.

Die an dem Fall beteiligten Assistenzärzte sollten den Fall vorstellen. Sie sollten alle Details kennen und die Präsentation vorher proben. Die Krankenakte und Röntgenaufnahmen sollten jederzeit verfügbar sein. Sei objektiv und neutral, falls Du der vorstellende Assistent bist. **Deine Aufgabe ist es zu lernen und anderen das Lernen zu ermöglichen, aber nicht den beteiligten Chirurgen zu verteidigen oder zu decken; Du bist nicht sein oder ihr Anwalt.** Sei Dir bewusst, dass die Mehrzahl der Anwesenden nicht dumm ist – sie spüren sofort, wenn von der Wahrheit abgewichen wird.

Die Beurteilung von Komplikationen

Nachdem der Fall vorgestellt worden ist, sollte die dem Meeting vorsitzende Person eine Diskussion initiieren und fördern, die einen Konsens als Ziel hat. Die oft vorherrschende und peinliche Stille kann man leicht brechen, indem man auf einen der Chef- und Oberärzte zeigt und fragt: „Dr. X, bitte sagen Sie uns, ob das Outcome dasselbe gewesen wäre, wenn sich der Patient von Anfang an in Ihrer Behandlung befunden hätte?" Diese Technik bricht in der Regel das Eis und führt zu einer ehrlichen und vollständigen Antwort.

Die Fragen, die während der Diskussion angesprochen werden sollten, lauten:
— **War es eine ‚echte' Komplikation?** Einige Chirurgen könnten argumentieren, dass der Blutverlust, der eine Transfusion erfordert hat, keine Komplikation, sondern ein technisches Missgeschick war, das einfach ‚vorkommen kann'.
— **Beurteile die Ursache: war es eine Fehleinschätzung oder ein technischer Fehler?** Einen sterbenden Krebspatienten im letzten Stadium zu operieren, zeugt von schlechtem Urteilsvermögen; muss man wegen einer Blutung aus dem Gallenblasenbett nachoperieren, zeugt das von einem technischen Fehler – unzureichende Hämostase bei der ersten Operation. **Diese beiden Arten von Fehlern sind oft kombiniert und nicht voneinander zu trennen:** der Patient mit der akuten Darmischämie starb, weil seine Operation ‚zu spät kam' (schlechtes Urteilsvermögen) und das angelegte Stoma retrahierte und in die Bauchhöhle auslief (schlechte Technik). Es ist oft unmöglich zu entscheiden, ob eine technische Komplikation (etwa eine Anastomoseninsuffizienz) durch fehlerhafte Technik (technischer Fehler) oder patientenbezogene Faktoren, wie etwa Mangelernährung oder die chronische Einnahme von Steroiden, verursacht wurde.
— Eine andere Möglichkeit besteht darin, den Fehler entweder als **Begehungs- oder Unterlassungsfehler** zu betrachten. Jemand operiert zu spät oder überhaupt nicht (**Unterlassen**) oder er operiert zu früh oder unnötig (**durch Tun**). Entweder übersieht man die Verletzung oder reseziert zu wenig (**Unterlassen**), oder man macht zu viel (**durch) Tun**. Nach der Operation wird wegen eines Abszesses entweder nicht erneut operiert (**Unterlassen**) oder unnötigerweise operiert, wenn eine perkutane Drainage möglich gewesen wäre (**durch Tun**). **Beachte, dass die chirurgische Fachwelt dazu neigt, Fehler durch Unterlassen schwerer zu beurteilen als Fehler durch Tun; auf letztere schaut man verständnisvoll:** „Wir haben alles getan, was wir konnten, aber ohne Erfolg."
— **Lag Fahrlässigkeit vor?** Eine gewisse (hoffentlich niedrige) Fehlerquote ist integraler Bestandteil jeder chirurgischen Tätigkeit, denn nur wer nie operiert, macht keine Fehler – aber Fahrlässigkeit ist erbärmlich. Die Operation wurde verschoben, weil der verantwortliche Chirurg nicht an seinem Wochenende gestört werden wollte oder weil er unter Alkoholeinfluss operiert hat: das ist ganz klar ‚fahrlässig'. Wenn ein einzelner Chirurg immer und immer wieder Fehler macht, zeigt sich ein *Muster,* das an sich schon eine Fahrlässigkeit darstellen kann.
— **War die Komplikation/der Tod vermeidbar oder möglicherweise vermeidbar?** Jeder Fall ist anders und muss individuell betrachtet werden.

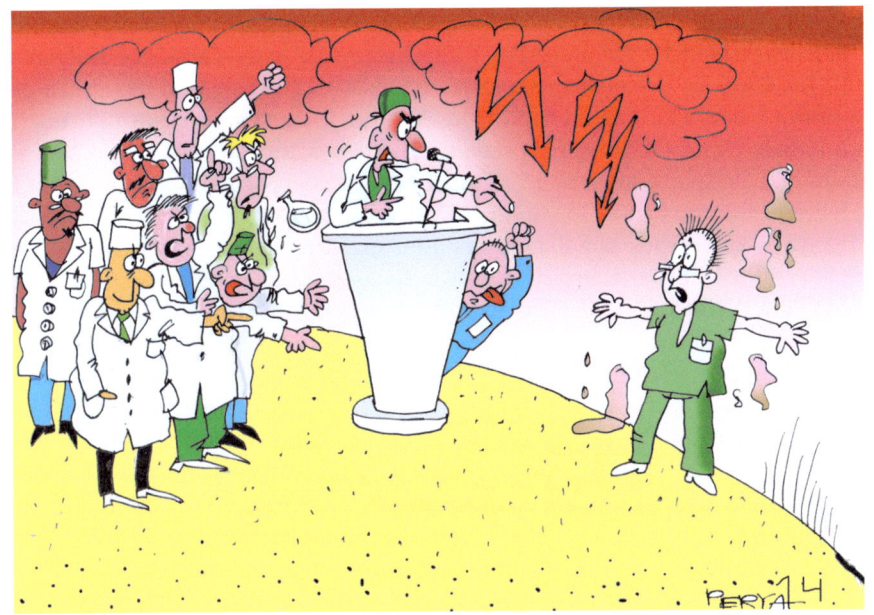

Abb. 47.1 „Du hast den Patienten umgebracht!"

- **Wer war verantwortlich?** Das MMM ist kein Gerichtshof (Abb. 47.1). **Es geht nicht um Schuldhaftigkeit, aber am Ende der Präsentation sollte allen Anwesenden klar sein, wie man die Dinge hätte besser machen können.** Schuldzuweisungen sind um jeden Preis zu vermeiden (außer in den extremsten Fällen, aber dann ist das MMM nicht das geeignete Forum, um damit umzugehen), weil jedes System, das auf Schuldzuweisung als Teil der Qualitätskontrolle abzielt, versagen wird; die Wahrheit wird versteckt und Konfrontation vermieden werden. Das liegt in der Natur des Menschen. **Die traurige Wahrheit lautet allerdings, dass Komplikationen und Mortalität in vielen Fällen durch ‚Systemversagen' verursacht werden – was rein chirurgisch gesprochen bedeutet, dass das Krankenhaus eine Jauchegrube mit nicht funktionierender Befehlskette, Organisation, Supervision, Erziehung und Moral ist.**

> **Hier ist ein Beispiel…** Der alte Mann keuchte 6 h lang unbeachtet in der Notaufnahme vor sich hin, bevor man Dich zur Beurteilung seines Abdomens gerufen hat. Du hast Dich für eine notfallmäßige Laparotomie entschieden, aber in den nächsten 2 h war kein freier OP-Saal verfügbar. Weil der Transportdienst beim Abendessen war, verging eine weitere halbe Stunde, bis Du Dich entschlossen hast, den Patienten selbst abzuholen. Erst dann hast Du realisiert, dass die von Dir anordneten Antibiotika und Flüssigkeit nicht gegeben worden sind. Dann kämpft ein planloser Anästhesist mit der Intubation, was zu einer anhaltenden Hypoxämie führt… und so weiter und so fort… Wie viel Schaden kann ein alter Mann verkraften? **Systemfehler kommen viel häufiger vor, als Du denkst, schau Dir nur Deine eigene Umgebung an…**

- **Wurde der Behandlungsstandard eingehalten?** Wie Du sicher weißt, hat ‚Behandlungsstandart' für unterschiedliche Leute eine unterschiedliche Bedeutung. („Das Gute an Behandlungsstandarts ist, dass es so viele gibt, aus denen man wählen kann.") Er hat ein Spektrum, das durch eine Gruppe gut informierter praktizierender Chirurgen repräsentiert und beurteilt werden sollte. Nehmen wir zum Beispiel einmal den Fall einer perforierten Sigmadivertikulitis mit lokaler Peritonitis: jede Operation, von der Hartmann Operation (der ‚konservative' Chirurg) bis zur Sigmaresektion mit Anastomose (der ‚risikobereite' Chirurg) würde als akzeptierter Behandlungsstandard gelten (na ja, ein ‚ultramoderner' Chirurg hätte sich vielleicht dafür entschieden, solch einen Patienten lediglich mit einer laparoskopischen Lavage zu behandeln…). Der primäre Verschluss der Perforation würde nicht darunter fallen. Das ließe sich leicht herausfinden: „jeder, der versuchen würde, die Perforation zu übernähen, hebt bitte seine Hand." Keine Hand hebt sich, der verantwortliche Chirurg bleibt allein, damit er versteht, dass das, was er getan hat, inakzeptabel und außerhalb des **in seiner Gemeinschaft** praktizierten Standards ist. Der verantwortliche Chirurg kann jedoch veröffentlichte Literatur vorlegen, um zu belegen, dass seine Vorgehensweise anderswo akzeptabel ist. Und offensichtlich können die heimischen Chirurgen dogmatisch sein und sich irren.
- **Evidenz basierte Chirurgie.** Am Ende der Präsentation sollte der Assistent anhand der Literatur den ‚Stand der Wissenschaft' und damit verbundene Kontroversen vorstellen und betonen, was hätte getan werden können und was getan werden sollte, wenn wir in Zukunft einen ähnlichen Fall sehen.
- **Der Chirurg, bei dessen Patient die Komplikation entstand.** Am Ende der Diskussion sollte der erfahrenste Chirurg, der an der Behandlung des betroffenen Patienten beteiligt war, eine Stellungnahme abgeben. Er oder sie kann weitere Evidenz aus der publizierten Literatur als Beleg präsentieren, um zu zeigen, dass das, was getan wurde, anderswo akzeptiert wird. **Die würdigste Art, mit der Situation umzugehen besteht darin, das Szenario offen zu diskutieren und demütig jeden Fehler zuzugeben, den man vielleicht gemacht hat. Wie würdest Du vorgehen, wenn Du bei demselben Patienten eine weitere Chance bekommen würdest?** Indem Du zu Deinem Fehler stehst und ihn zugibst, gewinnst Du den Respekt aller Anwesenden. Wenn Du lügst, vertuschst, und Dich weigerst, das Urteil der Anwesenden zu akzeptieren, erreichst Du stille Verachtung und Geringschätzung (oder vielleicht auch Sympathie bei anderen obsessiven Lügnern). Also, steh auf und gestehe!

Schlussfolgerungen und Korrekturmaßnahmen

Zum Schluss sollte die vorsitzende Person abschließend entscheiden – lag ein Fehler vor? Wurden die Behandlungsstandards beachtet? Und wie lauten die Empfehlungen für die Zukunft und welche Korrekturmaßnahmen gibt es? Falls Du der Vorsitzende bist, und das könntest Du eines Tages sein, dann erzähl' kein Wischi-Waschi. Sei objektiv und eindeutig, weil das Auditorium nicht dumm ist. **In jeder chirurgischen Abteilung spiegelt das Gesicht des MMM, seine Objektivität und sein praktischer Wert, im Wesentlichen das Gesicht und die ethischen Standards des Abteilungsvorsitzenden oder Direktors.**

47 Die Zeit danach

> Die meisten ‚vermeidbaren' chirurgischen Katastrophen und Todesfälle werden nicht durch einen eindeutigen – horrenden, ganz offensichtlichen – Fehler verursacht, der ‚Ich bin fahrlässig' schreit. Stattdessen sind die meisten dieser vermeidbaren Katastrophen die Folge einer *Kette* vermeintlich ‚kleinerer' Verzögerungen, Wirrungen, Ignoranz, Gier, Unaufmerksamkeit, Übermut, Arroganz, Dummheit – die gemeinsam die Nägel in den Sarg schlagen. Zusammengenommen können sie flüstern: „Wir sind fahrlässig!"

Wir hoffen, dass Du nach der Lektüre dieses kleinen Büchleins einen Blick in unser anderes Buch werfen möchtest, dass wir den KOMPLIKATIONEN[1] gewidmet haben, und aus dem wir das hier bringen möchten:

Wie Du siehst, sind Definitionen nicht eindeutig und es gibt eine breite Grauzone. Aber lass uns ein verbindendes Konzept anbieten – ein sehr praktisches.

> „S**t happens/s**t should not have happend (… passiert nun mal/hätte nicht passieren dürfen)."

Entschuldige bitte die drastische Sprache, aber so sehen sturmerprobte und erfahrene Chirurgen diese wiederholte vertrackte Situation, so betrachten und analysieren sie Komplikationen – seien es ihre eigenen oder die ihrer Kollegen. Jede Komplikation ist entweder eine bekannte/mögliche Folge des Eingriffs und/oder war unvermeidbar („s**t happens") oder das Gegenteil ist wahr: **„s**t should not have happened."** Jeder Fall sollte individuell betrachtet werden, und in manchen Fällen bleibt die Antwort offen.

Auch wenn es in manchen Fällen, schwerfällt zuzugeben, dass „st has happened" – es stinkt trotzdem!**

So, und jetzt geh und lies unser *Schein's Common Sense Prevention and Management of Surgical Complications*, das wird Dir helfen, dass **** seltener vorkommt und Dir helfen, wenn es doch passiert.

Das SURGINET

Vielerorts wird ein ideales und objektives MMM, so wie oben dargestellt, aus lokalen sozio-politischen Zwängen nicht durchgeführt. Wenn das in Deiner Gegend der Fall sein sollte, kann das Deiner eigenen chirurgischen Fortbildung schaden; woher sollst Du wissen, was richtig und was falsch ist? Bücher und Zeitschriften sind nützlich, können aber die sorgfältige Analyse einzelner Fälle durch eine

---

[1] *Schein's Common Sense Prevention and Management of Surgical Complications.* Shrewsbury, UK: tfm publishing, 2013.

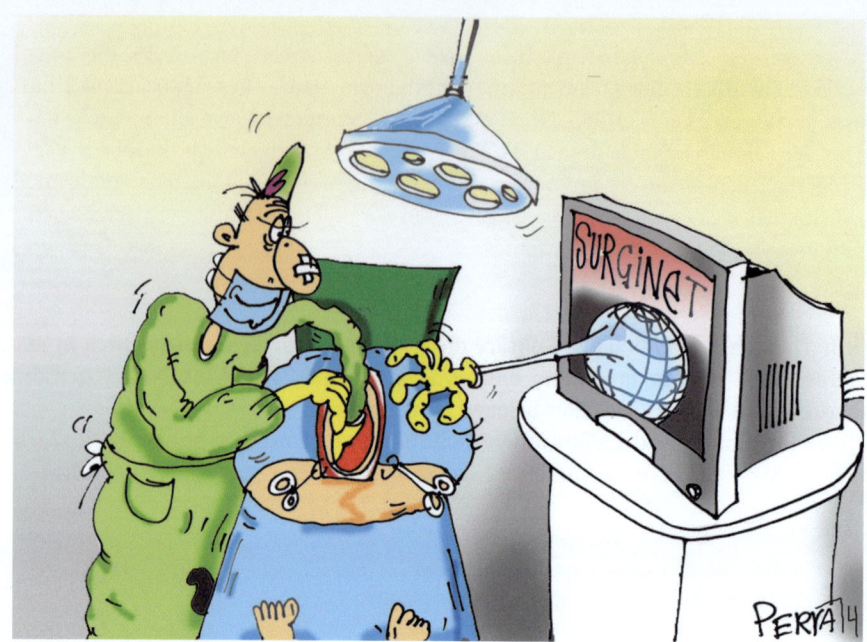

Abb. 47.2 „SURGINET – bitte hilf mir!"

Gruppe erfahrener Chirurgen nicht ersetzen. Wenn Du allerdings einen PC und einen E-Mail-Zugang hast, kannst Du Dich bei SURGINET anmelden, einem internationalen Forum von Chirurgen, die jeden Fall oder jede Komplikation, die Du ihnen vorstellst, offen und objektiv diskutieren werden (Abb. 47.2). Sende eine E-Mail an Dr. Tom Gilas aus Toronto, tgilas@sympatico.ca, oder an drosin@mac.com oder mosheschein@gmail.com, falls Du Teil dieses internationalen MMM sein möchtest.

Bevor wir schließen

Wie Du weißt, führen viele Wege nach Rom und es ist einfach, ein Klugscheißer zu sein und die Dinge durch das blendende Licht des ‚Retrospectroskops' zu betrachten. Unsere kranken Patienten und die Ereignisse, die zum MMM geführt haben, sind sehr komplex. Aber hinter diesem Chaos verbirgt sich immer eine lehrreiche Wahrheit, die aufgedeckt und verkündet werden sollte.

Abschied

Eine Notaufnahme um Mitternacht. Die gleiche Szene in San Francisco oder Mumbai oder Lissabon. Die gleiche Situation im Jahr 2020, wie sie im Jahr 1920 war. Der Patient liegt in seinem Bett oder auf seiner Liege und hält sich den Bauch vor Schmerzen. Überall um ihn herum Mitglieder seiner Familie. Du kommst herein und stellst Dich vor: „Ich bin der Chirurg." Alle Augen richten sich voller Erleichterung und Hoffnung auf Dich, aber auch abschätzend: *Endlich ist er gekommen, die einzige Person, die unserem Vater helfen kann, aber… ist er der Aufgabe gewachsen?*

Du näherst Dich dem Patienten und nimmst seine Hand. Mach einfach weiter. Wir wissen, dass Du der Aufgabe gewachsen bist – mit Deiner ganzen Ausbildung… und nachdem Du grade dieses Buch beendet hast ☺. Mach schon und rette ein weiteres Leben. „Sei mutig und stark. Fürchte Dich also nicht und habe keine Angst[2]." **Josua 1:9**

Danke fürs Lesen

Wir hoffen, Dir hat unser *opus magnum* ☺ gefallen. Lass uns Dir mit dem denkwürdigen Zitat aus Winston Churchills Rundfunkrede (1941) an die Völker des besetzten Europas *adieu* sagen:

„Dann gute Nacht: schlaft, um Stärke für den Morgen zu sammeln. Denn der Morgen wird kommen. Hell wird er über den Tapferen und den Wahrhaftigen leuchten, gütig über allen, die für die Sache leiden, glorreich über den Gräbern der Helden. So wird die Morgenröte leuchten."

Ihr – die Notfallchirurgen – seid die Helden der Medizin. Für Euch wird die Morgenröte leuchten!

Die Herausgeber

„Gewöhnlich ist es der zweite Fehler als Reaktion auf den ersten Fehler, der dem Patienten schadet."

Clifford K. Meador

„Die zwei unverzeihlichen Sünden der Chirurgie. Der erste große Fehler in der Chirurgie ist – unnötig zu operieren; der zweite ist, eine Operation durchzuführen, für die der Chirurg technisch nicht ausreichend qualifiziert ist."

Max Thorek

---

2 Übersetzung aus Einheitsübersetzung der Heiligen Schrift. Das Alte Testament. Katholische Bibelanstalt GmbH, Stuttgart 1980.

Serviceteil

© Der/die Herausgeber bzw. der/die Autor(en), exklusiv lizenziert an Springer-Verlag GmbH, DE, ein Teil von Springer Nature 2023
D. Rosin et al. (Hrsg *Notfallchirurgie des Abdomens*,
https://doi.org/10.1007/978-3-662-66409-4

Stichwortverzeichnis

A

AA s. Appendizitis, akute
AAA s. Bauchaortenaneurysma
Abdomen, feindliches 590
Abdomenübersichtsaufnahme 46, 243, 517
– 4-S Regel 517
Abdominal apoplexy s. Blutung, intraabdominelle
Abkürzungen 194
Abort, septischer 495
Abstrich 73
Abszess 124, 596
– bildgebende Diagnostik 599
– Klassifikation 597
– perityphlitischer 279
– postoperativer 596
– Zugangsweg 604
Acosta, John 234
ACS-NSQIP 77
Acute Physiological and Chronic Health Evaluation (Score) 194
Adhäsion 238, 585
Aerobilie 46
AIR-Score s. Appendicitis Inflammatory Response Score
AK-47 441, 443
AKS s. Kompartmentsyndrom, abdominelles
Albumin 37
Allgemeine Philosophie 4
Altemeier 413
Alvorado-Score 277
Ambrosetti-Klassifikation 373
Amöbenabszess s. Leberabszess
Amylase 27, 196
AN s. Nekrose, abgekapselte
ANA s. Ansammlung, akute nekrotische
Anaerobier 598
Analgetika 561
Anastomose 591
Anastomosenblutung 388
Anastomoseninsuffizienz 610
Anastomosenleckage 530
Anastomosenulkus 171, 190
Andersson, Roland 114
Aneurysma 495
– von Viszeralarterien 484
Angiodysplasie 392
Angioembolisation 185
Angiografieraum 393

Angiomyoplipom 104
Anoskopie 394
Ansammlung, akute nekrotische 194
Antibiotika 248, 283
– bei intraabdominellen Abszessen 600
– Dauer der Gabe 578
– postoperative Gabe 565
– prophylaktische 70
– therapeutische 70
Antibiotikagabe, postoperative 578
Antibiotikaprophylaxe 649
Antrumresektion 188
Aortendissektion 485
Aortenersatz 481
APACHE-II-Score 60, 194
APC 391, 392
APD s. Perfusionsdruck, abdomineller
Apixaban s. NOAK
APP s. Perfusionsdruck, abdomineller
Appendagitis s. Appendizitis epiploica
Appendectomy, port-exteriorization 506
Appendektomie
– Kontraindikationen für einen laparoskopischen Eingriff 297
– Lagerung 298
– laparoskopische 295
– offene 288
– Trokarpositionen 298
Appendizitis 28, 580
– akute 276, 496
– Bildgebung 284
– chronische 279
– Differentialdiagnosen 284
– Drainage 531
– epiploica 292
– nicht-operative Behandlung 286
– perforierte 276
– postoperative Phlegmone 291
Arderne, Johannes von 416
Argon-Plasma-Koagulation 397
Arteria gastroduodenalis 179, 187
Arteriopathie, mediolytische 104
Asthma 51
Aszites 323
Atlanta-Klassifikation 204
Austrittswunde 108
Autotransplantation der Niere 526
Avulsion des uretero-pelvinen Übergangs 523
AXR s. Abdomenübersichtsaufnahme

B

Bacteroides fragilis 598
Bakteriämie 420
Ballonkatheter 482
Ballonokklusion 481
Ballontamponade 317, 318
Balthazar-Klassifikation 203
Barcelona-Clinic-Algorithmus 325
BARF (Brainless Application of Radiological Findings) 449
Battle, William 17
Bauchaortenaneurysma (AAA) 54, 476
– gedeckte Ruptur 477
– Hardman-Kriterien 478
Bauchbinde 472
Bauchdeckenverschluss 542, 548
– kontaminierte Wunden 547
– Massenverschluss 543
– Retentionsnähte 548
– Small-bite-Technik 543
– Subkutannaht 546
– temporärer (TAC) 472
Bauchschmerz, unspezifischer 30, 293
Bauchtrauma 465
– während der Schwangerschaft 498
Bauchwanddehiszenz 638
Bear claw injury 326
Beckenentzündung s. Pelvic Inflammatory Disease
Beinvenenthrombose, tiefe 567
Belloste, A. 434
Bernays, Augustus Charles 274
Berzoy, Alex 175
Bezoar 257
Bifurkationsprothese 481
Bildgebung 354
– abdominelle 46
– Appendizitis 284
– Magenvolvulus 162
– Thoraxübersichtsaufnahme 162
Bilirubin 317
Billroth, Theodor 81
Biologicals 255
Biopsie 333
Blaisdell, F. William 440
Blalock, Alfred 62
Blase, iatrogene Verletzungen 526
Blasenkatheter s. Foley-Katheter
Block, zentraler viszeraler 625, 626
Blockade, neuromuskuläre 472
Blowhole-Zökostomie 367
Blue-dot-Zeichen 519
Blutkonserve 394
Blutstillung 105
– endoskopische 427

Blutung 423, 489
– gastrointestinale (GI) 316, 324, 420
– untere (UGIB) 386
– intraabdominelle 26, 103
Boari-Plastik 526
Bochdalek-Hernie 158
Boerhaave-Syndrom 38
Bogota bag 630
BPH s. Prostatahypertrophie, benigne
Breitspektrumantibiotika 70, 128
Bride 251
Brooke's Ileostoma 147
Brustschmerzen 420
Bryant, Thomas 17
BUN 59
Bursa omentalis 480
Bypass, enterobiliärer 46

C

Candida 172
Capillary-Leak-Syndrom 466
Carriquiry, Luis A. 143, 403
Cattell-Braasch-Manöver 108, 330
Cellan-Jones 173
Charcot, Jean Martin 231
Charcot-Trias 231
Checkliste, präoperative 84
Chemoembolisation 326
Cheselden, William 15
Chevron-Schnitt 95
Chilaiditi-Syndrom 38
Chilaiditi-Zeichen 38
Child-Pugh-Score 317, 321
Chirurgie, evidenzbasierte 660
Cholangiopankreatikografie, endoskopische retrograde (ERCP) 46, 194, 422
Cholezystektomie, Drainage 531
Cholezystitis
– akute 28, 496
– emphysematöse 71
Cid dos Santos 304
Clamshell-Thorakotomie 97
Clark, Timothy 14
Clips, endoskopische 392
Closed-loop obstruction 240
Clostridium difficile 37, 578
Cokkins, A. 304
Computertomografie (CT) 28, 243, 293, 327
– Angiogramm (CTA) 390, 391, 396
– arterielles Phasen-CT 307
– bei Magenvolvulus 162
– non-contrast CT (NCCT) 517
Contrast blush 450
Cope, Sir Zachary 502

Corpus luteum 104
C-reaktives Protein (CRP) 7, 194, 495
CRP s. C-reaktives Protein
CRPitis 32
– erhöhtes CRP unbekannten Ursprungs 32
CT s. Computertomografie
Cullen-Zeichen 196
CXR s. Thoraxaufnahme im Stehen
Cyanoacrylat 548
Czerny, Vincent 17, 18

D

Da Costa, J. Chalmers 36
Damage-Control-Eingriff 472
Darmerkrankung, entzündliche 396
Darmverletzung, iatrogene 250
Darmverschluss s. auch Ileus 29, 102, 496
Darmvorbereitung 392
Dekompression
– chirurgische 473
– endoskopische 364
– Magen-Darm-Trakt 163
Delir 196
Denver, John Blair 169
Dermabond® s. Cyanoacrylat
Devaskularisation des Magens 191
Dextrose 5% 574
Dezelerationstrauma 326
Diagnostik, postoperative 563
Diathermie 392
– bipolare 492
Dickdarmfistel 422
Dickdarmileus 47
Dickdarmnekrose 202
Dickdarmverschluss s. Dickdarmileus
Dieulafoy-Läsion 317
Dieulafoy-Ulkus 178, 191
Differentialdiagnose 295
Disconnected-duct-Syndrom 208
Dissektion, endoskopische submuköse (ESD) 418, 427
Diurese, postobstruktive 521
Divertikelblutung 387
Divertikelkrankheit 352
Divertikulitis 358
– akute 170
Divertikulose 387
Dosierung 72
Drain 324
Drainage 132, 425, 546, 563, 648
– endoskopische retroperitoneale 207
– Klassifizierung 530
– perkutane 202, 603

– ultraschallgesteuerte 203
Druck
– intraabdominaler (IAD) 194, 464
– mittlerer arterieller (MAD) 194, 465
Dünndarmfistel 610
Dünndarmtumor 388
Dünndarmverschluss 47, 238
– inkompletter s. partieller
– partieller 240
– vollständiger 240
Duodenotomie 424
Dupuytren, Guillaume 144
Dylan, Bob 168

E

ECUU s. CRPitis
Edwards, John 444
eEVAR s. Emergency endovascular aneurysm repair
Eingriff
– bariatrischer 171
– endovaskuläre 484
Einklemmung, akute 239, 241
Eintrittswunde 108
Eldridge, Tim 554
Elektrolytimbalance 585
Ellis, Harold 370
Embolektomie 485
Embolisation 332, 393
– angiografische 427
– selektive 424
Embolus, reitender 485
Emergency 484
EMR s. Mukosaresektion, endoskopische
Endoaneurysmorraphie 484
Endoloop 392, 492
Endometriose 489
Endometritis 499
Endoskopie 317
– auf dem OP-Tisch 394
– Ösophagogastroduodenoskopie (ÖGD) 163
Energy Emiting Devices 492
Enhanced Recovery After Surgery (ERAS) 568
Enteropathie, hypoalbuminämische 587
Enterotomie 250
Entscheidungsfindung 7
Entzündungsmarker 283
Epiduralanästhesie 587
Epidydimitis 519
EPSBO (early postoperative small bowel obstruction) 585
Eradikation 171
ERAS s. Enhanced Recovery After Surgery

ERCP s. Cholangiopankreatikografie, endoskopisch retrograde
Erkrankung, anorektale 396
Ernährung
– enterale 571
– parenterale 574
– periphere parenterale (PPN) 574
– postoperative 569
– total parenterale (TPN) 574, 613
Ernährungssonde 572
Erythromycin 317, 591
Escherichia coli 125, 598
ESD s. Dissektion, endoskopische submuköse
Eselsbrücke der 4 P 98
Estevez-Schwarz, Lope 41
EUS s. Ultraschalluntersuchung, endoskopische
Evidenz 9
Exteriorisierung 615

F

Fabian, Timothy 455
Faekolith 48
Fagniez, P. 628
Fairbank, Thomas 266
Fäkaltransplantation 345
Fäkalurie 599
FAST (focused assessment with sonography in trauma) 439, 446
Faszienverschluss 639
Fasziitis, nekrotisierende 604
Fasziotomie, nichtinvasive 473
Fat stranding 216, 374, 448
Fehlgeburt 495
Feinnadelaspiration 194
Femoralhernie 29
Fieber 578, 602
– postoperatives 564
Fine, Pierre 17
Fistel
– aortoenterische 178
– cholezystoenterische 46
– enteroatmosphärische 615
– kolovesikale 599
– postoperative 609
Fistelverschluss 613
Fitz, Reginald 16
Flankenschmerz 516
Flomax® s. Tamsulosin
Flüssigkeitsmanagement 245
Flüssigkeitsspiegel 47
Flüssigkeitszufuhr, eiweißsparende 574
FNA s. Feinnadelaspiration
Fogarty-Katheter 481

Foley-Katheter 470, 481, 521
Formalin, topisches 397
Fournier-Gangrän 412
Frozen abdomen s. Verwachsungsbauch
Frühschwangerschaft 495
Fry, William Kelsey 43
Fulgurisation 395
Furosemid 566

G

Gallengangssteine 423
Gallensteine 48
Gallensteinileus 30, 257
Gas in der Pfortader 47
Gastrektomie, Zustand nach 258
Gastroduodenostomie, Billroth I 176
Gastroenteritis 47
– akute 47
Gastrografin® 41, 247
Gastrografin®-Test 588
Gastroparese 591
Gastrostomie 255, 573
– perkutane endoskopische (PEG) 420
Gasverteilung 46
– schaumartige 47
G-CSF (Granulozyten-Kolonie-stimulierender Faktor) 348
Gefäßverletzung 523
Gelegenheitsbefund 254
Gerichtsverfahren 86
Gersdorff, Hans von 444
Gewebskleber 650
Gilas, Tom 556
GIST (gastrointestinaler Stromatumor) 178
Goligher, John C. 336, 534
Gordon, Leo 41, 43, 155
Gradient, portokavaler 326
Graham, Roscoe R. 178
Graham's patch 173
Grey-Turner-Zeichen 196
Gummibandligatur 316

H

Hallwright 18
Halsrippe 419
Halsted, William Stewart 530
Hämatochezie 386
Hämatom
– intraparenchymales s. Lebertrauma
– subkapsuläres s. Lebertrauma
Hämaturie 87
– bei Nierenverletzung 522

Hämobilie 331
Hämoperitoneum 105
Hämorrhagie 202
Hancock, Henry 16
Harmonic Scalpel® 297
Harnleitersteine 48
Harnverhalt, akuter 520
Hartmann, Henri Albert 378
Hartmanns Dreiklang des Verderbens (Hartmann's triad of doom) 377
Haustren 47
Hautkeime 73
Hautklammern s. Stapler
Heaney-Manöver 330
Heister, Lorenz 16, 144
HELLP-Syndrom 497
Hemikolektomie 356
– Drainage 533
Heparin 482
Hernie
– diaphragmatische 158
– innere 585
– Littré-Hernie 267
– paraösophageale 159, 160
– Richter-Hernie 267, 509
Heusner, Ludwig 18
Hiatushernie 159
Himbeergelee 17
Himbeergeleestuhl 506
Hinchey, E. John 375
Hinchey-Klassifikation 373, 374
Hippokrates 15, 416
Hirshberg, Asher 223
Hochdruck, Intraabdominaler 194
Hodenanhängsel 519
Hodenhochstand 519
Hodentorsion 518
Hohlorgan 53
Honig 652
Hospitalist 560
Houndsfield-Einheiten 52
Howard, R. 449
HU s. Houndsfield-Einheiten
Hufeisenabszess 410
Hungern 569
Hunger-Zeichen 504
Hutchinson, Sir Jonathan 17
Hyperamylasämie 423
Hyperglykämie 575
Hyperkalziämie 194
Hyperparathyreoidismus 516
Hypertension, intraabdominelle (IAH) 105, 464, 566, 643
– primäre 464
– sekundäre 464
– wiederkehrende 464
Hypertriglyzeridämie 194
Hypoalbuminämie 324
Hypothermie 86
Hypotonie, permissive 436

I

IAD s. Druck, intraabdominaler
IAH s. Hypertension, intraabdominelle
IAI s. Infektion, intraabdominelle
IAP (intraabdominal pressure) 58
IBD 388
Ileostoma, Brooke's 147
Ileozökalinvagination 254
Ileumureter 526
Ileus 47, 239
– mechanischer 584
– paralytischer 584
– physiologischer 584
– Terminologie 584
Imrie s. Scoring-Systeme
Infektion 106
– intraabdominelle 124
– resektable 581
Infiltrat, pulmonales 52, 420
Infliximab 339
INR 322
Intervallappendektomie 292
Invagination 254
IR s. Radiologie, interventionelle
Ischämie 393
IUD s. Kontrazeptiva, intrauterine
IVP s. Pyelogramm, intravenöses

J

Jack-knife-Position 403, 409
Jejunaldivertikulose 383
Jejunostomie 573
Jejunumkatheter 124
Jejunumsonde 574

K

Kaplan, Jerry 620
Karaya 612
Kardiotokogramm 498
Karzinom, kolorektales 352
Katheterthrombektomie 485
Kaugummi 614
Keeney, Arthur H. 99
Keilresektion 188

Kelly, Howard 532
Ketonstoffwechsel 570
Kidney-Ureter-Bladder-Aufnahme (KUB) 517
Kissing ulcers 176
Knie-Ellenbogen-Lage, modifizierter 396
Koagulopathie 86
Kocher, Theodor 96, 186
Kocher-Manöver 108, 425, 453, 454
Kokardenphänomen 507
Kolitis 47, 396
Kolon, akute Pseudoobstruktion s. Ogilvie-Syndrom
Kolonperforation 47
Kolonvolvulus 363
Koloskopie 392, 427
– intraoperative 427
Kommer, Tid 67
Kompartmentsyndrom, abdominelles 194, 202, 464, 465, 496, 548, 591
Komplikationen 656–658
Konservativismus, selektiver 437
Kontamination 70, 106, 124, 581
Kontrasteinlauf 429
Kontrastmittel 197, 247
Kontrastmittelallergie 51
Kontrazeptiva, intrauterine 491
Kraske-Lagerung 403
Kremasterreflex 519
KUB s. Kidney-Ureter-Bladder-Aufnahme
Kultur 128
– mikrobiologische 289
Kunststoffnetz 249, 651
Kurzdarmsyndrom 256

L

Labortest 242
Ladd, William E. 262
Ladd-Manöver 261
Ladd'sche Bänder 262
Lagerung 86
Laktat 197
Lane, Sir Arbuthnot 16
Lane, William A. 349, 400
Laparoskopie, diagnostische 285
Laparostoma 130
Laparotomie, explorative 102, 605
La-Rocques-Manöver 269
Lasix® s. Furosemid
Lassen, Kristoffer 225, 236
Lavage auf dem OP-Tisch 359
Lead Point 508
Lebensqualität 255
Leberabszess 331
Leberadenom s. Lebertumor

Lebererkrankung, chronische 316
Leberlazerationen, Grading 327
Leberruptur 328
Lebertrauma 326, 327
Lebertumor 104, 332
Leberzirrhose 316
Leckage 420
Lehrbuch-Peritonitis 170
Leistenhernie 29
Leitlinien 276
Leppäniemi, Ari 434, 440
Ligamentum falciforme 173
LigaSure® 298, 323
Linton-Nachlas-Sonde s. Ballontamponade
Lipase 27, 196
Littré-Leistenhernie 509
Lokalanästhesie, perianale 403
Luft
– freie 46, 170, 421
– in den Gallenwegen 257
Lungenembolie 567
Lungenfenster 53
LUTS (lower urinary tract symptoms) 520
Lymphknoten, kalzifizierte 48

M

MAD s. Druck, mittlerer arterieller
Magendilatation, akute 591
Magenkarzinom, nekrotisches 178
Magennekrose 591
Magensonde 245, 388, 421, 563
Magenulkus, malignes 176
Magnetresonanz-Cholangiopankreatikographie 194
Magnetresonanztomografie (MRT) 497
Malformation, arteriovenöse (AVM) 387
Malignom 395
Mallory-Weiss-Läsion 186
Mallory-Weiss-Riss 419
Mallory-Weiss-Syndrom 317
Malrotation 260
MAP s. Druck, mittlerer arterieller
Mattox-Manöver 108
Mavor, Eli 178
Maxon® s. Nahtmaterial
Mayo, Charles H. 14, 187
McBurney, Charles 16, 278
McDowell, Ephraim 18
McEvedy-Zugang 270
Meckel-Divertikel 388, 394
Medial visceral rotation maneuver 458
Mehendale, Vinay 122
Melanom 253
MELD-Score 316

Memon, Amjad Siraj 217
Mercedes-Schnitt 95
Mesenterialgefäße 53
Mesenterialischämie 47
– nicht-okklusive (NOMI) 305, 308
Metformin 51
MICLO 375
MIKÄB 375
Mikulicz-Radecki, Johannes von 17, 18, 168
Miles, Albert 451
Mittelbauchschnitt 473
Mittelschmerz 489
MODS s. Multiple organ dysfunction syndrome
MOF s. Multiple organ failure
Monitoring 245, 561
Mononukleose 104
Moore, Francis D. 66, 187
Morbiditäts- und Mortalitätskonferenz 656
Morbus Crohn 47
Morgagni-Hernie 158
Morphin 561
Morrison-Pouch 53
Morse, Thomas 18
Morton, Thomas 16
Moynihan, Berkeley 15
MRCP s. Magnetresonanz-Cholangiopankreatikographie
MRSA s. Staphylococcus aureus, Methicillin-resistenter
MS s. Magensonde
Mukosaresektion, endoskopische (EMR) 388, 418, 427
Multiple organ dysfunction syndrome 194
Multiple organ failure 194
Murphy, J.B. 16
Myelom, multiples 51

N

Nabelhernie 323
Nachsorge, postoperative 560
Nahtinsuffizienz 611
– beim Duodenum 530
Nahtmaterial 542
Narbenhernie 352
Nebenhoden 519
Nekrose
– abgekapselte 194
– Magen 164
Nekrosektomie, perkutane 207
Neostigmin 367
Nephrotoxizität 50
Nicholls, R. John 144
Nierenkolik 516
Nierenvene 480

Nierenverletzung, Operation 524
Nierenversagen 518
NOAK 353, 387
Notfallkoloskopie 391
NSAP (non-specific abdominal pain) s. Bauchschmerzen, unspezifische
NSQIP (National Surgical Quality Improvement Program) 60
Nylon s. Nahtmaterial
Nyström, P. O. 79

O

Obstruktion, mechanische 584
Obturatorhernie 253
ÖGD s. Ösophagogastroduodenoskopie
Ogilvie, William Heneage 435, 636
Ogilvie-Syndrom 352, 365
Okklusion der Nierenarterie 524
Oliver, Matt 63
Omentopexie 172, 173, 177
Omentumpatch 532
Omentum-Torsion 292
Omnic® s. Tamsulosin
Opioidgabe 585
Oppel, V. A. 173
Orchidopexie 511
Orchitis 519
Organ Injury Scale für die Niere der AAST 523
Organ, parenchymatöses 53
Orwell, George 36
Ösophagogastroduodenoskopie 419
Ösophagusperforation 419
Ösophagusvarizen 316
Osteophyten, zervikale 419
Ovarialzyste 492
Ovariopexie 511
Over-the-scope-Clips 425
Ovesco s. Over-the-scope-Clips
Ovulation 489

P

Pack, George T. 82
Packing 327, 395
PACS 53
Pädiatrie, angeborene diaphragmatische Hernien 159
Palliation 420
Pandey, Kuldip 175
Pandivertikulitis 382
Pankreas divisum 195
Pankreasnekrose 47
Pankreatitis 26, 104, 423

– akute 170, 194, 466
– biliäre 194
Parazentese 125
Paré, Ambroise 14
Patchplastik 178
Patient, pädiatrischer 254
Paul, Frank Thomas 17
Paul-Mikulicz Operation 17
PDS® s. Nahtmaterial
PEA 506
Péan, Jules 16
Pelvic Inflammatory Disease (PID) 86, 490, 493
Penrose s. Drainage
Perforation 428
– des Duodenums 47
– eines Hohlorgans 422
– gastroduodenale 580
– traumatische enterale 580
Perfusionsdruck, abdomineller (APP) 194, 465
Periode, postpartale 498
Peritonealdialyse 125
Peritonealkarzinose 590
Peritoneallavage 131, 289
Peritonealtoilette 128, 131, 421
Peritonealzeichen 27
Peritonitis 102, 107, 124
– chemische 172
– generalisierte, Drainage 534
– primäre 125
– sekundäre 125
– spontane bakterielle 125
– tertiäre 127
Perityphlitis 292
Pfannenstielschnitt 493
Pfortaderhochdruck 316, 319
Pfortadervarizen 391
Pfortaderverletzung 329
Phäochromozytom 51
Phillips, Robin 408
Philosophie, allgemeine 4
Phlebolith 48
PICC (peripherally inserted central catheter) 574
PID s. Pelvic Inflammatory Disease
Pillore 17
Placenta percreta 104
Platzbauch s. Bauchwanddehiszenz
Plazentaablösung 495, 498
Pleuraerguss 420
Pneumatosis intestinalis 47
Pneumobilie s. Luft in den Gallenwegen
Pneumoperitoneum 46, 53, 421
Pneumothorax 52
POCUS (Point-of-care US) 39
Polykompartmentsyndrom 469

Polypektomie 427
Polytransfusion 466
Polyurie 521
Poole-Sauger 358
Portioverschiebeschmerz 490
PPN s. Ernährung, periphere parenterale
Präeklampsie 495
Precut s. Cholangiopankreatikografie, endoskopische retrograde
Price , Joseph 530
Primary survey 105
Pringle-Manöver 329, 453
Procalcitonin 198
Prokinetika 587
Proktoskopie 387
Prolene® s. Nahtmaterial
Prostatahypertrophie, benigne (BPH) 520
Pseudoobstruktion 47
Pseudodiabetes insipidus 521
Pseudokidney- Zeichen 507
Pseudomembran 345
Pseudozyste 203
Psoas-Hitch bei Ureterdurchtrennung 526
Purpura, immunthrombozytopenische 325
Pyelogramm, intravenöses (IVP) 523, 525
Pyelonephritis, akute 495
Pylephlebitis 47
Pyloric exclusion 457
Pyloroplastik, Heineke-Mikulicz 187
Pylorus-Ausschluss 426
Pylorusspasmus 180

R

Radiofrequenzablation 326
Radiologie, interventionelle (IR) 317, 393
Radionuklid Scan 391
Ranson s. Scoring-Systeme
Rapid sequence induction 62
Ravitch, Mark M. 623
Reeds, Matthew 99
Refluxösophageitis 319
Rektoskopie 394
Rektumkarzinom 362, 395
Relaparotomie 130
Resektion, endoskopisch submuköse 388
Resektionsdebridement 327
Response-Syndrom, systemisches inflammatorisches 194
Resuszitation, hypotensive 67
Retentionsnähte 642
Retraktor 109
Retroperitoneum 47
Reynolds-Pentade 231

Richardson, David J. 452
Richter-Hernie 267
Riegner, Oskar 16
Ringfalten 47
Röntgen, Linksseitenlage 170
Röntgen Thorax 162
Roth, Philip 76
Rückenschmerzen 476
Ruptur der Tunika albuginea 527

S

Sauerstoffsättigung, gemischtvenöse 194
Schmerz 489
– bei der gebärfähigen Frau 489
Schmerzbehandlung 517
Schock, hypovolämischer 103
Schusswunde 522
Schwangerschaft
– ektope 490
– extrauterine 104
Schwangerschaftscholestase, intrahepatische 497
Schwangerschaftsfettleber 498
ScopeGuide 392
Score
– Alvorado-Score 277
– Appendicitis Inflammatory Response Score 277
Scoring-Systeme 198
Secondary survey 106
Segmentresektion 394
Sengstaken-Blakemore-Sonde s. Ballontamponade
Sepsis, abdominelle 124
Sequential organ failure assessment 194
Shit happens s. Komplikationen
Shunt 317
– arteriobiliärer 332
– transjugulärer intrahepatischer portosystemischer s. TIPS
Sichelzellanämie 51
Sigmoidoskopie 394
Simpson, H. H. 438
Sims, James Marion 214
Sinogramm 613
Sinustraktendoskopie 207
SIRS s. Response-Syndrom, systemisches inflammatorisches
Sklerotherapie 316, 420
Small-bites-Technik 543
SOFA s. Sequential organ failure assessment
Solschenizyn, Alexander 560
Somatostatin 317, 613

Sonde, nasogastrale s. Magensonde
Sonographie 197
– transvaginaler Schallkopf 490
Soper, Nathaniel J. 227
Source control 129, 620
Sphinkter Oddi 46
Sphinkterotomie 46, 197, 424
Spontanruptur 104
SSI s. Surgical Site Infection
Stabilisierungmaßnahmen 387
Staphylococcus aureus, Methicillin-resistenter (MRSA) 73, 128, 578, 651
Staphylokokken 125, 598
Stapler 650
Stent 319, 361, 418
Stichwunde 522
Stoma 324, 396
– doppelläufiges 356
Stomahesive® 612
Strahlenenteritis 255, 590
Strahlenexposition 50
Strahlenproktitis 396
Stranding 53
Streptokokken 125, 651
Stressulkusprophylaxe 179
Stuhlerbrechen 240
Stützbandage 551
Sugarbaker-Methode 273
Surgical Infection Society 579
Surgical Site Infection (SSI) 640
SURGINET 138, 171
Suture Passer 550
SvO2 s. Sauerstoffsättigung, gemischtvenöse
Swan-Ganz 64
Sydenham, Thomas 314
Syndrom, Zollinger-Ellison 190

T

Tabotamp® 524
TAC s. Bauchdeckenverschluss, temporärer
TAC (temporary abdominal closure) 630
Tait, Robert Lawson 16, 18, 530
Tamponade 105
Tamsulosin 517
Target Zeichen 507
T-bone injury 326
Teflon®-Filz 524
Telfa™ 547
Temporary abdominal closure (TAC) 642
Tenesmen 353
Therapieversagen 133
Thoraxaufnahme im Stehen 46
Thoraxübersichtsaufnahme 162

Thorek, Mark 223
Thorek-Verfahren 223
Thrombose der Aorta 485
Thromboseprophylaxe 86, 567
Thrumbprint Sign 348
Tiemann-Katheter 521
TIPS (transjugulärer intrahepatischer portosystemischer Shunt) 317
Toldt-Linie 458
Tolstoi, Lew 76
TPN s. Ernährung, total parenterale
TRALI 65
Transfusion 565
Transuretero-ureterostomie 526
Transversostomie 356
Trauma 102, 464
– der Blase 526
– der Niere 522
– penetrierendes 103
– stumpfes 103
– urologisches 522
Trauma-ABC 414
Trendelenburg, Friedrich 16
Trendelenburg-Lagerung 298
Treves, Frederick 16
Triade 512
Trias, tödliche 461
Trimester 496
Trokarhernie 550, 586
Truelove, S.C. 337
Tube duodenostomy 457
Tubenligatur 490
Tuboovarialabszess 54, 494
Tusche 392
TVT s. Venenthrombose, tiefe

U

Ulkus
– peptisches 124, 317
– perforiertes, Drainage 532
Ulkus, Cameron 189
Ultraschall 28, 103
Ultraschalluntersuchung, endoskopische (EUS) 431
Unterbauchschmerzen bei Frauen 488
Untersuchung 85
– bildgebende 85
Ureterkolik 48, 476
Ureteroskopie 518
Ureterverletzung 525
Urosepsis 518
Uterusruptur 495, 498

V

VAC s. Verschluss, Vakuum-assistierter
Vaginalriss 494
Vagotomie 479
– trunkuläre 187
Varizenblutung s. Ösophagusvarizen
Vena cava s. Lebertrauma
Venendruck, zentraler (ZVD) 468
Venenthrombose, tiefe 86
Verbandsmaterial 650
Vergewaltigung 494
Verlernkurve 220
Verschattungen, abnormale 48
Verschluss, Vakuum-assistierter (VAC) 202, 550, 653
Verschlussdruck, portale 325
Verwachsungen s. Adhäsionen
Verwachsungsbauch 590
Vicryl® s. Nahtmaterial
Voltaire 555
Volumenangelschock 498
Volumenersatztherapie 466
Volumenlaxans 392
Volumentherapie, postoperative 566
Volumenzufuhr, übermäßige 465
Volvulus 47, 259, 498
– des Magens 160
VOMIT (Victims of Modern Imaging Technology) 41, 448
Vorgehen, laparoskopisch assistiertes 172

W

Wächtermariske 404
Warfarin 387
Wash-out 458
Wasser und Seife 650
WDLS 139
Web des Ösophagus 419
Wise, Leslie 82
Wittmann Patch 630
Witts, L.J. 337
Wundabstrich 652
Wundbehandlung 646
Wunddehiszenz s. Bauchwanddehiszenz
Wundhaken s. Rektraktor
Wundheilung 646
Wundinfektion 73, 296, 547, 647
Wundkomplikationen 646
Wundphlegmone 651
Wundverschluss 648
Wussy 142
WWWI 139

Y

Yates, J. L. 530

Z

Zachary Cope 46
Zenker-Divertikel 419
Zielscheibenzeichen 507
Zirrhose 125, 319
Zökumdivertikulitis 382
Zökumkarzinom 30, 353
Zugang, laparoskopischer 251

ZVD s. Venendruck, zentraler
Zwerchfell 158
– Hernie 158, 159
– Trauma 159
Zystostomie, perkutane 521

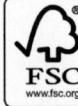

If you have any concerns about our products,
you can contact us on
ProductSafety@springernature.com

In case Publisher is established outside the EU,
the EU authorized representative is:
**Springer Nature Customer Service Center GmbH
Europaplatz 3, 69115 Heidelberg, Germany**

Printed by Libri Plureos GmbH
in Hamburg, Germany